责任编辑：梁　砭　孙　鹏

技术编辑：杜英进

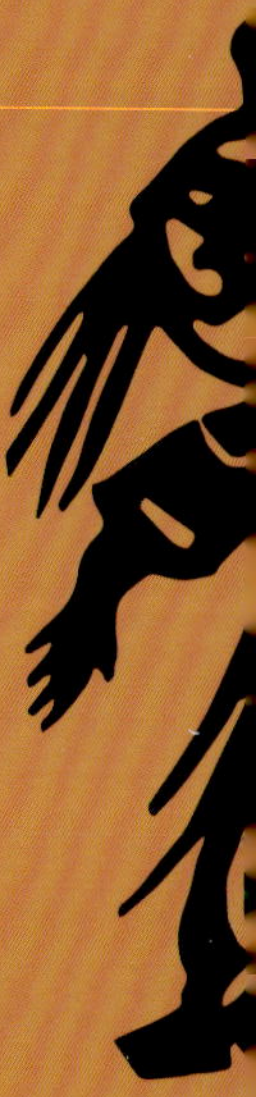

青岛卫生健康年鉴

Qingdao Municipal Health Yearbook 2024

青 岛 市 卫 生 健 康 委 员 会　主办
青岛市卫生健康委员会医院发展中心　承编

中国海洋大学出版社
·青岛·

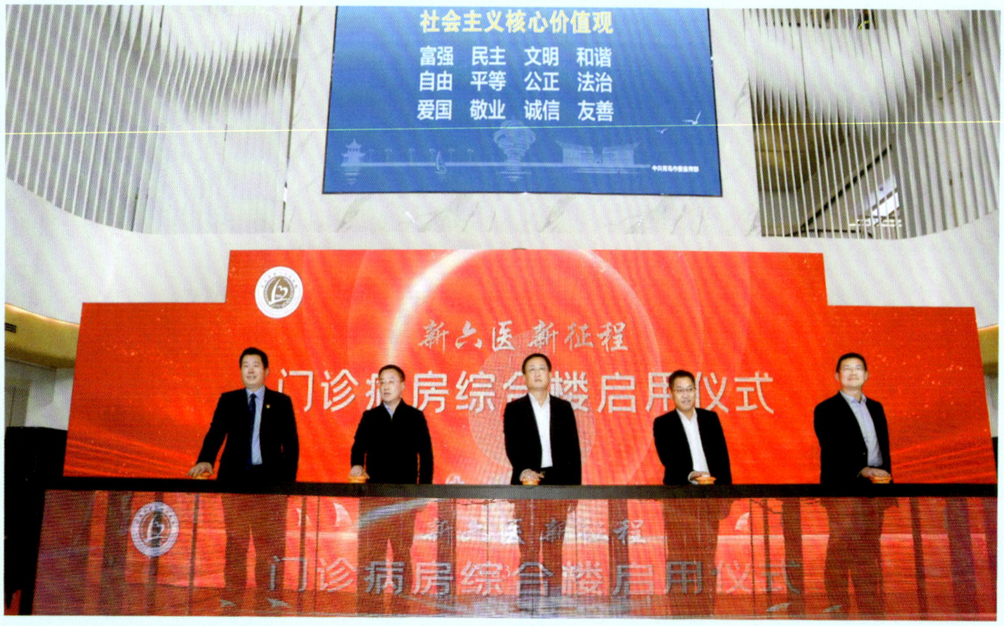

2023年3月17日，青岛市第六人民医院门诊病房综合楼启用仪式举行。国家传染病医学中心（北京）主任、首都医科大学附属北京地坛医院院长金荣华，国务院联防联控机制专家组成员、北京大学第一医院感染疾病科主任兼肝病中心主任王贵强，山东省公卫临床中心主任张忠法，青岛市卫生健康委员会党组书记柳忠旭出席仪式。

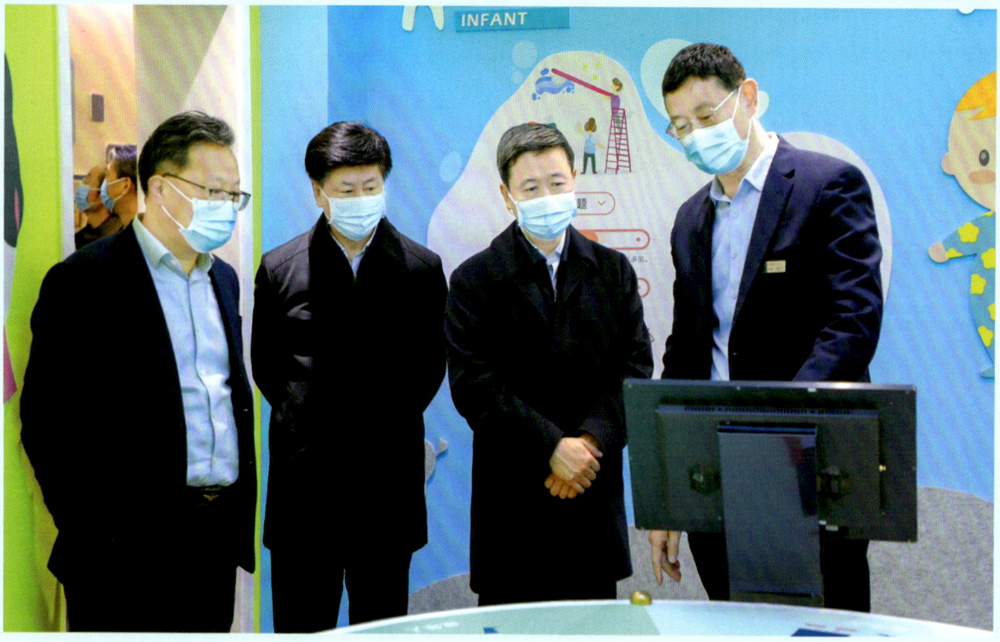

2023年3月23日—24日，国家中医药管理局党组成员、副局长王志勇，科技司司长李昱，二级巡视员马忠明等一行到青岛市调研党的二十大精神在中医药领域的落实情况和青岛市中医药疫情防控成效、科研攻关进展、服务能力建设等工作。山东省卫生健康委员会副主任张立祥、中医药发展规划处处长尹红博，青岛市卫生健康委员会主任、市中医药管理局局长薄涛，党组成员、副主任、市中医药管理局专职副局长赵国磊等参加调研活动。

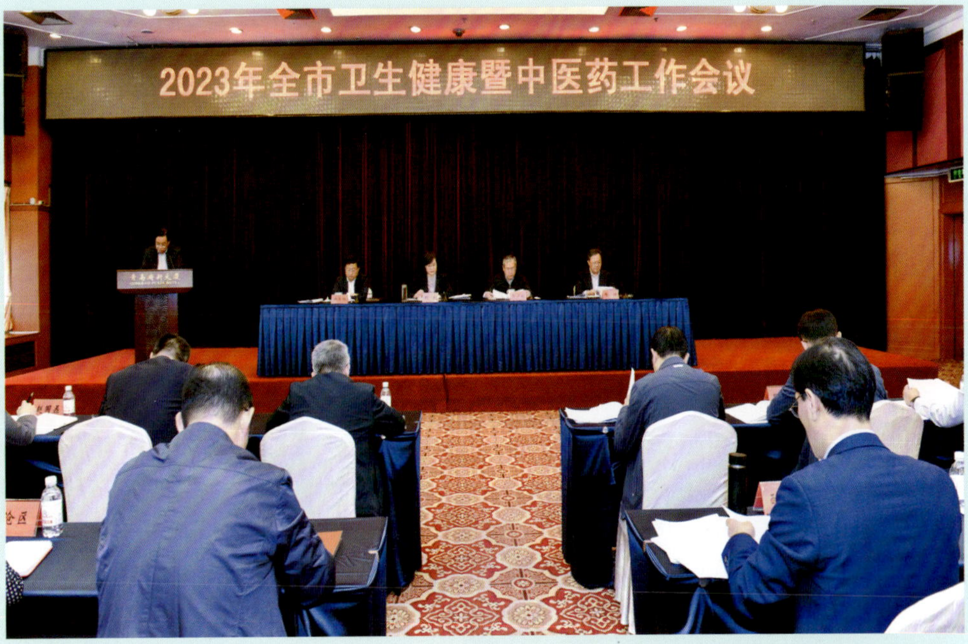

2023年5月9日，2023年全市卫生健康暨中医药工作会议召开。青岛市副市长赵燕出席会议并讲话。

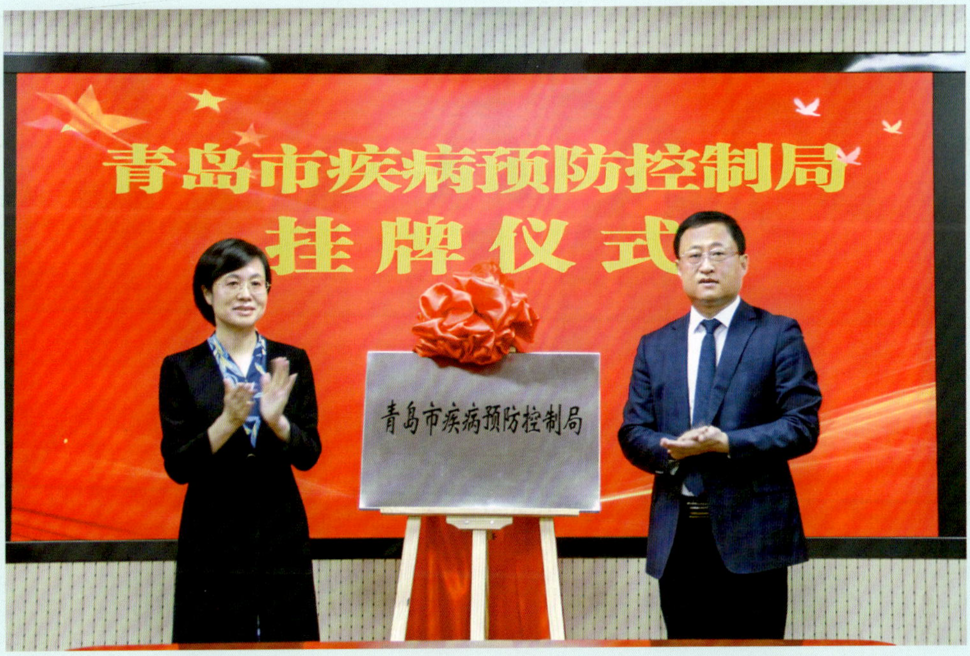

2023年5月31日，青岛市疾病预防控制局挂牌仪式举行。青岛市副市长赵燕出席仪式，并与青岛市卫生健康委员会党组书记柳忠旭共同为青岛市疾病预防控制局揭牌。

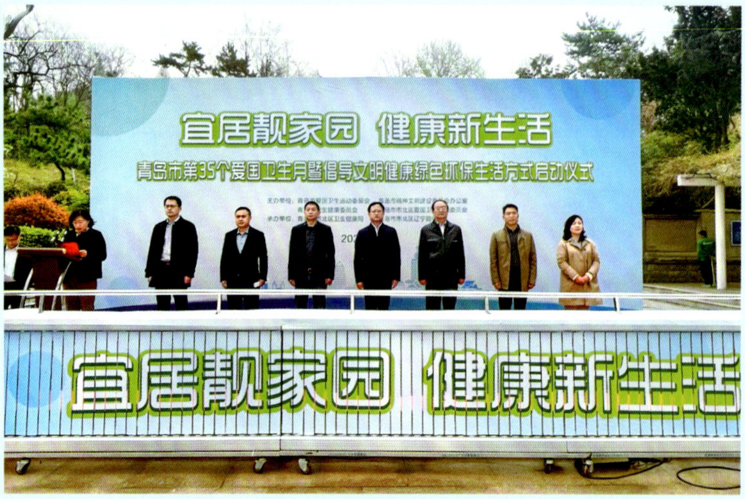

2023年4月11日，青岛市第35个爱国卫生月暨倡导文明健康绿色环保生活方式启动仪式在市北区贮水山儿童公园广场举行。

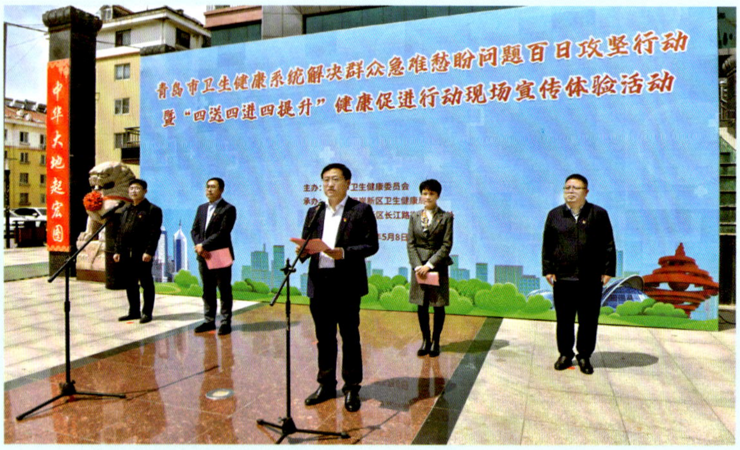

2023年5月8日，青岛市卫生健康系统解决群众急难愁盼问题百日攻坚行动暨“四送四进四提升”健康促进行动现场宣传体验活动在青岛市西海岸新区长江路街道丁家河社区市民文化活动中心前广场举行。

2023年5月16日，青岛市卫生健康委员会主任、市中医药管理局局长薄涛调研市北区基层卫生综合改革和公立医院高质量发展有关工作。

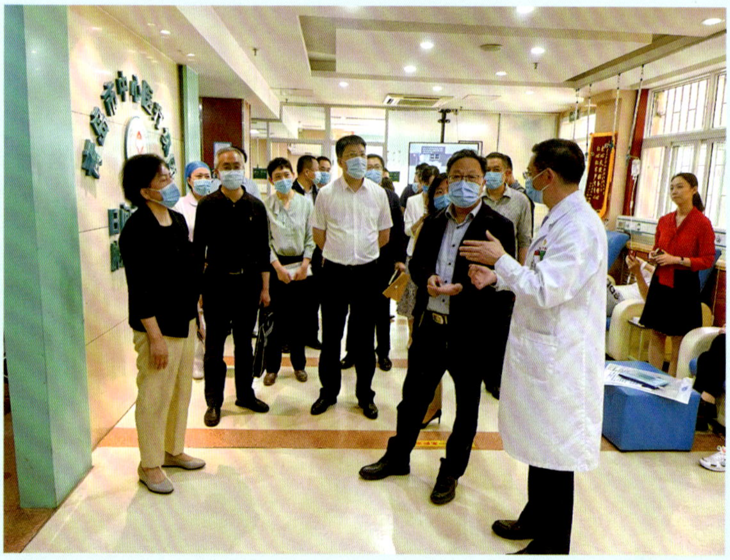

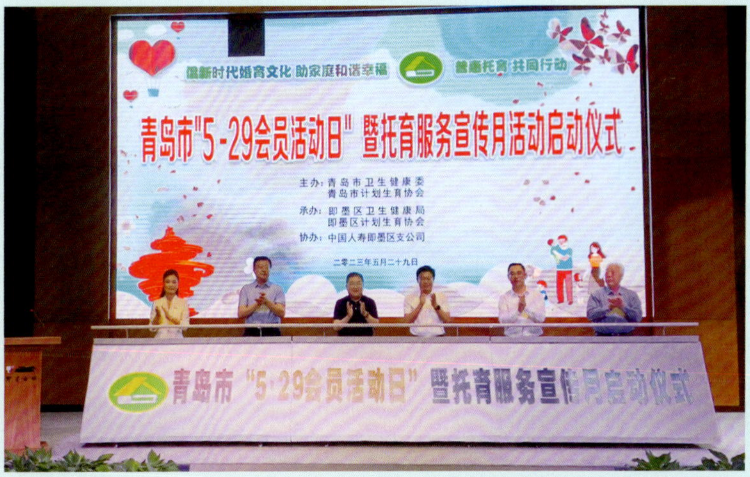

2023年5月29日，青岛市“5•29会员活动日”暨托育服务宣传月活动启动仪式在即墨古城举行。

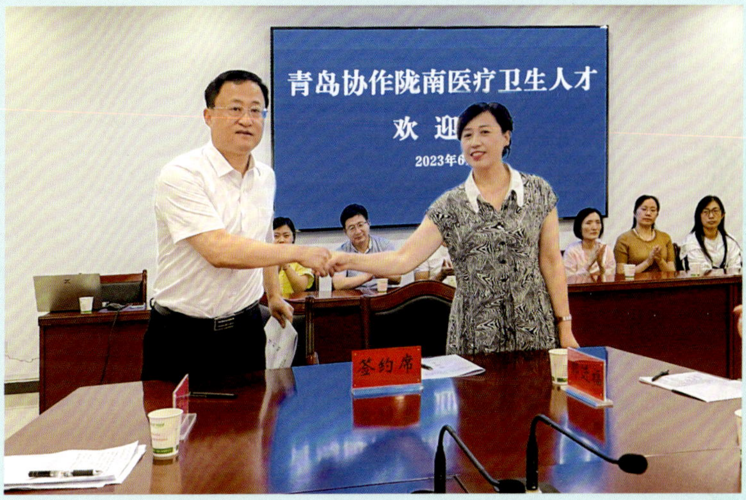

2023年6月，青岛市卫生健康委员会党组书记柳忠旭带队赴定西市、陇南市调研东西部协作工作，并派住首批56名医疗卫生技术人才到当地医疗卫生机构。定西市、陇南市卫生健康委分别举行青岛协作陇南医疗卫生人才欢迎会。

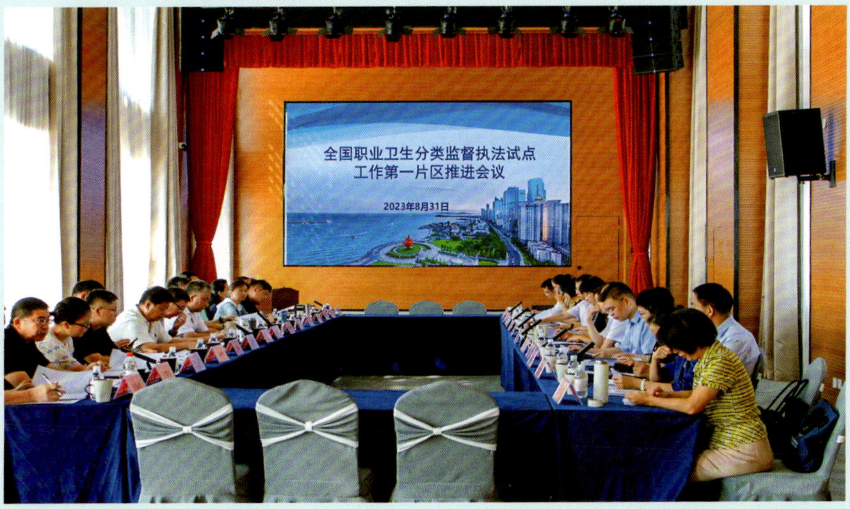

2023年8月31日，全国职业卫生分类监督执法试点工作第一片区推进会议在青岛市西海岸新区召开。

2023年10月8日，青岛市市南区医疗健康集团（青岛大学附属医院市南医疗健康集团）成立大会召开，标志着青岛市紧密型城市医疗集团试点工作进入落地运行阶段。

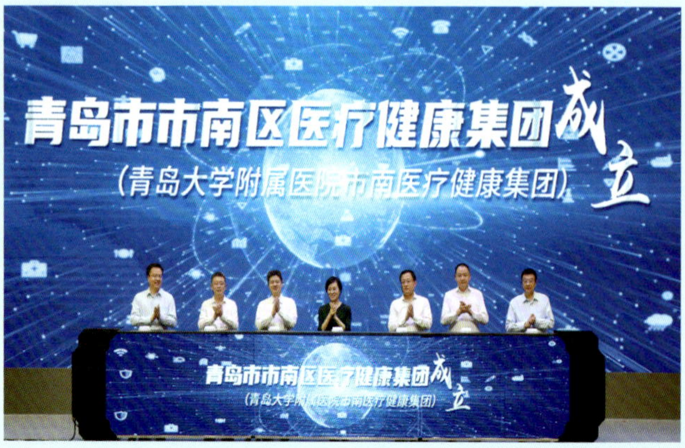

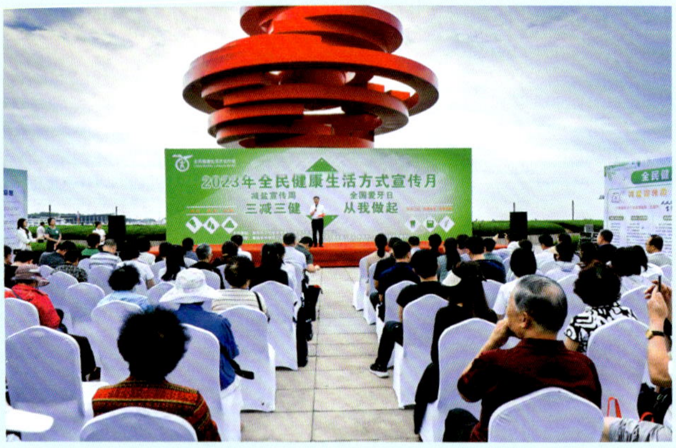

2023年9月21日，青岛市2023年全民健康生活方式宣传月现场活动在五四广场举行。

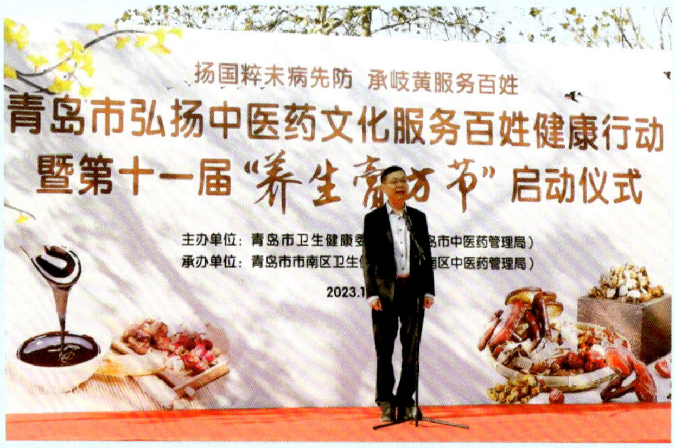

2023年11月19日，青岛市弘扬中医药文化服务百姓健康行动暨第十一届“养生膏方节”启动仪式在市南区朝城路广场举行。

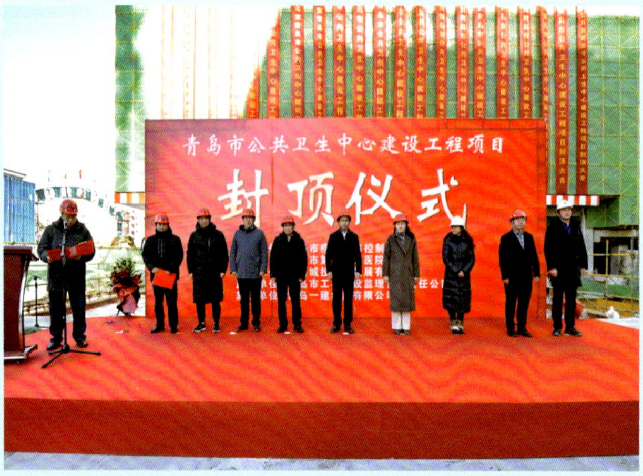

2023年12月17日，青岛市公共卫生中心项目二期工程完成主体结构建设并举行封顶仪式。

编辑说明

一、《青岛卫生健康年鉴》是由青岛市卫生健康委员会主办、青岛市卫生健康委员会医院发展中心承编的行业性年鉴。1997 年创刊，创刊名《青岛卫生年鉴》，每年出版一卷，旨在逐年记述、反映上一年度青岛市卫生健康行业的基本情况，为各级领导实施科学决策提供资料支持，为国内外广大读者了解、认识、研究青岛卫生健康行业提供信息服务。

二、《青岛卫生健康年鉴》的编纂坚持以马克思列宁主义、毛泽东思想、邓小平理论、“三个代表”重要思想、科学发展观、习近平新时代中国特色社会主义思想为指导，全面客观地反映经济社会发展中取得的成绩和存在的问题，体现时代特征、行业特色和年度特点。

三、《青岛卫生健康年鉴 2024》为本年鉴总第二十七卷。记述时间起讫于 2023 年 1 月 1 日至 2023 年 12 月 31 日(部分内容适当上溯下延)。全书正文总量 60 万字左右。分设 10 个栏目:1. 专文;2. 综述;3. 2023 年青岛市卫生健康工作大事记;4. 工作进展;5. 青岛市卫生健康机构工作概况;6. 青岛市区(市)卫生健康工作概况;7. 卫生健康界人物;8. 典型经验材料与调研报告;9. 统计资料;10. 附录。根据全年卫生健康工作大事，选择刊登市卫生健康委及部分单位图片 194 张，制作宣传彩页 54 幅。

四、《青岛卫生健康年鉴 2024》采取分类编排法，为便于国内外读者查阅，编辑了索引，目录使用汉、英两种文字。

五、《青岛卫生健康年鉴 2024》由青岛市卫生健康委机关各处室、委直属单位、各区(市)卫生健康局及有关医疗卫生单位供稿，并经各部门单位审核。凡涉及的卫生健康统计数字均以青岛市卫生健康委员会规划发展与信息化处统计资料为准。

《青岛卫生健康年鉴 2024》编纂委员会

《青岛卫生健康年鉴》编审人员

审稿人名单（按姓氏笔画排序）

刁维华	于　华	于建波	于腾波	万延俊
王　伟	王万春	王永成	王旭梅	王春霞
王秋环	付坚强	邢泉生	刘　涛	刘秀敏
刘振胜	刘焕芳	江　威	孙忠国	牟荟如
李　兵	李环廷	李炯佾	吴淑娟	辛善栋
张红艳	张春玲	陆钧林	陈　鹏	泮思林
赵建磊	胡建光	逄淑涛	姜　丽	姜瑞涛
徐敬峰	高　扬	高汝钦	高海东	高献青
郭　振	韩　华	温成泉	潘广东	

撰稿人名单（按姓氏笔画排序）

于　雪	于　越	于佳霭	王　伟	王　钦
王文静	王红星	王俊博	王衍勋	王晓鹏
王新华	毛阁琦	方工文	孔润泽	卢丽阳
邢若晨	吕伊然	刘　萍	刘红伟	江露笛
许　峰	孙丽艳	李东梅	李晓雁	杨　杰
杨金月	吴　寒	宋康康	张　涛	张　鹏
张　燕	张　蕾	张真真	陈永浩	周　晓
周　骞	赵颖超	赵殿臣	姜文娟	姜言美
徐文超	高正欣	郭　娟	黄　真	崔　瑛
梁志强	葛传军			

目　录

专　文

综　述

2023 年青岛市卫生健康工作大事记

工作进展

中医药工作

卫生应急

科技教育与交流合作

综合监督与食品安全监测

妇幼健康

职业与医养健康

人口监测与家庭发展

健康宣传与教育

行业安全管理

爱国卫生工作

人事管理

财务管理

机关党委工作

附　　录

索　　引

CONTENTS

General Situation of Main Work of Health Institutions in Qingdao

General Situation of Health Work in Qingdao

Figures in the Field of Health

Typical Experience Materials and Research Report

Statistics

Appendices

Index

专　　文

2023 年全市卫生健康工作要点

2023 年，全市卫生健康工作坚持以习近平新时代中国特色社会主义思想为指导，深入学习贯彻党的二十大精神，围绕市委、市政府决策部署，以办好人民满意的卫生健康事业为主线，全力推动卫生健康事业高质量发展，为建设新时代社会主义现代化国际大都市提供坚强的健康保障。

一、聚焦优质，打好改革攻坚“两场硬仗”，推进医疗服务体系高质量发展

（一）打好公立医院改革与高质量发展硬仗。推进医学攀峰攻坚示范项目，加快建设北京大学人民医院青岛医院国家区域医疗中心、国家创伤医学中心科创基地项目，争创肿瘤专科国家区域医疗中心，打造 10 个青岛市医疗卫生攀峰学科和 100 个市临床重点专科、50 个县域临床重点专科。推进智慧医疗示范项目，构建“健康云脑”，建设健康医疗大数据创新应用平台。完善深入推广福建省三明市医改经验落实机制，打造紧密型城市医联体和县域医共体示范典型。

（二）打好中医药强市建设硬仗。深化国家中医药综合改革试验区建设，推进基层中医药高质量发展等制度创新在全省“揭榜挂帅”，探索打造传染性疾病中药防治的“青岛样板”。健全中医药服务网络，建设省级区域中医医疗中心，创建全国基层中医药工作示范市（区）。实施“岐黄”人才梯次培养计划，开展中医药文化“五进”活动，促进中医药传承创新发展。

二、聚焦均衡，实施资源倍增“四大行动”，促进优质医疗资源扩容和区域均衡布局

（一）实施医疗机构扩容行动。建成省公共卫生临床中心青岛分中心、市精神卫生中心红岛院区、市第八人民医院东院区、山东大学齐鲁医院（青岛）二期，开工建设市公共卫生中心二期，推进老城区医院就医环境改善工程。

（二）实施医疗服务提质行动。75%以上的镇街卫生院建成胸痛单元，创建 1 家市级创伤中心、2～3 家县级创伤中心。镇街卫生院、社区卫生服务中心达到“优质服务基层行”国家基本标准比例 100%、推荐标准比例 35%；每个区市至少建有 1 家社区医院；一体化村卫生室公有率达到 80%以上。

（三）实施卫生人才引育行动。落实新时代“人才强卫”计划若干措施，力争新引进、培养医养健康领域高端人才 3 名、市级高层次人才 20 名、高级职称专家 100 名，招聘博士、硕士 500 名。筹建青岛卫生健康职业学院。

（四）实施数智卫生改革行动。深化“全市一家医院”建设，实现接入医院检查检验结果互认共享、电子病历跨院调阅。强化“互联网＋医疗健康”便民惠民服务。建设卫生健康信用管理系统、智慧卫监系统。

三、聚焦普惠，做好健康惠民“七张答卷”，推动全民共享高水平全生命周期健康服务

（一）做好民生实事答卷。对备案托育机构在托普惠性托位按照二孩 300 元、三孩 380 元每人每月进行补贴。为全市适龄女生免费接种人乳头瘤病毒（HPV）疫苗。开展“三高”高危人群并发症筛查和慢阻肺高危人群肺功能检查，实现“三高一慢”健康管理全覆盖。

（二）做好“一老一小”健康服务答卷。综合医院、基层医疗卫生机构创建老年友善医疗机构比例达到 95%以上，基层安宁疗护试点基地达到 25 个，医养结合机构达到 170 家。制订优化生育政策促进人口长期均衡发展实施方案，新增 3 岁以下婴幼儿托位 8000 个，每千人口托位数达到 3.11 个。

（三）做好妇幼健康服务答卷。试点应用人工智能精准助力适龄妇女乳腺癌筛查，实施母婴安全、健康儿童 2 个“行动提升计划”，建设区域妇幼健康服务联合体，探索推进“互联网＋妇幼健康”服务。

（四）做好基层卫生健康服务答卷。深化“三高共管 六病同防”医防融合慢性病管理试点，全市通过技术评估的“三高”中心达到 10 家、“三高”基地达到 100 家，家庭医生签约服务全人群覆盖率达到 50%。乡村医生中全日制大专以上学历及执业（助理）医师人员占比达到 65%以上。

（五）做好改善医疗服务答卷。完善满意度提升工作机制。深化智慧医院建设，70%以上二级及以上公立医院实现预约检查、诊间结算、床旁结算、云胶片及检验结果、体检费用、住院费用线上查询等便民服务；三级公立医院全部实现床旁出入院办理。

（六）做好职业健康服务答卷。深入开展职业病危害专项治理，继续实施职业病防治能力提升工程，加强职业健康检查机构、技术服务机构质控管理，指导用人单位规范开展职业健康培训。

（七）做好健康青岛建设答卷。制订健康青岛 16 项行动三年计划。更加有针对性地开展爱国卫生运动，建立巩固国家卫生城市创建成果常态化工作机制，全市国家卫生镇（含进入评审程序）达到 80%以上。优化“健康青岛科普资源库”，实施“百村万户”健康素养提升工程，居民健康素养水平提升 2 个百分点以上。

四、聚焦安全，守牢安全发展“一排底线”，提升卫生健康治理能力现代化水平

（一）抓实抓细新阶段疫情防控工作。加强疫情监测和常态化预警能力建设，持续推进新冠病毒疫苗接种工作。抓好常态化分级分层分流医疗卫生体系建设，加强重症救治床位、设备、药品储备，做好重点人群动态健康监测和随访管理工作。

（二）加强公共卫生体系韧性建设。构建平急结合、医防融合的公共卫生体系，落实疾控体系改革任务，推进市疾控中心生物安全三级（P3）实验室项目建设，创建省级公共卫生重点专科，加强公共卫生应急处置能力。

（三）加强重大疾病综合防控能力建设。规范应用传染病多点触发监测预警信息平台，深化国家艾滋病综合防治示范区建设，开展耐药结核病免费筛查，推进“三减控三高”项目特色区市建设，持续推进应用长效针剂治疗管理社区严重精神障碍患者试点。

（四）改进医疗质量与安全。建立质控中心常态化运行考核机制，推进 5 个重点病种全市统一临床路径建设及管理，加强 10 个重点单病种（术种）指标监测管理。推进智慧血站建设，加强采供血安全管理。

（五）提升行业服务监管效能。落实医疗卫生行业综合监管制度要求，加强重点领域专项整治和联合监管，深化卫生健康信用体系建设，巩固扩大“信用＋智慧监管”成果。

（六）统筹做好安全风险防范处置工作。加快推进安全风险分级管控和隐患排查治理双重预防机制建设，建成全市医疗卫生安全生产和安防监管平台，深入开展矛盾纠纷排查化解工作，加强病原微生物实验室生物安全管理和风险评估，落实网络信息安全工作责任制。

五、聚焦党建，抓实强基固本“五大建设”，加强党对卫生健康工作的全面领导

（一）抓实卫生健康行业党的建设。深入学习贯彻党的二十大精神，坚定不移推进全面从严治党，推进党史学习教育常态化长效化，落实中央八项规定及其实施细则精神和省、市委实施办法，教育引导广大党员干部深刻领悟“两个确立”的决定性意义，增强“四个意识”，坚定“四个自信”，坚决做到“两个维护”。突出抓好公立医院党的建设，落实落细意识形态工作

责任制。

（二）抓实卫生健康行业干部队伍建设。大力锻造卫生健康系统“实干家”干部队伍，持续改善干部年龄和专业结构，不断提升“凡事讲政治、谋事为群众、干事重实效、成事争一流”的作风能力。

（三）抓实卫生健康行业法治建设。落实法治政府建设任务，加强医疗机构法治建设，落实《青岛市医疗卫生人员权益保障办法》。深化“放管服”改革，不断优化营商环境。落实行政执法责任制，加强卫生监督执法队伍建设。

（四）抓实卫生健康行业行风建设。深化清廉医院建设，持续打造廉洁文化品牌。深化医疗机构及其工作人员廉洁从业专项行动。强化卫生经济活动风险防范与管控，加强预算管理，落实审计监督。

（五）抓实卫生健康行业文化建设。深化文明典范城市和文明单位创建，加强“守护健康”服务品牌宣传和行业典型倡树，推选青岛好医生、青岛好护士，举办白衣天使“医心向党、医心为民”宣讲活动。

综　述

2023 年卫生健康工作综述

卫生健康事业概况

2023 年，青岛市卫生健康委坚持以习近平新时代中国特色社会主义思想为指导，紧紧围绕学习宣传贯彻党的二十大精神，深入贯彻习近平总书记对山东、对青岛工作和关于卫生健康工作的重要指示要求，在市委、市政府的坚强领导下，扎实开展学习贯彻习近平新时代中国特色社会主义思想主题教育，统筹推进全市卫生健康事业高质量发展，基本医疗卫生服务的可及性、公平性和服务质量有新的改善和提升，人均期望寿命达到 81.78 岁，居民健康指标继续位居全国前列，达到全球高收入国家平均水平。

国家公立医院改革与高质量发展示范项目

青岛市紧紧围绕国家关于公立医院改革与高质量发展示范项目要求，聚焦公立医院高质量发展新动能、新体系、新模式，着力提升市县级公立医院诊疗能力、控制医疗费用不合理增长、加强智慧医院建设，加快实现公立医院“三个转变”“三个提高”，推动从以治病为中心向以人民健康为中心转变，全市公立医院发展质量明显提升，人民群众看病就医负担持续减轻。

打造公立医院高质量发展新动能。组织开展区域三级临床重点专科能力提升建设，均衡布局建设 10 个攀峰学科、100 个市级临床重点专科、50 个县域临床重点专科，分别打造辐射胶东半岛的重大和疑难复杂疾病诊疗高地，提升市内急危重症和县域常见多发疾病诊疗能力。依托攀峰学科建设重大疾病专科联盟、防治体系和专科专病质控中心，优化市、区两级质控网络，同质化辐射带动成员医院、基层医院提升重大疾病防治能力水平，形成区域规范化、一体化的重大疾病防治新体系。新增 7 个国家临床重点专科建设项目、3 个国家中医优势专科建设项目、14 个省级重点学(专)科，组建 30 个重大疾病专科联盟。

构建公立医院高质量发展新体系。开展整合型医疗卫生服务体系建设试点，创新性采取“区域内部资源整合＋城市三甲医院包联”的方式探索构建跨层级、跨区域协作机制，发挥城市三级公立医院的辐射带动作用，加快推动“三下沉”(专家资源下沉、专家号源下沉、一般病常见病下沉)、“三统一”(上下级用药目录统一、上下级诊疗规范统一、上下级病种支付统一)、“三提升”(基层服务能力提升、公立医院服务绩效提升、群众看病就医满意度提升)。全市基层诊疗量占比和县域内住院量占比分别达到 62.24%、73.88%，同比分别提升 2.80%、2.23%。

创新公立医院高质量发展新模式。开展智慧医疗建设，创新拓展“全市一家医院”智慧就医场景，构建医疗健康数据“一网联通”、群众看病就医“一站诊疗”、检查检验项目“一检互认”、电子健康档案“一键调阅”及“互联网＋护理”等线上线下一体化智慧服务新模式。全省率先实现检查检验结果跨市域、跨基层、跨民营医疗机构互认共享，在353家医疗机构实现300项检验检查结果互认共享，累计完成互认20.89万项次，为患者节省费用966.39万元；率先建成健康“数据高铁”，实现43家二级以上公立医院核心业务分秒级上传。全市26家三级公立医院电子病历应用水平评级全部达到4级。

国家中医药传承创新发展示范试点项目

入选中央财政2亿元支持的中医药传承创新发展示范试点项目城市，成为全国唯一同时获得“中央财政支持中医药传承创新发展示范试点项目”、“中央财政支持公立医院改革与高质量发展示范项目”(2022年入选，获中央财政资金5亿元)的城市。青岛市委、市政府高度重视，市政府主要领导牵头抓总，以市促进中医药发展工作领导小组名义印发《青岛市中医药传承创新发展示范试点项目实施方案》，推动示范试点项目落地实施。

2023年，28项绩效目标中有4项提前达到2025年目标值。实施重大项目，启动实施青岛市中医医院项目，打造2个中医特色突出、临床疗效显著、示范带动作用明显的区域中医医疗副中心和4个区域中医医疗次中心，淬炼4个中西医协同“旗舰”医院。实施“揭榜挂帅”项目。全面实施3个省级、75个市级“揭榜挂帅”项目。青岛市市北区的八段锦全民推广模式创新、西海岸新区的中医药国际交流与文化传播模式、市综合监督执法局的中医(专长)医师服务型执法探索等多个项目的做法成效被新华网、人民网和中国中医药报等知名媒体报道。推进紧密型医疗集团、医联体建设。青岛大学附属医院、市南区中西医结合医院联合打造4个“共管病房”，实行“双主任制”，实现患者、基层机构、专家“三赢”。青岛市中医医院全面托管平度市中医医院，青岛市市立医院全面托管莱西市中医医院，打造紧密型医联体，推进薄弱县市中医水平提质升级。推动中医药传承。挖掘民间中医药特色技术，推出“崂山点穴”等传统医学达人25人。开展中医非物质文化遗产保护，挖掘出“三字经流派推拿”等89项非遗项目。

医疗资源配置

加快卫生重点项目建设，建成青岛市公共卫生中心一期、山东大学齐鲁医院(青岛)二期、青岛大学附属医院医疗综合楼、青岛市第八人民医院东院区等项目，新增建筑面积140余万平方米、床位8800余张，三级医院增至36家。加快推进老城区医院就医环境改善工程，市中心医院改扩建、市市立医院东院区改扩建、市口腔医院改造修缮等3个项目完成立项审批，总投资估算40.69亿元，计划新建面积29.6万平方米，改造面积10.49万平方米。提高基层综合服务能力。推进基层医疗卫生机构标准化建设，全市100%的镇街卫生院(社区卫生服务中心)达到国家“优质服务基层行”活动基本标准，95家已达到国家推荐标准，占比49%；建成具备二级医院服务能力的县域医疗服务次中心16家，辐射所有偏远镇；建成社区医院47家，区市覆盖率100%；所有3433个一体化村卫生室全部配备重点人群智慧随访和康复理疗设备；519个中心村卫生室全部配备心电图机、除颤仪、血液分析仪等设备。

2023年，青岛市有卫生健康机构8980家(含村卫生室)，比2022年增加217家。其中，医院358家，专业公共卫生机构79家[妇幼保健机构12家，疾病预防控制机构41家，专科疾病防治机构6家，卫生监督机构12家，急救中心(站)7家，采供血机构1家]，基层医疗卫生机构8500家(卫生院100家，社区卫生服务机构326家，村卫生室3832家，门诊部、诊所、卫生所、医务室4242家)，其他卫生机构43家。青岛市各级各类卫生健康机构提供总诊疗10239.49万人次，与上年同比增加18.36%；提供住院服务204.59万人，与上年同比增加29.73%。

重点人群公共卫生服务

突出做好重点疾病防治。打造跨部门、跨行业的传染病多点触发监测预警网络，覆盖医疗机构220家、学校3184家、养老机构287家，预警灵敏度进一步提升。艾滋病综合防控水平持续保持全国前列，青岛市首次以市为单位获批国家级艾滋病综合防控示范区。结核病防控能力不断提升，免费救治耐多药结核病患者数量居全省第一；建成首批国家级耐药结核病规范诊疗示范区，西海岸新区、莱西市获批国家级

“结核病关爱行动”试点区，莱西市获首批省级消除结核病先行区。城阳区以全省第一的成绩通过第四批国家级慢病示范区复审。完成国家首批（5 个城市）“环境与健康风险评估”试点工作，终期评价位列第一。联合多部门制订《青岛市社区严重精神障碍患者应用第二代长效针剂治疗管理工作方案》，创新应用长效针剂免费治疗严重精神障碍患者 621 例，居全省第一、全国前列。适龄儿童水痘疫苗免费接种 189.3 万人次、免费窝沟封闭 98.1 万人次，均居全省第一。

创新重点人群健康服务管理。实施“三高一慢”健康服务包市办实事项目，在“三高共管”基础上，拓展慢病服务范围，制订国内首个地市级慢阻肺筛查技术方案、全程质控规则，全面启动 40 岁以上人群慢阻肺筛查。2023 年完成“三高”并发症筛查 38.7 万人、慢阻肺初筛 251 万人、肺功能检测 34 万人，“三高共管”家庭医生签约规范管理达到 19.3 万人。在 116 家镇街卫生院和社区卫生服务中心开展医防融合标准化服务流程改造试点，试点机构比例达 60%，远超省定 30%的目标值。全市 100%镇街卫生院、社区卫生服务中心启动健康积分激励机制，因地制宜开展个性化服务。在市级基本公共服务一体化督导管理平台上线应用所有 75 个质控指标，开展健康档案全量数据质控，全面提升基层基本公共卫生服务水平。“以全量数据为底座，以数字技术为驱动，建设基本公卫服务数据治理新局面”获山东省数字健康变革创新大赛“数据开发利用主题赛”一等奖。

抓好“乙类乙管”常态化防治工作。开展新冠病毒变异监测、哨点医院监测等多项常规监测工作，完成重点医疗机构重症床位改造扩容，落实“人员打通、科室打通、院区打通”等举措，全面提升收治能力，平稳度过发热门诊、急诊、重症监护病房接诊高峰，实现新冠疫情防控平稳转段。持续抓好基层医疗卫生机构新冠病毒感染救治工作，重点做好“医药”双下沉，依托医联体上级医院专家和卫生支农医师下沉支持指导基层服务，并免费提供“健康药包”，面向老年人等重点人群开展红黄绿“三色”管理，实时调度指导基层医疗卫生机构配齐配足相关物资。

医疗卫生服务体系建设

印发《青岛市支持国家区域医疗中心建设运营政策清单》，成立青岛市人民医院集团，加快推进北京大学人民医院青岛医院国家区域医疗中心、国家创伤医学中心科创基地建设，北京大学人民医院派出 2 批专家 270 余人、1490 余名医务人员进驻青岛医院，涉及 46 个学科团队，开展新技术新项目 52 项。青岛市顺利通过国家督导组两轮“回头看”，并在国家区域医疗中心全国现场会作典型发言。

持续强化区域三级临床专科能力，加强 10 个市级攀峰学科、100 个市级和 50 个县域临床重点专科建设，新增 2 个国家临床重点专科能力建设项目（青岛大学附属医院普通外科、青岛市妇女儿童医院心脏大血管外科），国家级重点专（学）科总数达到 17 个、省级重点专（学）科总数达到 112 个。组建 30 个重大疾病专科联盟，设立手足外科、结石病、脑卒中（介入）、肝胆疾病（感染）、艾滋病、中西医结合风湿免疫病等 6 个市级专科（病）诊疗中心，促进优势特色专科发展。建成山东大学齐鲁医院（青岛）二期、青岛大学附属医院国际医疗中心、青岛市第八人民医院东院区、青岛市公共卫生临床中心等 7 个三级医院项目，新增床位 5300 张。

人才队伍科研力量持续壮大。全系统新引进培养医养健康领域高端人才 3 名、市级高层次人才 20 名、高级职称专家 100 名，招聘博士、硕士 500 名。新招收转岗培训全科医生 137 人，新增全科医生转岗培训合格人员 139 名。设立青岛市级临床研究质控中心，建立以医疗服务质量和临床新技术研发攻关为核心的考核指标体系，攻克山东省内首例房颤冷冻消融＋经皮左心耳封堵一站式手术、自动抗 3.0T 磁共振双腔心脏复律除颤器植入等新技术，低龄低体重复杂先天性心脏病手术、微创心脏手术数量和质量持续居国内第一方阵，胎儿宫内治疗手术量居全国首位。全市医疗卫生机构获国家自然科学基金项目立项 64 项，获 2965 万元科研经费支持，同比增长 5.9%；获山东省自然科学基金项目立项 92 项，获 1154 万元科研经费支持，同比分别增长 4.6%和 5.8%。

医疗质量与安全监管力度持续加大。实施全面提升医疗质量行动，以患者安全、手术质量安全为重点，细化并落实 113 项重点监测指标，健全质控体系；以“全出竞入”方式完成 60 家市级质控中心调整设置，市、区（市）两级设置 322 家质控中心。80 家基层医疗机构通过国家胸痛救治单元验收（位居全国第四、全省第一），全市建成 32 家胸痛中心、25 家卒中中心、20 家创伤中心，急危重症救治网络不断健全。实地复核 2 个省级、5 个市级、16 个区域级紧急医学救援基地建设情况，组织开展各形式演练1234场次，31697人次参加。将全市9000多家医疗卫生机构全部纳入医疗废物集中处置监管，设置医疗废物收集“中转站”172家，月均安全处置医疗废物超过1.1万吨。举办院前急救、妇幼健康、重症医学、感染控制、应急消毒等30项技能大赛，组织2.8万名医务工作者参与。组织卫生健康系统修编各类应急预案649个，开展不同形式的应急演练1234场次，市级层面动态调整10支应急救援队伍450人，开展卫生应急急救知识“四送”活动1262次，各相关网站和微信公众号播放卫生应急宣传短片总点击量超过150万次。

群众就医体验提升

印发《提升群众看病就医满意度若干措施》，青岛市卫生健康委组建满意度工作专班，成立实体化运行的满意度督查办，10个区市、17家委属及驻青医院均成立满意度工作机构、配备工作人员，建立健全满意度提升工作网络，制订各自的提升群众满意度工作方案及工作台账。

建立专班例会和议定事项督办机制，每月召开专班例会，明确会议议定事项责任人和办理时限，跟进督导确保落实。在各大医院普遍开设“院长热线”，张贴投诉举报二维码；在14家市属、驻青医疗机构开展“医院开放日”“我当一天医生/护士”“我当一天患者”换位体验活动；举办“医路同行 守护健康”社会各界代表走进医院沉浸式体验活动分享会12场；广泛收集意见建议，开展解决群众急难愁盼问题百日攻坚行动等活动，推出专家团队预约挂号、夜间门诊、志愿者陪诊等一系列创新性服务举措；青岛大学附属医院等医疗机构周边新增共享停车位900余个；群众就医体验持续改善。2023年，政务服务便民热线、“青诉即办”等各渠道收集市民意见建议2.87万余件，按时办理率100%。

全市42家二级及以上公立医院全部实现门诊预约就诊，预约时段精准到20分钟以内。19家三级公立综合医院（含中医）建立住院“一站式”服务中心，为患者入院、住院、出院等提供全流程、集约化服务；二级以上公立综合医院提供居家医疗服务、延续性护理服务、“互联网＋护理服务”的比例，分别达到100%、85.7%、100%。全市“互联网＋护理服务”在线护士1900余人，在线服务机构130余家，累计为11000余名患者提供“互联网＋护理服务”，服务满意度达到100%。

医药卫生体制改革

强化公立医院高质量发展工作的组织领导和协同推进力度，加快推进补偿机制、医疗服务价格、医保支付方式、药品集中采购、薪酬制度等重点领域和关键环节改革，探索公立医院高质量发展的实现路径。在市南区推进青岛大学附属医院与区级、基层医疗卫生机构合作建设“共管病房”，实施“大医院专家＋区医院专家＋疾控专家”社区家医团队签约服务，在基层医疗卫生机构得到大医院同质化诊疗服务，推动形成“小病在社区、大病去医院、康复回社区”的有序就医格局。在莱西市推进青岛市市立医院整体托管所有县级公立医院，梯次推进县、镇、村医疗卫生机构一体化管理，构建整合型医疗卫生服务体系，为县域居民提供预防、治疗、康复、健康促进等一体化、连续性医疗服务，带动基层医疗卫生机构提升服务能力和管理水平。

组建青岛市区域妇幼健康服务联合体，发挥青岛市妇女儿童医院示范引领作用，提升11家区市级妇幼保健机构服务能力和水平，促进妇幼健康服务同质化。青岛市入选国家紧密型城市医疗集团建设试点城市。公立医院服务能力和技术水平持续提升，全市67个学科入围中国医院五年总科技量值百强榜，居计划单列市首位；入选全国唯一公立医院改革与高质量发展、中医药传承创新发展“双示范项目城市”；北京大学人民医院青岛医院获批建设国家区域医疗中心，集中力量开展疑难危重症诊治技术攻关；青岛市公立医院改革与高质量发展改革入选“创新引领 医改惠民”山东省深化医改十大创新举措。

疾控体系改革

系统推进疾控体系改革和疾控事业高质量发展，提升监测预警、应急处置、实验室检测和流行病学调查等方面的专业能力。青岛市疾病预防控制中心获评首轮山东省三级疾控中心改革试点终期评估地市级第一、青岛西海岸新区疾病预防控制中心获评县级第二。青岛市在全省疾控体系改革试点工作会上作典型发言。7家疾控中心入选新一轮全省改革试点单位，改革试点覆盖率居全省第一。

疾控中心标准化建设提质增速，全市疾控中心基础设施不断完善，人才队伍持续壮大，仪器设备提档升级，空编率优化至4.7%，新增及改扩建面积超11万平方米。全面推广“一院一册一清单”工作模式，市、区（市）两级疾控中心与二级及以上公立医疗机构签约协作覆盖率100%；在全省率先启动疫情监管员派驻工作，疾控机构向医疗机构派出兼职疫情监管员750余人次。创新性建立“1＋10＋1”[市级疾控中心＋区（市）疾控中心＋大学]科研教学模式，推进医教研防协同、融合走深走实。

“数智卫生”健康服务

推进医疗服务模式创新。在全市21家二级及以上公立综合医院推广检查预约、门诊诊间和床旁入出院结算、居家医疗服务、“互联网＋护理服务”；三级公立综合医院普遍设置住院“一站式”服务中心，开展日间手术、疼痛综合管理、多学科诊疗模式服务，患者门诊就诊体验不断提升、住院服务更加便捷、诊后服务更加完善。

推动信息化赋能。实现检验检查结果互认医疗机构达到214家，覆盖二级及以上公立医院、公立社区卫生服务中心和镇街卫生院，互认项目增至十大类115项，累计完成互认11.65万项次，节约费用542.47万元。互联网医院增至70家，累计注册在线医师4833人，在线复诊、医疗咨询78797人次，开具电子处方10649次。“健康青岛”平台便民服务增至130余项，并根据老年人需求上线敬老版。

强化“互联网＋”信息数据支撑。市级全民健康信息平台接入医疗机构增至3508家，比上年增加93%，汇聚居民健康医疗数据31亿条。在全省率先建成“数据高铁”，42家二级以上公立医院核心业务指标全部实现秒分级上传。青岛市获批建设山东省“互联网＋医疗健康”示范市；全省医疗机构检验检查结果互认现场工作推进会、全省“互联网＋护理服务”现场推进会先后在青岛市召开，推广青岛市经验做法；“数智化赋能‘一检互认’打造‘全市一家医院’智慧医疗新场景”获山东省数字健康变革创新大赛“互联网＋医疗健康主题赛”一等奖；“就医付费一件事”被评为山东省新型智慧城市优秀案例。

基层卫生服务

2021年至2023年累计投入24.8亿元推进基层医疗卫生机构标准化建设，全市100%的镇街卫生院（102家）和社区卫生服务中心（90家）达到国家“优质服务基层行”活动基本标准，其中59家达到国家推荐标准，占比30.7%。县域医疗服务次中心达到16家，辐射所有偏远镇。社区医院达到28家，区（市）覆盖率达到100%。所有3433个一体化村卫生室全部配备重点人群智慧随访和康复理疗设备；519个中心村卫生室全部配备心电图机、除颤仪、血液分析仪等设备。依托三级医院培训基地，组织120名基层业务骨干和乡村医生脱产培训，新招聘乡村医生83人，全市乡村医生中大专以上学历及执业（助理）医师、乡村全科助理医师占比提升至68.5%。

组建16个紧密型县域医共体，在所有镇街卫生院（社区卫生服务中心）设立名医基层工作站，953名二级及以上医院医师下沉基层开展坐诊和临床带教服务。做好“六个拓展、三个延伸”家庭医生服务，创新入户服务模式，在省内率先开展家庭医生入户大走访及健康宣教行动，通过入户、入小区、入功能社区等多种形式，走访居民215万户，青岛市做法在全国副省级城市家庭医生签约服务座谈会上作经验交流。创新推出一批基层卫生健康便民惠民举措，在所有基层医疗卫生机构推行慢病长期处方、“先诊疗、后结算”一站式服务、每周至少3个工作日有1名主治及以上职称医师在门诊值守等服务，2023年9月起实施，开具慢病长处方12.2万份，主治及以上职称医师接诊患者48.5万人次，延时服务接诊患者7.26万人次。全市基层诊疗量占比提升至60.77%，比上年提高1.21%。

综合监督与食品安全监测

打造“信用＋智慧监管”新模式，联合多部门出台《青岛市卫生健康信用信息管理办法》，建成并运行全省首个市级卫生健康信用服务平台，归集卫生健康领域相关单位信用数据45万余条，群众可线上浏览查询全市卫生健康领域相关单位信息以及医疗机构的行政许可、行政处罚、信用评价结果、奖惩信息等内容，为群众明白放心就医提供便利。在全市消毒产品生产单位、消毒餐饮具单位、职业卫生用人单位、公共场所、口腔诊疗机构和医疗美容机构等六大领域广泛开展卫生监督量化分级工作，对3046家单位进行分类分级评价，评出相关领域A级单位1529家、B级单位717家、C级单位800家。百分之百完成医疗卫生领域国家"双随机"抽查任务(2994 项)。

持续开展"蓝盾行动"专项整治,监督检查各类单位 3.8 万户次,查处案件 2318 件,普通程序行政处罚案件占比 80.03%,罚没款 875.36 万元,均在全省排名前列。青岛市 4 件案例获评全国 2020—2022 年度医疗机构传染病防治监督执法优秀典型案例,列计划单列市第一;5 件案例获评全省十大优秀典型案例,蝉联全省第一;青岛市卫生健康委员会综合监督执法局获评青岛市第一届行政执法"十佳办案集体"称号,2 名个人获"十佳办案标兵"称号。

重点人群健康服务与职业健康工作

印发《青岛市医养结合服务规范》,开展医养结合服务提升行动,全市两证齐全的医养结合机构达到 173 家,居全省地市和全国同类城市首位,在国家对山东省创建医养结合示范省验收评估中,青岛市被列为免检城市。95%的综合医院、康复医院、护理院和基层医疗卫生机构建成老年友善医疗机构,100%的二级及以上公立综合医院设置老年医学科。在全省率先出台《青岛市安宁疗护服务规范》,市级安宁疗护试点基地达到 35 家、开放床位 502 张,青岛市被确定为全国安宁疗护试点城市。

加强重大疾病早诊早治,完成适龄女生 HPV 疫苗免费接种市办实事项目,接种 3.25 万人;适龄妇女"两癌"免费筛查 18.77 万人,新婚女性脊髓性肌肉萎缩症致病基因免费筛查 3.79 万人;6 岁以下儿童孤独症免费筛查 59.04 万人,新生儿先心病、听力和遗传代谢病免费筛查 5.2 万人。市妇幼保健院获评国家级孕前保健特色专科。

支持城阳区开展中小微企业职业健康帮扶省级试点,推动 174 家企业实现职业卫生管理水平升级,带动 19 家企业创建"健康企业"。平度尘肺病康复站建成启用,国家卫生健康委职业安全卫生研究中心"职业伤害研究基地"落户青岛。

人口家庭工作

落实人口监测制度,2023 年,全市户籍人口出生 4.41 万人,同比减少 14.37%。其中,二孩出生 1.8 万人,三孩及以上出生 0.32 万人,出生人口性别比 107.02,保持正常。市委、市政府印发《青岛市优化生育政策促进人口长期均衡发展实施方案》,从生育、养育、教育全链条构建积极生育支持政策体系。加大托育服务供给,财政预算投入 2959 万元,对备案托育机构在托普惠性托位按照二孩 300 元、三孩 380 元每人每月进行补贴。

开工建设市级托育综合服务中心。引导公立医院创新建立托育服务"民营公助"新模式,打造医育结合服务新业态。支持社会力量发展普惠托育服务,5 个项目获批中央资金支持 350 万元。全市 3 岁以下婴幼儿备案托育机构达到 239 家,托位总数达到 35499 个,机构数、托位数分别比上年增长 106 家、8177 个;每千人口拥有托位数达 3.43 个,比上年增长 0.73 个(增长 27%)。独生子女家庭各项奖励扶助政策落实率 100%,为 43.6 万名农村计划生育家庭奖励扶助对象发放扶助金 4.37 亿元;为 2.18 万名特别扶助人员发放扶助金 2.21 亿元;为 16.85 万人发放独生子女奖励费 1370.48 万元;为 24013 名城镇其他人员发放年老奖励 1.93 亿元;为 44699 人发放住院分娩补助 2234.95 万元。

中医药强市建设

优质中医药资源提质扩容。新增 1 个国家中医药管理局高水平中医药重点学科(海洋中药学-青岛中医药科学院)、1 个国家中医药管理局海洋中药专业重点研究室(全国仅 1 个)、1 个齐鲁中医药优势专科集群(治未病),累计建成国家级中医药重点实验室 3 个、国家级重点专科和名中医工作室 12 个、获批 4 个齐鲁中医药优势专科集群(肺病、心血管、康复和治未病)。启动实施 3 个省级、75 个市级中医药综合改革"揭榜挂帅"项目。将纳入"日间病房"管理的门诊中医优势病种扩大到 20 个,实施范围扩大到基层精品国医馆。中医药服务体系不断完善。青岛市中医药科学院建设项目、山东中医药大学附属医院青岛医院建设项目封顶。政府办综合医院、妇幼保健机构、传染病医院全部设置中医药科室。全市各级各类中医医院达到 52 家,数量居全省首位,每万人口拥有中医类别执业(助理)医师达到 6.8 名,提前完成国家和省设定的 2025 年目标(6.2 名)。

中医药数字化纵深发展。升级"中医药特色服务电子地图",推出中医体质辨识免费网络自测版。将"互联网+中医药适宜技术"纳入上门服务,受益群众达 5.73 万人次。建立 5 个智慧共享中药房,实现由"人等药"向"药等人"转变。中医药文化弘扬体系逐步构建。评选首批10所青岛市中医药文化进校园试点学校、10个“青岛最美中医药文化工作者”，建成青岛中医药文化博物馆。实施“中医药＋养老”融合发展，打造3个省级、10个市级中医药特色医养结合示范基地。打造国际学生中医药文化体验基地，新华社等国内外媒体给予广泛报道。

爱国卫生运动

推动全域创卫、健康区市、健康城镇和健康细胞建设，建立巩固国家卫生城市创建成果常态化工作机制，成功通过国家卫生城市复审评估，连续27年保持国家卫生城市荣誉称号，在七区设立国家卫生城市标识10处；平度市、莱西市通过国家卫生县级市现场评估，国家卫生城镇实现全域创建；国家卫生镇（含进入评审程序）达到94%；新申报省级卫生村12个，省级卫生村创建实现全覆盖。持续开展爱国卫生运动，全市清理卫生死角4.83万处，清运垃圾13.16万吨，开展病媒生物消杀1245次，投放药物74.38吨，规范和增设鼠屋5.2万处，出动消杀人员4.29万人次，拆除违章建筑1.06万处。

控烟宣传活动精彩纷呈，以世界无烟日为契机，深化无烟青岛建设，青岛市15岁及以上成人吸烟率为19.5%，比2014年(21.3%)下降1.8个百分点。统筹推进健康青岛16项专项行动，青岛市在健康山东督查中列全省第一，入选健康城市建设推动健康中国行动创新模式试点城市，作为全国三个试点城市之一开展宫颈癌、乳腺癌和肝癌综合防治试点。“健康青岛科普资源库”新增健康科普专家628人、作品2581件，举办“健康科普直播间”讲座64场次，建成VR线上科普云基地19个，新增阅读量1496万人次；创建3个国家示范营养社区，新建成市级健康教育基地7家，开展健康教育“六进”活动4998场次，在117个村（社区）实施“百村万户”健康素养提升工程，群众累计参与670万余人次。全市居民健康素养水平稳步提升。

2023年机构设置及主要领导名录

（截至2023年12月）

青岛市卫生健康委员会

柳忠旭	党组书记、副主任
薄　涛	主任、市中医药管理局局长
纪总纲	党组副书记、市疾病预防控制中心党委书记
杜维平	党组成员、市计划生育协会常务副会长（正局级）
赵国磊	党组成员、副主任、市中医药管理局专职副局长
邢晓博	党组成员、副主任
吕坤政	党组成员、副主任
董新春	二级巡视员
吕富杰	副局级领导干部

青岛市卫生健康委员会直属单位

名称	主要领导	
	姓名	职务
青岛市卫生健康委员会综合监督执法局	王 伟	局长(副局级)
青岛市市立医院	于腾波	党委书记、院长
青岛市中医医院(市海慈医院)	池一凡 李 兵	党委书记 院长
青岛市第三人民医院	徐晟伟 于 华	党委书记 院长
青岛市胸科医院	刘振胜	负责人
青岛市第五人民医院	朱维平 孙金芳	党委书记 院长
青岛市第八人民医院	温成泉 魏 涛	党委书记 院长
青岛市胶州中心医院	高 杨	党委书记、院长
青岛市妇女儿童医院	邢泉生 泮思林	党委书记 院长
青岛市第六人民医院	刘振胜	党委书记、院长
青岛市精神卫生中心	王春霞	党委书记、院长
青岛市口腔医院	王万春	党委书记、院长
青岛市疾病预防控制中心	高汝钦	党委副书记、主任(副局级)
青岛市妇幼保健计划生育服务中心	江 威	主任
青岛市急救中心	辛善栋	党支部书记、主任
青岛市中心血站	逄淑涛	党委书记、站长
山东省青岛卫生学校	王秋环 姜瑞涛	党委书记 校长
山东省青岛第二卫生学校	马桂莲 刘秀敏	党委书记 校长
青岛市卫生健康委员会医院发展中心	曹明建	主任
青岛市卫生健康人才发展中心	孙忠国	主任
青岛市公立医院经济管理中心	刘焕芳	主任

（续表）

名称	主要领导	
	姓名	职务
青岛市干部保健服务中心	周　晓	负责人
康复大学青岛中心医院	张春玲 邢立泉	党委书记 院长
青岛山大齐鲁医院	苏　华 高海东	党委书记 院长
北京大学人民医院青岛医院	王　俊 邢泉生	总院长 党委书记、副总院长

青岛市市南区卫生健康局

党组书记、局长：陈　鹏
党组成员、副局长：刘　洁、杨　光、嵇翠娟

青岛市市北区卫生健康局

党组书记、局长：牟荟如
党组成员、副局长、三级调研员：鲁先华、安效忠
党组成员、副局长：于　勇
副处级领导干部：董少远
四级调研员：殷　龙、王雅郁、刘　丽、赵　荣、阳　英

青岛市李沧区卫生健康局

党组书记、局长：王旭梅
党组成员、副局长：胡铁民、张红燕、刘继章

青岛市崂山区卫生健康局

党组书记、局长：万延俊
党组成员、副局长：徐晓东、蔡学民、郭　鹏

青岛市城阳区卫生健康局

党组书记、局长：付坚强
党组成员、副局长：韩香萍、韩通极
党组成员：孙开旬、刘传果、韩玉芬、柳维林

二级调研员：宋淑青、陈正杰
副 局 长：于　芝
副处级领导干部：刘世友

青岛西海岸新区卫生健康局

党组书记、局长：韩　华
副 局 长：张秀山、徐　刚、杨学军、杨　帆

青岛市即墨区卫生健康局

党组书记、局长：陆钧林
副 局 长：王　娟、李中珂、王广武

胶州市卫生健康局

党组书记、局长：赵建磊
党组成员、副局长：卿　军
党组成员、副局长、工会主席：侯湘波

平度市卫生健康局

党组书记、局长：胡建光
副 局 长：郭雅丽
党组成员：李成职
党组成员：姜　丽、刘继鹏

莱西市卫生健康局

党组书记、局长：于建波
党组成员：徐鹏程
党组成员、副局长：孙明辉、郑福刚、李京联

2023年青岛市卫生健康工作大事记

1月

1月10日，青岛市"全市一家医院"智慧就医场景新闻发布会召开，市卫生健康委党组成员、副主任吕坤政介绍有关情况并答记者问。

青岛市公共卫生中心一期（青岛市第六人民医院综合楼）建成启用，新建综合楼开放床位500张，新增重症医学科，设置16张重症监护床位。

1月19日，市政府副市长王波主持召开专题会议，研究推进建设北京大学肿瘤医院青岛医院争创国家区域医疗中心相关工作，市卫生健康委党组书记柳忠旭，市卫生健康委主任、市中医药管理局局长薄涛出席会议。

1月28日，市卫生健康委主任、市中医药管理局局长薄涛在市十七届人民政府第20次常务会议会前讲授《青岛市医疗卫生人员权益保障办法》，并作关于学习《青岛市医疗卫生人员权益保障办法》及青岛市贯彻落实情况的汇报。

2月

2月6日，市卫生健康委主任、市中医药管理局局长薄涛带队对市市立医院、市中心（肿瘤）医院公立医院改革与高质量发展示范项目推进情况进行调研。

市卫生健康委党组成员、市计生协会常务副会长杜维平带队对青岛市职业病防治院[市中心（肿瘤）医院]职业健康相关工作走访调研。

2月14日，市卫生健康委召开公立医院改革与高质量发展示范项目处室汇报会，市卫生健康委主任、市中医药管理局局长薄涛出席会议并讲话。

2月21日，《青岛市卫生健康委员会关于印发青岛市"十四五"区域卫生规划的通知》出台，设置医疗卫生资源配置主要指标17项，对床位、人力资源、信息数据、学科和技术、设备5个方面的资源进行总体布局和配置，谋划建设医疗服务、基层医疗卫生服务、公共卫生、中医药服务、全方位全周期健康服务和卫生健康监督等6个体系。

2月24日，青岛市卫生健康信用体系建设情况新闻发布会召开，市卫生健康委党组成员、市计生协会常务副会长杜维平出席并答记者问。

2月26日，市卫生健康委联合烟台、潍坊、威海、日照市卫生健康委举办"胶东五市"卫生健康招才引智双选会（校园招聘）暨人才发展环境推介会，胶东五市近200家医疗卫生机构提供约9000个岗位，其中89家青岛医疗卫生机构提供4000个岗位，现场有60名博士生、1000名硕士生与用人单位达成初步就业意向。会上五市卫生健康委主要领导签署《胶东经济圈一体化发展卫生健康领域合作框架协议》。

2月28日，健康青岛科普资源库上线一周年暨青岛市健康科普工作擂台赛颁奖仪式举行，市卫生健康委党组成员、副主任、市中医药管理局专职副局长赵国磊，市文明办二级巡视员姜鸿发，市委网信办二级巡视员王军，市科协副主席柳本才，市科技局党组成员张良嘉出席仪式并为获奖人员颁奖。颁奖仪式全程网络直播，在线浏览量48万余人次。

3月

3月1日，青岛市在全省中医药业财融合培训班上作题为“突出优势特色大胆改革创新全力构建中医药文化弘扬传承新局面”的典型发言。

3月1日—2日，市卫生健康委会同市委政研室对市疾病预防控制中心、市市立医院、城阳区卫生健康局、北京大学人民医院青岛医院开展卫生健康领域改革创新工作调研。市卫生健康委党组副书记、市疾病预防控制中心党委书记纪总纲参加。

3月8日，市卫生健康委党组出台《关于印发提升群众看病就医满意度若干措施的通知》，提出将提升群众看病就医满意度作为当前和今后一个时期的“首要工作”，组建以市卫生健康委主要领导为组长、分管领导为副组长的全市群众看病就医满意度提升工作专班，成立实体化运行的满意度督查办。

3月9日，2023年度青岛市儿童口腔疾病基本预防项目启动会暨培训、中国牙病防治基金会口腔健康大使培训举办。市卫生健康委党组副书记、市疾病预防控制中心党委书记纪总纲出席并致辞。

3月10日，国家卫生健康委组织召开公立医院改革与高质量发展示范项目视频调度会，市政府副市长王波作发言汇报。市卫生健康委主任、市中医药管理局局长薄涛，市卫生健康委党组成员、副主任邢晓博，市卫生健康委党组成员、副主任吕坤政，市卫生健康委副局级领导干部吕富杰参加。

3月12日，市政府印发《青岛市常态化巩固国家卫生城市创建成果实施方案》(青政字〔2023〕7号)，全面推进常态化巩固国家卫生城市创建成果工作。

3月13日—14日，市卫生健康委组织筹备全市公立医院改革与高质量发展培训班(第一期)，邀请清华大学赵琨教授、北京师范大学金承刚教授、河北医科大学席彪教授开展示范项目专题授课。市卫生健康委主任、市中医药管理局局长薄涛出席。

3月15日，市委第五巡察组巡察市卫生健康委党组工作动员会议召开。市委第五巡察组于2023年3月中旬至5月下旬对市卫生健康委党组开展常规巡查，同时聚焦贯彻市委营商环境优化提升行动进行专项巡察。

国家中医药管理局中西医结合与少数民族医药司副司长董云龙率国家中医药管理局、国家医疗保障局联合调研组到青岛调研中医医疗服务定价机制工作。市卫生健康委党组成员、副主任、市中医药管理局专职副局长赵国磊参加调研。

3月16日，市卫生健康委召开紧密型县域医共体现场。市卫生健康委党组成员、副主任邢晓博出席会议。

3月17日，市卫生健康委召开全市家庭医生签约服务现场会，市卫生健康委党组成员、副主任邢晓博出席会议并讲话。

3月20日，市卫生健康委召开全市卫生健康系统提升群众看病就医满意度全力打造一流营商环境动员大会。市卫生健康委领导班子成员、各处室负责人，各区(市)卫生健康局主要负责同志，委属、驻青医疗机构党政主要负责同志参加会议。莱西市卫生健康局、黄岛区卫生健康局、市口腔医院、市妇女儿童医院作交流发言，市卫生健康委主任、市中医药管理局局长薄涛作总结讲话。

3月20日—22日，国家卫生健康委对青岛市公立医院改革与高质量发展示范项目进行调研督导。市政府副市长王波，市政府办公厅副主任陶兴成，市卫生健康委党组书记柳忠旭，市卫生健康委主任、市中医药管理局局长薄涛等参加调研。

3月21日，市卫生健康委组织开展群众看病就医满意度提升专题督导调研，督导调研分9个组，覆盖全部10个区(市)和17家委属驻青医疗机构。每个调研组由1名领导带队，采取现场查看和座谈交流的方式，实地查看医院就诊流程和就诊环境，现场研究解决群众不满意问题。

3月24日，国家中医药管理局党组成员、副局长王志勇来青岛开展中西医结合特色专科建设、口腔疾病防治服务体系、科研攻关进展等工作调研。省卫生健康委党组成员、副主任张立祥，市卫生健康委主任、市中医药管理局局长薄涛，市卫生健康委党组成员、副主任、市中医药管理局专职副局长赵国磊参加调研。

3月25日，青岛-阿斯利康罕见病国际创新研究中心揭牌仪式举行。省委、省政府和市委、市政府主要领导，阿斯利康全球首席执行官苏博科、中国区总裁王磊出席。市人大常委会副主任栾新、阿斯利康中国副总裁胡轶清揭牌。

3月30日，市政府召开优质医疗资源倍增工作推进会议。市委副书记、市长赵豪志出席会议并讲话，副市长王波主持会议，市卫生健康委主任、市中医药管理局局长薄涛汇报相关工作进展情况和下一步重点工作安排，李沧区、青岛西海岸新区等区（市）作交流发言。

《青岛市居民健康知识指南》新书发布会举行。市文明办二级巡视员姜鸿发，市卫生健康委党组成员、副主任、市中医药管理局专职副局长赵国磊为新书揭幕，青岛出版集团副总经理张道周出席发布会并致辞。

3 月 31 日，全市卫生健康系统“深化作风能力优化营商环境”专项行动动员会议召开。市“深化作风能力优化营商环境”专项行动指挥部第一巡回督导组组长王锦妹出席会议并讲话，市卫生健康委党组书记柳忠旭作动员讲话，市卫生健康委主任、市中医药管理局局长薄涛主持会议。

4 月

4 月 3 日，市卫生健康委主任、市中医药管理局局长薄涛带队到青岛市市立医院督导调研群众看病就医满意度提升及公立医院改革与高质量发展工作。

4 月 6 日，市人大常委会副主任韩守信到栈桥献血屋、无偿献血主题公园、市中心血站实地视察调研无偿献血工作。市卫生健康委党组成员、副主任邢晓博参加调研。

青岛市政协专职常委、一级巡视员彭建国调研市妇女儿童医院职工子女托育服务、医育结合托育实践基地建设情况。市卫生健康委党组成员、市计生协会常务副会长杜维平参加调研。

4 月 7 日，青岛市预防接种示范教学基地挂牌仪式暨观摩会在城阳举办。市卫生健康委党组副书记、市疾病预防控制中心党委书记纪总纲，城阳区副区长陆兆纲出席仪式并揭牌。

4 月 11 日，青岛市被国家卫生健康委确定为全国安宁疗护试点城市。

青岛市举行第 35 个爱国卫生月暨倡导文明健康绿色环保生活方式启动仪式。市文明办副主任姜鸿发，市卫生健康委党组书记柳忠旭，市体育局副巡视员段茂祥，市北区委常委、宣传部部长张宇出席启动仪式。委属医疗机构医务人员等 200 余人参加启动仪式，现场为 2000 多位市民提供义诊和健康咨询服务，发放病媒生物防制药品 3000 多份。

市卫生健康委委托市社情民意调查中心开展 2023 年第一季度群众看病就医满意度调查。市卫生健康委党组书记柳忠旭，委属及驻青医疗机构、市卫生健康委提升群众看病就医满意度工作专班各处室主要负责同志参加旁听，现场研究讨论群众反映的问题，提出整改措施。

4 月 14 日，市卫生健康委党组副书记、市疾病预防控制中心党委书记纪总纲调研莱西市疾病预防控制中心标准化建设工作进展、存在问题，就下步疾控体系发展开展座谈交流。

4 月 19 日，青岛市医疗卫生安全生产专业委员会召开紧急视频会议，通报北京市丰台区长峰医院重大火灾事故情况，分析当前安全形势，部署做好全市医疗卫生领域消防安全和安全生产工作。市政府办公厅副主任陶兴成主持会议，市卫生健康委主要领导、分管领导，市市场监督管理局、市生态环境局、市消防救援支队分管领导，各区（市）卫生健康局、委属各单位、驻青和相关民营医疗机构主要负责同志参会。

市卫生健康委党组成员、副主任、市中医药管理局专职副局长赵国磊到青岛市城阳区人民医院专题督导调研群众满意度提升工作。

2023 年全国职业健康工作电视电话会议召开。市卫生健康委二级巡视员董新春就青岛市职业健康治理体系建设工作作典型发言。

2023 年全省疾病预防控制工作视频会议召开。市卫生健康委党组副书记、市疾病预防控制中心党委书记纪总纲作题为“守底线 强担当 促改革 努力在高质量发展中实现疾控工作争先进位”的典型经验介绍。

4 月 20 日，青岛市卫生健康委员会学习贯彻习近平新时代中国特色社会主义思想主题教育工作会议召开，市委第一巡回指导组组长王锦妹、市卫生健康委党组书记柳忠旭出席会议并讲话。

4 月 23 日，市卫生健康委印发《青岛市地震灾害公共卫生救援应急预案》（青卫应急字〔2023〕1 号）。

市卫生健康委党组成员、市计生协会常务副会长杜维平带队到聊城参加省《职业病防治法》宣传周启动仪式、省职业健康工作会议暨全省中小微企业职业健康工作帮扶试点现场会，青岛市城阳区作题为“筑牢基层基础 延伸监管触角 扎实推进职业病危害专项治理走实走深”的典型发言。

4 月 24 日，青岛市教育局、市卫生健康委、莱西市政府举行共建青岛卫生健康职业学院战略合作协议签约仪式。市委教育工委常务副书记，市教育局党组书记、局长姜元韶，市卫生健康委主任、市中医药管理局局长薄涛，莱西市市长刘瑛、副市长张鹏出席签约仪式。

4 月 25 日，全市卫生健康宣传工作会议召开，市卫生健康委党组成员、副主任、市中医药管理局专职副局长赵国磊出席会议并讲话，即墨区卫生健康局等 5 个单位作典型发言交流。

全市职业健康工作会议召开，市卫生健康委党组成员、市计生协会常务副会长杜维平出席会议并讲话，西海岸新区、莱西市、胶州市、李沧区卫生健康局作典型交流发言。

主题为“改善工作环境和条件，保护劳动者身心健康”的青岛市第 21 个《职业病防治法》宣传周活动启动仪式举行。国家卫生健康委员会职业安全卫生研究中心副主任张建芳，市卫生健康委党组成员、市计生协会常务副会长杜维平出席仪式并致辞。启动仪式上，国家卫生健康委员会职业安全卫生研究中心与青岛市疾病预防控制中心合作共建“职业伤害研究基地”项目正式签约。

4 月 26 日，2023 年青岛市疾病预防控制工作会议召开。市卫生健康委党组副书记、市疾病预防控制中心党委书记纪总纲出席会议并讲话，李沧区、崂山区、即墨区、莱西市卫生健康局以及市第六人民医院、市疾病预防控制中心 6 家单位作典型发言交流。

4 月 26 日—27 日，国家卫生健康委法规司司长赵宁，一级巡视员陈宁姗调研青岛市卫生健康标准化工作。山东省卫生健康委党组成员、副主任牟善勇，市政府副市长赵燕，市卫生健康委党组书记柳忠旭，市卫生健康委主任、市中医药管理局局长薄涛参加调研。调研组在青岛大学质量与标准化研究院召开座谈会，听取青岛大学标准化研究情况汇报和市卫生健康委卫生健康标准化建设情况汇报，在青岛大学附属医院、市市立医院、市中心（肿瘤）医院走访调研医疗服务标准化情况。

4 月 27 日，2023 年全市医政管理和卫生应急工作会议召开。市卫生健康委党组成员、副主任邢晓博出席会议并讲话。

4 月 28 日，市卫生健康委、市财政局、市医保局联合印发《青岛市“三高一慢”健康服务包实施方案》（青卫基层字〔2023〕2 号），启动“三高一慢”市办实事项目。

全省寄生虫病防治工作会议召开。青岛市卫生健康委作题为“努力维持寄防专业人员技能 全面提升寄生虫病防治能力”的经验交流。

全省卫生健康监督工作视频会议通报 2022 年全省卫生健康监督攻坚突破年活动情况，青岛市卫生健康监督工作综合评价全省排名第一，被省卫生健康委评为卫生健康监督攻坚突破年活动先进市，市卫生健康委党组成员、市计生协会常务副会长杜维平在会议上作题为“创新机制提升综合监管效能 多措并举助力优化营商环境”的典型发言。

4 月 29 日，市卫生健康委、市教育局、市财政局联合印发《青岛市适龄女生人乳头瘤病毒（HPV）疫苗免费接种项目实施方案》（青卫妇幼字〔2023〕3 号），启动为全市适龄女生免费接种 HPV 疫苗市办实事项目。

4 月，市卫生健康委主任、市中医药管理局局长薄涛带队到市市立医院、青岛大学附属医院崂山院区、市第九人民医院开展“五一”节前安全检查。

5 月

5 月 4 日，全市卫生健康财务审计工作会议召开。市卫生健康委党组成员、副主任、市中医药管理局专职副局长赵国磊出席会议并讲话。

市卫生健康委党组印发《全市卫生健康系统大兴调查研究实施方案》（青卫发〔2023〕19 号）。

市卫生健康委启动“廉政教育参观月”活动。市卫生健康委党组书记柳忠旭带领委机关、市计生协会等单位党员干部到青岛市清廉家风馆和中共青岛党史纪念馆开展主题党日活动，进行党性教育。

5 月 5 日，市卫生健康委召开全市基层卫生综合改革工作座谈会，研讨贯彻《中共中央办公厅 国务院办公厅印发关于进一步深化改革促进乡村医疗卫生体系健康发展的意见》文件工作举措。市卫生健康委党组书记柳忠旭，市卫生健康委党组成员、副主任邢晓博出席会议。

5 月 8 日，市卫生健康委召开第一季度看病就医满意度调查结果通报会。市卫生健康委党组书记柳忠旭出席会议并讲话，市卫生健康委主任、市中医药管理局局长薄涛主持会议，胶州市卫生健康局、市第六人民医院作经验交流，市第八人民医院、市中医医院（市海慈医院）作表态发言。

5月8日—10日，国家卫生健康委法规司副司长李波调研青岛市卫生行政审批与优化服务工作。山东省卫生健康委党组成员、副主任牟善勇，市卫生健康委党组书记柳忠旭，市卫生健康委主任、市中医药管理局局长薄涛参加调研。

5月9日，市政府召开2023年全市卫生健康暨中医药工作会议。市政府副市长赵燕出席会议并讲话，市政府办公厅副主任陶兴成主持会议，市卫生健康委党组书记柳忠旭传达全国、全省卫生健康暨中医药工作会议精神，市卫生健康委主任、市中医药管理局局长薄涛作全市卫生健康工作报告。

“我们的护士 我们的未来”青岛市“5·12”国际护士节庆祝大会举行。市卫生健康委党组书记柳忠旭，市卫生健康委主任、市中医药管理局局长薄涛出席。500余名全市卫生健康系统代表参加。

5月10日—11日，全省基层食品安全“提质扩面”工程部署(现场)会暨培训班召开。市卫生健康委党组成员、市计生协会常务副会长杜维平作题为“共建共享 创新创效 积极打造青岛市营养健康科普宣传工作新样板”的典型发言。

5月11日，市政府新闻办举行“医心向党 医心为民”青岛市护理行业先进典型代表媒体见面会。山东省首位、青岛市唯一一位“南丁格尔”奖获得者、市第六人民医院李桂美，“中国好护士”、全国抗击新冠疫情先进个人、青岛市市立医院东院急诊科护士长位兰玲，山东省抗击新冠疫情先进个人、青岛大学附属医院急诊门诊护士长杨海朋，青岛市“五一劳动奖章”获得者、青岛市中医医院(市海慈医院)重症医学二科护士孙艺分享奋战在临床护理岗位一线的动人故事。

5月12日—13日，2023年全省地方病防治工作会议召开。市卫生健康委作地方病防治工作典型经验介绍。

5月16日，市卫生健康委党组副书记、市疾病预防控制中心党委书记纪总纲调研胶州市疾病预防控制中心标准化建设工作。

市卫生健康委主任、市中医药管理局局长薄涛到市北区福彩鑫桥医院、洛阳路街道社区卫生服务中心、市中心(肿瘤)医院调研大病门诊、家庭医生签约、医联体和医共体建设等工作。

5月17日，青岛市平度旧店尘肺病康复站揭牌仪式暨“四送四进四提升”健康促进行动启动仪式举行。市卫生健康委党组成员、市计生协会常务副会长杜维平，市人力资源社会保障局工伤保险处处长杨志强、平度市副市长赵瑞阳出席活动。市疾病预防控制中心、市中心(肿瘤)医院现场开展专家义诊、咨询服务。

5月17日—18日，健康报社、《中国卫生》杂志社、省卫生健康委围绕青岛市深化医改重大进展、创新经验和实践成效等方面到青岛进行实地采访。市卫生健康委主任、市中医药管理局局长薄涛参加活动。

5月18日，青岛市“5·19”世界家庭医生日暨家庭医生签约服务集中宣传月启动仪式举行。市卫生健康委党组书记柳忠旭，市卫生健康委党组成员、副主任邢晓博出席会议。

5月19日，山东省医疗机构检查检验结果互认共享工作推进会在山东大学齐鲁医院(青岛)召开。市卫生健康委党组成员、副主任吕坤政作题为“推进检查检验结果互认，提升群众就医满意度”的典型经验介绍。

5月20日，财政部办公厅、国家中医药管理局综合司召开“中央财政中医药传承创新发展示范试点项目”答辩会。市政府副市长赵燕参加并作陈述，市卫生健康委主任、市中医药管理局局长薄涛，市卫生健康委党组成员、副主任、市中医药管理局专职副局长赵国磊参加答辩。

青岛市“幸福呼吸”项目启动会及“三高一慢”阶段总结会召开。市卫生健康委党组成员、副主任邢晓博出席会议并讲话。

全国基层卫生健康发展与传播大会暨基层卫生重点工作经验交流会在青岛西海岸新区召开。市政府副市长赵燕出席会议并致辞，市卫生健康委作题为“医防协同 三高共管 持续做好重点人群疫情防控工作”的经验交流。

5月24日，市卫生健康委主任、市中医药管理局局长薄涛调研西海岸新区基层医改和公立医院高质量发展工作情况。

5月25日，建设中医药强市提升中医药服务满意度培训班举办。市卫生健康委党组成员、副主任、市中医药管理局专职副局长赵国磊出席培训班并现场授课。

5月26日，市卫生健康委党组副书记、市疾病预防控制中心党委书记纪总纲调研西海岸新区疾病预防控制中心标准化建设情况。

全市村卫生室建设与管理提升现场会召开。市卫生健康委党组成员、副主任邢晓博出席会议并讲话。

5月29日，青岛市第36个世界无烟日主题宣传活动举行。市卫生健康委党组成员、副主任吕坤政出席活动并致辞。

5月30日，市卫生健康委联合市消防救援支队在青岛大学附属医院崂山院区召开全市卫生健康系统消防安全“大培训、大指导、大检查、大宣传、大建设”活动启动仪式暨现场观摩会。市卫生健康委二级巡视员董新春、市消防救援支队副支队长王鹏宇出席，各区（市）卫生健康局、委属各单位、部分医疗卫生机构分管负责同志和科室负责人200余人参加活动。

6月

6月1日，市民营医疗机构党建工作推进会召开。市卫生健康委党组书记、市民营医疗机构行业党委书记柳忠旭出席会议并讲话。

全市疾病预防控制中心标准化建设调研观摩会召开。观摩市、区两级疾病预防控制中心标准化建设成果，通报全市进展情况，交流典型经验做法。市政府办公厅副主任陶兴成，市卫生健康委主任、市中医药管理局局长薄涛出席，市卫生健康委党组副书记、市疾病预防控制中心党委书记纪总纲主持会议。

市卫生健康委主任、市中医药管理局局长薄涛到市南区开展基层医改和高质量发展相关工作情况调研。

市卫生健康委召开卫生健康系统对口支援和东西部协作工作会议。市卫生健康委主任、市中医药管理局局长薄涛出席会议并讲话，青岛大学附属医院、市市立医院、市中心（肿瘤）医院作交流发言。

6月5日，市卫生健康委党组副书记、市疾病预防控制中心党委书记纪总纲到市北区开展疾病预防控制中心标准化建设工作座谈交流。

6月6日，市卫生健康委党组副书记、市疾病预防控制中心党委书记纪总纲到即墨区开展疾病预防控制中心标准化建设工作座谈交流。

6月7日，全市三级公立医院绩效考核现场推进会召开。市卫生健康委主任、市中医药管理局局长薄涛出席会议并讲话。

6月9日，市卫生健康委印发《青岛市重大疾病专科联盟建设工作方案》（青卫医药字〔2023〕2号）。

市卫生健康委党组副书记、市疾病预防控制中心党委书记纪总纲调研市南区疾病预防控制中心新址建设、延安三路社区卫生服务中心预防接种门诊工作情况。

市政府新闻办召开“优化营商环境”专题新闻发布会。市卫生健康委介绍“优服务、促健康，全力打造卫生健康领域一流营商环境”相关情况，并答记者问。

6月12日，市卫生健康委主任、市中医药管理局局长薄涛，市城投集团董事长陈明东到市公共卫生临床中心、市精神卫生中心红岛院区建设现场调研，对项目建设进度、造价控制、安全生产等方面提出具体要求。

市卫生健康委印发《无偿献血者及其亲属用血费用报销管理办法》（青卫规〔2023〕1号），自2023年6月12日起施行，有效期5年，明确报销临床用血费用适用人群、临床用血费用报销与献血量的扣除标准、报销临床用血费用材料等9项内容。

6月13日—14日，山东省卫生健康委党组成员、副主任盖英群调研青岛市卫生健康综合监督和“信用＋智慧监管”等工作，市卫生健康委党组成员、市计生协会常务副会长杜维平，市卫生健康委综合监督执法局局长王伟参加调研。

6月14日，青岛市重大疾病专科联盟启动会召开。公布专科联盟授牌项目和建设项目名单，市卫生健康委党组成员、副主任邢晓博出席会议并讲话。

6月15日，全市群众看病就医不够便利问题专项整治动员部署视频会议召开。市政府副市长赵燕出席会议并讲话，市卫生健康委领导班子成员参加会议。

市卫生健康委党组副书记、市疾病预防控制中心党委书记纪总纲调研李沧区疾病预防控制中心标准化建设工作。

6月16日，市卫生健康委党组副书记、市疾病预防控制中心党委书记纪总纲调研城阳区、平度市疾病预防控制中心新建选址等情况。

6月19日，市卫生健康委优服务、促健康，全力打造卫生健康领域一流营商环境新闻发布会召开。市卫生健康委党组成员、市计生协会常务副会长杜维平介绍有关情况并答记者问。

6月19日—20日，市公立医院改革与高质量发展示范项目领导小组办公室组织召开区（市）整合型医疗卫生服务体系建设示范项目评审会。通过竞争性评审，确定在西海岸新区、胶州市、市南区、平度市、城阳区开展整合型医疗卫生服务体系建设示范项目工作。市卫生健康委主任、市中医药管理局局长薄涛出席会议。

6月21日，省卫生健康委等6部门联合印发《关于全省三级疾病预防控制中心改革试点中期评估情况的通报》，青岛市疾病预防控制中心居16地市第一位，西海岸新区疾病预防控制中心居县级第二位。

6月20日—21日，省卫生健康委党组成员、省计生协会常务副会长于富军调研督导青岛市优化生育政策落实情况，并召开优化生育政策有关情况座谈会。市卫生健康委党组成员、市计生协会常务副会长杜维平作专题汇报，市发展改革委、市财政局、市教育局、市人力资源社会保障局、市医保局、市妇联、市总工会等部门结合本部门职能分别作工作汇报。

6月25日，全市基层卫生人才队伍建设现场会召开。市卫生健康委党组成员、副主任邢晓博出席会议并讲话。

6月26日—30日，市卫生健康委党组书记柳忠旭带队到甘肃省定西市、陇南市对接东西部协作工作，与定西市、陇南市卫生健康委签署《2023年东西部卫生健康协作协议书》，并送青岛市首批56名医疗卫生技术人员入驻。

6月27日，全市"三高一慢"健康服务包市办实事项目现场推进会召开。市卫生健康委党组成员、副主任邢晓博出席会议并讲话。

6月28日，市政府办公厅印发《青岛市支持国家区域医疗中心建设运营政策清单》(青政办字〔2023〕38号)。

6月29日—30日，第四届党建和妇幼健康文化经验交流会暨第七届半岛国际妇女儿童医学论坛在青岛召开。国家卫生健康委妇幼司、中国妇幼保健协会、山东省卫生健康委和市卫生健康委领导，以及社会各界专家学者等参会。大会以"党建引领高质量发展"为主题，设21个专业分论坛，参会人数近4000人。

6月29日—7月1日，市公立医院改革与高质量发展医院示范项目第三方评估评价机构上海健康医学院专家团队到青对示范项目开展现场评估与调研。市卫生健康委主任、市中医药管理局局长薄涛主持评估调研汇报会。

6月30日，青岛市入选2023年中央财政支持中医药传承创新发展示范试点项目。

全市精神卫生工作会议召开。市卫生健康委党组副书记、市疾病预防控制中心党委书记纪总纲出席会议并讲话。

7月

7月4日，市政府召开优质医疗卫生资源倍增重点项目推进工作会议。副市长赵燕听取市卫生健康委优质医疗卫生资源倍增三年行动重点项目建设情况及老城区医院就医环境改善工程实施方案汇报，研究老城区医院就医环境改善工程建设资金落实等事项。

7月5日，市卫生健康委联合市发展改革委、市教育局、市科技局、市工业和信息化局、市民政局、市财政局、市水务管理局、市市场监管局、市医保局、市残联印发《青岛市地方病防治巩固提升行动方案(2023—2025年)》(青卫疾控字〔2023〕5号)。

7月5日—6日，国家疾控局卫生免疫司副司长李筱翠调研青岛市环境健康风险评估试点工作。省卫生健康委陈国锋处长，青岛大学副校长李荣贵，市卫生健康委党组副书记、市疾病预防控制中心党委书记纪总纲，市疾病预防控制中心主任高汝钦等参加调研和座谈。

7月5日—7日，区(市)整合型医疗卫生服务体系建设示范项目第三方评估机构中国医学科学院医学信息研究所团队到市南区、西海岸新区、城阳区、胶州市、平度市调研指导。市卫生健康委主任、市中医药管理局局长薄涛参加。

7月6日，市政府副市长赵燕到青岛市市立医院本部院区、市中心(肿瘤)医院、齐鲁医院(青岛)二期项目、青岛大学国际医疗中心项目调研老城区医院就医环境改善工程和卫生重点项目情况。

7月7日，青岛市第八届"三伏养生节"暨中医药文化节活动启动仪式举行。市卫生健康委党组成员、副主任、中医药管理局专职副局长赵国磊，市教育局党组成员、副局长韩东，崂山区政府副区长刘凌等出席启动仪式。

7月12日，全国卫生健康行政审批与法治化营商环境建设座谈会召开。市卫生健康委作题为"聚焦优化'六个环境'，实现'三个大提升'，开展'深化作风能力优化营商环境'专项行动"的交流发言。

7月14日，国家中医药管理局党组成员、副局长秦怀金调研青岛中医药工作。省卫生健康委党组成员、副主任张立祥，市卫生健康委党组书记柳忠旭，市卫生健康委党组成员、副主任、市中医药管理局专职副局长赵国磊参加调研。

7月18日，市卫生健康委、市发展改革委、市财政局联合印发《青岛市备案托育机构在托普惠性托位补贴项目实施方案》（青卫人口字〔2023〕3号），市卫生健康委、市发展改革委联合印发《关于公办和普惠性民办托育机构托育服务收费有关事项的通知（试行）》，启动普惠托育市办实事项目。

7月26日，市医疗卫生安全生产专业委员会视频会议召开。市医疗卫生安全生产专业委员会副主任、市卫生健康委主任、市中医药管理局局长薄涛部署安全生产工作。各区（市）卫生健康局，市卫生健康委机关相关处室、委属各单位，驻青和民营相关医疗机构主要负责同志及安全生产相关负责人参加会议。

7月28日，市卫生健康委举办全市公立医院改革与高质量发展培训班（第二期）。市卫生健康委主任、市中医药管理局局长薄涛出席并讲话。

全市基本公共卫生服务项目暨家庭医生签约服务等重点工作半年推进会议召开。市卫生健康委主任、市中医药管理局局长薄涛，市卫生健康委党组成员、副主任邢晓博出席会议并讲话。

7月29日，2023年全国深化医改经验推广会暨中国卫生发展会议召开，颁布2022年度“推进医改服务百姓健康”十大新举措，青岛市疾病预防控制体系“阶梯式”改革作为全省唯一案例入选。市卫生健康委主任、市中医药管理局局长薄涛参加会议并作经验介绍。

7月31日—8月4日，市卫生健康委在浙江大学举办2023年青岛市“数智化”赋能卫生健康高质量发展培训班。市卫生健康委党组书记柳忠旭，市卫生健康委党组成员、副主任邢晓博，市卫生健康委党组成员、副主任吕坤政，市大数据局、市发展改革委、市医保局相关负责同志，各区（市）卫生健康局局长、分管副局长，委属、驻青医院院长、分管副院长、信息科主任参加学习。

8月

8月1日，青岛市委宣传部授予青岛市第六人民医院护理技术顾问李桂美“青岛楷模”称号。

全市城市管理工作会议召开，省委副书记、市委书记陆治原出席会议并讲话，市委副书记、市长赵豪志主持会议。会议播放城市管理重点问题视频片，市城管办、市文明办、市爱卫办分别汇报有关情况，市领导部署文明城市创建、巩固国家卫生城市工作。

8月5日—6日，全市公立医院改革与高质量发展示范项目学科带头人和骨干人才培训会召开。国家卫生健康委科教司监察专员刘登峰、科教司规划评估处处长刘桂生，省卫生健康委党组成员、副主任张立祥，市卫生健康委副局级领导干部吕富杰等出席会议，2022—2024年青岛市重点专科负责人等300余人参加培训。

8月8日，市政协副主席姜巧珍带领部分政协委员调研青岛市托育服务工作，开展相关提案督办协商活动。市政府办公厅、市卫生健康委、市教育局、市财政局、李沧区政协、李沧区卫生健康局、青岛恒星科技学院等部门分管领导及专家参加相关活动。

8月9日—11日，全国职业病监测及工作场所职业病危害因素监测工作推进会在青岛召开。全国32个省、自治区、直辖市、建设兵团和5个计划单列市项目负责人、技术骨干130余人参加会议。

8月10日，国家卫生健康委职业健康司二级巡视员廖海江调研青岛市职业病防治院能力提升工程。市卫生健康委党组成员、市计生协会常务副会长杜维平参加调研。

市卫生健康委党组成员、副主任邢晓博调研指导城阳区整合型医疗卫生服务体系建设、医共体建设和区人民医院改革工作。

8月10日—11日，国家慢性病综合防控示范区调研评估组对城阳区国家慢性病综合防控示范区工作进行复审现场调研。市卫生健康委党组副书记、市疾病预防控制中心党委书记纪总纲参加调研。

8月11日，市卫生健康委、市文明办印发《关于公布2023年度“青岛好医生”名单的通知》（青卫宣字〔2023〕2号），50人获评2023年度“青岛好医生”。

8月14日，市卫生健康委党组书记柳忠旭调研市公共卫生临床中心、市精神卫生中心红岛院区项目建设情况。

8月15日，市卫生健康委举办第四期公立医院改革与高质量发展培训班。市卫生健康委主任、市中医药管理局局长薄涛部署重点工作。

8月16日，国家发展改革委、国家卫生健康委、国家中医药局到青岛市开展第二轮国家区域医疗中心建设“回头看”调研。市政府副秘书长陶兴成，市卫生健康委主任、市中医药管理局局长薄涛参加调研。

“医心向党 医心为民”青岛市庆祝中国医师节大型义诊暨健康知识普及行动举行。市卫生健康委党组成员、副主任、市中医药管理局专职副局长赵国磊，市委宣传部副部长、市文明办主任张升强，青岛市总工会二级巡视员周新国，青岛市广播电视台副台长郝力等出席。

8 月 17 日，市政府新闻办举行“医心向党 医心为民”2023 年青岛市医师行业典型代表媒体见面会。青岛大学附属医院周岩冰、青岛市市立医院谭兰等 12 位“健康守护人”进行分享交流。

8 月 18 日，市政府召开巩固国家卫生城市创建成果暨健康青岛行动推进工作会议。市政府副市长赵燕出席并讲话，市政府副秘书长陶兴成主持会议。市卫生健康委主要负责同志，市常态化巩固国家卫生城市创建成果工作领导小组成员单位相关负责同志，各区政府分管负责同志、爱卫办主要负责同志 70 余人参加会议。

8 月 22 日，全省医防融合工作视频会议召开。市卫生健康委党组副书记、市疾病预防控制中心党委书记纪总纲作题为“健全网络 找准切口 推动医防协同、医防融合工作向纵深推进”的经验交流。

8 月 23 日，全市“优质服务基层行”推荐标准和社区医院建设现场会召开。市卫生健康委党组成员、副主任邢晓博出席会议。

8 月 24 日，国务院防治艾滋病工作委员会办公室印发《关于启动第五轮全国艾滋病综合防治示范区工作的通知》，公布第五轮示范区名单，青岛市获批本轮示范区创建项目。

8 月 25 日，青岛市疾病预防控制工作例会召开。市卫生健康委党组副书记、市疾病预防控制中心党委书记纪总纲出席会议并讲话。

8 月 29 日，国家卫生健康委召开公立医院改革与高质量发展示范项目视频调度会。市政府副市长赵燕作汇报发言。

青岛市公立医院改革与高质量发展示范项目视频调度会召开。市卫生健康委主任、市中医药管理局局长薄涛部署示范项目重点工作。

8 月 30 日—9 月 1 日，市政府副市长赵燕、市卫生健康委党组书记柳忠旭到福建省三明市学习考察深化医改组织领导机制、分级诊疗机制、基层综合改革、公立医院高质量发展等医改重点工作。

8 月 31 日—9 月 1 日，国家第一片区职业卫生分类监督执法工作推进会在青岛市西海岸新区举办。国家疾控局监督二司职业卫生与放射卫生监督处负责同志，河北、吉林、黑龙江、山东、北京、天津 6 省市卫生健康委（疾控局）负责同志，相关处室、单位负责同志和职业卫生监督领域的专家与会。省卫生健康委党组成员、副主任、省疾控局党组书记、局长盖英群，市卫生健康委党组成员、市计生协会常务副会长杜维平分别致辞。

9 月

9 月 1 日，全市医疗卫生行业综合监管专项工作领导小组会议召开。市政府副秘书长、市医疗卫生行业综合监管专项工作领导小组副组长陶兴成出席会议并讲话，市发展改革委、市教育局等 21 个部门分管领导参会。市卫生健康委党组成员、市计生协会常务副会长杜维平主持会议。

9 月 8 日，市卫生健康委主任、市中医药管理局局长薄涛带队到广东省人民医院考察学习智慧赋能医院管理、内部控制建设、风险评估等经验。

9 月 3 日—8 日，青岛市卫生健康经济管理能力提升培训班暨 2023 年第二期“卫生经济大讲堂”活动在中山大学举办。市卫生健康委主任、市中医药管理局局长薄涛出席结业仪式并讲话，委属各单位总会计师、分管领导、财务审计等部门负责人参加培训。

9 月 9 日，2023 年青岛市适龄女生人乳头瘤病毒（HPV）疫苗免费首针接种启动仪式在市南区举行。市卫生健康委主任、市中医药管理局局长薄涛出席并讲话，市南区政府副区长冯洪珍致辞，市卫生健康委副局级领导干部吕富杰主持仪式，仪式邀请市人大、市政协相关工作室和市财政局、市教育局负责同志，以及市党代表、人大代表、政协委员和家长学生代表参加。

9 月 12 日，省委副书记、市委书记陆治原到市公共卫生中心、市中心（肿瘤）医院、市第八人民医院东院区项目现场调研优质医疗卫生资源倍增工作，强调要着眼更好满足人民群众健康需求，着力推动优质医疗卫生资源倍增，加快提升医疗卫生服务能力，促进全市卫生健康事业高质量发展。

9 月 13 日，市卫生健康委印发《青岛市二级医院评审办法（暂行）》（青卫规〔2023〕2 号），自 2023 年 10

月14日起实施，有效期2年。

9月13日—14日，全省疾病预防控制中心改革试点暨标准化建设推进会议召开。市卫生健康委作题为“蹄疾步稳抓改革 汇智聚力促发展”典型交流发言。

9月15日，“三高一慢”市办实事项目调度推进会召开。市卫生健康委党组书记柳忠旭，市卫生健康委党组成员、副主任邢晓博出席会议并讲话。

9月17日，市政府副市长赵燕带队到北京大学人民医院拜访全国政协常委、中国工程院院士、北京大学人民医院院长王俊，对接国家区域医疗中心项目创建模式、发展定位、人才支撑、学科建设等事宜。市卫生健康委党组书记柳忠旭参加活动。

9月18日，市卫生健康委印发《关于进一步落实市内四区政府定价停车场收费改革方案的通知》（青卫财审字〔2023〕21号），指导委属及驻青医疗机构落实限时免费停车政策。

9月19日，市卫生健康委举办2023年度对口联系调研活动，邀请党外人士调研青岛市市立医院和青岛大学附属医院高质量发展有关情况。市卫生健康委主任、市中医药管理局局长薄涛参加调研。

9月20日，市卫生健康委联合市消防救援支队在市中医医院（市海慈医院）召开全市卫生健康系统安全生产培训暨消防安全应急演练现场观摩会。市卫生健康委二级巡视员董新春出席会议并讲话。

9月21日，2023年“全民健康生活方式宣传月”现场活动在五四广场举办。市卫生健康委党组成员、副主任、市中医药管理局专职副局长赵国磊出席并讲话，市南区政协副主席孟祥杰致辞。

全面从严治党暨党风廉政建设和反腐败工作专题会议召开。市卫生健康委党组书记柳忠旭出席会议并讲话。

9月22日，市卫生健康委组织召开卫生医保部门专题协商会。市卫生健康委党组书记柳忠旭出席会议。

山东省卫生健康委印发《关于同意支持青岛市建设“互联网＋医疗健康”示范市的函》，同意支持青岛市建设“互联网＋医疗健康”示范市。

9月28日，市卫生健康委主任、市中医药管理局局长薄涛带队到市市立医院、市眼科医院开展中秋节国庆节前安全生产检查工作。

9月，青岛市获批健康城市建设推动健康中国行动创新模式第二批试点城市，作为全国三个试点城市之一开展宫颈癌、乳腺癌和肝癌防治试点工作。

10月

10月6日，推进市级专科（病）诊疗中心发展专题会议召开。市卫生健康委党组书记柳忠旭，市卫生健康委主任、市中医药管理局局长薄涛等出席会议。

推进青岛市人民医院集团建设专题会议召开。市卫生健康委党组书记柳忠旭，市卫生健康委主任、市中医药管理局局长薄涛等出席会议。

10月12日，山东省首届数字健康变革创新大赛颁奖仪式举行。青岛市“数智化赋能一检互认”“建设基本公卫服务数据治理新局面”“基于血库前移和物联网技术数学护理智能管理系统的构建与应用”分别获智能诊疗、数据治理创新、智慧护理三个赛道一等奖，市卫生健康委获优秀组织奖。

基本公共卫生服务项目及基本药物等补助资金到位情况调度会议召开。市卫生健康委党组成员、副主任邢晓博出席会议并讲话。

10月18日—19日，国家卫生健康委体改司副司长庄宁到莱西市、青岛市市南区及青岛大学附属医院督导调研深化医改及公立医院改革与高质量发展示范项目等工作。市卫生健康委党组书记柳忠旭，市卫生健康委主任、市中医药管理局局长薄涛参加调研。

10月19日—20日，莱西市省级消除结核病先行区启动仪式举行。省卫生健康委疾控处处长、一级调研员陈国锋，市卫生健康委党组副书记、市疾病预防控制中心党委书记纪总纲，莱西市委书记周科，莱西市委常委、统战部部长、副市长张鹏出席会议。

10月20日，全市医药领域腐败问题集中整治工作视频会议召开。市卫生健康委党组书记柳忠旭，市卫生健康委党组成员、副主任邢晓博等出席会议。

10月24日，市政府副秘书长陶兴成主持召开全市群众看病就医不够便利问题专项整治总结提升会议。市政府副市长赵燕出席会议并讲话。

市卫生健康委组织开展“走进市办实事 见证民生项目”活动，市卫生健康委党组成员、副主任邢晓博出席活动。

10月26日，青岛市中医药类肺病科、针推康复科、心血管科、治未病中心、中西医结合肿瘤科、护理学等6个专科联盟成立大会举行。市卫生健康委党组成员、副主任、市中医药管理局专职副局长赵国磊出席并致辞。

10 月 27 日，市卫生健康委党的建设工作调度会召开。市卫生健康委党组书记柳忠旭出席会议并讲话。

全市提升群众看病就医满意度工作调度会召开。市卫生健康委党组书记柳忠旭出席会议并讲话，委属及驻青各医院、各区（市）卫生健康局、市卫生健康委满意度工作专班有关处室主要负责同志参加会议。

10 月 31 日，市卫生健康委党组印发《关于印发青岛市医院党建工作指导委员会工作规则的通知》（青卫发〔2023〕38 号）。

10 月 31 日—11 月 7 日，市卫生健康委组织开展第二轮提升群众看病就医满意度专项督导调研，分 9 个督导调研组，覆盖 10 个区（市）和 17 家委属驻青医疗机构，每个组由 1 名委领导带队，重点对集中攻坚月活动开展情况、满意度测评反馈问题整改情况等开展督导调研。

10 月，国家卫生健康委法规司将青岛市纳入全国首批 6 个卫生健康领域法治化营商环境试评价试点城市。

11 月

11 月 1 日，国家公立医院改革与高质量发展示范项目调度推进电视电话会议召开。青岛市接续召开全市示范项目调度推进会。市政府副市长赵燕主持会议并部署青岛市示范项目重点工作，市卫生健康委党组书记柳忠旭参加。

11 月 4 日，首届半岛地区卫生健康人才发展环境推介会暨第 26 届全国医药卫生行业人才招聘会（青岛场）举办。现场设置 7 个就业专区，近 200 家用人单位现场提供 2 万余个就业岗位，来自全国 100 余所重点医药类院校的 1 万余名毕业生参加。

11 月 9 日—10 日，市政府副市长赵燕带队赴重庆学习考察紧密型城市医疗集团建设等医改工作情况，市卫生健康委党组书记柳忠旭参加。

11 月 13 日，卫生健康系统公务员“作表率、树新风”无偿献血活动举行。市卫生健康委党组书记柳忠旭，市卫生健康委党组成员、副主任邢晓博等参加并献血。

11 月 14 日，全市基层医疗卫生机构“6S”管理试点现场推进会召开。市卫生健康委党组成员、副主任邢晓博出席会议。

11 月 16 日，“完善医疗服务体系促进人民身体健康”主题新闻发布会召开。市卫生健康委主任、市中医药管理局局长薄涛，市卫生健康委党组成员、副主任、市中医药管理局专职副局长赵国磊，市卫生健康委党组成员、副主任邢晓博介绍有关情况并答记者问。

11 月 17 日，市卫生健康委党组副书记、市疾病预防控制中心党委书记纪总纲赴李沧区调研疾病预防控制中心标准化建设情况。

市委、市政府印发《青岛市优化生育政策促进人口长期均衡发展实施方案》（青发〔2023〕11 号），提出积极有序实施三孩生育政策，大力发展普惠托育服务体系，降低生育、养育、教育成本，持续关心关爱计划生育家庭等政策措施。

市卫生健康委召开全市深化医改座谈会。市政府副市长赵燕出席会议并讲话。

11 月 19 日，青岛市弘扬中医药文化服务百姓健康行动暨第十一届“养生膏方节”活动启动仪式举行。市卫生健康委党组成员、副主任、市中医药管理局专职副局长赵国磊，市南区政府副区长冯洪振出席启动仪式。

11 月 22 日，市卫生健康委党组印发《进一步整治形式主义深化拓展为基层减负的工作措施》（青卫发〔2023〕42 号），深入贯彻落实中央八项规定精神，整治形式主义，减轻基层工作负担。

市卫生健康委根据《青岛市智慧医院建设项目实施方案》，组织评审出 2023 年度智慧医院建设三级医院优秀等次为青岛妇女儿童医院、青岛市市立医院、山东大学齐鲁医院（青岛），良好等次为青岛眼科医院、青岛市第三人民医院、青岛市中心（肿瘤）医院；二级医院优秀等次为青岛市黄岛区区立医院、莱西市人民医院，良好等次为平度市第三人民医院、青岛市市北区人民医院。

“卫生健康服务在基层”主题宣传活动在西海岸新区开展。市卫生健康委党组成员、副主任、市中医药管理局专职副局长赵国磊出席活动并讲话。

11 月 24 日，全市社会心理服务体系建设工作领导小组全体会议召开。市委常委、政法委书记、市社会心理服务体系建设工作领导小组副组长程德智出席会议并讲话，市政府副市长、市社会心理服务体系建设工作领导小组副组长赵燕主持会议，部署全国社会心理服务体系建设试点工作。

11月25日。青岛市人民医院集团成立揭牌仪式在第二届红岛医学论坛上举行。市卫生健康委党组书记柳忠旭，市卫生健康委主任、市中医药管理局局长薄涛等出席仪式。

11月26日，“凝聚社会力量，合力共抗艾滋”世界艾滋病日主题宣传活动举行。市卫生健康委党组副书记、市疾病预防控制中心党委书记纪总纲出席活动并致辞，市红十字会党组成员、副会长兼秘书长韩黎宾等出席活动。

11月27日—28日，省卫生健康委调研组到青岛调研指导公立医院改革与高质量发展示范项目中期评估工作。市卫生健康委党组书记柳忠旭、副局级领导干部吕富杰参加活动。

11月29日，市卫生健康委印发《青岛市卫生健康行业财会监督工作实施方案》（青卫财审字〔2023〕26号），加强卫生健康经济活动全流程管控，提升财会监督效能。

11月30日，市卫生健康委印发《青岛市卫生健康委员会国有资产处置管理办法》（青卫财审字〔2023〕27号），强化国有资产处置监督管理。

全市冬春季呼吸系统传染病防治工作视频会议召开。市卫生健康委党组书记柳忠旭出席会议并讲话，市教育局、市工业和信息化局、市公安局、市民政局、市卫生健康委、市市场监管局、青岛海关有关负责同志在市各分会场参会。

“世界艾滋病日”宣传活动暨艾滋病自助检测与干预一体机设备启动仪式举行。市卫生健康委党组副书记、市疾病预防控制中心党委书记纪总纲，李沧区政府副区长胡文国，市红十字会党组成员、副会长马靖坤出席活动。

11月，国家卫生城市复审工作组反馈山东省青岛市国家卫生城市复审现场评估报告，青岛市顺利通过2022—2024年国家卫生城市暗访评估。

12月

12月1日，全市公立医院绩效考核、电子病历和检查检验结果互认工作推进会召开。市卫生健康委党组书记柳忠旭，市卫生健康委党组成员、副主任邢晓博出席会议并讲话。

12月4日，市卫生健康委印发《青岛市卫生健康地方性法规和规章裁量基准》（青卫规〔2023〕3号），自2024年1月4日起实施，有效期5年。

12月7日，“卫生健康服务在基层”主题宣传活动在即墨区举行。市卫生健康委党组成员、副主任、市中医药管理局专职副局长赵国磊出席活动并讲话。

12月8日，健康山东行动现场会在青岛市城阳区召开。省卫生健康委党组成员、副主任徐民出席会议并讲话，市卫生健康委主任、市中医药管理局局长薄涛致辞。

12月13日，市卫生健康委、市委编办、市发展改革委、市科技局、市财政局、市人力资源和社会保障局、市医保局、市税务局联合印发《青岛市深化疾病预防控制中心改革试点实施方案》（青卫政发〔2023〕8号）。

12月15日，市卫生健康委印发《关于进一步加强委机关及委属单位内部控制管理的通知》（青卫财审字〔2023〕30号）。

12月18日，青岛市基层医疗卫生服务情况新闻发布会召开。市卫生健康委主任、市中医药管理局局长薄涛，市卫生健康委党组成员、副主任、市中医药管理局专职副局长赵国磊，市卫生健康委党组成员、副主任邢晓博出席发布会并答记者问。

12月20日，全市攀峰学科建设推进会召开。市市立医院、市中医医院（市海慈医院）、市中心（肿瘤）医院、市妇女儿童医院、市口腔医院以及山东大学齐鲁医院（青岛）、青岛大学附属医院等攀峰学科建设单位主要负责同志围绕各自医院攀峰学科建设进展情况进行交流发言，市卫生健康委党组书记柳忠旭出席会议并讲话，市卫生健康委副局级领导干部吕富杰主持会议。

市医疗卫生安全生产专业委员会副主任、市卫生健康委主任、市中医药管理局局长薄涛主持召开专委会第四季度视频工作会议，专委会成员单位分管负责同志在主会场参加会议，各区（市）卫生健康局、各医疗卫生机构负责同志在分会场参加会议。

12月22日，全市医药领域腐败问题集中整治工作视频会议召开。市卫生健康委党组书记柳忠旭，市卫生健康委党组成员、副主任邢晓博出席会议并讲话。

全市深化医药卫生体制改革工作领导小组暨市促进中医药发展工作领导小组工作会议召开。部署公立医院改革与高质量发展示范项目、中医药传承创新发展示范试点项目重点任务以及 2024 年深化医改重点工作。市政府副市长赵燕出席会议并讲话，市政府副秘书长陶兴成主持会议，市卫生健康委主要负责同志、分管负责同志和市直有关单位、各区（市）政府负责同志参加会议。

12 月 26 日，山东大学齐鲁医院（青岛）二期项目建成启用，项目总建筑面积 28.38 万平方米，设置床位 1104 张，停车位 2320 个。

12 月 27 日，市政府副市长、市医疗卫生安全生产专业委员会主任赵燕主持召开全市医疗卫生安全生产专业委员会会议，要求各单位深刻汲取山西吕梁火灾等重大事故教训，坚决克服麻痹思想和侥幸心理，严抓医疗卫生机构消防安全，强化重点部位和危险化学品安全管理，全力维护医疗机构就诊秩序。市卫生健康委主要负责同志、分管负责同志，各专委会成员单位分管负责同志参加。

工 作 进 展

医药卫生体制机制改革

公立医院改革与高质量发展

2023年，青岛市按照国家关于中央财政支持的公立医院改革与高质量发展示范项目部署要求的改革目标，组织开展区域三级临床重点专科建设、区(市)整合型医疗卫生服务体系建设、妇幼健康服务联合体建设、智慧医疗建设等子项目，通过组织专家经常性督导评价、"一对一"常态化调研指导、委托第三方评估评价等方式，提升项目实施成效，有序就医诊疗新格局初步形成。国家卫生健康委分别于3月、10月到青岛市现场督导调研示范项目建设，对青岛市示范项目建设进展及成效给予高度肯定。青岛市卫生健康委在8月29日国家公立医院改革与高质量发展示范项目视频调度会上作典型发言。

"三医"协同发展和治理

2023年，市卫生健康委和市医保局主要领导、分管领导成立3个联合调研组，9月到10个区(市)开展调研，通过一线调查、座谈交流、查阅档案、数据分析、意见征集等多种形式，全面掌握青岛市深化医改、公立医院高质量发展等重点改革工作现状。调研结束后召开座谈会，就医疗服务价格调整、医疗费用有效控制、医保基金拨付、紧密型城市医疗集团和县域医共体建设、疾病诊断相关分组(DRG)付费改革、基层和中医医保支付政策等事项进行沟通协商。11月17日，召开全市深化医改工作座谈会，进一步研究学习推广"三明医改"经验，加强"三医"协同发展和治理，加快推进深化医改、公立医院高质量发展等重点改革任务落地见效。组织市卫生健康委业务处室与市医保局业务处室召开6次座谈会，协商医疗服务价格调整、医疗费用有效控制、医保支付方式改革、基层和中医医保支付政策等重点改革任务的协同推进机制。

优质高效整合型医疗卫生服务体系构建

2023年，遴选市南区、西海岸新区、城阳区、胶州市、平度市5个区(市)开展整合型医疗卫生服务体系建设示范试点，推动在服务网络整合、服务能力提升、服务模式创新和体制机制改革等方面创新突破，打造示范典型。组建紧密型医疗集团，推进一体化管理、同质化服务。青岛大学附属医院市南医疗集团通过"共管病房""1+1+1家庭医生"服务和"知名专家号源直挂"等服务新模式，向辖区居民提供高质量的诊疗和健康管理服务；青岛市市立医院整合莱西市5家县医院组建医疗集团，派驻78名专家加强县域临床专科建设，梯次推进县、镇、村一体化管理，构建全流程连续性诊疗服务体系；胶州市引入上海东方医院，整合4家县医院、18家基层医疗机构组建同济大学附属东方医院胶州医院，推动体系整合、能力提升。10月18日至19日，国家卫生健康委体制改革司分管领导实地调研青岛市深化医改和整合型医疗卫生服务体系建设，对青岛市工作进展和成效给予高度肯定。

持续推进医改落地见效

2023年，青岛市高度重视深化医改工作，切实加强组织领导，将国家、省部署的医改重点工作结合青岛市实际进一步细化成83项具体任务，形成重点任务清单，分解到市相关部门和各区（市）政府，实行“挂图销号”管理，每月、每季度调度督导推进落实情况，各项任务均按计划进度完成。高起点研究设计深化医改研究课题，组织各部门、区（市）、单位完成74项医改课题，获省级立项6项、市级立项52项。高标准奖励激励，推荐胶州市入选省医改真抓实干激励县市名单，推报市疾控中心等参评省、市级改革品牌、改革创新团队、改革尖兵，获评青岛市改革尖兵1人。高要求提升改革重点指标，与2022年比较，全市公立医院门诊次均费用由366.53元降低至359.90元，住院次均费用由14037.96元降低至12919.90元，医疗服务收入占比由30.61%提升至32.33%，管理费用占比由7.85%降低至7.23%，医务人员稳定薪酬占比由50.21%提升至50.89%，公立医院公益性进一步增强，收支结构进一步优化，医务人员薪酬待遇得到进一步保障。

深入宣传推广医改典型

印发《关于进一步加强医改新闻宣传工作的通知》，2023年，全市卫健系统被《人民日报》、中央电视台、新华网等中央级媒体采用医改报道85篇。符合凤凰、网易、新浪等新媒体报道标准的医改信息共182篇。《人口健康报》《大众日报》等省级媒体采用188篇。青岛市疾控体系、公立医院高质量发展等有关改革获评全国“推进医改服务百姓健康”十大创新举措、全省深化医改十大创新举措，典型经验在《中国卫生》杂志进行3期系列刊发，并在全省卫生健康工作会上作经验交流，在全国深化医改经验推广会上进行典型推介。

法 治 建 设

法治政府建设

印发《2023年全市卫生健康法治建设工作要点》，严格落实各项制度要求，市卫生健康委党组理论学习中心组2次专题学习习近平法治思想，及时向省卫生健康委和市委、市政府报告年度法治政府建设工作情况，并向公众公开。举办全市卫生健康系统法治建设暨优化营商环境工作培训班，全面提升全系统依法行政能力。在全省卫生健康法治建设工作会作法治建设工作典型发言，相关做法被省卫生健康委微信公众号“健康山东”宣传推广。

“深化作风能力优化营商环境”专项行动

2023年，在全系统组织开展“深化作风能力优化营商环境”专项行动。聚焦优化卫生健康政策、服务、要素、市场、法治、人文“六个环境”，完成重点任务72项，落实市委第一巡回督导组督导事项六大项31个小项，高标准完成“正面清单”事项5个，有效整改“问题清单”事项4个。青岛市卫生健康委做法被国家卫健委网站《卫生健康交流》栏目、市政府办公厅网站《青岛政务信息栏目》专刊刊发，并入选全国6个卫生健康法治化营商环境试评价试点城市。

成立由市卫生健康委党组书记、主任任总指挥，分管领导为副总指挥的专项行动指挥部，下设办公室和迎考评价、督促检查、宣传引导、执纪监督4个专班，召开全系统动员大会，落实专题学习等，全力推进专项行动开展。落实调度机制，每季度全面督导通报，印发专项行动通报6份，现场督查区（市）卫生健康局、委属驻青医疗机构26家。办理市指挥部移交的群众反映问题和意见建议6项、省委和市委巡察营商环境问题各1项。征集办理区(市)卫健局及委属驻青单位意见建议13条，督促委属驻青单位整改自查问题163个。制定出台《进一步改善医疗服务20条措施(2023年)》《青岛市卫生健康数据资源共享管理办法》《青岛市二级医院评审办法》《青岛市地方性法规和规章裁量基准》《青岛市卫生健康监督执法领域优化营商环境助企暖心十项举措》等政策文件54个，政策体系不断完善。在官网开设《优化营商环境 青岛卫生健康在行动》专栏，开展专项行动宣传月活动，举办专题新闻发布会，编发工作简报39期，全系统发布新闻作品10394篇。

规范性文件管理

落实《行政规范性文件制定管理办法》，规范行政规范性文件制定各个环节，强化"三统一"登记和备案制度。组织开展规范性文件评估清理，对《关于印发〈青岛市生活饮用水卫生监督管理办法〉行政处罚裁量基准的通知》《关于印发〈青岛市卫生和计划生育委员会综合治理出生人口性别比工作规定〉的通知》2件规范性文件的有效期予以延长并备案。对《青岛市卫生健康委员会关于印发〈无偿献血者及其亲属用血费用报销管理办法〉的通知》进行修改并备案。新制定并备案《青岛市卫生健康委员会关于印发青岛市二级医院评审办法(暂行)的通知》《青岛市卫生健康委员会关于印发青岛市卫生健康地方性法规和规章裁量基准的通知》2件规范性文件。

合法性审查

由外聘律师和公职律师组成法律顾问团队，研究和处理复议、诉讼案件，对涉及卫生健康全局性的重大决策事项、重大突发事件提供法律咨询和服务，对重大项目、重要合同出具法律意见书。对所有上会材料、发文、合同等，从制定主体、权限、程序、内容等方面进行合法性审查。

法治宣传教育

落实"谁执法谁普法"普法责任制，根据《全市卫生健康系统法治宣传教育第八个五年规划实施意见》，制订年度普法计划和普法责任清单，做好"八五"普法中期评估工作，开展国家宪法日、宪法宣传周、法治宣传教育月等集中宣传活动，开展《民法典》宣传活动，获评全省《基本医疗卫生与健康促进法》实施三周年征文活动优秀组织奖。

医疗机构法治建设评估

推动《山东省医疗机构法治建设规范》落实，将法治建设纳入委属医疗机构高质量发展考核。开展全市第二轮医疗机构法治建设评估工作，进一步优化医疗机构法治评估参考指标。组织成立评估工作组，分赴全部委属医疗机构及个别区(市)卫生健康局推荐单位进行现场评估，结合书面评审结果，向省卫生健康委推荐3个省级评估优秀等级备选单位。在全省卫生健康法治建设能力提升培训会上作法治医院建设成效典型发言。

调查研究

组织确定232个2023年度全市卫生健康系统主题教育调研暨政策研究课题。确定的15个重大调研课题顺利结题，其中2个课题被列为全市政府系统重点工作调研课题，并在优秀调研成果评选中分别获一等奖和二等奖。完成《2023年度青岛市卫生健康委政策研究课题报告汇编》。组织2023年省卫生健康政策研究课题和市社会科学规划研究项目的立项申报工作。3个课题在市社会科学规划研究中立项；"医防融合实施现况及发展路径研究"等3个课题在省卫生健康政策研究课题中立项并顺利结题上报，分别获二等奖、三等奖和优秀奖。

卫生健康标准建设

国家卫生健康委法规司司长赵宁到青岛市指导调研卫生健康标准化工作。组织申报2023年度省、市标准化试点项目各1项，青岛市地方标准项目2项。组织开展为期5天的2023年世界标准日宣传活动，推广现行有效的393个卫生健康强制性标准和10个山东省地方标准。

规划发展与信息化建设

卫生重点项目建设

2023 年,高标准推进在建项目建设,召开项目建设专题会议 26 次,赴施工现场调研督导 10 余次。纳入全市优质医疗卫生资源倍增三年行动的 100 个医疗卫生建设项目中,建成 32 个,在建 51 个,拟建 17 个。其中,16 个重点三级医院在建项目中,建成市公共卫生临床中心、山东大学齐鲁医院(青岛)二期等 7 个项目,新增床位 5300 张。持续推进老城区医院就医环境改造工程,青岛市中心医院改扩建、市市立医院东院区改扩建、市口腔医院改造修缮、市市立医院本部院区改扩建等 4 个项目完成政府决策程序,总投资估算 40.69 亿元,计划新建面积 29.6 万平方米,改造面积 10.49 万平方米。

卫生健康智慧化转型

2023 年,青岛市获批建设"互联网+医疗健康"示范市,先后 4 次在全国、全省信息化工作会议上作典型发言。强化信息数据支撑,市级全民健康信息平台接入医疗机构扩增至 3508 家,比上年增加 93%,汇聚居民健康医疗数据 31 亿条。在全省率先建成"数据高铁",43 家二级及以上公立医院核心业务指标实现秒分级上传。"一检互认"持续扩面,青岛市在省内率先实现"鲁医互认",支持与其他城市的检查检验结果互认共享,推进检查检验互认向基层延伸,各级各类互认机构达到 214 家,覆盖辖区内二级及以上公立医院、公立社区服务中心和卫生院等基层医疗机构,在省内率先建成省、市、区三级医学检查检验互认共享体系。丰富"互联网+"便民惠民服务内涵,"健康青岛"平台便民服务增至 130 余项,并根据老年人需求上线敬老版。提升"就医付费一件事"智慧结算能力,新增床旁结算服务,获山东省新型智慧城市优秀案例。优化升级"出生一件事"联办系统,与公安部门联合印发《"出生一件事"新生儿线上落户登记管理办法》,支持新生儿线上落户登记,完成出生相关证件"全流程网办"。筑牢网络安全防线,组织开展全市卫生健康行业的商用密码评估和网络与数据安全培训会,常态化开展网络安全应急演练,提升安全防范水平。

卫生资源规划布局

2023 年,加快推进优质医疗卫生资源倍增,成立市政府主要领导任组长的市级工作领导小组,先后召开专题推进会和现场会 4 次。印发任务清单和项目清单,细化项目推进和任务攻坚节点目标,实行月督导、季通报,倒逼任务攻坚落实。进一步明确倍增方向,梳理明确 22 项指标,其中倍增 12 项、提升 10 项。印发实施《青岛市"十四五"区域卫生规划》,设置医疗卫生资源配置主要指标 17 项,对床位、人力资源、信息数据、学科和技术、设备 5 个方面的资源进行总体布局和配置。组织开展《青岛市"十四五"卫生健康发展规划》实施情况中期评估,对 26 项主要发展指标、10 项重点任务及 10 个专栏进展情况进行梳理总结,提出下一步推进措施。

健康产业发展

2023 年,持续对接优质产业资源,通过座谈会、政企沟通会等形式,先后与 ZAP 外科系统公司、关联国际公司、藤田医科大学、华为公司、北方医疗大数据公司等 20 余家国内外企业、机构进行对接交流。加强与阿斯利康的合作。3 月 25 日,省委书记林武、省长周乃翔会见阿斯利康全球首席执行官(CEO)苏博科,其间举行青岛-阿斯利康罕见病国际创新研究中心揭牌仪式,共同搭建产、学、研合作交流平台。8 月 14 日,青岛市与阿斯利康签署二期合作协议,阿斯利康将对吸入气雾剂生产基地项目追加投资 2.5 亿美元。10月14日，青岛市卫生健康委与市科技局、市工信局、高新区管委、阿斯利康共同举办“2023青岛呼吸产业大会暨第22届呼吸周”，青岛市医疗科研成果转化基地等3项重大呼吸产业项目落地青岛。谋划推进产业发展，会同工信、科技、民政等部门对全市医养健康产业发展现状及优势进行梳理，谋划未来重点发展方向。

医院停车难整治

2023年，把医院停车治理工作纳入提升群众看病就医满意度十项举措，成立医院停车难问题整治专班，加强统筹调度。制定停车治理“一院一策”工作台账，对接公安、交警部门和医院属地区（市）政府，多次召开专题对接会，开展现场调研，持续推进治理措施落地落实，青岛大学附属医院等医疗机构周边新增共享车位900余个。“一院一策”工作台账年度84项任务中落实完成74项。对医院停车政策进行调整，全面实行公立医院限时免费停车措施。

卫生统计工作

2023年，提升统计数据质量，在全市范围内开展卫生统计专项自查，抽查核实数据报表中出现的极值、漏项、不符合逻辑等各种情况。10月，省专家组到青岛市市立医院、市中医医院（市海慈医院）、市妇女儿童医院及西海岸新区开展数据质控抽查，对青岛市工作开展情况给予充分肯定。强化数据分析应用，高质量编写全市卫生健康统计公报、卫生健康统计资料，结合月报数据形成全市医疗资源、服务等月度指标分析报告，及时掌握重要指标数据变化情况。组织开展卫生服务调查。按照国家、山东省统一要求，组织市北区、平度市圆满完成全国第七次暨山东省第三次卫生服务调查工作。

疾病预防控制

疫情防控

2023年，全面落实新冠疫情“乙类乙管”各项防控措施。制发《关于调整完善青岛市新冠病毒感染疫情监测预警专班的通知》，调整优化市疫情监测预警工作专班架构，形成1个组内指挥体系、4个工作小组、1个工作专班的运行模式，建立“责任领导＋组内负责人＋专班人员”的扁平化管理模式。有序做好常态化疫情监测工作，实现疫情防控工作平稳转段。加强新发突发传染病同防同控，规范开展新冠病毒变异株监测和哨点医院监测等工作，及时发现、处置、协查新冠病毒新型变异株感染者503例，累计完成哨点医院、口岸、污水等重点环节样本核酸检测31073份，变异株病毒全基因组测序706份。坚持多病同防同治，密切关注新冠病毒感染、流感等呼吸道传染病的流行情况，加强病毒变异检测和监测预警。全年发布《疫情防控监测预警信息周报》48期、《新冠疫情防控重要信息报告》86期、《医疗机构新冠疫情信息周报》20期。加强重点场所、重点机构多点触发监测预警平台部署工作调研和督查，及时主动发布疫情防控健康提示。

传染病防控

2023年，全市传染病防控能力快速提升，全面落实各项防控措施，全市法定传染病持续保持稳定态势。巩固健全联防联控工作机制，充分发挥市委重大疾病和传染病防治工作领导小组办公室作用，印发《关于健全完善重大传染病调查处置多部门联动工作机制的通知》，组建跨部门专家组，建立联络员联系和专家会商机制，推动工作有序开展。守牢重大传染病防控底线，及时规范处置全省首例猴痘病例，在全省率先构建涵盖重点传染病防控68项指标的综合评估体系，持续开展市北区手足口病、西海岸新区肾综合征出血热、莱西市发热伴血小板减少综合征等基层传染病防控特色项目创建工作，启动2023年“家-校-医-防协同干预，引领传染病综合防控示范模式”等主题活动。持续完善多点触发监测预警机制，组建青岛市传染病监测预警与应急指挥信息平台建设专班，统筹推进省、市一体化传染病监测预警与应急指挥信息平台建设。依托信息化手段，实现市传染病多点触发监测预警信息平台与重点医疗机构、学校和养老机构相关传染病症状监测数据的“实时”抓取。疾控机构实验室检测系统与“全市一家医院”平台对接，与50家医院实现检查检验结果互认。及时主动发布疫情防控指引指南和健康提示，有效回应社会关切。不断强化传染病应急处置能力。举办2023年青岛市洪涝灾害卫生应急实战演练，全市范围内疾控业务骨干参加应急演练；在胶州市承办“2023年全省疾控系统重点传染病卫生应急联合演练”，不断强化全市疾控队伍的应急处置能力。加强传染病应急处置物资储备，设立专门的应急物资仓库，应急物资储备按照3个月储备量标准执行。建立物资轮换机制，按照实物储备为主，商业储备补充的原则，实行动态管理，满足突发公共卫生事件和其他突发事件卫生应急处置需要。

慢性非传染病防治

2023年，顺利完成城阳区第四批国家级慢性病示范区复审工作。实施重点慢性病早诊早治工作，在全市180个社区开展国家城市癌症早诊早治、脑卒中高危人群筛查与干预、心血管病高危人群早期筛查与综合干预项目，遴选3家试点单位开展重点慢性病患者住院哨点监测，在6区（市）开展门诊重点慢性病机会性筛查，惠及90万人次。深入推进“三减控三高”专项行动，建成“三减”干预模式重点场所15个，开展媒体宣传活动623次。

地方病防治

2023年，继续保持无疟疾本地病例，持续消除碘缺乏病，饮水型氟中毒达到控制目标。举办全市地方病、疟疾防治工作多部门会商会，强化多部门联防联控机制。持续开展居民碘盐监测、重点人群碘营养调查，对全市1146个饮水型氟中毒病区村开展全覆盖监测，检测水样1153份。获2023年全省寄生虫病防治工作岗位技能和地方病防治技能竞赛团体一等奖、个人一等奖，山东省寄生虫病防治工作先进集体，山东省地方病防治专项攻坚行动表现突出集体等多项荣誉称号。

免疫规划

2023年，适龄儿童国家免疫规划疫苗全程接种率达到98.76%，乙肝疫苗首针及时接种率97.10%。上线青岛市接种门诊电子地图，便民服务持续优化。在全省首批建立市、区（市）两级特殊健康状态儿童预防接种评估门诊体系，覆盖接种门诊21家。儿童预防接种门诊数字化和智慧化覆盖率均达到100%。

环境卫生

2023年，完成国家首批“环境与健康风险评估”试点工作，获评环境健康风险评估首轮试点阶段性考核优秀试点单位。完成低温寒潮和高温热浪健康风险预警平台建设。市疾病预防控制中心与山东省青岛生态环境监测中心、市气象台签订《青岛地区生态环境-气候变化-人群健康领域合作框架》协议，全方位推动环境健康综合监测工作。

医政医药管理

2023年，开展群众看病就医不够便利专项整治、医药领域腐败问题集中整治等行动，获批国家紧密型城市医疗集团建设试点城市，在国家区域医疗中心全国现场会作典型发言；山东省医疗机构检验检查结果互认现场工作推进会、山东省“互联网＋护理服务”现场推进会先后在青岛市召开，推广青岛市经验做法。

优化医疗服务体系

2023年，开展医疗质量提升专项培训行动，将机构培训情况纳入督导，搭建市级培训平台，动态监管医疗机构培训情况。强化专科联盟建设，印发《青岛市重大疾病专科联盟建设工作方案》，30个授牌项目全部启动，均制定章程和年度计划、组建跨区域专家团队。其中卒中、超声、房颤、脊柱骨科等专科联盟深入基层，开展疾病筛查、驻点帮扶等工作。不断提升县级医院服务能力，胶州、平度、莱西3区（市）县级医院医疗服务能力基本标准和推荐标准达标率均超过90%，达到优秀水平。夯实以电子病历为核心的信息化建设，制发《青岛市医疗机构电子病历系统应用水平达标升级三年行动计划（2023—2025年）》，组建电子病历分级评价专家库，全市26家二级公立医疗机构电子病历平均级别超过三级，26家三级公立医疗机构平均级别超过四级。

2023年，加快国家区域医疗中心建设，北京大学附属医院派出2批专家270余人1390余人次进驻青岛医院，涉及46个学科团队，接待门、急诊总量182.6万人次（日均最高门、急诊量达3900余人次），出院人数49996人次，手术18695例，医院运营各项指标正在稳步提升，顺利通过国家督导组2轮“回头看”督察。印发《青岛市市级专科（病）诊疗中心管理办法》，首批4家医疗机构分别挂牌手足外科、结石病、脑卒中（介入）、肝胆疾病（感染）、艾滋病5个诊疗中心，促进市级紧缺或特色专科发展，持续提高全市医疗技术水平。

2023年，打造紧密型城市医联体示范典型，探索建立整合型医疗服务体系，市南区与青岛大学附属医院合作推进紧密型城市医疗集团建设，设立“共管病房”，推行“1+1+1”家庭医生签约模式。继续推进六大中心建设，80家基层医疗机构通过国家胸痛救治单元验收，数量位居全国第四、全省第一。全市建成32家胸痛中心、25家卒中中心、20家创伤中心，急危重症救治网络不断健全。加强互联网医院建设，全市设立互联网医院70家，数量居全省第二位，累计注册在线医师4833人，线上问诊78797人次，开具电子处方10649次，为复诊患者提供更加便捷的服务。

政务管理

2023年，持续加大全市公立医院绩效考核工作力度，对连续2年考核为C等级、不具备相应服务能力的6家二级综合医院予以降级；建立二级、三级公立医院绩效考核月通报制度，印发通报18份；召开4次全市范围绩效考核督导会议，对成绩靠后的区（市）和医疗机构进行约谈。与上年同期相比全市三级医院出院病人四级手术占比提高1.18%，病例组合指数（CMI）提高0.02。

2023年，持续推进医疗质量安全管理，细化涉及医疗质量、患者安全、手术质量3个行动方案113项重点监测指标，通过月调度引导全市医疗机构规范医疗行为、注重医疗质量、确保医疗安全。加强质控中心建设，5月采取“全出竞入”方式，完成60家市级质控中心调整工作，市、区两级设置322家质控中心，质控体系不断健全。充分发挥市卫生健康委员会医院发展中心作用，优化人员配备，开展医疗卫生质量安全课题研究，建立健全民营医院绩效考核，加强对各类二级及以上医疗机构的质控监管和医疗要素管理。强化药政管理，推进医共体中心药房建设，破解基层用药难题，在全省观摩会上作经验介绍。在全省23个县域医共体中心药房试点工作评估中，青岛市被评为优秀，相关经验被写入《山东省卫生健康工作情况》，供各地交流学习。

2023年，强化医院评审，青岛市第三人民医院、西海岸新区人民医院顺利通过三级乙等医院现场评审；指导市胶州中心医院、即墨区人民医院做好三级乙等医院迎评工作。制发《青岛市二级医院评审办法（暂行）》及实施细则，启动二级医院评审工作，11月完成莱西市人民医院、西海岸新区区立医院、莱西市市立医院现场评审。

2023年，强化医疗要素监管，开展医疗机构注册规范清理工作，开展限制类医疗技术自查核查工作，印发《关于进一步做好医疗机构行政许可现场踏勘档案管理工作的通知》，增加执法记录仪全程记录现场踏勘要求，完成现场踏勘169次，将全市9000多家医疗卫生机构全部纳入医疗废物集中处置监管，设置医疗废物收集“中转站”172家，月均安全处置医疗废物超过1.1万吨。

医疗服务提升

2023年，开展改善服务大提升工作，成立以分管副市长为组长的市工作专班，全力推动专项整治工作落地见效，青岛市30项工作全部取得阶段性成效。就诊体验不断提升，全市42家二级及以上公立医院全部实现门诊预约就诊，预约诊疗全部接入“健康山东”服务号，预约时段精准到20分钟以内。21家二级及以上公立综合医院均实现检查预约及门诊诊间结算服务，预约时段精准到30分钟以内。住院服务更加便捷，全市三级公立综合医院均建立住院“一站式”服务中心，二级及以上公立综合医院均实现床旁入、出院结算；三级公立综合医院开展日间手术、疼痛综合管理、多学科诊疗模式的比例均达到100%。诊后服务更加完善，推进全流程医疗服务，将医疗服务延伸至社区、家庭，二级以上公立综合医院提供居家医疗服务、延续性护理服务、“互联网+护理服务”的比例分别达到100%、85.7%、100%。全市“互联网+护理服务”在线护士1900余人，在线服务机构130余家，累计为11000余名患者提供“互联网+护理服务”，服务满意度达到100%。检验检查结果互认提质扩面，全市210家医疗机构实现检验检查结果互认，互认项目增至十大类115项，累计完成互认68488项次，节约费用325万元。在全市卫生健康系统开展“正行风优服务树形象”改善服务大提升专项行动。

推进腐败集中整治

2023年，加强费用控制。会同医保局做好疾病诊断相关分组(DRG)改革扩面工作，参与DRG细分组和权重调整协商谈判，保障医药费用科学合理调控，全病组付费扩大到58家二级以上公立医院。推进将药占比、耗占比、检验检查占比与医院工资总额挂钩。遴选颈腰背疾病、晶体混浊、冠状动脉粥样硬化、脑缺血疾病、糖尿病等7个常见病、多发病病组作为共同监测病种，纳入其他医疗机构付费范围；持续推进社区获得性肺炎、慢阻肺、短暂性脑缺血、不稳定型心绞痛、支气管肺炎(小儿)5个病种临床路径建设。将二级及以上公立医院门诊次均费用增幅、门诊次均药品费用增幅、住院次均费用增幅、住院次均药品费用增幅以及髋关节置换等10个病种住院均次费用、平均住院日等逐月通报，对费用异常的医院进行约谈。

2023年，加强清廉建设，指导医疗机构严格落实《医疗机构工作人员廉洁从业九项准则》《2023年纠正医药购销领域和医疗服务中不正之风工作要点》等文件要求，统筹推进《青岛市医疗机构及其工作人员廉洁从业专项行动(2021—2024年)》，加大对收红包、吃回扣的整治力度，全市医疗机构上缴拒收红包3447个，金额586万元。加强医药领域腐败问题集中整治，在全系统启动为期1年的医药领域腐败问题集中整治工作，成立由8部门组成的协作机制和工作专班，围绕六大方面30个方面，持续开展自查整改和举报线索转办处置工作，有241家公立医疗机构、48352名医疗机构人员和2526名行政部门人员开展自查自纠，自查发现问题21项，完成整改13项；收到各类投诉举报88件，办结29件。

疫情防控工作

2023年，稳妥做好防疫基础设施和物资处置工作，根据省防控指挥办关于涉疫资产处置要求，统筹推进全市涉疫资产处置工作，先后组织召开6次涉疫资产处置工作会议，有序全部拆除红岛方舱医院，并对莱西姜山方舱医院后续处置提出建议。先后累计将方舱医院价值5690万元的4535件医疗设备物资调配至医疗机构储备使用。动态监测传染病诊疗信息，坚持医疗机构诊疗信息的日报告制度，实时掌握全市新冠病毒感染、重症肺炎、儿童呼吸系统疾病的治疗情况及医疗机构门急诊、病房、重症监护室等的患者收治情况和重症救治设备的运行情况，及时调整防控策略，指导医疗机构做好患者救治工作。平站结合，做好防疫设施设备和人员储备工作，严格落实上级部门关于医疗资源储备管理要求，指导医疗机构做好发热门诊、重症床位、救治设备物资及药品等储备工作，强化人员培训，及时根据患者收治情况动态调整资源供给数量，保障患者诊治安全。

基层卫生

基层卫生综合改革

2023年，扎实做好“两办”文件落实。成立工作专班，结合青岛市实际，起草青岛市贯彻落实国家《关于进一步加强乡村医疗卫生服务体系建设的通知》工作措施，对青岛市乡村医疗卫生体系建设工作提出新的目标和工作要求。全面落实国家卫生健康委《关于印发卫生健康系统贯彻落实以基层为重点的新时代党的卫生与健康工作方针若干要求的通知》要求，建立领导班子成员联系基层制度，指导区（市）统筹谋划、以点带面促进全市基层卫生健康和乡村振兴工作高质量发展。制订《全市基层卫生综合改革考核方案》，将政府投入、基层医疗机构空编率、乡村医疗体系建设、优质服务基层行等7项重点内容纳入对区（市）政府考核方案中，推进全市基层卫生工作全面发展。全面推进青岛市紧密型县域医共体建设，将紧密型县域医共体建设工作推进情况纳入全市高质量发展运行评价中，对相关区（市）工作推进情况进行调研，组织专家对落实情况现场指导，全市建设紧密型县域医共体16个。提升基层诊疗量占比，召开全市基层医疗卫生科长会议，定期督导通报各区（市）基层诊疗占比情况。

基层医疗卫生机构能力建设

2023年，基层卫生能力提升三年行动取得新突破，全市累计投入24.8亿元用于“社区卫生服务机构、卫生院和卫生室”标准化建设。组织68家基层医疗卫生机构申报国家“优质服务基层行”活动，27家机构申报社区医院，参加“优质服务基层行”活动的乡镇卫生院（社区卫生服务中心）均达到国家基本标准，95家机构达到国家推荐标准，全面完成国家和省部署的工作目标。全市建设16家县域医疗服务次中心，基本辐射所有偏远乡镇；建设47家社区医院，社区医院区（市）覆盖率达100%。推进乡村医疗卫生机构一体化管理，3433个村卫生室全部配备重点人群智慧随访和康复理疗设备，配备率达100%；建成519个中心村卫生室并选配心电图机、除颤仪、血液分析仪等设备。全市一体化村卫生室产权公有化率93.07%。

2023年，县域内医疗卫生资源布局更加均衡。组织区（市）级以上医院面向基层每月开展巡回医疗，各镇（街）卫生院面向村（居）定期开展巡诊服务，为居民在“家门口”提供优质的基本医疗服务。采取流动服务车巡回诊疗等方式，组织县级医院或卫生院将基本公共卫生服务和基本医疗服务送到偏远老百姓的田间、村头以及家门口。加快医疗卫生机构无障碍和适老化改造，持续推进基层医疗机构老年友善环境整治工作，乡镇街卫生院、社区卫生服务中心均完成老年友善环境整治，比上年提高10个百分点。打造上流佳苑社区卫生服务站基层卫生高质量发展工作典型，融合居家养老，开展慢病、老年病特色项目，接入全市基层远程超声管理平台，由青岛市市立医院超声专家云端会诊，疑难病症诊断在社区解决。

2023年，加强基层新冠病毒感染疫情防控督导调度，完善基层发热诊室（门诊）建设，修订应急预案，组织培训演练，落实5个责任人职责制度，保障远程医疗（会诊）、双向转诊、绿色通道24小时畅通；组织指导医联体内牵头医院、城市支农医生进驻基层出诊、巡诊，统筹做好重点人群及新冠病毒感染者分级分类健康管理、医疗救治和日常医疗服务保障工作，重点人群台账每周更新。按照基层医疗卫生机构诊疗新冠病毒感染物资配备参考标准，将抗病毒、对症治疗药物及相关设施设备等配备到位，每日调度全市基层医疗卫生机构发热诊室接诊情况以及医务人员、老年人等重点人群感染情况等。

基层服务能力建设

2023年，加强乡村医疗卫生人才队伍建设，召开基层卫生人才队伍建设现场会，指导各区（市）开展农村乡村医生订单定向培养，实施校园招聘、社会招聘，引进具有执业（助理）医师资格和取得医学专业学历的毕业生注册到村卫生室，招聘乡村医生 207 人。落实具有大专以上学历的医学生免试注册乡村医生制度，为医学生进入村卫生室建立“绿色通道”。青岛市持有大专以上学历以及持有执业（助理）医师资格者、乡村全科助理医师总人数占比达到 74.3%。健康报以“为了大学生村医的到来”为题专题报道青岛市乡村医生订单定向培养工作经验。

2023 年，全面开展对城乡医院对口帮扶工作，加强对城乡医院卫生支农人员的管理，开展城市三级医院中级及以上医师到基层机构挂职“业务院长”活动，选派 5 名中级职称人员到薄弱镇街卫生院（社区卫生服务中心）挂职“业务院长”，选派 20 名市三级医院医务人员到基层一线开展对口帮扶，市、区（市）二级及以上医院选派 928 名支援人员通过坐诊以及临床带教等活动加强对基层医疗卫生机构业务和管理指导。二级及以上医疗机构选派专家团队在镇（街）卫生院（社区卫生服务中心）设立名医基层工作站，覆盖率达 100%。

2023 年，提升基层卫生人员综合素质，利用青岛市中医医院（市海慈医院）和市第三人民医院培训基地对全市 120 名基层医疗机构骨干和乡村医生进行实地培训。利用国家卫生健康委培训系统，对乡村医生进行理论培训，乡村医生参训率 95%以上。全面落实村（居）民公共卫生委员会建设工作，调研各区（市）基层公共卫生建设情况，各镇（街）卫生院（社区卫生服务中）均能成立工作组织，组织开展公共卫生应急知识培训。

基层服务质量提升

2023 年，推进“六个拓展”，拓展家庭医生签约服务内涵。拓展服务主体，依托城市医疗集团和县域医共体，二级、三级医院的专科医生全面参与家庭医生团队，提供健康管理、双向转诊等签约服务，全市家庭医生团队中 2065 个团队有 2 名上级医院医生下沉服务，占比为 86.11%。拓展签约形式，开展签约服务进机关、进企业、进学校活动，全市“四送四进四提升”健康促进行动家庭医生服务覆盖 2724 家机关、企事业单位，深入机关、企事业单位服务 11.7 万人次，其中，全市 80 家二级及以上医疗卫生机构和专业公共卫生机构提供线上预约服务，开展活动 1515 次。拓展服务内容，将中医保健与治未病指导、“三高一慢”患者管理及并发症筛查、体卫融合等纳入签约服务内容。拓展基层签约用药，推进基层医疗卫生机构与医联体牵头医院用药目录衔接统一，签约服务对象优先落实长期处方服务，全市有 25 家医联体、147 家基层医疗卫生机构推行“中心药房”，基层医疗机构均实行慢病长处方服务。拓展“互联网＋”签约服务，全市家庭医生团队建立微信群 3956 个，开展签约服务网格内“十公开”服务，家庭医生团队微信群覆盖人数达到 400.45 万人。拓展签约服务内涵，启动家庭医生入户大走访及健康宣教活动，主要开展家庭医生团队与签约居民、尚未签约居民“面对面”走访及健康宣教活动，张贴家庭医生团队公开服务牌。青岛市做法在全国副省级家庭医生签约服务座谈会上做经验交流。

2023 年，优化基层服务流程，提升基层基本公共卫生服务水平。进一步完善健康档案务实应用功能场景应用和全生命周期健康档案建设，提升健康档案数据质量，优化开放的内容和方式，在市级“健康青岛”和区（市）平台分级逐步推进健康档案向居民开放。联合财政部门印发全市年度基本公卫绩效评价通报，落实资金奖罚，扣减经费 100 余万元奖励先进区（市）。持续优化日常评价工作机制，开展 2 轮基本公卫项目暨重点工作督导，强化全量数据质控，推进项目规范管理。确定 116 家镇街卫生院和社区卫生服务中心开展医防融合标准化服务流程改造试点，试点机构比例 56%以上。全市镇（街）卫生院、社区卫生服务中心均启动健康积分激励机制。青岛市“以全量数据为底座，以数字技术为驱动，建设基本公卫数据治理新局面”获得山东省数字健康变革创新大赛数据治理创新赛道第一名。

2023 年，青岛市拓展慢病服务范围，全面启动 40 岁以上人群的慢阻肺筛查，加强服务体系和服务能力建设，将“三高一慢”健康管理纳入 2023 年青岛市政府实事。出台国内首个地市级慢阻肺筛查技术方案、全程质控规则，“三高”并发症筛查完成 38.7 万人，慢阻肺初筛完成 251 万人，肺功能检测完成 34.1 万人，“三高共管”家庭医生签约规范管理 19.3 万人。

便民惠民举措

2023 年，将基层卫生满意度提升融入主题教育、深化作风能力和优化营商环境等重点工作，指导区(市)重点围绕基层医疗卫生机构提档升级、基本公卫项目提质增效、家庭医生签约服务提标扩面三方面，组织基层医疗卫生机构做好满意度提升工作，依托乡村振兴考核、基本公卫项目考核等手段，调度推进满意度提升工作，落实奖惩措施。在全省率先印发基层卫生健康便民惠民10项举措，并建立周调度机制，结合日常评价、满意度督查，推进惠民举措落实落地。其中，预约号源下沉、基层机构延时服务、慢性病长处方等落实情况，均领先并优于全省水平和国家标准。全市能够开具慢病长期处方、推行“先诊疗、后结算”一站式服务、每周至少3个工作日有1名主治医师及以上职称临床专业技术人员在门诊值守服务的基层医疗卫生机构占比为100%。

中医药工作

中医药事业发展规划

2023年，青岛市聚焦国家中医药传承创新发展示范试点项目实施和中医药强市建设，持续深化中医药综合改革，推动中医药事业、文化、产业三轮驱动发展。青岛市成功入选国家中医药传承创新发展示范试点城市，成为全国唯一同时获得此项目与公立医院改革与高质量发展示范项目的城市。青岛市召开市深化医药卫生体制改革暨市促进中医药发展工作领导小组会议，市政府党组成员、副市长赵燕出席会议并讲话。青岛市促进中医药发展工作领导小组印发《青岛市中医药传承创新发展示范试点项目实施方案》，围绕中医药技术传承、中医药人才发展、中医药服务模式、中医药文化传播、中医药治理体系和治理能力五维创新制定系列举措，涵盖17项重点任务，全面推进中医药传承创新发展。青岛市促进中医药发展工作领导小组印发《关于公布中医药强市建设“揭榜挂帅”项目的通知》，全面实施75个市级“揭榜挂帅”项目，围绕中医药事业、产业和文化等改革创新重点任务先行先试、大胆探索，为中医药综合改革提供创新经验。青岛市卫生健康委员会联合青岛市医疗保障局出台《关于新增中医日间病房病种的通知》，持续做好医疗保障对中医药事业发展的支持作用，对24个中医住院优势病种收付费实施情况进行动态评估，对定额付费标准予以动态调整，探索论证将中医药费用占比纳入付费结算的条件，进一步引导中医药优势特色的发挥。

中医机构建设

2023年，9个区(市)卫生健康局单设中医药科，5个区(市)疾控中心成立中医防病科室；市级疾控中心成立中医药监督执法大队和中医防病所。所有政府办综合医院、传染病医院、妇幼保健院均设置中医科室。开展差异性中医医保支付方式改革提质扩面，将20个门诊中医优势病种纳入“日间病房”管理，全市现已开设中医日间病房的医疗机构达40家；24个住院中医优势病种实施按病种定额付费，57项中医医疗服务项目价格提高幅度达32.7%，中医医院住院起付线较同级综合医院降低20%，职工医保门诊统筹由1700元提高到6000元(退休人员7000元)并扩大到各级各类医疗机构。推进紧密型医疗集团、医联体建设，青岛大学附属医院、市南区中西医结合医院联合打造4个中西协同“共管病房”，实行“双主任制”，中医适宜技术使用率达80%，实现患者、基层机构、专家“三赢”；青岛市中医医院全面托管平度市中医医院，青岛市市立医院全面托管莱西市中医医院，打造紧密型医联体，推进薄弱县市中医水平提质升级。山东中医药大学附属医院青岛医院、青岛中医药科学院建设项目顺利封顶；城阳区、平度市等6个区(市)投资121.6亿元，启动中医医院新建、迁建和改扩建项目，预计新增建筑面积117.26万平方米；全市建成中医医院52所，数量居全省首位。加快建设省级区域中医医疗中心和专科专病诊疗中心；新增海洋中药、中医康复学2个国家高水平中医药重点学科，累计建成国家级重点专科(学科)和名中医工作室 17 个、省级重点专(学)科 37 个,牵头组建 4 个齐鲁中医药优势专科集群。

中医药科研工作

2023 年,制定青岛市自然科学基金项目管理办法,组织实施包括中医药领域在内的青年项目、原创探索项目、重点项目、联合基金项目等,鼓励符合条件的单位和科研人员积极申报国家、省自然基金项目,支持科研人员开展基础研究和应用基础研究,提升产业原始创新能力。支持青岛市中医医院开展"基于'TMAO-METTL3-TFEB'通路研究血府逐瘀汤调节巨噬细胞自噬抗动脉粥样硬化作用机制"项目。鼓励中医药领域医疗机构、高校院所、企业等积极申报科学技术奖,在科学技术奖中单独设立中医评审组,青岛市中医医院肺恶性肿瘤项目获青岛市科技进步二等奖。山东中医药大学青岛中医药科学院加快开展海洋中药创新药物研究、海洋中药制剂研发、海洋中药健康产品开发等科研工作,在海马、海螵蛸、章鱼、海洋矿物中药深度开发上取得重大进展,建设传统海洋中药综合信息平台,初步构建起国内具有广泛影响力的海洋中药研发体系,获国家科技进步奖 1 项,团队负责人入选"国家百千万人才工程"。强化科创平台建设,2023 年新增国家中医药管理局海洋中药传承重点研究室 1 个,全市累计建成国家级中医药重点实验室、研究室 3 个。青岛中医药科学院获批省新型研发机构和博士后创新实践基地。建立跨区域科技融合发展机制,与中国中医科学院共建青岛技术合作中心,与西苑医院开展全方位技术合作。

中医药人才培养

2023 年,实施"岐黄人才"梯次培养计划,支持中医药事业聚才用才。新引进国医大师、岐黄学者各 1 人,全市现有泰山学者/岐黄学者 2 人、全国优秀中医临床研修人才 11 人、全国中医药特色人才(骨干人才)8 人、全国基层优秀中医 2 人,省级中医药杰出贡献奖 2 人、省级名老中医药专家 3 人、省级名中医 30 人。青岛市卫生健康委员会联合青岛市财政局、青岛市人力资源和社会保障局评选公布青岛市中医药领军人才 11 人、中医药名家 12 人、基层名中医 22 人。实施"三经传承"战略,加强传承型中医药人才培养。培育全国老中医药专家学术经验继承人 8 人,举办青岛市名师大讲堂,培训高层次中医药人才 210 余人次。组织 73 人参与省级中医药名医学术经验继承工作,2 人参与省级高层次"西学中"研修项目,2047 人参加省级"西学中"培训,146 人参加中医住院医师规范化培训,94 人参加中医全科医生转岗培训。申报国家级中医药继续教育项目 8 项、省级项目 46 项。

实施全周期服务管理,强化中医药人才政策保障。以举办"建设中医药强市提升中医药服务满意度"培训班为契机,组织全市各类中医药人才参加培训,深入学习中医药相关政策。出台《中医特长乡村医生延聘使用办法》,对于年满 60 周岁、身体能够担任日常诊疗工作的中医特长乡村医生,鼓励采取延迟退休、退休返聘等形式继续执业,2023 年度延迟退休、退休返聘乡村医生 123 名。探索建立事前干预、事中管理、事后服务的中医(专长)医师服务型监督执法新模式,对中医(专长)医师开展执业前培训提醒、违法审慎处罚、事后对接交流的全周期服务管理,全面提高中医(专长)医师法律意识和依法执业水平,促进中医(专长)医师队伍规范化发展。

中医药健康服务

2023 年,评选 10 名"青岛最美中医药文化工作者",充分发挥典型引领和模范带头作用。举办青岛市中医药文化科普作品大赛,遴选出各类优秀作品 45 件。制作推出海洋中医药文化系列视频《寻海问药》,推出"海马康康""海豚禾禾"等海洋中药文化创意产品。制作《四季养生那些事儿》中医科普动画视频,遴选 20 项家庭中医药适宜技术并拍摄操作视频,推出系列专题片,让群众一看就懂、一学就会、一用就灵。举办青岛市首届中医药书画艺术展,展出 100 余幅中医药书法绘画作品。

青岛市推进中医药服务便民惠民,升级赋能"中医药特色服务电子地图",汇集全市中医药特色突出的 198 家医疗机构,实现名中医药专家、中医重点专科、专病专技门诊等中医药特色服务信息精准查找和地理位置一键导航;推出中医体质辨识免费网络自测服务,按照中医体质理论设置 67 个问题对应 9 种中医体质、277 个调养指导方案,群众登录"健康青岛"微信公众号进入系统自测即可获取个人中医体质辨识结果以及包括饮食、运动等在内的个性化中医药健康指导建议;推进智慧共享中药房建设,打造 5 个智慧共享中药房；开展“互联网＋中医药适宜技术服务”，服务半径拓展到潍坊等胶东半岛城市，累计受益群众达5.73万人次。创新中医药健康管理项目，试点开展中医针灸戒烟项目，采用针灸疗法，辅以耳穴压豆，缓解吸烟者的戒烟戒断症状，提高戒烟成功率；启动“清澈崂山”中医药呵护儿童眼健康项目，实施耳穴压豆防治近视健康管理，推广穴位按压、膳食、运动健康处方，推动中医助力儿童视力健康。挖掘推广中医专技、专术、专病、专人，遴选10个中医药孕育调养指导门诊、10个中医情志病门诊，打造113个中医专病（专技）门诊。创新中医药岗位设置，试点开设2个中医特色护理门诊，提供精准化中医护理服务。

中医药文化建设

2023年，7月7日青岛市启动第八届“三伏养生节”暨中医药文化节活动，启动仪式现场设中医义诊区、中医特色诊疗体验区、中草药展示互动区、中医药文化展示区等，近20位中医专家为群众提供义诊咨询及推拿、穴位贴敷、耳穴压豆、拔罐等中医药特色疗法展示体验。从活动启动至8月19日，全市200余个“治未病”中心（中医药预防保健服务中心）、养生保健基地、养生保健指导门诊所在单位和170个国医馆就近为全市居民提供相关中医药特色服务；同步举办200场中医药科普（养生）大讲堂，向群众普及中医药养生保健知识。11月19日，启动弘扬中医药文化服务百姓健康行动暨第十一届“养生膏方节”活动，现场提供义诊咨询及三字经推拿、崂山点穴、耳穴压豆等中医药特色疗法体验，膏方和中药保健茶饮体验，中药特色制剂展示，中医家庭医生服务咨询及八段锦展演等。活动期间，全市各相关医疗机构开展膏方传统工艺制作展示、膏方知识巡讲培训、特色膏方服务等活动；冬至前后，具备膏方处方服务条件的各级各类医疗机构开展中医膏方义诊周活动，并对接受膏方服务者给予免收中医辨证论治费的优惠，方便群众利用膏方进行冬季养生调养。

对外交流合作

2023年，青岛西海岸新区中医医院依托国际学生中医药文化体验基地，与山东科技大学国际交流学院联合，邀请俄罗斯、摩洛哥、斯洛伐克、萨尔瓦多、伊朗等共建“一带一路”国家的留学生，体验针灸、拔罐、推拿、艾灸、耳穴压豆等中医传统疗法，感受中医药文化魅力。医院率先构建中医药文化“基地文化体验＋区域文化辐射”双轨、双循环传播模式，创建中医药文化“基地＋策展”国际传播新路径，讲好中医故事，传播好中医药文化；搭建国际交流桥梁，将中国传统节日文化、齐鲁中医药文化与青岛地区海洋文化创新性融合传播，提供“沉浸式”中医药文化体验，推动中医药文化走出国门。

卫 生 应 急

紧急医学救援工作

2023年，制定《青岛市卫生健康系统紧急信息报告与处置工作规程》《青岛市卫生健康系统卫星电话管理规定（试行）》，推动省属驻青和委属公立医疗卫生机构配备卫星电话62部；通过市政府值班工作平台报送150条突发事件应急处置信息。累计组织20余家医院、近300名卫生专业人员先后参加各类突发事件伤者紧急救治，将突发事件的影响和人员的伤亡降至最低。

卫生应急体系建设

2023年，全市卫生健康部门修编预案649个、应急规划149个，编制完成《青岛市地震灾害医疗卫生救援应急预案》《青岛市卫生健康委员会突发事件心理危机干预应急预案》《青岛市卫生应急和紧急医学救援规划（2023—2025年）》《青岛市市级（区域级）紧急医学救援基地建设评估标准》等文件，对全市2个省级、7个市级、16个区域级紧急医学救援基地全面建设情况进行实地调研和工作指导，指导基层开展工作。动态调整10支应急救援队伍450人左右，人数比上年提升35.5%。推动胶州市试点完成基层背囊化医疗应急小分队建设。

卫生应急能力提升

2023年，全市卫生健康部门开展演练1234场次，针对不同重特大和极端情况下突发事件情形开展突发公共事件心理危机干预、突发事件海上航空紧急医学救援、洪涝灾害卫生应急、新冠疫情等重大传染病突发事件疫情防控卫生应急、化学中毒与核辐射事件应急处置和紧急医疗救援应急、生物恐怖事件应急处置和紧急医学救援应急、人感染H7N9流感疫情处置应急、突发事件血液保障应急等8场演练，组织市疾病预防控制中心、市急救中心、市中心医院参加山东省"平安青岛2023"辐射事故演练，得到省市部门表扬。组织指导委属单位参与"青岛市2023年森林防灭火实战演练""青岛市5·12防灾减灾日地震应急综合演练""2023年青岛西海岸新区地震应急演练""护航2023应急救援综合实战演练""青岛胶州湾大桥综合应急演练""青岛市消防灭火救援实战演练""青岛市2023年度森林火灾应急预案实战演练"等不同层级的演练20余场次。

组织举办全市心理危机干预技能提升培训班、全市突发事件紧急医学救援培训班、全市感染控制技能竞赛、全市应急消毒技能竞赛、全市突发事件应急救护技能竞赛，并分别组队参加省级决赛，在山东省应急消毒技能竞赛获团体二等奖、山东省感染控制技能竞赛和山东省突发事件应急救护技能竞赛均获团体三等奖，数名队员获一、二、三等奖。

组织开展系统内部防灾减灾救灾自查、行业专项督查工作，派出检查组225个335人次，检查397处场所，发现隐患9处并督促整改。

积极推广卫生应急救治知识，主动向市、区(市)、镇街等近2000家单位推送健康宣传材料和获取方式，扩大宣传推广的覆盖面。全市开展卫生应急急救知识"四送"活动1262次，赠送卫生应急知识宣传手册和急救技能常识宣传片光盘102603份，网站、微信公众号播放卫生应急急救技能宣传短片总点击量1491164次，开展卫生应急急救知识技能宣传和培训3116场96697人参加。

科技教育与交流合作

学科建设

2023年，加快打造特色专科，现场调研市第三人民医院、市第六人民医院、市第八人民医院并座谈，初步明确市第六人民医院肝病科、市第三人民医院结石病诊疗中心、市第八人民医院手足外科等特色专科，依托特色专科建成市级疾病诊疗中心5个。加快提升攀峰学科建设，督导检查10个攀峰学科，签订责任状，指导呼吸中心、脑科中心、消化中心、心脏中心、小儿内科等攀峰学科夯实学科基础，10个攀峰学科中成为国家临床重点专科建设项目2个，成为省医药卫生重点学科5个。组织召开市级临床重点专科建设推进会、公立医院高质量发展示范项目学科和骨干人才培训会。印发《2023年市级临床重点专科、县域临床重点专科主要业务监测指标》。形成"夯基础、建高地、强特色，加快全市优质医疗资源扩容提质"专题宣传稿，并发表于《青岛改革》第70期。

科卫协同创新发展

2023年，聚焦应用创新，建立以医疗服务质量和临床新技术研发攻关为核心的考核指标体系，先后攻克省内首例房颤冷冻消融＋经皮左心耳封堵一站式手术、自动抗3.0T磁共振双腔心脏复律除颤器植入等新技术，低龄低体重复杂先天性心脏病手术、微创心脏手术数量和质量持续居国内第一方阵，胎儿宫内治疗手术量居全国首位。聚焦基础创新，设立市级临床研究质控中心，以医学研究登记备案信息系统为依托，加强临床研究的质控和指导。全市医疗卫生机构获得国家自然科学基金项目64项，获得科研经费支持2965万元，同比增长5.9%；获得山东省自然科学基金项目92项，获批经费1154万元，同比分别增长4.6%和5.8%。聚焦平台建设，统筹科技成果、学术影响、科技条件，“三位一体”推进重点实验室、重点学科、临床医学研究中心等创新平台建设，有67个学科入围五年中国医院科技量值（ASTEM）学科百强榜单，入围数量创历史新高，其中山东省眼科研究所眼科学等10个学科进入全国前20位，青岛大学附属医院风湿病学与自体免疫病学、青岛市市立医院重症医学、青岛市妇女儿童医院心血管外科学等11个学科省内排名第一。

生物安全治理体系建设

2023年，压紧压实生物安全监管主体责任。开展新冠病毒毒株和感染性样本排查工作，重点排查实验室新冠病毒毒株和感染性样本留存处置情况，规范审管衔接事宜，与市审批局就“一级、二级病原微生物实验室及实验活动备案”行政许可划转事项进行座谈交流，组织专家指导培训，会同有关专家协助完成相关实验室备案工作，保障疫苗生产。开展实验室生物安全督导检查工作，组织开展生物安全检查自查整改工作，对接相关部门（教育、工信）等汇总病原微生物实验室数据，做好实验室数量核查工作。组织完成2023年青岛市病原微生物实验室全体从业人员培训，参培人员4078人，考核通过4034人，通过率98.9%。

2023年，深入贯彻总体国家安全观，开展“4·15”国家安全日生物安全领域宣传工作。利用微信公众号和官方网站，结合生物安全领域工作实际，重点宣传《中华人民共和国生物安全法》，宣传周活动累计推送专题信息20余篇，阅读量2万余次，发放科普宣传册5000余份，组织活动30余场，开展技能培训和实验室生物安全检查5次，培训人员200余人次。

医学教育培养质量提升

2023年，抓好住院医师规范化培训基地建设。开展基地调研活动，到青岛市中心医院全科专业住培基地现场了解基地基本条件、师资队伍建设、过程管理、培训效果等各项内容，考察基地质量建设，激发基地的工作新动力，做好基地评估准备工作。完成32个专业887名住院医师的专业理论考核以及15个专业1211名考生的实践能力考核任务。全市住培技能结业考核首考通过率96.68%，理论结业考核首考通过率94.56%。开展住培招生宣传招收工作，参与山东省“住培进校园”系列宣传工作，组织各基地走进青岛大学、潍坊医学院等医学院校，开设住培宣传招生专场，开展住培政策解读、培训宣讲、学员代表发言等活动，与毕业生面对面交流。在官网开设住院医师规范化培训信息专栏。招生完成率达97.3%。10月30日至11月2日，中国医师协会住培基地评估专家组对青岛市中心医院、青岛市市立医院2家基地的住院医师规范化培训工作开展为期4天的现场评估指导。

学会协会创新发展

2023年，持续规范学术论坛活动。印发《关于持续做好论坛等学术活动管理的通知》，梳理省部级论坛活动，制订论坛活动申报审批流程。持续规范学会管理，指导学会协会梳理分会换届时间安排表，制订换届计划，按期进行换届，保障学会协会各项活动正常开展。加强学会信息化水平，提升《青岛医药卫生》办刊水平，全年收到投稿4000余件，出版6期期刊，总发行量3.3万册。组织举办学术年会、交流研讨会等会议80余场次，邀请300余名国内外专家来青授课交流，参会人数超过7000人次。

对外交流合作

2023年，外事活动派出出访团组7个，出访人员20人次。接待英国驻华使馆工作组、伦敦医学交流中心、励迅集团爱思唯尔来访，组织市中心医院、市胶州中心医院参与座谈，双方就深化医护培训、医生交流、学术合作等方面进行深入交流和需求对接。与美国乔安医疗举行在线会议，美方负责人重点介绍公司对接的在美医疗机构可提供的线上线下培训资源和课程设置，各委属单位参与会议。推进国际医疗健康服务体系建设，促进全市医疗卫生机构的管理、技术和服务水平与国际接轨，与美国 MORE Health（爱医传递国际医疗服务机构）在美国签订的“互联网＋国际远程会诊”的战略合作项目落地，首次在青岛市市立医院远程会诊中心开展中美专家远程连线，为肺癌患者提供国际会诊。发挥上合示范区国家客厅"中医药展厅"平台作用，设立中医药展厅，开设中医药事业产业发展成就展览区、传统中医场景复原区、中医药标本展示区、中医药产品展示区等板块，向上合组织有关国家的企业和来宾宣介青岛市中医药发展情况、中医药产品、服务和合作项目。

综合监督与食品安全监测

卫生健康信用监管

2023年，高标准打造"信用＋智慧监管"新模式。健全信用监管体制机制，会同多部门联合出台《青岛市卫生健康信用信息管理办法》规范性文件等多项核心制度文件。提升信用监管数智化水平，建成并运行全省首个卫生健康信用服务平台，归集卫生健康领域相关单位信用数据45万余条，健全完善卫生健康领域数字化信用档案，完成全市医疗机构和医护人员信用评价工作。强化信息共享和联合奖惩，会同市行政审批局联合印发《青岛市卫生健康领域"信用＋审管"工作方案(试行)》，建立信用与审管平台数据接口共享，实现信用履约核查和结果互认，在西海岸新区和莱西市试点开展对信用优质的基层医疗机构提供校验等审批流程的便利化措施。信用体系建设工作创新经验和成果得到国家、省卫生健康委领导和各级发改部门充分肯定，5月、6月国家卫健委政法司、省卫生健康委领导分别来青调研优化营商环境、综合监督与"信用＋智慧监管"工作，对"信用＋智慧监管"改革创新经验给予高度评价，工作成果在国家卫生健康委《卫生健康工作交流》(第80期)专刊刊发；市政府召开专题新闻发布会，工作创新经验先后被《健康报》、信用中国、《青岛日报》等多家媒体刊发宣传。

综合监管督察

2023年，建立综合监管重点任务清单和督察量化评价机制，调整完善全市综合监管督察指标，将督察指标进行赋分评价。调整市医疗卫生行业综合监管专项工作领导小组成员和联络员名单；制发年度综合监管督察方案，组织开展督察人员培训，创新实施区(市)之间互相督察和量化评估，通过查阅档案和现场督察80家单位，发现问题141条，对各区(市)政府反馈督察意见，精准评估各区(市)综合监管工作开展情况。

监督执法重点指标

2023年，强化执法能力建设，举办系列培训42项，培训2967人次；成立首个市级卫生健康行政处罚案件质控中心，组建质控专家库，建立定期质控"双随机"等五大机制。全国率先探索建立和运行行政执法全过程记录制度体系，同步建立标准化评估体系；出台助企暖心10项举措，落实"首违不罚""轻违免罚"案件132例，2个案例入选全市首批柔性执法典型案例，数量居全市行政执法部门首位。

持续开展"蓝盾行动"专项整治，组织开展卫生健康监督效能提升年活动，制发"蓝盾行动"专项整治工作方案，聚焦卫生健康领域群众急难愁盼的突出问题，集中力量开展病历书写与管理、医疗美容、托育机构卫生、游泳场所卫生安全、职业健康权益保护、中医养生保健医疗服务等6项"蓝盾行动"；着眼卫生健康监督执法领域的突出问题，开展10项专项整治。

全面拓展卫生健康多领域量化分级监管。印发工作方案，完成全市传染病、精神卫生机构、消毒产品生产企业、职业卫生、公共场所、社会办口腔医院、医疗美容机构、中医医疗机构等8个领域11188家单位量化分级和综合评价，评出相关领域A级单位4416家、B级单位5941家、C级单位831家。并将信用评价结果与"双随机、一公开"检查有机结合，对优质企业减少监管频次，对高风险和低等级企业重点加强监管。

2023年，全市监督检查各类单位4.26万户次，查处案件3747件；普通程序行政处罚案件占比

75.63%;罚没款1217.66万元;承担国家随机监督抽查任务2994项,完成率、完结率达到100%。各项工作指标在全省排名前列。青岛市卫生健康监督工作综合评价全省排名第一,被省评为卫生健康监督攻坚突破年活动先进市,并在省综合监督工作会议上作典型发言。6个案例获评全国优秀典型案例,居全省第一;在全省卫生行政执法案例评查中蝉联全省首位,5个案例被评为全省十大优秀典型案例,1个案例被评为全省优秀案例,市卫生健康委综合监督执法局被授予案例评查团体一等奖。连续4年在市政府行政执法监督局案卷随机抽查中获得全优成绩;市卫生健康委监督执法局获评青岛市第一届行政执法"十佳办案集体"称号,2名执法人员获"十佳办案标兵"称号。

食品安全与营养健康工作

2023年,全面推进基层食品工作提质扩面,召开全市基层食品安全与营养健康"提质扩面"工程部署会暨培训班,印发工作方案,在10个区(市)全面部署开展;召开基层食品安全与营养健康"提质扩面"工程建设推进会,印发全市食品安全风险监测方案,采集特殊膳食食品、肉及肉制品、水产及其制品等16大类2218份样本,获得检测数据14771条。承办国家食品安全风险评估中心组织的海洋食品监测规划研讨会、学术交流培训会,国家卫生健康委食品司司长、风险评估中心主任等来青考察调研,给予充分肯定。青岛市在全省食品安全风险监测工作评比中总分居第一。

举办食源性疾病监测培训班,规范食源性疾病暴发报告和处置程序。食源性疾病监测信息化建设覆盖到乡镇(街道)、村(社区)。截至10月,全市对接市级食源性疾病监测系统平台的3091家哨点医疗机构上报病例93196例,比上年同期增长5倍,居全省前列。市级食源性疾病监测系统在全省数字健康变革创新大赛中获第二名。食源性疾病监测市级平台的开发和应用被山东省卫健委确立为2023年度社会智能社会治理研究课题。截至10月31日,上报食源性疾病暴发事件147起,所有事件均在第一时间得到有效处置。

营养健康试点单位示范创建成效显著。全市115家营养健康食堂(餐厅)、营养健康学校高分通过省级评估验收,省工作组对青岛市营养健康建设试点工作中典型做法给予充分肯定。争取3家国家营养示范社区创建。指导40家基层机构完成营养工作能力调查;完成国家委托的3岁以下婴幼儿食物消费状况调查工作。联合相关部门举办全市2023年全民营养周暨"5·20"学生营养日主题宣传活动启动仪式。集中开展营养健康科普宣教"六进"(进机关、进企业、进社区、进农村、进学校、进家庭)主题宣传活动46场次,邀请省、市营养学会知名专家进行营养健康专题科普宣讲,在健康青岛科普资源库、青岛广播电台等平台全程直播,累计36万余人次在线观看,活动现场发放合理膳食工具,线上线下80余万人参与此次活动。

妇 幼 健 康

妇幼健康服务体系建设及能力提升

2023年,深化区域妇幼健康服务联合体建设,印发《青岛市区域妇幼健康服务联合体建设示范项目实施方案》,明确5个重点培育方向和14个能力提升目标,制定"一院一策"建设清单。11家区(市)妇幼保健机构均开设中医门诊,并开设儿童心理、康复、妇女常见病等特色门诊。组织完成平度市妇幼保健院二甲评审和市妇幼保健院三甲复审,青岛市县(市)妇幼保健机构二甲率提升至66.7%。

母婴安全管控

2023年,夯实母婴安全保障体系。完成全市危重孕产妇和新生儿救治体系评估,新增2家市级危重孕产妇救治中心、1家区级新生儿救治中心。青岛市有危重孕产妇救治中心19家、危重新生儿救治中心

11 家。印发《青岛市危重孕产妇救治管理工作实施方案》，优化危重孕产妇及新生儿救治和转诊包片区域划分，修订妊娠风险筛查评估标准，首次建立严重精神障碍等特殊孕产妇管理救治制度。采取“区市点单、市级派单”的模式创新开展产科知识技能巡回培训。全年动态管控橙色及以上高风险孕产妇 16707 例，专人随访管理 46451 人次，成功救治危重孕产妇 358 例。

妇幼卫生工作

2023 年，拓展妇女健康服务链条，将适龄女生 HPV 疫苗免费接种纳入市办实事项目，第 1 剂次接种各类 HPV 疫苗 38081 人，实现区（市）、学校全覆盖，符合条件的目标人群达到愿接尽接。深入推进适龄妇女“两癌”检查民生实事，试点应用智能手段开展乳腺癌筛、诊、康一体化服务模式，全市“两癌”检查 188811 人，目标人群覆盖率 101.46%，确诊宫颈癌 40 人、乳腺癌 179 人。统筹打造“一站式”婚育服务模式，试点发放妇幼健康服务包，推广“互联网＋免费避孕药具”线上发放、送货上门服务新模式。全市发放避孕套 17047199 只，服务育龄群众 446782 人，区域避孕药具发放覆盖率 31.80%。全市避孕药具免费发放点 2377 处，自助发放机 590 台，自助发放机安装在全市医疗卫生机构、大学、流动人口聚集点、企事业单位等。

出生缺陷防治

2023 年，全面落实出生缺陷一级预防项目。全市婚检率 88.16%，孕前优生健康检查覆盖率 99.13%，目标人群叶酸免费发放人数 16427 人，叶酸服用率 99.54%，均高于国家和省级标准。加强出生缺陷二级防控，全市孕妇接受血清学产前筛查人数 60115 人，直接接受无创基因检测人数 3300 人，产前筛查率 98.88%。推进出生缺陷三级防控工作，新生儿遗传代谢病筛查率 99.84%，听力筛查率达 99.88%，保持全国先进位列。青岛市新生儿先天性心脏病完成筛查 61817 例，筛查率 99.76%，与上年同期基本持平，确诊患儿均得到规范治疗和干预。

职业与医养健康

职业健康管理

2023 年，深入开展职业病危害专项治理，制发工作方案，纳入治理 295 家，督促用人单位落实治理的主体责任。巩固医疗卫生机构和非医疗机构放射卫生工作专项行动成果。统筹推进放射卫生工作专项行动“回头看”。规范职业健康检查和技术服务机构质控管理。在全省率先出台地市级职业卫生技术服务质量控制中心工作规范（试行），探索开展对职业卫生技术服务机构市级质控管理。强化职业健康检查机构质控考核管理，市级质控中心对全市 37 家机构落实质控全覆盖，探索开展分级管理，规范质控档案管理，强化质控整改的闭环管理。助力优化营商环境，支持城阳区中小微企业职业健康工作帮扶省级试点，从城阳区丙类企业中遴选 B 级、C 级企业 158 家进行重点帮扶，“一企一策”落实帮扶措施 756 项，帮助 174 家企业实现职业卫生管理水平升级。创新推出职业卫生优化营商环境举措，“蓝盾行动”、专项整治与“首违不罚”、健康专员送法助企服务等同步推进。

职业病防治能力提升

2023 年，全国职业病监测及危害因素监测工作推进会在山东青岛举办，国家卫生健康委职业安全卫生研究中心“职业伤害研究基地”签约落地。开展工作场所职业病危害因素监测能力提升项目，以市疾控能力提升项目带动提升区（市）业务能力，6 个区（市）疾控中心取得职业卫生技术服务资质，10 个区（市）疾控中心具备项目监测能力，青岛市在全省率先实现监测项目全部由基层公立机构承担的目标，监测用人单位376家。依托市医务工会“健康杯”技能竞赛平台，举办全市工作场所职业病危害因素监测技能竞赛。市职业病防治院完成职业病诊断机构能力提升项目，加强设备配套和学科建设，带动诊断医师队伍培训，开发青岛职业病诊断医师培训系统并成功上线运行，录制“青岛市职业病诊断与鉴定医师培训班”课程；青岛市平度旧店尘肺病康复站建成启用，与市职业病防治院建立紧密型医联体。

职业健康宣传教育

2023年，五部门联合开展以“改善工作环境和条件，保护劳动者身心健康”为主题的《职业病防治法》宣传周系列活动，累计宣传受众56万余人次。组织开展第三届职业健康传播作品征集活动，19件原创作品入选省级第三届职业健康传播作品，即墨区卫生健康局获评山东省优秀组织奖。持续推进健康企业建设，西海岸新区入选国家卫生健康委首批职业健康保护行动组织实施优秀案例，中国石化青岛石油化工有限责任公司入选国家卫生健康委第二批健康企业建设优秀案例，中车青岛四方机车车辆股份有限公司在青承办中国健康企业发展大会，领航健康企业建设。组织评选省市级职业健康达人136人，其中25人获评省级达人，市南区代表青岛市参加山东省第三届职业健康达人风采大赛，获得团体第二名、个人二等奖等奖项。

老年健康服务能力建设

2023年，深入推进老年友善医疗机构创建工作，进一步指导青岛市各级医疗机构全面落实老年人医疗服务优待政策，完善制度措施，优化老年人就医流程，提升服务质量，不断提高广大老年人的就医感受。11月，联合组织18家大型公立医疗机构走进青岛市老年活动中心，举办“全民健康、共建共享”大型义诊活动。安宁疗护工作不断取得新进步，青岛市被国家卫生健康委确定为第三批国家安宁疗护试点市，出台《青岛市安宁疗护基本服务规范》，组织基层卫生服务机构，开展全市失能失智老年人摸底调查工作，摸排12万失能失智老人数据。将老年医学科（老年病专业）建设纳入医养结合示范先行市创建和健康青岛建设，对全市二级及以上公立综合医院设置老年医学科情况进行全面排查和调度，将全市二级及以上公立综合医院老年医学科设置比例提高到100%，实现全覆盖。

老年健康素养提升行动

2023年，进一步开展老年健康素养提升行动，实施国家老年期重点疾病预防和干预工作，对社区老年人进行相关风险测评，提供健康预警，实施早期预防和干预，提高预防各种老年疾病的能力，提升广大老年人健康素养。组织举办老年健康宣传周、阿尔茨海默病宣传日、爱耳日等，开展老年相关疾病筛查、预防和干预活动。举办老年健康知识科普大赛，开展老年人心理关爱行动，组织参加国家和省举办的老年人心理关爱项目培训班，在试点社区开展老年人心理关爱行动。积极应对人口老龄化国家战略，通过《青岛老龄·健康》杂志、老年大学、老年人活动以及在媒体开设专栏、专题等方式，大力开展健康老龄化国情、省情、市情教育，强化政策宣传，展示工作成果，营造积极老龄观和健康老龄化社会氛围。联合有关部门、单位和组织，开展智慧助老行动，深入社区、老年学校等基层，帮助老年人跨越“数字鸿沟”，举办活动120余场次，10万余名老年人受益。开展全国示范性老年友好型社区评选推荐工作，全市新增4个社区入选全国示范性老年友好型社区。

医养结合服务能力提升

2023年，青岛市在全省率先印发实施《青岛市医养结合机构基本服务规范》，规范医养结合机构服务标准，规范服务内容、服务流程，提高服务质量，确保服务机构为老年人提供安全、规范、优质的医疗卫生服务。加强医养结合队伍建设，组织参加国家、省、市医养结合工作培训班，对医养结合机构管理人员和医护人员开展相关能力培训。在全省医养结合技能大赛中取得团体第三名。全市两证齐全的医养结合机构172家。联合市发改、民政、医保等部门印发《青岛市落实创建全国医养结合示范省攻坚行动实施方案任务分工的通知》，全力抓好落实。在评估验收中，青岛市被国家评估验收组确定为免检城市，西海岸新区卫健局在全省医养结合示范省创建攻坚行动部署推进会议上代表青岛市作典型经验发言。

人口监测与家庭发展

出台生育支持政策

2023年，推动市委、市政府印发《青岛市优化生育政策促进人口长期均衡发展实施方案》，创新提出研究建立生育补贴制度，在提高优生优育服务水平、大力发展普惠托育服务体系、降低生育、养育、教育成本等方面提出一系列政策措施。印发《青岛市备案托育机构在托普惠性托位补贴项目实施方案》，在全省率先落实托育补贴；将发展托育服务纳入2023年市政府民办实事，财政投入717万元落实二孩、三孩入托保育费补贴。建立全市优化生育政策联席会议制度，配合市委、市政府开展人口支持政策专题调研，完成"青岛市出台强有力的支持生育政策刻不容缓""关于青岛市健全完善生育支持政策体系的调研报告"，市委、市政府主要领导给予批示；配合市政协完成"关于企业发展托育服务的难点与问题与对策建议——基于青岛代表性企业的调研分析"报告，全国政协副主席沈跃跃、省政协主席葛慧君作出批示。完成对全市人口和计划生育工作目标责任督查。

三孩生育政策实施

2023年，取消社会抚养费，继续依法清理和废止相关政策措施。4个社区被国家卫生健康委等部门联合授予"全国老年友好型社区"称号。做好生育登记网上办理、异地通办。完成国家、省级人口监测点和全市人口监测工作任务。全市户籍人口出生4.41万人，同比减少14.37%。其中，二孩出生1.8万人，三孩及以上出生0.32万人，出生人口性别比107.02，保持正常。

普惠托育服务体系

2023年，建立健全托育服务政策体系，建立二孩、三孩普惠托位保育费补贴、幼儿园办托生均补贴制度。开工建设市综合托育服务指导中心。指导医疗机构创新建立托育服务"民营公助"新模式，支持在建、改扩建托育项目获批中央支持资金累计达4545万元。成立市托育服务行业协会。举办市托育行业职业技能大赛。召开全市托育服务人才发展论坛、托育服务推进会、托育产教联盟年会、卫生健康系统单位办托推进会。播出融媒体宣传节目"托育服务进行时"48期。城阳区获评省级婴幼儿照护服务示范县(市、区)，3家用人单位获省爱心托育用人单位称号。2023年，全市通过备案托育机构263家，同比增加130家；托位总数达到37546个，同比增加10224个；每千人口托位数达到3.63个，同比增加0.93个。

计划生育家庭合法权益

2023年，为全市43.6万名农村部分计划生育家庭奖励扶助对象发放扶助金4.37亿元；为2.18万名特别扶助人员发放扶助金2.21亿元；为16.85万人发放独生子女奖励费1370.48万元；为24013名城镇其他人员发放年老奖励1.93亿元。配备落实双岗联系人24151人，为139家医疗机构开通特殊家庭成员绿色就医通道，为46名符合政策的特殊家庭成员申请保障性住房。

健康宣传与教育

宣传与舆论引导

2023年,把学习宣传贯彻党的二十大精神作为首要任务,坚持正确舆论导向,提高卫生健康宣传质效。在官网开设《宣传贯彻党的二十大精神》专栏,在官方微信公众号开设《主题教育》专栏,发布稿件200余篇。依托青岛市政府新闻发布会平台召开新闻发布会10场,在主流新闻媒体开设卫生健康专题栏目13个,依托行业媒体展示全市卫生健康发展成果。加强与主流媒体联系,全系统省级以上主流媒体推出各类报道1万余篇。短视频“最美一跃,感动全网!青大附院护士迟一勋跳上担架车抢救病人”热搜榜阅读量破亿次。

2023年,健全“老、中、青”梯队典型培育宣传机制,推荐“南丁格尔奖”获得者李桂美获评“青岛楷模”称号。完善常态化典型人物选树机制,持续开展国家、省、市级好医生好护士推荐评议宣传活动,推选2023年“山东好护士”1人、“山东好医生”2人,“青岛好护士”“青岛好医生”各50人。开展青岛市白衣天使“医心向党 医心为民”宣讲活动10场。以护士节、医师节为契机,举办庆祝大会2场、先进典型媒体见面会4场。

2023年,结合主题教育,联合青岛市委网信办在14家医院举办“医路同行 守护健康”社会各界代表走进医院沉浸式体验活动,组织人大代表、政协委员、网络大V、媒体记者等165人次参与“我当一天医生/护士/患者”换位体验,召开分享会12场,整改问题123个。建立常态化沉浸式体验活动工作机制,启动“卫生健康服务在基层”主题宣传活动,组织社会各界代表走进区(市),深入了解、广泛宣传基层卫生健康事业发展成果。聚焦深化作风能力、优化营商环境持续进行宣传,联合青岛市广播电视台录播《对话医院掌门人》《医心向党 医心为民》青岛卫生健康高质量发展系列访谈节目,全面展现方便群众看病就医的工作举措和取得成效。围绕提升服务水平方便群众就医进行宣传,官网、官方微信公众号开设“青岛市优势诊疗专科宣传推介”专题,对国家级、省级、市级临床重点专科和医院重点特色专科进行宣传,组织新闻媒体持续对优势诊疗专科的基本情况、诊疗特色、预约方式等进行重点推介,先后推出“改善医疗服务新举措”“医疗卫生服务品牌展示”等系列专题宣传,全系统发布宣传稿件10万篇次,全网点击量过亿。

2023年,全面加强意识形态工作。成立意识形态工作领导小组,印发《中共青岛市卫生健康委员会党组贯彻落实〈党委(党组)意识形态工作责任制实施办法〉工作措施》《中共青岛市卫生健康委员会党组关于进一步加强论坛等活动管理的通知》《青岛市卫生健康系统新媒体管理办法》等文件,建章立制,规范工作开展。加强队伍建设和业务培训。健全完善意识形态、舆情处置、宣传引导队伍,组织开展卫生健康系统宣传引导员实战演练,提高全系统相关工作人员的能力和水平。妥善应对处置舆情,开设“青小卫”舆情处置联络员账号,针对网民反映的问题,及时回应社会关切,处置舆情178条,未引发炒作形成热点,未发生因舆情处置不当引起不良社会反应事件,网上舆情总体平稳。

健康教育和促进

2023年,推进“互联网+健康科普”,高标准完成“健康青岛科普资源库”三期建设。建立健康科普工作激励机制,举办健康青岛科普资源库上线一周年暨青岛市健康科普工作擂台赛。“健康青岛科普资源库”新增健康科普专家812人、健康科普作品3882件、网民阅读量1593.23万人次。依托“健康青岛科普资源库”举办健康科普讲座66场次,建成VR线上云基地21家,20家委属及驻青医疗机构入驻健康教育与诊疗服务“一健通”系统,促进健康教育与诊疗服务的深度融合。聚焦薄弱环节,实施“百村万户”健康素养提升工程。针对居民健康素养水平城乡发展不平衡问题，在7个区市的117个农村社区(村)开展“百村万户”健康素养提升工程，举办“健康科普·天天读”、青岛市居民健康素养知识有奖竞答、青岛市居民健康素养水平自测答题抽奖等线上线下活动，推送健康科普宣传作品1000余条。农村居民参与自测答题26907人、48286人次，满分19374人。推动“将健康融入所有政策”，以点带面打造健康促进环境。组织10区(市)深入开展健康县区建设，遴选推介典型案例11个，城阳区“体卫融合进社区 全民健身促健康”入选山东省2023年健康县区优秀案例。组织医疗机构开展健康促进医院建设，遴选推介典型案例11个，市中心医院“打造乳腺科普体系 助力健康青岛建设”、市中医医院“弘扬中医药文化 促进百姓健康”入选山东省2023年健康促进医院优秀案例。推选命名市级健康促进医院10个、市级健康教育基地7个。以赛促学，促进系统工作人员业务技能有效提升，举办青岛市2023年度健康教育岗位技能竞赛，22支代表队、91人进入市级复赛。组队参加山东省健康教育岗位技能竞赛决赛，获得团体二等奖，1人获第一名并被授予“山东省健康教育技能模范标兵”称号，5人获个人三等奖并被授予“山东省健康教育技能标兵”称号。面向基层，常态化开展健康教育“六进”活动，结合文化科技卫生“三下乡”、全国科普日、健康义诊等活动，组织开展“健康科普专家走基层”暨健康教育“六进”活动，全年组织活动6355场次，参与健康科普专家12854人次，参与市民8480619人次，制作科普作品2211件。会同7家新闻媒体开展健康教育进社区、进农村、进家庭、进机关、进企业、进学校等“六进”活动62场次、录播“健康大学堂”广播节目360余期。青岛大学附属医院“山海相连，情系万里”帮扶海南省陵水黎族自治县人民医院项目、城阳区“三高共管 六病同防”医防融合慢性病综合管理服务项目被市委宣传部评选为2023年度文化科技卫生“三下乡”活动优秀项目；平度市人民医院健康彩虹志愿服务小队被评选为优秀团队；黄岛区中医医院门诊部主任殷雪华被评选为优秀个人。青岛市卫生健康委被中国科协评选为全国科普日优秀组织单位。深入挖潜，着力增强原创健康科普作品供给。组织专家撰写出版《青岛市居民中医药健康知识指南》《青岛市居民卫生健康实用手册》，免费向市民发放，电子版同步向社会发布。拍摄健康科普短视频26个、情景剧10个、《健康厨房》节目20期，在全媒体平台展播，作品传播深度和辐射面进一步增强。精心筹备，圆满完成全国健康促进培训班工作保障，6月13日至16日全国健康促进培训班在青岛举办，圆满完成200余位会议代表的会务保障任务，组织与会代表实地调研青岛9个健康细胞建设点，展示青岛近年来健康教育与促进工作成果。完成2023年居民健康素养水平调查，完成国家卫生健康委在西海岸新区、胶州市监测点480余人的居民健康素养水平监测任务。组织开展青岛市2023年居民健康素养水平调查，在10区(市)设置监测点240个，调查13200人。2023年全市居民健康素养水平提升至35.29%，比上年提升3.12个百分点。

行业安全管理

安全生产

2023年，全市卫生健康系统安全生产形势总体平稳。印发《青岛市卫生健康委员会安全生产责任清单》《青岛市卫生健康系统安全生产工作量化评价细则》《医疗机构安全生产事故典型案例及事故预防常识汇编》等指导性文件，组织开展深化安全生产责任落实专项行动、消防安全专项整治行动、重大安全隐患排查整治等专项行动。先后检查医疗卫生机构1003家次，排查隐患5916项，到期整改率100%。163家医疗卫生机构通过安全生产标准化验收，125家医疗卫生机构完成消防安全标准化自评。在全省卫生健康系统率先建成青岛市卫生健康系统安全生产监管平台。

信访工作

2023年，全市卫生健康系统开展重复信访化解攻坚战和突出信访问题专项治理行动。中央交办的3批信访积案15件，化解率100%。省卫生健康委交办的信访突出问题58件，化解57件，化解率98.27%。全力护航重要时期信访稳定，完成重要敏感时期信访维稳工作，提前化解12起越级上访苗头事件。推进日常信访控增减存，全年日常信访量1202件，信访事项到期受理率、办结率均达到100%。

安保防范网络

2023年，全市33家三级医院均设立警务室，一键报警均接入公安系统，42家二级医院设立警务室，67家二级医院设立治安巡逻点。联合市公安局对医院安防工作进行督导检查，指导各单位积极做好突发事件处置和安防工作建设。处置治安案件548起、扰乱秩序事件1171次。组织开展《反有组织犯罪法》宣传贯彻活动。依法查处各类违法案件890起，处理医疗纠纷966件。

政务服务热线

2023年，全市卫生健康系统共受理政务服务热线投诉3.13万余件，按时办理率为100%。制发热线分析通报12期、报告6份，通过数据分析挖掘数据背后问题根源，联合有关处室、单位提出破解难题的对策建议。将热线办理情况纳入群众看病就医满意度考核。

爱国卫生工作

2023年，爱国卫生运动深入推进，举办"青岛市第35个卫生月暨倡导文明健康绿色环保生活方式启动仪式"，爱国卫生工作水平不断提升，青岛市在全省爱国卫生工作技能竞赛8个专业中有2个专业获得第一名。国家卫生城市创建成果不断巩固，青岛市顺利通过国家卫生城市复审现场评估，连续27年保持国家卫生城市荣誉称号，国家卫生城镇实现全域创建。控烟宣传活动以世界无烟日为契机，深化无烟青岛建设，青岛市15岁及以上成人吸烟率为19.5%，比2014年(21.3%)下降1.8个百分点。健康青岛行动扎实开展，健康山东行动现场会在青岛市召开，青岛市作典型发言，并对城阳区进行现场观摩。

国家卫生城市创建

2023年，全力推进常态化巩固国家卫生城市创建成果工作。市政府主要负责同志对国家卫生城市巩固工作提出具体要求；组织召开巩固国家卫生城市专题会议，分管市领导加强工作部署；市爱卫办主要负责同志对关键点位进行现场督导。市政府出台《青岛市常态化巩固国家卫生城市创建成果实施方案》(青政字〔2023〕7号)，对照新的评审标准完善工作机制，成立领导小组及办公室，抽调人员集中办公，配齐配强工作队伍。制订宣传方案，发布倡议书和宣传海报、短视频，在七区设立国家卫生城市标识10处，组织有关部门、区(市)广泛开展宣传。调整青岛市爱国卫生(卫生创建)专家库，进一步充实复审指导工作力量。组织开展国家卫生城市新标准解读，印发《国家卫生城镇新标准工作手册》《国家卫生城镇标准(2021版)指导手册》，开展培训解读新标准。制定督查办法，组织成员单位开展季度综合督查，常态化开展重点场所和点位督查，进行模拟测评。各级各部门累计开展巩卫督导3372次，督导发现问题18713项，整改率达到99%；清理卫生死角2.86万处，清运垃圾12.6万吨，开展病媒生物消杀1245次，规范和增设鼠屋5.2万处。青岛市顺利通过国家卫生城市复审现场评估。

爱国卫生运动工作

2023年,推进卫生城镇全域创建,胶州市、平度市、莱西市和36个镇全部进入复审和评审程序。省级卫生村创建实现全覆盖。全市推荐278个单位创建省级卫生先进单位。深入开展爱国卫生运动,助力农村新冠疫情防控。发布"大力开展农村爱国卫生运动,助力疫情防控"倡议书,印发宣传海报7500余张。结合第35个爱国卫生月,在市北区举办"青岛市第35个卫生月暨倡导文明健康绿色环保生活方式启动仪式",活动现场25家单位开展义诊、健康咨询、病媒生物防制、垃圾分类宣讲等活动,同步开展卫生大扫除活动。爱国卫生月活动期间,青岛市集中开展宣传活动244次,清理脏乱死角1.97万处,清除垃圾堆物5600吨、病媒生物孳生地2337处。

控烟工作

2023年,围绕第36个世界无烟日,在全市范围内举办青岛市控烟科普作品征集大赛,累计收到200余个单位和个人的作品616件。采取线上方式开展无烟家庭建设,9554个家庭成功参与青岛市无烟家庭建设。开展以"远离烟草,共建无烟家庭"为主题的控烟科普讲座,通过"蓝睛"APP进行现场直播,累计9.4万人次观看。市爱卫办各成员单位响应世界无烟日活动,累计开展控烟宣传活动492场次,发放宣传材料5.5万余份,其中崂山区组织45所中小学校开展国旗下讲话、控烟签名活动,覆盖3.5万余中小学生。城运控股公交集团打造209、361、364等公交线路"世界无烟日"主题车厢,制作张贴主题海报和文化宣传报。围绕《青岛市控制吸烟条例》实施十周年举办系列活动,邀请知名控烟专家进行授课,举办控烟执法能力提升培训班,举办《青岛市控制吸烟条例》实施十周年控烟成就图文展。开展《青岛市控制吸烟条例》实施十周年控烟集中联合执法检查,累计开展控烟执法检查1629次,出动执法人员8229位,检查场所或单位12295个。

健康青岛工作

2023年,继续推进健康青岛16项专项行动,开展健康青岛行动前景评价研究,梳理健康青岛推进情况,构建健康山东行动指数,系统评估健康青岛行动推进效果。开展健康青岛行动监测评估,形成2022年健康青岛行动监测评估指标体系和报告。印发《青岛市健康县区、健康乡镇和健康细胞建设工作方案》,开展健康细胞建设工作,建成各级各类"健康细胞"1291个,打造一批健康村镇等"健康细胞"的样板案例。承办第二届健康山东行动知行大赛医疗机构专场竞赛,青岛市战队获得第一名,2名参赛队员获得个人风采奖。青岛市获批健康城市建设推动健康中国行动创新模式第二批试点城市,作为全国三个试点城市之一开展宫颈癌、乳腺癌和肝癌综合防治工作。

人 事 管 理

重点举措

建立主题教育学习清单,印发《主题党日建议方案》,落实"第一议题"制度,组织党员干部认真学习习近平总书记最新重要讲话精神以及《习近平著作选读》等学习材料。举办5期专题读书班,组织734名党员领导班子成员和基层党组织书记到分管单位(科室)、所在支部讲专题党课。印发《大兴调查研究实施方案》,确定调研课题177个,其中重点调研课题15个,召开调研成果交流暨典型案例剖析会,提出24条创新举措,出台13项制度。推动高质量发展,建立寻标对标清单,明确公立医院改革与高质量发展等6项任务的对标城市、对标措施;建立民生项目清单,抓好智慧医疗、中医药强市建设等8个民生项目。把提升群众看病就医满意度作为"自选动作",组织开展"我当一天医生/护士""我当一天患者"沉浸式换位体验活动。针对城区部分大型医院存在患者"停车难"问题，制定各医院停车治理“一院一策”。开展解决群众急难愁盼问题百日攻坚行动暨“四送四进四提升”健康促进行动。建立三级问题清单，查摆问题 8 个（其中省备案 6 个），逐项制定整改措施。开展群众看病就医不够便利问题专项整治，成立工作专班，召开专题会、观摩会，举办专项整治擂台，建立周调度工作机制。学习践行“浦江经验”，落实领导干部信访包案制度，市卫生健康委领导班子成员带头开展“大接访”，先后约谈重点信访人 9 人次，成功化解 3 名重点信访人积案；中央交办的第三批 15 件信访积案全部由市卫生健康委领导包案，推动省卫生健康委和市信访局交办信访突出问题化解工作。注重建章立制，先后出台制度文件 20 个。

干部队伍建设

全面推进公立医院党的建设，落实党委领导下的院长负责制，加强委属单位领导班子配备。组织开展处级领导干部选拔任用工作 2 次，提拔正处级领导干部 11 名、副处级领导干部 20 名，进一步使用干部 16 名，调整交流干部 41 名。在新提拔的 31 名处级领导干部中，平均年龄 47.51 岁，医学相关专业干部 23 名，占比 74.2%。启动新一轮委属单位经常性调研，全面了解领导班子运行和班子成员现实表现情况。加强公务员干部队伍建设，在市卫生健康委机关、市卫生健康委综合监督执法局、市计生协会机关新提拔正处级领导干部 7 名、副处级领导干部 9 名，晋升处级职级公务员 34 名、科级职级公务员 26 名，新提拔的 16 名处级领导干部中，平均年龄 43.81 岁。注重市卫生健康委机关干部专业化建设，在新进人员的岗位设置中向医学相关专业倾斜，新录用的 7 名公务员、选调生均为医学相关专业。加大干部教育培训力度，全年组织培训 10 个班次 15 期，培训干部约 700 人次。组织市卫生健康委领导参加第二批干部履职通识系列网络课程培训班，选调 18 名机关干部参加市委党校主体班次培训，选派 22 名干部参加各级各类专题培训班。做好信息系统人员信息维护工作，健全干部培训电子档案，将全年参训情况建档入库。严格干部日常监督管理，迎接市委组织部选人用人工作专项检查，研究出台《领导干部“八小时之外”行为监督管理暂行办法》，做好领导干部个人有关事项报告，集中报告 234 名，查核比对不一致率由 2022 年的 10%下降为 2.98%。加强干部档案标准化建设，组织开展干部档案管理“质量提升年活动”，集中收集审核归档材料约 3000 份，复核干部档案 296 本，对新录用公务员和新提拔领导干部做好档案任前审核工作，持续推进档案管理队伍专业化，分批次开展档案工作培训。

人才引进

构建党管人才格局，成立市卫生健康委人才工作领导小组，搭建“才赋卫来”平台，创新设立“才赋卫来”服务品牌，举办 2023 年“胶东五市”卫生健康招才引智双选会，承办首届半岛地区卫生健康人才发展环境推介会暨第 26 届全国医药卫生行业人才招聘会（青岛场），近 400 家单位和 2 万多名毕业生参会，相关做法被多家国家级和省级媒体报道。组织医疗机构赴哈尔滨医科大学、西安交通大学等重点高校开展校园招聘，完成 13 名 2023 届公费医学毕业生选岗。全年累计引进培育高端人才 5 名、市级高层次人才 64 名、高级职称专家 109 名；全职引进 1 个省级重点学科团队，招聘博士、硕士研究生学历者 1091 名。健全人才培育机制，围绕卫生健康重点学科建设，分层次、分类别组织 208 名优秀青年医学专家、优秀医学骨干人才赴北京大学医学部、中南大学湘雅医院等知名医院跟岗实训。先后推荐 1 人入选享受国务院政府特殊津贴、1 人入选国家卫生健康突出贡献中青年专家、3 人入围享受省政府特殊津贴、4 人入选享受市政府特殊津贴、1 人入选市政府特聘专家、44 人入选青岛市拔尖人才。

事业单位人事管理

深化薪酬制度改革。推进《青岛市深化公立医院薪酬制度改革实施方案》落实，起草《关于进一步加强委属医院绩效工资总额管理的通知》。强化疫情服务保障，协调市财政局、市人力资源和社会保障局落实市属医疗卫生机构医务人员激励政策，核增一次性薪酬（绩效）工资总量 11328 万元，其中市财政保障 8157 万元；指导医疗卫生机构制定具体的内部分配办法。落实国家和省关于医务人员过渡期临时性工作补助和一线医务人员卫生防疫津贴发放政策，累计指导发放补助、津贴金额达 1.3 亿元。开展专技岗位评聘，做好 2023 年度全市卫生（基层卫生）系列副高级职称评审，全市有 2241 名专业技术人员参加评审，经个人申报、民主评议推荐、单位审查、主管部门审核、评委会评审等程序，1550 人通过评审。组织委属单位完成 2023 年度事业单位专业技术二、三级岗位评聘工作，1 人获聘二级岗位、42 人获聘三级岗位。督导高质量发展综合绩效考核工作，做好相关考核材料报送工作。印发委属医院和其他事业单位绩效考核工作方案，进一步优化委机关考核办法。

财 务 管 理

资产状况及财务收支情况

2023 年，全市市、区（市）卫生健康部门所属公立医院（下同）资产总额为 263.28 亿元，同比增长 24.56%。全市公立医院总收入 280.42 亿元，其中，医疗收入 219.38 亿元，同比增长 14.38%。全市卫生健康部门所属基层医疗机构资产总额为 29.24 亿元，同比增长 19.06%。全年总收入 47.05 亿元，同比增长 1.77%，其中，医疗收入 22.34 亿元，同比增长 28.32%。全市卫生健康部门所属卫生健康机构资产总额为 49.43 亿元，同比增长 9.97%。全年总收入 45.76 亿元，同比下降 19.58%，其中，财政补助收入 44.93 亿元，同比下降 19.42%。

财务管理

印发《青岛市卫生健康行业财会监督工作实施方案》《青岛市卫生健康委财经纪律重点问题专项整治行动工作方案》《关于进一步加强委机关及委属单位内部控制管理的通知》《青岛市卫生健康委员会国有资产处置管理办法》等系列文件，完善内部控制管理制度，强化国有资产处置监督管理，规范卫生健康经济活动全流程管控，加强财会监督和财经纪律刚性约束，推动中央、省、市重大决策部署落实到位。印发《青岛市开展集中整治医疗机构违法违规获取医保基金三年专项行动实施方案》，保障医保基金安全，提升医疗机构精细化管理。聚焦经济运行管理，获 2022 年度全国卫生健康财务年报编制工作二等奖。

政府采购

加强政府采购监督管理，落实政府采购项目统一使用山东省网上商城采购，进一步规范集中采购目录内项目省网上商城采购行为。指导委属单位及委机关合法合规开展政府采购 1546 笔，采购金额 19.24 亿元。会同市财政局开展委机关及委属单位政府采购专项检查，落实绿色采购、政府采购促进中小企业发展等政策，进一步优化营商环境。市卫生健康委政府采购项目面向中小企业采购 43952.71 万元，其中，面向小微企业采购占比 70.27%，支持脱贫地区农副产品采购全年交易额 96.69 万元，超过预留份额 31%。

审计监督

充分运用审计手段，通过第三方审计与内部审计有效结合，强化经济管理内部监督。委托第三方审计机构对市卫生健康委委属单位（含工会及代管学会、协会等共 64 家）2022 年的财务收支、资产管理、招标采购、医疗服务收费、以前年度审计问题整改、亏损核定、价格补偿、内部控制建设等情况进行全面审计。配合完成市审计局对市卫生健康委的经济责任审计，第一时间组织问题整改和全面自查自纠，查漏补缺，堵塞管理漏洞。组织委属各单位内审机构对资产管理和专项资金使用开展重点审计及领导干部离任审计，进一步规范被审计单位的经济管理工作。

对口支援协作

印发《2023 年对口支援和东西部协作工作方案》，对县级尤其是国家乡村振兴重点帮扶县重点支持，全年派出 220 名以副主任医师、高年资主治医师为主的专业人才，培训陇南、定西医务人员 2 万余人次，开展疑难病例讨论 800 余人次、手术示教 500 余人次；门诊坐诊、义诊、会诊等16000余人次；接收300余名协作地医疗卫生专业技术人员到青岛市各医疗机构跟岗锻炼学习。签订《2023年东西部卫生健康协作协议书》，为定西、陇南集中派送首批市级及以上医疗卫生技术人才56名；开展青岛帮扶甘肃定西医疗卫生人才“四送四进四提升”活动，为100余名当地群众提供免费诊疗、健康咨询服务、药物等，着力提升当地群众卫生健康服务获得感。

机关党委工作

党建工作

2023年，组织召开2022年度委属单位述职“擂台赛”暨党组织书记抓党建述职评议会议。召开全委灯塔-党建平台党组织和党员信息库信息补录工作培训部署会，对委（代管）属各单位党组织“灯塔-党建在线”592个基层党组织和6450余名党员的信息，按照要求进行补充、修改和完善。印发市卫生健康委党组、委属单位和党员干部2023年理论学习安排意见；依托上海交大组织举办“以党建为统领 推动公立医院高质量发展培训班”。组织召开2023年党建工作重点任务推进会及党建协作区轮值组长单位工作交接。组织592个党支部开展党支部评星定级工作，51个党支部被市直机关工委命名为2022年度市直机关五星级基层党支部。市卫生健康委机关3个党支部被评为市直机关五星级党支部，7个党支部被评为四星级党支部，14个党支部被评为三星级党支部。市卫生健康委党组会同市委组织部联合印发公立医院党建工作重点任务清单。市卫生健康委机关23个党支部按期完成换届选举工作。组织党建工作的负责同志参加在重庆红岩干部学院举办的全国县级公立医院党建工作示范培训班；组织市妇女儿童医院、市中心医院、市第八人民医院的3个党支部参加全省卫生健康系统在泰安市举办的“党建品管圈”创新项目大赛，分别获二、三等奖及优秀奖，市卫生健康委获优秀组织奖。12月30日，根据市委组织部和市委市直机关工委的要求，整建制将青岛市中心医院党委转入市委教育工委；12月23日，完成委属（代管）各单位党组织2023年度的党内统计年报工作；全年完成104名党员计划的发展工作，分2批按期转正党员81名；分2批研究确定党员发展对象77名，确定入党积极分子62名；先后组织6批120名新党员和预备党员参加市直机关工委举办的党员培训班。

精神文明建设

制发《2023年青岛市卫生健康委精神文明建设工作要点》，部署并做好卫生系统创建全国文明城市和创建文明单位等系列精神文明创建工作。梳理并上报承担全国文明城市创建各类工作资料和图片资料100余份。采取集中培训观摩，专项督导组以“四不两直”实地巡查指导等形式对全市23家列入实地测评的医疗卫生机构开展集中整治提升活动。3月23日，国家检查组对青岛大学附属医院市南院区进行实地抽查，未出现扣分项。完成2023年度全国、省、市级共24个文明单位的推荐评选工作，完成青岛市市立医院、青岛市中医医院（市海慈医院）全国文明单位复审实地测评，完成市中心医院等6家省级文明单位的复审。

打造“守护健康”新形象，开展系列志愿服务行动。组织委属单位开展文明行为随手拍、“双报到”、“让党旗在基层一线高高飘扬”、“我们的节日”等活动。全年组织卫生健康讲堂活动9期，市卫生健康委与党建联系点金沙路社区以“社区共建守护健康”为主题，开展“双报到”暨共建志愿服务活动。在元旦、春节、中秋节、重阳节等重要节日到社区进行走访慰问、组织专家义诊等，发放节日慰问品价值4000余元。组织开展“慈善一日捐”活动，市卫生健康委机关156人参加，捐款5.48万元。市卫生健康委组织医疗拥军、走访慰问、健康知识进军营等各类活动40余次，投入活动经费10万余元。积极开展行业典型选树活动，提报的“全环境立德树人”心理健康公益宣讲志愿活动被列为青岛市“学雷锋，当先锋，我与城市共提升”主题活动重点活动计划。推荐的青岛市中医医院(市海慈医院)潘霞获评2023年度“青岛市十佳好军嫂”，推荐的市第六人民医院李洪波被评为2023年“岗位学雷锋标兵”。市卫生健康委机关组队参加全市卫生健康系统运动会、八段锦、乒乓球、羽毛球、毽球等各项比赛，均取得较好成绩。

工会工作

2023年，健全组织建设，召开青岛市医务工会第三届委员会第二次会议，选举王丽华为青岛市医务工会主席，增替补王丽华等23名同志为青岛市医务工会第三届委员会委员。举办青岛市卫生健康系统工会干部培训班，全市卫健系统80余名工会干部、女工委主任、经审委主任参加培训。开展基层单位工会重点调研工作，组织专家对上报调研课题进行评审，评选出19篇获奖作品。完善基层工会民主管理，中国教科文卫工会全国委员会副主席郑晋平、卫生体育工作部副部长张海港在山东省医务工会主席李景文陪同下来青岛调研医院民主管理工作。郑晋平对青岛市医疗卫生系统职代会规范建设和高质量运行给予充分肯定，将职工同工同酬和医务工会在基层组建乡村医生工会联合会、非公立医疗机构建会等工作经验进行总结推广。青岛市中心医院获评全国教科文卫体系统模范职工之家。

开展2023年元旦春节期间送温暖活动。多方筹措资金39.15万元，对232名患病困难职工、患病困难劳模、遭受突发灾害职工以及派驻干部进行送温暖慰问。开展慈善公益扶贫助学活动。组织开展2023年“慈善一日捐”活动，卫生健康系统筹集善款136万余元，创历史新高。开展一线医务人员疗休养工作。组织82名一线职工分4批赴齐河、五莲、台儿庄、青岛工人疗养院等地进行疗休养。开展丰富多彩的文体活动。先后举办职工运动会、羽毛球、乒乓球、毽球、足球、八段锦、摄影等比赛；组队参加市直机关第十届体育联赛，获得乒乓球混合团体赛一等奖、羽毛球混合团体赛二等奖。

联合市人力资源和社会保障局、市总工会、团市委、市妇联举办青岛市第十一届“健康杯”技能竞赛，先后举办精神卫生临床诊疗、血液净化护理、危重孕产妇急救技术、工作场所职业病危害因素监测、输血前免疫血液学检测等5项技能大赛。联合有关单位和处室，组织开展全市卫生健康系统卫生健康监督执法、院前急救、突发公共卫生事件、应急救护、中西医结合急危重症救治、地方病防治、妇幼健康、重症医学等25项技能大赛。全年开展30项技能大赛，吸引和带动全市卫生健康系统27688人参加各层次227场竞赛。

举办青岛市卫生健康系统第五届“健康杯”职工创新成果展示擂台赛。全市41个医疗卫生机构征集职工创新成果228项，经专家初评、PPT汇报、现场答辩等环节，有103项获奖。组织开展全市卫生健康系统第三批“劳动模范(领军人才)创新工作室”评选活动，评选出21个青岛市卫生健康系统“劳动模范(领军人才)创新工作室”，“袁荣涛劳动模范(领军人才)创新工作室”获青岛市“劳动模范(领军人才)创新工作室”。开展“医务职工换位体验”活动，征集金点子3000余条，遴选40条具有创新性、建设性的改善医疗服务“金点子”，为提升青岛市医疗卫生系统群众服务满意度建言献策。开展“查隐患、保安全、促发展”群众性安全生产活动，联合市总工会、市应急办组织开展青岛市职工“转作风优环境建功高质量发展”安全知识大赛。联合市卫生健康委行业安全处组织开展医疗系统职工安全生产宣教工作，编制《医疗机构生产安全事故案例及事故预防常识汇编》1000册发放各单位。

维护女职工特殊权益。开展女职工“维权行动月”活动，依托“齐鲁工惠”APP，开展女性健康知识、法律知识“健康天使”有奖竞答活动，有1000余名女职工参与答题。委属有14个单位开展“两癌”筛查，投入资金307.5395万元，受益女职工17295人。推进医务职工子女托育、托管服务试点工作。青岛市妇儿医院开展暑期爱心托管驿站，20余名学龄期职工子女报名参加，青岛市妇儿医院荣获山东省“爱心托育用人单位”称号，先进经验在全国、全省予以推广；青岛市市立医院开展爱心托管驿站，服务职工子女16名。组织女职工积极参加公益活动。卫生健康系统女职工在市妇联“献爱心助春蕾——99公益日联合募捐”活动中，为“春蕾女童”捐款27382元。举办“三八”妇女节创意沙龙系列活动。有370余名女职工踊跃报名，分4个班次参加景观制作、蝶骨巴特、陶艺彩绘、DIY手绘玻璃器皿等活动。开展天使妈妈训练营，举办“中医针灸”“小儿推拿”“形象设计与化妆”等女职工素能提升课程，有150人次报名参加。开展2023年度“书香三八”征文、家书阅读评选表彰活动，征集优秀作品108篇。其中，青岛市医务工会被评为2023年度全省医务系统“书香三八”读书活动最佳组织奖，有5名女职工的作品在全国第十一届“书香三八”读书活动中获奖，有21名女职工的作品在2023年度全省医务系统“书香三八”读书活动中获奖。

2023年，青岛市卫生健康委有162个集体和个人获得市级以上工会工作和女职工工作表彰。其中，山东省巾帼建功先进集体1个，全国教科文卫体系统模范职工之家1个，山东省医务系统职工科技创新优秀成果奖3项，青岛市五一劳动奖状1个，青岛市三八红旗集体3个，青岛市工人先锋号3个，青岛市巾帼文明岗6个，青岛市创新班组2个，青岛市劳模和工匠人才创新工作室1个；山东省先进工作者1人，山东省新时代岗位建功劳动竞赛标兵个人2人，山东省医务系统“最美女职工”1人，青岛市五一劳动奖章12人，青岛市职工创新能手1人，青岛市三八红旗手4人，青岛市巾帼建功标兵9人，青岛市“最美家庭”2个，青岛市十佳好军嫂1人。

离退休干部工作

制度机制建设

将离退休干部党建工作纳入全委党建工作计划，按规定设置老干部工作机构，配齐配强专(兼)职工作人员。坚持开展调研活动，并将形成的成果及时拓展至各单位。利用会议、情况交流加强老干部工作专(兼)职人员培训，打造“三化一型”老干部工作队伍。用好工作网站、微信公众号、“老干部”APP等新媒体渠道，提高信息宣传工作水平，加强各单位的交流互动，推广离退休干部在党的建设、政治教育、法律服务、管理服务等好的做法，提升老干部工作水平。注重完善落实离退休干部政治关怀、生活待遇和保障机制建设，举行春节团拜会，在重要节庆和纪念日看望慰问离退休老同志。鼓励广大离退休干部面向社会和人民群众开展“正能量”活动。选树宣传以李桂美和市中心(肿瘤)医院离休干部党支部(青岛市第三届“离退休干部示范党支部”)为代表的一批老干部和老干部工作先进典型经验。

党建工作

组织离退休党员干部深入学习贯彻习近平新时代中国特色社会主义思想和党的二十大精神。依托“离退休干部”“惠风家园”等微信公众号，组织老干部收看“网上专题报告会”“每月一讲”等网络课程。加强分类指导和督促检查，改进教育管理方式，及时总结推广各单位好的做法和工作经验，着力提升市卫生健康委机关1个离退休干部党支部和委属单位10个离休干部党支部建设水平。开展主题教育，组织市卫生健康委机关离退休干部党支部党员赴青岛市党史纪念馆、市妇女儿童医院观看党史学习教育录像片、重温入党誓词，开展座谈交流活动。为老同志订阅时政生活类刊物。在委属单位党建活动室、文化活动室加挂离退休干部活动室牌子，加强老干部活动阵地建设。按要求做好离退休党员干部教育提示提醒工作，利用干部退休、出入境审批、举办重要活动等时机，向老干部发放提示提醒函。动员全委老干部发挥专业特长，动员全系统老同志踊跃参加“五为”文明实践志愿服务活动，主动融入社区，参与基层治理和关心下一代工作。参加全市“学思想见行动”老干部艺术节活动，先后获得青岛市“离退休干部诗词创作比赛”、“退休干部诗词诵读会”、“楹联”书画展、扑克够级大赛、乒乓球比赛“优秀组织奖”5项，市市立医院、市中医医院等4个集体，董学淑、王丽萍、刘景曾等11名个人分获一、二、三等奖。

管理与服务工作

深入落实创新开展的“薪火代代传・健康忘年交”青年志愿者服务行动项目。落实“定期联系服务老干部”相关工作制度，开展“温暖传情、关爱入户”大走访大调研系列主题活动，先后为市卫生健康委机关老干部解决看病就医、住院协调、银行卡办理、家庭矛盾调解、出入境审批等事项70余人次。向老党员颁发“光荣在党50年”纪念章，举办机关退休干部“荣退仪式”。确保老干部各项政治待遇、生活待遇得到落实，帮助2名离退休干部向上级申领特殊困难补助。保障市卫生健康委机关6个批次33名离休及副局级以上干部、39名处科级干部健康体检工作。按时足额为市卫生健康委机关3名离退休干部党支部书记(成员)发放工作补贴。关心关怀老干部，定期到老干部家中走访慰问、通报情况、征询意见。

计划生育协会工作

改革发展

2023年，主持召开区(市)计划生育协会(以下简称“计生协”)改革推进会，加快改革进度，10个区(市)全部出台计生协会改革实施方案。3月，各区(市)委编办印发文件规范明确计生协会办事机构改革要求，推广运行“网上计生协”系统。完成市、区两级换届，11月30日在市级机关会议中心召开市计生协会第七次会员代表大会，选举产生第七届理事会、常务理事会及领导机构，副市长、市计生协会会长赵燕出席会议并讲话。组织各区(市)计生协会全部完成换届，明确新一届领导机构。改革典型经验材料“锐意改革 积极作为 全面推进全市计生协会事业高质量发展”在省计生协七届三次理事会暨全省计生协工作会议上进行书面交流，改革完成情况得到中国计生协专职副会长姚英、副秘书长何翔，省计生协会会长刘均刚、常务副会长于富军的充分肯定。

生育支持服务

完善协会部门与市卫生健康委相关处室协作共建机制，全程参与市委、市政府《青岛市优化生育政策促进人口长期均衡发展实施方案》(以下简称“实施方案”)的起草修订，并印发关于深入学习贯彻实施方案的通知，要求发挥各级计生协会作用，推动三孩生育政策和各项配套措施落实落地。推进建立以优生优育指导中心为龙头、“向日葵亲子小屋”为基础，计生协会为枢纽、专家团队为支撑的优生优育服务体系。2023年，青岛市优生优育指导中心、向日葵亲子小屋、婴幼儿照护场所318个，比上年增加118个，增长率达59%。即墨区妇幼保健计生服务中心获评中国计生协“优生优育指导服务中心”、通济街道和平三区社区获中国计生协“向日葵亲子小屋”项目，青岛西海岸新区妇幼保健院获省计生协优生优育指导中心，全市首家大型公建民营0～3岁婴幼儿照护指导中心在城阳区城阳街道前旺疃和美社区启动。与市妇儿医院联合启动“宝贝箱-幸福母婴计划”公益项目，为计生家庭提供生育指导、幼儿养育等支持。

2023年，联合转发国家卫生健康委等14部门《关于落实人口高质量发展要求开展生育友好宣传教育的通知》，组织开展生育友好宣传教育。利用“5·29”会员活动日、“7·11”世界人口日、“99公益日”等节点集中开展三孩政策、新型婚育文明、关爱计生困难家庭、现场义诊等群众性宣传服务。全市开展孕妇课堂、家长课堂、妇幼保健讲座等活动2700余场，受益人群302万多人次；开展各种亲子活动2600余场，受益人群近3.5万人；开展演出、演讲、比赛等各类主题活动96次，参与活动0.54万人次；开发、印制、发放各类宣传资料近13万份。印发《关于进一步加强信息报送工作的通知》，明确信息报送渠道。创办《协会月报》，打造全市计生协会宣传窗口和平台，全年刊发11期，受到省计生协常务副会长于富军高度评价。全年全市计生协会在《光明日报》、《人口健康报》、《人生》杂志、《大众网》、中国计生协网站等国家、省、市级媒体发表信息100多篇。在中国计生协公布的《“倡新时代婚育文化助家庭和谐幸福”100个“最受网友喜爱的‘5·29’随手拍”》中，市计生协会、李沧区计生协会、即墨区计生协会、西海岸新区黄岛街道计生协会和隐珠街道金河社区计生协会5个单位获奖，是唯一一个市、区、镇、村四级同时获评的城市。

生育关怀行动

加强“暖心家园”建设，推动建立长效帮扶机制。城阳区上马街道林家村暖心家园获中国计生协项目点，组织全市实地参观莱西市姜山镇三都河暖心家园。全市累计建设暖心家园40个，建立志愿者服务队500支，志愿者8000余名，开展集体庆生、文体活动、走访慰问、心理疏导、健康讲座等，帮助计生特殊家庭解决生活上的困难。推荐的城阳区、莱西市2名选手获省计生协“暖心协会 贴心守护”演讲比赛三等奖，市计生协会获优秀组织奖。全年募集人口关爱基金540万元，列全省第一，青岛西海岸新区、胶州市、崂山区、城阳区、即墨区受到省计生协、省人口关爱基金会通报表扬。各区（市）利用春节、“5·29”会员活动日、中秋节、国庆节等，广泛开展计生困难家庭走访慰问。组织开展“99公益日齐鲁暖心健康包”项目宣传筹款活动，为计生特困家庭老人免费发放“健康包”。

持续开展计生家庭系列保险项目。各区（市）投入资金推进计生特殊家庭住院护理补贴保险和计生家庭意外险等。2023年，全市计生协会开展计生保险保费2778.95万元，25万余名计生群众参保。累计赔付金额2247.37万元，简单赔付率为80.87%。其中，为计生特殊家庭开展的专属保险保费521.34万元，参保人数1.95万人，累计赔付金额465.7万元，简单赔付率为89.33%。

家庭健康促进行动

加强队伍建设。按照要求建立数量充足、素质较高、作风过硬、服务优质的家庭健康指导员队伍。联合市疾控中心、市妇幼保健计生服务中心、市急救中心、市精神卫生中心开展家庭健康知识培训，认定市级家庭健康指导员36名。各区（市）计生协会陆续开展培训，建立起区、镇（街道）、村（社区）三级健康家庭指导员队伍，全市培训家庭健康指导员5234名。

开展家庭健康活动。与市医务工会联合开展“好家风 健康行 贴心守护”优秀事迹宣讲大赛，城阳区、即墨区、青岛西海岸新区、市北区、市南区、李沧区计生协会获优秀组织奖。组织收听收看“国宝相伴 健康同行”“2023中国家庭健康大会”等主题系列微直播，倡导正确生育观，营造健康的家庭环境。联合举办“托育服务进行时 健康科普进社区”系列活动，开展托育服务、婴幼儿照护、近视防控等健康知识讲座，受到群众好评。在国家卫生健康委能力建设和继续教育中心2023年度“中国家庭健康守门人”征集活动中，由胶州市计生协推荐的胶北街道胶北卫生院井伟副主任医师，获“2023年中国家庭健康守门人”称号。

持续推进青春健康。深入落实《生殖健康促进行动方案（2023—2025年）》，探索推进全生命周期综合服务模式。组织参加国家级青春健康师资培训，加强专业师资队伍建设。青岛城市学院、青岛工程职业学院中标中国计生协青春健康高校项目，青岛港湾职业技术学院青春健康俱乐部被中国计生协授牌“青春健康教育基地”。

党建工作

深入贯彻落实全国计生协系统学习贯彻党的二十大精神座谈会，组织全市认真学习《计生协会员群众学习贯彻党的二十大精神手册》，深入宣传党的二十大精神，常务副会长杜维平的学习体会文章入选中国计生协《全国计生协学习贯彻党的二十大精神会长谈体会》一书。组织召开全市计生协会系统学习贯彻党的二十大精神座谈会，引导党员干部切实用党的二十大精神武装头脑、指导实践、推动工作。常务副会长杜维平的署名文章《深入学习贯彻党的二十大精神 奋力谱写新时代青岛市计生协事业高质量发展新篇章》在《人生》杂志2024年第1期刊发。

围绕“学思想、强党性、重实践、建新功”总要求，一体推进理论学习、调查研究、推动发展、检视整改等各方面工作。以“四不两直”形式到各区（市）开展调查研究，形成多份调研报告。将“区市计生协会改革不到位”列入市卫生健康委主题教育整改问题清单，切实采取措施整改落实。不断加强机关党的建设，开展“党建引领协会高质量发展”系列主题活动，组织参观青岛清廉家风馆、党史纪念馆、革命烈士纪念馆、毛公山红色教育基地及“深化作风能力再出发 优化营商环境见行动”图片展等，进一步净化党员干部心灵，推动机关党建提档升级。

学术团体活动

青岛市医学会

概况

青岛市医学会是由全市医学科学技术工作者自愿组成，依法登记成立的学术性、非营利性法人社团，是党和政府联系医学科学技术工作者的桥梁和纽带，是发展全市医学科学技术、卫生健康事业、医养健康产业的重要社会力量。学会业务主管单位为青岛市科学技术协会，接受青岛市卫生健康委的业务指导。

历经76年沧桑历程，在历任理事会的领导下，在各分支机构和全体会员的共同努力下，学会发展成为拥有8000余名会员、60余个团体会员单位、110个专科分会、青岛市规模最大的学术团体。涵盖临床医学的各个学科，荟萃各级医疗机构优秀专业人才，拥有深厚群众基础和学术底蕴。

2022年10月25日，学会召开第十三次会员代表大会选举产生第十三届理事会。会长：薄涛；副会长：吕富杰、李环廷、管军、池一凡、张春玲、邢泉生、徐欣、于腾波；秘书长：管军（兼）。第十三届理事会提出"立足新起点，贯彻新理念，谋划新发展，凝心聚力，务实拼搏，全面推动学会的高质量发展"的新目标。

坚持党建引领

2023年5月7日，学会支部委员会召开党员大会，选举产生新一届支部委员会。学会始终坚持"党建引领学会发展"的战略，落实好"第一议题"制度，利用会长办公会、换届选举大会、党建工作小组会议等多种形式开展主题教育。创新建立青岛市医学会官方网站、微信公众号，搭建起新时代下党建学习教育、学会新闻动态发布的载体，进一步巩固和加强了学会党建和文化宣传阵地。学会被青岛市科协评为2023年度先进党支部、党建工作先进学会。

治理能力建设

根据市卫生健康委工作安排和未来发展需要，学会在2023年初变更新办公地点，建立全新工作班底。规划设置综合办公室、学术会务部、杂志编辑部、医疗鉴定部等4个主要办事部门，采用"借调＋外聘"相结合的形式组成10人工作团队，奠定未来发展根基。理事会着力强化章程、制度、流程的规范化和标准化建设，制定、优化、完善工作制度流程12项，编制《青岛市医学会制度汇编》，确保各项工作开展有章可循、有据可依。按流程完成49个届满专科分会换届工作，创新成立6个多学科联合专业委员会，加强多学科协作工作模式，进一步强化学科之间的学术交流与互动。

建成学会官方网站，全面展示学会及各分支机构工作和新闻动态，打造好学会与分支机构、会员之间的沟通桥梁，向社会各界展示学会的良好形象。上线会员管理系统，实现会员管理、机构管理、分会管理、换届管理以及会费收缴的线上管理，标志着学会信息化建设实现零的突破，学会内部治理工作效率和规范性得到有效保障。

2023年10月20日，中华医学会副会长兼秘书长王健，山东省医学会会长袭燕、秘书长岳冬丽一行来青岛市医学会考察指导工作，对学会工作给予高度肯定。

学术交流活动

2023年，学会围绕深化医药卫生体制改革的主线，积极搭建学术交流促进平台。组织参加"塔尖医院2.0"主题云峰会——向最好的医院学管理培训班，市卫生健康委领导带队、委属6家医疗机构院长参访华西医院；举办"聚集新效能 赋能高质量——绩效管理赋能高质量发展大会"，来自省内52家医疗机构，200余名医院院长及管理者参加大会，共同交流分析经验、探讨医院高质量发展路径。学会组织各分支机构举办学术年会、交流研讨会、培训班等会议活动119场次，邀请300余名国内外专家来青授课交流，参会人数超过8000人次。

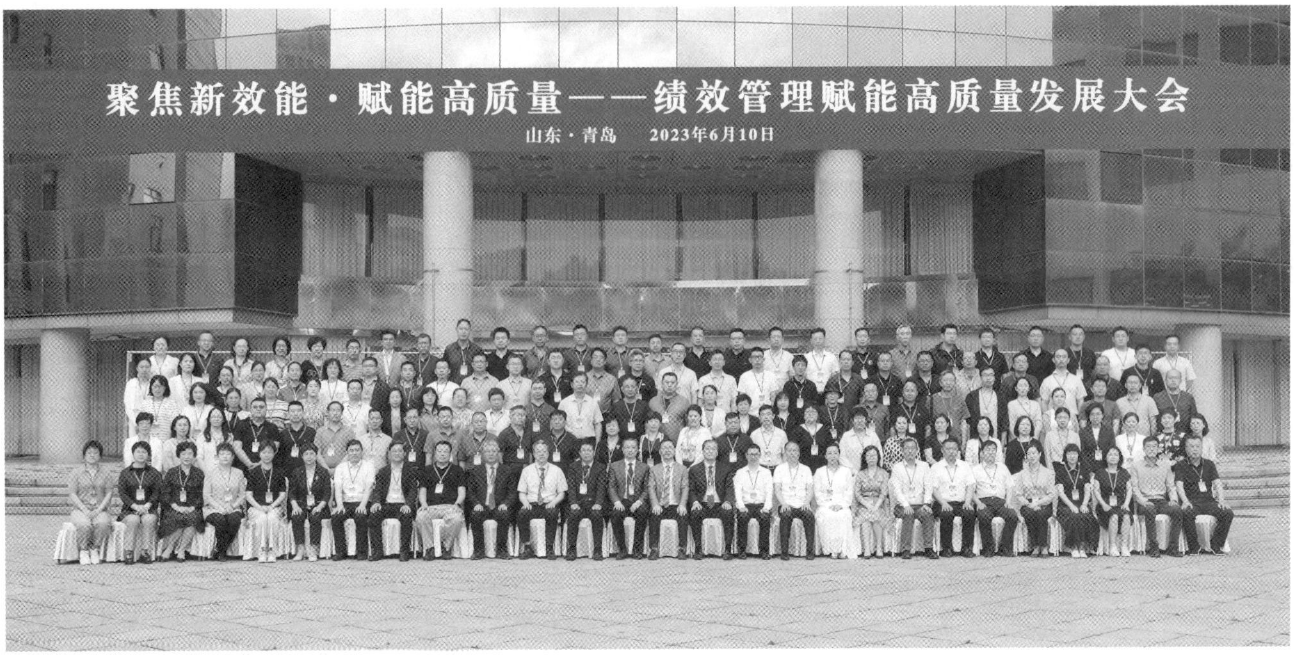

2023 年 6 月 10 日，青岛市医学会举办“聚集新效能 赋能高质量——绩效管理赋能高质量发展大会”。

期刊编辑出版

着力提升学会《青岛医药卫生》办刊水平。2023年，建立由专科分会主委、副主委为主的编委会与评审专家库，进一步完善期刊的审校流程，严格落实“三审三校”制度。上线期刊采编系统，实现作者在线投稿、专家在线审稿，期刊编辑发行工作更加流畅。加强期刊在全市范围内的宣传，利用换届大会、学术交流会对期刊进行推介，开展基层医疗卫生机构的针对性征稿。收到投稿 4000 余件，出版期刊 6 期，总发行量 3.3 万册。

医疗事故鉴定

2023 年，学会按规定受理各区（市）卫生行政部门医疗事故技术鉴定委托 52 例，29 例因申请方原因中（终）止，完成医疗事故技术鉴定 20 例，编制《2023年医疗事故技术鉴定情况分析报告》，开展医疗事故鉴定结论的分析利用。医疗事故鉴定结论接入青岛市卫生健康综合监管平台，为全市医疗机构信用评价和医疗事故防范提供依据。

社会责任

广泛开展健康科普和基层提升活动，展现学会责任担当。组织广大会员积极参加国家卫生健康委“新时代健康科普作品征集大赛”、山东省医学会“首届医学科普创作大赛”、青岛市科协“青岛市科普示范工程项目”，联合青岛市医务工会组织开展“2023 年青岛市首届医学科普创作大赛”，308 件原创科普作品参与评选。相继组织开展“学术沙龙”“优质医疗资源下基层”“半岛疾病规范化诊疗”等系列活动 10 场。

青岛市预防医学会

学会组织建设

2023 年，6 月 9 日，青岛市预防医学会召开第四届理事会第一次常务理事会，会议由学会秘书长段海平主持，理事长高汝钦发表讲话，学会副理事长、常务理事和各专业委员会负责人 60 余人参加会议。副秘书长陈暕作学会上半年工作报告和财务收支情况报告，表决通过《青岛市预防医学会财务管理办法》《青岛市预防医学会专业委员会管理办法》及修改说明和《青岛市预防医学会社会支持合作项目管理办法》。会议还听取并审议通过 24 个拟新增和换届专业学术委员会申请报告以及 11 个新纳入团体会员单位的申请。12 月 28 日，青岛市预防医学会召开第四届理事会第二次全体理事大会，会议由学会秘书长段海平主持，理事长高汝钦发表讲话，学会全体理事 140 余人参加会议。会议听取 2023 年工作报告和财务报告，审议通过《青岛市预防医学会学术会议管理办法》、

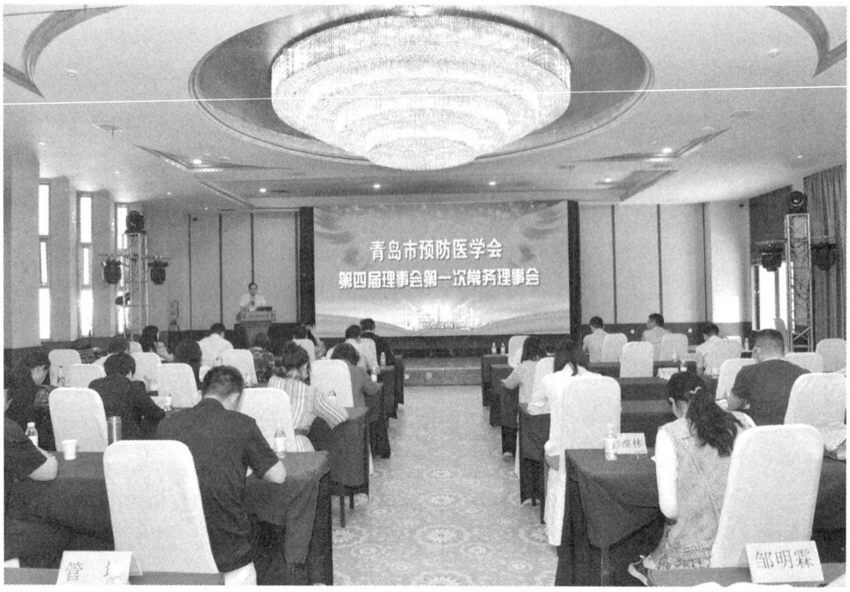

2023 年 6 月 9 日，青岛市预防医学会召开第四届理事会第一次常务理事会。

《青岛市预防医学会科学技术奖奖励办法》和《青岛市预防医学会科学技术奖奖励办法实施细则》，会议投票选举管境同志担任第四届理事会秘书长，审议通过 5 个拟新增专业委员会和 10 个新纳入团体会员单位的申请。

学术交流活动

2023 年，3 月 11 日至 13 日，举办"疫苗针对疾病防控研讨会"。4 月 28 日，开展"青岛市预防接种质量与安全提升活动"，探讨疫苗联合接种的安全性、交流预防接种规范化管理体会、分享接种服务经验等。5 月，组织参加山东预防医学会成人免疫预防及健康管理巡讲（青岛站）会议、"疫苗与健康高质量发展北方 10＋协作区"2023 年（济南）学术研讨会等各类学术活动。在学会各专委会换届（成立）大会召开之际，各专委会组织各类学术讲座、培训等活动 51 次。

专委会活动

2023 年，顺利完成青岛市预防医学会感染性疾病防控专委会等 14 个专委会的成立工作，以及营养与食品卫生专委会等 10 个专委会的换届工作。24 个专业委员会在 2023 年换届（新增）中，均成立党小组，并选举产生党小组长。学会会员人数从 2022 年换届前的 498 人增加至 1625 人。

青岛市中医药学会

学会组织建设

2023 年，7 月 22 日，青岛市中医药学会五运六气专业委员会换届，委员 89 人。9 月 15 日，青岛市中医药学会治未病专委会换届，委员 73 人。10 月 15 日，新成立青岛市中医药学会中医药文化专业委员会，委员 105 人。10 月 20 日，新成立青岛市中医药学会中医药科普专业委员会，委员 112 人。11 月 3 日，新成立青岛市中医药学会中药药事专业委员会，委员 89 人。

学术活动和继续教育

2023 年，青岛市中医药学会共举办 7 次学术活动：其中国家级 1 次，省市级 6 次；邀请专家人数：省外 7 人，省内 27 人；会议交流论文 35 篇；参会人数超过 1000 人。6 月 18 日，山东中医药学会中医适宜技术工作委员会成立，委员 216 人，举办山东中医药学会中医适宜技术工作委员会成立大会暨国家级继续教育项目治未病中医适宜技术培训班、齐鲁中医药优势专科集群治未病工作会议、青岛市治未病质控中心培训会议。7 月 22 日—23 日，五运六气专委会举办国家级继续教育项目"五运六气及疫病防治培训班"，来自全国医疗机构的中医从业人员共计 300 余人参加会议，授予国家级继续教育学分。7 月 23 日，基层中医药专委会举办"推动基层中医药发展"第二期学术会议，现场参会 81 人。9 月 7 日，基层中医药专委会组织由青岛市第八人民医院康复医学科于秉伦主任主讲"崂山点穴疗法"，参会人数 50 人，授予市级学分 2 分。9 月 15 日，治未病专业委员会召开治未病学术会议，参会人数百余人。10 月 15 日，中医药文化专业委员会举办中医药文化学术会议暨中医药文化书画展，参会人员 130 余人、参展作品 120 余幅。10 月 20 日，中医药科普专委会举办成立大会暨学术会议，参会人员 120 余人。11 月 3 日，中药药事专委会组织召开"精准医疗与中药炮制和制剂的关系"学术会议，参会人员百余人。11 月 10 日，召开青岛市中医药学会年会，参会人员200余人，评选优秀中医药

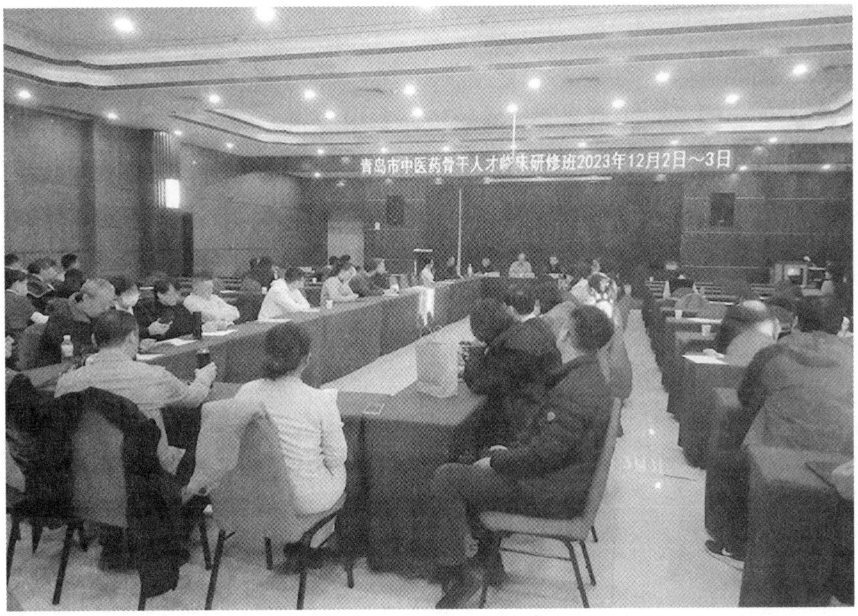

12月2日—3日，青岛市中医药学会举办全市中医药骨干人才临床研修班，会上国医大师和国内著名专家吴雄志、牛晖、王燕青、封颖璐进行授课。

论文、病历及文书并进行表彰，3名论文一、二等奖获得者进行汇报交流。11月28日—29日，山东中医药学会中医护理技术全科化工作委员会举行成立大会及学术会议，参会人员400余人，邀请国内知名专家5人、省内专家10余人进行授课，同时12名遴选的优秀中医骨干在中医护理技术集市化展示活动中作技术展示。12月2日—3日，举办全市中医药骨干人才临床研修班，近200人参会。

中医药科普宣传

2023年，中医药文化专业委员会依托青岛市口腔医院口腔疾病防治一体化平台，开展青岛市口腔健康教育基地（中医医药展厅），参观200余场，累计参观人数2900余人。10月15日，中医药文化专业委员会挂靠单位——青岛市口腔医院承办的青岛市首届中医药书画艺术展，展出以中医药文化为主旋律的100余幅书画作品，彰显出中医药与传统文化交融互鉴的耀眼光芒。5月—11月，治未病专业委员会挂靠单位——即墨区中医医院共举办7次“四送四进四提升”健康促进科普活动；青岛市中医药学会以及所属的护理院感专委会、风湿病专委会、中药药事专委会、科普专委会、基层中医药专委会先后组织专家进校园、进社区、进地铁站、进电视台开展科普活动50余场次，参加人员100余人。

青岛市护理学会

学会组织建设

2023年，发挥党建引领作用，开展“传承红色基因·赓续时代华章”主题党日活动，组织义诊；在青岛市第六人民医院建立“青岛市护理职业道德教育基地”，参加青岛市科协组织的“庆七一主题党日”等活动，获党建工作先进学会，秘书长韩玉芳获党建工作先进个人。建立健全各项工作和会议制度，完善护理学会的规章制度，定期召开理事长办公会及常务理事会。完善老年健康和安宁疗护服务工作，成立老龄健康管理和安宁疗护专业委员会。完成糖尿病护理专业委员会、急诊护理专业委员会、灾害护理专业委员会换届工作，有专业委员会51个。加强财务与年检管理，顺利完成青岛市社会组织年报工作。举办“5·12”国际护士节庆祝大会，表彰优秀人才，在全市范围内开展2023年“杰出护理管理者”“优秀专科护士”及“健康守护30年好护士”推荐评选活动，评选出“青岛市杰出护理管理者”30名，“优秀专科护士”30名及“健康守护30年好护士”372名。

2024年6月7日，青岛市护理学会组织常务理事参观中共青岛党史纪念馆，开展“传承红色基因，践行初心使命”主题党日活动。

学术交流

2023年，举行学术会议53场，线上线下参与学术会议的护理工作者共14254人次。组织“新冠疫情防控培训”线上会议，来自全市67家医院的护理工作者线上参会，视频累计观看13260人次。召开护理部主任培训班暨护理管理高峰论坛。开展专科护士培训，推进学科建设工作，开展11项专科护士培养项目，包括急诊急救、重症监护、母乳喂养、肿瘤、新生儿护理、静脉治疗、经外周置入中心静脉导管（PICC）、伤口造口、手术室、供应室、血液净化等专科人才培养项目，培养专科护理人才293名。加强科普工作，开展“四送四进四提升”活动，举办护理科普学术会议，中华护理学会副理事长张素秋出席会议，来

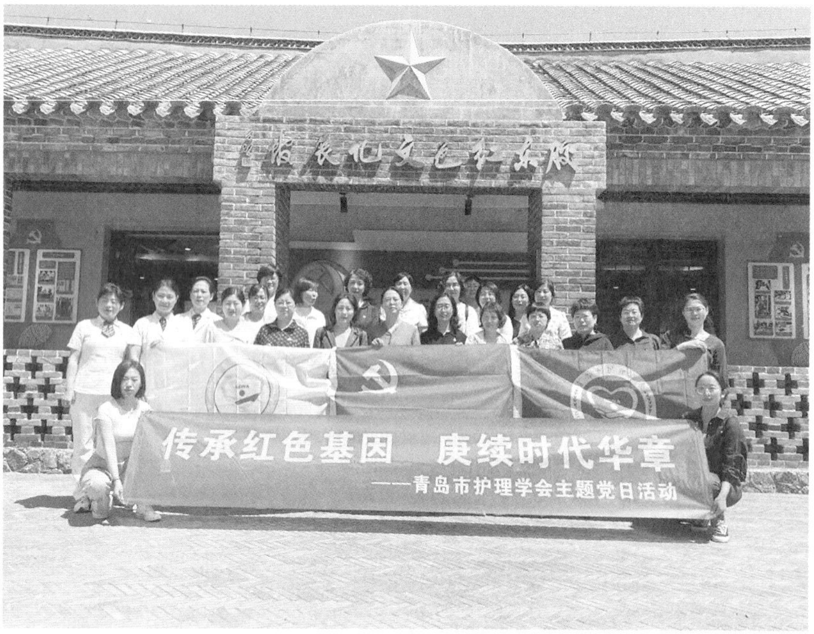
传承红色基因 赓续时代华章
——青岛市护理学会主题党日活动

2023 年 6 月 3 日，青岛市护理学会党支部组织常务理事、监事赴莱西河崖红色文化教育基地，开展“传承红色基因 赓续时代华章”主题党日活动。

自全市 200 余名护理工作者参加会议。在全国科普日、国际护士节等节日活动期间，组织以“科普促进康，携手向未来”为主题的“护理科普周”活动。获批中华护理学会科普基地 1 个。

“互联网＋”护理服务建设

2023 年，联合社区护理专业委员会、西海岸新区中心医院及康鸿医疗集团，分 4 次对全市 12 家三级医院、23 家二级医院、10 家社区卫生服务中心及 20 家民营医疗机构 400 名网约护士进行培训，为“互联网＋互留服务”提供强有力的人才支撑。

护理员培训工作

2023 年，受青岛市卫生健康委委托，在全市医疗机构遴选 60 名护理专家组成青岛市医疗护理员培训师资队伍，并对师资进行培训；组织撰写医疗护理员培训教材并录制 60 学时的授课视频。11 月 13 日，青岛市第一期医疗护理员培训班开班，全市 7 家医疗机构 129 名医疗护理员参加 180 学时（理论学习 60 学时、实践学习 120 学时）培训。

青岛市卫生健康机构工作概况

综合医院

青岛市市立医院

概况 青岛市市立医院始建于1916年，辖本部、东院、西院（市老年病医院）、市皮肤病防治院、徐州路院区（临床检验中心）5个院区。是集医疗、教学、科研、康复、保健于一体的三级甲等公立医院，是山东省综合类别区域医疗中心、国家高级卒中中心、国家级胸痛中心、山东省紧急医学救援基地、山东省创伤中心、青岛市高危孕产妇救治中心。2022年成为康复大学直属附属医院，2023年与莱西市政府合作共建莱西市医疗集团。在中国医院科技量值排行榜中居山东省第4位。医院继续保持全国文明单位荣誉称号。

2023年，医院占地面积24.68万平方米，建筑面积28.8万平方米，编制床位3750张。职工5009人，其中，卫生技术人员4556人，占职工总数的90.96%；行政工勤人员453人，占职工总数的9.04%。卫生技术人员中，有高级职称者1063人，中级职称者2448人，初级职称者1045人，分别占23.33%、53.73%、22.94%，医生与护士之比为1∶1.69。设职能科室92个，临床科室188个、医技科室44个。

业务工作 2023年，门、急诊量273.3万人次，比上年增长22.1%，其中急诊32.4万人次，同比增长11.9%。住院病人154913人次，同比增长21.3%。出院病人154550人次，同比增长20.8%。床位使用率92.5%，同比增长16.1%。病床周转次数47.2次，同比增长22.3%。完成手术82320例，同比增长12.6%。平均住院日6.96天，同比降低1.0%。

业务收入 2023年，总收入40.01亿元，同比增长16.1%，其中，业务收入35.12亿元，同比增长12.9%。

固定资产 2023年，固定资产总值29.68亿元，同比增长5.08%，新增固定资产价值1.63亿元。

医疗设备更新 2023年，新购1万元以上设备893台件，100万元以上设备22台件，主要包括超高清电子内窥镜、3D荧光腹腔镜、4K荧光胸腔镜、磁共振成像系统、术中脑电肌电诱发电位检测系统、神经外科手术导航系统、移动式C型臂X射线机、电子支气管镜、眼科手术显微镜、高内涵显微镜、体外膜氧合器（ECMO）等。

基础建设 2023年，完成肿瘤诊疗中心、急诊ICU改造，完成院区结合部综合改造工程、病房卫生间改造工程、部分区域消防安全改造等项目。

人才强院 2023年，推出高层次人才集聚计划、青年博士招引计划、“金种子”计划等。引进全日制博士31人，高层次人才1人，新增泰山学者称号1人，13个青岛市优秀学科带头人，23个优秀青年医学人才获青岛市培养资助。完成中层干部、护士长换届竞聘，培养选拔业务骨干和年轻干部。

卫生改革 2023年，全面托管莱西市医疗集团，

与莱西市政府合作共建莱西市医疗集团，统筹整合莱西市所有公立医疗资源，探索县域医共体建设新模式。派驻 78 名专家常驻莱西，加强县域临床专科建设，梯次推进县、镇、村一体化管理，构建全流程连续性诊疗服务体系。

学科建设　2023 年，整合优势学科资源，打造品牌学科、培育特色专科，神经内科、呼吸内科成为国家临床重点专科建设项目，12 个学科跻身全国百强。呼吸病学、神经内科学、重症医学、急诊医学、口腔正畸学成为山东省医药卫生重点学科，20 个青岛市重点学科建设结出丰硕成果。肝脏疾病重点实验室成为山东省卫生重点实验室，常见病实验室被评为青岛市优秀重点实验室。软科学研究也实现新突破，成为中国工程院战略研究与咨询项目依托单位。

医疗特色　2023 年，开展新技术新项目，完成国家辅助生殖、体外膜氧合器等技术资质认证，开展全省首例新型房颤脉冲电场消融术、人工心脏移植等一大批先进技术。高分获评全国肺栓塞和深静脉血栓形成防治能力建设项目优秀单位，加速康复外科(ERAS)覆盖全院。开展北方地区首次轻型直升机转运 ECMO 生命支持重患等应急演练。

医疗服务　2023 年，持续提升服务内涵，提高患者就医满意度。为方便群众就医，全院门诊科室提前 30 分钟开诊。设立“老年人服务专区”，一站式业务办理改善老年人就医体验。开展社会各界代表沉浸式体验活动，收集、梳理就医不便问题，立行立改。开展便民服务大厅改造，实现业务资源整合，开展医保办理、出院审核和出院结算等事项，为病人提供一体化、便捷高效的综合服务。完善患者流管理、住院预住院、床旁结算、床旁入院等服务，线上线下“一站式”服务体系更加完善。

分级诊疗　2023 年，推动优质医疗资源下沉，让基层群众“近”享健康。开展大型义诊活动 18 次，“健康大学堂”“博士健康课”“百名医学博士进社区”活动 68 场，受益人数 2 万余人。选派学科骨干赴日喀则、陇南等地开展对口支援与东西部协作工作，填补当地医疗技术空白 80 余项。联合青岛市红十字会发起“高原疾病”救治项目，先后接收 3 批次共 21 名藏胞来院手术，20 名医护组团进藏，为 20 名患病藏胞开展手术。

党建工作　2023 年，深入开展学习贯彻习近平新时代中国特色社会主义思想主题教育。制订全面从严治党任务清单，建立健全党建工作制度，党组织成为保落实促发展的“战斗堡垒”，14 个党支部获青岛市市直机关五星级党支部。以党建共建为平台，落实主题教育“双报到”要求，创新打造“党建＋医疗”的融合共建样板，先后与金湖路、兴隆路街道党工委等签订共建协议，与共建街道社区举办健康服务大集和急救知识科普、心肺复苏实操培训、开通到医院就诊的双向转诊等。获中国医院管理奖党建文化区域优秀奖和市机关党建工作创新“最佳案例”各 1 项。

大事记

1 月 20 日，青岛市人大常委会党组书记、主任王鲁明，市委常委、副市长耿涛，市人大常委会党组成员、秘书长华玉松一行到医院慰问春节期间坚守在岗的医务人员，向大家送上节日问候和新春祝福。市卫生健康委党组书记柳忠旭陪同慰问。

2 月 17 日，医院获国家级银屑病规范化诊疗中心认证。

3 月 4 日，医院“主播带你开启健康之旅”系列主题活动启动，医院与青岛电视台共建“QTV 健康管理基地”揭牌成立。

3 月 16 日，医院加入青岛市卫生健康系统万人流动血库应急献血公益联盟。

4 月 8 日，医院获评全国肺栓塞和深静脉血栓形成防治能力建设项目优秀单位。

4 月 16 日，医院通过国家医疗健康信息互联互通标准化成熟度“四级甲等”测评并被授牌。

4 月 25 日，医院与莱西市政府签订《战略合作框架协议》，成立康复大学青岛医院(青岛市市立医院)莱西医疗集团，由医院统一托管运营。康复大学青岛医院(青岛市市立医院)党委书记、总院长于腾波，莱西市委书记周科等领导参加签约仪式。

5 月 16 日，中国教科文卫体工会全国委员会副主席郑晋平、卫生体育工作部副部长张海港到医院调研民主管理、职代会建设情况。山东省医务工会主席等领导陪同调研。

5 月 26 日，医院党委书记、总院长于腾波完成青岛市首例日间膝单髁置换手术。这是青岛市首次实现国考四级手术膝关节单髁置换术日间化。

6 月 1 日—4 日，医院成功承办第十四届中国医师协会骨科医师年会。中国工程院院士张英泽，青岛市政府副市长赵燕，中华医学会副秘书长姜永茂，中国医师协会副会长、山东省医师协会会长孙洪军，中国医师协会副秘书长石丽英等参会。

6 月 14 日，医院获青岛市 2022—2023 年度“无偿献血突出贡献集体”。

9月3日，青岛市红十字会和医院联合启动“山海相拥，大爱同行——青岛市援藏公益项目暨青岛市市立医院‘高原疾病’救治项目”。

9月13日，医院党委书记、总院长于腾波率领骨关节外科、麻醉手术科医护团队到达桑珠孜区中心医院，3天为20名藏胞顺利实施手术。

9月21日，医院体外受精-胚胎移植（IVF-ET）及卵泡浆内单精子显微注射（ICSI）技术（简称“试管婴儿”技术）通过国家级正式运行评审。

9月22日，医院获批2023年度中国康复医学会科普教育基地，为本年度获批单位中唯一的山东省内公立医院。

10月21日，医院入选2023年中国研究型医院建设单位。

11月2日，经市卫生健康委员会研究决定：王国安同志任青岛市市立医院（青岛市东部医院）院长（试用期一年），不再担任青岛市市立医院副院长；阎晓然同志任青岛市老年病医院党委委员、书记（试用期一年），不再担任青岛市市立医院副院长；刘学东同志任青岛市老年病医院党委委员、院长（试用期一年），不再担任青岛市市立医院副院长；韩伟同志任青岛市皮肤病防治院院长（试用期一年），不再担任青岛市市立医院副院长；丁海燕同志任青岛市市立医院副院长，不再担任青岛市市立医院工会主席（按工会章程办理）；管勇同志任青岛市市立医院总会计师；袁荣涛同志任青岛市市立医院党委委员、青岛市市立医院（青岛市东部医院）副院长（试用期一年）；周占宇、邵一兵同志任青岛市市立医院（青岛市东部医院）副院长（试用期一年）；秦敬柱、杨杰同志任青岛市市立医院党委委员；宋海峰同志任青岛市精神卫生中心党委委员、纪委书记（试用期一年），不再担任青岛市第九人民医院党委委员。闫泰山同志不再担任青岛市第九人民医院党委委员、副院长；郭继梅同志任青岛市老年病医院党委委员、纪委书记，不再担任青岛市第九人民医院党委委员、纪委书记；袁国宏同志任青岛市老年病医院党委委员、副院长，不再担任青岛市第九人民医院党委委员、副院长。

经市卫生健康委党组研究决定：王国安同志任青岛市市立医院（集团）常务副总院长；李永春、阎晓然、刘学东、韩伟、闫泰山同志任青岛市市立医院（集团）副总院长。

国家卫生健康委医院管理研究所公布DRG课题第二批培训基地遴选结果，医院获评DRG课题培训基地。

11月7日，4名来自西藏日喀则桑珠孜区的膝关节病藏胞在医院成功完成膝关节置换手术。至此，医院为4批24名来青藏胞实施膝关节病手术。

11月10日，医院在第八届改善医疗服务行动全国擂台赛总决赛中获银奖1项、卓越案例奖2项、杰出案例奖2项、优秀案例奖5项。

11月20日，医院与莱西院区——莱西市人民医院首次联合飞机转运1名基础病较多、上消化道出血的患者，地面2小时车程用时33分钟成功完成转运。

11月21日，医院3项参赛案例获评中国医院管理区域优秀奖。

12月1日，医院获健康中国千县工程国家级培训中心授牌，成为山东省第二家知“脊”少年百城计划培训中心。

12月19日，青岛市市立医院首批博士（科普）团暨专家志愿巡诊团基层工作站项目启动，首批10家基层单位博士（科普）团工作站和9家基层单位巡诊工作站正式成立。

党委书记、总院长：于腾波

党委副书记、常务副总院长：王国安

副总院长：李永春、阎晓然、刘学东、韩　伟、闫泰山

纪委书记：郭继梅

总会计师：管　勇

副 院 长：丁海燕、韩同钦、袁国宏、王伟民、袁荣涛、周占宇、邵一兵

党委委员：秦敬柱、杨　杰

院办电话：82789017（本部）　85937700（东院）

传真号码：82836421（本部）　85968434（东院）

地　　址：青岛市胶州路1号（本部）

青岛市东海中路5号（东院）

青岛市安徽路21号（皮肤病防治院）

网　　址：www.qdslyy.cn

青岛市中医医院（市海慈医院）

概况　2023年，青岛市中医医院（市海慈医院）有本部院区、南院区、西院区、北院区、平度院区、海阳分院。开放床位3300张，建筑面积17.05万平方米，职工总数3808人，其中卫生技术人员3437人，占职工总数的90.3%；行政工勤人员371人，占职工总数的9.7%。卫生技术人员中，有高级职称者862人，中

级职称者1324人，初级职称者1251人，分别占25.1%、38.5%、36.4%。医生与护士之比为1∶1.5。五院区设职能科室83个，临床科室151个，医技科室30个。

业务工作　2023年，门、急诊量1678953人次，出院114360人次，手术量17365台次(其中三、四级手术量10914台次)。

业务收入　2023年，业务收入234890.41万元。

固定资产　2023年，固定资产总值122501.4万元。

医疗设备更新　2023年，新购置数字X射线摄影(DR)机、CT机、体外心肺支持辅助设备、主动脉内球囊反搏泵、数字减影血管造影机、三维C型臂系统等大中型医疗设备900余台(套)。

基础建设　2023年，本部院区新增综合重症监护床位21张，西院区新增床位66张，北院区设立内镜中心、重症监护室。

医疗特色　2023年，成立心律失常诊疗中心，建立远程心电平台；开展房缺介入封堵术，胸主动脉覆膜支架植入术，主动脉夹层杂交手术，腹腔镜胰十二指肠切除术，机器人导航下全膝关节置换术等关节置换手术，支气管胸膜瘘房间隔封堵器封堵术，支气管胸膜瘘PRP注射封堵术，3Y型硅酮支架置入术，CT引导下经皮肺穿刺活检术，床旁盲探鼻腔肠管置入术，复杂主动脉疾病髂分支保留技术，DSA引导下腰交感神经射频消融术，密网支架治疗颅内未破裂动脉瘤，脊柱侧弯矫形术，显微镜下胸椎管狭窄椎管减压植骨融合内固定术，上颈椎后路切开复位内固定术，导航下经皮椎弓根螺钉内固定术、单侧双通道内镜下椎管减压髓核摘除椎骨融合内固定术等技术。

科研工作　2023年，科研立项49项，其中国家级3项、省级29项、市级17项；完成科研结题18项，获得科研奖励11项；以第一或通讯作者发表论文149篇，其中SCI论文34篇、国内核心期刊115篇；授权发明专利12项。

继续教育　2023年，举办继续教育42项；新增国家级知名中医工作室2个，学术继承人4人，研究生导师22人，师承老师6人，学术继承人12人；获优秀带教老师称号13人，教师技能大赛获奖6人；在院培养高校研究生242人；承担大学授课1911学时；招收中医规培学员125人；派出进修人员47人；推荐在职学历教育3人。

国际交流　2023年5月9日，副总院长郑心带队在市政府参加市外办组织的青岛市与意大利佛罗伦萨市视频会议，就中医事业发展及合作开展交流；9月26日—10月3日，党委书记、总院长池一凡带队赴新加坡中央医院开展交流学习；10月6日，党委书记、总院长池一凡带领心脏中心团队与加拿大渥太华大学心脏中心进行线上视频会议交流；12月4日—10日，副总院长郑心带队前往日本开展交流学习。

人才队伍建设　2023年，引进各类人才148人；打造高素质专业化中层干部队伍，选拔临床科主任17人、临床副主任41人、职能主任4人、职能副主任5人、副护士长12人；获评省名老中医、市中医药领军人才等各级优秀人才27人次。

党建工作　2023年，学习贯彻党的二十大精神，扎实开展习近平新时代中国特色社会主义思想主题教育。组织党委理论学习中心组集中学习13次，第一议题学习45次，领导班子成员讲党课12次，完成调研报告13篇，开展创新举措29项。评选五星级党支部6个。发展预备党员14名，入党积极分子28名，发展对象33名。

精神文明建设　2023年，连续11年通过全国文明单位复审；获评无偿献血突出贡献集体；获省卫生健康新闻宣传奖；开展健康促进工作，创建省中医药文化宣传教育基地；开展员工素养提升工程，积极选树先进典型，以先进的文化凝聚力，增强医院核心竞争力。

大事记

1月5日，根据青卫任〔2023〕3号文件：池一凡任青岛市海慈中医医疗集团总院长；李兵任青岛市海慈中医医疗集团常务副总院长；郑心、朱维平、孙金芳任青岛市海慈中医医疗集团副总院长；有关干部在集团的原任职务自然免除。

根据青卫任〔2023〕1号文件：李兵任青岛市中医医院(市海慈医院)党委委员、副书记、院长；朱维平任青岛市第五人民医院党委委员、书记(试用期一年)；孙金芳任青岛市第五人民医院院长、青岛市中医医院(市海慈医院)党委委员、副院长(试用期一年)；刘学峁任青岛市中医医院(市海慈医院)党委委员、纪委书记，青岛市第五人民医院党委委员、纪委书记。宋玲任青岛市中医医院(市海慈医院)党委委员、副院长。

池一凡不再兼任青岛市中医医院(市海慈医院)院长，青岛市第五人民医院党委书记、委员、院长；张文理任青岛市精神卫生中心党委委员、副书记，不再担任青岛市中医医院(市海慈医院)党委委员、副院长；李志荣任青岛市口腔医院党委委员、副院长、总会计师，不再担任青岛市中医医院（市海慈医院）党委委员、纪委书记；张忠国不再担任青岛市第五人民医院党委委员、纪委书记，保留原职级待遇。

1月16日，党委办公室、院长办公室、人事部、宣传部、监察部、审计法务部、医保办、质管部、药学部、科研部、教育部、招标办公室、采购办公室、信息部、离退休工作办公室15个部门实行集团大部制管理。

2月1日，青岛市人大常委会党组副书记、副主任李红兵一行到医院调研医疗保险工作。

2月7日，青岛平度市政府副市长宋振祥一行到医院洽谈中医药业务协同发展事宜。

3月23日，国家中医药管理局副局长王志勇一行到医院调研。

3月29日，与平度市中医医院、莱西市中医医院签署战略合作协议。

3月30日，治未病科入选第三批齐鲁中医药优势专科集群建设牵头单位，肾病科、推拿科、妇科入选第三批齐鲁中医药优势专科集群建设市级成员专科单位。

3月，本部院区与西院区顺利通过三级甲等医院复审。

4月1日，青岛市邱勇院士专家工作站揭牌，成立青岛市邱勇院士专家工作站、青岛红十字海慈脊柱畸形救助基金和青岛大学附属海慈医院脊柱矫形中心。

4月6日，皮肤科获评国家级银屑病规范化诊疗中心示范中心。

4月10日，青岛市精神文明建设委员会文件（青文明〔2023〕6号）公布：青岛市中医医院获评全国文明单位表彰。

4月13日，与中日友好医院签约，加入国家中西医结合医学中心中日友好医院中西医结合医联体。

4月17日，为实现医院“科教兴院、人才强院”战略目标，特聘15位国内知名科研专家，举行科研特聘专家签约仪式。

5月5日，医院获教育部直属“双一流”高校“优质用人单位”荣誉称号。

6月19日，与青岛市卫生健康局合作，成为市北区卫生健康系统党建引领医社共同体成员单位。

7月4日，青岛市卫生健康委员会文件公布：唐明领军人才创新工作室、陆学超领军人才创新工作室、徐慧军领军人才创新工作室获批青岛市卫生健康系统第三批“劳动模范（领军人才）创新工作室”。

7月27日，平度市政府启动青岛市中医医院（市海慈医院）平度分院全面建设工作，集团7个专家工作室进驻平度分院并开诊。

8月8日，与城阳区卫生健康局举行青岛市红岛人民医院托管签约仪式，红岛人民医院整体纳入青岛市中医医院（市海慈医院），成立北院区。

9月1日，青岛市中医医院（市海慈医院）北院区开诊启动仪式顺利举行，北院区开诊。

11月16日，与滨海学院附属医院签订战略合作协议。

12月10日，本部院区在2022年度国家三级公立中医医院绩效考核排名第55位，达到A等级，进入全国排名前10%。西院区在2022年度国家三级公立中西医结合医院绩效考核排名第17位，达到B+等级。

12月12日，与平度市人民政府举行托管平度市中医医院合作协议签约仪式，平度市中医医院整体纳入青岛市中医医院（市海慈医院），成立平度院区，实行独立运营的集团化管理。

12月29日，市卫生健康委党组研究决定，郑心同志不再担任青岛市中医医院（市海慈医院）副院长（正处级）、青岛市海慈中医医疗集团副总院长。

荣誉称号 2023年，获全国文明单位、山东省金柳叶刀奖、青岛市中西医结合急危重症救治技能竞赛团体一等奖、青岛市消防安全工作先进单位、青岛市卫生健康系统职业技能竞赛中药调剂职业技能竞赛团体一等奖、青岛市高校文化单位先进保卫组织集体三等功。

党委书记、总院长：池一凡
党委副书记、常务副总院长：李　兵
党委副书记：袁新国
副总院长：郑　心、朱维平、孙金芳
副　院　长：刘庆涛、宋　玲、范传波、陆学超
纪委书记：刘学岇
副院长、工会主席：肖飞远
党委委员：王　莉
院办电话：83777012
传真号码：83777888
电子邮箱：hcbgs@126.com
邮　　编：266033
地　　址：青岛市市北区人民路4号（本部）
青岛市市南区栖霞路18号（南院区）
青岛市市南区嘉祥路3号（西院区）
青岛市城阳区海岙路330号（北院区）
平度市杭州路38号（平度院区）

康复大学青岛中心医院（青岛市中心医院）

概况　康复大学青岛中心医院（青岛市中心医院）前身为青岛市中心（肿瘤）医院，是由青岛市中心医院、青岛市肿瘤医院、青岛市职业病防治院共同组建而成，2023 年 12 月正式成为康复大学直属附属医院，更名为康复大学青岛中心医院。

2023 年，医院占地面积 6.2 万平方米，业务用房面积 10.56 万平方米。职工 2410 人，其中，卫生技术人员 2185 人，占职工总数的 90.66%；行政工勤人员 225 人，占职工总数的 9.34%。卫生技术人员中，有高级职称者 406 人，中级职称者 1217 人，初级职称者 562 人，分别占 18.58%、55.70%、25.72%；医生与护士之比为 1∶1.45。设职能科室 49 个、临床科室 59 个、医技科室 21 个。

业务工作　2023 年，门诊量 917324 人次，同比增长 12.54%，急诊量 112691 人次；收住院 86224 人次，同比增长 13.74%；床位使用率 99.53%，同比增长 13.97%；床位周转 51.50 次，同比增长 14.24%；入院与出院诊断符合率 99.67%，同比增长 0.14%；手术前后诊断符合率 88.30%，同比下降 3.07%；抢救危重病人 5220 名，同比增长 6.21%，抢救成功率 94.94%，同比下降 0.59%；治愈率 17.08%，同比增长 1.52%；好转率 80.39%，同比下降 1.76%；病死率 1.17%，与上年持平。

业务收入　2023 年，医院业务收入 167461.39 万元，比上年增加 13354.48 万元，同比增长 8.67%。

固定资产　2023 年，医院固定资产总值 115156.57 万元，比上年增加 9515.05 万元，同比增长 9.01%。

医疗设备更新　2023 年，医院新增医疗设备 778 台，包括美国安科锐 Radixact X5 螺旋断层放射治疗系统及德国蔡司 KINEVO 900 手术显微镜等高精尖贵重医疗设备，设备购置总金额达 9670.7 万元。

基础建设　2023 年，医院二期改扩建项目于 11 月 30 日取得项目建议书批复，实现项目立项。项目批复新建总建筑面积 14.6 万平方米。

卫生改革　2023 年，修订绩效考核细则，总体 CMI 提升至 1.13，人均住院费用降幅 8.8%，药占比下降 2.78 个百分点，耗占比降幅 11%，山东省三级公立医院绩效考核排名提升 26 名；连续 9 年举办品管圈大赛，获中国医院管理奖区域优秀奖 1 项，省医院品管圈大赛三等奖 2 项；落实合同能源管理，承办系统内观摩会，实施中水改造等多项节能工程，年节省成本逾 100 万元。

党建工作　2023 年，打造“云端＋实地”党建学习双阵地，检视整改问题 12 项，高标准完成 15 项调研，修订 200 余项制度流程，发布主题教育专栏信息 15 条；强化党组织建设，顺利完成党委、纪委换届；作为龙头医院成立医社共同体联合党委；7 个党支部获评五星级党支部；强化廉政建设，深化运用“第一种形态”对 14 名中层干部进行谈话提醒；打造“点单式”精准普法品牌，开设政策法规专栏，引导全员恪守法律底线；强化宣传阵地建设，在国家、省、市级媒体刊发稿件 2000 余篇，在健康报、中新网等发稿 8 篇，粉丝量超 38 万；全面提升职工凝聚力，深化开展传统节日、女职工及群众性文化体育活动，获省医务系统工会工作先进集体、全国教科文卫体系统模范职工之家称号。

医疗服务　2023 年，开展征集“锦囊妙计”活动，畅通群众反映问题七大途径，收集意见建议 944 条；开展“我当一天患者”活动，学习兄弟医院先进经验 32 条，优化工作制度 10 项，积极响应患者诉求，按期回复率 100%，满意率超 98%；优化检验检查流程，时间缩短近半；门诊开诊提前至 7:30，开设中医夜间门诊，实现患者错峰就诊；推行“全院一张床”，跨科调配月均 80 人次；落实预住院模式，惠及 835 人次；开通院内爱心助力车，累计运送 1500 余名老弱患者；将职工停车场外移，院内新增 150 多个车位；在临床科室开展“E8S”精益管理，全面改善病房就医环境；信息化助力，率先完成智慧检验检查对接，实现互认 12000 余例；更新 80 余台自助机；开通病案复印预约、院内导航等智能化服务。

医疗特色　2023 年，牵头成立市级肿瘤专科联盟、疑难复杂肿瘤诊疗中心和乳腺癌诊疗中心，螺旋断层放射治疗系统（TOMO）正式开机，肿瘤学获批成为山东省医药卫生重点学科，强专科再创新突破；建成 10 个市级质控中心；获批市中西协同“旗舰”科室建设项目；建成省级中毒救治基地；顺利通过 ISO 15189 实验室标准化建设现场认证；胸痛中心率先通过国家级复审；卒中中心牵头成立市级脑血管病专委会；增开 16 个专病门诊和 23 个多学科门诊，主动开展经导管主动脉瓣置入术、螺旋断层放射治疗、超显微淋巴管-静脉吻合术、mNGS 检测、真菌荧光染色直接镜检、18F-FDG 及 18F-AIF-NOTE-奥曲肽 PET/CT

双核素显像等高精技术。开展33场"三基三严"学习与考核，实现临床医师全覆盖；制作84个标准临床路径，单病种数据进一步向好，获全国肺栓塞和深静脉血栓形成防治优秀单位；实现首诊肿瘤患者线下免费多学科会诊(MDT)全覆盖，五大肿瘤TNM分期评估率超过99%；开展26场技能比武，4个项目获创新成果展示擂台赛1等奖，5个项目入选省科技创新计划项目，血净技能大赛包揽团体前2名和个人前3名。

科研工作　2023年，8个学科进入科技量值百强，创新转化榜位居全国第75名；医院建成省级博士后创新实践基地，在读博士后4名，获批3项市级资助科研和人才示范项目；GCP承接50项临床试验研究，获批4项省自然基金项目，获3项省医学科学进步奖、1项省中医药科技奖三等奖，获市科技进步奖一等奖、二等奖各1项；课题科研项目数62项，其中达到国家级的1项、省部级的7项、市级的3项；发表论文224篇，其中被SCI收录91篇、在国内杂志发表133篇；出版专著149部。

继续教育　2023年，承担国家级继续医学教育项目7项、省级继续医学教育项目11项、市级继续医学教育项目49项。专科护士学习10人，进修14人。选派医师62人外出进修学习，比上年同期相比增加37人次。创新举办实习、住培学员病例分享等三个大赛，获青岛大学学术论坛大赛一等奖；完善教学督导体系，新增研究生导师8名，临床班考研率位列青岛大学附属医院第一，住培医师两项考试通过率超90%；新增2个平行二级学科；住培基地晋级一个梯队；医院在省住培工作会上作典型发言。

帮扶工作　2023年，扎实做好"组团式"帮扶，援送甘肃省礼县第一人民医院10项新技术，帮助建设7个临床专科，"师带徒"25人，获评先进团队和突出贡献奖；创新医联体服务模式，以常驻签约模式在4家紧密型医联体实现同质化管理；深化科普服务新模式，5人获市级科普大赛一等奖；肿瘤防治健康教育基地获批市级科普教育基地，成功入选省癌症防治工作优秀案例；创新义诊服务模式，开设"健康夜市"，惠及居民1000余人次。

精神文明建设　2023年，强化党建引领，高质量开展主题教育，借助全媒体平台，创新开设"主题教育"专栏；紧扣临床特色，实施"门诊陪诊"特色志愿服务，扎实推进志愿服务常态化特色化精准化；深化实施文明创建工程，实现文明创建工作常态化开展；以卫生节日和青岛市中心医院建院70周年宣传为载体，丰富文明单位创建形式。顺利通过山东省文明建设先进单位复审。

大事记

12月2日，经康复大学(筹)申报，省卫生健康委、省教育厅联合进行审核认定，根据《关于公布青岛市中心医院作为康复大学(筹)附属医院的通知》(鲁卫科教字〔2023〕5号)文件精神，医院成为康复大学直属附属医院，更名为康复大学青岛中心医院(青岛市中心医院)。

12月，医院连续4年"国考"进入A等级，列217名，比2021年前进35名。

荣誉称号　2023年，获山东省卫生健康工作先进集体、山东省无偿献血组织表现突出单位、省级精神文明单位、礼县卫生健康工作先进集体、组团式帮扶先进工作团队、2022年度优秀工会志愿服务组织荣誉称号。

党委书记：张春玲
院长、党委副书记：邢立泉
纪委书记：张　进
党委委员：马学真、潘　蕾、刘春旺、陈崇涛、张进、吴雪松、赵自云、仇佩洁、王小艳、曲成明、鞠　芳
副 院 长：马学真、潘　蕾、刘春旺、陈崇涛、赵自云、仇佩洁、王小艳、曲成明
工会主席：吴雪松
院办电话：84961778
总机电话：84961699
传真号码：84863506
电子信箱：qdzxyy@qd.shandong.cn
邮政编码：266042
地　　址：青岛市市北区四流南路127号

青岛市第三人民医院

概况　青岛市第三人民医院始建于1931年，其前身是美国基督教创办的教会医院"信义会医院"，是青岛市卫生健康委委属医院、青岛大学直属附属医院，地处李沧区，毗邻青岛北站、胶州湾跨海大桥，是一所集医疗、教学、科研、预防保健、康复为一体的三级乙等综合医院。医院总建筑面积8.1万平方米。2023年，职工总数1195人。其中，卫生技术人员1043人，占职工总数的87.28%；行政工勤人员152人，占职工总数的12.72%。卫生技术人员中，有高级

职称者141人，中级职称者587人。医生与护士之比为1∶1.6。开放病床717张，职能科室27个，临床科室34个，医技科室11个。

业务工作　2023年，门、急诊总量57.1万人次，同比增长41.76%，其中急诊量10.42万人次；出院量2.7万人次，同比增长47.54%；住院手术量1.72万例，同比增长30.7%。

业务收入　2023年，总收入5.88亿元，其中医疗收入4.66亿元。

固定资产　2023年，固定资产总值8.42亿元。

医疗设备更新　2023年，购置10万元以上医疗设备39套(台)，其中包括钼靶、混合动力碎石清石系统、ECMO系统、主动脉内球囊反搏泵等50万元以上大型医疗设备9套(台)。

信息化建设　2023年，通过国家医疗健康信息互联互通标准化成熟度"四级甲等"测评，上线"一体化系统"且运行稳定，通过山东省五级电子病历文审。智慧医院建设全面展开，开展智能自助化服务，实现床旁结算，建设CDSS决策支持系统，完成医保系统改造、五行卡适配改造，增加"全市一家医院"上下转诊功能，达到智慧管理二级、实现智慧服务三级功能水平。"互联网＋医疗健康"便民惠民服务实现体检预约、检查预约功能，对接率达90%。建设完成"5G＋急救三大中心"院前院内一体化急救平台，加入山东国家智能社会治理实验特色基地，通过山东省组织的卫生健康行业国家智能社会治理实验基地项目验收现场答辩，并获评山东省三等奖。

医疗特色　2023年，医院通过国家级胸痛中心评审，成立青岛市医学会微创外科结石病学组，获批青岛市结石病诊疗中心。加强市级临床重点专科建设，引进国家优青、泰山学者等项目人才6人作为学科带头人。手术量、微创手术占比、CMI等关键指标总体向好。

市办实事青岛市"三高"指导中心工作推进顺利，牵头制定《青岛市"三高中心"建设标准》《青岛市六病筛查技术方案》，指导建立"三高中心"20家、"三高基地"169家、"三高之家"1866家。"三高共管"案例获评山东省研究型医院协会首届患者服务优秀案例擂台赛铜奖；《三高指导中心管理体系构建》案例获青岛市首届质量创新大赛优秀奖；医院医防融合团队与市疾控中心代表青岛市获"2023年全省医防融合创新竞赛省级决赛"团体二等奖；"三高共管"课题获评青岛市深化医改研究课题二等奖。

成立青岛市第三人民医院城市医疗集团，与佳家康集团探索建立政府办医与社会办医紧密合作模式，首批落实71个病种分级服务清单，组建"家医团队＋家医指导团队＋院内MDT专家团队＋国内资深专家团队"四阶梯专家团队，实行网格化管理。

科研教学　2023年，完成市级继续医学项目33项，省级中医药继续教育项目审批通过2项，1项科研项目作为市卫生健康委的省共建重点项目被推荐到国家卫健委，13个科研项目获批省、市级卫生科技项目。发表论文28篇，其中SCI论文9篇；参编论著6部；获得实用新型专利3项。选派38人赴全国知名医院进修；承担并完成80名乡村医生的基层人员能力提升培训工作；完成202名实习生的临床实习任务，接收28名见习学生的理论课及见习带教工作。获青岛大学医学院中青年教师教学大奖赛英文组一等奖第一名、中文组三等奖。

大事记

2月14日，尤明涛同志任青岛市第三人民医院党委委员、副院长；王秀玲同志任青岛市第三人民医院党委委员；华裕忠同志不再担任青岛市第三人民医院党委副书记、委员、纪委书记；孙彩茹同志不再担任青岛市第三人民医院党委委员、副院长、工会主席。

2月14日，袁涛同志任青岛市第三人民医院党委委员、副院长。

3月20日，俄罗斯自然科学院外籍院士、青岛大学药学院教授姜国辉到医院就"三高中心"、科研成果转化等合作事宜进行座谈交流。

4月7日，通过中国胸痛中心标准版认证。

4月22日，承办第二届全国微创保胆青岛高峰论坛暨青岛市结石病微创治疗新进展研讨会，青岛市医学会微创外科分会结石病学组揭牌。

4月23日，成为青岛市质控管理医疗质量控制中心挂靠单位。

4月23日—10月24日，选派2名骨干医师赴西藏日喀则桑珠孜区人民医院参与医疗支援工作。

4月26日，青岛市卫生健康委员会党组书记柳忠旭一行到医院调研重点学科发展情况。

4月28日，成为山东省药物滥用监测哨点。

6月26日—12月17日，选派2名骨干医师赴定西市漳县人民医院参加对口支援和东西部协作工作。

6月28日—9月22日，选2名骨干医师赴陇南市两当县人民医院参加对口支援和东西部协作工作。

6月28日，选派1名骨干医师赴陇南市两当县人民医院参加对口支援和东西部协作工作。

7月15日，承办建设肠道健康提高肠道疾病诊断能力研讨会，山东省肠道健康中心、山东大学齐鲁医院消化联盟揭牌。

8月25日，获批中医情志病门诊。

9月13日，徐晟伟同志任青岛市第三人民医院党委书记；于华同志任青岛市第三人民医院院长；郭娟娟、纪冰同志任青岛市第三人民医院副院长。

9月28日，获批成立青岛市结石病诊疗中心。

11月9日，通过2023年电子病历系统应用水平分级评价实证材料五级审核。

11月10日，通过2022年度山东国家智能社会治理实验特色基地三等验收。

12月11日，青岛市卫生健康委员会批准青岛市第三人民医院开展紧密型城市医疗集团建设。

12月16日，山东省卫生健康委员会公布确定青岛市第三人民医院"三级乙等综合医院"等次。

12月28日，李沧区城市医疗集团管理委员会办公室批准同意成立青岛市第三人民医院城市医疗集团。

精神文明建设　2023年，获青岛市文明单位标兵、青岛市无偿献血突出贡献集体等称号，1名医师获青岛好医生、1名护士获青岛好护士称号。选派15名医师参加卫生支农工作，5名医师参加对口支援和东西部协作工作，2名业务骨干圆满完成援藏工作。

荣誉称号　获山东省卫生健康工作先进集体、山东省医疗机构法治建设评估省级优秀等次、青岛市三八红旗集体、青岛市巾帼建功先进集体、青岛市消防安全工作先进单位、青岛市高校文化单位先进保卫组织、青岛市院前急救工作先进集体等荣誉称号。

党委书记：徐晟伟
院　　长：于　华
副 院 长：尤明涛、郭娟娟、纪　冰、袁　涛
党委委员：王秀玲
院办电话：89076678
总机电话：4006619966
传真号码：89076611
邮政编码：266041
地　　址：青岛市李沧区永平路29号

青岛市第八人民医院

概况　2023年，医院编制床位1100张，职工1681人。其中，卫生技术人员1503人，占职工总数的89.41%；行政工勤人员178人，占职工总数的10.59%。卫生技术人员中，有高级职称者235人，占15.64%；中级职称者734人，占48.83%；初级职称者534人，占35.53%。医生与护士之比为1∶1.5。设职能科室28个，临床科室40个，医技科室11个。

业务工作　2023年，门、急诊量62.95万人次，同比降低7.67%，其中急诊量12.54万人次，同比增长21.98%；住院量4.13万人次，同比增长35.41%；出院量4.24万人次，同比增长41.33%；床位使用率82.08%，同比增长25.2%；床位周转次数41.45次，同比提高37.16%；完成手术9321台次，同比增长15.60%；平均住院日8.27天，同比增长25.30%。

业务收入　2023年，总收入9.73亿元，同比增长1.25%，其中业务收入6.87亿元，同比增长15.93%。

固定资产　2023年，固定资产总值4.15亿元，新增固定资产总值0.1亿元，同比增长2.05%。

医疗设备更新　2023年，购置数字减影血管造影机、荧光腹腔镜、关节镜、胸腔镜、步态训练机器人、高清电子胃肠镜等100万元以上设备6台(件)。

基础建设　2023年，医院本部院区完成老旧公共卫生间修缮改造、增设制氧机、更换门诊电梯等工程项目。东院区完成屋面停机坪、五方责任主体竣工、人防工程竣工验收备案等工作。

卫生改革　2023年，优化管理机制，成立专班，聚焦关键绩效指标出台系列改革措施。强化学科培育机制，实施"551"学科提升计划，遴选5个临床特色专科，对标国内领先专科进行培育。以急诊大平台为纽带，构建"一拖四"学科群，医院整体服务大幅提升。加大信息化投入，再造取药、检查流程，实现诊间、床旁自助结算。

对口帮扶支援　2023年，强化医联体建设，牵头成立紧密型城市医疗集团，下沉专家1040余人次，诊疗8600余人次。派出5名医务人员到甘肃陇西第二人民医院、陇南徽县人民医院开展精准帮扶。

医疗特色　2023年，获批5个市临床重点专科示范项目建设，当选市医学会学科分会主委单位2个、市级质控中心主委单位1个，参与编写诊疗方案，形成专家共识2个、团体标准5个。开展58项新技术、新项目，技术创新赋能医疗质量发展。卒中中心通过省级认证。成立青岛市手足外科诊疗中心、青岛市动物致伤防治联盟。崂山点穴疗法获批中医药强市建设"揭榜挂帅"项目、中央财政支持中医药传承创新发展示范试点项目。

科研工作　2023 年，获批省、市级课题立项 30 项，科技核心期刊发表论文 50 余篇。

继续教育　2023 年，成功申办并完成 7 项省级继续教育项目、11 项市级继续教育项目。外出进修人员 106 人次，外出参加学术会议 190 余人次。

大事记

1 月 5 日，经青岛市卫生健康委员会党组研究决定：温成泉同志任青岛市第八人民医院党委书记，不再担任青岛市第八人民医院院长；魏涛同志任青岛市第八人民医院党委委员、党委副书记、院长（试用期一年），不再担任青岛市妇女儿童医院副院长；张红梅同志任青岛市妇女儿童医院党委委员、副书记（正处级），不再担任青岛市第八人民医院党委书记、委员；鲁菁同志任青岛市精神卫生中心党委委员、总会计师，不再担任青岛市第八人民医院党委委员、总会计师。

1 月 10 日，经青岛市卫生健康委员会党组研究决定：马立学同志任青岛市第八人民医院党委副书记，不再担任青岛市第八人民医院副院长；刘涛同志任青岛市第八人民医院党委委员、副院长（试用期一年）；侯秋雨同志任青岛市第八人民医院副院长（试用期一年）。

4 月 6 日，青岛市卫生健康委员会党组书记、副主任柳忠旭一行到医院本部院区调研。

4 月 9 日，医院通过山东省卒中中心现场培训认证。

4 月 21 日，医院被认定为山东省“卒中防治中心”单位。

4 月 23 日，医院获批成为青岛市医学美容质控中心。

4 月 27 日，医院召开学习贯彻习近平新时代中国特色社会主义思想主题教育工作会议。

6 月 2 日，医院承办中华医学会手外科学分会第十三届华东地区学术会议。

6 月 17 日，医院承办中国医学救援协会 2023 年“动物致伤规范化防治培训（AIST 项目）（青岛站），并牵头组建青岛市动物致伤防治联盟。

6 月 20 日，医院举行名医工作室签约暨揭牌仪式。

6 月 28 日，中国妇幼保健协会会长陈资全莅临医院调研指导工作。

7 月 2 日，医院获批成立青岛市手足外科诊疗中心。

8 月 25 日，崂山点穴疗法获批中医药强市建设“揭榜挂帅”项目、中央财政支持中医药传承创新发展示范试点项目。

9 月 12 日，青岛市委书记陆治原一行到医院东院区调研。

11 月 4 日，医院当选青岛市医学会第一届动物致伤专科分会主任委员单位。

11 月 19 日，医院当选青岛市医学会手外科学专科分会主委单位。

12 月 4 日，青岛市卫生健康委主任薄涛一行到医院东院区调研建设情况。

12 月 22 日，医院牵头成立青岛市第八人民医院城市医疗集团。

党建与精神文明建设　2023 年，顺利通过山东省文明单位复审。深入开展学习贯彻习近平新时代中国特色社会主义思想主题教育，持续推进支部标准化规范化建设，5 个党支部获“市直机关五星级党支部”称号。开展提升群众看病就医满意度活动，多措并举提升群众就医感受。组织党员专家开展进社区、乡村义诊以及健康宣教活动 80 余场次。

荣誉称号　2023 年，继续保持“山东省文明单位”荣誉称号。获国家食品安全示范城市复审工作突出贡献单位、青岛市事业单位人事管理示范点单位、青岛市继续医学教育先进单位、青岛市医疗机构法治建设评估市级优秀单位、青岛市无偿献血突出贡献集体等荣誉称号。

党委书记：温成泉
党委副书记、院长：魏　涛
党委副书记：马立学
纪委书记：张昔江
副 院 长：张　栋、刘　涛、侯秋雨
院办电话：87895264
传真号码：87896535
电子邮箱：qdbyyb@126.com
邮政编码：266100
地　　址：青岛市李沧区峰山路 84 号

青岛市胶州中心医院

概况　2023 年，医院占地面积 2.95 万平方米，建筑总面积 4.46 万平方米，其中业务用房面积 3.13 万平方米。职工总数 1433 人，其中，卫生技术人员 1304 人，占职工总数的 91%；行政工勤人员 129 人，占职工总数的 9%。卫生技术人员中，有高级职称者 264 人，中级职称者 768 人，初级职称者 272 人，分别占

20.25%、58.9%、20.86%，医生与护士之比为1∶1.9。医院编制床位900张，设职能科室27个、临床科室34个、医技科室11个。

业务工作 2023年，门、急诊量733181人次，其中急诊142473人次，同比增加6.89%。入院人数40759人次，同比增加26.82%；出院人数40942人次。床位使用率91.26%，床位周转率47.33%。入院与出院诊断符合率92.56%，手术前后诊断符合率100%，治愈率95.8%，好转率0.13%，死亡率0.57%，院内感染率0.57%，甲级病案符合率98.6%。

业务收入 2023年，业务收入6.28亿元，同比增长12.37%。

固定资产 2023年，固定资产总值3.45亿元，同比下降4.99%。

医疗设备更新 2023年，新增ECMO系统、主动脉内球囊反搏泵、飞利浦心脏彩超、视频脑电等医疗设备。

基础建设 2023年，改造医院门诊楼、科教楼，增加门诊诊室，装修改造外科楼部分病区，在内科楼下新建简易公共卫生间，改造病理科和内镜室布局。

卫生改革 2023年，促进学科联盟和医联体建设发展，与山东大学齐鲁医院（青岛）、山东大学第二医院等医院的优势学科建立学科联盟。与北京大学人民医院青岛医院、青岛市妇女儿童医院联合组建医疗集团，集团内实现医疗专家、技术骨干互派，学科共同发展。柔性引进高层次人才，聘请14名国内知名专家教授为学科带头人。创新投诉处置工作模式，建立MDT-CBL行政管理模式，每月召开联席会2次，多部门协调联动，对个性化问题进行责任认定并落实处罚，对系统性问题进行集中整治，并将典型案例进行全院通报警示。

医疗特色 2023年，持续推进“六大中心”建设，牵头“千县万镇”卒中识别与分级诊疗行动，获批成为青岛市“脑卒中（介入）诊疗中心”。实现基层转诊胸痛患者269人次、卒中患者501人次、创伤患者2640人次，均得到及时救治。成功开展新技术项目15项2629例。项目包括经阴宫颈环扎术、新生儿脐动脉血气分析、内镜下扁桃体腺样体等离子刀切除术、闭合复位空心螺钉内固定、椎基底动脉狭窄闭塞支架成形术、彩超引导下动静脉造瘘后球囊扩张、冠脉血管内冲击波Shockwave IVL治疗严重钙化病变、单侧双通道内镜技术、保留左结肠动脉的直肠癌根治术、超声引导下鼻肠管置入术、新生儿脐静脉置管、超声内镜、细胞因子联合检测、经颅彩色多普勒超声检测技术（TCCD）、白介素-6（IL-6）检测项目。

科研工作 2023年，获青岛市科研课题立项10项。10项科研项目通过科研评价，其中1项达国际先进水平，8项达国内先进水平，1项达国内领先水平。发表论文329篇，其中SCI论文7篇、中华级论文2篇、核心期刊论文22篇。出版专著1部，授权发明专利11项、实用新型专利9项。

继续教育 2023年，举办市继教项目17项，省继教项目5项。选派33名技术骨干分别到北京宣武医院、首都儿科研究所附属儿童医院、北京协和医院等知名医院进修学习。

社会公益 2023年，组织各类志愿服务、健康宣教、义诊活动40余次。联合北京大学人民医院青岛医院和青岛市妇女儿童医院27名专家开展义诊活动，为400余位患者在“家门口”提供医疗服务。选派10名骨干医师对口帮扶西藏、甘肃等地医疗卫生机构，指导开展20余项诊疗技术，其中内镜下结直肠黏膜剥离术（ESD）等4项技术填补当地诊疗技术空白。选派29名骨干医师在莱西、即墨和胶州的18个社区卫生院开展卫生支农工作。持续开展“春蕾女童”关爱计划和“慈善一日捐”活动，累计捐赠善款21万余元。

大事记

1月13日，青岛市卫生健康委员会党组书记柳忠旭同志到医院宣布高杨同志任医院党委书记、院长，郭鹏同志任医院纪委书记。

1月16日，召开领导干部年终述职评议会议，市卫生健康委董新春同志、院领导、职工代表、科室正副主任参加会议。

2月20日，启动医院等级评审工作。

3月3日，青岛市政府副市长王波一行到医院调研就医环境改善事宜。

4月7日，参加全国肺栓塞和深静脉血栓形成防治中心授牌大会，医院被授予“全国血栓防治中心优秀单位”称号。

4月，与山东大学齐鲁医院胡昭专家团队签订外聘专家协议书，为期3年。聘任胡昭教授担任肾内科学科带头人、名誉主任。

选派儿科由经超、肝胆外科徐林海对口支援西藏日喀则市，为期半年。

5月4日，医院向国家大疫情网报告鹦鹉热病例1例，根据青岛市疾控中心通报的信息，此为青岛市首例报告。

5月17日，通过医保局的审批，挂牌成为胶州市唯一一家“三个100”工程医院医保工作站。

5月26日，医院承办的“青岛市千县万镇卒中识别与分级诊疗活动推进会”成功召开。

6月7日，与山东大学齐鲁医院史本康教授签订外聘专家聘用协议书，为期3年。

6月27日，举行与山东大学第二医院医联体签约暨揭牌仪式，并签署医联体协议，为期3年。

7月6日，举行与史本康教授及其团队“齐鲁名医工作站”签约暨揭牌仪式。

8月，与山东大学第二医院签订国家临床重点专科肾脏多学科创新联盟合作协议，为期3年。

与青岛大学附属医院签订青岛市帕金森病专科联盟合作协议、青岛市放射影像专科联盟合作协议、青岛市神经外科（动脉瘤）专科联盟合作协议、青岛市普外科（胃肠）专科联盟合作协议，为期5年。

9月28日，青岛市卫生健康委批复同意医院成立青岛市脑卒中（介入）诊疗中心。

9月，与青岛市市立医院签订青岛市皮肤科（疑难病）专科联盟协议、青岛市口腔科（黏膜病）专科联盟协议、青岛市烧伤专科联盟协议、青岛市呼吸内科（慢性阻塞性肺疾病）专科联盟协议，为期5年。

10月，与青岛市中医医院（市海慈医院）签订青岛市中医药类治未病中心专科联盟合作协议。与青岛市第六人民医院签订青岛市传染性疾病专科联盟建设合作协议。

11月7日，青岛市卫生健康委批复同意医院与北京大学人民医院青岛医院、青岛市妇女儿童医院联合成立青岛市人民医院集团。青岛市胶州中心医院加挂青岛市人民医院集团（胶州）牌子。

党委书记、院长：高　杨
党委副书记：孟贤涛
副 院 长：宫荣泉、朱卫洁、董智勇
纪委书记：郭　鹏
党委委员：魏秀娥、王俐滢
办公室电话：87225611
总机电话：87212301（传真）
电子信箱：qdsjzzxyybgs@qd.shandong.cn
邮政编码：266300
地　　址：胶州市云溪河南路99号

专 科 医 院

青岛市妇女儿童医院（青岛大学附属妇女儿童医院、青岛市妇幼保健院、北京大学人民医院青岛医院）

概况　青岛市妇女儿童医院（青岛大学附属妇女儿童医院、青岛市妇幼保健院、北京大学人民医院青岛医院），是第四批国家区域医疗中心建设单位、省级儿童专科区域医疗中心、省儿童健康与疾病临床医学研究中心，青岛大学医学部平行二级学科单位，在2023年公布的国家公立医院绩效考核中位列全国妇幼专科第13名，居A等级；全国三级妇幼保健机构绩效考核中居A++等级，位列全国第16名，山东省第1名。

2023年，开放床位2452张，有职工2837人。其中，卫生专业技术人员2580人，占职工总数的90.94%；行政工勤人员257人，占职工总数的9.06%。卫生专业技术人员中，高、中、初级职称分别为473人、1332人、775人，分别占18.33%、51.63%、30.04%。医生与护士之比为1∶1.1。设职能科室53个、临床科室115个，医技科室33个。

业务工作　2023年，门、急诊355.61万人次，比上年增长11.77%，其中急诊54.57万人次。出院9.35万人次，比上年增长18.51%。床位使用率87.40%，床位周转次数51.1次，入院与出院诊断符合率96.3%，手术前后诊断符合率99.5%，门诊及住院抢救危重病人数7150人次，抢救成功率合计94.1%，治愈率61.5%，好转率36.9%，病死率0.2%，院内感染率0.68%，甲级病案符合率99.01%。

业务收入 2023年，业务收入18.71亿元，比上年增长22.06%。

固定资产 2023年，固定资产原值261276.52万元，同比增长54.19%。

医疗设备更新 2023年，新增电子胃镜系统、超高效液相色谱串联质谱系统、体外膜氧合器、电子膀胱肾盂镜系统、彩色多普勒超声诊断仪、晶状体摘除和玻璃体切除设备、全高清电子鼻咽喉镜系统等100万元以上大型医疗设备20台。

基础建设 2023年，辽阳西路院区完成医美中心、门诊公共卫生间、急诊部改造工程；城阳院区(北京大学人民医院青岛医院)完成体检中心改造工程，二期项目地下室主体结构全面完成，地上主体结构完成25%；国家创伤医学中心科创基地项目完成用地预审与选址意见书、建设用地规划许可证和部分建设用地征收工作；西海岸院区机电安装施工完成90%，精装修施工完成78%，幕墙施工完成95%，医疗专项施工完成70%，室外工程施工完成70%。

卫生改革 2023年，心脏大血管外科获批国家临床重点专科建设项目；获批国家孕前保健特色专科；儿童先心病介入、城阳院区(北京大学人民医院青岛医院)创伤一体化救治专科获批省临床精品特色专科；5个专科入选“青岛市重大疾病专科联盟”。获批领军人才创新工作室4个，获“青岛拔尖人才”称号5人。“让爱无缺 共向未来”义诊筛查公益行项目在烟台、日照、临沂、潍坊、威海举办。通过电子病历系统应用水平分级五级评价、国家医疗保障基金飞行检查、三级甲等妇幼保健院复审。顺利通过2轮国家区域医疗中心“回头看”调研，获得国家调研组高度评价。获批成立青岛市人民医院集团。

医疗特色 辽阳西路院区成功应对儿童呼吸道疾病就诊高峰，开设双胎、子宫肌瘤及腺肌症等专病门诊；第三代试管婴儿标准人群临床妊娠率64%，居国内领先水平；低龄低体重复杂先心病手术数量和质量持续居国内第一方阵；先心病介入治疗、心律失常射频消融位居全国第一梯队；在胶东地区率先开展儿童造血干细胞移植术，数量居省内首位；开展省内首例“儿童终末期心衰外科治疗体系——扩张型心肌病肺动脉环缩手术”。南院区海泊路院区获批青岛市第二批安宁疗护试点基地、市级安宁疗护人才培训基地。铁山路院区与社会机构拓展合作，着力发展儿童心理、康复学科。城阳院区(北京大学人民医院青岛医院)开设风湿免疫、肾内、肛肠外3个临床科室；新增头晕眩晕、肺结节管理、高血压病、痛风等10个专病慢病门诊；新增新技术新项目20项，其中国内领先5项、省内领先7项、市内领先5项。

科研工作 2023年，宫内儿科学实验室获批“2023年度批准建设青岛市重点实验室(学科类)”项目；获中国妇幼健康科学技术三等奖2项，山东省科学技术进步奖一等奖1项；获批国家自然科学基金2项，山东省自然科学基金6项，青岛市自然科学基金3项，省中医药科技项目1项，市科技惠民专项2项，经费资助419万元；发表论文125篇，其中SCI论文47篇，中华系列论文9篇；主编专著1部；授权专利9项，其中发明专利6项。成功举办第四届党建和妇幼健康文化经验交流会暨第七届半岛国际妇女儿童医学论坛、第二届中国红岛医学高峰论坛。

继续教育 2023年，首次承接青岛大学临床医学专业四年级班教学任务；新成立神经病学、皮肤性病学、影像医学与核医学、眼科学、耳鼻咽喉-头颈外科学、医学专业英语等6个教研室；执业医师资格考试和住培学员结业考核技能测试通过率均为100%；获批国家级继续教育项目2项、省级继续教育项目3项、市级继续教育项目18项。

大事记

2月28日，与市优幼起点托育照护中心举行签约揭牌仪式，双方共同建设岛城首家医育结合实践基地，创新打造医育结合托育示范样板。

3月25日，获评“2021—2022年度医疗机构法治建设评估省级优秀单位”。

4月3日—4日，医院承建的北京大学人民医院青岛医院建设项目受邀参加国家发展改革委在江西省赣州市召开的国家区域医疗中心集中调研和建设交流座谈会，并作经验分享。

4月4日，香港校长专业发展促进会学会委员会秘书长苏细清博士一行到铁山路院区调研儿童心理康复学科建设及医教融合业务开展情况。

4月11日，“儿童安全用药科普教育基地”获批2023—2025年度山东省科普教育基地。

5月9日，国家卫生健康委法规司副司长李波、法规审核处处长郭海明，山东省卫生健康委政策法规处处长刘琳、政策法规处二级主任科员陈之光一行到医院调研患者满意度提升工作。

5月19日，山东省卫生健康委党组成员、副主任徐民，医政医管处副处长程传坤、副处长杜静等一行到医院调研智慧医疗服务情况。

6月6日，获批首批国家孕前保健特色专科建设单位。

6月20日，山东省卫生健康委党组成员、省计生协会常务副会长于富军，人口家庭处处长、一级调研员赵吉来等调研组一行到医院调研优化生育政策开展情况。

6月28日，市儿科（重症）专科联盟、市心血管外科（儿童）专科联盟、市康复医学（儿童康复）专科联盟、市产科（早产与胎儿医学）专科联盟、市妇科（微、无创技术）专科联盟等5项专科入选市重大疾病专科联盟。

6月29日，第四届党建和妇幼健康文化经验交流会暨第七届半岛国际妇女儿童医学论坛召开。论坛以“党建引领高质量发展”为主题，设立主论坛及妇产、儿科等21个分论坛。国家卫生健康委妇幼司，中国妇幼保健协会，省、市卫生健康委有关领导出席大会；中国工程院院士、国内知名妇女儿童医院著名专家学者、各省市妇幼保健机构、联盟成员单位以及社会各界人士等近4000人参会。

7月19日，心脏大血管外科成功获批国家临床重点专科建设项目。医院心血管外科学、出生缺陷综合防治实验室分别获批首批山东省医药卫生重点学科、重点实验室。

7月24日，城阳院区（北京大学人民医院青岛医院）召开干部会议，市卫生健康委党组副书记纪总纲主持会议并宣读干部任职决定，市卫生健康委党组书记柳忠旭出席会议并讲话，城阳院区领导班子成员、北京大学人民医院派驻专家、各科室负责人、护理负责人参会。

7月26日，获批赵淑萍领军人才创新工作室、闫美兴领军人才创新工作室、郝翠芳领军人才创新工作室、刘秀香领军人才创新工作室。

7月31日，获2022年度青岛市引进青年人才突出贡献单位。

8月17日，城阳院区（北京大学人民医院青岛医院）顺利通过国家区域医疗中心第二轮“回头看”调研。

9月1日，山东省卫生健康委老龄健康处副处长于凤华一行到海泊路院区调研安宁疗护工作开展情况。

9月22日，海泊路院区获批青岛市第二批安宁疗护试点基地。

10月14日，获批全国第一批双胎妊娠医学中心。

10月16日，邢士超、孙念峰、赵淑萍、鹿洪亭、梁永新获2023年“青岛拔尖人才”称号。

11月3日，全国政协副秘书长、农工党中央专职副主席王路实地调研儿童早期发展中心，市卫生健康委主任、市中医药管理局局长薄涛陪同。

11月7日，青岛市人民医院集团成立，集团由北京大学人民医院青岛医院、青岛市妇女儿童医院、青岛市胶州中心医院组成。

11月24日，市委副书记，市政府市长、党组书记赵豪志与中国工程院院士、北京大学人民医院院长王俊举行工作座谈。市政府副市长赵燕，市政府秘书长李虎成，市卫生健康委党组书记柳忠旭、主任薄涛，城阳区区长殷连刚，市妇女儿童医院党委书记、总院长邢泉生和北京大学人民医院相关同志参加座谈。会后，王俊院士一行现场考察城阳院区（北京大学人民医院青岛医院），市卫生健康委党组书记柳忠旭、青岛医院部分领导班子成员陪同。

11月25日，由北京大学人民医院主办，北京大学人民医院青岛医院、青岛市妇女儿童医院承办的第二届中国红岛医学高峰论坛召开。中国工程院院士、北京大学常务副校长、医学部主任乔杰到城阳院区（北京大学人民医院青岛医院）调研，市政府副市长赵燕、市卫健委党组书记柳忠旭、北京大学人民医院党委书记王建六、青岛医院领导班子陪同调研。

11月30日，医院通过电子病历系统应用水平分级五级评价。

12月1日，儿童先心病介入、创伤一体化救治专科获批2023年度山东省临床精品特色专科。

12月19日，与中国妇幼保健协会合作成立研究中心，挂牌“人工智能阴道微生态检测单位”。

12月22日，获“齐鲁家庭友好型工作场所”荣誉称号。

12月27日，后勤保障部获“青岛市安全生产标准化班组”称号。

12月30日，获青岛市法治政府建设示范创建工作先进集体。

党建与精神文明建设　2023年，院党委深入开展学习贯彻习近平新时代中国特色社会主义思想主题教育，顺利完成医院党委和纪委换届选举工作。开展建院70周年院庆系列活动；落实青岛市创建文明城市工作任务；顺利完成省级文明单位复审；持续推进“建设职工小家”活动；开展职工心理团建减压活动，常态化开设员工心理援助热线；与青岛市优幼起点托育照护中心合作打造青岛市首家“医育结合”托育照护服务实践基地，切实解决医护人员的后顾之忧；开展职工子女暑期特色体验营活动；开展"夏送清凉""冬送温暖"岗位慰问活动，累计慰问物资价值 9.9 万余元；开展职工查体工作，将"两癌"筛查纳入女职工体检项目。

荣誉称号　获首批国家孕前保健特色专科建设单位、山东省卫生健康工作先进集体、山东省医疗保险工作表现突出集体、2021—2022 年度医疗机构法治建设评估省级优秀单位、青岛市法治政府建设示范创建工作先进集体、2023 年度青岛市智慧医院建设优秀单位、2022 年度青岛市引进青年人才突出贡献单位、2020 年度市级健康促进医院、2022 年度优秀工会志愿服务组织、2023 年青岛市妇幼健康职业技能竞赛团体二等奖、第十届"健康杯"呼吸与危重症技能大赛二等奖、2022 年青岛市卫生行业护理职业技能竞赛团体三等奖、2023 年青岛市数字健康变革创新大赛二等奖等荣誉。

党委书记：邢泉生
党委副书记、院长：洋思林
党委副书记：张红梅
纪委书记：张　成
副 院 长：高　岩、韩春山、于桂玲、初慧中
副院长、总会计师：尚　涛
党委委员：刘　倩、韩宗勇、徐　涛、黎　强
院办电话：68661157
传真号码：68661111
电子信箱：qdfeyb@qd.shandong.cn
邮政编码：266034
地　　址：青岛市市北区辽阳西路 217 号

青岛市胸科医院

概况　2023 年，青岛市胸科医院占地面积 2 万平方米，建筑面积 1.5 万平方米。职工总数 368 人，其中，卫生技术人员数 307 人，占职工总数的 83%；行政工勤人员数 61 人，占职工总数的 17%。卫生技术人员中，高级职称人数 48 人，中级职称人数 149 人，初级职称人数 110 人，分别占 16%、49%、35%。医生与护士之比为 1∶2。开放床位 280 张，设职能科室 20 个、临床科室 12 个、医技科室 6 个。

业务工作　2023 年，门、急诊量 41874 人次，其中急诊 5334 人次，同比减少 18.13%；收住院 4003 人次，同比减少 1.06%；出院 3819 人次，同比减少 4.76%；平均住院日 23.02 天，同比增长 1.95 天；床位使用率 90.25%，同比增长 3.86%；药占比（不含中药饮片）为 25.25%，同比降低 3.92 个百分点。

业务收入　2023 年，业务收入 8567.43 万元，比上年下降 13.15%。

固定资产　2023 年，固定资产总值 11836.23 万元，比上年增长 3.75%。

医疗设备更新　2023 年，新购数字化医用 X 射线摄影系统、便携式彩色多普勒超声系统、结核分枝杆菌一体化耐药监测系统、麻醉机、过氧化氢消毒机、胸部震荡排痰仪、高流量无创呼吸湿化治疗仪、六道自动分析心电图机、纯水系统、电动病床等设备。

基础建设　2023 年，装修改造内科楼、急诊楼、综合楼、手术室及办公楼，合理配置内部优质资源，优化院区功能布局。

卫生改革　2023 年，青岛市卫生健康委党组确定整合青岛市传染性疾病救治优质医疗资源，由省公共卫生临床中心青岛分中心整体托管市胸科医院。

医疗特色　2023 年，医院继续以"结核病综合治疗中心"重点专科为抓手，强化结核性脑膜炎、耐药结核病、内镜、NTM、骨关节结核与感染等亚专科建设。作为青岛市结核病质控中心挂靠单位，修订《青岛市结核病质控中心质控标准》，完成对所有区（市）结核病防治机构的培训指导工作以及质控工作检查，并针对结核病聚集性疫情发展情况，协调专家力量配合疾控部门做好处置。指导区（市）结核病防治机构业务工作。针对莱西市结核病定点医院变更，派出人员指导交流 30 余人次。开展的 8 项中医适宜技术在全院 7 个病区全面推广，病房覆盖率达到 100%，服务患者占比达 60%。

宣教工作　2023 年，实施遏制结核病行动计划和健康教育"六进"活动，协助做好学校结核病防治工作。与中国海洋大学、青岛科技大学等院校建立结核病防控联系，组织召开《学校结核病防治规范》学习讨论会，开展健康教育培训，切实做好学校结核病筛查管理工作。

人才引进　2023 年，柔性引进 4 位全国知名专家：北京胸科医院逄宇和丁为民教授、深圳市第三人民医院卢水华教授、青岛大学附属医院西永明教授，对医院学科发展进行指导。

科研工作　2023 年，参与科研合作课题 5 项，其中部省级 2 项、市级 3 项，获市拔尖人才称号 2 人，市优秀青年医师称号 1 人，市领军人物 1 人。

继续教育　2023 年，完成市级继续教育项目 8 项，外派医疗 7 人、护理 32 人、检验人员 2 人外出进修学习。进行业务培训 15 次，各类竞赛 4 项，病例分享讨论会 6 次。

精神文明建设　2023 年，组织开展文明单位、文明城市创建工作；深化思想道德教育，积极推进普法依法治理工作。在世界防治结核病日、护士节、医师节等开展主题宣传活动。利用医院官方微信、网站、宣传栏等宣传载体，展示医护人员精神风貌和工作成效。

大事记

3 月 18 日，青岛市胸科医院成为首批国家感染性疾病临床医学研究中心省级联盟单位。

3 月 31 日，由青岛市胸科医院主办的 2023 年度青岛结核论坛成功举办。

5 月 26 日—27 日，由中国防痨协会、首都医科大学附属北京胸科医院牵头主办，青岛市胸科医院协办的全国第十一届"耐药结核病诊治进展"学习班在青岛市成功举办。

10 月 16 日，青岛市胸科医院两位高层次人才李同霞、赵明伟，再次获评"青岛拔尖人才"。

12 月 9 日，青岛市胸科医院携手青岛电视台在李村公园举行大型义诊及健康咨询活动。

12 月 13 日，市卫生健康党组宣布青岛市胸科医院由山东省公共卫生临床中心青岛分中心整体托管，实行一体化运营，一套领导班子，刘振胜同志全面负责青岛市胸科医院工作。

荣誉称号　2023 年，获 2022 年度青岛市文明单位荣誉称号。

院　　长：刘振胜
副 院 长：李同霞、王　淼
院办电话：84826503　84816945(传真)
电子信箱：qdsxkyy@163.com
邮政编码：266043
地　　址：青岛市重庆中路 896 号

青岛市第六人民医院（山东省公共卫生临床中心青岛分中心、青岛市传染病医院）

概况　2023 年，医院占地面积 2.83 万平方米，总建筑面积约 2.1 万平方米，其中业务用房面积约 1.5 万平方米。职工总数 661 人。其中，卫生技术人员 593 人，占职工总数的 89.71%；行政工勤人员 68 人，占职工总数的 10.29%。卫生技术人员中高、中、初级职称人数分别是 83 人、194 人、316 人，分别占 14%、32.7%、53.3%。医生 168 人，护士 340 人，医生与护士之比为 1∶2.02。编制床位 400 张，实际开放床位 505 张，职能科室 33 个、临床科室 26 个、医技科室 11 个。

业务工作　2023 年，门、急诊量 142475 人次，与上年同期比减少 15847 人次，降低 10%；入院 11225 人次，出院 11055 人次，与上年同期比增加 4298 人次，增长 63.61%；病床使用率 89.36%，与上年同期比增加 37%；病床周转次数 21.89 次，与上年同期比增长 76.82%；入院与出院诊断符合率 99.31%，治愈率 13.06%；好转率 83.47%；病死率 1.10%；院内感染率 0.32%，甲级病案符合率 99.29%，比上年同期增长 0.58%。

业务收入　2023 年，业务收入 22715.1 万元，比上年增加 1734.56 万元，增长 8.27%。

固定资产　2023 年，固定资产总值 9967.23 万元，比上年增加 775.89 万元，同比增长 8.44%。

医疗设备更新　2023 年，购置排痰机 50 台、医用降温毯 40 台、血气机 15 台、无创呼吸机 30 台、过氧化氢消毒机 10 台、床旁监护仪 100 台、全自动清洗消毒器 10 台、高流量湿化氧疗系统 26 台、转运呼吸机 10 台、医用控温仪 19 台、除颤监护仪 22 台、升温仪 18 台、呼吸机消毒机 7 台、高流量湿化氧疗系统 50 台、彩超 1 台、全自动清洗消毒器 7 台、除颤监护仪 10 台。

基础建设　2023 年，推进青岛市市民健康中心二期市公共卫生临床中心项目建设，优化调整未施工区域的建设方案，完成暂估价、消防检测、能耗检测、能源中心建设及运维服务招标工作。12 月 25 日，感染性疾病病区竣工验收。完成医院原 C 座病房楼的改扩建工程，增添外墙保温、粉刷墙体、更新管网和电梯等设施。未发生重大安全事故。严格控制资金使用，项目完成产值 48302.93 万元，专项支付 33000 万元。

卫生改革　2023 年，修订和新增各类规章制度及管理办法 19 项，不断优化医院高质量发展各项指标；加强全面预算管理，结合 DRG 付费改革，开展 DRG 培训 42 次，制作 4 款政策明白纸，实现临床科室培训全覆盖；梳理内控制度和流程，集中开展风险点专项内部审计，整改内控短板问题；完善临床科室二级库，实施高值耗材扫码可溯源管理；上线 56 项信息系统，启动互联互通四级甲等测评申报筹备工作，获批青岛市智慧医疗建设示范项目传染性疾病质量控制与能力提升系统项目；改革绩效分配体系，正向引导医疗行为，建立符合医院发展目标定位的绩效分配体系。

医疗特色　2023 年，成立青岛市肝胆疾病（感染）诊疗中心、青岛市艾滋病诊疗中心。聚焦“外科、微创技术、疑难肝病、中医肝病、临床研究”五大领域，成立名医工作室，专家团队门诊服务 284 人次，启动疑难肝病门诊远程会诊 14 次，完成手术 18 例，四级手术占比由上年的 4.07%提高到 8.64%，胃肠镜检查治疗比上年同期增长 25.70%，实现消化介入 TIPS 手术零的突破。艾滋病诊疗中心门诊量 1.7 万人，同比增长 22%，住院 372 人次，同比增长 7.74%；中国疾病预防控制中心艾滋病首席专家、研究员邵一鸣教授成为医院特聘专家；与国家传染病医学中心（北京）合作构建 HIV 标准化门诊；与青岛市疾控中心合作培养艾滋病随访个案管理师，为 HIV 患者提供全身疾病一站式综合诊治服务。

2023 年，获批山东省中西医协同“旗舰”医院培育单位、青岛市中西医协同“旗舰”医院建设单位。成立“李秀惠教授、李勇教授名中医工作室”，提供中医看诊服务 100 余次。对标国家传染病医学中心（北京），建设精准医疗与转化医学中心并开诊，启动肝癌全周期管理惠民合作共建项目 3 项；被北京肝胆相照公益基金会、中华医学会肝病学分会授予“肝病规范化诊疗示范基地”；成为国传中心（北京）感染性疾病专科联盟常务理事单位。

科研工作　2023 年，职工发表论文 24 篇，其中 SCI 2 篇、中华级期刊 1 篇、核心期刊 10 篇。省、市级在研科研项目 39 项，其中有资课题 7 项。省、市级课题项目结题 7 项。取得国家发明专利 1 项，实用新型专利 2 项。

继续教育　2023 年，举办继续教育培训项目 20 次，其中省级继教项目 2 项，市级继教项目 18 项，邀请知名专家举办专业学术讲座，受教育人数达 3000 余人次。主办学术会议 30 余项。

大事记

1 月 2 日，市卫生健康委主任薄涛到医院视察门诊病房综合楼建设情况。

1 月 6 日，被授予全国首批 6 所数字化糖尿病肝脏病共管中心。

1 月 10 日，门诊病房综合楼启用并试运行。

3 月 3 日—4 日，国家疾病预防控制局二级巡视员胡翔带队到青岛调研传染病防控工作。

3 月 17 日，承办山东省感染性疾病专科联盟第二次会议。

3 月 17 日，举行门诊病房综合楼建成启用仪式，并展示全市首个沉浸式交互型智慧云医院。举行市北区糖尿病肝脏病共管医学检验中心签约仪式、李桂美助学公益金捐款仪式、精准医疗与转化医学中心、肝硬化上消化道出血 DTx 研究项目揭牌仪式。

3 月 18 日，承办“山东省医学伦理学学会半岛区域医学伦理学分会学术研讨会暨《青岛市科技伦理审查及监管治理体系探索研究》课题启动会”。

3 月 18 日，举行“数字化糖尿病肝脏病共管中心”揭牌仪式。

3 月 24 日，国家中医药管理局党组成员、副局长王志勇等到医院进行调研。

4 月 6 日，市卫生健康委员会党组副书记、市疾控中心党委书记纪总纲到医院就看病就医满意度提升工作进行调研。

5 月 4 日，医院第一团支部被授予“青岛市五四红旗团支部”荣誉称号。

5 月 13 日，“张永杰教授（团队）肝胆外科名医工作室”揭牌仪式在医院举行。

5 月 13 日，承办山东省艾滋病防治协会门诊管理与关怀分会 2023 年度学术报告会。

5 月 18 日，“庄兴俊教授肝癌微创消融名医工作室”揭牌仪式在医院举行。

5 月 26 日，王贵强教授疑难肝病远程门诊会诊启用。

6 月 3 日，与首都医科大学附属北京佑安医院、国家临床重点专科中医肝病负责人李秀惠教授举行签约仪式，成立“李秀惠教授名中医工作室”。

6 月 10 日，成为国家传染病医学中心（北京）感染性疾病专科联盟常务理事单位。

6 月 15 日，与山东中医药大学附属医院、山东省名中医、肝病知名专家李勇教授举行签约仪式，成立“李勇教授名中医工作室”。

6 月 18 日，承办“青岛市中西医结合学会第二届肝病专业委员会第二次学术会议暨中西协同肝病诊疗新进展论坛”。

7 月 6 日，市卫生健康委党组副书记、市疾控中心党委书记纪总纲到医院就群众看病就医不够便利问题专项整治工作开展情况进行调研。

7月29日，承办青岛市预防医学会感染性疾病防控委员会成立大会暨感染性疾病防控专题学术会议。

9月8日，“青岛市肝胆疾病(感染)诊疗中心”“肝病规范化诊疗示范基地”在医院正式揭牌成立。

9月8日，举办青岛市感染性疾病专科联盟成立预备会议。

9月18日，精准医疗与转化医学门诊开诊，并启动肝癌全周期管理项目(肝癌早筛)。

9月22日，牵头成立“青岛市感染性疾病专科联盟”并开展感染性疾病专题培训。

10月14日，当选第五届中国医院协会传染病医院分会副主任委员单位。

10月24日，与海信医院签订青岛市感染性疾病专科联盟协议，成为联盟的第35家医疗机构。

12月1日，举办“青岛市感染性疾病专科联盟”艾滋病专题培训暨“青岛市艾滋病诊疗中心”揭牌仪式。

12月13日，青岛市胸科医院整体纳入山东省公共卫生临床中心青岛分中心管理。

12月16日，医院举办山东省医学伦理学学会半岛区域医学伦理学分会2023年学术年会。

由医院协办的山东中西医结合学会传染病专业委员会第十三次传染病学术会议(2023年学术年会)暨中西医结合防治传染性疾病新进展培训班在青岛黄海饭店召开。

12月19日，医院成为山东省感染性疾病临床医学研究中心分中心单位。

12月27日，青岛市卫生健康委员会党组书记柳忠旭视察山东省公共卫生临床中心青岛分中心红岛院区建设情况。

精神文明建设　2023年，持续发挥新媒体作用，开通医院“头条号”“抖音号”，并在官方微信增设《新六医新征程》《名医面对面》《提升满意度》等栏目；媒体发稿1027篇，其中国家级19篇、省级27篇、市级981篇，其中《警惕身边的心脏隐形杀手》获山东省卫生健康新闻宣传奖三等奖；推出“云医院”、数字人“‘数’说健康”、“清廉六医云展厅”等宣教和健康科普；成立青岛市护理职业道德教育基地；强化党建品牌“百年六医 未来可期”建设，与国家税务总局青岛市税务局纳税服务和宣传中心党支部、青岛市交通运输局公共服务中心党支部、青岛市12345政务服务便民热线党支部建立共建关系。

荣誉称号　2023年，医院顺利通过省级文明单位复审；被评为山东省中西医协同“旗舰”医院培育单位。医院参与青岛市感染控制技能竞赛，获团体二等奖；参与青岛市第十届“健康杯”技能竞赛膳食技能大赛，获团体三等奖；参与青岛市卫生健康系统职业技能竞赛中药调剂职业技能竞赛，获团体三等奖；获2023年“海慈杯”青岛市卫生健康系统职工八段锦比赛三等奖。

党委书记、院长：刘振胜
党委副书记、纪委书记：吴　静
副 院 长：兰立强、高志棣
党委委员：周　永
院办电话：81636699
传真号码：81636688
电子信箱：qdchrbyy@163.com
邮政编码：266033
地　　址：青岛市抚顺路9号

青岛市精神卫生中心
(青岛市第七人民医院、青岛市心理咨询中心)

概况　2023年，医院占地面积16.06万平方米，建筑面积17473.71平方米，其中业务用房面积15171.89平方米。职工总数625人。其中，卫生技术人员数535人，占职工总数的85.6%；行政工勤人员数90人，占职工总数的14.4%。卫生技术人员中，高、中、初级职称人数分别为66人、168人、301人，分别占12.34%、31.40%、56.26%。医生与护士之比为1∶2.39。编制床位700张，职能科室23个，临床科室15个，医技科室3个。

业务工作　2023年，门、急诊量265283人次，比上年增长14.3%；住院8651人次，比上年增长69.7%；床位使用率184%，比上年增长35.2%；床位周转次数11.9次，比上年增长54.5%；出院与入院诊断符合率100%；抢救危重病人53人次；抢救成功率69.8%，比上年下降1.6%；治愈率33.8%，比上年下降5.7%；好转率62.3%，比上年上升6.8%；病死率0.2%；院内感染率0.72%；甲级病案符合率100%。

业务收入　2023年，业务总收入27876.00万元，比上年增长23.66%。

固定资产　2023年，固定资产总值5053.33万元，比上年增长8.51%。

医疗设备更新　2023年，购进神经肌肉刺激仪

2台、失眠治疗仪1台、经颅直流电刺激仪1台、便携式彩超1台、电休克治疗仪1台、三重四极杆质谱仪1台。

基础建设 2023年，心理精神疾病病区普通病区室内精装工程、医疗专项区域施工、安装工程、室外工程绿化种植完工；心理精神疾病病区重症病房室内精装工程及安装工程基本完工，进入设备调试和销项收尾阶段，室外配套工程、道路、绿化种植基本完工。

卫生改革 2023年，开展精神疾病住院治疗按床日付费分段支付试点，住院病人平均住院日、符合初次入院患者平均住院日、住院均次费用、长期住院患者床日占比等多项指标降幅明显，多次获得大众报业等新闻媒体宣传报道。

医疗特色 2023年，引进经颅磁电疗仪、经皮耳迷走神经治疗仪、失眠治疗仪等物理手段辅助治疗精神疾病；积极探索中西医结合治疗精神疾病新模式。9月14日，中医门诊开诊，精神科病房开展耳穴压丸、穴位贴敷等中医技术；发挥专业技术优势，牵头成立青岛市精神疾病专科联盟，整合精神专科诊疗资源，促进青岛市精神疾病专业诊疗能力提升。

科研工作 2023年，立项青岛市局级课题2项；临床医疗发表省级及以上论文17篇，其中SCI论文9篇、中华级论文1篇、国家级论文4篇。

继续教育 2023年，外派医师参加专题学习班、学术会议168人次；选派20名护士长到北京安定医院、北大六院、华西医院参加中华护理学会举办的2023年“精神卫生专科护士培训班”进修学习；选派2名临床心理学科骨干参加全国青年心理治疗骨干培训班；举办国家级继续教育项目2项，省级继续教育项目4项，市级继续教育项目培训班7项，1300余人次参加；获青岛市继续医学教育先进集体称号，2人获得青岛市继续医学教育先进个人称号。

大事记

1月5日，王春霞任青岛市精神卫生中心党委书记；宋玲不再担任青岛市精神卫生中心党委委员、副主任；张文理任青岛市精神卫生中心党委委员、副书记；鲁菁任青岛市精神卫生中心党委委员、总会计师。

1月10日，孟祥军任青岛市精神卫生中心党委委员、副主任。

4月6日，市卫生健康委党组副书记纪总纲一行到市精神卫生中心督导调研群众看病就医满意度提升工作。

5月30日，举办青岛市老年医学会老年心理专业委员会成立大会暨学术会议。

6月13日，省卫生健康委执法监察局副局长刘兵，市卫生健康委综合监督执法局党总支委员、副局长陈鹏率检查专家组，监督检查市精神卫生中心开展传染病防治“双随机”情况。

11月2日，宋海峰任青岛市精神卫生中心党委委员、纪委书记。

11月10日，召开青岛市精神卫生高峰论坛暨精神疾病专科联盟推进会议。

精神文明建设 2023年，以典型示范为引领，进行“青岛好医生、好护士”“精卫好医生”“群众满意医生”“优秀党员”等先进典型选树宣传活动，搭建创先争优的工作平台。邀请社会各界代表走进医院进行沉浸式体验，并举办现场分享会。医院结合反馈问题持续改进和完善服务举措。开展爱心帮扶、扶贫济困工作，派出11人开展城乡对口支援、医联体内专家下沉帮扶等。推进“四送四进四提升”活动，开展义诊、咨询、科普讲座等公益活动120余次。开展共建慰问、“夏日送清凉”、心理服务进军营、书香文化进军营系列活动。

荣誉称号 先后获得2022年度青岛市继续医学教育先进单位、2023—2024年度全国维护青少年权益岗创建单位、全国社会心理服务体系建设优秀案例、青岛市青年志愿服务项目大赛优秀奖、青岛市五一劳动奖状、青岛市女职工关爱服务示范阵地、“真情协商·和谐共赢”四星级单位、青岛市健康科普工作擂台赛“健康科普最具影响力单位”、青岛市社会心理服务体系建设优秀案例、青岛市控烟工作典型案例、青岛市医务职工换位体验“金点子”大赛优秀组织奖等荣誉称号。

党委书记、主任：王春霞
党委副书记：张文理
党委委员、副主任兼工会主席：周　晶
党委委员、总会计师：鲁　菁
党委委员、副主任：王立钢、孟祥军
党委委员、纪委书记：宋海峰
院办电话：86669088
总机电话：85621584(传真)
电子信箱：qdsjswszx@qd.shandong.cn
邮政编码：266034
地　　址：青岛市南京路299号

青岛市口腔医院

概况　2023年，青岛市口腔医院是青岛市卫生健康委员会直属三级甲等口腔专科医院，国家住院医师规范化培训基地，北京大学口腔医学院学科发展联合体，承担多所院校的本科生和研究生教学工作。建筑面积2.3万平方米，其中业务用房面积1.8万平方米。职工总数436人，其中，卫生技术人员393人，占职工总数的90.14%；辅系列18人，占职工总数的4.13%；行政工勤人员25人，占职工总数的5.73%。卫生技术人员中，高级职称人数为71人，中级职称人数为142人，初级职称人数为180人，分别占18.07%、36.13%、45.80%。医生与护士之比为1∶0.81。博士研究生学历者25人，硕士研究生学历者185人，高级职称技术人员76人，国家级专委会常委和委员29名，享受国务院政府特殊津贴的医学专家1人，青年泰山学者1人。编制床位总数50张，综合治疗椅230台。拥有瓷睿刻全瓷修复系统、水激光口腔综合治疗仪、口腔锥形束CT和数字化全景X光机等先进的医用口腔类设备。设职能科室15个，临床科室11个，医技科室4个，院外门诊3个。

业务工作　2023年，门诊量421813人次，同比增加83361人次，增长24.63%。

业务收入　2023年，业务收入24095.66万元，同比增加5366.51万元，增长28.65%。其中，医疗收入20664.09万元，同比增加3666.22万元，增长21.57%。

固定资产　2023年，固定资产原值13186.75万元，同比增加952.29万元，增长7.78%。

基础建设　2023年，启动医院基础设施改造提升项目；完成西海岸新区门诊部选址与开工前期筹备工作；完成总院外立面亮化设计。

医疗特色　2023年，成立数字化口腔医学中心，实施数字化设计、3D打印、椅旁即刻修复的一体化诊疗模式；常规性开展数字化＋3D打印技术辅助的正颌手术。开设食物嵌塞专病门诊、颞下颌关节专病门诊、疑难根管门诊、颜面发育不良专病门诊、儿童牙外伤专病门诊、儿童错颌畸形早期矫治专病门诊等特色专病门诊。成立舒适化门诊，针对牙科恐惧症、极度不配合患儿、咽部敏感和高血压控制不佳等无法接受常规口腔治疗的患者，开展镇静/麻醉下口腔治疗，解决特殊患者的诊疗需要。开展显微根管治疗、显微根尖手术等显微技术，将显微技术转为常规技术开展，实现牙体牙髓治疗显微化。创建中西医结合牙周黏膜病诊疗中心。

科研工作　2023年，获批山东省、青岛市中医药强市建设“揭榜挂帅”项目：中医药高地建设模式创新项目中西协同“旗舰”医院建设和完善中医药文化传播机制中医药文化研学基地建设。医院成为青岛市中西协同“旗舰”医院培育单位，获批建设经费1800万元。口腔内科学获批成为山东省医药卫生重点学科。与中国海洋大学医药学院共建“口腔海洋药物联合创新重点实验室”，与香港大学牙医学院等建立友好协作关系。获得国家级、省市级、区局级等科研立项17项，其中中医药类科技项目4项、国家自然科学基金青年科学基金资助1项。获批科研项目专项经费74.78万元。获中国妇幼健康科学技术奖自然科学一等奖1项、山东中西医结合科学技术奖三等奖1项、山东省学校卫生协会优秀成果奖一等奖1项。发表论文47篇，其中SCI收录论文19篇，中国科技核心期刊论文28篇；出版著作37部；获批发明专利3项、实用新型专利5项、软件著作权3项。

教学工作　2023年，接收青岛大学医学院、潍坊医学院、南京医科大学、安徽医科大学等院校口腔专业本科见习、实习学生102人。培养硕士研究生40人、博士研究生4人，培养外院来医院进修人员56人。有潍坊医学院、滨州医学院、青岛大学医学院硕士研究生导师14人，博士研究生导师2人。

继续教育　2023年，举办市级继续教育项目11项，主办省级继续教育项目5项，承办国家级继续教育项目5项，举办高质量发展论坛11项。

住院医师规范化培训　2023年，住院医师规范化培训基地公开招收学员2名，并轨研究生9名，共招收11名，招收完成率100%。住院医师规范化培训结业考试学员12名，通过率100%。

大事记

3月4日，由山东省医务工会主办、山东省口腔医院承办的山东省口腔种植一期手术医护配合技能省级决赛在济南市隆重举行。医院代表队获得一等奖(第一名)，医院获得大赛优秀组织奖，护理部副主任李娜获得大赛优秀指导教师奖。

3月24日，国家中医药管理局党组成员、副局长王志勇带队到医院，就中西医结合特色专科建设、口腔疾病防治服务体系、科研攻关进展等方面进行调研。省卫生健康委副主任张立祥、市卫生健康委主任薄涛、副主任赵国磊，省、市卫生健康委有关处室负责同志陪同调研。

4月3日，青岛市口腔医院党委、纪委选举党员大会召开，市卫生健康委党组成员、副主任吕坤政到会指导。会议产生中共青岛市口腔医院第一届委员会委员、中共青岛市口腔医院第一届纪委委员。会后，第一届党委、纪委分别召开第一次会议，选举产生党委书记、党委副书记和纪委书记。

4月28日，获批青岛市中医药强市“揭榜挂帅”项目2项——中西协同“旗舰”医院建设、中医药文化研学基地建设。

医院口腔种植科获“青岛市工人先锋号”称号。

5月19日，2023年上海第九人民医院集团牙颌面畸形诊治专科联盟年会在上海举办。青岛市口腔医院副院长侯凤春与上海第九人民医院副院长戴星签署“互联网医院远程医疗”合作协议，成为首批签约的三家合作单位之一。

7月22日，由青岛市口腔医院、青岛大学附属医院口腔医学中心、青岛市口腔医学会、青岛市口腔质量控制中心主办的“聚力口腔，勇攀高峰”医院高质量发展系列论坛（九）——携手香港大学牙医学院在青岛举办。香港大学牙医学院院长傅立明教授、副院长张成飞教授、黄适教授作交流分享。

7月30日，青岛市口腔科专科联盟（口腔内科、颌面外科）在医院成立。组织召开青岛市口腔科专科联盟第一次工作会议，来自省内42家首批口腔科联盟成员单位参会。

8月19日，副院长王明臻获2023年度“青岛好医生”，护理部副主任、口腔颌面外科片区护士长张丽丽获2023年度“青岛好护士”。

8月24日，国家自然科学基金委公布2023年度国家自然科学基金青年科学基金资助结果，医院获国家自然科学基金青年科学基金资助1项。

9月1日，院党委组织完成党支部换届选举工作，党支部数量增加至16个。

9月14日，医院被中国科协评选为2021—2025年度全国科普教育基地。

医院成为国家口腔医学中心口腔种植专科联盟、牙周专科联盟第一批签约合作成员单位。

11月4日，第五届中国妇幼健康科技大会暨“妇幼健康科学技术奖”颁奖会在北京举行。由北京大学口腔医院与青岛市口腔医院科研团队联合申报的项目获中国妇幼健康科学技术奖自然科学一等奖。

11月15日至16日，医院党委书记、院长王万春率团访问香港大学牙医学院，并与牙医学院院长Professor Flemmig、Thomas Frank签署正式合作协议。

12月28日，国家人力资源和社会保障部印发通知，公布2023年享受政府特殊津贴人员名单，医院党委书记、院长王万春成为享受国务院政府特殊津贴专家。

党建与精神文明建设 2023年，学习贯彻党的二十大精神和习近平总书记重要讲话精神，落实第一议题制度12次，组织开展党委理论学习中心组学习8次，专题研讨6次。完成领导班子专题党课8场次、支部书记专题党课14场次。形成调研报告8篇，提出创新举措20条，整改问题12个，出台制度文件16个。开展年度重点部门及关键岗位廉政风险防控工作，针对26个关键环节，提出廉政风险点47项，落实具体措施58条。建立“红包”台账，拒收、上交红包18人次，总金额达1.61万元。组织完成党支部换届选举工作，支部数量增加至16个。开展党务干部培训2次，各支部开展主题党日活动80余次，参与1000余人次。建设学习型医院，举办4期管理干部培训班，邀请上海九院11位专家来青培训，组织院领导班子和中层干部赴北京大学口腔医院开展素质能力提升培训。2名医护人员分别获“青岛好医生”“青岛好护士”荣誉称号。在主流新闻媒体上发稿300篇，医院政务新媒体发布消息1115条，在视频号发布作品72条，在抖音号发布作品63条，单条全网播放量突破百万。

荣誉称号 2023年，获第二届“中国医疗质量大会”医疗质量安全持续改进典型案例优秀组织奖；2022年山东省口腔种植一期手术医护配合技能竞赛优秀组织奖；第二轮医疗机构法治建设评估市级优秀单位；2022年度全市消防安全工作先进单位；2022年度青岛市质量创新大赛优秀奖；青岛市“中医药＋”新产品创意大赛优秀组织奖。

党委书记、院长：王万春

党委副书记、纪委书记：王　峰

副　院　长：李志荣、张红艳、侯凤春、王明臻

院办电话：82816332

电子信箱：qdskqyy@qingdao.gov.cn

邮政编码：266001

地　　址：青岛市德县路17号

青岛心血管病医院

概况　青岛心血管病医院是一家三级专科公立医院，始建于1953年，前身是青岛港口医院，2006年5月由山东港口集团青岛港与中国医学科学院阜外医院合作成立青岛阜外心血管病医院，2023年12月更名为青岛心血管病医院。医院位于青岛市南京路201号，占地面积3万平方米，建筑面积98400.65平方米。

2023年，职工总数(含农民工2人)847人，其中，卫生技术人员754人，行政后勤人员93人。卫生技术人员中，高、中、初级职称人数分别为140人、332人和209人，其他卫生专业技术人员73人。医生257人，护士384人，医生与护士之比为1∶1.49。

业务工作　2023年，门、急诊量40.7万人次，收住院3.05万人次。床位使用率95.7%，病床周转次数43.2，入院与出院诊断符合率98.2%，手术前后诊断符合率99.1%，抢救危重病人数1480人次，抢救成功率76.2%，治愈率24.0%，好转率71.8%，病死率1.0%，甲级病案符合率100%。

卫生改革　2023年，推进公立医院改革与高质量发展，深入研究国家三级公立医院绩效考核项目，推行"E8S"精细化管理，优化科室设置，组建心脏专科联盟，开设心脏康复科病区、高端查体中心，发展术后康复专业。持续推进三甲医院创建，制定山东省《三级医院评审标准(2022年版)心血管病实施细则》及指标手册，修订、制定各类制度700余项，完成岗位职责修订、补充近400余项，完成院级应急预案及脚本制定近60项等，梳理分解落实各项评审细则条款，持续强化医院标准化建设。全面梳理修订医疗核心制度，完善院科两级医疗服务质量管理标准体系。

医疗特色　2023年，在全省率先开展经导管肺动脉瓣置换术、一站式二尖瓣夹合+经心尖经导管主动脉瓣置换术、经导管二尖瓣夹合术、心脏收缩力调节器植入术等先进技术。康复中心开展脑血管意外后偏瘫患者康复，医保康复患者数量比同期增加30%，外科强化亚专业实行分组管理，骨科髋膝关节置换突破300台。神经科加强卒中中心、眩晕中心建设，开设肿瘤科，泌尿外科增设肿瘤、肾上腺疾病多学科诊疗(MDT)联合门诊。开展"互联网+护理服务"51例。持续推进爱心救助行动，开展2023年"天使之旅"青岛阜外医院先心病患儿筛查行动，筛查先心儿童300余名，救助先心患儿30名，累计救助患儿1202人次。联合即墨慈善总会成立"青岛阜外医院肾友会"专项救助基金，定向救助到院透析患者。深化"四送四进四提升"活动，深入基层卫生院、社区开展义诊、带教、讲座等医联体活动360场次，派出专家700人次，服务居民36000余人次。远程会诊400余人，为1600余名患者进行远程心电图分析。

科研工作　2023年，获批青岛市医药科研指导计划2项，院级科研立项8项。举办中国青岛第十八届心血管病论坛。举办第五届卫生专业技术人员技能大赛。组织中青年教师教学查房比赛。外派16人到国内知名医院进修学习。

继续教育　2023年，举办国家级继续教育项目2项，山东省继续教育项目7项，青岛市继续教育项目30项，办理学分130分。组织申报2024年度国家级、山东省省级继续教育项目。组织承办山东港口第四届职业技能大赛，成功举办心血管病论坛等高端学术讲座。派出16名卫生专业技术人员外出进修学习，先后接收潍坊医学院、山东第一医科大学、青岛卫生学校、青岛滨海学院、青岛恒星职业技术学院等院校实习学生144名，接收市北区医联体等机构进修人员22名，完成对新进卫生专业技术人员的培训及轮转工作。

医院管理　2023年，开创健康管理"山港模式"，开展港口员工健康查体53066人次、干预治疗7512人次，为1193人次提供"阳康"查体服务。依托健康小屋、移动CT诊疗车等先进设施设备，医院专家到港口码头前沿为员工体检服务，累计开展健康答疑、举办健康讲座及义诊活动536场次。运营"山港健康"微信小程序和公众号，发送健康消息96万余条、上传健康报告15万余份，"山港健康"员工健康模式入围人民网和中华医学会健康管理学分会"2023年健康中国创新实践案例"，并刊发在《工人日报内部参考》上。建立全员安全生产责任清单。开展疫情防控危化品和消防检查30余次，查改隐患150余项。组织30余场次消防应急演练，组织开展"八抓20项"创新举措专项考试及全员"大学习、大培训、大考试"专项考试。

精神文明建设　2023年，深入贯彻落实习近平总书记关于医药领域腐败问题的重要指示批示精神，开展医药领域腐败问题集中整治、靠企吃企专项整治活动、审计巡察发现共性问题自查自纠专项活动、医疗机构及其工作人员廉洁从业专项行动等专项整治工作，开展廉洁文化每周一学、廉洁案例每月一学活动。推进党支部评星定级管理，心脏中心党支部被评为山东港口五星级党支部。全面落实意识形态工作责任制，党委会专题研究，定期通报、会商研判有关工作。开展形势任务教育，举办宣讲活动15场次。加强医院品牌宣传，微信公众号、视频号等新媒体推送信息500多条，各级媒体发稿300多篇，深化“好医生、好护士、好技师”“员工品牌”评比活动，王海平被评为“青岛好医生”、王丽君被评为“青岛市好护士”，急诊护士成功抢救突发心脏病患者的感人事迹引发社会强烈反响。

大事记

3月16日，在青岛医务工会主办、医院承办的青岛市康复治疗技术技能竞赛中，医院获团体一等奖，康复中心职工王新玮和方芳分别获个人一等奖和二等奖。

5月9日，国家卫生健康委卫生发展研究中心研究员郝晓宁到医院调研健康管理工作，青岛市卫生健康委体制改革处处长李传荣、医院领导陪同调研。

5月12日，受山东省港口集团党委书记、董事长霍高原委托，山东省港口集团党委委员贾福宁出席医养集团“5·12”国际护士节庆祝大会，向全港广大医护人员致以节日的慰问和崇高的敬意。

5月17日，“天使之旅”先心病患儿筛查行动启动，首批患儿入住。

6月29日，青岛市卫生健康委员会体改处处长李传荣、市卫生健康委员会医院发展中心主任曹明建、第三方评估机构上海健康医学院项目团队高广文一行到医院开展公立医院改革与高质量发展医院示范项目现场调研和评估。

7月，康复中心康复治疗科主任刘明强的创新成果“‘a melo 甜瓜’儿童扁平足康复体系”获青岛市卫生健康系统第五届“健康杯”职工创新成果展示擂台赛医疗类一等奖。

9月20日，青岛阜外心血管病医院第六次党员大会召开，选举新一届医院党委。中共青岛阜外心血管病医院第六届委员会第一次会议召开。

12月22日，青岛阜外心血管病医院更名为青岛心血管病医院。

12月23日，医院举办中国青岛第十八届心血管病论坛。

荣誉称号　2023年，医院获评青岛市继续医学教育先进单位、青岛市院前急救先进集体，获青岛市康复治疗技术技能竞赛团体一等奖、青岛市康复治疗技术竞赛特别贡献奖。

党委书记、理事长：李炯佾
党委副书记、执行院长：路长鸿
党委委员、常务副院长：刘晓君
党委委员、副院长：吕振乾
党委委员、纪委书记、工会主席：卢　娜
院办电话：82989899
电子信箱：qdfwyybgs@126.com
邮政编码：266034
地　　址：青岛市市北区南京路201号

高等院校附属医院

青岛大学附属医院

概况　2023年，医院本部占地6万平方米，崂山院区占地7万平方米，西海岸院区占地19万平方米，总建筑面积57万平方米，资产总值59.52亿元。职工8425人，其中，卫生技术人员7408人，占职工总数的87.93%；其他专业技术人员313人，占职工总数的3.72%；行政工勤人员704人，占职工总数的8.36%。专业技术人员中，有高级职称者2023人，中级职称者3451人，初级职称者2247人，分别占26.20%、44.70%、29.10%。博士1122人，硕士2137人，有12名专家享受国务院政府特殊津贴，国家卫生健康委、山东省有突出贡献中青年专家7人，泰山学者特聘专家11人，泰山学者青年专家24人。担任国家级学术委员会常委及以上职务16人，省级学术委员会副主任委员以上职务 300 人。医院总床位 5918 张，设职能部门（科室）46 个，临床业务科室 87 个，研究室（所）35 个，为临床医学一级学科博士点及博士后科研流动站，口腔医学一级学科专业学位博士点。拥有国家级临床重点学科（专科）5 个，省级临床重点专科 34 个、精品特色亚专科 5 个。

业务工作　2023 年，门、急诊量 642.4 万人次，比上年下降 5.62%。出院 31.4 万人次，比上年增长 13.3%。完成手术 16.7 万例，比上年增长 11.33%。出院者平均住院日降至 6.47 天。

固定资产　2023 年，固定资产净值 26.79 亿元，比上年下降 5.03%。

医疗设备更新　2023 年，引进总价值 1.84 亿元的医疗硬件设备并装备到临床一线，1 万元以上设备达 14095 台（件）。

基础建设　2023 年，崂山院区医疗综合楼竣工具备启用条件，继续推进西海岸院区二期建设项目，市南院区门诊地铁结建项目完工，继续推进崂山院区广场地下停车场及院区配套工程。

卫生改革　2023 年，深入实施高层次人才“筑巢引凤”攻坚行动，依托人才计划开展海外引才工作。先后聘任中国科学院院士葛均波教授为首席科学家，国家肺移植质控中心主任陈静瑜教授为首席医学专家，华中科技大学附属同济医院生殖中心副主任李豫峰教授为生殖医院院长，美国迈阿密大学米勒医学院阿肖克·萨鲁哈教授为首席医学专家、山东省胰腺疾病临床研究重点实验室名誉主任。16 人入选省部级人才项目，其中 2 人入选泰山学者特聘专家、11 人入选泰山学者青年专家，3 人通过山东省海外科技人才快速认定。

2023 年，医院重大项目协调与督查机制加快推进，“严、真、细、实、快”的工作作风进一步加强。实施病种分类绩效激励，运营效能管理与病种运营体系日臻完善。医学设备全生命周期管理体系探索施行，政府采购管理三年专项行动持续推进。“安全生产月”“消防安全月”“平安医院”持续推进，推进建设基于 5G 的智慧后勤体系。对接山东省“互联网＋”便民惠民服务平台、青岛市卫生健康委“全市一家医院”平台，电子病历全流程质控规则库、临床危急值管理平台等智慧医疗建设全面推进。医院顺利通过智慧服务三级评审，完成七级电子病历对标建设。

2023 年，医院参与组建市南区医疗健康集团，牵头成立首个实体化运行的紧密型城市医疗集团；先后通过建立共管病房、推进新型“1＋1＋1”家庭医生签约服务、“知名专家号源直挂”服务、共建区域检验、病理、影像、消毒供应中心等举措。

医疗特色　2023 年，普通外科获批国家临床重点专科建设项目；医院获批国家卫健委临床专科能力建设联系单位；腹膜后肿瘤外科、帕金森与运动障碍疾病亚专科成功获批省精品特色专科，获批市重大疾病专科联盟授牌项目 12 个，建设项目 25 个。“健康管理”“病原检测”获批 2023—2024 年度山东省公共卫生重点专科建设名单。完成高难度心脏移植手术 12 例、肺移植 10 例、肝移植 203 例、肾移植 267 例、胰腺移植 7 例，器官移植数量及质量连续 9 年位居全省第一、全国前列。实施达芬奇机器人手术 785 例，总例数突破 6000 例。成功实施世界首例达芬奇机器人辅助双肺移植手术、全国首例机器人辅助膝关节双间室单踝表面置换术、全国首例 MAKO 机器人辅助下单髁关节翻修术、全国首例 5G 环境下远程机器人辅助种植牙及即刻修复。

2023 年，医院建立质量管理信息化标准库、全面质量检查反馈系统。稳步打造院感组织决策体系、“三位一体”护理风险防控体系；不断强化医保 DRG 付费核心指标考核力度，临床路径、临床药径管理全面推进，卫生物资精细化管理水平不断提升。顺利通过新一轮国家医保局医保飞行检查和省卫生健康委综合监督执法检查，位列全国三级公立医院绩效考核第 21 位。医院围绕人民群众就医过程中的急难愁盼问题，开展一系列改善服务专项提升活动。落实门、急诊预约服务、多模式诊间结算、智慧导引、检查检验结果互认、自助入院、床旁结算、“互联网＋”服务等举措的实施。全流程全周期场景式患者服务体系建设获国家级健康促进医院优秀案例。保健“治未病”基地建设日臻完善。智慧化医疗膳食管理系统、院外重点患者专病随访系统建设工作顺利推进，推行免费陪诊、开通敬老专线、加强志愿服务。

科研工作　2023 年，发表论文 810 篇；获批国家重点研发计划专项课题 2 项、国家自然科学基金 30 项，其中重点项目 1 项；承接药物和医疗器械临床试验项目 173 项，研究者发起的临床研究 201 项。科研经费 1.4 亿元。不断推进科研成果转化，持续推进医工结合创新合作模式，健全产学研协同创新机制，在腹腔镜远程手术机器人研发、新型数字化脊柱内镜手术装备研发、骨关节损伤微创关键技术研发应用等医工结合转化成果方面表现突出，获山东省技术发明一等奖1项,科技进步一等奖2项、二等奖3项,教育部科技进步奖二等奖和中国抗癌协会二等奖各1项。授权发明专利105项,实现专利转化7项,转化总额234万元。神经内科承建"国家神经系统疾病临床医学研究中心青岛区域分中心"。

继续教育　2023年,推进临床医学"2.5+2.5"培养模式改革及器官-系统整合课程建设。口腔医学专业高质量通过教育部本科专业认证;在中国国际"互联网+"大学生创新创业大赛中获国家级银奖2项;获省大学生医学技术技能大赛临床医学赛道选手团队特等奖,在全省住培基地评估中获评第一梯队基地。

国际交流　2023年,医院聘任美国迈阿密大学米勒医学院阿肖克教授为首席医学专家、山东省胰腺疾病临床研究重点实验室名誉主任。医院获批达芬奇手术机器人国际临床培训中心,依托亚太脊柱内镜技术学术交流中心,在青岛举办2期全球脊柱内镜技术培训班。

大事记

2月,青岛大学附属医院骨关节炎微创保膝与股骨头坏死保髋院士门诊开诊。

商务部直属中国欧洲经济技术合作协会委派青岛大学附属医院专家团队赴欧洲传播交流中国研发的全球领先新一代EndoSurg内镜技术。这是中国脊柱外科团队首次在欧洲为来自世界各国的医师进行技术培训。

青岛大学附属医院成为首批获"国家临床营养科建设示范单位"荣誉称号的医院。

3月26日,山东省卫生健康委党组书记、主任,省中医药管理局局长马立新带领调研组到青岛大学附属医院崂山院区调研指导。

3月,青岛大学附属医院"爱知馨"南丁格尔志愿护理服务队与中国铁路济南局集团有限公司青岛站"救在身边"志愿服务团队举行共建签约仪式。

4月23日,青岛大学附属医院援助塞舌尔医疗队员许丰强、王开结束为期2年的援非医疗任务返回青岛。

5月22日,国家心血管病中心肺动脉高压专科联盟分级评审会议在青岛大学附属医院举行,医院顺利通过初步评审。

5月,青岛大学附属医院成为首批"一带一路"医学人才培养联盟妇科内镜和泌尿外科内镜医师培养项目成员单位。

6月10日,青岛大学附属医院与华中科技大学同济医学院附属同济医院全面战略合作协议签约仪式在武汉举行。

6月17日,青岛大学附属医院举行首席科学家葛均波院士聘任仪式暨泛血管疾病管理中心建设单位授牌仪式。

7月10日,青岛大学附属医院举行生殖医院院长李豫峰教授聘任仪式。

9月,青岛大学附属医院生殖医学科全票通过由山东省卫生健康委组织的供精人工授精(AID)技术试运行评审。

10月8日,由青岛大学附属医院和市南区共同举办的青岛市市南区医疗健康集团(青岛大学附属医院市南医疗健康集团)启动仪式在市南区融媒体中心成功举行。

11月26日,青岛大学附属医院崂山院区医疗综合楼启用仪式举行。

11月28日,青岛大学附属医院与青岛市李沧区中心医院举行医联体签约揭牌仪式。

12月14日,青岛大学附属医院成功通过全国首批国家级睡眠技师专项能力培训中心基地评审。

精神文明建设　2023年,全院干部职工坚持以党的政治建设为统领,扎实推进学习型党组织建设、举办基层党组织书记主题教育培训班、开展丰富多彩的党建活动。以建院125周年为契机,创新推出"大医德馨""青医记忆"等系列活动,话剧《印象青医》在广大干部职工心中产生强烈共鸣。同时,从"最美姿势""最美一跃",到帮助隧道老人踏上归途,青大附院人的初心使命不断践行。持之以恒推进全面从严治党,党风廉政建设分级分层落实,行风建设工作体系建立健全。医药领域腐败问题集中整治工作有效落实,职工经商办企业进一步规范清理,追责问责机制逐步完善。

荣誉称号　2023年,医院获"青岛市健康科普最具影响力单位""山东省卫生健康工作先进集体"。

其他　2023年,全院疫情防控工作重心从防控感染转到医疗救治,发热门诊、急诊、危重症救治处于高负荷运转状态。通过门诊、急诊、发热门诊"三诊合一",打通科室界限,设置135个综合病区等一系列组合拳,完成1.2万例新冠病毒感染者的医疗救治工作,新冠疫情有序渡峰、平稳转段。

党委书记:蒋光峰

院　　长:李环廷

院办电话:82911801
总机电话:82911803
传真号码:82911999
电子信箱:qddxfsyy@shandong.cn
邮政编码:266003
地　　址:青岛市市南区江苏路16号

山东大学齐鲁医院(青岛)

概况　2023年,山东大学齐鲁医院(青岛)二期项目建成投入使用,医院总占地面积5.73万平方米,总建筑面积37.38万平方米,床位增至1900张。职工总数2263人。其中,卫生技术人员2031人,占职工总数的89.75%;行政工勤人员232人,占职工总数的10.25%。卫生技术人员中,高级专业技术人员279人,中级专业技术人员569人,初级专业技术人员1183人,分别占13.74%、28.01%、58.25%。医生与护士之比1∶1.05。设业务科室53个。

业务工作　2023年,门、急诊量139万人次,出院病人6.9万人次,完成手术3.6万台。四级手术占比达28.95%,出院病人手术占比38.26%,药品耗材收入占比40.44%,平均住院日6.4天。

业务收入　2023年,总收入22.24亿元,其中医疗收入16.93亿元。

固定资产　2023年,固定资产总额(净值)3.27亿元,比上年同期增长95.26%;固定资产增长1.6亿元,占新增资产总额的11.56%。

医疗设备更新　2023年,新购置1万元以上设备874件,其中100万元以上设备35件,主要包括磁共振成像系统、高端心脏彩色多普勒超声诊断仪、脑电采集系统、4K内窥镜荧光摄像系统、耳鼻喉手术导航系统、ECMO系统、超高清3D腹腔镜系统、电动手术台、电子胃肠镜、电生理导航系统等。

基础建设　2023年,医院二期项目(博施楼)顺利竣工并交付使用,新增国内最先进的5.0T磁共振仪、国际一流的三杂交一站式复合手术室、"1+N"模式的ICU病房、"空中救援"直升机停机坪等高端诊疗设备和设施,实现专科门诊区与专科功能检查区一站式服务,普通病区采用"1大+2小"科学设计,住院楼东北角均垂直设置特需病房,配专用电梯,可直达门诊、医技科室、停车场,共享专科医疗护理团队。医院二期项目建设获全国AAA级安全文明标准化工地、山东省优质结构工程等奖项40余项。

卫生改革　2023年,开展调查研究,收集问题119项,形成创新举措18项,制定、修订制度流程指引50余项,形成《领导班子调研报告汇编》,全面整改问题台账174项。建立信息化议事决策会议管理、线上审批系统等机关高效"六服务",重要事项办结率达98.9%。完善DRG数据智能分析平台,严格落实政府会计制度,加强成本精细化管理,进一步实现"业财融合"。不断完善"智慧医院"建设,新增床旁入出院系统、物资管理系统、统一支付平台等8个系统、34个功能模块,优化升级系统200余项。拒收红包金额150余万元。利用职工互助基金救助职工13人次,成功申请青岛市职工医疗互助保障金64人次,获评"山东省模范职工之家""青岛市新时代职工信赖的职工之家"等称号。在青岛市首家开设"疑难罕见病门诊""双专业联合门诊"等特色门诊服务,健全完善医院检查检验结果互认流程,积极推行诊间支付、床旁结算、智慧病房、医保智能审核等各项就医便民举措,96599服务中心办理电话事件21.1万件,畅通医患沟通渠道。

医疗特色　2023年,医院开展医疗新技术新项目29项,新设置核医学科、中医科病房,完善临床营养科配置。心内科钟敬泉教授作为第一作者发表全球首个《心腔内超声专家共识》,参与制定《抗心律失常药物临床应用中国专家共识》;急诊科牵头编写《青岛市多发伤救治专家共识》。医院获批授牌青岛市重大疾病心血管内科(房颤)专科联盟、耳鼻咽喉头颈外科(鼻内镜)专科联盟、青岛市罕见病质控中心、青岛市心血管疾病质控中心。着力开展日间医疗,医院日间手术目录增加至114项,日间化疗人次同比增加79.2%。开展护理品质改善项目40项,在市、省、国家级品管圈比赛中获得多项荣誉,积极推进"互联网+护理服务"、全病程管理,护联体达40余家。医院新签约医联体15家,医联体单位达60家。完善转诊机制,优化"院外会诊住院单"及"医联体住院系统",提高转诊效率。积极探索并推进紧密型城市医疗集团建设,与市北区人民医院、市北区各公立社区卫生服务中心成立山东大学齐鲁医院(青岛)紧密型城市医疗集团。医院崂山区"三高中心"顺利通过现场验收。

人才引育　2023年,医院获评泰山学者特聘专家1人,泰山学者青年专家2人,青岛市拔尖人才3人,山东大学临床教授体系新增3人。首次探索建立医院青年人才培养体系,选拔40名医院杰出青年、优秀青年进行重点培养。医院人才工作获评“2022年度青岛市引进青年人才突出贡献单位”。

科研教学　2023年，医院新获批青岛市心脑血管疾病修复再生医学工程研究中心、青岛市耳鼻咽喉头颈外科临床研究中心、青岛市医工交叉重点实验室。全年科研立项69项，其中纵向课题23项，国家自然科学基金课题4项，获批科研经费1628.74万元，同比增长9.16%。发表SCI论文151篇，实现科技成果转化7项。加强科研平台管理与投入，实验动物中心顺利通过山东省实验动物中心环境检测，生物样本库完成BIMS信息系统升级，专职科研队伍扩大至19人。逐步建设教学工作体系，组织233名带教老师参加线上住培师资培训考核。完成2024年度山东大学导师招生资格认定工作，认定通过硕士生导师12人，博士生导师6人。完成112项继续医学教育项目的举办工作，获“2022年度青岛市继教工作先进单位”。

大事记

1月30日，超声科李杰教授团队研究成果在*Journal of Nanobiotechnology*（中国科学院1区，5年平均IF=11.509）发表。

2月7日，山东大学齐鲁医院（青岛）成功获批国家临床营养科建设试点单位。

2月22日，神经外科完成首例神经内镜辅助下切除累及斜坡脑干巨大脊索瘤微创手术。

2月28日，山东大学齐鲁医院（青岛）疑难罕见病门诊开诊。

3月1日，山东大学齐鲁医院（青岛）感染性疾病科门诊开诊。

3月17日—18日，第一届山东大学齐鲁医院（青岛）骨科高峰论坛顺利召开。

3月22日，山东大学齐鲁医院（青岛）首届青年工作部成立。

3月24日，山东大学齐鲁医院（青岛）成为“国家突发中毒事件卫生应急移动处置中心（山东）中毒救治联盟”常务理事单位。

4月15日，青岛市委常委、副市长耿涛一行莅临山东大学齐鲁医院（青岛）二期项目现场调研工作进展情况。医院领导及相关参建单位领导陪同调研。

5月19日，山东省全省医疗机构检查检验结果互认共享工作推进会在山东大学齐鲁医院（青岛）学术报告厅召开。

5月29日，心内科成功完成山东省首例3T MRI Attain Performa四极全激素S型左室电极（4598）植入术。

6月25日，皮肤科“中国2型炎症皮肤病临床研究与均质化诊疗项目协作单位”授牌仪式和区域医联体启动仪式举行。

7月3日，“浮山说—名家讲堂”第一期“院士与青年面对面”座谈会顺利召开，中国工程院院士张运出席座谈会。

7月21日，山东大学副校长、齐鲁医学院院长易凡到山东大学齐鲁医院（青岛）进行调研。

7月，创伤中心牵头撰写的“青岛市多发伤救治专家共识”发布。

8月2日，山东大学齐鲁医院（青岛）与中国人民解放军92001部队签署军地共建协议。

10月，山东大学齐鲁医院（青岛）高海东教授联合山东大学前沿交叉青岛研究院李春霞教授以长文形式报道的研究性论著在*Advanced Materials*（中国科学院1区Top，5年平均IF=30.199）发表，标志医院在乳腺癌治疗研究方面取得重要进展。

10月22日，骨科中心成功完成山东首例国产单髁机器人辅助下的关节置换手术。

11月25日，山东省转化医学学会耳鼻咽喉分会成立大会在山东大学齐鲁医院（青岛）召开。

12月7日，山东大学齐鲁医院（青岛）举办青岛市医用耗材医疗管理质量培训会议。

12月26日，山东大学齐鲁医院（青岛）开诊十周年高质量发展论坛暨二期项目启用仪式举行。

12月29日，山东大学齐鲁医院（青岛）召开干部会议，聘任高海东为山东大学齐鲁医院（青岛）院长，聘任孟祥水、李建军、孟伟、杨中军为山东大学齐鲁医院（青岛）副院长。

党委书记：苏　华
院　　长：高海东
党委副书记、纪委书记：李　杰
党委副书记：于洪臣
副 院 长：孟祥水、李建军、孟　伟、杨中军
院办电话：66850001
总机电话：96599
传真号码：66850532
电子信箱：qiluyiyuanqingdao@qd.shandong.cn
邮政编码：266035
地　　址：青岛市市北区合肥路758号

山东第一医科大学附属青岛眼科医院

概况　山东第一医科大学附属青岛眼科医院是集科研、教学、医疗、防盲和视光产业于一体的眼科专业机构，院长为中国工程院院士谢立信教授，隶属于山东第一医科大学(山东省医学科学院)。2023 年，医院业务用房建筑总面积 2 万余平方米。职工总数 427 人，其中，专业技术人员 351 人，占职工总数的 82.2%；行政工勤人员 76 人，占职工总数的 17.8%。卫生技术人员 320 人，高、中、初级职称人数分别为 47 人、117 人、156 人，分别占 14.69%、36.56%、48.75%。医院编制床位 200 张，开放床位 180 张，医院设角膜病科、白内障科、眼底病科、青光眼科、角膜屈光科、斜视与小儿眼科、眼视光学和角膜接触镜科、眼眶病与眼整形科 8 个亚专科。

业务工作　2023 年，门、急诊量 50.67 万人次，同比增长 27.41%；手术量 5.10 万例，同比增长 35.01%；平均住院日 1.15 天，同比缩短 0.04 天；床位使用率 65.64%，同比增长 18.57%；床位周转率 207.59%，同比增长 63.46%。

业务收入　2023 年，医疗收入 4.79 亿元，同比增长 30.30%。

固定资产　2023 年，固定资产总值 6.26 亿，同比增长 6.2%。

卫生改革　2023 年，持续完善人才服务保障体系，加强“育才宽基”建设，严格落实优秀人才“一人一议”“一事一议”，入职后实现全周期管理。1 人获国家杰出青年科学基金支持，实现自主培养国家级人才重大突破；1 人入选泰山学者特聘专家，2 人入选泰山学者青年专家，1 人通过泰山学者青年专家公示。有 5 人赴国外科研机构开展基础与临床研究。出台医院行政改革工作方案，分管领导落实督导责任，实行工作督办制；院领导列席科室月度例会督导年度目标责任落实进度；开展行政培训 9 次，涉及 20 余项行政管理主题。

医疗特色　2023 年，医院整合优质医疗资源，建成启用“一站式玻腔注药中心”，预约、宣教、注药、预约复诊均在中心一站式完成，眼底诊疗全过程由 2～3 日缩短至 24 小时内完成。设立国际门诊诊疗区域。持续推进“床旁入院”“床旁结算”，减少患者跑腿。日间病房推行“嵌入式”护士站，责任护士在病房内实现全流程照护患者。开设 ICL、干眼、遗传相关眼病、糖尿病眼病、葡萄膜炎、神经眼科等专病门诊，完善多学科立体交融的现代眼科学体系。青光眼科获批山东省临床精品特色专科。

科研工作　2023 年，获批各级科研项目 26 项，其中国家自然科学基金 8 项，含国家杰出青年基金项目 1 项；山东省自然科学基金项目 9 项，含省自然科学基金重大基础项目 1 项。发表论文 122 篇，其中 SCI 论文 78 篇，累计影响因子 347.6，影响因子 10 分以上 6 篇，5～10 分的 15 篇，*AJO*、*IOVS*、*Retina* 等经典期刊 27 篇，中华系列论文 24 篇，获授权专利 19 项(含国际专利 2 项，软件著作权 1 项)，发表“专家共识”2 篇，主编出版书籍 3 部，由谢立信院士、史伟云教授共同主编的《角膜病学》(第 2 版)出版发行。

继续教育　2023 年，承担继续教育项目 3 项，其中国家级继续教育项目 2 项、省级继续教育项目 1 项，年内组织 9 人次参加山东省省级住培师资培训。

精神文明建设　2023 年，积极开展拥军工作，被授予“荣军康养”工程战略合作单位。青岛眼科医院红十字角膜库持续开展角膜捐献工作，及时应用于临床，帮助角膜病患者恢复光明。继续保持青岛市市级文明单位荣誉，青年团队获得青岛市“青年文明号”。

荣誉称号　2023 年，医院是国家卫健委国家临床重点专科单位、教育部国家重点学科联合建设单位、科技部省部共建国家重点实验室培育基地、国家眼部疾病临床医学研究中心山东省分中心。医院还是省市两级干部保健医院、山东省眼科临床医学中心、山东省眼科学重点实验室、山东省重点专病专科医院。累计获得国家和省部级科学技术奖励 20 余项，其中国家科技进步二等奖 2 项、何梁何利基金科学与技术进步奖 2 项、山东省科技进步最高奖 2 项、山东省科技进步一等奖 6 项、省技术发明一等奖 1 项。

党委书记：乔镇涛
院　　长：谢立信
党委副书记：高　华、孙　伟
副 院 长：孙　伟、周庆军、潘晓晶、郭　振、吴晓明
院办电话：85876483
传真号码：85891110
电子信箱：sdeyeioffice@126.com
邮政编码：266071
地　　址：青岛市市南区燕儿岛路 5 号

委属事业单位

青岛市卫生健康委员会综合监督执法局

概况 2023年,编制数102人,在职职工82人。其中取得行政执法证的人员79人,占职工总数的96.34%;工勤人员1人,占职工总数的1.22%。设2个处、10个执法大队。青岛市卫生监督机构编制总数441人,职工总数351人。

业务工作 2023年,青岛市各类被监督单位30287户。开展病历书写与管理、医疗美容、托育机构卫生、游泳场所卫生安全、职业健康权益保护、中医养生保健医疗服务等“蓝盾行动”6个专项整治。对大型公立医疗机构、医养结合机构等10类监管对象开展非法执业、医疗乱象等专项整治。全面完成国家、山东省安排的14项专项检查任务。全市监督检查各类单位4.27万户次,重点专业监督覆盖率100%。查处案件3723件,罚没款1214.59万元,比上年同期增长18.46%,行政处罚实施率11.67%,人均办案18.9件;其中市局查处案件992件,同比增长8.53%,人均办案20.88件;普通程序行政处罚案件占比75.53%;执行国家随机监督抽查任务2994项,完成率、完结率均为100%,案件查办率22.68%,同比提高10.14%。举办系列培训42项,培训2967人次。在各类媒体发布新闻报道482篇次,同比增长26.18%。

政府拨款 2023年,财政拨款为3363.4万元,比上年增长1.66%。其中专项经费为188.89万元,比上年增长7.46%。

资产核算 2023年,净资产357.38万元,比上年同期减少72.33万元。

创新工作 2023年,完成国家委托、试点和调研项目3项,省级创新突破项目8项,市级“揭榜挂帅”和试点项目5项,8项改革创新经验在全国、全省推广。全市18个行政处罚案为山东省首案,为全省卫生监督执法拓展领域提供青岛思路。推行建立医疗废物、餐饮具集中消毒服务单位,重点住宿场所在线监管模式。与青岛市卫生健康委监督食安处合力推出的“信用+智慧监管”经验做法入选山东省2023年社会信用体系建设创新做法和典型案例,并被市委改革办作为地方改革案例上报省委。智慧血液安全管理、中医(专长)医师全周期服务型监督执法、“信用+智慧监管”等工作模式被国家级媒体刊发推广。

办案质量 2023年,成立山东省首个市级卫生健康行政处罚案件质控中心,对100个案件开展质控,审核案件846件。组织开展全市性案卷抽查评查、执法全过程记录测评、优秀典型案例评审、执法办案能手评选系列活动。行政处罚案件全过程记录实施率、信息公示率、普通程序案件法制审核覆盖率均达100%。深化行刑衔接工作机制,与公安联动执法协作办案5起。全市获国家级优秀典型案例6个,占全省获评总数的54.5%,位居全省第一;获评省卫生健康执法十大优秀典型案例5个,占全省50%;在全省卫生健康行政处罚案卷抽查中,青岛市综合得分94.7分,以高于全省平均分30多分的成绩蝉联第一;在全市行政处罚案卷评查中,市局连续4年获得全优成绩。

优化营商环境 2023年,统一制订823项年度执法检查计划,全面实行执法计划清单制、监督内容表单制。实行行政处罚决定书和信用信息修复告知书同步送达,成为全市唯一试点单位。完成公共场所、医疗美容等8个领域11188家各类单位量化分级和综合评价,评出A级单位4416家、B级单位5941家、C级单位831家,落实分类分级差异化监管。推出助企暖心10项举措,设立服务专线、健康顾问开展定向指导,提供执法文书电子送达、远程踏勘等在线服务。发布卫生健康领域轻微违法行为不予行政处罚清单,确定“首违不罚”“轻违免罚”事项74项,全年实施不罚、免罚案件132件,2个案例入选青岛市首批柔性执法典型案例。

党风廉政与精神文明建设 2023年,推进学习贯彻习近平新时代中国特色社会主义思想主题教育,完成专题调研6项,组织专题讲座、实践活动15个。

培育市直机关五星级党支部 1 个，培养党员发展对象 4 名。出台卫生健康廉洁执法十条禁令，打造作风清廉、执法公正、敢于担当的卫生监督执法队伍。

大事记

3 月 30 日，刘景杰、亓蓉不再担任副局长(正处级)。

4 月 12 日，印发《全市卫生健康监督执法领域“深化作风能力优化营商环境”实施意见》，成立青岛市卫生健康委员会综合监督执法局“深化作风能力优化营商环境”领导小组。

4 月 18 日，在山东省卫生健康监督执法机构所局长联席会议上作典型发言。

4 月 26 日，召开学习贯彻习近平新时代中国特色社会主义思想主题教育工作会议，局党总支书记、局长王伟作动员讲话。

6 月 5 日，在全省卫生健康领域率先启动“两书同达”试点工作，发出全市卫生健康领域首张《信用修复告知书》。

6 月 13 日—14 日，山东省卫生健康委员会党组成员、副主任盖英群，省卫生健康委执法监察局党委书记、局长高峰一行 6 人到青岛开展卫生监督和“信用十智慧”监管情况调研。

6 月 19 日，印发《青岛市卫生健康监督执法领域优化营商环境助企暖心“十项举措”》。

7 月 12 日—14 日，国家疾病预防控制局监督二司等一行 4 人到青岛开展公共卫生监督情况调研。山东省卫生健康委综合监督处副处长王玉山、省卫生健康委执法监察局副局长姚元庚陪同调研。

8 月 2 日，召开职业卫生监督国家委托项目专家研讨会议。山东省卫生健康委执法监察局党委书记、局长高峰，副局长张玉慧出席，市卫生健康委党组成员、市计生协会常务副会长杜维平致辞，国家疾控局综合监督二司、湖北省、山东省、大连市、南通市、苏州市和济南市职业卫生专家参加研讨。

8 月 23 日—24 日，参加 2023 年山东省卫生监督执法暨智慧卫监工作推进会并交流发言。

8 月 31 日，国家第一片区职业卫生分类监督执法试点工作推进会在青岛召开。山东省卫生健康委党组成员、副主任，省疾控局党组书记、局长盖英群，市卫生健康委党组成员、市计生协会常务副会长杜维平同志到会并致辞。

10 月 18 日—19 日，全省公共场所卫生监督工作研讨会在青岛市召开。省卫生健康委执法监察局副局长姚元庚出席并讲话，市卫生健康委监督执法局党总支书记、局长王伟致辞。

11 月 27 日—29 日，国家疾控局在青岛召开放射卫生监督工作研讨会。国家疾控局综合监督二司职业与放射卫生监督处二级巡视员邢路微出席并讲话，青岛市卫生健康委监督执法局党总支书记、局长王伟致辞，山东省卫生健康委执法监察局二级调研员张玉慧等参会。

12 月 12 日—14 日，国家委托职业卫生监督延伸执法检查项目评审暨结题会议在青岛召开，青岛承担的国家委托职业卫生监督延伸执法检查项目通过结题验收。

12 月 18 日—20 日，2020—2022 年度全国公共卫生监督优秀案例评析汇编定稿及项目结题会在青岛召开，国家疾控局综合监督二司一级调研员程婉秋，省卫生健康委综合监督处副处长(主持工作)王玉山，省卫生健康委执法监察局党委书记、局长高峰、一级调研员居建云，市卫生健康委党组成员、市计划生育协会常务副会长杜维平，市卫生健康委监督执法局党总支书记、局长王伟出席。

荣誉称号　2023 年，在全省卫生健康监督工作综合考评中青岛市名列第一，获全省卫生健康监督攻坚突破年活动先进市称号。青岛市卫生健康委员会综合监督执法局获全省案例评查一等奖。全市 12 名同志获山东省卫生健康监督执法办案能手称号；在青岛市第一届行政执法“双十佳”选树比武竞赛中，青岛市卫生健康委员会综合监督执法局获“十佳办案集体”，2 名同志获全市“十佳办案标兵”。

党总支书记、局长：王　伟
副局长：陈　鹏、刁绍华、邵先宁
党总支委员：陈　鹏、刁绍华、邵先宁、梁学汇
办公电话：85788683
传真号码：85788611
电子信箱：qdwsjdzfj@qd.shandong.cn
邮政编码：266034
地　　址：市北区敦化路 377 号

青岛市疾病预防控制中心
(青岛市预防医学研究院、青岛市卫生健康大数据中心)

概况　2023 年，中心编制 337 人，在职职工 330 人，其中博士研究生学历者 35 人，硕士研究生学历者 191 人，硕士以上占比 68.5%；专业技术人员 290 人，

占比为87.9%，高级职称岗位占比为48%，现有高级职称人员占比为33.6%

体系改革　2023年，在山东省首轮三级疾控中心改革试点中期评估中位列全省第二、市县级第一。青岛市疾控体系改革经验分别在中国疾控中心《改革进展交流》《青岛改革》等专刊印发，与北京、武汉、宁波等25个城市进行经验交流。加快推进全省第二轮三级疾控中心试点改革，市级及6个区(市)疾控中心纳入扩大改革试点范围。完成临时搬迁工作，市公共卫生中心二期等加快改建拆除，市民健康体验中心、市公共卫生检测检验中心楼封顶，加快推进胶州上合实验基地项目立项。出台《骨干专家和青年专家管理办法》，确定8名骨干专家和8名青年专家，建立中心首席、骨干和青年三级人才队伍。医防融合深入推进，市、区(市)疾控机构与二级及以上公立医院签约协作覆盖率100%，累计向协作医院派驻人员1348人次。

科研合作　2023年，建立国家卫生健康委职业安全卫生研究中心“职业伤害研究基地”，联合青岛大学、两级疾控中心成功签署“科研一体化框架协议”，中国疾控中心公共卫生实践基地正式运行，参与科技部新冠疫苗接种、变异规律研究等国家重点研发计划，获青岛市科技进步二等奖等科研奖励6项，申报获批国家省市科研立项21项。

信息化建设　2023年，持续完善传染病多点触发监测预警系统，实现重点机构、重点症状数据实时上传省市平台。在全省率先新建病媒生物监测、食品安全风险监测、健康危害因素风险监测等业务系统，实现信息技术与疾控业务应用深度融合。智慧化流调系统荣获山东省大数据应用优秀案例、中华预防医学会数智化优秀典型应用甲等案例等荣誉。

重大疾病防控　2023年，建立莱西市“发热伴血小板减少综合征防控示范基地”，创新开展重点传染病防控质量评估，市传染病多点触发监测预警平台实现全市医疗机构全覆盖。持续深化与动检中心合作，建立健全人兽共患病常态化联防联控机制。深入开展国家级监测点消毒与病媒生物监测与防制技术指导，成功创建2处“无蚊社区”。艾滋病防控打造“青岛模式”，联合皮肤病防治院和乡镇卫生院积极探索农村地区经性传播疾病筛查工作模式，获批第五轮国家艾滋病综合防治示范区并拓展至10区(市)，启动HIV高危人群风险评估系统开发建设，试点开展HIV分子传播网络建设和监测分析工作。西海岸新区、莱西市获批国家级“结核病关爱行动”试点地区，莱西市获批省级“消除结核病先行区”，市南区、西海岸新区获批省级“创建无结核社区”项目地区。完成碘缺乏病监测、地方性饮水型氟中毒监测、疟疾等寄生虫病监测工作，出台《青岛市防止疟疾输入再传播多部门会商意见》。

免疫规划　2023年，推进儿童预约接种服务，学龄前儿童信息绑定率从9%提高到90%。建立1家市级预防接种示教基地和13家区级预防接种示教基地，实现区(市)全覆盖。设立线上产科妈妈课堂、线上门诊妈妈课堂，获中华预防医学会2023年“爱婴行动项目全国十大示范城市”。全市适龄儿童免疫规划疫苗全程接种率达到98.76%，创历史新高，居全省首位。做好市办实事免费水痘疫苗接种工作，接种免费水痘疫苗212731剂次。

慢性病防控　2023年，顺利完成城阳区第四批国家级慢性病示范区复审工作，支持市南区积极创建第六批国家慢性病综合防控示范区。实施重点慢性病早诊早治工作，遴选青岛市中心医院等3家试点单位开展心脑血管、癌症、慢阻肺等重点慢性病患者住院哨点监测工作。在全市5个区180个社区启动并实施三大公共卫生项目，在6个区(市)开展门诊重点慢性病机会性筛查工作，累计筛查、随访约90万人次。以“三高一慢”服务包市办实事为契机，全力推进“三高共管 六病同防”医防融合慢病管理，建成三减干预模式重点场所15个，开展媒体宣传活动623次，讲座556次，现场活动336次，活动覆盖全市141个乡镇，2164个村(社区)3万余人。

健康危害因素监测　2023年，新建食源性疾病监测系统，覆盖全市3091家机构，该系统获青岛市数字健康变革创新大赛二等奖。顺利完成国家环境健康风险评估试点阶段性评审答辩，获评全国优秀试点单位。职业危害专项治理、健康企业创建进展顺利，成功创建省级健康企业7家。持续加大海产品放射性元素监测力度，放射本底监测工作得到国家充分认可。进一步升级完善“学生健康管理平台”五大模块，指导10所中小学校成功创建国家级营养与健康示范学校。

健康教育　2023年，全市居民健康素养水平达到35.29%。建成全市首家媒介生物科普基地，挂牌广电新生态健康科普工作室，获青岛市健康科普工作擂台赛“健康科普最具影响力单位”。开展疾病防控知识宣教224次，学校、养老机构等重点场所疾病防控指导323次，儿童、青少年、老年人、行业从业人员等重点人群健康宣传指导覆盖 36.7 万人次，发放宣传材料、干预品 14.1 万个，网站、微信公众号相关科普文章、视频点击量达 72 万余人次。

党建工作　2023 年，深入开展学习贯彻习近平新时代中国特色社会主义思想主题教育，一体化抓好理论学习、调查研究、推动发展、检视整改、建章立制 5 个方面 16 项重点任务，深化“五学联动”模式，自上而下开展专题读书班、集中学习研讨 50 余次。夯实组织建设基础，顺利完成党支部扩增及选举。先后获得“市直机关模范机关建设工作突出集体”“市直机关五星级党支部”称号。

大事记

1 月 31 日，“青岛疾病控制”微信公众号获青岛市“最具影响力政务媒体”称号。

3 月 7 日，山东大学公共卫生学院姜文丽书记、席波副院长一行 7 人到市疾控中心就本科生实习带教、慢病教研室合作等工作开展座谈交流。

3 月 31 日—4 月 2 日，中国慢性病前瞻性研究(CKB)项目 2023 年工作年会暨三期项目启动会在青岛召开。

4 月 13 日，国家食品安全风险评估中心主任李宁、资源协作处处长满冰兵等一行到市疾控中心考察座谈。

4 月 19 日，市区两级疾控中心与动物疫控中心签订《青岛市人兽共患传染病流行病学调查合作协议》。

4 月 25 日，国家卫生健康委职业安全卫生研究中心“职业伤害研究基地”落户青岛。

5 月 17 日，青岛市首家尘肺病康复站在平度旧店镇揭牌成立。

6 月 13 日，市南区、西海岸新区被山东省公共卫生临床中心列为“创建无结核社区项目”试点地区。

7 月 6 日，国家疾控局卫生免疫司副司长李筱翠、学校卫生(综合)处处长闫萍、中国疾控中心环境所所长王林等一行到市疾控中心考察调研。

7 月 15 日，北京大学公共卫生学院许雅君副院长一行到市疾控中心座谈交流。

8 月 9 日，国家食品安全风险评估中心信息技术处处长苏亮带队赴中心考察调研食品安全信息化建设工作。

8 月 24 日，青岛市获批第五轮艾滋病全国综合防治示范区。

8 月 25 日，菏泽市政协副主席、民革菏泽市委主委、市常态化疫情防控指挥部办公室主任赵胜利、菏泽市疾控中心主任马燕平一行 5 人到中心考察交流。

9 月 4 日，国家卫生健康委食品司司长刘金峰、省卫生健康委副主任牟善勇一行赴中心调研食品安全与营养健康工作。

9 月 12 日，市委书记陆治原到市公共卫生中心项目现场调研，听取项目建设进展情况的汇报。陆治原指出，要立足平战结合，建设好疾控硬件设施，同时要练好“内功”，加强人才队伍建设，确保关键时刻拉得出、冲得上、打得赢。

9 月 12 日，青岛社区戒烟综合干预项目正式启动。

10 月 10 日，市疾控中心举办首批骨干专家和青年专家聘任签约仪式。

10 月 16 日，定西市疾控中心党委副书记杨继汉一行 5 人到市疾控中心考察交流。

10 月 20 日，山东第一医科大学(山东省医学科学院)公共卫生与健康管理学院党委书记王君林一行 4 人到市疾控中心考察交流，并参加实践教学基地揭牌仪式。

10 月 26 日—27 日，市疾控中心与菏泽市疾控中心召开对口支援和协作帮扶交流座谈会，并举办专题培训会，内容涵盖智慧疾控建设、传染病综合防控基地建设，慢性病防治、放射卫生等。

11 月 1 日，“青岛大学与青岛市区(市)两级疾控中心科研一体化”及“青岛大学—青岛市疾病预防控制中心实践教学基地”签约仪式在市疾控中心举行。

11 月 3 日，市疾控中心与定西市疾控中心签订《2023 年疾控科研能力提升对口协作协议》《2023 年疾控实验室能力提升对口协作协议》《2023 年友好合作协议书》。

12 月 17 日，青岛市公共卫生中心项目正式完成 1 号楼及 2 号楼主体结构封顶，进行二次结构砌筑施工。

党委书记：纪总纲
党委副书记、主任：高汝钦
副　主　任：杨　晶
纪委书记：李善鹏
副　主　任：张华强、于维森、姜法春、段海平
办公电话：85623909
传真号码：85646110
电子邮箱：cdcbgs@qd.shandong.cn
邮政编码：266033
地　　址：青岛市市南区丰县路 8 号

青岛市妇幼保健计划生育服务中心

概况　青岛市妇幼保健计划生育服务中心是由原青岛市妇幼保健所、青岛市人口和计划生育科学技术研究所于2015年整合设立，为公益一类事业单位，经费形式为财政拨款，内设综合办公室、妇女保健科、儿童保健科等10个科室，编制60人。主要承担全市母婴安全、出生缺陷防控、基本公共卫生等20余项妇幼健康项目的管理工作，负责对下级服务机构进行督导检查、指导与培训。

2023年，职工总数51人，其中，卫生技术人员38人，其他技术人员4人，行政工勤人员9人，分别占职工总数的74.51％、7.84％、17.65％；卫生技术人员中，高级职称20人，中级职称12人，初级职称6人，分别占52.63％、31.58％、15.79％。

业务工作　2023年，落实母婴安全保障制度，强化质量安全管理，确保核心指标稳中有降。全市助产机构活产数为61968人，比上年下降12.90％，孕产妇死亡率4.84/10万，比上年下降13.88％；5岁以下儿童死亡率、婴儿死亡率、新生儿死亡率分别为2.34‰、1.50‰、0.84‰，比上年分别下降10.34％、3.23％、12.50％。

2023年，落实出生缺陷一级防控，推行婚姻登记、婚前、孕前检查一体化服务，全市婚前医学检查率88.16％，比上年增长2.24％；国家免费孕前优生健康检查覆盖率达99.13％，比上年增长7.11％；目标人群叶酸服用率99.54％，与上年基本持平；新婚女性脊髓性肌肉萎缩症（SMA）筛查34047人，愿检尽检率100％，检出626位基因携带者，携带率1/55。加强出生缺陷二级防控，孕妇产前筛查率98.88％，与上年基本持平。推进出生缺陷第三级防控工作，新生儿遗传代谢病筛查率99.84％，新生儿听力筛查率99.88％，新生儿先心病筛查率为99.76％，3个筛查率与上年基本持平。

2023年，落实基本公共卫生健康孕产妇与0～6岁儿童健康管理，加强托幼（育）机构卫生保健，全市孕产妇系统管理率96.04％，与上年基本持平，0～6岁儿童健康管理率，0～6岁儿童眼保健、视力检查覆盖率分别为98.78％、98.77％，比上年分别增长2.53％、2.26％。开展0～6岁儿童孤独症的普查和干预康复工作，0～6岁儿童孤独症初筛覆盖率达97.65％。推进农村妇女“两癌”检查项目，全市宫颈癌、乳腺癌筛查完成率（包括城镇低保妇女）分别为101.03％、101.46％，与上年基本持平。做好预防艾滋病、梅毒和乙肝母婴传播项目管理，孕产妇“三病”检测率为100％，与上年持平；保障避孕节育和生殖健康基本需求，区域避孕药具发放覆盖率31.80％，比上年增长6.64％。规范全市出生医学证明管理，使用《出生医学证明》68233张，废证率0.04％，比上年降低42.86％。

辖区管理　2023年，加强组织建设，协助起草制定辖区妇幼健康工作相关政策、规章制度、评估标准和工作方案等，完善政策保障，优化工作流程，做好项目推进与质控，切实履行辖区业务管理职责。加快辖区管理与保健临床业务的有机融合，协助制定妇幼保健机构项目建设“一院一策”清单，安排妇幼专家下基层提供技术指导，持续推进区域妇幼健康服务联合体建设。

督导考核　2023年，继续进行辖区半年与年终督导考核，加大辖区妇幼健康项目分类指导力度，开展精细化指导50余次。根据中心“十四五”提升基层服务能力规划，完成10个区（市）基层卫生院和社区卫生服务中心第一轮一对一巡回培训，实现基层妇幼健康业务指导全覆盖。

继续教育　2023年，开展业务培训班36个，8000余人次参训。其中开展产儿科危重救治巡回培训，提高基层人员危重救治能力。鼓励职工提升职业素养，外出进修培训50余人次。相关卫生技术人员均完成继续医学教育学分要求。

妇幼信息监测统计　2023年，编撰《2022年青岛市妇幼健康信息分析报告》，制作妇幼健康季度工作简报，总结季度工作开展情况，有序推动各项工作开展。

健康宣教　2023年，开展妇幼保健健康促进与教育工作，印制并发放宣传材料33万余份，利用微信公众平台发布妇幼健康科普宣传文章100余篇，市卫生健康委微信公众号转发中心微信公众平台科普文章40余篇。到基层参与妇幼健康教育科普讲座、广播电台等栏目开展宣传活动20余次。

科研工作　2023年，开展青岛市孕产妇心理健康状况及保健服务需求流行病学调查，探索青岛市孕产妇心理保健的服务模式。以第一作者单位发表文章4篇，入选市级政策研究课题3项；1人获“市北英才”称号。

精神文明建设　2023年，坚持以习近平新时代中国特色社会主义思想为指导，深入贯彻党的各项路线方针政策，中心精神文明建设坚持以党建为引领，以创建文明单位为抓手，将文明创建工作与妇幼业务工作相结合，不断加强组织领导，创新工作形式，推动全市妇幼健康事业高质量发展。

大事记

2月6日，事业单位法定代表人更换为邢泉生同志。

2月14日，戚其玮同志不再担任中心副主任。

8月1日，新招聘入职硕士研究生2名。

荣誉称号　获青岛市精神文明建设委员会“青岛市文明单位标兵”荣誉称号；2023年度在市卫健委第五届健康杯职工创新成果展示擂台赛荣获二等奖1个，三等奖1个，优秀奖1个；在青岛市健康教育岗位技能竞赛中单位荣获优秀组织奖，并获优秀指导奖1个，参赛人员斩获三等奖1个，优秀奖1个。

党支部书记、主任：江　威

党支部副书记：邢泉生

办公电话：80926571

电子邮箱：qdfbzx2016@qd.shandong.cn

邮政编码：266034

地　　址：青岛市市北区辽阳西路217号

青岛市急救中心

概况　2023年，职工112人，其中，卫生专业技术人员61人(医生22人，护士39人)，占职工总数的54.46%；其他专业技术人员11人，占职工总数的9.8%；行政工勤人员40人，占职工总数的24.11%。卫生技术人员中，高、中、初级职称人数分别为19人、29人、13人，分别占31.15%、47.54%和21.31%。医生与护士之比为1∶1.77。

业务工作　2023年，接听“120”急救电话25.70万次，比上年下降7.31%；调派救护车10.76万车次，比上年增长1.60%；救治和转运患者9.25万人，比上年下降10.20%；调派急救志愿者689次，志愿者辅助参与急救67次。“120”电话3秒接听率75.50%，5秒接听率96.37%，10秒接听率99.72%；1分钟派车率100%；电话指导抢救成功急危重症患者24人次，其中心跳呼吸骤停14人次、哽噎9人次、急性分娩1人次。

业务收入　2023年，业务收入202.75万元，比上年增长39.38%。

固定资产　2023年，固定资产总值10823.38万元，比上年下降8.58%。

医疗特色　2023年，推进“提升五大中心类急危重症抢救效率”市办实事项目。青岛第三人民医院、同济大学附属胶州东方医院、城阳人民医院3家医院完成与“绿道系统”对接，山东大学齐鲁医院(青岛)实现院内时间节点自动采集。急救绿道系统完成信创改造并迁移至青岛政务云机房。院前推送病例6.1万余例、院内创建病例5615例，全市胸痛、卒中患者院前首次医疗接触到院内有效救治时间下降6%，创伤患者转运时间下降4.9%。

航空救援　2023年，与市中心血站建立航空医疗院前急救血库前移联合保障机制，联合市妇女儿童医院成立半岛儿童急诊创伤航空医疗救护协作网，联合市市立医院开展直升机转运ECMO生命支持重症患者。完成半岛航空医疗救援联盟换届改选，联盟成员单位由50家增至64家。成功完成急危重症航空医疗救援12例。举办航空医疗救援培训班2期。开展航空应急实战演练12次。首次发布医疗机构直升机起降点地图，建立联络员沟通机制，完善航空救援工作流程。

信息化建设　2023年，完成智慧急救项目建设，建成提升呼救和处理能力、手机呼救自动定位、移动支付和电子票据、电子签名、救护车让行与护航、突发事件检伤分类、院前院内协同救治、特殊任务分组调度、区(市)急救中心接管和可视化质控预警等十大子系统。智慧急救项目获得青岛市数字健康变革创新大赛一等奖、山东省数字健康变革创新大赛三等奖。

科研工作　2023年，获批省市科研课题6项，结题3项；发表院前急救相关论文国家级10篇、省级2篇，完成专著1部；中医类揭榜挂帅项目获得100万元科研资金支持，“智能支持背景下青岛市急危重症抢救服务体系构建研究”获山东省卫生健康政策研究课题评审优秀奖，“实施智慧急救建设推动院前急救事业高质量发展研究”获山东省智能社会治理研究课题评审三等奖。

社会急救培训　2023年，社会急救培训向“互联网+”“大众传媒+”“军民融合+”等多个领域开拓。举办军医代培项目培训班3期、培训卫勤骨干130人；社会化急救培训110期，培训人数1.6万人次；首次开辟线上培训、专题直播，浏览人数突破80万人次，创历史新高。

继续教育　2023年，完成青岛市院前急救专科分会年会暨学术会、院前急救培训班、院前急救调度员培训班、全市院前急救病例讨论会、美国心脏协会初级高级生命支持培训班、航空医疗理论与技能培训班等继续医学教育项目6项。

大事记

1月10日，市卫生健康委党组研究决定，辛善栋同志任青岛市急救中心主任。

1月12日，召开2022年度青岛市院前急救工作会议。

1月18日，举办“120”国家急救日倡议暨急救科普大课堂公益培训活动。

3月17日，召开党员大会，选举辛善栋同志为支部书记，补选王君业同志为支部委员。

3月30日—31日，举办航空医疗救援理论与技能操作培训班。

4月26日，召开院前急救专科分会第四届委员会换届大会暨学术交流会议。辛善栋当选为第四届院前急救专科分会主任委员。

4月28日，举办2023年突发事件海上、航空紧急医学救援应急演练。

6月2日，市急救中心与市中心血站签署《青岛市航空医疗院前急救血库前移联合保障协议书》。

6月26日，民航华东地区管理局、市卫生健康委、民航青岛监管局在市急救中心召开联合推动航空医疗救护试点工作会议。

6月30日，市急救中心与青岛大学附属妇女儿童医院牵头成立国内首家儿童航空医疗救护体系——“半岛儿童急诊创伤航空医疗救护协作网”。

7月13日，开展半岛地区首次直升机转运ECMO生命支持患者演练。

7月15日，获得2020—2023年国际“绩优急救中心”认证，4名调度员分别荣获2021年度和2023年度“全国优秀调度员”提名奖称号。

8月3日，启用直升机将1名胸腹联合复杂手术后感染性心内膜炎、反复心衰发作患者从潍坊市人民医院转运至青岛大学附属医院本部院区。

9月2日，启用直升机将1名腹主动脉瘤破裂患者从莱西转运至青岛大学附属医院西海岸院区。

9月5日，经市卫生健康委党组研究并报市直机关工委批准，中共青岛市急救中心支部委员会改建为中共青岛市急救中心总支部委员会。

9月27日，举办青岛市预防医学会社会急救专业委员会成立大会暨学术会议，辛善栋当选主任委员。

11月9日，启用直升机将1名肠系膜动脉栓塞患者从平度市人民医院转运至青岛大学附属医院崂山院区。

11月15日—19日，在第七届全国急救大赛中夺得团体二等奖、医疗组团体亚军，并收获医疗组个人全能及多项团体、单项亚军。

11月19日，市急救中心ITLS培训基地被评为“2023年度国际创伤生命支持(ITLS)优秀教学组织二等奖”。

11月20日，启用直升机将1名上消化道出血患者从莱西转运至市市立医院东院区。

11月30日，市急救中心“救”在身边志愿服务项目夺得全市青年志愿服务项目大赛金奖。

12月11日，启用直升机将1名卒中患者从灵山岛转运至市市立医院东院区。

12月16日，西海岸新区1名听力障碍人士使用“文字呼救”功能向“120”呼救。这是市急救中心接到的首例使用“文字呼救”的患者。

12月22日，举办半岛航空医疗救援联盟换届大会，辛善栋当选为联盟主席。

12月27日，启用直升机将1名心肌梗死溶栓后拟行搭桥手术的患者从平度市人民医院紧急转运至市市立医院东院区。

荣誉称号　2023年，通过“山东省精神文明单位”复审。

党支部书记、主任：辛善栋
党支部委员、副主任：宋云鹏、王玉俊
党支部委员：王君业
办公电话：88759321(传真)
总机电话：88787120
电子信箱：qd120@qd.shandong.cn
邮政编码：266035
地　　址：青岛市北区劲松三路120号

青岛市中心血站
(青岛市输血医学研究所)

概况　2023年，青岛市中心血站(青岛市输血医学研究所)建筑面积2万平方米，其中，业务用房面积12777平方米。职工总数254人，其中，专业技术人员218人，占职工总数的85.83%；行政工勤人员36人，占职工总数的14.17%。在编专业技术人员200人，有高级职称者50人，中级职称者99人，初级职称者 51 人，分别占 25.0%、49.5%、25.5%。内设机构 22 个。

业务工作 2023 年，有 134728 人次参与无偿献血，其中 117461 人次捐献全血 213738.39U，17267 人次捐献单采血小板 30365.45 个治疗量，街头献血比例为 68.65%，团体献血比例为 31.35%；400 毫升献血比例为 77.01%。向医疗机构供应红细胞类血液制品 209175U，血小板类供应 30251.5 个治疗量，血浆 211581.45U，冷沉淀凝血因子 62795U。检测血液标本 134352 人，不合格率 0.46%。

业务收入 2023 年，血液及血液制品等非税收入 11999.66 万元，比上年下降 3.63%。

固定资产 2023 年，固定资产原值 23798.37 万元，比上年下降 2.33%。

卫生改革 2023 年，市中心血站和市卫生健康大数据中心合作，依托全民健康大数据等政务信息资源建成全国首个“不宜献血人群信息库”，献血前健康征询更加精准化，血液从“血管到血管”的安全监控链条更加完善。建立“8S”(整理、整顿、清扫、清洁、素养、安全、服务、节约)工作推进团队，全员全场景无缝隙落实，形成具有采供血机构特色的“8S”工作标准、管理制度、评价机制。站内差错考核事项比上年同期下降 22%，市中心血站被评为全国首个采供血机构“8S”精益管理共建示范基地。

医疗特色 2023 年，建立固定献血者红细胞血型基因库，为特殊血型患者提供精准输血保障，10 月 9 日投入临床使用，收录 4250 名固定献血者，涵盖 8 个血型系统 19 个抗原基因的数据，为 210 名临床患者成功配型。

科研工作 2023 年，申报青岛市自然科学基金项目 3 项，培养青岛市医疗卫生优秀青年人才 1 名。发表学术论文 80 篇，其中 SCI 收录论文 5 篇，核心期刊论文 13 篇，其他 52 篇；获得国家知识产权局专利授权职务专利 27 项，其中发明专利 8 项、实用新型专利 19 项；参编著作 7 部。

继续教育 2023 年，举办国家级继续教育项目 1 项。完成年度潍坊医学院实习学生的带教任务，完成教学基地协议书的续签工作。完成自贡市中心血站、南宁市中心血站、佳木斯中心血站、海南省血液中心 7 名进修人员的进修学习任务。

精神文明建设 2023 年，举办建站三十周年庆典，设计制作青岛市无偿献血高质量发展三十周年画册和壁报展及三十周年画册。以主题宣传日、领导垂范献血等节点为契机，开展主题宣传活动。首创荣誉勋章系统，设立栈桥献血屋网红打卡地，设计卡通形象 IP，弘扬互助、友爱、奉献的无偿献血精神。

大事记

2 月 5 日，青岛市“三献”集中宣传暨 964 应急献血志愿服务队发布仪式在市北区丽达茂举行。

2 月 9 日，市卫生健康系统万人流动血库应急献血公益联盟在青岛市中心医疗集团成立。市中心血站和市中心医疗集团现场签署《卫生健康系统应急献血公益联盟协议书》。

3 月 16 日，市中心血站与青岛市市立医院签署《卫生健康系统应急献血公益联盟协议书》。

4 月 6 日，市人大常委会副主任韩守信带领调研组，到市中心血站专题调研《青岛市实施〈中华人民共和国献血法〉若干规定》贯彻实施情况。

4 月 13 日，青岛市科普教育基地联盟召开成立大会，大会审议通过青岛市科普教育基地联盟章程和组织架构，青岛市中心血站当选为理事单位。

5 月 20 日，青岛市无偿献血“三免政策”升级为“四免政策”。

6 月 2 日，青岛市航空医疗院前急救血库前移联合保障签约仪式在市急救中心举行，市卫生健康委党组副书记纪总纲出席并讲话。

6 月 12 日，市卫生健康委再次修订印发《无偿献血者及其亲属用血费用报销管理办法》。

6 月 14 日，2023 年青岛市庆祝“6·14”世界献血者日暨 2021—2022 年度无偿献血表扬大会在青岛市市级机关会议中心举行。

7 月 13 日，市卫生健康委、市中心血站、青岛西海岸新区中心医院联合开展青岛市突发事件血液保障应急演练，提升突发公共卫生事件下的全市血液应急保障能力。

9 月 7 日，在海南省血液中心举行青岛市中心血站与海南省血液中心合作签约仪式。

12 月 1 日，市中心血站与市南区文明办共同打造的青岛首批市无偿献血宣传驿站落户市南区。

荣誉称号 2023 年，继续保持“全国无偿献血先进城市”“省级文明单位”称号，获评中国输血协会“全国无偿献血健康科普基地”、2021—2022 年度山东省无偿献血组织表现突出单位。

党委书记、站长：逄淑涛

纪委书记：崔云龙

副 站 长：焦淑贤、李志涛、王迎春、张燕华

党委委员：郑克芬
办公电话：85721647(传真)
电子信箱：qdxzbgs@qd.shandong.cn
邮政编码：266071
地　　址：青岛市市南区隆德路9号

山东省青岛卫生学校

概况　2023年，山东省青岛卫生学校，占地面积4.4万平方米。教学及辅助用房建筑面积2.51万平方米，行政办公用房建筑面积0.1万平方米，生活用房1.05万平方米。设有办公室、人事科、财务科、教务科、学生科、总务科、成教科、信息技术科、安保科、招生就业科、老干科、设备仪器管理科、审计科13个职能科室；设有公共基础课教研室一、公共基础课教研室二、专业基础教研室、基础护理教研室、临床护理教研室、药学专业教研室、口腔专业教研室、教育研究室8个教研室。

2023年，学校有教职工152人，其中专任教师127人，占教职工总数的83.6%；教学辅助人员11人，占教职工总数的7.2%；行政人员13人，占教职工总数的8.6%；工勤人员1人，占教职工总数的0.6%；专任教师副高级职称及以上38人，占专任教师的30%；中级职称75人，占专任教师的59%。学校有91名教师具有硕士以上学位，达到专任教师总数的72%。

业务工作　2023年，学校招生录取495人，其中“三二连读”349人，中专146人。各专业录取分数线创历史新高，普职融通药学专业和中专护理录取专业分数居青岛市职业学校首位；“三二连读”药剂、护理、康复专业列青岛市职业类学校录取分数线前三名。2023届“三二连读”59名毕业生升入本科高校，中专毕业生春季高考升学率97.4%，普职融通班本科升学率43%。加强就业指导，积极对接企业开展线上招聘活动，组织学生参加现场招聘会和医疗卫生机构招考，毕业生总体就业率95%以上。护士执业资格考试通过率达99%，创近5年最高；1+X母婴护理、家庭保健按摩、药品购销职业技能等级证书考核通过率100%。组织学生参加海峡两岸护理产业产教融合技能大赛获一等奖；参加山东省“互联网+”大学生创新创业大赛获银奖1项、铜奖1项；参加青岛市“工匠之星”技能大赛，获一等奖3项、二等奖2项、三等奖3项。学校作为山东省全科医学培训青岛基地，完成第十一期141名全科医生转岗培训，新招收第十二期学员137名。成人教育与网络教育毕业40人。

业务收入　2023年，专户收入预算642万元，实际完成668万元，超额完成预算。

固定资产　2023年，固定资产原值8518.73万元，同比减少0.65%，新增资产125.34万元，报废资产180.83万元。

设备更新　2023年，先后投入资金140余万元，分别用于教学楼Wi-Fi全覆盖建设、搭建“智慧职教”信息化教学平台、配置护理专业模拟医院仿真系统。

基础建设　2023年，完成实验楼一期防水等重点工程；改造升级校园公共区域监控系统。

教研工作　2023年，学校通过山东省优质特色中等职业学校和2个省品牌专业验收；成功承办2023年青岛市中职学校护理、康复技能大赛。2名教师获评青岛市学科带头人，2名教师获评青岛市教学能手；派出教师参加中等职业学校教学设计与展示交流活动并获全国典型案例1项、优秀案例1项、交流案例1项，获山东省一等奖2项、二等奖1项；2个教学团队获市教学能力大赛一等奖，思政团队获山东省思政教学能力比赛三等奖；参加青岛市班主任能力大赛并获一等奖；参加市青年教师基本功比赛并获一等奖；参加青岛市优质课比赛并获一等奖1项、二等奖2项；17名教师参加青岛市“一师一优课”比赛并获一等奖7项、二等奖6项，在全市中职学校名列前茅；“护士成长之规则三部曲”获青岛市中小学第三批优秀校本德育课程。

对口帮扶　2023年，接待甘肃省陇南市卫生学校2批次6名教师到青岛卫生学校跟岗培训。在学校的帮扶下，陇南市卫校2023年护考通过率创历年最高。东西交流协作项目顺利完成，学校获评陇南市卫生健康委员会颁发的对口帮扶先进单位，4人获评2022年度帮扶先进个人。学校与陇南卫校签约共建友好学校。接待曲阜中医药学校、鲁北技师学院、宕昌职业中专等学校代表来访交流。

精神文明建设　2023年，组织开展“以赛助学、以讲助学——党的二十大知识竞赛、微党课大赛”，推进党的二十大精神进课堂、进教材、进头脑。开展“生命至上 健康护航”“青岛楷模事迹宣讲”“微笑天使20周年”等主题宣传，健康报、大众网、青岛电视台等主流媒体给予全面报道。设立李桂美“天使”奖励基金，举办护士节庆典暨全环境育人项目启动仪式，开辟10处校外医学人文教育基地，组织参观青岛大学生命科学馆。协助市卫生健康委、青岛电视台承办全市卫生健康"非凡十年"演讲比赛复赛，获青岛市"医心向党·医心为民"演讲比赛二等奖1项、三等奖2项。印发《全环境立德树人工作方案》《预防和治理校园欺凌规定》《班主任工作规定(试行)》《学生手机管理使用办法(试行)》等方案，改善提升学生住宿条件，开展校园开放日、家校讲堂等活动。

2023年，举行微笑天使志愿服务队成立20周年庆典；在山东省、全国两级新时代学校预防艾滋病工作中作经验分享；师生年度累计献血量达30900毫升，480名师生"微笑天使"志愿者圆满完成"青岛马拉松"医疗志愿服务。2名教师3次做客青岛广电"好家风"专栏开展文明宣讲。深入开展"健康六进"，健康义诊、专家讲堂和急救培训等31场次，服务6万余人次。在青岛市健康科普资源平台推出健康科普作品80余件。

大事记

1月10日，青岛市卫生健康委员会党组研究决定：孔强同志任山东省青岛卫生学校党委委员、副校长；杨同光同志任山东省青岛卫生学校党委委员、纪委书记。

荣誉称号　2023年，继续保持山东省文明单位、山东省文明校园和青岛市五星级阳光校园的荣誉称号，学校团委获评青岛市五四红旗团委，学校被评为青岛市无偿献血"突出贡献集体"。教学第四党支部获评中共青岛市委市直机关"五星级党支部"。

校　　长：姜瑞涛
党委书记：王秋环
党委委员(正处级)：丁文龙
副 校 长：蓝峻峰、陈　方
党委委员、副校长：孔　强
党委委员、纪委书记：杨同光
办公电话：85725075
电子信箱：sdqdwx@qd.shandong.cn
邮政编码：266071
地　　址：青岛市市南区福州南路66号

山东省青岛第二卫生学校

概况　2023年，教职工总数108人，其中，专任教师94人，占教职工总数的87.04%；行政工勤人员14人，占教职工总数的12.96%。专任教师中，有高级职称者17人，占18.09%；中级职称者42人，占44.68%。设办公室、党委办公室、人事科、财务科、监察科、教务科、学生科(团委)、总务科、招生就业科、安全保卫科、信息技术科。教务科下设教学研究室、文化教研室、基础教研室、护理教研室、临床教研室。

业务工作　2023年，招生总数429人，其中三二连读大专394人，三年制中专35人。在校生3122人(含三二连读高职段1411人)。2023届毕业生总数为986人。

2023年，公开招聘6名教职工，举办暑期教师素养提升培训班，组织20余名教师参加国家、省、市级培训；"互联网+"中医药适宜技术推广入选中医药强市建设"揭榜挂帅"项目；承办青岛市中职学校"三教"改革创新研究教育联盟活动，学校以"以教学比赛为依托，引领课堂教学"为题进行经验交流。

2023年，学校山东省中等职业教育特色化专业建设通过中期验收，山东省优质特色学校顺利通过教育厅验收评估。获全国职业院校技能大赛护理技能赛项二等奖，山东省中职护理技能竞赛二等奖，首次参加山东省中职养老照护技能竞赛并获得三等奖；完成"1+X"幼儿照护、老年照护、母婴护理职业技能等级证书考试，合格率100%。新增清华大学第一附属医院、中国人民解放军第305医院、首都医科大学附属北京地坛医院3所实习医院，进一步强化学校实习实训基地建设；召开院校专业建设委员会会议，与青岛华新义齿有限公司、青岛黄海制药有限公司等单位合作，深化产教融合、校企合作。

2023年，加强班主任队伍建设，成立名班主任工作室，开展"校园开放日""家委会座谈会"；举行"探寻红色印记 传承红色基因"活动，组织清明祭英烈、护士节授帽仪式、国庆大合唱等活动，创新运动会入场式、毕业典礼，举办艺术节；加强心理健康教育，开展"5·25"心理健康节及世界精神卫生日系列活动，持续推出"校园FM心灵电台"，培育践行社会主义核心价值观；开展社区义诊、关爱老人、志愿服务在医院、无偿献血等活动，传承和践行志愿服务精神。中国教育报以"善用'大思政课'创新育人格局"为题报道学校建设成果。

固定资产　2023年，固定资产原值为10740万元，比上年增长2.01%。

基础建设　2023年，投入8.6万元建造"百草园"实践基地；投入17万元建设精技楼、雅楼屋顶防水工程；投入8.5万元安装中药炮制实验室天然气管道；投入33.5万元更换公寓楼推拉窗；投入4.2万元维修博学楼直饮水间。

教研工作　2023年，立项市级“十四五”规划课题、省级中医药调研课题各1项；市教育学会课题2项；参与编写全国中等职业教育教材7本。

国际交流　2023年，与德国赛德尔基金会合作建设青岛市护理能力中心，9月按照新的教学模式正式成班开展教学。

教学奖项　2023年，护理团队在全国职业院校技能大赛教学能力比赛获二等奖；思政团队在全国职业院校技能大赛思想政治教育课程教学能力比赛获二等奖；1人入选齐鲁名师建设工程人选，3人获评青岛市教学能手，2人获评青岛市教育教学带头人，5名教师入选青岛市干部教师培训专家库，3人参加全国中职学校教师教学设计与展示交流活动，3人获青岛市“一师一优课”一等奖，3人获得青岛市优质课一等奖；20余人进行市级教学展示。

社会服务　2023年，建设完成VR线上健康科普云基地，面向中小学生和社区居民开展职业启蒙和健康科普教育；组织健康科普专家走进社区、企业、学校等开展健康教育和应急救护活动。

大事记

1月7日—8日，学校承办2022年“工匠之星”青岛市中等职业学校技能大赛护理技能赛项。

3月10日，青岛市教育科学院职业教育和高等教育研究中心主任张宪带领学科专家组一行10人到学校开展教学专题调研活动。

3月30日，学校举行法治副校长聘任仪式，聘请胶州市委政法委副书记庄金展担任学校法治副校长。

4月13日，学校举行“探寻红色印记　传承红色基因”主题教育启动仪式，青岛市教育局思政处汪蔡强主任出席仪式。

9月7日，学校举行庆祝教师节大会暨2023级新生开学典礼，青岛市卫生健康委员会副局级领导干部吕富杰、科技教育与交流合作处主任科员王玉出席活动。

12月26日—27日，青岛市中职学校“三教”改革创新研究教育联盟活动在学校举行，青岛市教育科学研究院副院长李一出席。

荣誉称号　2023年，继续保持“省级文明单位”“省级文明校园”“青岛市中小学五星级阳光校园”等荣誉称号，获评山东省优质特色学校，获评青岛市首批中医药文化进校园试点学校、青岛市红十字应急救护工作先进单位。

校　　长：刘秀敏
党委书记：马桂莲
副 校 长：高　峰、吴淑娟
纪委书记：瞿新吉
校办电话：82210332
传真号码：82221966
电子邮箱：qddewx@163.com
邮政编码：266308
地　　址：胶州市北京东路5号

青岛市卫生健康委员会医院发展中心

概况　2023年，核定事业编制32名，在编人员31人，其中，专业技术人员27人。专业技术人员中，高级专业技术人员7人、中级专业技术人员12人、初级专业技术人员8人；有大学本科学历者14人，有硕士研究生学历者11人。

绩效考核监管　2023年，修订完善青岛市二级、三级公立医院绩效考核指标体系；多种措施解决数据获取问题，对二级、三级公立医院实施绩效月考核通报制度。开展民营医院绩效考核试点行动，将79家民营医院纳入绩效考核试点，并对全市31家二级、三级精神专科医院上半年绩效考核监测指标评价结果进行通报。

质控中心管理　2023年，开展“织网”专项行动，协助完成60个市级质控中心换届，指导262个区级质控中心完成调整，形成市、区两级质控网络体系。督导42个质控中心建立本专业指标管理体系，梳理、落实省医疗质量改进目标细则，确定112个青岛市重点医疗质量监测指标，对53个指标设定目标值，实现月初数据采集、月末数据分析的长效工作模式。开展重点病例评价，市、区两级调取3371份病例，点评702份，查找问题507条。组织对5个病种的临床路径进行推广，对10个单病种的医疗服务相关评价指标进行月度监测。

医疗服务提升　2023年，持续推动智慧医院建设，完成二级以上公立医院智慧医院建设年度目标。助力电子病历应用水平达标升级，26家二级公立医疗机构电子病历平均级别超过三级，26家三级公立医疗机构平均级别超过四级。研究制订青岛市二级公立医院等级评审指标，完成1家三级医院预评审工作、4家二级医院评审工作。

行业发展建设　2023年，参与制订重大疾病专科联盟建设方案和绩效考核标准，协助开展项目建设和管理，组织专家对专科联盟牵头单位进行评审，建立 30 个授牌项目及 40 个建设项目。制定市级专科（病）诊疗中心管理办法，确定成立青岛市艾滋病诊疗中心等 3 个诊疗中心。城市医疗集团试点工作有序开展，完成百日攻坚行动 42 家医疗机构的周调度工作，168 项行政审批事项的现场踏勘工作。

党建与精神文明建设　2023 年，开展习近平新时代中国特色社会主义思想主题教育，推动高质量党建工作。落实“第一议题制度”，建立“半月讲堂”制度，通过开展各种全员会议组织党课学习、制订年度工作方案、中心文化建设等多种形式，强化全员思想政治教育。落实党风廉政建设责任制，强化中心、部室两级管理体系建设，落实“一岗双责”，实施责任分工与绩效月考核管理。

大事记

2 月 16 日，中心党支部召开民主生活会。市卫生健康委党组成员、副主任邢晓博到会指导。

3 月 8 日，青岛大学医院管理研究所副所长、青岛市医院协会秘书长陈祥华带队到中心参观交流。市卫生健康委医政医管处副处长郭尚林、中心领导班子成员及部室主要负责人出席交流研讨会。

3 月 20 日，中心召开全体党员大会增补马广仁为党支部委员。

5 月 26 日，中心党支部被市委直机关工委评选为 2022 年度“五星级党支部”。

6 月 19 日，市卫生健康委主任薄涛、副主任邢晓博，医政医管处处长张充力、副处长郭尚林到中心开展调研工作。

11 月 13 日，市卫生健康委党组对委属单位领导班子开展常态化调研。委考察组成员、机关党委专职副书记程毅带队到中心考察。

党支部书记、主任：曹明建
副　主　任：王永成、马广仁
办公电话：82798800
电子邮箱：yyfzzx@qd.shandong.cn
邮政编码：266003
地　　址：青岛市市南区龙山路 1 号甲

青岛市卫生健康人才发展中心

概况　2023 年，青岛市卫生健康人才发展中心内设综合办公室、人事代理科、人才培训科和人才考评科 4 个科室。编制 21 人，在编工作人员 19 人。其中研究生学历 5 人、本科学历 12 人、专科及以下学历 2 人；有高级职称者 3 人、中级职称者 5 人、初级职称者 9 人。承担全市卫生健康系统招才引智和人才培养的事务性工作。承担全市国家医师资格考试、全国护士执业资格考试（青岛考点）等的考务工作。开展全市卫生健康系统人事代理、人员派遣、档案管理、专业技术人员继续医学教育等工作。承担全市卫生、基层卫生系列相关专业技术职务资格评审的技术性、辅助性工作。承担全市卫生健康系统有关培训的服务工作。

档案管理　2023 年，完善档案管理机制，形成常态化档案整理模式。召开委属单位人事科科长座谈会，更新完善 10 余项工作制度，建立档案管理绩效考核方案。完成 12 万余份材料归档，解决历史遗留问题。开展档案专审工作。制定提升档案管理十大举措，自筹资金 40 余万元对档案库房进行升级，完成三号档案库搬迁，高标准改造阅档室，购置专业消防设备、全方位监控设备、空气消毒设备等。

服务平台建设　2023 年，建设“才赋卫来”人才服务平台，实现集约一站式服务，为“胶东五市”卫生健康招才引智双选会（校园招聘）暨人才发展环境推介会、首届半岛地区卫生健康人才发展环境推介会暨第 26 届全国医药卫生行业人才招聘会（青岛场）等 7 次双选会（推介会）、42 场次校园招聘会提供技术支撑，青岛市各级各类医疗卫生机构 300 多家单位使用该平台，累计为 18 万人次提供投递简历、线上考核、发放通知、政策咨询等人才服务。采取现场命题和网络征题的模式，优化题库系统平台，率先在省内建设面试题库，为淄博市、日照市、委直属单位、区（市）卫生健康局提供 18 次笔试和 15 次面试试题服务。

人才引进　2023 年，开展“博士-青岛直通车”人才招聘，组织 121 名来自 36 所国内外知名高校的博士毕业生参加并达成就业意向。开展高层次人才评定 4 次，助推全职引进省级重点学科团队 1 个和高层次人才 7 名，从国家层面公共卫生机构全职引进正高级专家 1 名。

招聘工作　2023 年，举办“胶东五市”卫生健康招才引智双选会（校园招聘）暨人才发展环境推介会，提供 9000 个岗位，线下参会毕业生达 1 万人次，线上参与人数峰值 11.7 万人次，《工人日报》、《大众日报》、青岛电视台、青岛新闻网等媒体进行专题报道。承办首届半岛地区卫生健康人才发展环境推介会暨第26届全国医药卫生行业人才招聘会(青岛场)。现场设置7个就业专区,近200家用人单位现场参会,提供2万余个就业岗位,来自全国100余所重点医药类院校的1万余名优秀毕业生参加招聘会,其中青岛市各级医疗机构设置近2000个优质就业岗位。设置“博士-青岛直通车”特色单元,对参会的博士毕业生免费提供食宿,给予省内每人500元、省外每人1000元的交通补助,有144名来自日本东北大学、北京协和医院、北京大学等36所国内外知名高校的博士毕业生报名参会,现场洽谈的121名博士毕业生均与相关医院达成就业意向。举办“才赋卫来”高质量就业恳谈会,搭建供需双方平等交流的平台。

2023年,组织60多家委直属、驻青及区(市)医疗机构先后赴哈尔滨医科大学、西安交通大学、郑州大学、山东大学等全国重点高校开展校园招聘。委直属医疗机构录取7名博士研究生、469名硕士研究生、210名本科毕业生。发布2024年校园招聘简章,通过初选的有385名,其中博士17名、硕士330名、本科毕业生38名。

2023年,先后发布委直属单位高级人才和博士面向社会公开招聘工作简章。进一步优化公开招聘工作平台,有21286名考生参加。选派32人次下沉各单位现场督导面试工作。委直属医疗机构通过高级人才和博士面向社会公开招聘,累计招聘51名高级人才,86名博士研究生、95名硕士研究生、412名本科及以下毕业生。完成13名青岛市2023届公费医学毕业生选岗考试和就业手续办理等工作。

执业资格考试　2023年,顺利实施全国护士执业资格考试、国家医师资格考试工作的网上报名、网报信息确认、材料审核、考场编排、人机对话考试实施等工作流程,其中有3993名考生参加全国护士执业资格考试,2756人合格,通过率69.02%;5594名考生参加国家医师资格考试中的实践技能考试,3697人合格,通过率66.09%,6466名考生参加医学综合考试(含二试),3018人合格,通过率46.67%。发放全市2023年度护理学初级(士)资格证书2756份、执业医师和助理执业医师资格证书3018份。

职称评审　2023年,顺利完成卫生、基层卫生系列副高级评审材料的收取、审核和评审工作。1481人通过评审取得卫生系列副高级专业技术职务任职资格,67人通过评审取得基层卫生系列副高级专业技术职务任职资格;137人通过评审取得卫生系列正高级专业技术职务任职资格。

培训工作　2023年,完成国家级继续医学教育项目43项,省级继续医学教育项目88项,市级继续医学教育663项。申报2024年国家级、省级继续医学教育项目425项,组织申报并评审通过2024年市级继续医学教育项目644项。组织5批次200余名优秀青年医学专家、重点学科人才、临床医护骨干前往华中科技大学同济医学院附属协和医院、浙江大学医学院附属邵逸夫医院、中南大学湘雅医院、上海交通大学医学院附属瑞金医院等国内知名医院开展理论+临床跟岗实践模式的培训。举办青岛市卫生健康系统人事干部党性教育专题培训班。与“华医网”合作开展2次青岛市原微生物实验室全体从业人员培训。创新继续教育学分(学时)获取及审核模式,顺利完成继续教育学分审核到学时审核的过渡。

党建工作　2023年,开展主题教育,建立5张清单,落实6项举措,推进2项调研、4项整改、4项创新、12项服务事项、15项学习任务。开展档案体验日活动,组织党课学习3次,完善规章制度100余项,新建工作流程15项。开展“军民共建”“双报道”等社会实践工作,参加“博爱齐鲁行助学计划”公益项目捐赠活动,举行中心-社区连线活动;开展理论学习中心组学习12次;建立“学习强国”月通报制度和奖惩办法,中心活跃度保持在97%以上。制定党风廉政建设和反腐败工作要点。建设廉洁文化,开展“听青岛党史上清廉党课”、参观青岛家风馆等活动,观看警示教育片、违纪违法案例、纪委案例通报;制定意识形态工作要点,列入党支部工作重要内容,开展专题研究2次,向上级党组织专题汇报1次,在党内通报1次,中心组学习1次。

荣誉称号　先后获得青岛市市级精神文明单位、标兵单位,连续5年获得市卫生健康系统科学发展观综合考核先进单位等荣誉称号,获青岛市十佳女职工建功立业岗及青岛市工人先锋号荣誉称号。

党支部书记、主任:孙忠国
办公电话:82892011
电子邮箱:15615881177@126.com
邮政编码:266071
地　　址:青岛市市南区栖霞路16号

青岛市公立医院经济管理中心

概况　青岛市公立医院经济管理中心(以下简称经管中心)为青岛市卫生健康委员会所属正处级公益

二类事业单位。2023 年，核定事业编制 16 名，在职人员 15 人，其中编制内 13 人；专业技术人员 13 人，其中高级职称者 5 人、中级职称者 2 人、初级职称者 6 人。主要承担市卫生健康委所属公立医院经济管理、审计监督相关事务性工作，参与拟定相关财务管理、资金核算、资产处置等办法，开展财务报告等经济报表的汇总分析。参与市卫生健康委所属公立医院经济运营绩效考核工作。承担公立医院领导干部、财务审计人员等经济管理人员的能力提升培训工作。设综合科、经济管理科、财务结算科 3 个科室。

业务工作　2023 年，定期开展公立医院重点指标及经济运行情况监测。做好“一卡通”“智慧医疗”“一户通”平台资金的核算清算。推动“一卡通”线上微信、支付宝零费率充值缴费功能开通，处理患者挂号退费等问题。提升建行卫生结算中心服务质量，持续改进银行结算业务的服务流程与模式。

2023 年，指导委属单位开展内审工作并组织集中开展资产管理和专项资金 2 个重点项目审计。组织内审小组完成经济责任审计项目 4 项。配合青岛市审计局开展领导干部经济责任审计。对委属单位全面开展第三方审计，建立问题台账并组织整改，规范委属单位经济管理。举办 2 期“卫生健康经济大讲堂”，对财务审计、资产管理、招标采购等重点业务进行专题培训，累计培训 200 余人次。筹建青岛市卫生健康委“经济管理专家库”。承担卫生费用核算任务，收集 2022 年度卫生总费用核算相关数据，完成青岛市 2022 年来源法、机构法的卫生总费用核算上报工作；组织核算数据监测点参加培训，协助省医管中心做好青岛市医疗卫生机构采样点的数据审核、上报工作。

2023 年，完成卫生财务年报、防范非法集资、疫情物资储备等相关报表的审核、汇总与上报工作。青岛市卫生健康委获全国卫生健康财务年报 2022 年度编制工作二等奖。做好市医务工会、市卫生健康委机关工会等 4 个账户的财务记账和财务管理工作，严格审核把关，各代管单位财务管理规范高效。

党建与精神文明建设　2023 年，开展主题教育，完成专题调研 2 项、检视整改 5 项；持续深化支部标准化规范化建设，党员集体学习 15 次、上党课 2 次、参观见学 3 次；深入开展廉政建设，增强中心政治生态分析研判，组织开展廉政风险排查及整改；做好年轻干部锻炼培养工作，开展“每月一讲”业务学习交流。开展“双报到”和党员志愿服务活动，参加文明交通劝诫志愿服务、文明交通引导等志愿服务共计 22 人次，联系慰问结对帮扶困难群众 1 次。

荣誉称号　2023 年，继续保持青岛市文明单位称号。

主　　任：刘焕芳
副 主 任：徐　磊
工会主席：张维慧
办公电话：85822380
电子信箱：wjwjgzx@qd.shandong.cn
邮政编码：266071
地　　址：青岛市市南区闽江路 7 号

青岛市区(市)卫生健康工作概况

市　南　区

青岛市市南区卫生健康局

概况　2023年，市南区有卫生机构479处，其中，医院29处，疾病预防控制中心1处，社区卫生服务管理中心1处，妇幼保健计划生育服务中心1处，卫生计生综合监督执法局1处，血站1处，门诊部47处，社区卫生服务中心(站)40处，其他类别卫生机构(诊所、卫生所、医务室、护理站等)358处。各类卫生技术人员13674人，其中执业医师5065人，执业(助理)医师5282人、注册护士6711人。全区拥有医疗床位8409张，其中医院床位数7258张。

党建工作　2023年，开展学习习近平新时代中国特色社会主义思想主题教育，举办集中读书班4期，专题研讨4次，班子成员讲党课4次；深入开展调研，确定调研课题4个，下基层调研20余次。推进党风廉政建设，落实领导班子"一岗双责"，开展医药领域腐败问题专项整治。开展"一支部一特色一品牌"创建活动，打造"药语初心""药语廉心"党建文化宣传基地，建设党员读书角和"党员风采"墙。开展"亮身份、践承诺、争先锋"、"讲身边人故事"、"学习党的二十大精神"知识竞赛、"学党章、强党性、守党纪"主题党课、"护士节"文艺会演、"医师节"上街里大型义诊和好护士、好医生评选等活动。

医疗卫生服务体系建设　2023年，推进区域整合型医疗卫生服务体系建设，建立一体化集团管理体系。与青岛大学附属医院联合成立青岛市首个实体化运行的医疗健康集团，区属公立医疗机构均纳入集团实行一体化管理。构建管委会、理事会、医疗健康集团三级协同的一体化医疗健康集团管理体系。规范医疗健康集团运行体系，建立人、财、物统一管理机制。与青岛大学附属医院联合建设人才培养机制，基层医护人员通过多种形式到牵头医院进修和跟师学习。推动优质医疗资源全面下沉，与青岛大学附属医院联合建立"共管病房"，实施双主任制管理，提供同质化诊疗服务；组建"1＋1＋1"家庭医生服务团队，青岛大学附属医院、区中西医结合医院、区疾病预防控制中心专家共同加入；开通青岛大学附属医院"知名专家号源直挂"服务；建立"慢病规范诊疗中心"，青岛大学附属医院专家常态化下沉社区坐诊；建立基层"5G远程超声诊断分中心"。

基层卫生服务体系建设　2023年，山东路社区卫生服务中心、巢湖路社区卫生服务中心、黄县路社区卫生服务中心、河南路社区卫生服务中心4家中心通过"优质服务基层行"推荐标准，山东路社区卫生服务中心、海口路社区卫生服务中心通过社区医院评审。开展"四送四进四提升"、家医入户大走访、家庭医生十公开服务等活动，提供"履约服务"。开展社区义诊活动410余场，进机关、进企业义诊、解读查体报告70余场次，发放家医联系卡、一封信等宣传材料20

余万份。建设市南区全民健康信息平台和基层卫生健康信息系统数据采集标准，进一步完善健康档案务实应用 50 项功能的场景使用，实现基层医疗机构与上级医疗机构检验结果共享。根据医防融合标准化流程改造试点工作要求，对信息系统中“诊前、诊中、诊后”等环节逐一细化落实，为深入推进慢性病医防融合工作提供支撑效能，实现基层医疗机构和上级医院、医疗和公卫信息共享。

医疗机构监管　2023 年，加强医疗机构多元化综合监管体系，将医疗卫生行业综合监管纳入医药卫生体制改革同部署、同要求、同考核。全面提升医疗卫生服务质量，稳步实施医疗质量行动计划，建立健全“质控管理、病例评价、监督检查、约谈点评”4 项工作机制。开展看病就医不够便利问题专项整治、“正行风、优服务、树形象”改善服务大提升专项行动，落实《进一步改善医疗服务 20 条措施》。强化医德医风教育，深入开展医疗机构及其工作人员廉洁从业专项行动，严格落实廉洁从业九项准则。以建设紧密型城市医疗集团为载体，全力推进整合型医疗卫生服务体系建设示范项目，加强市南区医疗健康集团中心药房建设，统一慢性病药品目录。推广落实基本药物制度，各政府办基层医疗卫生机构均落实基本药物制度，将基本药物作为首选药物，全部实行药品零差率销售。落实短缺药品监测预警和应对处置工作。开展全区医疗机构抗菌药物、麻醉药品和精神药品（以下简称麻精药品）临床应用管理培训。举办医疗机构法治培训暨满意度提升工作会议。加强院前急救管理，规范非急救转运救护车使用。引入动态不确定因果图（DUCG）人工智能全科临床辅助诊断系统，培训指导基层使用。推进检查检验结果共享互认，定期调度通报进展情况。推进医疗机构“信用＋智慧监管”，完善信用服务平台和信用体系建设。

中医药工作　2023 年，推进国家中医药综合改革示范区建设，全面推进中医药精准服务。加强社区卫生服务中心国医馆和卫生服务站中医阁服务能力达标建设，社区卫生服务中心国医馆全部开展中药饮片服务，3 家社区卫生服务站创建山东省中医药特色社区卫生服务站。强化中医药科技攻关，市南区中西医结合医院和湛山街道延安三路社区卫生服务中心主持的 2 个项目获批 2023 年度青岛市中医药强市建设“揭榜挂帅”项目。加强中医药人才教育培训，组织 150 余人次参加全省第六批“西医学习中医”培训、全省中医类别全科医生骨干师资转岗培训和全省中医馆骨干人才培训等。开展中医药文化“五进”、“送中医药特色疗法四进四提升”行动、“脊柱保健操进校园”、全国“爱眼日”暨第四届中医小儿推拿防控儿童青少年近视大型义诊、中医适宜技术公益体验等系列宣传活动 100 余场，受众社区人群 10 万余人次、中小学生 3 万余人次。组织开展“百味千膳进万家”药膳活动，代表青岛市参加省第四届药膳大赛。组织开展市南区公民中医药健康文化素养调查工作，走访居民 2800 余户次，完成 480 人次调查。

传染病防控　2023 年，青岛市多点触发监测预警平台辖区医疗机构对接覆盖率 100%，活跃度和及时率均达 100%。建立涵盖辖区所有二级及以上综合医疗机构的哨点监测网络，累计完成新冠病毒、流感病毒等重点传染病监测样本采集任务 5000 余份。围绕重点场所、重点人群和重点传染病有针对性开展各类培训 13 场，现场指导 50 余次。在青岛市流行病学调查技能竞赛中获得团体二等奖，参赛 3 名同志分别获得个人一、二、三等奖。登记活动性肺结核患者发现完成率 100%。结合“四送四进四提升”健康促进活动及百千万志愿者传播活动开展结核病防治宣传 30 余场，承办青岛市“世界防治结核病日”主题广场宣传。湛山街道被推荐为青岛市 2 家省级首批无结核社区创建项目点之一。在青岛市结核病防治工作岗位技能竞赛中获得团体第二名。获得青岛市“3·24”世界防治结核病日宣传活动优秀单位。艾滋病病毒感染者/病人治疗比例、随访检测率等 6 项指标均为 100%。结合青岛市艾滋病防治质量年，推进“五进”活动，开展各类宣传 60 余场，相继承办“99 公益日”公益项目（青岛站）启动仪式、青岛市“世界艾滋病日”主题宣传活动。原创科普视频获得青岛市艾滋病防治宣传主题创新设计大赛视频类一等奖。

人口监测与家庭发展　2023 年，全区注册托育机构 30 家，托位数 1538 个，建成市级示范托育机构 3 家。坚持医育结合，创新托育服务新业态，成立青岛市首家楼宇托育中心。落实计生奖扶政策，为计划生育特别扶助家庭人员 2097 人发放扶助金 1740.4 万元，发放城镇其他居民独生子女父母年老一次性奖励 1267 人，约 2439.92 万元。

妇幼健康　2023 年，为提高出生人口质量，继续开展出生缺陷综合防治，完成无创 DNA、羊水穿刺基因检测 442 人，完成耳聋基因、叶酸基因筛查 874 人。关注女性群体健康，开展免费接种 HPV 疫苗，加大对适龄女性 HPV 疫苗接种政策宣传力度，集中对初一女生免费接种,接种率59.73%。完成低保适龄妇女免费宫颈癌筛查89人,乳腺癌筛查92人。

职业健康　2023年,开展职业病防治法宣传活动,采取线上职业病防治宣传科普、线下进企业指导方式开展宣传。通过“一企一策”精准指导市南区7家职业病危害分类为严重的企业完成职业病危害专项治理工作;完成辖区管理的14名存活尘肺病患者电话随访工作,完成青岛市云平台、国家平台、纸质版患者随访信息录入工作。依托职业病及健康危害因素监测信息系统收到报告卡3207张,包括疑似职业病报告卡3张,职业病报告卡2张,职业性有害因素监测报告卡5张,职业健康检查个案卡3188张。

爱国卫生　2023年,印发《市南区常态化巩固国家卫生城市创建成果实施方案的通知》等方案,召开市南区迎接常态化巩固国家卫生城市创建成果部署调度会议3场、培训会10场。清理卫生死角、乱堆乱放、积存垃圾14000余处,清理各类垃圾1000余车次,5000余吨。辖区内所有机关单位全部创建为无烟机关,创建率100%。对无烟机关明察暗访15次,发现问题27个并要求及时进行整改。发放爱国卫生和健康宣传方面的海报6000余张,更换老旧禁烟标识5000余张。开展春夏病媒生物防制和冬季灭鼠工作,发放灭蚊蝇药物3吨、鼠药800余箱、更新鼠屋400余处。各相关单位共出动工作人员1000余人次,消杀车辆200余车次。

卫生健康宣传教育　2023年,在青岛市广播电视台开辟专栏宣传市南区卫生健康工作,组织开展医疗卫生、生活美容、职业病防治法等宣传活动3次,开展普及健康常识、疫情防控知识活动30余场,开展健康咨询活动180余场,惠及2万余人,制作健康教育宣传展板3000余份,发放“秋季传染病大全”等多种宣传折页10余万份。利用微市南、市南区卫生健康局等新媒体平台发布健康科普知识1300余篇。

党组书记、局长:陈　鹏
党组成员、副局长:刘　洁、杨　光、嵇翠娟
办公电话:88729761
邮政编码:266071
地　　址:青岛市市南区宁夏路286号

青岛市市南区中西医结合医院
(青岛市市南区人民医院)

概况　2023年,职工总数451人,其中,卫生技术人员387人,占职工总数的85.80%;行政工勤人员16人,占职工总数的3.54%。卫生技术人员中,有高级职称者50人,中级职称者154人,初级职称者173人,分别占职工总数的11.08%、34.14%、38.35%。医生与护士之比为1∶1.29。床位总数324张。设7个病区,有县域省级重点专科(康复医学科)1个、市级B类重点专科(中医外科病诊疗中心)1个、专病特色门诊3个。设行政科室12个、临床科室14个、医技科室3个。辖区设3个社区卫生服务站、1个社区卫生服务中心和2个急救站。

业务工作　2023年,门、急诊量186524人次,比上年下降73.96%(2022年门诊量含核酸检测数),其中急诊13991人次,比上年增长758.34%;收治住院病人2738人次,比上年增长109.97%;床位使用率为54%,比上年增长70.35%;床位周转次数12.2次,比上年增长114.04%;入院与出院诊断符合率为100%,与上年持平;手术前后诊断符合率100%,与上年持平;抢救危重病人数443人,比上年增长59.35%;抢救成功率85.77%,比上年增长3.21%;治愈率3.8%,比上年增长100%;好转率89.4%,比上年增长5.8%;病死率2.2%,比上年减少45%。

业务收入　2023年,业务收入7366万元,占收入总额的50%,比上年同期增长23%。

固定资产　2023年,固定资产总值9688.22万元,比上年增长5.7%。

医疗特色　周围血管科在外科感染性危急重症及难治病症的诊治方面技术突出,尤其对糖足,下肢动、静脉血管病变引起的溃疡,带状疱疹,以及复发性丹毒的治疗取得较好疗效。康复医学科新开展中药封包、穴位贴敷、脐灸等项目。治未病科开展针灸、小儿推拿、刮痧、拔罐、中药穴位贴敷、中药塌渍、耳穴压丸、皮内针等多种中医外治法,治疗脾胃病、心脑血管病、糖尿病、肾病、风湿免疫疾病、变异性咳嗽、哮喘、慢阻肺、小儿常见病及疑难杂症、妇科疾病及更年期综合征、失眠、抑郁焦虑、带状疱疹、湿疹、肥胖症及各类恶性肿瘤术后及放化疗后康复等疾病。内科开展优质护理服务和延伸护理,在压疮护理、心理护理、饮食护理及慢病管理等方面为患者提供科学、专业的指导。

科研工作　2023年,申请市级卫生科研计划项目7项;通过市级科研课题3项;通过市南区科技计划项目2项;申请实用新型专利3项。完成康复医学科青岛市县域重点学科建设工作。

继续教育　2023 年，举办线下医疗业务培训 60 余次，培训人员 2300 余人次；派出前往上级医院进修学习人员 14 人。组织 200 余人次参加院外线上线下各类培训会议 30 余场。开展康复科国家级继续教育项目 1 项，中医外科省级继续教育项目 2 项及医疗专护医养结合委员会年会，3 项继续教育项目有 500 余人次参加；开展市级继续教育项目 14 项。所开展的教育项目培训 3000 余人次。申报 2024 年度继续教育项目 14 项，市级继续教育项目获审批通过 6 项。

精神文明建设　2023 年，加强廉政教育，医院党委书记及班子成员带头上廉政党课，学习反面典型案例通报、观看警示教育片。印发《全省医药领域腐败问题集中整治医疗卫生机构自查事项报告表》；组织党员利用党员大会、党小组会、支委会、主题党日、特色党课、视频讲座等形式学习党的二十大报告、党章、《习近平新时代中国特色社会主义思想专题摘编》等，以及习近平总书记关于卫生健康工作重要讲话精神；开展“七一”表彰大会、“八一”建军节系列活动、中秋慰问离退休党员干部等活动，组织庆祝五四运动 104 周年暨“五四”青年节系列活动；成立满意度工作专班，制订提升群众满意度工作实施方案，建立自查自纠机制；成立主题教育工作专班，成立领导小组，制订主题教育工作实施方案、党员集中培训实施方案，健全完善党委会和院长办公会议事规则，落实党委领导下的院长负责制。

大事记

2 月 17 日，医院更名为青岛市市南区中西医结合医院，加挂青岛市市南区人民医院牌子。

3 月 20 日，二级中西医结合医院申报评审专家组到医院进行评审工作。

4 月 6 日，市卫健委党组成员、副主任邢晓博一行到医院调研中西医结合工作开展情况，区卫生健康局党组书记、局长陈鹏，区卫生健康局党组成员、副局长杨光陪同调研。

4 月 29 日，市南区委书记王锋一行到医院调研安全生产工作。

7 月 5 日，市卫健委主任薄涛一行到医院开展群众看病就医不够便利问题专项整治督导调研。区政府党组成员、副区长冯洪珍，区卫生健康局党组书记、局长陈鹏陪同调研。

7 月 5 日，国家卫生健康委员会调研组一行到医院进行整合型医疗卫生服务体系建设示范项目调研座谈。市卫健委主任薄涛等陪同。

7 月 27 日，举办青岛大学附属医院—青岛市市南区中西医结合医院共管病房授牌仪式，市卫健委党组成员、副主任邢晓博，区政府党组成员、副区长冯洪珍，区卫生健康局党组书记、局长陈鹏等出席。

8 月 30 日，市卫健委党组成员、副主任邢晓博一行到医院开展市南区紧密型城市医疗集团医保工作推进调研会，并对医院共管病房运行情况进行实地调研。

10 月 19 日，国家卫生健康委体制改革司副司长庄宁一行到医院调研公立医院改革和高质量发展工作，了解紧密型城市医疗集团建设、医院基本情况、共管病房模式等工作开展情况。区政府党组成员、副区长冯洪珍等陪同调研。

荣誉称号　2023 年，获青岛市医养结合技能竞赛特殊贡献奖、团体一等奖；药品不良反应监测工作表现突出集体；第二轮医疗机构法治建设评估市级优秀单位。

党委书记：尉　伟
党委副书记、院长：马国欣
党委副书记：殷玉梅
副 院 长：洪光晨、管春燕
院办电话：86671528
传真号码：68855886
电子邮箱：snqrmyy@126.com
邮政编码：266002
地　　址：青岛市市南区广州路 29 号

（撰稿人：张欣欣）

青岛市市南区卫生计生综合监督执法局

概况　2023 年，占地面积 1278 平方米。职工总数 16 人，其中，卫生技术人员 10 人，占职工总数的 62.5%。卫生技术人员中，有高级职称者 2 人，中级职称者 5 人，分别占职工总数的 12.5%、31.3%。

业务工作　2023 年，立案查处案件 211 起，罚没款 39.1 万元，普通程序占比达 75%；监督覆盖率 100%，“双随机”抽查任务完成率、完结率均为 100%；手持执法终端应用率达到 100%，通过手持执法终端录入监督数据 2000 余条。受理投诉举报 1240 起，比上年增长 93.4%，其中医疗机构 268 起、公共场所 972 起；舆情 97 起；信访 25 起，全部在规定时间内办理回复完毕。

固定资产 2023年,固定资产总值151万元。

传染病防控监督 2023年,对12家儿童预防接种门诊、3家产科预防接种室、4家成人预防接种门诊进行监督检查,针对医疗废物处置违法违规行为立案处罚9起,共处罚金额3000元。

专项整治 2023年,开展病历书写与管理、医疗美容、托育机构、游泳场所卫生安全等6大领域监督执法"蓝盾行动"以及大型公立医疗机构、医养结合医疗机构、口腔种植技术、产前诊断技术与人类辅助生殖技术等9项监督执法专项整治。立案查处48起,罚款27.65万元。

随机监督抽查 2023年,完成国家下发的涵盖公共场所、医疗机构、二次供水单位和现制现供水设备厂家等297家"双随机"单位的采样及监督检查工作,完成率、完结率达100%,立案查处83起,罚款4.3万元。完成2批次省部门联合"双随机、一公开"监督检查工作,执行任务15起57家。对外公示"双随机"监督检查结果。

国家卫生城市创建 2023年,重点对医疗机构医疗废物的处置及"五小"公共场所进行常态化拉网式监督检查。监督检查辖区公共场所单位800余家次。

卫生监督协管 2023年,完成全区40家社区卫生服务中心(站)卫生监督协管员的培训及资格考试,并对辖区社区卫生服务机构卫生监督协管服务工作进行2次督导检查,传达督导意见书79份。承担卫生监督协管服务工作的各社区卫生服务机构累计协助开展实地巡查3300余次。

工作特色 2023年,优化营商环境,推进信用监管模式。制定市南区卫生健康监督执法领域优化营商环境助企暖心7项举措,在市南区医疗卫生行业中开展"诚信无'假'、诚信无价"活动,结合监督执法"不罚""轻罚"清单实施包容审慎监管措施,规范轻微违法行为不予行政处罚程序,对1家医疗机构、1家产生职业病危害单位适用轻微违法行为不予行政处罚程序。在医疗美容机构、口腔医疗机构、住宿场所、职业卫生单位等领域深入开展量化分级,对量化分级评定中信誉等级较高的示范单位"无事不扰",将信誉等级一般的单位纳入"双随机"检查范围,对信誉等级低的单位加大检查频次。

年度考核 2023年,青岛市卫生健康委员会印发《关于2022年全市卫生健康监督执法工作情况的通报》,青岛市市南区卫生计生综合监督执法局取得综合成绩、执法规范化建设考评2项全市第一、创新发展考评全市第4的优异成绩。

大事记

11月24日,中共青岛市市南区卫生计生综合监督执法局支部委员会召开换届选举大会,选举秦靖、阚艳、樊志刚3位同志为新一届支部委员会委员。召开新一届支部委员会第一次全体会议,选举秦靖同志为支部书记。

12月20日,中共青岛市市南区委机构编制委员会印发《关于调整区委重大疾病和传染病防治工作机制和重组区疾病预防控制中心的通知》(南编字〔2023〕31号),整合青岛市市南区疾病预防控制中心、青岛市市南区卫生计生综合监督执法局,重新组建青岛市市南区疾病预防控制中心。

荣誉称号 2023年,获2023年度市级文明单位称号;青岛市巾帼建功先进集体称号;2022年度山东省卫生行政处罚案卷评查100分;2023年度山东省卫生监督创新发展案例;2023年度青岛市卫生健康行政处罚十佳优秀典型案卷;2023年度青岛市卫生健康行政处罚优秀案卷;2022年度青岛市中医药监督执法典型案例;市南区2023年行政执法案卷质量评查第1名;2022年度山东省卫生健康监督执法办案能手称号;2023年青岛市卫生健康监督执法技能大赛个人三等奖;青岛市爱国卫生运动70周年表现突出个人称号。

党支部书记、局长:秦　靖
副 局 长:樊志刚、阚　艳
办公电话:82886575
电子信箱:qdsnqwsjd@qd.shandong.cn
邮政编码:266071
地　　址:青岛市市南区泰州路15号
(撰稿人:曹正玲)

青岛市市南区疾病预防控制中心(青岛市市南区公共卫生突发事件应急处理中心、青岛市市南区健康管理指导中心、青岛市市南区动物疫病预防控制中心)

概况 2023年,占地面积4264平方米。职工总数72人,其中,卫生技术人员62人,占职工总数的86.1%;事业工勤人员1人,占职工总数的1.4%。卫生技术人员中,有高级职称者10人、中级职称者12人、初级职称者40人,分别占职工总数的13.9%、16.7%、55.6%。被评为五星级党支部、获国家食品安全示范城市复审工作突出贡献单位等团体奖项33项。

党建引领　2023年，开展主题教育，组织书记讲党课、集中学习读书班，对党的二十大精神、党章、《习近平新时代中国特色社会主义思想专题摘编》进行重点学习。围绕“预防疾病·护佑健康”党建品牌理念，开展主题党日宣传服务10次。获市南区“五星级基层党组织”“党员先锋岗”称号。2名同志加入中国共产党。

重大传染病防控　2023年，做好区高质量发展综合绩效考核，新冠病毒感染等重大传染病监测任务完成率100%；重大传染病及公共卫生事件监测系统覆盖率100%；适龄儿童国家免疫规划疫苗全程接种率超出市考核指标的96.4%。

区办实事项目　2023年，加速推进疾控标准化建设，新址办公楼主体完工，在编在岗人员达71人，空编率5%。基本实现人员配备、房屋建设、仪器设备、职能落实标准化。采购储备双价HPV疫苗3000支，确保辖区适龄女生免费接种需求。

区级重点工作　2023年，推进试点改革，中心被纳入省级改革试点单位，建立改革试点领导小组，成立工作专班，制订实施方案，组建7个科研团队，与青岛大学公共卫生学院、潍坊护理学院签署教研合作协议。与中国海洋大学（环境科学与工程学院、计算机学院）、山东第一医科大学达成教学科研合作意向。

两区创建　2023年，坚持统筹完善，稳步推进“两区创建”国家慢性病综合防控示范区创建，制订实施方案，完善工作机制。巩固健康县（区）建设成果，打造燕儿岛山公园、浮山公园健康主题公园。挖掘典型经验，2篇案例获评青岛市健康县区建设工作优秀案例。

其他工作　2023年，艾滋病抗病毒治疗等艾滋病防控6项指标均达100%，在全市排名第一。推荐湛山街道入选省首批“无结核社区”。将免疫规划列入市级预防接种门诊“8S”管理试点。学生健康监测信息平台3项指标率均为100%，在全市排名第一。推荐珠海路街道辛家庄社区列为全市3个国家营养社区创建试点。严重精神障碍患者服务管理全区在册登记患者2606例，服务管理综合评分居全市第3名。

大事记

2月15日，青岛市卫生健康委员会疾病预防控制处处长邹娅萍一行到市南区督导严重精神障碍患者服务管理安全隐患工作。

2月16日，青岛市疾病预防控制中心副主任段海平、慢性非传染病防制所所长张华一行到市南区疾病预防控制中心督导慢性病防制工作。

2月23日，青岛市疾病预防控制中心专家组成员中心副主任杨晶、学校卫生所所长任志盛赴辖区五十一中，对市南区学生常见病和健康影响因素监测工作开展情况进行质控指导。

4月16日，中国疾病预防控制中心慢病处综合办主任石文惠、副研究员杨一兵、桂路婷，山东省疾病预防控制中心慢性非传染性疾病防制所医师于晓慧一行4人到市南区调研市南区健康支持性环境应用的健康效果评价调查工作。

5月18日，青岛市社会心理服务体系建设工作督导组到市南区开展2023年全市社会心理服务体系建设工作督导。市南区委常委、政法委书记王东，市南区委政法委副书记张文娟、市南区卫生健康局副局长杨光、区社会心理服务体系建设工作成员单位有关领导陪同督导。

6月6日，中心原创科普视频《东乡伊蚊的一生》，获山东省“世界害虫日”宣传活动暨病媒生物防制高峰论坛“病媒我来讲”科普演讲二等奖。

6月29日，中国疾病预防控制中心发布的2023年5月全国疾控机构两微传播影响力排行榜，市南区疾病预防控制中心位列全国疾控机构微博TOP20榜单。

市南区疾病预防控制中心联合青岛市疾病预防控制中心、青岛市中心医疗集团、市南区中西医结合医院和延安三路社区卫生服务中心走进海信集团控股股份有限公司开展慢病综合防控进企业宣传活动。

7月10日，青岛市疾病预防控制中心职业卫生所、市南区疾病预防控制中心健康危害因素科一行前往国网山东省电力公司青岛供电公司开展健康企业创建指导工作。

7月21日，根据《青岛市市南区人力资源和社会保障局》（南人社党组〔2023〕11号），任命：鲁芜君为青岛市市南区委重大疾病和传染病防治工作领导小组办公室情报信息组组长（正科级，试用期一年）。

8月4日，由市南区爱国卫生运动办公室主办、市南区疾病预防控制中心、八大关街道办事处承办的市南区市级“无蚊小区”创建工作启动仪式在八大关街道举行。

8月9日，市南区疾病预防控制中心与基层医疗卫生机构医防融合合作协议签约仪式在市南区政府举行。市南区疾病预防控制中心与辖区40家社区卫生服务中心(站)签订医防融合合作协议。

8月15日,青岛市卫生健康委综合监督与食品安全监测处副处长孙铭、青岛市疾病预防控制中心食品卫生所薛建杰一行3人对市南区上半年食品安全风险监测工作开展现场督导。

8月22日,市南区疾病预防控制中心招聘2人入职。

8月23日,省级健康企业评估专家组一行5人到市南区开展省级健康企业现场技术评估工作,省级健康企业创建企业为国网山东省电力公司青岛供电公司。

9月7日,市南区疾病预防控制中心入选山东省三级疾病预防控制中心改革试点单位。

9月13号,市南区湛山街道入选山东省无结核首批示范点社区。

9月14日,组织召开慢性病综合防控示范区建设工作联席会议,辖区各成员单位联络员参加此次会议。

10月11日,市南区疾病预防控制中心与潍坊护理职业学院签订协议,成为潍坊护理职业学院实践教学基地。

10月19日,山东第一医科大学公共卫生与健康管理学院党委书记王君林一行4人到市南区疾病预防控制中心进行实践教学基地建设工作调研。

10月20日,市南区疾病预防控制中心王如欣代表青岛市参加全省爱国卫生工作技能竞赛,获得个人二等奖,青岛市在本次竞赛中获团体赛三等奖。

11月1日,市南区疾病预防控制中心与青岛大学公共卫生学院、青岛市疾病预防控制中心签订"科研一体化框架协议"。

11月24日,中心工会召开第四届工会委员会换届选举大会。市南区卫生健康局党组成员、副局长、市南区医务工会主席刘洁同志到现场指导换届选举工作。选举产生新一届工会主席和经审委主任、女工委员会委员、主任。

11月26日,由青岛市卫生健康委员会、青岛市疾病预防控制中心主办,市南区卫生健康局、市南区疾病预防控制中心承办的"凝聚社会力量,合力共抗艾滋——青岛市世界艾滋病日暨性病防治主题宣传活动"在市南区万象城广场举行。青岛市卫生健康委员会党组副书记兼青岛市疾病预防控制中心党委书记纪总纲,青岛市红十字会党组成员、副会长兼秘书长韩黎宾,青岛市公安局、青岛市司法局、青岛市教育局、青岛海关等相关部门领导,市南区卫生健康局党组书记、局长陈鹏出席本次活动。

12月8日,在山东省第三届"职业健康达人"风采大赛上,市南区3名选手代表青岛市参赛,获团体二等奖;市南区疾病预防控制中心于潇榕获个人二等奖。

12月13日,青岛市卫生健康委员会、青岛市总工会联合举办2023年青岛市健康教育岗位技能竞赛。市南区代表队获团体三等奖;市南区疾病预防控制中心于杰获个人二等奖,获得"青岛市健康教育岗位技能竞赛能手"称号;市南区疾病预防控制中心曹慧获得个人三等奖;市南区疾病预防控制中心王如欣获优秀指导奖。

党支部书记、主任:贾　光
办公电话:82626459(传真)
电子信箱:qdsnqjkzx@qd.shandong.cn
邮政编码:266071
地　　址:青岛市市南区徐州路90号

(撰稿人:赵　琳)

青岛市市南区妇幼保健计划生育服务中心

概况　青岛市市南区妇幼保健计划生育服务中心位于市南区泰州路15号。建筑面积6152平方米,设职能科室5个。职工总数22人,其中,卫生技术人员17人,占职工总数的77.27%;行政后勤人员5人,占职工总数的22.73%。卫生技术人员中,有高级职称者2人、中级职称者7人、初级职称者8人,分别占11.76%、41.18%、47.06%。

业务工作　2023年,门诊诊疗20220人次。妇女保健科参与建立孕妇围产保健手册1648人,市南区户籍孕妇唐氏筛查1319人;开展免费婚(孕)检检查1784人,免费发放叶酸制剂3381瓶,免费发放多维元素2101瓶;耳聋、叶酸基因免费筛查1197人;为驻区各接产医院乙肝病毒携带的产妇,免费发放乙肝免疫球蛋白143支。儿童保健科为辖区内0~3岁儿童建立系统管理保健档案,入托儿童体检1289人,查体率达100%;为全区托幼机构保教人员进行每年一次的健康查体共2491人,查体率100%;为集体儿童免费查体、护齿13639人;新生儿先心病筛查报销407人;办理新生儿出生医学证明6720份。

固定资产　2023年,固定资产总值1306.5万元,比上年增长0.4%。

医疗特色 2023年,着力抓好婚检孕优服务,落实一级预防措施,通过拍摄视频、制作海报、利用微信公众号推送保健知识等方式开展宣传;抓好产前筛查与诊断,落实二级预防措施;抓好新生儿疾病筛查,落实三级预防措施。5月,将耳聋基因、叶酸基因及新生儿先心病筛查报销项目列入区办实事,为辖区婚检、孕前检查及孕妇免费进行耳聋、叶酸基因检测。设置儿童心理行为发育门诊,包括心理诊室与筛查室。

大事记

5月26日,启动市南区育龄妇女耳聋基因、叶酸基因免费筛查服务工作。

12月12日,经青岛市行政审批服务局批准,市南区妇幼保健计划生育服务中心增设执业地点市南区延安三路105号民生大厦3楼311室～314室。

12月15日,经中共青岛市市南区妇幼保健计划服务中心支部委员会换届选举,报中共青岛市市南区卫生健康局机关委员会同意,辛海云同志当选中心党支部书记。

荣誉称号 2023年度青岛市文明单位

主任、党支部书记:辛海云

副 主 任:孙 颖

办公电话:68896108

邮政编码:266071

电子信箱:qdsnqfuyou@qd.shandong.cn

地 址:青岛市市南区泰州路15号

(撰稿人:刘 英)

青岛市市南区社区卫生服务管理中心

概况 青岛市市南区社区卫生服务管理中心位于泰州路15号,为市南区卫生健康局所属公益一类正科级事业单位,内设3个科室。2023年,在编职工总数10人,其中,管理岗1人、专业技术人员9人,分别占职工总数的10%、90%;专业技术人员中卫生专业4人、档案专业3人、计算机专业1人、会计专业1人,分别占44.5%、33.3%、11.1%、11.1%;专业技术人员中,有高级职称者1人、中级职称者7人、初级职称及以下1人,分别占11.1%、77.8%、11.1%。

固定资产 2023年,固定资产总值为1452462.11元。

人事管理 2023年,配合市南区卫生健康局通过公开招聘引进13名专业技术人员。完成2023年专业技术岗位竞聘工作。

党建工作 2023年,落实党支部书记讲党课,开展党课教育4次;利用三会一课、主题党日等形式,组织集中学习16次、专题学习3次,提交讨论交流体会21篇,集体观看“党的二十大精神解读”等专题视频3次;以灯塔APP为学习载体,引领全员网上学、掌上学、指尖学,党员参与率达100%。

基本公共卫生服务 2023年,组织4次“摘星夺旗”和3次“日常评价”,开展3次“回头看”行动。举办3次基本公共卫生服务项目培训班,就公共卫生服务项目重点工作进行培训及现场答疑,受训人员400余人次。牵头组织9家社区卫生服务中心与科大讯飞公司签订服务协议,引入智能外呼系统。

“优质服务基层行”工作 2023年,市南区中山路街道河南路社区卫生服务中心、江苏路街道黄县路社区卫生服务中心、金湖路街道山东路社区卫生服务中心、八大湖街道巢湖路社区卫生服务中心等4家中心通过“优质服务基层行”推荐标准,金湖路街道山东路社区卫生服务中心、珠海路街道海口路社区卫生服务中心成功创建社区医院。

资金管理 2023年,完成2022年度区级、市级、中央资金的绩效自评和2023年度各项资金的绩效监控工作,整理汇总各社区卫生服务中心绩效自评并上报;清查现有固定资产。

医疗集团建设情况 2023年,按照市南区卫生健康局、市南区医疗健康集团统一部署,中心统筹辖区9家社区卫生服务中心参与市南区医疗健康集团建设。各社区卫生服务中心在原有家庭医生团队的基础上,加入青岛大学附属医院、市南区中西医结合医院和市南区疾病预防控制中心专家、健康促进员,构建涵盖医疗、护理、公卫、营养等多个方面,三层级、整合式、纵向联动的“1+1+1”家庭医生队伍。青岛大学附属医院内分泌与代谢性疾病科、心血管内科、神经内科等多个科室的高级职称、博士专家分别入驻各中心的家庭医生团队。协调青岛大学附属医院专家对家庭医生团队进行线上线下培训。落实基层医疗机构与上级医院的上下转诊服务,实现患者从三级医院出院后转入各社区卫生服务中心接受连续、一体、标准化延续诊疗,上转患者2人,下转患者32人。协调运输、安装青岛大学附属医院多功能自助终端,实现居民不走远路即可挂到青大附属医院各科室门诊号。上级医院的专家、号源下沉社区卫生服务中心,青岛大学附属医院通过分级诊疗管理信息系统开放内分泌与代谢性疾病科、心血管内科、神经内科基层专属专家号源。30 位青岛大学附属医院专家下沉基层，坐诊 82 次，诊疗患者 1401 人次；开展业务培训 11 次，培训基层医护人员 400 余人次；开展健康教育讲座 9 次，参与居民 255 人次。

大事记

1 月 19 日，杨丽春任青岛市市南区社区卫生服务管理中心主任(试用期一年)。

2 月 9 日，中心党支部召开党员大会，选举产生新一届党支部委员会；杨丽春、宋晓慧、郗颖等 3 名同志当选为党支部委员会委员。党支部委员会召开第一次全体会议，杨丽春同志当选新一届党支部委员会书记，宋晓慧同志任组织委员，郗颖同志任宣传委员。

2 月 23 日，市南区社区卫生服务管理中心工会委员会召开第二次会员大会，大会选举产生第二届工会委员会和经费审查委员会，宋晓慧、高枫、滕腾等 3 名同志组成青岛市市南区社区卫生服务管理中心第二届工会委员会，刘元荣、任轶群、高枫等 3 名同志组成第二届工会经费审查委员会。召开第二届工会委员会第一次全体会议和工会经费审查委员会第一次全体会议，选举宋晓慧为工会主席，选举高枫为经审委主任，通过滕腾为女职工委员。本届工会委员会任期 3 年(自 2023 年 2 月 23 日至 2026 年 2 月 22 日)。

主任、党支部书记：杨丽春
办公电话：85824700
邮政编码：266071
电子信箱：qdsnqsgzx@qd.shandong.cn
地　　址：青岛市市南区泰州路 15 号

(撰稿人：宋晓慧)

市　北　区

青岛市市北区卫生健康局

概况　2023 年，市北区卫生健康局深入实施五大工程，多项工作在全省、全市重要会议上作典型交流，在国家级期刊杂志上推广创新经验，获得山东省新冠疫情信息报告突出集体、青岛市第一届行政执法“优秀办案集体”、市北区作风能力提升年“争先创优”团队等多项荣誉称号，连续夺得市北区第二、第三、第四 3 个季度“评星夺旗”群众满意度板块“勇当排头”流动红旗。辖区有医疗卫生机构 949 所，每千人口拥有卫生技术人员 20.97 人、床位 14.38 张。

党建工作　2023 年，深入学习贯彻习近平新时代中国特色社会主义思想，积极践行主题教育要求，探索党建引领卫生健康赋能社会治理“市北路径”，创新建立“党建引领医社共同体、六大片区联合党委、北卫先锋服务队”三级组织架构，融合打造“北卫先锋”党建品牌和“医心‘首’护健康”服务品牌，获得国家机关事务管理局授予节约型机关、全省档案工作先进单位、区“五星级”党支部等荣誉称号。

人才建设　2023 年，深化医疗卫生领域“廉政教育＋”建设，打造“北卫清风”廉政文化品牌，在市北区加强廉洁文化建设和清廉建设推进交流会上作典型交流。培树山东省卫生健康工作先进个人，青岛市文明市民、好医生、好护士、行业技术标兵，区“夺旗扛旗”标兵、三八红旗手等 30 余名。拓展公开招录、青选计划等多条途径，引进紧缺急需的临床医师、医学影像等专技人才 78 名，推荐获评市北英才 17 名。

新冠疫情防控　2023 年，维持疫情防控组织架构，与市级保持一致，承担专家指导组、核酸检测工作组、医疗救治专班、重点人群健康管理专班、疫情监测预警专班等职能，开展全要素疫情防控应急演练，确保平急转换效能。落实新冠病毒感染“乙类乙管”政策措施，在全市率先打造涵盖“四级哨点、八类病原”的立体化预警监测网络。65 岁以上重点人群健康随访管理率 97.13%，超额完成省市考核任务。

医政药政管理　2023 年，加强综合管理与专项整治联动，扎实推进医疗质量提升三年行动，抓好医疗服务质量、医疗机构运行、公共卫生服务、医疗从业人员及医疗服务秩序 5 项监管，完成医疗机构现场勘验 310 家。开展不合理医疗检查、“正行风优服务树形象”改善服务大提升等系列专项行动，予以不良执业记分 138 家，立案查处 130 家。加强口腔种植、精麻药品、母婴保健等日常监督和质量控制，规范院前急救医疗服务，顺利完成突发事件紧急救护。指导建立区级民营口腔协会、口腔行业法制教育基地，依法执业水平逐步提升。

重点项目建设　2023 年，实施医疗机构扩容行动。完成区人民医院升级改造项目，改建住院部 3100 平方米，设立重症医学科，重症救治能力实现质的提升。完成敦化路街道社区卫生中心迁建项目，改建 1680 平方米，配置移动 DR、综合治疗机等先进设备，诊疗服务能力全面提升。4 所政府办社区卫生服务中心投入使用，填补部分街道无公立社区卫生服务中心的空白，增加为民服务面积 6400 余平方米。协调推进新建区妇幼中心项目，完成主体封顶。

家庭医生服务　2023 年，创新建立三级医院指导、一级和二级医院参与、基层卫生服务机构牵头、街道社区网格服务的“北卫先锋”服务队(家医团队)281 个，融入市北区 900 余个网格，网格内设置家庭医生工作站，深入开展家医大走访 2.5 万余户，实时解答健康问题，对下摸清居民碎片化服务需求，对上链接优质医疗资源，精准架设供需桥梁。“线上＋线下”提供分级转诊、义诊等 1000 余场次，发放服务清单、保健知识等健康材料 10 万余份，获得广泛认可，家庭医生签约达 64 万余人，全人群覆盖率提高 18%，在全市家庭医生工作会议上作典型交流。

数智卫生改革　2023 年，推进“互联网＋”与卫生健康服务融合创新发展，整合区人民医院等二级以上公立医疗机构资源，实现医生号源统一管理，预约挂号精确到 30 分钟内。加快推进互联网诊疗服务试点，鼓励 8 家医疗机构开展线上咨询问诊 5200 余人次，延伸医疗、中医药适宜技术等服务“进居入户”2800 件次。创优推行“互联网＋护理”医疗服务模式，提供手机线上预约、护士“接单上门”便捷服务，实现综合医院—基层卫生机构—社区家庭延续性护理服务的顺畅衔接。

群众满意度提升　2023 年，成立满意度工作专班，统筹开展群众急难愁盼问题百日攻坚、四送四进四提升健康促进、群众看病就医不够便利专项整治、群众身边不正之风和腐败问题“点题整治”等系列任务。建立“首要工作”制度，满意度列为周工作、月例会、半年述评会首要汇报事项，明确为医疗机构“早交班”首交内容。畅通看病就医问题反馈督办渠道，发放满意度测评表、二维码问卷、电话回访等 3 万余人次，认真办理政务热线、政府信箱等群众诉求 4700 余件。群众满意度有效提升，连续获得市北区第二、第三、第四季度“评星夺旗”群众满意度板块“勇当排头”流动红旗。

整合型医疗卫生服务　2023 年，自上而下建强医疗卫生赋能基层治理指挥体系，通过联合党委包片推动、三级医院技术带动、机构间专业联动、智慧医疗共享互动，打破部门与街道、二级和三级医院与 800 余家基层医疗机构之间壁垒。落实“吹哨报到”诉求响应工作机制，开展“百名专家下沉、千场义诊服务、万户家医签约”活动，打通群众急难愁盼医疗卫生问题反映与解决路径。以点带面，做强齐鲁医院青岛院区为龙头、市北区人民医院为枢纽及 12 所公立社区卫生服务中心为网底的紧密型城市医疗集团，建立联合外科等 4 个联合病房、专家工作室、“三高共管”门诊及卫生健康人才教育实训基地，实现中心药房、号源下放等 10 余项便民措施落地。以面带全，做优由青岛市市立医院、青岛市中心医院、青岛市中医医院(市海慈医院)等 6 所三级医院牵头，以糖尿病、中医药、传染病等专科共建为特色，覆盖各级医疗卫生机构的特色专科联盟，打造“15 分钟优质基层医疗卫生服务圈”。

医疗机构改革　2023 年，深化区人民医院改革与发展，成为市内三区唯一提供血液透析服务的二级公立医院。转型二级老年病专科医院，建设老年慢病诊疗特色品牌，门诊量达 14 万余人次、住院 6700 余人次，同比增长 61%。公立社区卫生服务机构实施“头雁领航”工程，统筹调整、选优配强各公立中心负责同志和骨干力量，新招录专技人才 56 名，首批选派 9 名中医医师参加“学践式跟师学徒”。建立关键工作指标量化定期通报机制，落实单位效益、个人贡献与绩效工资分配双挂钩。

中医药服务　2023 年，做好中医药传承，打造浮山新区街道社区卫生服务站成为山东省第一批中医药特色社区卫生服务站，双桃社区卫生服务中心获评山东省中医药健康文化知识角，推荐 4 人获评省市基层名中医、中医药名家。创新中医药发展，深化国家中医药综合改革试验区先行区建设，落实推进中医药强区建设“1＋2”若干措施，创新实施基层服务能力提升、中医药文化弘扬、深化中医药综合改革、中医药产业提升四大工程，相关经验在《中国人口报》等报刊宣传推广。健全基层中医药服务体系,升级打造市北区中医药联盟2.0版,筹建中医药人才培养、合作项目、文化传承3个资源库,新增1所医养结合特色的中医医院、10所市级标准国医馆,引进注册资本1亿元的全市首个中医药特色文化产业街区项目。

社区卫生服务　2023年,聚焦老年人、慢病、孕产妇等重点服务人群,加大国家基本公共卫生服务项目宣传力度,持续扩面提质。开展“优质服务基层行”,100%的社区卫生服务中心达到国家基本标准。创新打造质控专家孵化基地,帮助基层卫生机构培养“自己的专家”,实现公卫服务均衡发展、持续提升。创建“高血压、高血糖、高血脂、慢阻肺”三级协同、医防融合的慢性病一体化管理服务体系,获全市医防融合创新竞赛二等奖,免费开展“三高一慢”一体化健康管理服务10万余人。

妇幼保健　2023年,聚焦重点人群健康服务,办好各级政府实事项目。完成免费“两癌”检查459人、脊髓性肌萎缩症(SMA)筛查3600人,目标人群愿检尽检率100%。健全工作方案、应急救治预案,全力保障适龄女生免费接种HPV疫苗。免费开展中小学生健康体检9.2万余人,妇幼保健“两筛两补”服务5380人。统筹打造“一站式”婚孕前体检中心、育龄妇女保健中心和惠民服务体验中心,加强孕产妇和儿童健康管理,提供预防、保健、指导、治疗等全链条妇幼保健服务8.7万余人次,区妇幼中心获评首批市级中医药特色单位、孕前保健特色专科建设单位,代表青岛市迎接全省出生医学证明专项督查并获高度评价。相关经验被《中国人口报》《人口与健康》等报刊宣传报道。

疾病预防控制　2023年,完善公共卫生应急体系,深化公卫体系改革,挂牌成立市北区疾病预防控制局,修订突发公共卫生、传染病疫情等应急预案。打造“党建引领”医防融合市北模式,签约医疗机构49家。建强人才队伍,获省、市级业务技能竞赛荣誉13项,在全市会议作典型交流10余次。深化打造“一防八哨”传染病防治结合体,完成国家流感、肝吸虫病及省细菌性等重点病原学监测项目。创新实施预防接种清单式督导管理,21项预防接种服务指标处于全市前列。推进营养单元试点创建,顺利通过国家营养社区创建试点评审。为辖区中小学和幼儿园配备“健康指导员”,实现“校地协同、医教联合”全覆盖。创新开展城市癌症早诊早治、“三减控三高”等项目,惠及人群3.5万余人。开展犬只免疫进社区便民活动109场次。

卫生监督　2023年,深化机构自治、行业自律、政府监管、社会监督的多元化综合监管体系建设,顺利通过全市医疗卫生行业综合监管督察组实地考核。筑牢行业综合监管底线,加强重点领域专项整治和联合监管,重点行业监督覆盖率、“双随机、一公开”监督完结率均达到100%。创新开展游泳场所水质“明哨快检+暗哨抽检”监测模式,12家试点泳池实现水质实时预警。“某美容中心未取得医疗机构执业许可证擅自执业案”获评全省卫生健康执法十大优秀典型案例,1人获评山东省卫生健康监督执法办案能手。

人口家庭服务　2023年,落实优化生育政策各项部署,实行生育服务登记“全省通办”“跨省通办”;加强人口监测,人口自然增长率3.83‰、出生率4.14‰。创新实施“一核+三双+N项”妇幼保健与人口发展双融合全链条服务,深化打造“情暖妇幼、健康市北”“幸福善育在市北”服务品牌,增加托育托位数至4100个,3岁以下婴幼儿照护服务加快推进。审核发放计生特扶家庭补助、一次性养老补助等惠民资金1.3亿元,相关经验在《人口与健康》《中国人口报》等报刊上宣传推广。

老年健康服务　2023年,做好老龄健康服务答卷,全程指导做好申报、验收工作,延安二路社区获评全国示范性老年友好型社区。完成全省医养结合先行示范区第一轮迎检互评,推荐2人获评第三届“山东健康老人”称号。新创建老年友善医疗机构7家,免费为65岁以上老年人健康查体10万余人。

职业卫生　2023年,做好职业健康服务答卷,加强典型培树,推荐2家企业获评省、市级健康企业,10人获评省、市级健康达人。优化区机关医务室门诊大病和门诊统筹医保专线,拓展中药饮片、代茶饮、三伏贴、门诊化验等特色项目,邀请知名专家定期坐诊,举办健康大讲堂,录制中医科普小课堂,完成年度干部职工查体6000余人。

行业安全　2023年,实施安全生产风险分级管控和隐患排查治理双重预防机制,压实各级各类医疗卫生机构主体责任。开展医疗机构隐患排查、“四位一体”整治、“除隐患、打非法、治顽疾”大检查等专项行动,督导整改安全隐患320条。制定营商环境重点改革任务清单,完成700余家医疗机构企业家满意度调查走访。聚焦重点人群、关键时间,落实动态排查、人员稳控、应急处置、约谈化解、督导问责“五项机制”,着重加强严重精神障碍患者管理服务,实现进京

"零上访"。

宣传教育　2023年,以服务群众需求为目标,以医护典型以及党建引领医社共同体建设、中医药改革、公卫体系建设、惠民实事进展等为重点,加大健康促进、惠民政策等宣传力度,在《人口与健康》《青岛通讯》《大众日报》《青岛日报》《中国人口报》等报刊累计刊发新闻报道1170余篇,在官方微信公众号和微博上发表报道1500余条次,妥善处置舆情73件。

爱国卫生　2023年,创新"1+2+5+22"市北区统筹、全域常态化创卫模式,顺利通过国家卫生城市复审。承办全市爱国卫生月启动仪式,开展义诊、健康宣传等100余场次,惠及居民2万余人。推进健康市北建设十六大行动44项指标任务,深入开展"健康科普专家走基层"暨健康教育"六进"活动300余场次,录制《健康大学堂》视频栏目14期,居民健康素养水平达到40.79%。

大事记

3月17日,市北区卫生健康局与青岛市第六人民医院签订区域糖尿病肝脏病共管暨医学检验合作框架协议,成立市北区糖尿病肝脏病区域医学检验中心。

3月21日,市北区卫生健康局与青岛市中心医院举行紧密型医联体签约揭牌仪式。

4月20日,市卫生健康委党组书记柳忠旭带队到市北区调研卫生健康和群众满意度工作。

5月11日,区卫生健康局综合监督执法局"某美容中心未取得医疗机构执业许可证擅自执业案"获评全省卫生健康执法十大优秀典型案例。

5月16日,市卫健委主任薄涛带队到市北区调研医疗机构双向转诊等工作。

5月26日,市卫生健康委党组成员、副主任、市中医药管理局专职副局长赵国磊和市北区委副书记张雷等领导,出席市北区党建引领医社共同体启动暨紧密型城市医疗集团签约仪式。

6月21日,省卫生健康委党组成员、省计生协会常务副会长于富军带队,到敦化路街道西吴社区现场调研青岛市落实优化生育政策情况。

7月31日,区妇幼中心获评首批市级中医药特色单位。

11月22日,山东大学齐鲁医院青岛院区紧密型城市医疗集团联合病房、专家工作室、"三高共管"门诊、卫生健康人才教育实训基地启动暨揭牌仪式在区人民医院举行。

12月14日,延安路街道社区卫生服务中心代表青岛市迎接2023年度山东省公共企事业单位政务公开线下评估工作。

12月15日,区疾控中心获省重大传染病现场流行病学调查处置技能竞赛团体第一名。

12月31日,区委书记高健现场调研区老年病医院广饶支路分院项目。

党组书记、局长:牟荟如
党组成员、副局长、三级调研员:鲁先华、安效忠
党组成员、副局长:于　勇
副处级领导干部:董少远
四级调研员:殷　龙、王雅郁、刘　丽、赵　荣、阳　英
办公电话:83745776
电子邮箱:sbqwjjgk@qd.shandong.cn
邮政编码:266033
地　　址:青岛市市北区辽阳西路18号兴业大厦B座

青岛市市北区老年病医院
(青岛市市北区人民医院)

概况　青岛市市北区人民医院是一所集医疗、教学、科研、康复、社区卫生服务于一体的二级专科医院,为青岛市文明单位、青岛市巾帼文明岗、城镇职工医疗保险及生育保险定点医院、全国百姓放心医院、老年友善医疗机构、青岛市公共机构节水型单位。医院位于市北区抚顺路25号,占地面积1.521万平方米,建筑面积1.602万平方米。

2023年,职工总数256人,其中,卫生技术人员220人,占职工总数的85.94%;行政后勤人员36人,占职工总数的14.06%。卫生技术人员中,有高级职称者44人、中级职称者73人、初级职称者103人,分别占20%、33.18%、46.82%。医院编制床位290张,实际开放床位250张。设职能科室14个,临床科室22个,医技科室7个,病区8个,门诊部2个。

业务工作　2023年,门、急诊量14万人次,其中急诊29412人次;收治住院病人6736人次;床位使用率77.2%,入院与出院诊断符合率99%,手术前后诊断符合率100%,甲级病案符合率98%,无菌手术切口感染率0%,法定传染病报告率100%。

业务收入　2023年,业务收入11931.89万元,比上年增长387.03万元。

固定资产　2023年，固定资产总值6738.54万元，比上年下降0.2%。

医疗特色　2023年，启用新建高规格内窥镜室，实现预约、检查、手术、苏醒、术后指导等一体化服务，常规进行胃肠镜检查、消化道息肉切除术，开展高难度四级操作手术——消化道早癌ESD及内镜下内痔套扎术等。血透室配置先进的血液透析滤过机，体外震波碎石科配置先进的碎石机。山东大学齐鲁医院(青岛)各专业的专家教授，定期到医院开展门诊、手术、查房、会诊等医疗活动，确保医疗集团内部同病同治、诊疗方案同质化。

科研工作　2023年，在国内期刊发表论文60多篇。

继续教育　2023年，外派青岛大学附属医院、山东大学齐鲁医院等医院进修、学术交流24人次，组织各项业务培训100余次。

精神文明建设　2023年，组织全院职工积极参与双创工作，美化绿化院内环境，在门诊一楼设立无障碍卫生间，开展健康教育，提供母婴室及无障碍服务，设立学雷锋志愿岗，开展禁烟、控烟宣传活动。开展主题教育，印发《中共青岛市市北区人民医院总支委员会开展学习贯彻习近平新时代中国特色社会主义思想主题教育实施方案》，形成医院党总支检视分析报告、党组织检视分析问题清单。开展主题党日活动，定期组织义诊活动，党总支组织党员志愿者开展党员志愿服务8次，参加党员58人次，帮助解决问题90件。开展先进典型评选表彰活动，有2名职工获得青岛市"文明市民"、"文明市北人"等称号，外科获共产党员先锋岗称号。多名医护人员前往甘肃省及菏泽市参与东西协作支医工作。市卫生健康委组织的满意度测评第三季度上升至第二名；门诊、住院病人满意度均达到99%，电话回访率100%。收到感谢表扬信43封、锦旗75面，口头及电话表扬102次。

大事记

2月，医院转型为二级专科医院，更名为青岛市市北区老年病医院，加挂青岛市市北区人民医院牌子。

5月，以山东大学齐鲁医院(青岛)为龙头，区人民医院为中心枢纽，12所公立社区卫生服务中心为网底，成立市北区特色紧密型城市医疗集团。

6月，完成全市一家医院"检查检验结果互认"项目的对接使用。

9月，王锐同志任市北区人民医院党总支副书记，王学山同志任市北区人民医院副院长。

11月，医院联合山东大学齐鲁医院(青岛)成立紧密型城市医疗集团联合病房、"三高共管"门诊、专家工作室、卫生健康人才教育实训基地、联合康复中心。

荣誉称号　2023年，获青岛市文明单位、青岛市巾帼文明岗称号。

党总支书记、副院长(主持工作)：赵　红
党总支副书记：王　锐
副　院　长：王学山
工会主席：王　蕊
院长助理：王锡伟、王文青、王学叶
院办电话：83720868(传真)
网　　址：www.sfhospital.com
邮政编码：266033
地　　址：青岛市市北区抚顺路25号

(撰稿人：王锡伟)

青岛市市北区卫生健康局综合监督执法局

概况　市北区卫生健康局综合监督执法局为市北区卫生健康局所属全额拨款事业单位，是区卫生健康局集中行使公共卫生、医疗卫生、职业卫生和计划生育等综合监督执法职权的执行机构。2023年，编制33人，在岗人员28人。其中，管理人员5人，专业技术人员21人，其他人员2人。专业技术人员中，高级技术职称人员5人，中级技术职称人员14人。设综合科、法规稽查科、公共场所监督科、职业与学校卫生监督科、医疗卫生监督科、住宿场所卫生监督科。

固定资产　2023年，固定资产原值201.06万元，比上年增长0.38万元。

业务工作　2023年，加强对辖区医疗机构、公共场所、学校、职业卫生及消毒产品生产经营单位的监督检查。引导成立市北区民营口腔医疗机构协会并开展依法执业培训，首办职业卫生"首违不罚"案件，创新开展游泳场所"哨点监测"试点工作。开展规范化卫生监督机构创建工作，新修订绩效考核方案，补充规定作风效能建设奖惩暂行办法。按照监管职能优化科室组建，选拔培养年轻干部充实一线。完成相关岗位设置和聘任工作。加强党风廉政教育，组织参观清廉家风馆，逐人签订廉洁从业承诺书。集中组织开展业务学习大提升活动。召开"如何构建和谐执法环境，提升群众满意度"专题讨论会。

卫生监督执法　2023年，395件国家随机监督检查计划实现完成率、完结率均为100%，对有检测计划的148家单位开展随机抽检，抽检率100%，对其中70余家问题单位作出行政处罚。组织巡回监督检查，出动执法人员300余人次。国家卫生城市复审期间，监督检查四小公共场所800余户次，传达监督意见书400余份。制订卫生监督执法"蓝盾行动"计划清单、完成时限，开展放射卫生监督执法、生活美容行业医美行为专项治理等专项行动，重点行业领域监督覆盖率100%。召开生活饮用水培训暨工作部署会议，培训辖区内15家二次供水单位以及20家现制现供水公司。开展依法执业培训。

依法行政　2023年，加大行政处罚力度，在大案要案处置工作中攻坚克难，行政处罚结案345起，人均办案24.6件，罚款100余万元，受理陈述申辩案15起，申请法院强制执行案件3起。行政处罚案件一案一卷，及时归档并通过双平台(青岛市行政处罚与行政强制系统、国家卫生健康监督信息平台)录入，确保信息公开，汇总并上报国家卫生监督信息网数据的修改及录入890条。严格落实卫生行政执法责任制和责任追究制。接到投诉举报908起，其中回复600起，依法依规回退308起。受理信访案件16件，均即时办结，案件办结率100%。多措并举落实信访维稳工作，化解2022年信访积案1件，全年未发生群访、越级访、重复访事件。

大事记

4月25日，医疗卫生监督科获"市北区工人先锋号"荣誉称号。

5月11日，"某美容中心(经营者:许某某)未取得医疗机构执业许可证擅自执业案"获2022年度全省卫生健康执法案例评查优秀典型案例。

5月22日，获2022年度市级文明单位称号。

10月9日，在市委组织部、市司法局、市人力资源和社会保障局、市总工会联合开展的青岛市第一届行政执法"十佳办案集体""十佳办案标兵"选树比武活动中，代表市北区卫生健康局参赛并获"优秀办案集体"荣誉称号。

荣誉称号　2023年，获"市北区工人先锋号"、青岛市第一届行政执法"优秀办案集体"称号。

党支部书记、局长：桂文盛

副 局 长：张克胜、胡　凯、刘卫东

办公电话：83779885

电子信箱：sbqjdgk@qd.shandong.cn

邮政编码：266000

地　　址：青岛市市北区辽阳西路18号

（撰稿人：赵星强）

青岛市市北区疾病预防控制中心

概况　市北区疾病预防控制中心位于德平路3号丁、武定路44号甲，建筑面积约为5730平方米。2023年，职工总数113人。其中，专业技术人员102人，行政工勤人员11人。专业技术人员中，有正高级职称者6人、副高级职称者20人、中级职称者23人、初级职称者53人，分别占6%、20%、22%和52%。设综合办公室、业务管理科、传染病防制科、免疫规划科、社区公共卫生指导科、食品卫生科、检验科等科室，主要承担全区疾病预防控制、突发公共卫生事件应急处置、疫情报告及健康相关因素信息管理、健康教育与健康促进等七大类公共卫生职能，同时还承担全区卫生应急和动物疫病防控工作职能。

固定资产　2023年，固定资产净值2746万元，比上年减少2%。

医防融合工作　2023年，确立"党建引领"医防融合市北模式，打造218支"懂公卫、知临床、能应急"复合型人才队伍，初步构建平急结合、医防融合的公共卫生体系。提报优秀案例5篇，获全市医防融合竞赛第二名，并入选省级优秀案例汇编，签约医疗机构49家。实现八大病原学类别和四级哨点监测网络全覆盖。形成"家-校-医-防"手足口病联防"市级模版"，托幼机构手足口病聚集性疫情同比下降80%。医防融合质控专家孵化基地新增签约居民11.3万余人。综合医院再造慢病闭合管理流程，实施分病种和疾病分级管理，试点9个病种筛查回访11.8万余人。社区就诊建立"三处方"健康服务串联模式，实现全方位全流程的健康管理，成人疫苗接种率同比提升51.89%。建立重点人群筛查、诊治、随访、干预一体化服务体系，筛查10.7万余人、随访干预2.5万人。

传染病防控　2023年，聘任传染病防制专业领域首席专家1名，审核管理各类传染病19081例，疫情报告质量综合管理率100%，累计调查处置以手足口病、流感、猩红热等为主的"属地化传染病"病例799例，处置2例及以上的聚集性疫情70起，比上年同期下降21.35%。累计调查处置以出血热、发热伴血小板减少综合征、布病等为主的"属地化管理传染病"64例，强化不明原因肺炎、流感、手足口病、流感、致泻性弧菌、病毒性腹泻、出血热监测哨点工作，累计完成病原学采样任务8980例，样本的采集和运送率为95%以上，居全市首位。实现覆盖八大病原学类别涵盖国家、省、市、区四级层面的哨点监测网络。

艾滋病防控　2023年，开展“消除丙肝危害”行动。顺利通过国家组织开展的“艾滋病综合防治工作数据质量核查”、全省开展的“2022年度重大传染病防控项目省级绩效评价”。贯彻落实艾滋病“四免一关怀”政策，HIV抗体筛查323789人次，确认137例阳性，完成重点人群干预2785人，完成自愿咨询检测1223人次，发现并确认3例阳性。参与抗病毒治疗率(90%)、抗病毒治疗成功率(90%)、30日内新发感染者参与抗病毒治疗等指标均位于全市前列。

结核病防控　2023年，报告结核病患者283例，新增耐多药肺结核10例，处置辖区学校结核疫情8起，筛查密切接触者303人次。全面落实辖区重点人群筛查工作，针对重点学校师生开展结核潜伏性感染筛查951人次，对特殊人群进行结核专项筛查346人次。推广应用青岛市结核防制管理平台，疑似患者总体到位率100%，患者规范管理率95.8%，转归信息完成率99.0%。巩固扩大“百千万志愿者结核病防制知识传播行动”成果，指导青岛科技大学红十字学生分会获国家级“优秀志愿者团队”称号。

卫生监测　2023年，开展城市生活饮用水水质监测、病媒生物监测、公共场所健康危害因素监测、学校采光照明“双随机”抽查等监测任务，完善食品安全风险监测新体系建设，食源性疾病监测报告信息达到9569例，辖区二级及以上哨点医院上报病例总数居各区(市)第一位。开展蝇类监测，累计开展笼诱法监测72次，累计监测1728小时。开展成蚊监测，累计开展成蚊监测27次，累计监测108小时。累计开展幼蚊监测9次，累计监测路径36千米。选择托幼机构等共10处开展重点行业消毒质量评估，采集工作人员手样本、环境物表样本等监测样本600份，开展菌落总数项目监测。

免疫规划　2023年，规范全区预防接种管理，在全区开展预防接种服务能力提升年活动，对辖区接种门诊实行网格化管理，责任到人，并对辖区预防接种门诊实行量化考核积分制度，开展妈妈课堂精品课程主题宣教活动。全年累计接种疫苗44.2万剂次，1～7岁儿童国家免疫规划疫苗全程接种率达99.95%，在年度青岛市高质量发展综合绩效考核中居全市第一。严格按照“应接尽接”的原则，安排奥密克戎株和XBB株等新冠疫苗接种工作。上报预防接种疑似异常反应个案病例98例，个案录入、审核率均达100%，组织现场调查诊断预防接种疑似异常反应30例。处理群众举报投诉、咨询事件267起，处置及时率和满意率均为100%。调查处置疫苗针对性传染病908例，学校及托幼机构水痘聚集病例7起，戊肝聚集3起。加强预防接种队伍建设，筹建全市第一家依托综合医院预防接种示教基地，分3期培训考核接种人员上岗39人，全区具备接种资质人员351人。承担省级“成人疫苗处方”试点工作，在全市率先探索成人疫苗接种服务新模式。

慢病监测　2023年，开展死因、恶性肿瘤、脑卒中、冠心病、住院意外伤害事件监测，依托山东省慢性病监测信息系统进行病例网络直报。开展重点慢性病患者住院哨点监测，完成市北区2022年人群死因漏报调查，根据国家癌症中心要求，整理完成2008—2020年市北区肿瘤随访数据。完成市北区伤害、死因、肿瘤、心脑血管监测数据分析报告。组织监测工作人员参加省、市级各类专业技术培训11次，对52家监测机构开展现场技术督导指导4次。举办第29个全国肿瘤防治宣传周、全民健康生活方式宣传月、全国高血压日、世界卒中日等全民健康生活方式主题活动。组织170名健康生活方式指导员完成“三减三健”线上专题培训，开展“三减控三高”超市、社区、学校等的干预模式推广工作，72小时入户膳食调查84人。完成中国慢性病及其危险因素调查项目问卷调查和体检600人。

公共卫生服务项目指导　2023年，聘任基本公共卫生服务领域首席专家1名，创新性建立全区基本公卫和医防融合质控专家孵化基地，为每家社区卫生服务机构培养质控专家。每年开展2次基本公卫培训。质控专家孵化基地开展有针对性地业务培训4次。基地采取小范围座谈、带教指导和模拟互评等形式提升业务水平。完成2轮覆盖94家社区卫生服务机构的严重精神障碍患者管理服务项目质量控制及技术指导工作，并完成对辖区内4家精神专科医院患者服务项目的现场考核工作，召开3次培训会议，召开全区严重精神障碍患者服务管理和社会心理服务体系建设调度会暨联合培训会议。

地方病防治及中医防病　2023年，有序推进地方病防治巩固提升行动，抽取5个街道、5所小学为监测点并开展健康教育及其效果评价工作，监测孕妇

100 人、8～10 岁学生 200 人。开展公众健康教育，精准做好重点人群的健康教育工作。辖区 6 个疟疾监测点完成发热病人疟疾血检 1134 人，规范处置疟疾病例 19 例、肝吸虫病例 3 例。创新开展“基层调研、培训指导、督导考核、评价反馈”工作模式。完成肝吸虫病监测项目工作。参与省卫生健康委防止疟疾输入再传播工作交叉互评工作。开展辖区中医药服务需求调查，涉及 4 个街道，并顺利通过市疾控中心质控审核。完成市北区中医药健康文化素养调查工作问卷 480 份，其中质控问卷 283 份，比例达到 60%。同步开展中医药适宜技术服务推广宣传，推广中医药适宜技术体验卡 505 人次。

健康教育　2023 年，开展健康科普宣讲活动 205 场次。组织健康科普专家参加青岛广电《健康大学堂》直播科普活动 14 期，累计收听收看 100 余万人次。举办全区市级健康科普专家能力提升培训班。制发 2023 年市北区“健康科普专家走基层”暨健康教育“六进”活动实施方案，推动进社区、学校、机关、企业、家庭等场所开展健康科普宣讲活动，开展 316 场次。完成居民健康素养监测项目，辖区居民健康素养水平 40.79%，比上年提升 5.05%。创作健康科普作品 77 件并上传“健康青岛科普资源库”。

学校卫生　2023 年，对辖区 9 所托幼机构及学校开展教学环境监测。创新性开展“健康指导员”工作，为区属 18 个教育共同体 300 余所中小学和托幼机构及非区属院校配备健康指导员 65 名。学校因病缺课症状监测系统覆盖学校达到 111 所，上报率和红色预警处置率保持全市首位。处置红色预警 7748 起，编写市北区 2023—2024 学年“学生健康监测信息周报”44 期，结合每周监测预警重点高发疾病提出防控建议与措施。统筹安排中小学生健康体检工作，组织召开市北区中小学生健康查体技术培训班，完成 94 所中小学 97970 名中小学生健康体检工作，体检上报率、参检率、数据完整率均达到 100%。

职业卫生　2023 年，开展监测点漏报调查，落实职业健康检查机构现场技术指导，组织相关人员参加省、市级各类技术培训 10 余次，优化农药中毒、高温中暑报告流程，超额完成职业健康核心指标监测任务 1.4 万个。开展工厂企业职业危害因素预调查 35 家，完成工作场所职业危害因素监测任务 8 家。采取“线上＋线下”等方式完成 2022 年存活的 80 名在管尘肺病患者随访工作。开展第 21 个《职业病防治法》宣传周系列宣传活动。对辖区开展放射性诊疗的医疗机构和存在放射性设备的非医疗机构开展问卷调查，收集报送调查信息 1 万余条。

质量管理与检验　2023 年，健全中心质量管理体系，规范开展内审、管理评审工作，计量校准仪器设备 173 件，顺利通过省、市级 24 个项目 63 份样本的质控考核。针对市北区高发传染病开展核酸检测工作，监测新冠流感样品 2575 份，检测疑似猴痘 24 份、疑似百日咳 23 份，生活饮用水样本 38 份，疑似食源性疾病样品样本 536 份、食品安全风险监测样本 150 份，地方病样本 605 份。开展食源性疾病应急检测以及食品污染物、生活饮用水、艾滋病等检测任务。

动物疫病防控　2023 年，全面推进犬只狂犬病免疫。设置社区便民服务点和“科普角”普及狂犬病防控知识，实现社区服务覆盖率 100%，完成犬只狂犬病免疫 5036 只，抗体合格率 80%以上。

继续教育　参加国家级及省级业务培训 6 次，市级业务交流、培训班、学习班及会议 25 次。

党建工作　2023 年，推进模范党支部创建和清廉党支部建设，调整各党支部成员和政治学习小组，完善党员积分量化管理制度，持续推进党员志愿服务活动。加强组织生活制度管理，每季度开展党风廉政建设教育，打造“北卫清风”廉洁文化品牌，推进作风建设常态化、长效化，紧扣“学思想、强党性、重实践、建新功”总要求开展主题教育，确立 7 项专题调研，开展调研成果交流暨典型案例剖析会，开展医防融合工作。

精神文明建设　2023 年，深入学习贯彻习近平新时代中国特色社会主义思想，创建市级精神文明单位，开展“我们的节日”“文明餐桌文明旅游”“人人动手洁净家园”“立德树人”等道德建设活动 320 场，推进美德和信用建设工作；组织“道德模范在行动”“文明市北人申报”等活动，宣传先进事迹，树立模范典型；成立疾控中心志愿服务队，每月开展志愿服务活动。

大事记

6 月 27 日，承办青岛市“家校医防协同干预，引领传染病综合防控示范模式”主题活动启动会。

6 月 28 日，选派 1 名卫生专业技术人员赴甘肃省陇南市西和县参与对口协作帮扶工作，为期 3 个月。

7 月 2 日，选派 1 名卫生专业技术人员赴甘肃省定西市临洮县参与对口协作帮扶工作，为期 3 个月。

7 月 4 日，市北区预防接种示教基地通过验收并启用。

12月15日,山东省疾控中心王燕、张丽等人对市北区承担的省级成人疫苗处方试点项目工作进展进行现场调研。

12月26日,青岛市主题教育督查组对适龄女生HPV免费接种等政府实事项目完成情况进行现场调研。

荣誉称号　2023年,获2022年全省新冠疫情信息报告工作表现突出集体;2022年度全省结核病防治工作先进单位;青岛市"3·24世界防治结核病日宣传活动"优秀团队及"百千万志愿者结核病防治知识传播活动"优秀组织单位;青岛市疾控机构与医疗机构医防融合创新竞赛市级决赛团体二等奖;青岛市地方病防治工作岗位技能竞赛团体二等奖;青岛市重大传染病现场流行病学调查处置技能竞赛团体一等奖;青岛市卫生健康系统第五届"健康杯"职工创新成果展示擂台赛预防组三等奖;山东省重大传染病现场流行病学调查处置技能竞赛团体第一名;青岛市应急消毒技能竞赛团体二等奖;青岛市第十一届"健康杯"工作场所职业病危害因素监测技能大赛团体二等奖;青岛市控烟科普作品征集大赛三等奖、优秀奖;青岛市结核病防控岗位技能竞赛团体一等奖。

主　　任:惠建文
副 主 任:辛乐忠、杨　敏、邹健红、王春辉
办公电话:82812985
传真电话:82812990
电子邮箱:sbqjkzxgk@qd.shandong.cn
邮政编码:266012
地　　址:青岛市市北区德平路3号丁

(撰稿人:王春辉)

青岛市市北区妇幼保健计划生育服务中心

概况　2023年,编制数68人,在职职工63人。其中,卫生专业技术人员53人,占在职职工总数的84.13%。卫生专业技术人员中高级职称12人,中级职称33人,初级职称8人,分别占22.64%、62.26%和15.10%。提供妇幼保健综合服务8.7万余人次。全面推进辖区妇幼健康事业发展,获青岛市第一批市级中医药特色专科和孕前保健特色专科称号;相关经验多次被《光明日报》《中国人口报》《人口与健康》等报刊,以及市区改革动态、信息专报等推广。

业务工作　2023年,实施孕产妇、高危孕产妇"闭环+五色"管理,提供早孕建册、无创DNA筛查、耳聋基因筛查及高危管理等10余项孕产妇保健服务3.7万余人次,高危孕产妇管理覆盖率100%,母婴"艾、梅、乙"三病检测率、产前筛查率均达100%,孕产妇系统管理率95%以上。实施"421契约式"保健服务,完成0～3岁儿童健康体检、儿童入托体检、视力筛查、骨密度检测2.2万人次,提供保教查体5324人次。全面打造"一站式"婚孕前体检中心、育龄妇女保健中心、惠民服务体验中心,免费婚前医学检查达到7200人,婚检率达88%;免费孕前优生健康检查5200人次,优生项目覆盖率100%,免费发放叶酸2600人份,艾滋病筛查率100%。创新开展"两筛两补"惠民服务5380人。完成市办实事DNA、羊水穿刺、产前筛查、新生儿遗传病筛查和新生儿听力筛查报销9052人次,免费金额232.05万元,完成免费脊髓性肌萎缩症(SMA)筛查3600人,完成"两癌"免费检查459人。

业务收入　2023年,业务总收入732.68万元(除母婴阻断项目收入外),其中事业收入365.4万元,惠民资金收入367.28万元(实际上级拨付86.54万元)。

固定资产　2023年,固定资产总值3259.24万元,比上年减少1.15%。

医疗设备更新　2023年,投入160.63万元购置全自动发光仪、碘元素检测仪、超声骨密度检测仪、全自动化学发光免疫分析仪等设备。投入11万元开展信息化建设,提供自助建档、自助查询结果等信息便捷化一条龙服务,服务对象常规检查时间提速30%以上。

医疗特色　2023年,继续打造"妇幼+中医药"服务模式,开展妇幼中医体质辨识、小儿推拿、艾灸等,为产后及青春期、妊娠期、产褥期等女性提供中医光疗、电疗、针灸、盆底等传统中医保健服务和现代康复理疗技术2000余人次,促进妇幼保健与中医深度融合。

健康教育　2023年,开展健康科普"云课堂",开设妇幼健康科普云课堂6期,利用微博、微平台等发送原创、特色健康知识37条。利用各种节庆日、主题活动日,深入社区、幼儿园等开展健康义诊直通车系列活动60余次,提供义诊服务5100人次,发放健康大礼包、避孕药具、宣传材料1.5万余份。推进健康教育"专家库"建设,积极创作原创妇幼健康科普,在全市第一至第三批市级健康科普专家创作单人投稿数量列区级首位。

基本公共卫生服务　2023 年，开展“四不两直”月度、季度督导，促进整改，提升服务质效；强化托幼机构准入和卫生保健管理，开展督导 229 次，线上＋线下培训 6963 人次，审批发放准入证书 671 份；全面抓实辖区出生医学证明管理，召开三方会商会、培训会，建立“一案一策”机制，精准管理、破解疑难案例，代表全市迎接山东省出生医学证明专项督导检查。签发证件 16500 张，签发规范管理率 100%。

区域大健康与传统中医建设　2023 年，推进“1＋6＋33”诊疗服务“区块链”建设，加强辖区高危工作日常管理、危重孕产妇绿色通道救治；在全市创新开展“母婴阻断”爱心项目、0～6 岁儿童 25-羟基维生素 D3 检测工作，拓展婚检服务、免费药具发放“街道-社区-物业”管家式等多项服务模式；落实母婴安全五项制度，优化高危孕产妇“五色闭环”管理模式，母婴阻断随访专人管理，辖区高危孕产妇随访管理率、产前筛查率、母婴三病检测率、乙肝高暴露儿童血清学检测率、梅毒感染孕产妇所生儿童预防性治疗率和艾滋病感染孕产妇及所生儿童用药率均实现 100%；在全市率先实施“中医药＋妇幼保健”服务，增加中医服务场所面积 120 平方米，完成中药房、中医熏蒸室、光疗室及其配套设施建设、改造，提供小儿脏腑推拿调理，以及为各期女性提供针灸、中药熏蒸和孕期女性中医体质辨识服务，有效促进传统中医与妇幼保健服务深度融合。

党建及精神文明建设　2023 年，深化“党旗在心中 融情在妇幼”党建品牌引领力，争创“五星级党支部”，开展主题教育支部书记讲党课、做坚持“人民至上“的妇幼人讲座、“我为发展献良策、解难题、建新功”活动等近 20 次；推进精神文明建设，参与文明城市、卫生城市创建，组织开展文明窗口、文明餐桌、文明养犬、文明交通、志愿服务等宣传服务活动；确立新时期“情暖妇幼 健康市北”服务品牌，举办“妇幼健康推进大会暨中心成立 60 周年院庆活动”，建成首座院史馆并组织院史学习，打造 3 处大型主题文化墙；深入推进群众满意度建设，开展新春感恩送祝福、政府开放月活动等活动，邀请市民作为“体验官”献计谏言；严格落实首诊负责制，将医德医风、12345 投诉等情况纳入绩效考核，第三方群众满意度测评率 99%。

大事记

2 月 14 日，印发《市北区免费实施妇幼保健“两筛两补”服务实施方案》。

3 月 17 日，市北区以“总结复盘促提升，扎实推进新生儿疾病筛查管理”为题在青岛市新生儿疾病筛查培训班上作经验交流分享。

3 月 28 日，代表青岛市接受山东省出生医学证明督导专家组一行 5 人的出生医学证明管理工作检查，受到省级专家的充分肯定。

4 月 28 日，以“精细管理，实事惠民，多元化措施做好高危孕产妇管理”为题，在全市妊娠风险评估管理培训班上作经验交流分享。

6 月 19 日，获 2021 年度山东省二级以下妇幼保健绩效考核等级 C＋＋，排名上升 31 位。

6 月 20 日，经区卫生健康局机关党委会研究，同意中共青岛市市北区妇幼保健计划生育服务中心支部委员会换届选举结果。中共青岛市市北区妇幼保健计划生育服务中心支部委员会由王秀香、孙道媛、张春光、丁艳、任涛 5 名同志组成，王秀香同志任书记。

青岛市卫生健康委员会妇幼处副处长张荔带领专家组一行 32 人，对 2023 年上半年妇幼健康重点工作及 2022 年度中央转移支付妇幼健康项目绩效评价工作督导检查、复核。

6 月 29 日，经第三届工会委员会第一次全体会议选举，由任涛任工会主席，并经市北区卫生健康局工会批复同意。

7 月 4 日，院史馆建成，党支部书记、主任王秀香在开馆仪式上发言。

10 月 31 日，医疗执业许可证增加乐环路 18 号执业地点。

11 月 7 日，制发《市北区区域妇幼健康服务联合体建设示范项目实施方案》。

12 月 1 日，青岛市卫健委妇幼处副处长刘文凤带领市妇幼健康督导专家组一行 8 人督导检查市北区 2023 年妇幼健康重点工作开展情况。

12 月 27 日，中心新大楼项目主体结构封顶。区卫健局相关领导以及中心主任王秀香、工会主席任涛同志出席封顶仪式。

12 月 28 日，市卫生健康委一级调研员邢迎春一行 6 人到中心督导检查看病就医满意度和优化营商环境工作。

12 月，在 2023 全市妇幼健康工作年终督导检查排名第一。

荣誉称号　2023 年，获青岛市文明单位、青岛市中医药特色单位、青岛市孕前保健特色专科、市北区五星级基层党支部、市北区卫生健康系统优秀护理服务示范单位称号。

主任、党支部书记:王秀香
副 主 任:元 红、孙道媛、张春光、丁 艳
办公电话:66008056
传真号码:83656372
电子邮箱:sbqfygk@qd.shandong.cn
邮政编码:266021
地 址:青岛市市北区台东五路85号、抚顺路25号乙、乐环路18号、北仲路47号
(撰稿人:孙凯燕)

李 沧 区

青岛市李沧区卫生健康局

概况 2023年,全区有各级各类医疗卫生机构582家,床位4155张,医务人员8147名。医疗机构中,医院30家,护理院1家,护理中心8家,康复医疗中心1家,社区卫生服务机构65家,门诊部、诊所、卫生室、医务室等477家。诊疗量814.12万人次,门、急诊量347.13万人次,健康查体量39.90万人次,住院量8.92万人次。李沧区卫生健康局及局属单位有职工524人。其中,卫生技术人员404人。卫生技术人员中高、中、初级职称人员分别为89人、168人、147人,分别占22.0%、41.6%、36.4%。设事业单位10家,其中公益一类事业单位9家、公益二类事业单位1家。

重点项目 2023年,改善区中心医院基础设施和就医环境。启动并推进区中心医院建设项目,总建筑面积4.6万平方米,设置床位320张,被列为市、区两级重点项目。项目于2月完成立项,6月取得施工许可证并动工,年底完成加固、二次结构施工等既定任务。加快推进整合型医疗服务体系建设,成立由区长担任组长的李沧区城市医疗集团管理委员会,创新建立"双体系"模式。分别建立"市八医牵头,区中心医院和公立社区卫生服务中心参与的'1+1+N'城市医疗集团"和"市三医牵头,民营社区卫生服务中心参与的紧密型医联体"。推动区中心医院与青岛市中医医院(市海慈医院)中医医联体和青岛大学附属医院医联体建设,青岛大学附属医院在区中心医院挂牌成立康复科、老年病科等"名医工作室",并为患者提供直挂青岛大学附属医院门诊号源。

区办实事 2023年,将65岁以上老年人免费体检范围扩大到60~64周岁户籍老年人,为60周岁以上老年人查体7.7万人;为计生特殊家庭购买住院陪护险,简化操作流程,赔付452人次;开展白内障康复手术救助,建立白内障手术救助长效工作机制,完成白内障康复手术救助2155例。

改善群众看病就医体验工作 2023年,以清单形式明确全区改善群众看病就医体验工作重点中的10项举措、30项内容、50项要点,建立正负面清单,逐项销号。出台改善群众看病就医感受十举措,定期召开覆盖全区各街道、各级医疗机构的专题动员会,对工作进行专项部署。建立领导包片督导机制,坚持明察与暗访相结合,督查医疗机构409家,发现问题622条,均建立台账督促整改。满意度调查在全市排名由第九名提升至第五名。

医政工作 2023年,加大对医疗卫生行业综合监管制度的建设力度,成立区级工作领导小组,健全完善综合监管机制,制订监管实施方案。实行医疗废物第三方转运服务及"互联网+监管"服务,加强院感管理。开展全区医疗机构行业安全专项整治,建立健全备案制诊所长效监管机制。做好医疗机构依法执业自查工作,促进全区医务人员依法依规执业;开展卫生健康系统教育培训工作,成立由市第八人民医院作为带教医院,辖区各相关医疗机构学科骨干组成的"学科建设与发展联合团队",举办10次基层医师外科能力培训、5次药事管理培训,培训6000余人次;举办全区卫生健康系统护理技能大赛,共表彰9个优秀团体、33名先进个人。开展卫生行业内应急业务培训6次,线上线下培训900余人次,卫生应急综合实战演练2次,应急宣传教育活动3次。强化院前急救质控工作,11个急救站点出车1.6万车次。完成

"互联网+监管"工作，监管事项覆盖率和监管行为及时率均达到100%；牵头完成"双随机、一公开"监管事项覆盖；做好政务服务标准化提升工作，完成行政许可事项实施规范、办事指南的编制、质检与发布工作；每月做好政务服务事项办件和"好差评"数据归集考核工作。完成对56家医疗机构登记、变更的现场勘验工作。建立李沧区医疗纠纷行政调解领导工作小组，制定投诉接待处理工作方案，健全李沧区医疗纠纷行政调解工作流程。建立监督考核机制，将处理医疗投诉工作纳入年终综合目标管理考核内容。定期开展全系统工作督查，处理涉及医疗纠纷的投诉599起。做好东西部对口帮扶工作，派出2批5名医务人员前往陇南康县、菏泽单县开展为期1～6个月的医疗驻点帮扶。派出医疗队伍到康县开展义诊与培训工作，服务当地群众300余人次，培训医务人员400余人次。完成康县10名医务人员的学习培训，依托驻区三级医院做好相关对口培训工作。捐赠卫生扶助资金8万元，组织购买扶贫物资。

社区卫生服务　2023年，全区"优质服务基层行"推荐标准创建完成7家，完成率46.7%。新增3家社区卫生服务中心作为标准化流程改造试点，完成9家社区卫生服务中心标准化服务流程改造。开展基层医疗卫生机构6S管理工作，聚焦整理、整顿、清洁、规范、素养、安全等6个方面加强基层医疗卫生机构管理。加强基层卫生人才能力建设，在社区卫生服务中心和部分社区卫生服务站设置"名医基层工作站"，由上级医联体专家或退休、返聘知名专家到基层诊室坐诊，累计坐诊201人次。开展家庭医生服务宣传活动，推进功能社区签约服务，累计注册预约单位数量和累计提供服务数量均居全市前列。承办全市"家庭医生签约服务现场会"，多次在全市基本公卫服务项目等重点工作推进会进行典型经验介绍。开展家庭医生团队入户大走访及健康宣教行动，入户走访比例达98.8%。积极扩大签约服务覆盖率，成立家庭医生团队182支，实现街道、社区全覆盖，家庭医生签约服务累计42.6万人，签约率达56.6%。建立"三高一慢"三级协同筛查工作体系，以驻区青岛市第三人民医院作为"三高中心"及"三高共管"慢阻肺技术指导中心，指导各基层医疗卫生机构开展分层分级及心血管风险评估，以15家社区卫生服务中心为"三高基地"，以3家社区卫生服务站为"三高之家"，开展"三高"易患人群并发症筛查和慢阻肺易患人群肺功能检查，对在管高血压、糖尿病、高血脂和慢阻肺患者开展分类精准签约服务，实现"三高一慢"健康管理全覆盖。所有项目均完成任务指标。

中医药服务　2023年，优化全区中医药发展体制机制，调整以区委主要领导为组长的促进中医药发展工作领导小组，定期召开党组会议研究部署中医药工作，结合实际，系统性、综合性地提出7个方面14条具有较强可行性和可操作性的政策措施。推进15家社区卫生服务中心中医馆全覆盖，建成省级中医药特色社区卫生服务站6家，数量居全市首位。加强人才培养，新增省级基层名中医1名、市级基层名中医3名、师承备案人员18人。针对心脑血管病、糖尿病等慢性病制订中医药康复方案，推广"菜单式"家庭医生中医药个性签约服务活动。完善穴位敷贴技术应用备案管理工作机制，规范开展"冬病夏治三伏贴""冬病冬治三九贴"中医药项目，备案穴位敷贴技术应用医疗机构79家。创新开展二十四节气中医药养生保健等6项中医药强市"揭榜挂帅"项目。完善区中医药特色服务电子地图，推动"互联网+"智慧中药房项目建设，青岛市第八人民医院、区中心医院和五家公立中心开通智慧中药房系统。推动与市第三人民医院、市第八人民医院、市中医医院（市海慈医院）中医医联体建设。在15家社区卫生服务中心设立"名医基层工作站"，开展导师制带教培训、学经典用经典活动。在永清路社区卫生服务中心建成市区首家区级中医药适宜技术培训推广中心，采取线上线下相结合的方式开展"能中会西"的实用型中医药人才培训27批次，1000余人次。承办由胶东半岛中医联盟主办的2023年省级中医药继续教育项目——崂山点穴手法治疗青少年特发性脊柱侧弯培训班，240余人参加会议。打造李村河中医药主题公园，建设中医药特色街区。推进中医药文化进校园，青岛东川路小学获第三批省级、首批市级中医药文化进校园试点学校。成功举办全市卫生健康系统践行主题教育"送中医药特色疗法四进四提升"行动宣传义诊活动及"爱眼日"中医推拿防治青少年近视义诊活动；做好中医药传统医学的活态传承，崂山点穴、小儿脏腑推拿等5项中医药技术入选青岛市非物质文化遗产项目；制作芒种、霜降等节气中医养生宣传片。

疾病预防控制　2023年，完成青岛市高质量发展综合绩效考核指标任务，传染病监测预警平台活跃度和及时率保持100%；适龄儿童1～7岁国家免疫规划疫苗全程接种率达98.94%，超额完成96.4%的指标任务；老年人新冠疫苗个案建档率、随访信息完整率均为97.99%，超额完成95%的指标任务。在全市率先启动HPV疫苗免费接种市办实事项目，为适龄女生免费接种HPV疫苗2241人，接种率达81.08%。创建第五轮国家艾滋病综合防控示范区，率先在全省实现社区、高校、重点场所艾滋病自助检测服务全覆盖。严重精神障碍患者服务管理工作取得新突破，建立集基层、行业、专业一体化的社会心理服务体系。智慧升级助力预防接种服务，全市首批试点"8S"管理法，并为预防接种门诊升级预防接种疫苗信息验证系统。医防教研实现深度融合，与65家医疗机构签订医防融合协议；与青岛大学公共卫生学院和潍坊护理职业学院签订科研一体化协议。食源性疾病监测优化升级，为全区60家基层机构食源性疾病病例报告进行信息化升级改造。创新制作健康主题宣传日系列科普视频，在李沧融媒、电视台、公共场所LED屏等多平台广泛发布，培育市级健康科普专家9人，获市级健康科普作品一等奖2个、二等奖2个，9篇宣传信息被市级媒体采用，8篇被国家级媒体采用。获国家级第八届"万步有约"健走激励大赛优秀健走促进奖，获市级竞赛团体奖4个，个人奖项9人次。

监督执法　2023年，完成国家、省"双随机"卫生监督任务。李沧区接收国家"双随机"卫生监督检查任务249件(含抽检单位87家)，任务完成率、完结率均为100%，完成全省联合"双随机"监督检查61家。平稳推进6项"蓝盾行动"专项整治，对病历书写与管理、医疗美容机构和非法医美等内容进行监督检查，将2022年度新发职业病及职业病危害严重的10家用人单位纳入职业健康权益保护监督执法范围。开展游泳场所监督、抽检33家，监督检查中医医疗机构、中医养生保健机构136家。启动职业卫生分级分类监管工作，完成辖区89家建立本底档案的企业监督检查，确定第一批试点企业15家，开展职业卫生分级分类专题培训1次，完成用人单位分类监督执法17家。完成综合监管督查整改，落实医疗卫生机构依法执业和内部管理的主体责任，鼓励和支持社会力量参与医疗卫生行业监督，建立对举报违法行为的奖励制度。引导和支持行业组织在制定行业管理规范和技术标准、规范执业行为和经营管理、维护行业信誉、调解处理服务纠纷等方面发挥作用。加强区级卫生监督执法队伍建设，经过岗前培训、区行政执法考试等，区卫生健康局新增卫生监督执法人员3人。落实普法宣传职责，开展精准普法，采取"先普法再执法"的举措，持续开展卫生监督"六进"活动，印制相关宣传材料，向经营业户及群众免费发放；开展以案说法，通过政务网站、微信等平台，科普卫生法律法规和健康知识；组织分类培训，结合全区医疗机构会议、暖民行动和各种集中宣传，组织召开各专业经营业户培训与宣传活动20余场，受众群体达2000余人次。受理投诉举报298件，均在规定时限内处理并反馈，区卫生监督执法、职业健康监管经验在全市工作会议上作典型发言。

妇幼健康　2023年，落实母婴安全五项制度，加强孕产妇五色预警管理，健全完善危重孕产妇和新生儿救治网络，畅通急危重症转诊绿色通道。规范召开母婴安全管理及各种评审会议，强化人员培训及考核督导。建立社区卫生服务机构与街道"联动制度"，落实孕产妇妊娠风险评估与重点高危孕妇的闭环管理。母婴安全管理工作在全市专题会议上进行经验介绍，预防母婴传播精细管理工作被市妇幼业务专报肯定和推广，在市级妇幼健康职业技能竞赛中获团体二等奖。首批创建青岛市婚前保健特色专科，辖区婚检率提升至近90%。推进基因筛查，目标人群知晓率、依从率和愿检尽检率均达100%。率先设计印发健康教育处方，孕前优生健康检查项目覆盖率达99%，早孕随访完成率及妊娠结局随访率均在95%以上。创新完善"妇幼+中医药""妇幼+心理"服务模式，广泛开展育龄女性体质辨识和心理测评服务。开展儿童孤独症筛查干预项目，承办全市项目启动暨宣传推介会，完善三级转诊网络。项目实施以来，完成初筛5.7万余人，初筛率93.88%、复筛率83.33%，均达到项目目标。6人经市级诊断机构确诊为孤独症，确诊儿童及时得到干预治疗。优化"六个一"持续提升满意度，即坚定"一颗初心"、设立"一站式"导诊、畅通"一键式"投诉、公布惠民"一张纸"、打造"一体化"服务、落实"一次办好"，在市卫生健康委《关于改善医疗服务提升群众看病就医满意度11月份相关工作情况通报》中得到肯定表扬。

老龄健康工作　2023年，组织全区医疗机构，开展全国高血压日宣传活动、慢性病患者健康教育讲座和以"老年人防跌倒核心信息"为主题的健康教育科普讲座。简化就医流程，优化就医环境，为65岁及以上老年人设置老年人友好服务窗口。李沧区老年病医院(李沧区中心医院)、李沧区永清路社区卫生服务中心获评第三批市级老年友善医疗机构。出台《李沧区创建全国医养结合示范省攻坚行动实施方案》(青李沧政办发〔2023〕13号)，开展医养结合监测季报工

作，完善失能老年人数据库。持续开展医养结合服务质量提升行动，组织辖区医务人员参加全国医养结合人才能力提升线上培训，举办安宁疗护专题培训班。组织全区医养结合机构与青岛第三人民医院签约结成医联体，为养老机构提供预约就诊绿色通道、双向转诊等服务。在青岛市2023年医养结合技能竞赛中李沧区取得团体三等奖、个人三等奖。李沧区老年病医院（李沧区中心医院）、青岛佳家康中医医院、青岛李沧区乐康医院被评为青岛市第二批安宁疗护试点基地。实施银龄幸福助老工程，为全区符合条件的孤寡、失独独居及高龄独居的银龄老人提供银龄幸福助老服务。开展智慧助老公益行动进社区，举办“智慧助老”公益讲堂200余场次，进驻40余个社区，帮助老年人与信息时代接轨，开展打击整治养老诈骗专项行动。开展春节、重阳节走访慰问百岁老人、医养结合机构和关爱帮扶困难老人活动，确定747名救助对象。李沧区3位老人获评第三届“山东健康老人”。获得“第五次中国城乡老年人生活状况抽样调查工作中表现突出单位”称号。

人口家庭与监测　2023年，依法实施三孩生育政策。加强人口监测和分析研究，落实生育登记网上办理、异地通办。全区出生2317人，出生率5.01‰，出生人口性别比107，生育登记覆盖率80%以上。持续推进“为计划生育特殊家庭购买住院陪护险”区办实事，累计赔付2059人次，赔付金额387.63万元。利用重大节日对特殊家庭进行走访慰问，开展个性化服务，为特殊家庭送温暖。加强统筹规划和政策协调，出台《李沧区优化生育政策促进人口长期均衡发展实施意见》。全区通过备案托育机构24家，托位总数达到2620个，每千人口3岁以下婴幼儿托位数达3.4个。现有省级示范托育机构1家，市级示范托育机构3家。李沧区工人文化宫、青岛恒星科技学院获得山东省爱心托育用人单位称号。托幼一体化推进取得积极进展，34家幼儿园将3岁以下婴幼儿纳入托育招生范围；依托工人文化宫建成职工子女爱心托育中心；依托社区资源，在宾川路社区开设普惠托育点；依托驻区高校“产学研”一体资源，共同探讨前沿托育教育理念，为专业、精准的托育服务探索解决方案。对普惠托育机构实施奖励补贴，为11家托育机构发放补贴19.27万元。

计生协会工作　2023年，推进区计生协会综合改革、组织机构和网络队伍建设。出台《青岛市李沧区计划生育协会改革实施方案》；规范机构设置，将青岛市李沧区卫生健康宣传教育中心更名为青岛市李沧区计划生育协会发展促进中心；召开会员代表大会，组织开展区级计划生育协会换届工作，组成新一届领导集体。开展健康暖民行动走进社区、企业、市场、学校、机关等活动120余场次，受益人群5000余人。创新开播“名医专家直播课堂”“党建直播间”“党史故事我来讲”等活动。借助“5·29”计生协会会员活动日，开展家庭亲子趣味运动会，130余个家庭参与，活动信息入选中国计生协“最受网友喜爱的随手拍”优秀作品；先后开展“春暖三月”系列宣传活动、基层工作者演讲比赛、最美天使报告会等多彩活动，组织开展“健康家风”系列评选活动，举办家庭指导员队伍培训班。

党建与精神文明建设　2023年，严格落实“第一议题”制度，制订党组理论学习中心组理论学习计划，组织开展中心组学习12次；开展“牢记嘱托 医心向党”“庆七一”等主题党日活动12次；党建引领基层治理经验做法在全区擂台比武获第1名；2个基层党支部获年度五星级基层党组织称号。开展习近平新时代中国特色社会主义思想主题教育，按期召开4期专题读书班，组织党员干部集中研讨4次、各党支部开展学习讨论18次、特色主题党日活动52次。开展调查研究，制定调研清单，开展调研20次，现场研究解决问题5个；建立调研成果转化运用清单，提出解决问题、推动发展的12项措施。高质量高标准召开专题民主生活会和组织生活会。开展“深化作风能力优化营商环境”专项行动。确定55项优化营商环境重点工作。落实支持社会办医发展政策，转备案医疗机构300余家，新增备案医疗机构50余家，备案托育机构22家，新增3岁以下婴幼儿托位460个；全面落实政务服务事项“马上办、网上办、就近办、一次办、自助办”，承诺办结时限平均压缩比例90%以上、全程网办占比95%以上、“零跑腿”占比95%以上；全面开展医疗卫生、公共场所、职业卫生、学校卫生等行业监督执法，受理各类投诉举报283起。开展全国文明城市创建工作，建立的“医路同行 医心为民”健康团队被授予2023年度“德耀李沧”先进集体（提名）荣誉称号。有2名医生和2名护士获“青岛好医生”和“青岛好护士”称号，获山东省卫生健康先进集体1个。

宣传与健康教育　2023年，开展送家庭医生服务、送卫生应急急救知识、送疾病防控知识、送中医药特色疗法等“四进四送四提升”活动400余场次，让群众在“家门口”就能享受到健康诊疗服务；创作健康主题宣传日系列健康科普视频22个，依托“李沧融媒”“李沧区卫生健康局”微信公众号、电视台、公共场所LED屏等多平台进行发布和传播；培育市级健康科普专家55人，发表健康科普作品115篇。妥善处置各类网络舆情30余起，提报社会舆情信息649篇、约稿15篇，在中央、省、市级媒体发稿170余篇，外媒发稿2篇，微信公众号发布原创信息200余篇。

人才队伍建设　2023年，吸引高层次医疗人才，开展2次事业单位公开招聘工作，招聘43人，其中9人为研究生学历，25人为本科生学历；新进青选计划、“李遇”计划选调生7人，其中4人为研究生学历，3人为本科学历。完成2023年专业技术人员岗位竞聘工作，其中新聘人员136名，续聘人员92名。摸底卫生系统齐鲁名医、岛城名医等人才11人，推荐青岛拔尖人才9人。市第三人民医院等驻区医疗机构实现柔性引进国家级专家团队3个，全职引进高级职称专家10人，柔性引进高级职称专家2人，新进博士3名。

爱国卫生工作　2023年，组织开展常态化巩固国家卫生城市创建成果工作。9月20日，复审工作组对青岛市巩固国家卫生城市工作进行现场抽查，李沧区顺利通过国家卫生城市复审。组织开展第35个爱国卫生月活动。开展以“宜居靓家园 健康新生活”为主题的爱国卫生月宣传和卫生整治活动。印发3万份宣传单页和手册，组织各街道集中开展城区环境卫生整治30余次，组织各农贸市场及市场内业户开展市场环境整治，清理卫生死角及病媒孳生地200余处。组织开展冬、春两季集中灭鼠工作，组织清理孳生地3000余处，发动人员3000余人次。做到每个开放式居民楼院每月消杀2次的频率，全年消杀面积约713万平方米。围绕“无烟 为成长护航”主题，组织开展第36个世界无烟日各项控烟工作。发放控烟宣传材料1000余份，组织创建1527个青岛市无烟家庭。控烟检查各类公共场所、医疗机构、学校200余家，商场、超市、餐饮店、药店等1900余处，网吧、娱乐场所170余处，出动执法人员2715人次，出具监督意见书10份。定期召开健康青岛行动推进工作会议，组织各责任单位和部门对健康青岛行动十六项专项行动开展监测评估。创建30家省级卫生先进单位，完成全区50个健康细胞建设。12月通过健康中国行动青岛推进委员会对李沧区健康青岛行动落实情况的督查。

大事记

1月18日，青岛市李沧区疾病预防控制中心获山东省人力资源社会保障厅、省卫生健康委、省计生协会表彰授予的“山东省卫生健康工作先进集体”称号。

2月17日，青岛市李沧区卫生健康宣传教育中心更名为青岛市李沧区计划生育协会发展促进中心，加挂青岛市李沧区卫生健康宣传教育中心牌子。

3月15日，国家中医药管理局中西医结合与少数民族医药司处长董云龙及省、市中医药管理局一行到李沧区实地调研基层医疗卫生机构在执行中医医疗服务定价机制方面的工作情况及意见建议。

4月28日，李沧区计划生育协会第三次会员代表大会召开，会议审议通过工作报告，选举产生第三届理事会、常务理事会，组成新一届领导集体。

5月20日，李沧区沧口街道社区卫生服务中心在2022年度基层卫生健康重点工作优秀创新案例征集活动中获得健康守门人家医榜样称号。

7月13日，李沧区中心医院建设项目开工仪式在耀洲新经济产业园举行。

9月7日，李沧区作为全市国家中医药综合改革示范区唯一基层调研点迎接国家及省级主要媒体采访调研。

9月13日，青岛市卫生健康委党组书记柳忠旭一行到李沧区实地调研整合型医疗卫生服务体系建设情况。

11月28日，青岛大学附属医院与李沧区中心医院举行医疗联合体签约揭牌仪式。“青岛大学附属医院医联体单位——青岛市李沧区中心医院”“青岛大学附属医院老年病专科联盟毛拥军(团队)工作站”“青岛大学附属医院康复专科联盟王强(团队)工作站”揭牌成立。

11月30日，“世界艾滋病日”主题宣传活动暨艾滋病自助检测与干预一体机设备启动仪式在李沧区文化广场举行。

12月13日，李沧区卫生健康局获评“第五次中国城乡老年人生活状况抽样调查工作表现突出单位”。

12月22日，李沧区举行城市医疗集团揭牌仪式。青岛市卫生健康委主任薄涛，李沧区委副书记、区政府区长魏瑞雪出席活动。

12月26日，调整区卫生健康局机构职能设置，加挂区疾病预防控制局牌子，区疾病预防控制局局长由区卫生健康局1名副局长兼任。

党组书记、局长：王旭梅

党组成员、副局长：胡铁民、张红燕、刘继章

办公电话：87627622(传真)

电子邮箱:lcqwshjhsyj@qd.shandong.cn
邮政编码:266100
地　　址:青岛市李沧区黑龙江中路 615 号

青岛市李沧区老年病医院(青岛市李沧区中心医院)

概况　青岛市李沧区老年病医院(青岛市李沧区中心医院)始建于 1953 年,建筑面积 10456 平方米,是李沧区唯一公立二级医院。2023 年,医院开放床位 150 张,设行政职能科室和业务科室 38 个,在职职工总数 227 人,其中,卫生技术人员 196 人,其他专业技术人员 6 人;高级职称 41 人,中级职称 56 人。

业务工作　2023 年,门、急诊量 163986 人次,比上年增长 25%;出院 1426 人次,比上年增长 106%;入院与出院诊断符合率 100%;手术前后诊断符合率 100%,好转率 94.5%;完成门诊满意度回访 9323 人,满意度达 99%;发放护理满意度调查表 1000 余份,患者对护理服务满意度 98.8%;出院病人回访率 100%,满意度 97.8%。

业务收入　2023 年,医疗收入 3013 万元,比上年增长 8%。

卫生改革　2023 年,对"国医馆"进行全面改造升级,健全完善中医临床科室设置和设施配备。"一站式服务中心"推行夜间、节假日延时服务。儿保、妇保、计免、从业查体等多科室常态化推行"周一至周日"全天诊疗服务。启用门诊电子病历、实现检查检验结果互认、打通"互联网+护理"服务,全面实现诊间结算及床旁出入院办理。

医联体建设　2023 年,与青岛大学附属医院签订医联体协议,成立"青岛大学附属医院老年病专科联盟毛拥军(团队)工作站""青岛大学附属医院康复专科联盟王强(团队)工作站"。与多家三级医院签订医联体,创建多个"名中医工作室","请进来"专家常年定期到院坐诊,派遣内科、中医科专家"走出去"下沉社区坐诊,开展健康教育讲座。与中国铁路济南局青岛客运段签订协议设置医疗服务延伸点。

疾病预防工作　2023 年,承担李沧区 320 名特扶家庭人员查体工作;完成小学生健康体检 11154 人;完成小学生护齿 1005 人;为育龄妇女开展"两癌"筛查 563 人,"四术"免费服务 105 人,计划生育孕环检测 2512 人,完成孕产妇管理 522 人次;完成 0～6 岁儿童管理及儿童预防接种管理 4323 人;完成教师资格、公务员、高考查体 6000 余人;完成从业人员查体 2.3 万余人;开展社区健康知识讲座及义诊,惠及社区居民 800 余人次。

亮点工作　2023 年,李沧区委、区政府高标准启动区中心医院的迁建工作,纳入市、区两级重点项目。新院区坐落于李沧区九水东路 266 号,项目总投资 3.6 亿元,总建筑面积 4.6 万平方米,设置床位 320 张。选派优秀医护人员赴三甲级医院重点科室进修学习,借力与青岛大学附属医院"医联体"合作,不断引进高质量专家学者,在学科建设、人才培养、互联网远程医疗、危重疑难病例救治等方面开展更深层次、更加紧密的联系与合作。

荣誉称号　2023 年,获全市中西医结合急危重症救治技能竞赛团体三等奖、青岛市卫生健康系统职业技能竞赛中药调剂职业技能竞赛团体三等奖。

院　　长:胡蕾蕾
办公电话:66085588
电子信箱:lcqzxyy@qd.shandong.cn
地　　址:青岛市李沧区兴城路 49 号
(撰稿人:曲文英)

青岛市李沧区卫生计生综合监督执法局

概况　2023 年,办公场所建筑面积 634.27 平方米。编制职工 13 人,职工总数 11 人。其中,卫生技术人员 7 人,占职工总数的 64%;管理岗位人员 2 人,占职工总数的 18%;实习期未定岗人员 2 人,占职工总数的 18%。卫生技术人员中,有高级职称者 2 人,中级职称者 4 人,初级职称者 1 人,分别占 28.6%、57.1%、14.3%。

业务工作　2023 年,开展医疗机构、公共场所等各专业经常性卫生监督工作,监督覆盖率为 100%。开展卫生行政处罚 116 起,罚没款 180.38 万元;受理行政诉讼、复议各 1 起,均维持处罚决定。受理群众投诉举报 298 件。李沧区接收国家"双随机"卫生监督检查任务 249 件(含抽检单位 87 家),任务完成率、完结率均为 100%,立案 20 起,罚款 86000 元。首次对检测不合格的 3 家学校进行处罚,完成全省联合"双随机"监督检查 61 家。开展病历书写与管理监督执法 320 户次,处罚 6 起;开展医疗美容机构监督执法 8 户次,处罚 1 起,受理非法医美投诉举报 10 余起,对非法行医的生活美容机构和个人立案处罚;完成辖区33家备案托育机构全覆盖检查,立案1起;开展游泳场所监督检查及抽检33家,立案处罚2家;将2022年度新发职业病及职业病危害严重的10家用人单位纳入职业健康权益保护监督执法范围;监督检查中医医疗机构、中医养生保健机构136家,立案处罚16起。持续开展卫生监督"六进"活动,印制相关宣传材料,向经营业户及群众免费发放;通过政务网站、微信等途径,科普卫生法律法规和健康知识;组织分类培训,结合全区医疗机构会议、暖民行动和各种集中宣传,组织召开各专业经营业户培训与宣传活动20余场,受众群体2000余人次。采取"先普法再执法"的举措,避免经营者因不知情而违法的情况发生。

亮点工作　2023年,启动职业卫生分级分类监管工作。完成辖区89家建立本底档案的企业监督检查,确定第一批试点企业15家,开展职业卫生分级分类专题培训1次,完成用人单位分类监督执法17家。完成7家发证医疗美容机构和全部口腔机构的卫生监督量化分级管理工作。"创新卫生监督管理模式,规范中医养生保健行为"项目被评为青岛市中医药强市建设"揭榜挂帅"中医药监督执法服务创新项目。

荣誉称号　2023年,李沧区某口腔诊所超出批准范围从事放射诊疗工作案被评为全市卫生健康行政处罚十大优秀典型案例。李沧区某养生保健中心未取得医疗机构执业许可证擅自执业案被评为全市卫生健康行政处罚优秀案例。

局　　长:王　娟
办公电话:87061437
电子信箱:lcqzhjdzfj@qd.shandong.cn
地　　址:青岛市李沧区永年路20号
(撰稿人:王延霜)

青岛市李沧区疾病预防控制中心

概况　2023年,青岛市李沧区疾病预防控制中心有职工68人。其中,卫生技术人员55人,占职工总数的80.88%;其他专业技术人员6人,占职工总数的8.82%。卫生技术人员中,高、中、初级职称人数分别为11人、18人、26人。主要承担全区疾病预防控制,突发公共卫生事业应急处置,疫情及健康相关因素信息管理,免疫规划及生物制品使用管理,基本公共卫生指导与病媒生物防制,健康危害因素监测、评价干预,实验室监测检验与评价,健康教育与健康促进等工作。

医防融合工作　2023年,按照"一网三层六板块"总体架构建设,搭建区域医防融合平台,不断完善疾控机构与医疗机构分工协作、优势互补医防融合工作机制。以家庭医生签约服务为切入点,形成"3+X+1"创新签约服务模式。遴选38名临床专家和疾控督导员,组建3个医防融合技术指导团队,疾控中心对各级医疗机构累计培训800余人次。加快推进一体化服务模式,9家社区卫生服务中心完成医防融合流程改造。举办李沧区医防融合创新竞赛。

社会心理服务工作　2023年,建立覆盖"基层、行业、专业"的社会心理服务网络,从不同层面选取6家机构安装社会心理服务智能管理平台。构建严重精神障碍患者摸排管控、救治救助、创新服务"三位一体"管理模式,形成严重精神障碍患者排查、登记、救助、治疗、监护、家属咨询一体化的工作模式。成立李沧区社会心理健康服务协会。严重精神障碍患者报告患病率从2022年的3.61‰增至5.22‰,综合管理水平位于全市前列。

食源性疾病监测　2023年,食源性疾病监测点由8家医疗机构延伸到63家,实现全区覆盖。投入130余万元资金完成60家基层机构食源性疾病病例报告信息化升级改造。建立食源性疾病监测"3个1"工作机制,围绕"两率一提升"加大督导力度。召开专题会议12次,培训800余人次,督导检查16次,各级医疗机构食源性疾病病例上报平均数均提前超额完成,累计报告食源性疾病病例11935例,比上年同期(1398例)上升753.72%。召开应急处置培训8次,规范处置疑似食源性疾病聚集事件55起。

健康科普　2023年,培育市级健康科普专家9人,成立一支融合多专业的宣讲团队。建立李沧区全媒体健康科普知识发布和传播机制。创作健康主题宣传日系列健康科普视频进行发布和传播。组织健康教育岗位技能竞赛。制作健康科普视频22个,发表健康科普作品31篇,开展各类健康知识讲座和科普宣传活动80余场次,制作宣传信息400余篇,累计受益群众40余万人次。

预防接种服务　2023年,提高老年人新冠疫苗个案建档率和随访信息完整率,老年人新冠疫苗个案建档率达98.3%,随访信息完整率达99.96%。适龄儿童1～7岁国家免疫规划疫苗全程接种率99.56%,比上年增长2.89%。启动适龄女生HPV疫苗免费接种市办实事项目，摸底 2764 人，首剂接种 2280 剂次，接种完成率达 82.49%。制发《李沧区预防接种单位 8S 管理工作方案》，召开部署动员会议，在全区分批次开展"8S"管理工作。在永清社区卫生服务中心打造 1 处"全生命周期"一体示范中心。

重大疾病防控　2023 年，加强各类传染病监测和防控，传染病多点触发预警平台症状信息上报率、及时率均达到 100%，形成"疾控＋学校"双向反馈机制，加强对结核病高危人群和重点人群的主动筛查，完成结核分枝杆菌潜伏感染者筛查项目。创建第五轮国家艾滋病防控示范区，率先在全省实现社区、高校、重点场所艾滋病自助检测服务全覆盖。完成脑卒中高危人群筛查与干预项目、中国慢性病前瞻性研究项目、国家人体生物监测项目等国家级项目年度目标任务。稳步推进"三减控三高"项目，对重点场所开展三减综合干预 15 场次。开展以"小积分"兑换"大健康"为主题的健康积分兑换活动，有 10.3 万余名居民参与，累计达 26.8 万余积分，4.5 万余人通过健康积分兑换指定的医疗服务或生活用品。

亮点工作　2023 年，争创国家营养社区试点，稳步推进李沧区世园街道上流佳苑社区、青岛二中附属李沧学校开展国家营养示范社区创建工作。完成首次国家级土源性线虫病监测项目。作为青岛市唯一国家级环境健康监测点，完成 230 余名居民极端天气健康素养调查工作。在全市率先完成工作场所职业病危害因素监测和 2022 年度中小学生体检补检工作。完成 4 家中小微企业职业健康帮扶。

荣誉称号　2023 年，获山东省卫生健康工作先进集体；青岛市爱国卫生运动 70 周年表现突出集体；青岛市三八红旗集体；国家食品安全示范城市复审工作突出贡献单位；2023 年市级健康教育基地；全省地方病防治机构碘、氟检测实验室控制考核工作先进单位称号。

负 责 人：胡　丹
办公电话：87896401
电子邮箱：lcjkbgs@qd.shangdong.cn
地　　址：青岛市李沧区永年路 20 号

（撰稿人：刘海生）

青岛市李沧区妇幼保健计划生育服务中心

概况　2023 年，在职职工 49 人，其中，专业技术人员 40 人，占职工总数的 81.6%。专业技术人员中，有高级职称者 7 人，占 17.5%，中级职称者 19 人，占 47.5%，初级职称者 14 人，占 35%。设行政职能及业务科室 9 个。

业务工作　2023 年，实施"母婴安全行动提升计划"，组织开展母婴安全管理及评审会议、母婴安全管理培训、"四不两直"督导 30 余次，管理重点高危孕产妇 1200 余例，成功救治危重孕产妇 3 例。在全市专题会议上进行母婴安全管理工作经验介绍。持续加强出生缺陷综合防控，新生儿疾病筛查、听力筛查和先天性心脏病筛查率均保持在 99%以上。首批创建青岛市婚前保健特色专科，不断完善婚孕前保健"一站式"服务，婚检率逐年上升。细化母婴阻断工作流程，全面落实相关免费或补助政策，规范提供综合干预服务，早检率超过 70%目标要求，预防母婴传播精细管理工作被市级业务专报肯定和推广。规范开展低保适龄妇女"两癌"检查项目，检查任务完成率 100%。全面规范落实国家基本公共卫生服务孕产妇和 0～6 岁儿童健康管理相关要求，开展项目培训 7 次，工作指导 80 余次。持续推进基本避孕服务工作，发放避孕药具 9.6 万盒，服务育龄人群约 2.83 万人。组织实施健康儿童行动提升计划。开展"爱眼日"健康宣教和眼保健专题竞赛；组织开展新生儿复苏专题培训及技能竞赛；开展母乳喂养日(周)宣教活动。不断规范托幼(托育)机构卫生保健管理，组织开展"三员"培训 1700 余人次、完成 88 处托幼机构三年卫生保健评估、14 处新备案托育机构卫生评价。组织完成托幼(托育)机构工作人员年度体检 3700 余人、在园儿童年度体检 3.5 万余人。不断加强出生医学证明精细化管理，组织开展业务培训督导及质控 12 次，办理出生医学证明等 180 余例，线上办理 1500 余人次。

亮点工作　2023 年，开展 0～6 岁儿童孤独症筛查干预项目。获批山东省 0～6 岁儿童孤独症筛查干预项目试点地区，承办青岛市儿童孤独症筛查项目启动暨推进会。在 18 家社区卫生服务机构实现儿童体检、系统管理和项目筛查一站式、全覆盖，落实跟踪随访、专案管理、信息直报、转诊绿色通道等制度。儿童孤独症初筛 5.7 万余人、覆盖率达 96.7%，经市级确诊的 8 名孤独症患儿均得以及早治疗干预。

荣誉称号　2023 年，获李沧区 2022 年度五星级基层党组织、青岛市妇幼健康职业技能竞赛团体二等奖。

主　　任:刘　梅
办公电话:66766602
电子邮箱:lcqfybjjhsyfw@qd.shandong.cn
地　　址:青岛市李沧区永年路20号
（撰稿人:毕文斐）

青岛市李沧区永清路社区卫生服务中心

概况　2023年，业务用房面积6878平方米。有职工34人，其中，卫生技术人员26人，占职工总数76%;其他专业技术人员8人，占职工总数24%。中级以上职称18人，占职工总数53%。设行政职能科室和业务科室19个。

业务工作　2023年，门诊量5.3万人次。全面实施基本药物零差率销售政策。免费为李沧区从业人员进行免费预防性健康查体7317人次。业务收入1057万元，比上年增长11%。

固定资产　2023年，固定资产总值3274万元，同比增长64%。

卫生改革　2023年，发挥基层医院分级诊疗的作用，缓解上级医院就诊压力。接收住院患者219人次，医保报销减免费用54.7万元，影像远程诊断1823人次。

基本公共卫生服务　2023年，完成居民健康档案25524人，合格管理建档人数达到2.5万人。社区人口建档率79%，档案使用率60%。管理65岁以上老年人3518人，规范管理1801人，规范管理率51%。管理高血压患者2718人，规范管理1996人，规范管理率73%。管理糖尿病患者1061人，规范管理789人次，规范管理率74%。严重精神障碍患者管理196人。实施传染病防控、突发公共卫生事件处置、卫生监督协管等项目，传染病上报率100%。管理服务0~6岁儿童2339人次。新生儿访视214人。一类疫苗接种1650人、3367针次;二类疫苗接种2335人、3623针次。产前管理服务880人次，产后管理服务213人，42天健康体检205人次。60~64岁免费查体324人，比上年增长133%。65岁及以上老年人查体1801人，比上年增长54%。完成65岁及以上老年人中医体质辨识服务3146人，老年人中医药健康管理服务率89%。

“三高一慢”工作　2023年，完成“三高”易患人群指尖血采集2724人，“三高”易患人群空腹血糖检测1488人，“三高共管”签约并规范管理238人，六病筛查1588人。慢阻肺问卷调查5507人，肺功能检测732人。

健康教育工作　2023年，设置健康教育宣传栏3个，更新12次。利用各种世界健康主题日或节假日组织专题宣传活动9次。发放健康教育印刷资料24种16862份，其中中医内容宣传材料6种。

家庭医生签约工作　2023年，家庭医生团队签约居民1.8万余人，其中老年人、儿童、计划生育特殊家庭、残疾人等弱势群体签约率65%，提供家庭医生履约服务1万余人次。

精神文明建设　2023年，打击医药领域腐败现象，加强制度监管和人员教育，确保医疗服务公正透明。落实廉洁从业九项准则，强化医德医风建设。提升患者就诊满意度，增设便民设施、完善预约制度、加强医患沟通。践行雷锋精神，组织志愿者深入社区，为居民提供健康咨询和义诊服务。

亮点工作　2023年，在巩固山东省中医药特色社区卫生服务中心的基础上，建成多种中医药方法和手段综合使用、中医药文化氛围浓郁的国医馆与国药坊。发挥中医药“简、便、廉、验”优势，推广社区中医药适宜技术。培养马明昌、于东辉、李振等李沧区“名中医”。其中于东辉的中医治疗带状疱疹被确定为青岛市“中医专病(专技)特色门诊”，李振的孙重三小儿推拿被确定为青岛市“中医特色基层专科”。

荣誉称号　2023年，获市级健康教育基地、李沧区关心下一代工作先进集体称号。

负 责 人:韩先勇
办公电话:84662702
电子信箱:lcqyqlsq@qd.shandong.cn
地　　址:青岛市李沧区振华路15号
（撰稿人:李顺锋）

青岛市李沧区李村街道社区卫生服务中心

概况　2023年，在职职工53人。其中，卫生技术人员46人，占职工总数的87%;其他专业技术人员7人，占职工总数的13%;中级以上职称26人，占职工总数的49%。设行政职能科室和业务科室22个。

业务工作　2023年，门诊量11.55万人次，中小学生体检2.79万人次，托幼机构查体2474人，从业人员预防性体检2.19万人次，比上年增长30%。

卫生改革　2023年，家庭医生团队为活动不便的老年人提供上门体检，10 个团队入户 26 次，为 72 位老年人提供彩超、心电图、血生化等检验检查履约服务。做好重点人群及肺炎支原体感染健康管理、医疗救治和日常医疗服务保障工作。拓展口腔、中医药、治未病等诊疗科目，更新口腔牙椅 2 台及消毒设备 1 套，完成“西学中”培训并取得证书 2 人，中医全科医生培训 1 人，参与青岛市第八人民医院学科建设与发展联合团队培训 2 人 4 场次，全科医生规范化及骨干培训各 1 人。

基本公共卫生服务　2023 年，将公卫人员与家庭医生有效结合，10 个家庭医生团队签约 2.00 万人，签约率达到 56.53%，家庭医生团队积极开展家庭医生签约服务宣传，入户为辖区内长期卧床的 72 位老年人定期进行送医送药履约服务。制作家庭医生服务宣传牌 749 个，并张贴在辖区 749 个单元内。开展入户大走访宣教活动 11 场次，发放居民一封信到户 1.34 万户。参与健康教育积分活动的 6794 人，有 3465 人进行积分兑换。居民规范化电子档案覆盖 2.53 万人，覆盖率 71.43%，档案复核率 100%。辖区内孕 12 周之前建册 202 人，早孕建册率 91%；0～6 岁儿童管理数 3408 人，完成新生儿访视 197 人，访视率 99%。承担辖区新冠疫苗接种任务和 4000 余名儿童的预防接种工作，严格执行预约登记制度。为适龄女生免费接种 HPV 疫苗 416 人。完成 60～64 岁健康管理 337 人，65 岁以上老年人健康管理 3209 人，中医辨识 2228 人。

医防融合服务　2023 年，优化门诊服务流程，提供“标准化、一体化”医防融合服务。新增糖化血红蛋白、尿微量白蛋白/尿肌酐、CRP 等检验项目及免散瞳眼底镜检查，建立“三高共管”患者登记表及慢性病医防融合表。高血压和糖尿病管理数和规范率比往年同期增长 10%。高血压患者管理 2244 人，规范管理率 99%，血压达标 1871 人，稳定率达到 45%目标值。糖尿病患者管理 975 人，规范管理率 98.68%，血糖达标 692 人，稳定率达到 35%以上。“三高”规范管理 282 人，“六病”筛查 1882 人。糖尿病易患人群普查指尖血完成 3497 人，空腹血糖检查 2280 人。完成筛查慢阻肺调查问卷 6812 例，肺功能检测人数 837 人。

亮点工作　2023 年，与医联体单位青岛市第八人民医院内分泌科、消化内科、老年医学科、普外科、特检科、中医科合作建立“名医基层工作站”。配合“三高一慢”等重点工作，联合建立“心律失常患者自我管理小组”“糖尿病（高脂血症）患者自我管理小组”“高血压病患者自我管理小组”“慢阻肺患者自我管理小组”。为门诊、体检等环节发现的相关患者提供健康教育、用药指导、家庭护理、在线咨询、跟踪随访等健康管理服务。组织共管交流活动 9 场次。开发李沧区第一个老年人体检线上查询系统和“三高共管，六病同防”数据采集系统，两个系统均在全区公立社区卫生服务中心投入使用。

荣誉称号　2023 年，获青岛市新时代职工信赖的职工之家；李沧区关心下一代工作先进集体称号。

负 责 人：纪彩霞
办公电话：87668895 传真
电子邮箱：lcqlcjdsq@qd.shandong.cn
地　　址：青岛市李沧区东山四路 51 号
（撰稿人：宋丽娜）

青岛市李沧区九水街道社区卫生服务中心

概况　2023 年，业务用房面积 1500 平方米。编制职工 27 人，在职职工 25 人。其中，卫生技术人员 21 人，占职工总数的 84%；管理及其他专业技术人员 4 人，占职工总数的 16%。卫生技术人员中，有中级职称者 10 人、初级职称者 11 人。设各类科室 16 个。

业务工作　2023 年，服务总量为 100533 人次。其中，门诊量 40469 人次，中医科接诊 13763 人次（含基本公共卫生服务），疫苗接种 8834 人次，妇保科服务 1863 人次，儿保科服务 1888 人次，社区科服务 33716 人次。基本药物品种 294 种，中草药 386 种，中成药 162 种。

业务收入　2023 年，业务收入 683.6 万元。

固定资产　2023 年，固定资产总值 858 万元。

基本公共卫生服务　2023 年，建立居民活动档案 2.17 万份，建档率 74.6%；65 岁以上老年人健康管理 1764 人，规范管理率 73.5%；高血压患者年内管理 1440 人；糖尿病患者管理 689 人；0～3 岁儿童实管 1046 人，开展服务 1895 人次；4～6 岁儿童实管 2507 人，新生儿入户访视 241 人；儿童中医指导 841 人次；孕产妇新建册数 265 人，累计访视 340 人次；产后随访 286 人次，产后 42 天健康管理 403 人次，高危随访 420 人次；预防接种管理人数 2927 人，接种针次 8834 针；重精患者管理 147 人，管理规范率 100%；开展健康教育讲座 14 次，受益居民 527 人次。开展社区公共咨询10次，受益居民1270人次。发放各类居民健康教育材料15种2.12万份。

卫生改革　2023年，中心精品国医馆设立中医脾胃病门诊、结节病门诊、穴位埋线门诊、无极玄灸门诊4个特色门诊并设有浮针特色专科。先后与山东大学齐鲁医院(青岛)、青岛市中医医院(市海慈医院)、市中心医院等多家三级医院签订医联体协议，邀请上级医院开展7场专业培训；派出2名医生到青岛市第八人民医院、青岛市市立医院、青岛市中医医院脱产进修。

亮点工作　2023年，增设药膳项目，推出养生鸡汤和中药茶饮。将药食同源名录中的中药材，经科学调制配比后产出可常态化食用的优质养生膳食。

荣誉称号　2023年，获李沧区卫生健康系统2023年度优秀单位。

负 责 人：管　坤

办公电话：68076605

电子信箱：lcqjsjdsq@qd.shandong.cn

地　　址：青岛市李沧区宜川路37号-1

(撰稿人：李紫硕)

青岛市李沧区湘潭路街道社区卫生服务中心

概况　2023年，业务用房面积1400平方米，在职职工28人。在职卫生技术人员中，高级职称者6人，中级职称者9人，分别占在职职工总数的21%、32%。设各类科室13个。主要承担社区基本医疗和基本公共卫生服务工作，提供医疗、预防、保健、康复、健康教育和计划生育服务指导"六位一体"的基本医疗卫生服务。

业务工作　2023年，累计建立居民档案19932份；老年人健康体检2000余人次，高血压患者健康随访4249人次，糖尿病患者健康随访2149人次；门诊接诊18000余人次，家庭医生签约14466人。全科门诊日常诊疗量较上年增长243%，其中针灸推拿理疗量比上年增长386%，中西医处方治疗量比上年增长198%。

业务收入　2023年，业务收入500余万元，比上年下降15%。

固定资产　2023年，固定资产总值448万元，比上年增长14%。

医疗设备更新　2023年，新增盆底肌修复仪、眼底筛查仪、C13呼气检测仪、健康体检一体机及触摸自助查询服务5项设备。

精神文明建设　2023年，打造"精诚服务，健康万家"的服务品牌，以"我为群众办实事"为主线，将党史学习教育与日常工作相结合。选派1名副主任护师到菏泽单县贫困地区开展医疗帮扶。

亮点工作　2023年，设立国医馆颈肩腰腿痛特色门诊，推出中医专家门诊、小儿推拿门诊及多种理疗康复服务，并持续推进建设颈肩腰腿痛特色门诊。开展中药饮片、中成药、针灸、浮针、推拿、穴位贴敷、红外线局部照射、中频治疗等多种中医药服务，优化常见病中医药诊疗方案，疗效显著。口腔科于11月开诊。12月在区卫生健康局的主导下与青岛市第三人民医院签订紧密型城市医疗集团。

荣誉称号　2023年，在李沧区卫生健康局组织的技能大赛中获奖。

主　　任：王建业

办公电话：87669120

电子信箱：lcxtljdsq@qd.shandong.cn

地　　址：青岛市李沧区湘潭路38号

(撰稿人：尹维维)

青岛市李沧区沧口街道社区卫生服务中心

概况　2023年，业务用房面积2500平方米，在编在岗职工50人，其中，卫生技术人员44人，占职工总数的88%；高级职称10人，占职工总数的20%；中级职称22人，占职工总数的44%。设行政职能科室和业务科室16个。

业务工作　2023年，全科门诊接诊6万人次，比上年增长15.2%。新办理大病50余人次，有大病人员约1250人。家庭医生签约21000余人，新签约2000余人。全科门诊接受微信电话咨询1200余人次。"三高"规范管理296人，六病筛查1880人，"三高"指尖血筛查3250人，"三高"空腹血糖检查1620人。慢阻肺问卷筛查6052人，肺功能检测902人。

基本公共卫生服务项目　2023年，新建查体档案1535份，累计建档26494份。老年人建档3428人，规范管理2150人。高血压建档2606人，糖尿病建档1148人，严重精神障碍患者规范管理195人。妇保科建立孕产妇保健手册238份，实际管理265人。产前2～5次随访931人次。产后入户访视244

人，电话访视 37 人。产后 42 天随访 253 人。接种一类疫苗 8328 剂次，比上年增加 0.38%；接种二类疫苗 3975 剂次，比上年增加 3.23%。疫苗接种建证建卡 295 人，0～7 岁儿童建证建卡率达到 100%。档案基本信息及接种信息完整率达到 100%，金苗宝绑定率 90%以上，均达到指标要求。23 价老年人肺炎疫苗接种 40 剂次。接种新冠疫苗 194 剂次。接种流感疫苗 1011 剂次，比上年增加 23.34%。政府新增实事项目为适龄初一女生免费接种 HPV 疫苗 154 剂次。

亮点工作　2023 年，在安顺路社区居委会辖区设立延伸便民服务门诊，12 月开诊营业。延伸服务点总面积 350 多平方米，配备全科、预防保健科、B 超、化验、中医、口腔、药房、针灸理疗、小儿推拿等多个科室，用于保障周边群众的日常需求，累计为周边居民提供医疗服务 400 余人次。

荣誉称号　2023 年，获李沧区卫生健康局年度优秀单位、“优质服务基层行”推荐标准创建机构称号。

负 责 人：王心国
办公电话：87667120
电子邮箱：ckjdsqws@163.com
地　　址：青岛市李沧区平顺路 3 号甲

（撰稿人：殷克伟）

崂　山　区

青岛市崂山区卫生健康局

概况　2023 年，崂山区有各级各类医疗机构 534 家。其中，二级及以综合医院 2 家，其他医院 25 家，社区卫生服务中心 5 个，社区卫生服务站 38 家，社区卫生室 131 家，其他医疗机构 333 家。全区每千常住人口拥有床位 6.3 张，平均每千人拥有执业（助理）医师 5.46 人。全区全年出生 1774 人，出生人口性别比 107。

基层卫生服务体系建设　2023 年，启用区中药药事服务中心、金家岭街道社区卫生服务中心、区公共卫生中心业务楼，参照省级示范标准新改扩建 30 家一体化卫生室，为 167 个社区更新“两癌”筛查设备。全省率先推进家庭医生签约服务向功能社区延伸，为企事业单位、楼宇、学校等 10 个功能社区派驻健康管家，开展服务 6500 余人次。组建 168 个家庭医生团队，基本形成以家庭医生团队为基础网底、“三高共管 六病同防”三级协同、医防融合、中西医并重的一体化综合防治服务体系，全区在约居民 30.2 万人，签约率 59.16%。通过日常就诊、义诊、入户、电话、短信等形式开展家庭医生健康大走访活动，张贴 2643 张团队服务牌，开展义诊 174 场，走访近 10.6 万户，发放一封信、联系卡近 11 万份。崂山区社区卫生服务中心、北宅街道社区卫生服务中心 6 个典型案例获 2023 年全省家庭医生签约服务高质量发展优秀案例。全市首创“六病”筛查“三色卡”，完成“六病”筛查 2.75 万人、糖尿病易患人群筛查 3.4 万人、慢阻肺问卷调查 12.33 万人、肺功能检测 2.28 万人。为 1500 名困难家庭成员免费开展家庭医生签约服务，困难家庭“三高”患者门诊就医补助惠及 740 余人，减免资金 19.49 万元。

人口监测与家庭发展　2023 年，全面落实生育登记全省通办、线上办理、婚育联办，深入推进落实首接负责、当事人承诺、限时办结等制度。加强山东省人口监测与家庭发展服务管理系统的管理和应用，做好民政婚姻登记信息、出生信息等各部门信息共享工作，确保及时准确上报孕情和出生人口情况。全区落实发放计划生育家庭各类奖励扶助 3.3 万余人，发放资金 4600 余万元。聚焦群众需求，促进 0～3 岁婴幼儿照护服务发展，全区有社会办营利性托育机构 27 家，可提供托位总数 1781 个，每千人口拥有 3 岁以下婴幼儿托位数 3.4 个，创建省级托育示范机构 1 家、市级示范机构 2 家。为全区 638 名计划生育特殊家庭成员购买“琴岛 e 保”商业健康补充医疗保险。

中医药工作　2023 年，围绕国家中医药综合改革试验区建设，深化基层中医药服务能力建设、中医药文化科普宣传教育网络体系建设，试点推行“崂山点穴”传承与创新发展项目，发掘整理民间中医药秘方，全区有 7 个创新性项目入围中医药强市建设“揭榜挂帅”项目。开展“中药处方一件事”数字化改革，通过智慧共享中药房为患者提供覆盖诊前、诊中、诊后的智能化中医药服务，打通中医药服务“最后一公里”，审核处方2.63万人次、代煎中药1.55万人次、配送1.97万人次。获评省级中医药特色服务站4个、特色卫生室2个。北宅街道被评为全区中医药特色街道。全区经验做法在全市卫生健康暨中医药工作会议上作交流。

妇幼健康 2023年，全省率先在孕前优生项目中新增9种单基因遗传病筛查、5项甲状腺功能和甲状腺彩超检查，累计完成1711人。全市率先为7～9年级适龄女孩免费接种HPV疫苗，累计接种4898人，全市率先试点“两癌”筛查全流程信息化管理，完成宫颈癌筛查9923人、乳腺癌筛查9884人，为59人发放救助金50万元。全省率先为1104名幼儿园儿童提供运动技能发育评估和体质健康促进干预服务。0～6岁儿童心理行为发育初筛2.7万人。3～6岁儿童多动症倾向筛查3179人。

卫生综合监督 2023年，探索智慧卫生监督新模式，对39家医疗美容机构、20家口腔诊疗机构、10家放射诊疗机构、1家住宿场所和2台现制现售水设备实施智慧监管。15家公共场所、7家口腔诊疗机构、2家医疗美容机构和1家餐饮具集中消毒单位被评选为青岛市A级示范单位。累计查处违法案件125起，处罚金额57.85万元，其中简易程序17起，一般程序108起。“双随机、一公开”监督完成率100%，完结率100%。顺利完成区“两会”“高中考”等重大活动公共卫生安全保障。

疾病预防控制 2023年，区疾控中心纳入山东省三级疾控中心改革试点单位，进一步推进标准化建设进程，组建流行病学调查队伍、国家基本公共卫生服务项目技术指导团队、心理健康干预团队、预防接种讲师团队等专业技术团队。通过市广播电台、崂山融媒、地铁站台、公交巴士等打造健康教育宣传阵地。初步形成“1＋5＋N”心怡崂山心理服务体系，开展心理健康筛查2.3万人次。本着“一院一策一清单，防治管一体化”原则，区疾控中心与青岛大学附属医院崂山院区、青岛静安心理医院等综合、专科医院和4家基层公立医疗机构开展医防融合合作，互派专业技术人员开展交流63人次。区疾控中心获得职业卫生技术服务机构资质。

大事记

1月19日，崂山区为167个社区更新“两癌”筛查设备，在孕前优生项目中增加9种单基因遗传病筛查、5项甲状腺功能检查和甲状腺彩超检查。

2月2日，召开崂山区人民医院建设座谈会，崂山区政府副区长张咏雁、区卫健局局长万延俊，青岛市卫健委体改处、规信处、医政处等处室领导，崂山区人大、区政协部分卫生界代表、委员参加座谈会。

2月10日，举行山东省基层卫生协会家庭医生分会成立大会暨首届学术会议。

2月18日，青岛市为七至九年级适龄女孩免费接种HPV疫苗项目启动仪式在崂山区举行，青岛市卫健委党组成员、疾控中心党委书记纪总纲，崂山区政府副区长张咏雁出席。

3月4日，崂山区开展“名医下乡”启动暨“3·5学雷锋日”大型义诊活动。

4月28日，举行崂山区妇幼健康服务联合体签约仪式。

5月18日，青岛市“签而有约、共享健康”世界家庭医生日主题宣传启动仪式在崂山区西韩社区举行。

6月13日，崂山区沙子口街道社区卫生服务中心顺利通过国家优质服务基层行推荐标准评审。

6月20日，设立崂山区首家社会心理服务体系网络企业站点——海信社会心理服务站。

7月3日，山东省幼儿健康促进“体卫融合”试点项目在崂山区实验幼儿园正式启动。

8月31日，举办崂山区中药药事服务中心揭牌仪式暨第九届崂山区中医药文化节活动。

9月7日，崂山区疾病预防控制中心被确定为山东三级疾病预防控制中心改革县级试点单位。

9月16日，崂山区启动2023年“服务百姓健康行动”义诊周活动，在鲁信长春花园开展医养结合3个项目大型科普活动，在丽达世纪广场进行义诊活动。

10月31日，崂山区组织医务人员参加“德耀青岛·礼赞模范”全市公益联盟志愿服务大集，为参加活动的道德模范和居民提供健康咨询和义诊服务。

11月26日，举行青岛大学附属医院崂山院区医疗综合楼启用仪式。青岛大学、市卫生健康委、市医疗保障局、市科学技术局、市发展和改革委员会、市财政局、市住房和城乡建设局、市场监督管理局、市自然资源和规划局、崂山区政府及相关局办、市南区相关局办等，及各新闻单位参加活动，青岛市人民政府副市长赵燕出席活动。

12月25日，区委编办发文：整合区疾病预防控制中心、区卫生健康局综合监督执法局，重新组建区疾病预防控制中心，加挂区卫生监督所、区健康管理指导中心牌子，为区卫生健康局所属副处级公益一类事业单位，经费来源为财政拨款。

12 月 27 日，举办崂山区金家岭街道社区卫生中心、崂山区公共卫生中心启用仪式，崂山区政府副区长苏文鹏、区卫健局局长万延俊出席仪式。

党组书记、局长：万延俊

党组成员、副局长：徐晓东、蔡学民、郭　鹏

办公电话：88997527

电子邮箱：lsqwsj@qd.shandong.cn

邮政编码：266061

地　　址：青岛市崂山区行政大厦西塔楼 829 房间

青岛市崂山区卫生健康局综合监督执法局

概况　2023 年，编制职工 20 人，在岗职工 17 人。其中，管理岗 13 人，具有专业技术副高职称者 1 人、具有中级职称者 3 人。办公用房面积 823.61 平方米，设综合科、监督一科、监督二科、监督三科、监督四科 5 个职能科室。承担辖区内 5 个街道的医疗机构、职业卫生、传染病防控监督检查以及公共场所、学校和托幼机构、放射诊疗机构、供水单位、餐饮具集中消毒企业等单位的监督管理工作。

信用监管工作　2023 年，将“双随机、一公开”与信用分级分类评价结果紧密结合，在公共场所、口腔诊疗机构、医美机构和餐饮具集中消毒单位实施量化分级评价工作，10 家公共场所、7 家口腔诊疗机构、2 家医疗美容机构和 1 家餐饮具集中消毒单位被评选为青岛市 A 级示范单位，对全区“A、B、C”级单位实施差异化监管和动态管理。

智慧卫监工作　2023 年，在全省率先开展医疗美容、口腔、放射诊疗机构和住宿场所非现场执法智慧监管应用。利用大数据、人工智能技术在口腔诊疗机构在线监测口腔器械清洗消毒过程；在医疗美容机构设置人脸识别、电子病历和人工智能监控；利用智能视频技术实时监控放射诊疗过程，及时语音提醒受检者和医护人员规范穿戴防护用品；选取 1 家住宿场所 A 级单位试点智慧化监管，监控系统自动采集保洁人员进行杯具清洗消毒的过程和监控消毒柜的工作状态；应用射频识别（RFID）技术，监控马桶专用抹布和台盆专用抹布是否混用的情形等。

医疗机构依法执业监管　2023 年，开展医疗机构病历规范书写监督管理工作，监督检查各级医疗机构 495 家，对 5 家（次）违规医疗机构立案罚款 8.5 万元，对 2 名未按规定填写病历资料的医师处以罚款 2 万元。开展打击非法行医及中医类综合监督执法检查专项行动，制订中医养生保健医疗服务乱象整治监督执法“蓝盾行动”工作方案，监督检查中医类医疗机构 68 家。查处涉嫌非法行医机构及个人案件 5 起，其中对 1 名涉嫌非法行医罪的个人移交公安部门进行立案查处。开展口腔医疗机构卫生监督量化分级动态管理及口腔种植专项监督检查，评定 A 级 2 家、B 级 61 家、C 级 2 家。全区开展口腔种植专业的医疗机构 43 家，监督覆盖率 100%。对 10 家存在违法行为的口腔医疗机构给予立案处罚。对医疗机构消毒效果进行随机检查，抽检 150 家，合格 143 家，合格率 95.3%，7 家医疗机构不合格。根据轻微不处罚原则，对 7 家不合格医疗机构进行现场指导，通过及时整改，这 7 家复检均合格。对 10 家一级以上医疗机构污水进行抽检，合格率 100%。对 6 家存在医疗废物处置不规范的医疗机构给予行政处罚，罚款 0.65 万元。划分 4 个安全生产监管网格，开展安全生产培训及检查，发现问题及时整改。

职业健康监管　2023 年，开展职业卫生分类分级监督，督导企业开展危害因素申报、职业健康查体、危害因素检测等。监督检查企业 83 家，传达监督意见书 70 份。全区完成职业卫生分类监督执法工业企业 161 家，全区职业病危害综合风险甲类用人单位 122 家、乙类用人单位 27 家、丙类用人单位 12 家。开展放射卫生防护智慧监管工作，完成 57 家放射诊疗机构 64 台设备的放射防护和设备性能抽检检测工作，全部符合国家标准；完成 13 家医疗机构放射设备现场踏勘工作，全部予以通过。

生活饮用水专项整治　2023 年，对 21 家集中式供水单位和 20 家二次供水设施管理单位开展监督检查和水质抽检，水质检测合格率 98%，对其中 1 家存在违法行为的单位实施行政处罚，罚款 0.2 万元；对 92 台现制现供饮用水机进行水质检测，抽检合格率 100%。作为 2023 年全省卫生监督执法创新突破事项和重点研究项目重点调研地区，6 月份启动二次供水设施卫生监督模式研究项目，组织 23 家二次供水设施管理单位进行二次供水卫生管理培训，实地走访调研、分析崂山区二次供水设施卫生监管现状。

消毒产品生产企业检查　2023 年，开展消毒产品标签（铭牌）说明书专项监督检查和抗（抑）菌制剂

突出问题专项整治,对8家有备案产品的企业进行检查和产品抽检,抽检6个批次,合格率100%。开展消毒产品生产企业分类监督综合评价试点工作,3家单位被评为A级。加强餐饮具集中消毒服务单位卫生管理,采取"标准化建设+量化分级管理"综合监管模式,每季度对其待出厂餐饮具、生产用水进行卫生抽检,抽检30批次,合格率100%。

学校卫生监督　2023年,对全区57家学校校长、分管校长、卫生管理员统一进行培训。对全区57家学校饮用水进行水质抽检。联合教体局、疾控中心对学校传染病防控工作进行督导,实现中小学校全覆盖。开展学校教学环境卫生抽检,共抽检中小学校45家、托幼机构20家。完成中、高考保障,对8个考点传染病防控、饮用水卫生、周边重点公共场所进行全方位检查。

信息宣传　2023年,开展控烟执法集中宣传、医疗美容监督和多种形式的职业卫生监督等系列主题宣传等活动。充分利用新闻媒体和上级信息刊物宣传卫生监督工作,在新华网、大众网、青岛电视台、崂山电视台、《人口健康报》、《齐鲁晚报》、《青岛早报》等新闻媒体刊发稿件162篇。

精神文明建设　2023年,加强社会公德、职业道德、家族美德、个人品德宣传教育;积极参与全市、全区精神文明建设重大活动。强化单位内部管理,制订《崂山区卫生健康局综合监督执法局平时考核工作实施方案》《关于修订上下班签到制度的通知》等,以制度管人,保证单位的正常工作秩序,加强单位的纪律作风建设。

大事记

2月24日,召开2023年职业卫生分类监督执法启动会议。

4月12日,召开2023年度医疗美容机构依法执业工作会议,全区34家医疗美容机构签订依法执业承诺书。

4月25日—5月1日,开展主题为"改善工作场所环境和条件,保护劳动者身心健康"的全国第21个《职业病防治法》宣传周活动。

5月19日,党支部联合青岛华东葡萄酿酒有限公司党支部开展"党建职业卫生"共建活动。

5月23日,对100家民宿、旅馆商户提供业务指导,第一批61家民宿完成公共场所卫生监测并达到合格标准,获取公共场所卫生许可证。

6月14日,省、市两级卫生健康委员会调研崂山区卫生健康综合监督和"信用+智慧监管"情况。

7月13日,国家疾控局二级巡视员赵月朝一行4人到崂山区调研二次供水情况。

10月18日,全省公共场所卫生监督研讨会在青岛举办,区卫生健康局综合监督执法局就崂山区住宿场所阳光保洁监管工作作交流发言。

11月28日,国家疾控局综合监督二司及北京、天津、甘肃等地疾控局领导专家到崂山区调研山东省首个放射防护智能监管系统工作情况。

荣誉称号　获2023年青岛市卫生健康监督执法技能大赛团体赛三等奖、优秀组织奖,获2023年青岛市第十一届"健康杯"工作场所职业病危害因素监测技能大赛三等奖。

局长、党支部书记:崔宏涛
副　局　长:刘春刚
办公电话:66711339
传真号码:66711338
电子邮箱:lsqwsjszhjdzfj@qd.shandong.cn
邮政编码:266101
地　　址:青岛市崂山区银川东路9号
(撰稿人:孙　凤)

青岛市崂山区疾病预防控制中心

概况　崂山区疾病预防控制中心位于辽阳东路35号,建筑面积约2500平方米。2023年,在职在编职工59人,其中卫生专业技术人员36人,行政工勤人员16人,其他专业技术人员7人。卫生专业技术人员中,具有副高级、中级、初级专业技术职称者分别为11人、19人、6人。

固定资产　2023年,固定资产总值4159.33万元。

卫生监测　2023年,获取职业卫生技术服务机构资质。对全区30家机构开展放射诊疗、放射治疗、核医学情况调查,完成13家用人单位职业病危害因素监测。完成43名尘肺病患者随访,完成14个监测点城区、农村饮用水水质监测任务。

慢病防控　2023年,开展慢病监测和随访工作,形成2022年居民死因监测、肿瘤发病和死亡监测、心脑血管发病和死亡监测、伤害病例监测等分析报告。顺利完成海港甄宴和大公岛酒店基于微信公众号的餐饮单位"1234+三减"省试点项目,在崂山区内3家酒店试点基于微信小程序的餐饮单位"1234+三减"项目。参加全市重点场所"三减"干预模式作品评选,获典型案例和"三减"菜品一等奖。在全国营养社区创建工作总结大会上作典型发言。

健康促进　2023 年，举办崂山区全民健康教育大讲堂 70 场，受益 1.4 万余人次，通过新媒体开展健康知识有奖竞答活动 17 期，参与 2 万余人次，在崂山融媒播出 52 期《预防疾病　相约健康》。崂山区社会心理健康教育基地成功创建省级健康教育基地，并完成 VR 线上科普云基地建设。青岛华仁输液文化科普基地（崂山区）成功创建市级健康教育基地。北宅卫生院成功创建市级健康促进医院。联合区教体局在 43 所学校开展"培育健康文化，缔造美好人生"健康教育主题活动。崂山区居民健康素养水平为 37.67%。

免疫规划　2023 年，崂山区特殊健康状态儿童预防接种评估和接种门诊建设标准申报国家疫苗协会行业标准，进一步完善特殊健康状态儿童接种工作。严把疫苗管理、运输、储存等各个关口，全程冷链储运。全区 1～7 岁适龄儿童全程接种率为 96.8%。为全区 4900 余名七至九年级女生免费接种 HPV 疫苗。先后承办省、市成人接种工作现场会议，在省市疾控工作会议上进行成人接种工作经验分享。接种流感疫苗 2.2856 万剂次，开展 55 岁居民免费接种 23 价肺炎链球菌疫苗工作，累计接种 3000 余剂次。

传染病防治　2023 年，报告法定传染病 16 种 4556 例，全区 11 个疫情网络直报单位严格按照规定进行网络直报和突发公共卫生事件报告，处置预警疫情 150 余起。修编《崂山区传染病疫情应急处置预案》，编制应急处置卡和预案操作手册。组织区疾控中心应急队队员召开食源性疾病事件调查处置、传染病疫源地消毒等卫生应急培训 7 期、专项培训 2 期。组织应急演练 2 次，不断提升卫生应急机动队员应对处置能力。

大事记

1 月 6 日—19 日，抽取沙子口街道大河东社区、王哥庄街道秦家土寨社区、北宅街道华阳社区所有 60 岁及以上居民开展新冠病毒感染监测工作。

2 月 9 日，市卫生健康委疾控处处长孙森、市疾控中心副主任于维森一行 8 人来崂山区调研指导疾控机构标准化建设工作，区卫健局局长万延俊陪同。

2 月 16 日，在山东省 2023 年全省免疫规划管理业务工作会议上，围绕崂山区成人接种门诊建设工作作典型发言。

2 月 18 日，举办崂山区适龄女生 HPV 疫苗免费接种项目启动仪式，市疾控中心党委书记纪总纲、崂山区政府副区长张咏雁出席启动仪式。

2 月 24 日，召开全区严重精神障碍患者服务管理暨社会心理服务体系建设工作会议，崂山区政府副区长张咏雁主持会议。

4 月 12 日，联合青岛报业传媒集团在中国海洋大学举办崂山区"加速消除宫颈癌行动计划——关爱女性健康"特别公益活动暨崂山区高校健康科普宣传系列活动启动仪式。

5 月 6 日，在全市"百千万志愿者结核病防治知识传播活动"与"3·24 世界防治结核病日宣传活动"展播与表彰会议上，以"结核病日宣传活动"为主题作典型发言。

5 月 23 日，山东省成人预防接种门诊建设推进工作现场会在崂山区召开。全省 6 个试点地市、12 个试点县区的项目负责人参加会议。

5 月 25 日，举办区疾控中心与青岛大学附属医院"医防融合"项目签约仪式，崂山区医防融合工作启动。

6 月 7 日，联合青岛城运控股集团交运温馨巴士公司，在辽阳东路刘家下庄交通场站举办"崂山健康号"巴士揭牌上线仪式。

6 月 20 日，崂山区社会心理健康指导中心与海信集团控股股份有限公司海信医院签订合作协议，设立海信社会心理服务站。海信社会心理服务站是崂山区首家社会心理服务体系网络企业站点。

7 月 28 日，召开严重精神障碍患者应用第二代长效针剂治疗管理专题部署会，正式启动崂山区严重精神障碍患者应用第二代长效针剂治疗管理项目。

9 月 7 日，山东省卫生健康委员会公布三级疾病预防控制中心改革试点单位名单，崂山区疾病预防控制中心被确定为县级试点单位。

9 月 28 日，崂山区疾病预防控制中心获山东省卫生健康委颁发的职业卫生技术服务机构资质证书。

11 月 3 日，召开全区严重精神障碍患者服务管理暨社会心理服务体系建设工作会议。崂山区政府副区长苏文鹏主持会议，区委政法委、区委组织部、区委宣传部、区民政局、区卫生健康局、各相关医疗机构等 37 个部门参加会议。

11 月 25 日，举行崂山区第 36 个世界艾滋病日暨性病防治主题宣传活动，区重大办部分成员单位代表、医疗机构代表、高校代表及青年学生、热心市民等 200 余人参加活动。

12月12日，崂山区社会心理健康教育基地被命名为山东省健康教育基地。

党总支书记：郭　鹏
主　　任：黄克佳
副 主 任：段　超、印　璠
办公电话：66711318
传真号码：66711317
邮政编码：266101
地　　址：青岛市崂山区辽阳东路35号

（撰稿人：修德健）

青岛市崂山区妇幼保健计划生育服务中心

概况　2023年，职工39人。其中，专业技术人员占83%，具有高级职称者5人，具有中级职称者9人，具有博士研究生学历者1人，具有硕士研究生学历者5人。配备彩色多普勒超声诊断仪、全自动免疫生化一体机、全自动血凝仪、全自动血细胞分析仪、全自动尿液分析仪、盆底康复筛查评估与治疗一体机等大中型医疗设备。

固定资产　2023年，固定资产总值1176.55万元。

体系建设　2023年，建立妇幼健康服务体系，形成以区妇保中心为核心，以基层医疗机构（社区卫生服务中心、社区卫生室）为基础，以上级综合性医院和专科医院为支撑的"四级联动"妇幼健康服务体系。分别与市第八人民医院、市妇女儿童医疗集团签约妇幼健康服务联合体。打造"临床＋保健"服务模式，开展区域妇幼健康服务联合体建设示范项目，建成首家公立盆底康复服务中心，12月11日，盆底康复特色门诊开诊。完成盆底功能筛查91人，盆底相关疾病治疗50人，复诊治疗42人次。

优生优育　2023年，新设崂山区优生优育一体化服务点，引导更多新婚夫妇主动参加婚检。完成婚前医学检查1145对，筛查出艾滋病携带者1人。完成孕前优生健康检查1798对，比上年增加99.33%。在孕前优生健康检查项目中新增9种单基因遗传病筛查、5项甲状腺功能、甲状腺彩超检查。完成单基因遗传病筛查1711人，发现单基因遗传病女性携带者173人，配偶携带者11人，有5对夫妇为同一致病基因携带者，发现确诊甲状腺癌8人。脊髓性肌萎缩症（SMA）筛查1024人，携带者16人，夫妇二人共同携带脊髓性肌萎缩症致病基因1对。

"两癌"筛查　2023年，为167个社区更新妇女"两癌"免费筛查设备668台套，宫颈癌筛查9923人，确诊宫颈高级别病变39人、宫颈癌2人；乳腺癌筛查9884人，确诊乳腺癌前病变3人、乳腺癌15人。试点应用人工智能超声完成乳腺癌筛查3287人；为59名妇女发放"两癌"救助50万元。

信息化管理　2023年，在全市率先开展"智慧妇幼"健康管理系统试点，全区11家机构参与"智慧妇幼"健康管理系统试点，加强全区适龄人群从婚前医学检查、孕前优生健康检查、围产期保健、住院分娩、产后保健到0～6岁儿童健康服务等全程智慧化健康服务，实现妇幼系统数据信息互联互通；在全市率先创建妇幼考核网络平台，通过线上初审、现场督导相结合的方式完成妇幼保健相关机构项目督导考核。

孕产保健　2023年，完成新一轮危重孕产妇救治体系评估。全区累计上报管理高危孕产妇651例，上报红色高风险114例，橙色高风险23例，追访红色及不宜继续妊娠964人次、橙色高风险885人次。助产机构上报救治27例危重孕产妇。在全市率先将子痫前期筛查纳入《崂山区2023年国家基本公共卫生孕产妇健康管理服务项目技术指导方案》，在全区各建册机构开展孕早期子痫前期母体高风险因素筛查工作，全区累计开展子痫前期筛查1689例，筛查出高风险孕妇76例，均纳入高危孕妇专案管理，用药干预人数29人。其中10例子痫前期筛查高风险孕妇在中心的严密监护下平安分娩。

消除艾滋病、梅毒和乙肝母婴传播行动　2023年，接受艾滋病、梅毒及乙肝孕产期保健咨询、检测孕妇2377人，接受艾滋病、梅毒和乙肝检测产妇2692人。在辖区助产机构确诊梅毒感染孕产妇7人，其中4人生产，梅毒感染孕产妇治疗率及充分治疗率100%。确诊乙肝感染产妇76人，乙肝感染产妇所生儿童78人，均在出生12小时内进行免费乙肝免疫球蛋白疫苗注射，及时注射率100%；其中77人在出生12小时内接种乙肝疫苗，首剂乙肝疫苗及时接种率98.72%。

儿童保健　2023年，与山东体育学院、区教体局联合，在全省率先开展幼儿健康促进"体卫融合"项目试点。为9家试点幼儿园1104名幼儿进行体质健康测试与运动技能发育评估，提升3～6岁儿童身体素质。幼儿体卫融合健康促进干预指南被山东省体卫融合办公室列入省级标准立项。开展儿童多动症及孤独症筛查，制订《崂山区0～6岁儿童孤独症筛查干预项目实施方案》。

健康教育　2023年，联合市知名心理健康团队继续开展全生命周期的心理健康教育促进工作，举办孕产妇及儿童心理健康大讲堂11次，14239人次参与直播及观看回放。全年完成孤独症初筛儿童26604人，筛查率98.58%。初筛异常27人，复筛19人，均为阳性。转青岛市妇女儿童医院诊断13人，转介率达68.42%。确诊智力发育迟缓或语言发育迟缓8人，孤独症儿童5人。在全市率先开展区级儿童多动症筛查项目，筛查儿童3179人，发现"多动症倾向"可疑阳性儿童116人。

药具建设　2023年，完善社区药具仓储设施，为5个街道相关社区更新药具展示柜49个、标识牌20个，区药具免费发放点增至203个，药具自助发放机39台。发放避孕套1164812只，其中线上发放23970只。

大事记

1月19日，《青岛市崂山区人民政府关于公布2023年在改善人民生活方面重点办好的实事项目的通知》印发。中心承担为167个社区更新"两癌"筛查设备，开展的孕前优生项目中增加9种单基因遗传病筛查、5项甲状腺功能检查和甲状腺彩超检查实事项目。

2月1日，新设立的崂山区优生优育一体化服务点启用。中心婚检孕前科安排专人为准新人提供婚前保健与孕前优生健康检查、优生咨询指导等"一站式"服务。

2月18日，举行崂山区适龄女生HPV疫苗免费接种项目启动仪式，为七至九年级适龄女孩免费接种HPV疫苗政府实事项目启动。

4月10日，在金家岭、北宅、沙子口街道同时启动2023年度全区妇女"两癌"免费筛查工作，2023年度政府实事项目——为全区167个社区更新"两癌"筛查设备在筛查前配备到位。

4月28日，与市第八人民医院签订妇幼健康服务联合体协议，市、区、街道、社区医疗机构"四级联动"的整合型妇幼健康服务联合体在崂山区诞生。

6月3日，在山东省遗传病防治专科联盟第二次大会上，中心被山东省妇幼保健院(集团)授予山东省遗传病防治专科联盟成员单位。

6月27日，与市妇女儿童医院签订医联体协议，崂山区建立妇幼健康服务联合体"一纵一横"格局。

7月3日，山东省幼儿健康促进"体卫融合"试点项目在青岛市崂山区实验幼儿园正式启动。

12月7日，新设立的女性盆底康复中心里的臀腹康养按摩仪、盆底功能评估机、评估治疗一体机等仪器设备通过专家验收，中心开展盆底康复专题宣传，门诊启动预约接诊。

党支部书记、主任：王明涛
副　主　任：辛志峰、曲春雁
办公电话：66716619
邮政编码：266101
地　　址：青岛市崂山区辽阳东路35号

（撰稿人：王　佳）

青岛市崂山区社区卫生服务中心

概况　崂山区社区卫生服务中心位于崂山区辽阳东路35号，是青岛市城镇职工医疗保险和城镇居民医疗保险定点医疗机构，面向全市参保人员和流动人口提供门诊、住院、居家护理(家庭病床)、康复、理疗、健康体检、预防接种、健康教育、养生保健、慢病管理、营养指导、用药咨询和心理咨询服务。

2023年，职工190人，其中，卫生专业技术人员173人；具有研究生学历者18人，具有本科以上学历者83人，具有专科及以下学历者88人；具有正高级职称者4人，具有基层正高级职称者2人，具有副高级职称者17人，具有基层副高级职称者3人；具有中级职称者54人，具有初级职称者110人。设全科门诊(含口腔保健科、耳鼻喉科、眼科、外科、皮肤病诊室)、全科病房、中医理疗科、妇科和妇女保健门诊、儿童保健科、预防接种门诊、检验科、特检科、放射科等科室。配备有上海联影16排螺旋CT、意大利GMM数字胃肠机、荷兰飞利浦DR、日本富士CR、芬兰普兰梅德乳腺钼靶X线机、意大利维拉口腔全景机X线机、德国西门子彩超、全自动生化仪和全套中医理疗仪器等医疗设备，价值近3000万元。

业务收入　2023年，业务收入4125.45万元。

固定资产　2023年，固定资产总值3065.56万元。

基本公共卫生服务　2023年，完成糖尿病易患人群筛查20639人，糖尿病患者筛查6550人，高血压患者筛查7444人，慢阻肺患者筛查14857人。眼底筛查32153人，阳性体征数8205人，转诊人数3934人。白内障患者复明工程手术审核101例。管理"三高"患者27432人，其中单病患者17983人，两病共患8787人，三病共患662人。评估10755人，复诊178977人次。协诊667人次，向上协诊474人，向下协诊185人，平行协诊8人。完成辖区居民健康档案复核213061人；完成重点人群随访37285人，随访次数238037次。严重精神障碍患者管理1096人，规范管理率99.07%，规律服药率98.7%，面访率99.54%，体检率97.77%。长效针剂9人注射。

家庭医生签约　2023年，辖区签约199649人，全人群签约率为58.84%；重点人群签约57117人，重点人群签约率为100%；老年人签约35620人，老年人签约率为89.05%。家医签约服务向功能社区延伸，签约5家功能社区，开展各类义诊、宣传服务36场，服务5000余人。

儿童保健工作　2023年，完成辖区内2022年28261名中小学生查体补检、2023年度中小学查体29000余人次；完成10996名幼儿查体工作、小学生耳穴压豆12711次；完成2023年儿童及成人流感疫苗接种工作；完成0～3岁儿童基本公卫查体录入档案3700人次，开展辖区内0～6岁儿童孤独症筛查干预项目，筛查儿童11700余人次。完成20202剂次疫苗接种。其中一类疫苗12542剂次，二类疫苗7660剂次；新冠疫苗303剂次；老年人23价肺炎疫苗接种1086剂次；流感疫苗1460剂次。完成辖区内28所幼儿园、8所小学、5所中学的入学入托查验补种工作；1～7岁儿童免疫规划全程接种率96%以上。

孕产妇保健工作　2023年，收集报销材料孕产妇住院分娩补助1094份，新生儿听力及疾病筛查1034份，产筛600份，无创DNA 141份，羊水穿刺64份，发放金额1181050元。开具无创DNA及羊水穿刺的直免卡86人次。免费为辖区孕产妇建立母子健康手册717份，中晚孕随访2507人次，产后访视615人次，新生儿访视618人次，进行产前筛查389例，高危孕产妇随访722人次，耳聋基因筛查626例，子痫前期筛查和静脉血栓筛查492例。开展计划生育手术97例。

各项体检工作　2023年，各项体检人数34754人，其中，中老年健康体检26833人，为24612名60岁以上老年人增加肿瘤标志物等检测项目。

健康教育　2023年，结合“健康教育六进”“四送四进四提升”“家庭医生健康大走访”“基本公共卫生服务”以及“卫生主题宣传日”等活动，积极开展健康教育讲座、咨询和义诊等，先后走进学校、社区、机关、企业、工地开展健康教育活动50余次。

基本医疗　2023年，开展医护双基培训24次，完成技能培训加考核4次，包括全科医生(包括站室)内科大查体、外科清创缝合技能培训加考核，护理导尿术、胃管留置术、PICC管维护、静脉穿刺输液、微量泵使用培训考核。通过省市临检中心开展的室间质量评价，常规化学、尿液化学、血液细胞计数、糖化血红蛋白纳入省市医疗机构临床检验结果互认临床检验“一单通”；通过山东省临检中心组织的2023年度3个阶段室间质量评价和青岛市病原微生物实验室生物安全管理全员培训。

继续教育及科研课题　2023年，完成山东省基层卫生科技创新计划项目3项；成功举办2023年中国社区卫生协会国家级培训项目——全科医生服务技能提升培训班，并申报2024年国家级培训项目“全专结合+医防融合”，实现社区慢病早筛和规范管理。与市立医院规培实践基地联合通过全科规培国家级检查。承办“基层医疗机构传染病防治能力提升培训”启动会议。开展业务培训20次，开展技能比武活动6次。

中医药服务　2023年，开展2023年度冬病夏治养生保健月暨第八届崂山区中医药文化节系列活动。开设中医新冠康复门诊、妇科疾病中医外治门诊等中医特色疗法门诊，充分发挥中医药简便验廉特色，中药汤剂与中医适宜技术(塌渍治疗、灸疗、蜡疗、封包等方式)内外结合治疗疾病。开展各类中医药健康知识讲座8次，中医药义诊咨询10次，录制青岛广播电视台《健康新主张》健康教育宣传4次。

技能比武　2023年，获山东省家庭医生签约服务高质量发展优秀案例一等奖1个、二等奖2个。获得崂山区2023年“竞技杯”预防接种岗位技能竞赛团体三等奖、个人三等奖。

信息宣传　2023年，拍摄“崂好医”健康视频，参与《健康新概念》广播栏目，开设《家庭医生服务动态十公开》等自媒体栏目，中心视频号发布的视频最高浏览量2000余次；与崂山融媒合作的科普视频最高浏览量达48.7万次。2023年，媒体在线访谈8次，制作健康短视频30余个，在《工人日报》等媒体发表文章121篇，公众号发表文章385篇。

精神文明建设　2023年，继续推行无假日门诊、无假日预防接种门诊和先住院后付费服务，代办大病门诊及一次性告知事项。为就诊困难、又无家属陪同的患者提供托管诊疗服务，并提供预约、挂号、就诊、辅助检查、缴费、取药等全程陪同服务。行动不便或病情较重的患者，享受优先就诊服务和代叫出租车服务。定期通过电话回访和现场抽查的形式对各科室的服务对象进行满意度调查；建立完善主动征求群众意见的机制，向社会公示服务监督电话。举办“医院开放日”和“社会监督员座谈会”，集中征求意见和建议。推出改善医疗服务，提高群众满意度十大服务举措，并组织实施。中心党支部获崂山区四星级党支部称号。于雪莲获评中国社区卫生协会“新冠疫情防控工作中表现突出的社区卫生工作者”。开展“红马甲”医疗志愿服务活动，累计服务时间500余小时。组织开展安全生产知识培训和每月一次的安全生产大检查和隐患排查活动；组织开展微型消防站演练2次、电梯应急演练2次、疏散逃生应急演练2次、防汛演练1次。组织开展全国文明典范城市的创建和新时代文明实践服务活动，组织开展无偿献血和“慈善一日捐”等活动。弘扬传统文化，利用“春节”“元宵节”“清明节”等传统节日，开展“我们的节日”主题活动。在微信公众号推送相关节日的习俗和新时代新主题的节日活动，宣传文明祭祀方式、文明交通意识、环境保护意识、法律意识和法治观念等信息。

大事记

3月3日，崂山区慈善总会、崂山区社区卫生服务中心、青岛二月二生态农场有限公司联合举办崂山区“敬老扶幼助残”慈善驿站授牌仪式，区慈善总会党组书记、会长张永波，副会长张荣俊、昌毅，区卫健局党组书记、局长万延俊等领导同志出席授牌仪式。

3月23日，中国农村卫生协会副秘书长郝凤莲，中国疾控中心妇幼中心韩晖、孙莩金一行来青，观摩青岛市崂山区社区卫生服务中心、北宅卫生院，对基本公卫慢病管理及“三高共管，六病同防”在基层机构创新实施情况进行调研。青岛市卫生健康委员会副主任邢晓博、基层卫生处处长许万春，崂山区卫生健康局副局长蔡学民等相关负责同志陪同调研。

4月4日，市政府办公厅副局级领导干部王明军和市卫健委副局级领导干部吕富杰一行8人到崂山区社区卫生服务中心督查调研市委、市政府2023年度重点工作任务完成情况，区卫健局党组书记、局长陪同。

5月18日，在西韩社区承办全市“签而有约、共享健康”世界家庭医生日主题宣传启动仪式。

5月30日，在金家岭街道康城社区开展崂暖新服务大集暨康城社区暖新驿站揭牌仪式，中心组织医务人员为新市民送温暖，并送上健康快递礼包。

6月7日，驻青岛日报社(集团)家庭医生服务点正式启用。

7月3日，为赴甘肃、菏泽对口帮扶的董桂英、刘福军两位同志举行欢送仪式。

9月16日，启动市政府实事项目——为全市适龄女生免费接种HPV疫苗工作。

11月3日，由中国社区卫生协会主办、青岛市卫生健康委指导，青岛市基层卫生协会、山东省基层卫生协会家庭医生分会、崂山区社区卫生服务中心承办的国家级继续医学教育项目——全科医生服务技能提升培训班在中心正式开班。来自上海、天津、郑州、南京和省内、市内、区内的代表性社区卫生服务机构的50余人参加本次培训。市卫生健康委基层卫生处、青岛市基层卫生协会、山东省基层卫生协会家庭医生分会有关领导出席开班仪式。

荣誉称号　2023年，获青岛市节水型单位称号。

党支部书记：蔡学民

党支部副书记、主任：徐　伟

副 主 任：李　魁、王　磊、于雪莲

办公电话：66711366

传真号码：66711303

邮政编码：266001

地　　址：青岛市崂山区辽阳东路35号

（撰稿人：徐　毅）

青岛市崂山区沙子口街道社区卫生服务中心

概况　崂山区沙子口街道社区卫生服务中心位于崂山区崂山路179号，为一级甲等医院。2023年，有工作人员104人。其中，具有高级职称者14人，具有中级职称者44人。主要承担辖区39个社区的基本医疗、基本公共卫生服务、卫生室管理、院前急救等职能。现有床位30张，设有全科门诊、120急救中心、中医科、妇科、口腔科、预防接种门诊等临床科室，配备有锐柯DR、联影CT、百胜彩超、海信彩超、全自动生化分析仪、五分类血常规分析仪、动态心电图系统、C13呼气分析仪等设备。

业务收入　2023年，业务收入2388.29万元。

固定资产　2023年，固定资产总值1085万元。

中医药服务　2023年，依托中西医协同“旗舰”基层医疗卫生机构建设，推动中西医融合发展。依托“张英羽名老中医工作室”和2个青岛市基层特色专科专技门诊——颈肩腰腿痛、中医脾胃病门诊，推广易学易用中医适宜技术，规范中成药的合理应用；在院内开展“西学中”“中用西”中西医互学互动,同时选派2名西医临床医师参加青岛市“西学中”技能提升班,形成临床医师中西医互用的思维模式。开展中西医协同查房,根据住院病人病情给予中西医联合治疗。开展中西医协同健康教育。开展清澈崂山行动,为辖区内8所学校4451名小学生开展耳穴压豆治疗和预防近视工作,累计服务8671人次。开展更年期女性的中医药干预治疗,通过中药、针灸、拔罐、刮痧等治疗方法累计给予辖区45～60岁妇女早期干预治疗954人次。

公共卫生服务　2023年,开展“三高一慢”健康管理。全年“三高”患者纳入管理7227人,规范管理1624人,评估6580人,复诊53082人次,向上协诊1083人次,向下协诊1032人次。眼底检查14417人,神经系统检查2167人,肾脏检查(尿微量白蛋白/尿肌酐)5584人,慢阻肺问卷23009份,肺功能检查4193人。深化医防融合,开展健康行为积分活动,全街道参与健康行为积分33308人,完成积分兑换87人。全街道更新宣传栏内容228期;组织开展卫生日宣传活动9次;举办健康知识讲座232次,举行健康教育大讲堂17场,将健康防病知识、应急救护知识、中医药科普知识送进社区、送进机关、送进校园;发放宣传材料14类47500万份;播放健康教育音像资料8种。

妇幼健康服务　2023年,建立预防接种登记460人,接种疫苗21000剂次,其中一类疫苗11000剂次,二类疫苗10000剂次,1～7岁儿童全程接种率达到96.4%。全年0～3岁儿童查体2300人次,幼儿园体检3539人,建立儿童保健手册410人,儿童保健管理率96%。2023年活产数297人,早孕建册269人,产后访视289,新生儿访视293人,早孕建册率和产后访视率均达到90%。产筛采血186人,耳聋基因采血331人,高危孕产妇管理309人。

家庭医生签约服务　2023年,推进家庭医生服务“六个拓展”“三个延伸”。结合送家庭医生服务“四进”活动,拓宽家庭医生服务范围。与崂山区丽莎老年公寓、青岛市公安局海岸警察支队沙子口派出所、沙子口姜哥庄小学签订功能社区服务协议。开展家庭医生团队入户大走访,走访21475户,发放宣传资料21475份,张贴团队信息公示牌500余份,为63447人次提供履约服务。

失能失智老人健康管理　2023年,管理失智老人162人,入户送医送药428人次,留置胃管4人次,留置尿管31人次,家护占用床位总天数3003天。

服务能力建设　2023年,建立6个“名医基层工作站”。借助医联体开设皮肤外科门诊及心脏彩超辅助检查项目,已完成门诊手术62人次。与青岛市中心医院探讨落实“科室包干”业务合作项目,查房带教38次,培训人员300余人次。

卫生改革　2023年,与青岛大学附属医院开展紧密型城市医疗集团建设,建设共管病房,开通预约转诊绿色通道。青岛大学附属医院定期派专家到院内进行会诊、查房、带教培训等。

科研工作与继续教育　2023年,成功申报并完成青岛市政策类“医疗质量管理工具在崂山区中老年健康关爱查体项目中的应用”“失能患者居家护理服务模式的实践与效果评价”课题。申报山东省基层科研课题“药学服务在家庭医生签约中的实践与探索”“居家护理在基层医养结合中的作用分析”分别获一、二等奖。

精神文明建设　2023年,与区妇幼保健中心到结对联系社区——彭家庄社区开展“双报到”活动,进行义诊、健康咨询、家医签约服务、妇幼保健、婚育咨询等服务11次。开展“两心四有”活动,组建“崂好医”党员志愿服务队,为有需求的患者提供服务。中心党支部获2022年度机关工委“四星级党支部”。在门诊楼卫生间配备洗手液、卫生纸等服务设施,建设中心供氧系统,完成“一站式服务”体检中心改造,推行“一站式、床旁”入院办理流程,依据《青岛市崂山区建设一体化社区卫生室实施方案》完成西麦窑社区卫生室、戴家埠社区卫生室的选址新建和姜哥庄社区卫生室、彭家庄社区卫生室、北姜社区卫生室、大石社区卫生室、段家埠社区卫生室、南龙口社区卫生室、前登瀛社区卫生室的修缮。举办“医院开放日”,集中征求意见和建议。先后联合医联体医院共同开展义诊活动10次,发放宣传材料1000余份,义诊1000余人。推进开展“两院一体”建设,与丽莎养老院签订“两院一体”建设协议,解决养老机构内老人看病就医不便利问题。组织开展“慈善一日捐”活动,捐款5200元。

技能比武获奖情况　2023年,获崂山区中西医结合急危重症救治技能竞赛团体一等奖、全市中西医结合急危重症救治技能竞赛三等奖、全市中西医结合急危重症救治技能竞赛优秀组织。

大事记

2月23日,联合青岛市第八人民医院在彭家庄社区共同举办“党建引领聚合力 服务百姓健康行”大型义诊活动。

2月23日，启动崂山区全民健康教育大讲堂活动。

5月19日，联合青大附院崂山院区开展大型家庭医生签约集中宣传义诊。

6月13日，顺利通过国家优质服务基层行推荐标准评审。

9月11日，与沙子口街道启动2023年家庭医生团队入户大走访及健康宣教行动。

10月31日，迎接国家住院医师规范化培训基地检查。

荣誉称号　2023年，获青岛市文明单位、2023年度“崂山区优秀护理团队”、区级老年友善医疗机构、崂山区2023年度新时代文明实践系列评选最佳志愿服务组织称号。

党支部书记、院长：袁立久

副　院　长：梁泽光、杨宏强、孙彩霞

办公电话：88811647

传真号码：88810670

邮政编码：266102

地　　址：青岛市崂山区崂山路179号

（撰稿人：梅　君）

青岛市崂山区王哥庄街道社区卫生服务中心

概况　王哥庄街道社区卫生服务中心前身为王哥庄中心卫生院，成立于1958年，位于崂山区王哥庄街道王哥庄社区19号，占地面积9728.2平方米，建筑面积5386.47平方米。2023年，有工作人员113人，其中，卫生专业技术人员87人，有高级职称者14人，中级职称者43人，主要承担辖区34个社区4.9万人口基本医疗、公共卫生、一体化卫生室管理和院前急救等职能。中心编制床位30张，开设全科门诊、综合病房、妇产科、中医科(理疗)、口腔科、五官科、检验科、放射科、防保科、一体化管理办公室、120急救站等20个科室。

业务工作　2023年，门诊量153173人次，120急救分中心接诊1496次。

业务收入　2023年，业务收入2130.93万元。

固定资产　2023年，固定资产总值1136.14万元。

服务能力建设　2023年，拓展医联体合作，与青岛市市立医院、青岛市第三人民医院新签订医联体协议，邀请青岛大学附属医院、市第八人民医院等医联体医院，开展义诊及健康教育8次，惠及群众1000余人。结合“四送四进四提升”行动，组织开展家庭医生大走访9000余户，家庭医生团队走村入户为行动不便的患者提供个性化服务，帮助居家失能老人换尿管、胃管，将党和政府的温暖送到老百姓身边。翻建卫生院20世纪70年代建成的危旧宿舍，建设5套卫生人才公寓，为名医下乡、卫生支农专家提供生活便利。

公共卫生服务　2023年，累计建立居民个人基本信息档案44201人，建档率为93.26%。居民规范化电子健康档案覆盖人数42172人，居民规范化电子健康档案覆盖率88.98%。档案中有动态记录的档案份数31627份，健康档案使用率71.56%。开展健康教育大讲堂6场，健康教育讲座12场，公众咨询活动9次。在全街道播放10种音像资料共约50400小时，自制12种健康宣传材料发放约24600份。完成社区中老年人体检16222人(其中50～59岁5712人，60～64岁3165人，65岁以上7345人)。完成全街道34个社区家庭医生签约35210人，其中重点人群签约21844人，全人群签约率74.28%，重点人群签约率88.85%，老年人签约9189人，老年人签约率82.75%，个性服务包签约161人，低保及计划生育特殊家庭人员达到100%签约；完成适龄女生免费HPV接种1003剂次，老年人23价肺炎疫苗免费接种407人次；为296对备孕夫妻进行孕前优生体检。

“三高一慢”　2023年，开展高血压、糖尿病、高血脂、慢阻肺“三高一慢”易患人群筛查，建立“三高一慢”“六病”的预防、治疗、康复闭环管理路径。累计开展“三高”患者一体化管理6805人，评估6366人次；高血压易患人群筛查7296人次；糖尿病易患人群空腹血糖筛查6123人次；开展40岁以上人群慢阻肺问卷筛查11302人次，肺功能检测2128人次；糖尿病并发症筛查2026人次；“清澈崂山”人工智能眼底筛查15979人次。

中医特色　2023年，制订《王哥庄街道中医药防治小学生近视活动实施方案》，3月6日全面启动中医药预防小学生近视活动。走进校园科普中医药知识，开展校园耳穴压豆中医适宜技术有效预防小学生近视。完成中医药进校园知识讲座2场，为5所学校1915名小学生开展2次耳穴压豆，发放“中医药伴我行”小书袋1915个，参与率达到97.4%。继续推动“崂山点穴”中医传统治疗技术，“崂山点穴”传承试点被纳入青岛市中医药强市揭榜挂帅项目，承办市级崂山点穴继续教育培训；推广中医适宜技术，加大对卫生室中医药服务帮扶指导；开展中医文化角建设，组织中医适宜技术培训50余人次。姜家社区卫生室被评为省级中医特色卫生室,晓望社区卫生室通过省级中医健康文化知识角考核验收。

创新项目　2023年,顺利通过胸痛救治单元认证,新开设普外科专家门诊;聘请市级心理专家定期坐诊,多措并举提升社区心理服务能力。新开设护理咨询门诊、PICC管路换药等创新护理服务,为200余名社区居民提供个性化护理服务。

科研工作与继续教育　2023年,"崂山点穴"传承试点被纳入青岛市中医药强市揭榜挂帅项目,承办市级崂山点穴继续教育培训。"崂山点穴技术在基层医疗机构的传承与发展"课题被评为山东省基层卫生协会科技创新项目三等奖。

精神文明建设　2023年,开展医药领域腐败问题集中整治专项行动,加强处方点评和合理用药等日常医疗行为监管,设置就诊意见箱,公开举报电话;强化医务人员廉洁从业九项准则,落实廉政谈话制度。党建与业务工作融合,开展"医院开放日"暨"居民体验日"活动,采取开通院长热线、公布群众就医"吐槽"二维码等方式查找不足和薄弱环节。

大事记

3月29日,崂山区政府实事——孕前优生检查新增9种单基因疾病携带筛查项目启动。

4月28日,"崂山点穴"传承项目列入青岛市中医药强市建设"揭榜挂帅"项目。

5月25日,启动中医体验进社区,开展"艾灸服务"惠民项目。

5月30日,青岛市第八人民医院魏涛院长带领专家团队到中心就深化合作进行调研。

9月11日,姜家社区卫生室被评为省级中医特色卫生室。

9月12日,市卫生健康委党组书记柳忠旭到中心开展崂山区公立医院改革与高质量发展调研。

9月16日,于秉伦名老中医工作室评为崂山区名老中医工作室。

9月16日,王哥庄街道卫生人才公寓启用。

11月30日,王哥庄街道晓望社区卫生室被评选为省级中医健康文化知识角。

荣誉称号　2023年,"崂山点穴技术在基层医疗机构的传承与发展"课题被评为山东省基层卫生协会科技创新项目三等奖。获青岛市院前急救先进单位称号。于秉伦名老中医工作室被评为崂山区名老中医工作室。姜家社区卫生室被评为省级中医特色卫生室。姜家卫生室江子磊、黄山口卫生室李国宇、浦里卫生室刘春雷获评2023年度"崂山好乡医"。江家土寨社区卫生室"陈珍燕"被评为2023年度青岛好医生,是全市50名受表彰医生中唯一的一名卫生室乡医。

党支部书记、院长:崔成磊
副　主　任:李　珍、董　航
办公电话:87841215
传真号码:87841215
邮政编码:266105
地　　址:青岛市崂山区王哥庄街道王哥庄社区
(撰稿人:张香凝)

青岛市崂山区北宅街道社区卫生服务中心

概况　2023年,北宅街道社区卫生服务中心建筑面积7700余平方米,有职工86人。其中,具有研究生学历者4人、具有本科学历者57人;高级职称者13人、中级职称者40人。承担北宅街道36个社区的基本医疗、基本公共卫生、院前急救等职能。设全科门诊、综合病房、中医科、妇科、口腔科、透析中心(肾内科)、中药药事服务中心等19个业务科室,配有40排螺旋CT、动态平板数字胃肠机、彩色多普勒超声机、全自动生化分析仪等大型医疗设备,科室齐全,设备先进。

业务收入　2023年,业务收入4125.45万元。

基本公共卫生服务　2023年,居民规范化电子健康档案覆盖24922人,规范化电子健康档案覆盖率85.65%,高血压患者健康管理服务3955人,规范管理服务率70.1%,管理人群血压控制率54.2%;2型糖尿病患者健康管理服务2311人,规范管理服务率70.05%,血糖控制率41.07%。严重精神障碍患者管理263人,规范管理率99.24%,规律服药率98.7%,面访率99.24%,体检率99.24%。长效针剂4人注射。完成糖尿病易患人群筛查2027人,糖尿病患者筛查2294人,高血压患者筛查1459人,慢阻肺患者筛查7436人,快速肺功能检查1268人。眼底筛查5416人。管理"三高"患者2863人,形成成熟的一体化"三高一慢"工作规范、工作标准、工作流程和工作路径。白内障患者复明工程审核16例。

家庭医生签约　2023年,辖区签约17452人,全人群签约率59.97%;重点人群签约19857人,重点人群签约率 88.42%。家庭医生签约服务向功能社区延伸,签约 5 家功能社区,开展各类义诊、宣传服务场次 10 余场。

儿童保健工作　2023 年,完成 767 名幼儿园查体工作、小学生耳穴压豆 12711 次;完成 2023 年儿童及成人流感疫苗接种工作;完成 0～3 岁儿童基本公卫查体录入档案 910 人次,开展辖区内 0～6 岁儿童孤独症筛查干预项目,筛查儿童 1137 人次。完成 5186 剂次疫苗接种,其中,一类疫苗 4337 剂次,二类疫苗 849 剂次;新冠疫苗 52 剂次;老年人 23 价肺炎疫苗接种 209 剂次;流感疫苗 1001 剂次。完成辖区内 10 所幼儿园、2 所小学、2 所中学的入学入托查验补种工作;1～7 岁儿童免疫规划全程接种率 97%以上。

孕产妇保健工作　2023 年,收集报销材料孕产妇住院分娩补助 147 份,新生儿听力及疾病筛查 137 份,产筛 38 份,无创 DNA 11 份,羊水穿刺 4 份,发放金额 130742 元。开具无创 DNA 及羊水穿刺的直免卡 19 人次。免费为辖区孕产妇建立母子健康手册 121 份,中晚孕随访 433 人次,产后访视 100 人次,新生儿访视 101 人次,进行产前筛查 88 例,高危孕产妇随访 102 人次,耳聋基因筛查 126 例,子痫前期筛查和静脉血栓筛查 95 例。

各项体检工作　2023 年,开展预防性健康体检 2300 人。完成辖区内 2022 年度中小学生查体补检 2044 人,完成 2023 年度中小学查体 2000 余人;开展中老年健康体检 6349 人。

健康教育　2023 年,结合"健康教育六进""四送四进四提升""家庭医生健康大走访"和基本公共卫生服务项目等活动,积极开展健康教育讲座、咨询和义诊等,先后走进学校、社区、企业开展健康教育活动 20 余次。

基本医疗　2023 年,开展医护三基培训 12 次,技能培训、考核 4 次,包括全科医生(包括站室)内科大查体、外科清创缝合技能培训加考核,护理导尿术、胃管留置术、静脉留置针输液、微量泵、输液泵使用培训考核。通过市临检中心开展的室间质量评价,常规化学、尿液化学、血液细胞计数纳入市医疗机构临床检验结果互认临床检验"一单通";通过青岛市病原微生物实验室生物安全管理全员培训。

继续教育及科研课题　2023 年,完成山东省基层卫生科技创新计划项目 3 项;成功举办 2023 年青岛市医学会继续教育培训项目全科医生服务技能提升培训班,并成功申报 2024 年青岛市继续教育培训项目中医适宜技术在社区慢病管理应用能力提升班。承办由青岛市中医药学会基层中医药专业委员会协办的青岛市继续医学教育项目崂山点穴疗法培训班。开展业务培训 12 次,开展 4 次技能比武活动。承办山东省基层卫生协会家医分会、中国家庭医生论坛的学术会议。

中医药服务　2023 年,启用青岛市首个政府办智慧化共享中药房。总面积约 1000 平方米,可同时存储近 500 种常用中药饮片,配置多台全自动煎药机,为崂山区 4 家基层公立医疗机构提供智慧化中药服务。打造集中医医疗、教学、"互联网+"、中医健康文化为一体的"中医药文化研学基地"和"智慧中药房建设",获批青岛市中医药强市建设"揭榜挂帅"项目,助力中医药文化在基层传承与发展。成功创建崂山区中医药特色街道。开展送中医药特色疗法"四进"活动(即中医药特色疗法"送健康进机关、送知识进学校、送文化进社区、送技术进乡村")20 场。为 1321 名小学生开展视力健康中医药干预活动,提高眼健康水平。

技能比武　2023 年,获 2023 年山东省家庭医生签约服务高质量发展优秀案例二等奖 2 个、三等奖 1 个。获得第一届"崂山领军人才"称号,2023 年度"青岛好护士"称号,崂山区 2023 年度新时代文明实践系列评选先进典型通报表扬,青岛市地方病防治技能竞赛团体一等奖、个人三等奖,2023 年全市医养结合技能竞赛全科医学专业个人三等奖,青岛市疾控机构与医疗机构医防融合创新竞赛团体三等奖,青岛市重大传染病现场流行病学调查处置技能竞赛团体三等奖、个人三等奖。

信息宣传　2023 年,拍摄健康北宅宣传视频,与青岛广播电台《健康新主张》节目合作播出 12 期健康教育节目,在《人民日报》等各级媒体发表文章 19 篇,在微信公众号平台发表文章 150 余篇。

精神文明建设　2023 年,全方位开展"6S"管理工作,精心打造"6S"(整理、整顿、清洁、规范、素养、安全)管理新模式。不断优化工作流程,先后打造精品亮点科室 6 个,持续提升医疗服务质量。建立健全管理制度,制定《"6S"精益管理评价标准》,设立"6S"管理优胜科室,健全医护人员文明礼仪,出台医护人员禁言禁语 20 条、出院回访关爱等制度,推出家庭医生签约病人预约诊疗、无假日门诊和延时服务、为行动不便等有需求的出(入)院患者提供免费接送服务等 10 余项惠民服务措施。开展"红马甲"医疗志愿服务活动,累计服务时间200余小时。组织学习“八抓二十项”创新举措,落实晨会制度,组织开展安全生产“开工第一课”活动,开展全员安全生产知识培训2次,定期开展安全生产隐患排查整治。组织开展消防安全演练1次,防汛应急演练1次,电梯困人应急演练1次。组织开展全国文明典范城市的创建和新时代文明实践服务活动,组织开展无偿献血和“慈善一日捐”等活动。利用春节、元宵节、清明节等传统节日,开展“我们的节日”主题活动。

大事记

1月17日,北宅街道社区卫生服务中心首次为患者提供中药颗粒剂。

2月10日,北宅街道社区卫生服务中心承办的山东省基层卫生协会家庭医生分会成立大会暨首届学术会议在北宅街道举行。

3月23日,中国农村卫生协会会长郝风莲一行到北宅街道社区卫生服务中心调研。

3月25日,山东省卫生健康委主任马立新一行到北宅街道社区卫生服务中心调研。

4月25日,北宅街道社区卫生服务中心在全市宣传工作会议上作典型发言。

7月27日,国家基层卫生协会会长陈博文一行到北宅街道社区卫生服务中心调研。

8月31日,举行崂山区中药药事服务中心揭牌仪式暨第九届崂山区中医药文化节活动。

11月16日,青岛大学附属医院建院125周年义诊在北宅街道社区卫生服务中心举行。

12月18日,青岛市政府副市长赵燕一行到北宅街道社区卫生服务中心调研。

荣誉称号 2023年,获山东省卫生先进单位,青岛市健康促进医院,市级老年友善医疗机构,社区医院,胸痛救治单元和青岛市“真情协商·和谐共赢”星级单位等称号。

党支部书记、主任:刘 军
副 主 任:于 涛、李蓓蓓
办公电话:87851081
传真号码:87851081
邮政编码:266104
地 址:青岛市崂山区北宅街道周哥庄社区
(撰稿人:张 丽)

城 阳 区

青岛市城阳区卫生健康局

概况 2023年,城阳区卫生健康局设单位24处。其中,处级单位6处,分别是城阳区人民医院、青岛市红岛人民医院(红岛人民医院由青岛市中医医院托管,保留名称)、城阳区第二人民医院(其中区第二人民医院由青岛市妇女儿童医院托管,保留名称)、区卫生健康事业服务中心、区疾病预防控制中心、区卫生健康综合监督执法大队;科级单位18处,分别是城阳区第三人民医院、城阳区妇幼保健计划生育服务中心、8处街道卫生院(社区卫生服务中心)、8处街道卫生健康工作站。城阳区卫生健康系统实有在编职工2438人,其中,公立医院备案制651人,中共党员775人,占31.79%。全系统专业技术人员2250人,其中,有高级职称者253人,中级职称者1091人,初级职称者906人,分别占系统在编职工的10.38%、44.75%、37.16%。

医政管理 2023年,全区有社会办医疗机构737家。其中,三级医院1家,二级医院17家,一级医院10家,社区卫生服务机构16家,门诊部73家,诊所389家,卫生室206家,医务室16家,医学检验中心5家,康复中心2家,护理院1家,血透中心1家,新增社会办医疗机构88家,注销社会办医疗机构65家。制发《城阳区医疗卫生服务体系建设的方案》,推进公立医院高质量发展,入选整合型医疗卫生服务体系建设示范项目试点。继续实行药品零差率销售,减免3585万元。统筹区域医疗卫生资源,开设全专科专病门诊140个、接诊量2929人次、门诊带教134人次、组织疑难重症会诊和病例讨论128次、开展新技术新项目39项(服务病例131例)、制定疾病诊疗指南18项(培训198人)、上转病人319例、下转病人165例、开展业务培训讲座44次(服务人数232人次)、技术培训33次(服务人数218人次)、乡医培训39次(服务人数180人次)。

妇幼健康服务　2023年,强化出生缺陷综合防治三级预防,院内监测出生缺陷率8.32‰,其中,活产缺陷率7.32‰,无神经管缺陷产儿出生,无其他严重致残缺陷活产儿出生。为2515人发放叶酸,完成孕前优生健康检查3958人,筛查高风险病例434例。完成产前筛查9140例、免费基因检测1348例、产前诊断311例。辖区助产机构分娩新生儿遗传代谢病筛查7270例,筛查率99.9%;新生儿听力筛查7271例,筛查率99.9%;新生儿先心病筛查7273人,筛查率99.9%。

综合改革　2023年,为8家政府办街道卫生院(社区卫生服务中心)和206处社区(村)集体卫生室实施基本药物制度进行资金补助。国家基本药物制度补助项目中央转移支付预算408.96万元。其中293万元用于发放街道卫生院、社区卫生服务中心绩效工资,115.96万元用于发放社区(村)集体卫生室工作人员工资。

"三高共管"慢病综合管理　2023年,新增投入资金270万元,为8处街道卫生院、社区卫生服务中心,206处社区集体卫生室配备六病筛查设备,在全市率先建立三级协同健康教育网络。完成"三高"高危人群并发症筛查和慢阻肺高危人群肺功能检查工作,其中六病筛查3.85万人、"三高"易患人群普查12万余人、慢阻肺项目问卷初筛40万人、肺功能检测4.8万人。全区分层分级评估6.26万人,累计完成规范复诊检查项目59.21万项,复诊62.6万人次,三级协诊3.02万人。

基本公共卫生服务　2023年,居民规范化电子健康档案覆盖率64.75%,健康档案动态使用率67.17%。发放健康教育印刷资料39种,发放资料929621份;播放音像资料32008小时;举办健康知识讲座1488期,公众咨询活动191期,设置宣传栏279个。早孕建册率95.67%,产后访视率95.60%。新生儿访视率97.02%,0～6岁儿童健康管理率98.61%,0～6岁儿童眼保健和视力检查覆盖率98.57%。预防接种建证率100%。常住人口家庭医生签约率58.03%,0～6岁儿童签约率80.48%,65岁及以上老年人签约率78.88%,孕产妇签约率89.21%,高血压患者签约率85.9%,糖尿病患者签约率82.36%。

疾病预防控制　2023年,整合区疾病预防控制中心、区卫生健康综合监督执法大队,重新组建区疾病预防控制中心。区疾控中心成为"山东省三级疾病预防控制中心改革试点"县级试点单位。稳步推进区疾控中心标准化建设,全面推动人员编制核增补齐,空编率4.46%。抓好人才建设,专技岗位占比85.1%。加快基础设施建设,人均建筑面积达到176平方米。提升检验能力,A、B类实验室设备配备到位率均100%。平稳有序推进新冠"乙类乙管",常态化开展新冠防控演练,稳妥处置新冠感染1400余例。提升监测预警能力,及时率、活跃率分别达到100%。加强人畜共患病防控,与区(市)动物疾控中心签订联防联控协议。强化常见传染病防控,审核报告各类传染病5600余例,处置预警信息280余起。

2023年,以全省第一名的成绩通过国家慢性病综合防控示范区复审。制发《城阳区国家慢性病综合防控示范区建设工作方案》,新建健康一条街1条、健康场所10个,成立慢性病健康自我管理小组103个。印发《城阳区2023年度城市癌症早诊早治项目实施方案》,完成社区筛查4000人,临床筛查807人次。印发"三减控三高"宣传折页,累计开展"三减控三高"核心知识现场宣传活动7次,率先在全市开展家庭健康指导员巡回培训班,累计开展"三减三健"暨健康生活方式培训班9场,培训400余人。

2023年,青岛市预防接种示范教学基地挂牌落户城阳区,全面推进智慧化预防接种服务。全区1～7岁儿童国家免疫规划疫苗全程接种率为98.81%。做好新冠疫苗接种、老年人新冠个案随访管理工作,建档率、随访信息完整率位居全市第二。城阳区被选为青岛市预防接种"8S"管理试点区(市)之一,预防接种单位"8S"管理工作有序开展。举办第九届"健康杯"免疫预防技能竞赛。做好、做实市办实事启动之年工作,为全区5026名适龄女生接种HPV疫苗。

2023年,印发《2023年度城阳区地方病防治项目实施方案》《2023年度城阳区地方性饮水型氟中毒防治项目实施方案》,开展8个街道碘缺乏及31个原除氟改水的病区村饮水型氟中毒监测。加强科普宣传,"4·26全国疟疾日"发放宣传材料1330余份,接受群众咨询120余人次;"5·15全国防治碘缺乏病日"发放宣传材料2800余份,接受群众咨询500余人次。

2023年,会同区委政法委、区委宣传部等8个部门印发《关于进一步加强全区严重精神障碍患者管理治疗服务工作的通知》,报告患病率达到5.07‰,完成市考核目标。继续落实严重精神障碍患者免费救治救助政策,累计救助800余人次,救助资金310余万元。会同区委政法委、城阳公安分局、区财政局、区医保局印发《城阳区社区严重精神障碍患者应用第二代长效针剂治疗管理工作方案》。细化制定"五个一"系列政策文件,建立社区心理服务"1名专员+1名兼职心理咨询师"机制,开展心理科普宣传活动2000余场,发放各类心理健康宣传材料12万余份,惠及10万余人。实现区、街道、社区三级263处社会心理服务中心全覆盖,14家医疗机构心理咨询门诊、85所中小学校心理辅导室设置率均达100%。完善全区社会心理服务智慧云平台,入驻心理咨询师54人,注册用户1.6万余人,免费测评2.2万余人次。推出3条24小时免费心理援助热线、累计接听4.6万余人次。承办心理学创新研究与服务国家发展高峰论坛和第三届中国心理咨询师职业发展大会。发布实施全国首个社会心理服务体系省级地方标准。全区10个心理服务案例入选全国、全市优秀案例(国家级2个、市级8个)。

中医药管理　2023年,城阳区民营二级中医医院3家(城阳古镇正骨医院、青岛新万增中医医院、青岛沪康中医医院),一级中医医院3家[青岛益民昌盛中医医院、青岛广济天元中医医院、盛壹中医医院(青岛)有限公司盛壹中医医院]。基层医疗机构中医科室18家,其中,公办基层医疗机构8家(城阳街道社区卫生服务中心、流亭街道卫生院、夏庄街道社区卫生服务中心、惜福镇街道卫生院、棘洪滩街道卫生院、上马街道社区卫生服务中心、红岛街道卫生院、河套街道卫生院),民营基层医疗机构10家(城阳街道正阳路社区卫生服务中心、城阳街道兴阳路社区卫生服务中心、城阳街道荟城路社区卫生服务中心、夏庄街道丹山社区卫生服务中心、夏庄街道夏塔路社区卫生服务中心、夏庄街道三台社区卫生服务中心、流亭街道南城阳空港社区卫生服务中心、流亭街道双元路社区卫生服务中心、高新区社区卫生服务中心、高新区宝源路社区卫生服务中心)。7月城阳区人民政府办公室印发《关于推进城阳区中医药振兴发展的意见》,涉及完善中医药医疗服务体系、弘扬中医药文化、推广中医药适宜技术、加强中医药人才培养、发展中药产业等5个方面。

2023年,城阳区3家医疗机构获评市级中医药类专科联盟建设成员单位。城阳区人民医院获评肺病、治未病、中西医结合肿瘤科专科成员单位,红岛人民医院获评治未病、中西医结合肿瘤科专科、护理学专科成员单位,城阳古镇正骨医院获评护理学专科成员单位。省级中医药临床重点专科1个(骨伤科,城阳古镇正骨医院)。齐鲁中医药优势专科集群建设单位2家(城阳区人民医院、城阳古镇正骨医院)。市级中西协同"旗舰"基层医疗机构1家(流亭街道卫生院)。城阳区有省、市级基层名中医9名,其中省级基层名中医6名(牟孝启、曲维信、李延利、王仕鑫、李述武、万瑞刚),市级基层名中医3名(贾松安、周正美、魏文鹏)。8月,城阳区卫生健康局与青岛市中医医院(市海慈医院)签订协议,由青岛市中医医院托管红岛人民医院,作为青岛市海慈中医医疗集团北院区。同年9月1日,北院区全面开诊,增设康复医学等17个诊疗科目,开设呼吸与危重症科、针推康复科等20个临床科室。选派国家级重点学科呼吸科、心脏中心、针推康复科等20余名知名专家担任学科负责人兼首席专家,常态化到北院区坐诊。9月至11月,北院区门、急诊量同比增长43.15%,出院量同比增长547.71%。

2023年,开展《全国中小学中医药文化知识读本》(以下简称读本)进课堂,面向城阳区局属学校六、七年级学生开展试点教学,同步开展进课堂师资培训,读本进课堂覆盖学生21233人。开展中医药文化进校园特色学校创建(以下简称特色学校),创建15家特色学校,成立中医药社团33个,开展中医药社团活动101次,中医药文化科普主题活动83场,31998名学生参加活动。开展"艾乐社区"创建,城阳区建成"艾乐社区"示范社区10家,1271人加入艾灸志愿者队伍,3647人参加艾灸养生保健活动。推广"八段锦"全民习练,联合城阳区体育发展中心开展"八段锦"师资培训,8个街道办事处,卫生、教育系统均已开展"八段锦"培训及推广习练,设立"八段锦"线下习练点345处,41.7万人参与习练。开展线上线下立体科普,开设"名医在线"中医科普视频号,录制发布中医养生保健科普视频22期。利用网站、官方微信公众号等新媒体渠道,发布推广中医药健康养生保健文章、资讯50篇。开展中医药文化"五进"活动,向公众普及中医药文化和健康科普知识,开展中医药科普(养生)大讲堂活动,举办中医药科普(养生)讲座346场次,8717人参加活动。

卫生综合监督　2023年,严格落实行政执法"三项制度",对320起案件实施重大行政执法决定法制审核。邀请特邀行政执法监督员开展“随队监督执法”4次,推荐行政执法监督企业直报点2家,让涉企行政执法更规范。举办第九届“健康杯”卫生健康综合监督执法技能竞赛和案卷评查活动,评出岗位技术标兵2名、岗位技术能手10名。制定《关于优化营商环境实施包容审慎监管的通知》,规范行政执法自由裁量权,细化轻微违法行为不予处罚、减免加处罚款、延期(分期)缴纳罚款等特殊程序。共对31家业户落实首违或轻违“不予处罚”,其中“某口腔诊所未执行国家有关规范、标准和规定案”入选全市首批柔性执法典型案例。针对非法行医等严重违法行为查办重大、典型案件,违法行为查处率达到100%,移交法院强制执行案件13起,案件办结率达到100%。

2023年,开展“蓝盾行动”专项检查,先后完成“病历书写与管理、医疗美容、游泳场所卫生安全、职业健康权益保护”等12项省、市“蓝盾行动”,以及大型公立医疗机构、医养结合医疗机构等12项专项整治。联合相关部门开展医疗卫生、传染病防控、生活饮用水、公共场所、职业卫生、学校卫生、集中消毒餐饮具等行业监督执法,严厉打击损害公众健康权益的违法行为,开展监督检查5000余户次,各专业监督覆盖率达到100%。完成国家、省级“双随机、一公开”抽查任务,完成320余家随机抽查任务。开展监督检测工作,抽检各类样品400余批次。落实医疗机构信用监管,推进青岛市卫生健康信用服务平台应用,培训医疗机构信用管理人员900余名,审核良好信用信息101条、不良执业记分258分。承担全市中医医疗机构“信用+量化分级”监督管理试点工作,在餐饮具消毒单位、消毒产品生产企业、口腔医疗机构、医疗美容机构、公共场所等重点行业实行卫生监督量化分级管理,科学确定监督频次,1700余家被监督单位纳入量化分级监管,现场检查次数比往年减少1000余次。其中,3家住宿单位、4家中医机构以及2家医疗美容机构通过全市A级单位评审。

2023年,城阳区成为全市唯一入选山东省中小微企业职业健康帮扶试点区的区(市),帮助174家企业实现职业健康管理水平提升。区卫生健康局配备18名有职业卫生监管经验的人员作为帮扶责任人,与158家企业共同制订“一企一策”帮扶提升计划,提出8大类、756项个性化帮扶措施。辅导40家小微企业进行职业病危害项目申报,为55家企业免费提供职业病危害因素检测,为629名职工提供免费职业健康检查,为14家超标企业提供专家现场指导和个性化治理方案。针对区域职业病危害特点设计课程,提供线下、线上两种培训方式供企业选择。举办8期职业健康“惠企大讲堂”,培训3582人次9136.4学时,纳入帮扶企业三类人员职业健康培训率达到100%。承接职业病防治信息系统分类分级模块升级改造任务,按照国家《关于开展职业卫生分类监督执法试点工作的通知》要求重新评估职业病危害综合风险,对1259家企业按照新标准实施分类分级,评出甲类企业(低危企业)522家、乙类企业(中危企业)498家、丙类(高危企业)企业239家。

人口与计划生育 2023年,做好生育咨询指导工作,落实生育登记、异地通办等便民政策,定期进行人口监测数据分析和评估。全区户籍人口出生5109人,同比减少864人,出生人口下降14.4%,出生人口同比降幅低于全市平均水平,出生人口性别比为106。完善计划生育特殊家庭帮扶救助体系,募集人口关爱基金101万元,为计划生育特殊家庭购买住院护理险59.49万元,发放关爱基金、公益金、助学金73.125万元。实现计划生育特殊家庭“三项制度”全覆盖和全区各级计生协换届率100%。成立区级家庭健康专家宣讲团,在全市率先举办家庭健康指导员培训班,培训学员452名。获评“山东省计生协系统先进集体”荣誉称号,获批中国计生协“暖心家园”项目点1个、“青春健康高校”项目点2个。印发《关于促进3岁以下婴幼儿照护服务发展的实施意见》《城阳区婴幼儿照护服务扶持政策实施细则》,在全市率先推出建设补助、幼儿园在托生均经费补助等多项扶持政策。制定出台幼儿园托班开设工作、普惠托育服务机构认定、公办和普惠性民办托育机构托育服务收费等规范性文件。深化“关注生命之初1000天”家庭抚育项目,7个街道为婴幼儿家庭购买专业照护指导服务;打造社区“公建民营”普惠托育点,新建托育点11家、“婴幼儿照护驿站”20余家;推进“托幼一体化”服务,62个幼儿园增设托班;在全市率先建立机关托育点和区级医疗机构托育点,解决职工“带娃难”问题。2023年获评“山东省婴幼儿照护示范区”荣誉称号。全区有托育服务机构108家,托位数4225个,千人口托位数达3.63个。发放农村部分计划生育家庭扶助金7165万元、特别扶助金1618万元、无用人单位及企业退休独生子女父母年老奖励扶助金102万元、住院分娩补助278万元。计划生育特殊家庭涉及医疗报销、养老医疗保险补助等各项扶助保障政策得到全面落实。

爱国卫生　2023年,在全国第35个爱国卫生月,制发爱国卫生月活动通知,组织各街道、各单位开展爱国卫生月宣传和环境卫生整治行动。各街道持续加大卫生整治力度,累计出动人员3000余人次,出动车辆400余台次,清理卫生死角500余处,清理生活垃圾、废弃旧物、水沟垃圾、枯叶杂草等200余吨。落实国家《病媒生物预防控制管理规定》和《青岛市病媒生物防制管理办法》,进一步完善病媒生物防制制度,健全工作网络,落实工作责任,开展以环境整治为主,药物消杀为辅的病媒生物综合防制。落实《青岛市控制吸烟条例》,加大控烟宣传力度,开展"无烟环境"创建活动,健全规章制度,落实控烟措施。"第36个世界无烟日"集中宣传服务活动在城阳区红岛街道宿流社区举行。举办《青岛市控制吸烟条例》实施10周年集中宣传活动。新申请创建省级卫生单位41家。全区230个农村社区全部完成省级卫生村创建,创建比例达100%,国家卫生镇创建比例达75%,在全市乃至全省名列前茅。

大事记

1月11日,城阳区卫生健康局被山东省卫生健康委员会评为"全省医疗卫生机构和非医疗机构放射卫生专项行动先进单位"。

1月18日,山东省人力资源和社会保障厅、山东省卫生健康委员会、山东省计划生育协会印发《关于表彰山东省卫生健康工作(计生协系统)先进集体和先进个人的通报》(鲁人社办发〔2023〕1号),城阳区计划生育协会获省计生协系统先进集体称号。

2月26日,城阳街道社区卫生服务中心举行新址启用仪式。

3月3日,北京大学人民医院青岛医院二期工程开工建设。

4月7日,青岛市首家市级预防接种示范教学基地在城阳街道社区卫生服务中心预防接种门诊挂牌成立。

4月23日,全省职业健康工作会议暨中小微企业职业健康工作帮扶试点现场会在聊城召开,城阳区在会上作题为"筑牢基层基础 延伸监管触角 扎实推进职业病危害专项治理走实走深"的典型发言。

5月15日,夏庄街道社区卫生服务中心新址(书雨路115号)启用。

6月26日,全市首创"公建民营"社区0～3岁婴幼儿照护指导中心——前旺疃和美社区0～3岁婴幼儿照护指导中心启动,全区打造社区全日托及婴幼儿照护驿站33家。

7月14日,城阳区获选整合型医疗卫生服务体系建设示范项目区(市)。

8月8日,青岛市中医医院(市海慈医院)托管红岛人民医院签约仪式举行。市卫生健康委党组书记柳忠旭,区委副书记、区长殷连刚,青岛市中医医院党委书记、总院长池一凡出席。

8月23日,全市优质服务基层行和社区医院建设现场会在城阳区城阳街道社区卫生服务中心举办。市卫生健康委党组成员、副主任邢晓博,市卫生健康委基卫处负责同志,各区(市)卫生健康局分管负责同志及相关科室负责人,2023年拟创建优质服务基层行推荐标准和社区医院的基层医疗卫生机构主要负责同志等100余人参加会议。

9月7日,山东省卫生健康委员会印发《关于公布三级疾病预防控制中心改革试点单位名单的通知》文件,城阳区疾病预防控制中心入选县级试点单位。

9月13日,城阳区委研究决定:韩通极同志兼任城阳区人民医院党委书记;付坚强同志不再担任区人民医院党委书记职务。

11月2日,国家卫生健康委人口家庭司副司长徐拥军,山东省卫生健康委党组成员、省计生协副会长于富军带队调研城阳区托育机构普惠服务发展工作。

11月14日,全市基层医疗机构"6S"管理试点现场会在城阳区城阳街道社区卫生服务中心召开。

12月7日,山东省卫生健康委员会、山东省发展和改革委员会联合印发《关于命名第一批山东省婴幼儿照护服务示范县(市、区)的通知》,青岛市城阳区获第一批山东省婴幼儿照护服务示范县(市、区)称号。

12月8日,健康山东行动现场会在青岛市城阳区召开,省卫生健康委党组成员、副主任徐民出席会议并讲话,青岛市卫生健康委主任、市中医药管理局局长薄涛致辞。城阳区在会上作经验交流,与会人员观摩城阳区健康社区、健康学校、健康促进医院。

12月26日,城阳区委机构编制委员会印发《中共青岛市城阳区委机构编制委员会关于调整区卫生健康局机构编制及调整区委重大疾病和传染病防治工作机制和重组区疾病预防控制中心的通知》,整合区疾病预防控制中心、区卫生健康综合监督执法大队,重新组建区疾病预防控制中心,加挂区卫生监督所、区健康管理指导中心牌子,为区卫生健康局所属公益一类事业单位,机构规格副处级,经费来源财政拨款。区疾病预防控制中心受区卫生健康局机关委托承担公共卫生和医疗卫生监督执法职责。

荣誉称号　2023 年，获得全省放射卫生专项行动先进单位、山东省计生协系统先进集体、山东省婴幼儿照护服务示范区称号。

党组书记、局长：付坚强

党组成员、副局长：韩香萍、韩通极

党组成员：孙开旬、刘传果、韩玉芬、柳维林

二级调研员：宋淑青、陈正杰

副 局 长：于　芝

副处级领导干部：刘世友

办公电话：58659888

邮政编码：266109

地　　址：青岛市城阳区华城路三小区 16 号楼

青岛市城阳区人民医院

概况　2023 年，占地面积 9.14 万平方米，其中，业务用房面积 9.06 万平方米。职工 1755 人，其中，卫生技术人员 1499 人，占职工总数的 85.41%；行政工勤人员 256 人，占职工总数的 14.59%。卫生技术人员中，高级职称者占 23.02%、中级职称者占 45.90%、初级职称者占 31.09%，医生与护士之比为 1∶1.57。床位总数（实际开放床位数）1058 张，职能科室 27 个、临床科室 41 个、医技科室 10 个。

业务工作　2023 年，门、急诊量 1314633 人次，比上年下降 2.09%，其中，急诊量 236793 人次，比上年下降 6.9%。出院 45518 人次，比上年增长 11.98%；床位使用率 81.49%，比上年增长 1.32%；床位周转次数 43.10 次，比上年下降 4.69%；入院与出院诊断符合率 99.02%，比上年提高 0.83%；手术前后诊断符合率 99.26%，比上年提高 0.01%；抢救危重病人数 3578 人次，抢救成功率 93.15%，比上年提高 0.02%；治愈好转率 95.33%，比上年提高 0.1%；病死率 0.06%，比上年降低 0.16%；院内感染率 0.25%，比上年降低 0.14%；甲级病案符合率 99.86%，比上年提高 0.01%。

业务收入　2023 年，业务收入 879124424.69 元，比上年增长 1.44%。

固定资产　2023 年，固定资产总值 820680274.75 元，比上年增长 1.67%。

基础建设　2023 年，新建感染楼项目，该项目规划用地位于区人民医院院内西北侧，占地面积约 1408.98 平方米。建设地上 6 层、地下 1 层，建筑面积约 9878.97 平方米，建成后作为发热门诊、肠道门诊和感染性疾病科、呼吸内科病房及检验科 PCR 实验室等使用，计划投资 1.31 亿元。

卫生改革　2023 年，全面落实党委领导下的院长负责制，推行“支部建在一线科室、服务窗口、重点学科”，成立 3 支党员突击队，设立 21 个党员示范岗和党员责任区，公开承诺并制定践诺措施 360 余项。推进人事制度改革，出台高层次人才引进、收入分配、学科后备人才深度培训管理等制度，招聘各类人才 25 人。传承发展医院文化，分批次开展传统文化教育培训，依托“医课堂”APP 分层次开展职工培训，启动护士人文素质提升 3 年行动。

医疗特色　2023 年，开展新技术和新项目 53 项，包括创新性开展 infix 在快速救治骨盆损伤患者中的应用、双直径棒固定技术治疗颈胸交界段椎管狭窄症、胫骨内侧开放性高位截骨术结合 3D 打印技术治疗内翻型膝关节炎、枕颈融合术治疗上颈椎严重骨折脱位等多项新技术。

科研工作　2023 年，获批科研项目 24 项，其中，省级项目 1 项、市级项目 6 项。发表论文 52 篇，其中，在国外杂志发表论文 8 篇，国内杂志发表论文 44 篇。出版专著 1 部。

继续教育　2023 年，获评各级继续医学教育项目 43 项，其中省级继续医学教育项目 3 项，市级继续医学教育项目 40 项，依托继续医学教育项目举办大型学术会议 10 次。外送骨干人才赴国内知名医院进修学习 29 人。

精神文明建设　2023 年，完善工作组织，形成主要领导亲自抓、分管领导靠上抓、党政工团齐抓共管、干部职工人人参与的工作机制；以创建全国文明城市为载体，提升干部职工的思想道德素质、文明服务水平；以创建全国文明单位为抓手，扎实推进医院物质文明、政治文明、精神文明和生态文明建设；强化社会责任，开展东西协作对口帮扶、党建共建、志愿服务、公益巡诊等多种社会活动。

大事记

2 月 11 日，青岛市城阳区人民医院医务工作者群体获 2022 年度“感动城阳”道德模范称号。

3 月 19 日，检验科顺利通过 ISO15189 现场复评审。

4 月 15 日，2023 年肺功能检查规范化培训万里行青岛城阳站在青岛市城阳区人民医院召开。

4 月 15 日，第一届青岛市城阳区人民医院脊柱

外科论坛暨陈雄生教授特聘专家工作站揭牌仪式在青岛市城阳区举行。

5月6日,山东省神经内科医疗质量控制中心专家组韩巨教授带领专家团队一行4人到青岛市城阳区人民医院对医院卒中中心建设进行现场调研指导。

6月16日,第十批对口帮扶甘肃省支医人员(甲状腺乳腺外科于军华、产科王秀丽、神经内科纪震、麻醉手术科刘琪、儿科王滕、心血管内科孙立娜)赴甘肃省陇南市成县人民医院、甘肃省定西市渭源县人民医院开启对口帮扶工作。

6月,青岛市城阳区人民医院临床药学科与呼吸与危重症医学科成立"医师药师联合门诊"。

8月1日,启动"医路同行 守护健康"社会各界代表走进医院沉浸式体验活动。

8月7日,中国红十字会总会赈济救护部副部长郭建阳、赈济救护部救护处麻涛,青岛市红十字会副会长刘子升、青岛市红十字会筹资财务部胡西亮,城阳区红十字会党组书记、常务副会长孙龙梅,副会长修玉义,一级主任科员马红涛到青岛市城阳区人民医院调研冠名红十字医院工作开展情况。

8月12日,来自广西中医药大学、广西国际壮医医院的名中医专家团队到青岛市城阳区人民医院开展中医诊疗义诊活动。

9月13日,区委研究决定:韩通极同志兼任区人民医院党委书记;付坚强同志不再担任区人民医院党委书记职务。

9月26日,启用门诊医生工作站、住院医生工作站医技预约。

10月3日,中国泌尿男性生殖系肿瘤诊疗指南巡讲山东青岛城阳站在青岛市城阳区人民医院举办。

11月25日—26日,"重症哮喘诊治新进展学术交流会暨2023年全国慢性气道疾病规范化管理建设项目单位现场经验交流会"在城阳召开,全国40余家医疗机构走进青岛市城阳区人民医院实地参观。

12月23日,由北京医学奖励基金会、青岛市医学会主办,青岛市城阳区人民医院承办的"青岛市医学会泌尿外科分会尿控及感染学组年会暨青岛市尿路修复与重建新进展学习班暨晚期肾癌规范化诊治交流会"在青岛市城阳区成功举办。

荣誉称号 2023年,获山东省文明单位、山东省青年文明号、青岛市健康促进医院、第七季中国医院管理奖智慧医院区域优秀奖、青岛市药品不良反应监测工作表现突出集体、青岛市医疗器械不良事件监测工作表现突出集体、青岛市优秀质量管理小组、青岛市巾帼志愿阳光站、青岛市院前急救工作先进集体。

党委书记:韩通极
院　　长:杨　诚
党委副书记:王广超
副 院 长:马建林、刘英勋、赵同梅、黄俊谦、李　黎
纪委书记:赵　波
总会计师:于惠兰
总机电话:4001999120
电子信箱:cyqrmyydzbgs@qd.shandong.cn
邮政编码:266109
地　　址:青岛市城阳区长城路600号

(撰稿人:王　琳、于　洁)

青岛市海慈中医医疗集团北院区(青岛市红岛人民医院)

概况 2023年,职工总数275人(含本部派驻人员),其中卫生专业技术人员241人,占职工总数的87.64%;行政工勤人员34人,占职工总数的12.36%。卫生专业技术人员中,有高级职称者35人、中级职称者66人、初级职称者140人,分别占14.52%、27.39%、58.09%。医生与护士之比为1∶1.78。编制床位240张,实际开放床位283张。设置职能科室10个、临床科室21个、医技科室4个。

业务工作 2023年,门、急诊量119727人次,比上年增长2.01%,其中,急诊量30588人次,收治住院病人4933人次,比上年增长172.84%,床位使用率44.67%,比上年增长31.37%,床位周转次数19.93次,入院与出院诊断符合率99.52%,手术前后诊断符合率100%,抢救危重病人33人次,抢救成功率66.67%,治愈率36.47%,好转率63.41%,病死率0.08%,院内感染率0.1%,甲级病案符合率98.76%。9月至12月,门、急诊量同比增长35.48%,出院人次同比增长700.96%,手术人次同比增长1932.00%,三、四级手术人次同比增长2783.33%。

业务收入 2023年,业务收入4831.33万元,比上年增长45.92%。

固定资产 2023年,固定资产总值5115.31万元,比上年增长26.54%。

医疗设备 2023年,新增核磁共振系统、60排CT、腹腔镜、内窥镜系统(高清电子胃肠镜系统)、电子支气管镜系统、数字化X线摄影系统、经颅磁刺激

仪、体外冲击波治疗仪、牙科综合治疗椅、手功能桌、平衡振动仪、言语认知训练系统、肌电生物反馈治疗仪、牵引床等大中型医疗设备20余件。

基础建设 2023年,调整门诊综合楼门诊科室布局,并装修改造,设立内镜中心、重症监护室。改造手术室、医技楼。升级改造医院信息系统,同步集团本部信息系统。开展院容院貌综合整治,拆除老旧围墙,粉刷建筑外墙,整修硬化地面,更新标识标牌。

医院改革 2023年,城阳区卫生健康局与青岛市中医院(市海慈医院)签订托管青岛市红岛人民医院协议,青岛市红岛人民医院整体纳入青岛市海慈中医医疗集团,成为集团北院区,实行独立运营的集团化管理。集团按照"同质化管理、差异化发展"战略,对北院区开展全方位扶持,增设康复医学科、神经内科专业、老年病专业等17个诊疗科目,开设呼吸与危重症科、消化科(内镜中心)、神经内科、针推康复科等21个临床科室;选派国家级重点学科呼吸科、心脏中心、肿瘤科、消化科、针推康复科等23名知名专家担任学科负责人兼首席专家,常态化到北院区坐诊;选派21名各学科业务骨干常驻北院区担任科主任,加强学科建设。

医疗特色 2023年,呼吸与危重症医学科开展支气管镜诊疗技术,消化内科开展胆道子镜辅助胆总管结石内镜逆行胰胆管造影(ERCP)取石术,血管外科开展下肢静脉曲张微创射频消融术,创伤与骨关节中心开展股骨头置换术,神经内科开展脑血栓溶栓术等新技术项目。普外科开展腹腔镜直肠癌根治术、胆囊切除术等微创手术,填补医院微创手术的空白。

精神文明建设 2023年,医院坚持集团"特色鲜明、技术一流、员工幸福、现代医院"的发展愿景和48字工作方针,统一员工服装和工作餐,实行新的绩效分配制度,提高职工福利待遇。组织开展"5·12"国际护士节、"中国医师节"、无偿献血、运动会等活动。深入开展群众看病就医满意度提升工作,优化就诊流程,设立"一站式"服务窗口,开展代煎药快递到家等便民服务,改善患者就医体验。持续开展"四送四进四提升"健康促进活动,选派多学科专家团队不定期深入社区、学校、企业、集市开展健康科普讲座和义。

大事记

8月8日,城阳区卫生健康局与青岛市中医院(市海慈医院)托管青岛市红岛人民医院签约仪式在城阳区人民政府7号楼第2会议室举行,青岛市红岛人民医院整体纳入青岛市海慈中医医疗集团,实行独立运营的集团化管理。

8月14日,青岛市海慈中医医疗集团召开北院区成立大会,青岛市红岛人民医院正式成为集团北院区。

8月14日,经集团党委审议,集团副院长肖飞远同志负责北院区党政全面工作,柳维林同志协助分管北院区全面工作,郑晓蕾同志任北院区党总支书记,纪村传同志分管医疗、护理等工作。任命姜文青等23名专家担任青岛市海慈中医医疗集团北院区学科负责人兼首席专家。殷斌等21名业务骨干担任北院区科室主任。

9月1日,青岛市海慈中医医疗集团北院区(青岛市红岛人民医院)举行开诊启动仪式,并开展为期2天的大型义诊活动。

9月22日,青岛市海慈中医医疗集团北院区(青岛市红岛人民医院)内镜中心启用。

9月27日,青岛市海慈中医医疗集团北院区(青岛市红岛人民医院)信息化系统医院信息系统(HIS)、实验室信息系统(LIS)、医学影像存档与通信系统(PACS)、电子病历系统、查体系统顺利完成升级切换,实现与集团本部信息化系统同步。

12月5日,青岛市海慈中医医疗集团北院区(青岛市红岛人民医院)启用自助机服务系统。

12月8日,青岛市海慈中医医疗集团北院区(青岛市红岛人民医院)针推康复大厅启用。

12月15日,青岛市海慈中医医疗集团北院区(青岛市红岛人民医院)改造升级后的手术室启用。

12月18日,城阳区委研究决定:柳维林同志任区卫生健康局党组成员,青岛市红岛人民医院党总支书记;孙开旬同志不再担任青岛市红岛人民医院党总支书记职务。

12月20日,重症医学科通过青岛市卫生健康委专家组现场验收。

荣誉称号 2023年,继续保持青岛市文明单位标兵称号。

执行院长:肖飞远
副 院 长:柳维林
党总支书记:郑晓蕾
副 院 长:纪村传
院办电话:87811082
电子信箱:cyqhdrmyy@qd.shandong.cn
邮政编码:266112
地　　址:青岛市城阳区上马街道办事处驻地
(撰稿人:谢宗慧)

青岛市城阳区第三人民医院

概况 2023年,占地面积10269平方米,其中,业务用房10525平方米。职工总数374,其中,卫生技术人员298人,占职工总数的79.7%;行政后勤人员76人,占职工总数的20.3%。卫生技术人员中,副高级以上职称40人,中级职称108人,初级职称150人,分别占13.4%、36.2%、50.4%。医生65人,护士148人,医生与护士之比为1∶2.3。医院开放床位99张,有45个科室,其中,职能科室15个,临床科室21个,医技科室9个。

业务工作 2023年,门、急诊量163093人,比上年增长161.71%;其中,急诊量30705人,增长3.45%。收住院病人30561人,增长27.66%;床位使用率43.84%,增长40.38%;床位周转率21.33%,增长52.47%。入院与出院诊断符合率≥95%,手术前后诊断符合率≥95%,抢救危重病人数307及抢救成功率≥94%,治愈率19.2%,好转率76%,病死率0.1%,院内感染率0.5%,甲级病案符合率95%。

业务收入 2023年,业务收入4016.43万元,比上年下降25.88%。

固定资产 2023年,固定资产总值4908.11万元,比上年增长2.60%。

医疗设备更新 2023年,新增添奥林巴斯CV290内镜主机1台、彩色超声仪1台。

基础建设 2023年,城阳区第三人民医院改造提升工程列入城阳区重点建设项目,完成房屋结构检测鉴定、环境影响评价批复、崂山自然保护区建设项目选址意见、项目建议书批复、可研报告专家评审,完成洗衣房、消毒供应室等待拆房屋的腾挪。根据评审专家意见进行可研报告调整与审批、设计方案与概算编制、规划建设许可证办理等工作。

卫生改革 2023年,加强医院管理,建立健全医院内部管理机构、管理制度。规范医师诊疗行为,合理控制医疗费用,4月实行DRG付费管理。

医疗特色 2023年,开展新技术、新项目9项。急性缺血性脑卒中静脉溶栓治疗、碳-13尿素呼吸实验、无创呼吸机辅助通气、持续皮下胰岛素输注(CISS)胰岛素泵治疗、脊神经阻滞镇痛术、肌腱/韧带/周围神经旁注药治疗、肩胛上神经阻滞镇痛术、真菌D-葡聚糖检测、半乳甘露聚糖检测等。

继续教育 2023年,首次申报青岛市继续教育项目6项。安排医疗骨干1人到青岛大学附属医院进修学习胃肠镜检查;12人到城阳区人民医院进修学习重症医学科、神经内、支气管镜、神经外等;4名药剂骨干到城阳区人民医院学习临床药学。

精神文明建设 2023年,组织医院中层干部学习医德医风警示教育、廉洁行医教育4次。制订《党风廉政建设及清廉医院建设实施方案》。完成5名重点部门中层干部廉政谈话和“六型问题干部”的宣讲培训1次。制订《关于创建市级文明单位标兵工作方案》,并评选为“市级文明单位标兵”。制订《城阳区第三人民医院2023年业务骨干医德医风培训学习实施方案》,选派60余名业务骨干到大福地进行医德医风暨优秀传统文化的培训学习。

大事记

2月24日,开展首次跨省门诊慢特病联网结算业务。

4月26日,实现电子处方流转定点零售药店接口对接上线。

6月20日,实行DRG方式付费。

8月16日,开展第1例急性脑梗死阿替普酶溶栓治疗。

8月24日,完成国家平台医保电子凭证全流程应用视频上传并通过验收。

9月16日,获评“2023年度市级文明单位标兵”。

10月8日,成立麻醉治疗门诊。

10月30日,与城阳区人民医院签订医联体协议。

11月15日,完成外国人永久居留证接口对接。

12月7日,通过城阳区消防大队消防安全标准化创建达标建设验收。

12月15日,肝病门诊开诊。

12月19日,云影像服务上线。

12月26日,网上签订2024年度《青岛市社会医疗保险定点医疗机构定点医疗服务协议》。

荣誉称号 2023年,获山东省卫生先进单位、青岛市文明单位标兵、2023年度青岛市药品安全监测工作表现突出集体。

院　　长:刘英勋
副 院 长:王永湃、孟春霞
院办电话:87871270(传真)
总机电话:87872266
电子信箱:cyqdsrmyy@qd.shandong.cn

邮政编码:266107
地　　址:青岛市城阳区夏塔路16号
（撰稿人:栾　青）

青岛市城阳区卫生健康综合监督执法大队

概况　2023年,职工36人,其中,专业技术人员19人,占职工总数的52.8%;行政工勤人员17人,占职工总数的47.2%。专业技术人员中,有高级职称者3人,中级职称者14人,初级职称者2人,分别占15.8%、73.7%、10.5%。设综合科、医疗机构监督科、公共场所与学校卫生监督科、市场卫生监督科、妇幼卫生与计划生育监督科、放射与职业卫生监督科6个科室。

业务工作　2023年,先后完成"病历书写与管理、医疗美容、游泳场所卫生安全、职业健康权益保护"等12项省、市"蓝盾行动",以及大型公立医疗机构、医养结合医疗机构等12项专项整治。开展全区医疗卫生行业综合监管,检查各类被监督单位5000余户次,各专业监督覆盖率、违法行为查处率以及信息化执法普及率达到100%。落实国家、省"双随机、一公开"抽查任务,执行随机抽查任务320余家,任务完成率、完结率、公开率达到100%。完成省"互联网+监管"工作任务,监管事项实施率达到100%。完成重点行业卫生监督抽样检测任务,抽检各类样品400余批次。移交法院强制执行案件13起,案件办结率达100%。落实"免罚清单"制度与提前介入指导,采取"只警告、不罚款"等措施规范企业经营。在中医机构、精神卫生机构、医养结合机构、医疗美容机构、住宿场所等重点行业实行卫生监督量化分级管理。承担中小微企业职业健康帮扶省级试点,辅导小微企业进行职业病危害项目申报,为超标企业提供专家现场指导和个性化治理方案。为40家小微企业解决职业病危害项目申报的困难,1700余家被监督单位纳入量化分级监管,现场检查次数比往年减少1000余次。实施不予处罚案件31起,其中1起案件被市政府行政执法监督局评为全市首批柔性执法典型案例。

精神文明建设　2023年,深入推进党建引领的精神文明建设和文化建设,开展学雷锋、植绿护绿,保护环境、慈善捐助、义务献血、普法宣传、社区清扫垃圾、公共文明引导等活动,参与城市文明共建。组织开展丰富多彩的职工文体活动,以及"三八"妇女节登山、清明节扫墓、端午节制作团扇等传统节日习俗团建活动。

大事记

1月11日,被省卫生健康委评为2022年全省医疗卫生机构和非医疗机构放射卫生专项行动先进单位。

8月10日,最高检和国家疾控局联合发布8件抗(抑)菌制剂非法添加专项监督典型案例,城阳区卫生健康综合监督执法大队与城阳区人民检察院联合开展的整治抗(抑)菌制剂违规销售行政公益诉讼案入选。

10月23日,城阳区"某口腔诊所未执行国家有关规范、标准和规定案"被市政府行政执法监督局评为全市首批柔性执法典型案例。

荣誉称号　2023年,被省卫生健康委评为2022年全省医疗卫生机构和非医疗机构放射卫生专项行动先进单位。

党支部书记、大队长:于洪斌
办公电话:88089786
电子信箱:qdcywj@qd.shandong.cn
邮政编码:266109
地　　址:青岛市城阳区华城路三小区16号楼
（撰稿人:马秋平）

青岛市城阳区疾病预防控制中心

概况　2023年,职工总数107,其中,卫生技术人员77人,占职工总数的71.96%;行政工勤人员17人,占职工总数的15.89%。卫生技术人员中,高、中、初级职称人数分别为18人、21人、38人,分别占23.3%、26.7%、50%。

业务收入　2023年,业务收入4365.23万元,比上年下降18.36%。

固定资产　2023年,固定资产总值2224.91万元,比上年增长1.09%。

卫生改革　2023年,城阳区疾病预防控制中心入选县级试点单位。根据12月城阳区委机构编制委员会印发的《中共青岛市城阳区委机构编制委员会关于调整区卫生健康局机构编制及调整区委重大疾病和传染病防治工作机制和重组区疾病预防控制中心的通知》,整合区疾病预防控制中心、区卫生健康综合监督执法大队,重新组建区疾病预防控制中心,加挂区卫生监督所、区健康管理指导中心牌子,为区卫生健康局所属公益一类事业单位,机构规格副处级,经费来源财政拨款。区疾病预防控制中心受区卫生健康局机关委托承担公共卫生和医疗卫生监督执法职责。

重大疾病防控　2023年,平稳推进新冠"乙类乙管",常态化开展新冠防控演练,处置新冠感染1483例。强化常见传染病防控,审核报告各类传染病5667例,处置预警信息281起,处置狂犬病暴露16622人次;牵头与城阳区动物疾病控制中心签订人兽共患传染病联防联控工作协议。提升应急处置能力,派出1名应急队员参加全省疾控系统卫生应急队伍联合拉练,选派10名青年应急处置队员参加全省疾控系统重点传染病联合演练。

健康促进工作　2023年,全力做好国家慢病示范区复审工作,制发《城阳区国家慢性病综合防控示范区建设工作方案》,新建健康一条街1条、健康场所10个,8月以全省最高分通过国家专家组验收评估。创新健康教育工作,建立疾控—学校"一对一"结对合作机制,组建"疾控卫士"健康团队与49家中小学签订公共卫生服务协议,开展进校园活动70余场次。全面推进医防融合,健全医防融合工作领导小组,制订工作实施方案,签约8家基层医疗机构和3家公立医院,柔性选派9名工作人员,驻点开展公共卫生培训和业务督导工作。

免疫接种工作　2023年,青岛市预防接种示范教学基地挂牌落户城阳区,全面推进智慧化预防接种服务。截至11月30日,全区免疫规划疫苗应种230599人次,实种230418人次,接种率为99.92%。做好新冠疫苗接种、老年人新冠个案随访管理工作,建档率、随访信息完整率位居全市第二。城阳区被选为青岛市预防接种"8S"管理试点区(市)之一,预防接种单位"8S"管理工作有序开展。举办第九届"健康杯"免疫预防技能竞赛。为全区5026名适龄女生进行HPV疫苗接种。

健康影响因素评估干预　2023年,抓实食源性疾病监测处置,调整充实食源性疾病暴发处置应急分队,采取轮班制,提升全天候应急处置能力。做优重点职业病监测干预,开展第三产业重点人群职业健康素养调查,对部分小微企业开展现场检测等帮扶行动。稳步推进病媒生物监测和地方病防治工作。联合区教体局抓好"因病缺课"平台应用,处置预警799起,刊发《青岛市城阳区学生健康监测信息周报》37期。

科研工作　2023年,在研科研项目3项,其中,国家级1项、市级2项,获评公共卫生领域市级重点学科1个,开展慢性病防控模式、大学生乙肝、托幼机构手卫生干预效果等专项调查研究。发表论文3篇(国家级2篇、省级1篇),获得授权专利1项。

精神文明建设　2023年,依托"灯塔-党建在线""学习强国"等平台抓好党员线上学习,借助主题党日、专题党课、交流学习等活动,组织党员开展线下集中学习。9月与文阳路社区居委会签订党建共建协议,认领社区群众微心愿3项,在重阳节等传统节日当天组织党员到社区开展家庭医生入户、健康知识宣传等活动。做好"青岛市优秀共青团员""三八红旗手"等推荐申报工作。获五星级基层党组织称号。

大事记

1月8日,省防指办印发《山东省新型冠状病毒感染"乙类乙管"疫情监测方案》等5个文件,即日起对新冠病毒感染实施"乙类乙管"各项工作方案。

2月6日,申请国家乙肝防控科研基金课题立项。

5月31日,根据区人社局青城人社任〔2023〕60号关于董西智同志任职的通知,任命董西智同志为区疾病预防控制中心办公室副主任。

6月14日,国家卫生健康委宣传司副司长闫立志、省卫生健康委宣传处处长吴黎明,市卫生健康委副主任赵国磊、宣传处处长王少梅等领导调研城阳区健康促进企业(青岛中车集团)和健康社区(城阳街道北曲后社区)建设工作。

7月28日,山东省疾控中心慢病所所长郭晓雷带队指导城阳区国家慢病综合防控示范区复审工作,现场调研区人民医院、城阳街道社区卫生服务中心,健康社区、健康餐厅等健康场所。

8月10日—11日,国家慢病综合防控示范区评估组王驰一行4人到城阳区开展复审现场调研评估。

9月7日,山东省卫生健康委印发关于公布三级疾病预防控制中心改革试点单位名单的通知文件,城阳区疾病预防控制中心入选县级试点单位。

11月7日,青岛市适龄女生HPV疫苗免费接种市办实事项目现场推进会在城阳区举办,区卫健局作典型发言。

11月6日,取得由山东省市场监督管理局颁发的检验检测机构资质认定(CMA)证书。

12月15日,省重大办疫情研判组组长、省疾控中心副主任王燕、省疾控中心首席专家、免疫规划所所长张丽一行现场调研城阳区示教基地建设与运行情况。

12月26日，城阳区委机构编制委员会印发《中共青岛市城阳区委机构编制委员会关于调整区卫生健康局机构编制及调整区委重大疾病和传染病防治工作机制和重组区疾病预防控制中心的通知》，整合区疾病预防控制中心、区卫生健康综合监督执法大队，重新组建区疾病预防控制中心，加挂区卫生监督所、区健康管理指导中心牌子，为区卫生健康局所属公益一类事业单位，机构规格副处级，经费来源财政拨款。区疾病预防控制中心受区卫生健康局机关委托承担公共卫生和医疗卫生监督执法职责。

荣誉称号　2023年，城阳区以全省第一名的优异成绩通过国家慢性病综合防控示范区复审国评专家组验收评估。城阳区疾控中心被确定为山东省三级疾病预防控制中心改革试点单位。获评全省新冠病毒疫苗接种工作表现突出集体。获评全省地方病防治机构碘、氟检测实验室质量控制考核工作先进单位。获评全省新冠疫情信息报告工作表现突出集体。获评全省新冠病毒疫苗接种工作表现突出集体。城阳区"体卫融合进社区 全民健身促健康"获评2023年山东省健康县区优秀案例。被确定为全市预防接种单位"8S"管理试点单位。

党支部书记、主任(兼)：孙开旬
党支部副书记、副主任：郭德茂
党支部委员、副主任：栾素英、江海英
党支部委员：张国信
办公电话：87868062
传真号码：87868225
电子邮箱：cdc0532@163.com
邮政编码：266109
地　　址：青岛市城阳区山城路201号

（撰稿人：于灏源）

青岛市城阳区妇幼保健计划生育服务中心

概况　2023年，职工39人，其中，卫生技术人员30人，占职工总数的76.9%。卫生技术人员中，有高级职称者11人，中级职称者15人，初级职称者4人，分别占36.7%、50%、13.3%。内设科室9个。

业务工作　2023年，门诊量38421人次，比上年增加11.2%。完成孕前优生健康检查3958人，辖区产前筛查总人数9140人，免费基因检测1348人，免费产前诊断311人，辖区助产机构分娩新生儿遗传代谢病筛查7270人、听力筛查7271人、先天性心脏病筛查7273人，叶酸服用人数2515人，发放叶酸13463瓶，发放免费避孕药具23.42万盒。

业务收入　2023年，业务收入185.72万元，比上年减少4.02%。

固定资产　2023年，固定资产总值908万元，比上年减少8.83%。

医疗特色　2023年，做好妊娠风险五色管理工作，管理橙色及以上风险孕产妇4452人，其中，橙色风险3557人，橙色高风险542人，红色风险307人，危重孕产妇46人，明确孕产妇风险管理的制度、流程、职责分工。多举措加强部门协作，全力保障母婴安全。每季度召开母婴安全会议，开展危重孕产妇抢救成功病例评审、多学科专家全方位督导质控等。不断规范高危儿监测、筛查、评估、指导、转诊等保健管理工作，实现高危儿分级管理，组织开展新生儿复苏、危重新生儿救治技能竞赛各1次，管理Ⅱ类高危儿400余名，转诊Ⅲ类高危儿100余名。做好婚前检查、孕前优生健康检查、SMA筛查和增补叶酸等一级预防项目，精细化开展产前筛查、基因检测、产前诊断等二级预防项目，稳固新生儿遗传代谢病、听力、先心病筛查等三级预防项目。安排专人在婚姻登记处现场发放"大礼包"，提供妇幼相关惠民政策、优生优育、妇幼保健及避孕相关知识宣传和咨询指导。规范开展各机构卫生保健工作指导，加强培训和日常监管，完成新上岗保健员见实习带教58人，保健员培训351人，保育员培训1616人，炊事员培训597人。新注册托幼机构卫生评价12处，注册托幼机构卫生评估21处，托幼机构工作人员新上岗及年度体检7479人，全区适龄儿童入园(所)健康检查18069人。0～6岁儿童健康管理88239人，0～6岁儿童健康管理率98.61%，新生儿访视率96.27%，眼保健和视力检查覆盖率98.46%。

大事记

4月12日，组织召开第一季度危重症孕产妇抢救成功病例评审和母婴安全工作会议。

5月24日，城阳区妇幼保健计划生育服务中心党支部与城阳街道小周村社区党支部开展"双报到"活动，举行党建共建签约仪式。

5月30日，与青岛市妇女儿童医院、城阳区星空智程心理康复中心联合举办"让爱无缺，共向未来"义诊活动。

9月8日，承办市级危重新生儿救治中心能力提升暨新生儿安全巡回培训。

11月7日,药具管理工作走在全市前列,辖区街道药管员在全市2023年免费避孕药具项目管理培训会议上作经验交流。

11月15日,城阳区卫生健康局召开会议,郤兴满、王桂亮同志任城阳区妇幼保健计划生育服务中心副主任。

11月29日,牵头组织迎接青岛市2023年妇幼健康工作督导检查。

11月30日,中心党支部召开党员大会,选举产生新一届党支部委员会,党支部委员会由纪素春、王红霞、王桂亮3名同志组成,纪素春同志当选书记。

精神文明建设 干部职工深入学习贯彻习近平新时代中国特色社会主义思想和党的二十大精神,以培育和践行社会主义核心价值观为根本,加强思想道德建设,大力弘扬爱国主义精神,弘扬中华优秀传统文化和传统美德,推动精神文明建设各项活动深入发展。工作人员深入街道社区开展健康生活方式、妇幼健康服务惠民政策等宣讲,引导树立"人人是自我健康的第一责任人"意识。志愿者在城阳区婚姻登记处开展妇幼健康知识宣传活动,向新婚夫妇介绍免费婚前医学检查、免费孕前优生健康检查、SMA筛查等相关知识。开展经常性文化体育活动,组织全民健身等丰富多彩的文体活动。

荣誉称号 青岛市精神文明单位标兵、全省地方病防治专项攻坚行动表现突出集体、山东省艾滋病筛查实验室考核优秀单位。

党支部书记、负责人:纪素春
党支部委员、副主任:郤兴满、王桂亮
办公电话:87968561
电子信箱:cyqfybjjhsyfwzx@qd.shandong.cn
邮政编码:266109
地　　址:青岛市城阳区安城路11号
(撰稿人:马瑶瑶)

青岛西海岸新区

青岛西海岸新区卫生健康局

概况 2023年,青岛西海岸新区有医疗卫生机构1485家,其中公立医疗机构742家,民营医疗机构743家。三级医院7家,其中公立4家,民营3家;三甲医院2家。二级医院15家,其中公立5家、民营10家。参照二级管理1家。专业机构6家,实验室6家。社区卫生服务中心18家,乡镇卫生院16家,村卫生室661家。疾病控制、卫生计生综合监督、急救指挥机构各1家,妇幼保健院(所)2家,专科疾病防治站(所)2家,诊所、医务室、门诊部、社区卫生服务站等715家。全区医疗卫生机构有床位12992张,其中公立机构9361张,民营机构3631张,千人口床位数为6.52张。区级公立医院千人口床位数3.61张,基层医疗卫生机构床位数1.07张,民营医疗机构床位数1.82张。医护人员总数17854人(含乡村医生870人),其中执业医师(含执业助理医师)7729人,注册护士9659人。

医疗卫生体制改革 2023年,青岛西海岸新区持续加强医疗资源统筹,靶向破解群众看病就医难题,分级诊疗秩序日趋完善,基层诊疗量占比突破70%,县域内住院量占比达到77%。入选首批国家级医养结合示范区,承担着"青岛市整合型医疗卫生服务体系示范项目"试点任务。调整区深化医药卫生体制改革工作领导小组和区公立医院管理委员会成员,印发《青岛西海岸新区公立医院改革与高质量发展示范项目实施方案》《青岛西海岸新区整合型医疗卫生服务体系建设示范项目实施方案》。多措并举引进优质医疗资源,青岛大学医学医疗中心开工建设,青岛妇女儿童医院西海岸院区、肿瘤医院等重大项目压茬推进,清华大学青岛医院全面复工,第二中医医院主体封顶,风河南路社区卫生服务中心开诊运营,"15分钟步行就医圈"逐步完善,居民看病就医满意度持续提升。2023年婴儿死亡率为1.34‰,5岁以下儿童死亡率为2.52‰,孕产妇死亡率为16.79/10万。

医政管理　2023年，深入推进“六大中心”建设，创建5个胸痛中心、5个创伤中心和4个癌症规范化诊疗病房，建成13家胸痛救治单元，完成9个胸痛单元现场认证，初步形成胸痛救治全域覆盖网。推动区域专科联盟建设，加强与北京协和医院、北京大学人民医院、山东省立医院等知名医院的医疗合作，建立73个专科联盟，签约13个医联体协议。加强质控体系建设，遴选区级优质医疗资源，成立59个区级质控中心，完善医疗质量控制网络体系建设。公立医院绩效考核进位争先，青岛西海岸新区中心医院首次加入三级公立医院省考行列，从第一季度全省排名第68位提高至第二季度第42位，并在第三季度升至第32位，实现“三级跳”的飞跃。开展医院等级评审工作，10月青岛西海岸新区人民医院顺利通过山东省卫生健康委员会三级等级评审。三级公立综合医院全部设立“一站式”服务中心，开展日间手术、多学科诊疗、疼痛综合管理服务，推进出院计划、居家护理等延续性的护理服务模式，“互联网＋护理”服务人次达到1.13万，获“2023年度山东深化医改十大创新举措”，青岛西海岸新区中心医院获2023年度健康报“改善就医感受提升患者体验主题活动”创新机构案例奖项。全面推广门诊预约就诊、诊间结算、床旁入出院结算，门诊预约就诊挂号时间段精确到20分钟以内，门诊患者预约后平均等待时间16.14分钟，3家医疗机构床旁结算病区占比100%。创新救护车管理模式，搭建非急救转运服务平台。吸纳省内转运机构15家，服务车70辆，转运服务人员230人，全部统一运营调度、统一车辆标识、统一服务标准；开通全省服务号码96120，群众拨打电话即可预约专业医疗转运车和医护人员上门接送，日均转运超过100单，累计服务超过4万单。东西部协作工作持续推进，安排定西市岷县28名医护人员人区在青岛西海岸新区中心医院、青岛西海岸新区区立医院进修培训，选派17名医疗卫生技术人才赴协作地开展协作，支援时间3～12个月，并于6月底带队前往陇南市武都区和定西市岷县开展东西部协作对接工作，落实结对帮扶资金20万元，购置两地农副产品、中药材300万元。

药政管理　2023年，全面贯彻落实国家基本药物制度。推动药政工作“规范管理制度化、上下协同紧密化、纵向质控一体化、药事服务同质化、药学服务贴心化”，倾力打造全省药政工作“五化模式”新标杆。全面推进五大健共体“中心药房”试点工作，各项改革任务全部落地。在山东省23个县域医共体中心药房试点工作评估中，青岛西海岸新区被省卫生健康委、省医疗保障局、省药品监管局评为优秀等次。6月16日，《山东省卫生健康工作情况》（2023年第4期）中刊登《整合优质资源 锐意探索创新 青岛西海岸新区全面推进中心药房建设》经验做法。

中医药事业　2023年，区中医医院被评为青岛市区域中医医疗副中心，区第二中医医院被评为青岛市区域中医医疗次中心，2家中医医院电子病历系统应用水平全部达到四级及以上。镇街卫生室建设“中医阁”75处，其中9处村居卫生室被省卫生健康委评为首批全省中医药特色村卫生室（站）。全市675处村居卫生室均配有针灸器具、火罐、刮痧板等中医诊疗设备。中医药特色诊疗纳入慢病服务体系，推广中医治未病方案19种。建立中医传承工作室，国医大师李佃贵等名中医传承工作室10余处；筛选100名以上医护骨干到省内外知名医院跟班学习，培养山东省名中医带头人6名。开展在岗卫生技术人员“西学中”“中医中药中国行”等中医培训，推广中医适宜技术20余种，临床“西学中”教育200余人。筛选15名民间中医参加省级资格考试。中医药相关产业一体化发展，产值达到75亿元；中药材产业助力乡村振兴，建设中药材规范化种植基地2处，丹参、艾草等种植面积达2.5万亩；引进投资50亿元的中医药健康产业项目，推动中医药与康养、文旅等跨界融合，成立全省首家国际学生中医药文化体验基地，创建2处省、市级中医药特色医养结合示范基地，获评省中医药健康旅游示范基地。

人才队伍建设　2023年，全区在编卫生专业技术人员6342人，其中，正高级卫生专业技术人员312人，副高级卫生专业技术人员1029人，中级卫生专业技术人员3159人，初级卫生专业技术人员1842人。2023年面向社会公开招聘282人，校园招聘348人，充实卫生专业技术人员队伍。2023年组织参加卫生系列正高级专业技术职务评审96人，评审通过60人；494人参加卫生系列副高级专业技术职务评审，其中327人通过评审。根据省、市有关文件规定，2023年组织9人参加基层卫生系列正高级专业技术职务评审，评审通过7人；参加基层卫生系列副高级专业技术职务评审30人，评审通过22人。

基层卫生　2023年，青岛西海岸新区基层卫生事业健康发展，为辖区196.42万人口提供医防融合服务，全人群签约服务133.56万人，全面开展个性化、点单式家庭医生签约服务，制定个性化服务包

青岛市卫生健康行业风采

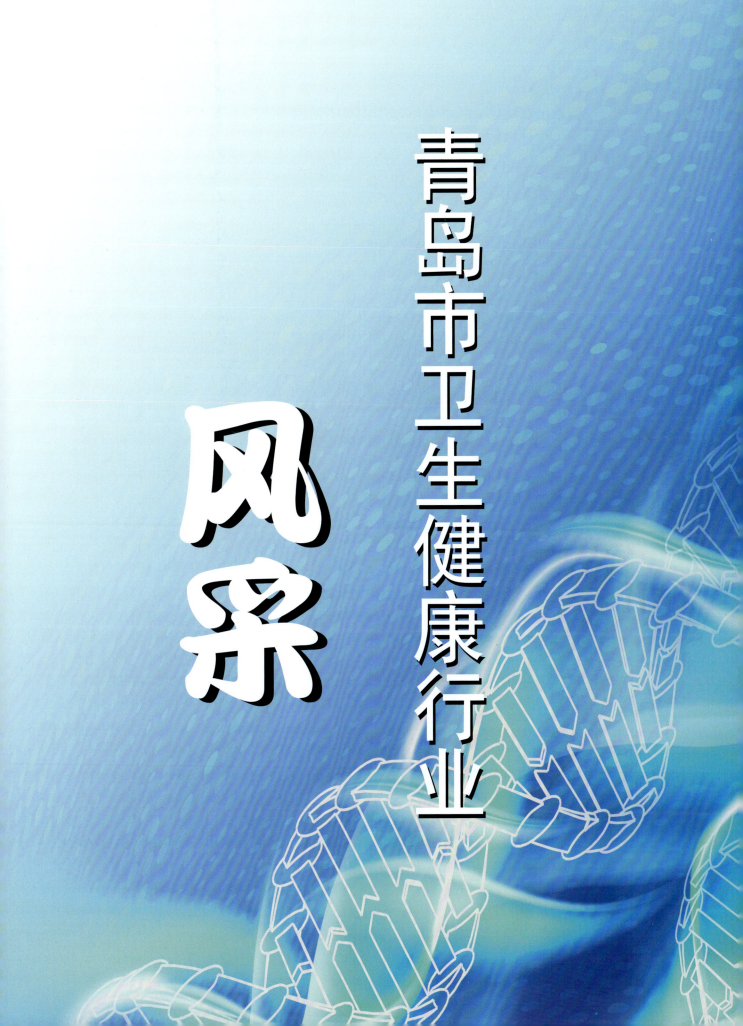

青岛市市立医院

青岛市市立医院始建于1916年，辖本部、东院、西院(市老年病医院)、市皮肤病防治院、徐州路院区(临床检验中心)5个院区，是一所集医疗、教学、科研、康复、保健于一体的三级甲等公立医院，是山东省综合类别区域医疗中心，国家高级卒中中心、国家级胸痛中心、山东省紧急医学救援基地、山东省创伤中心、青岛市高危孕产妇救治中心。2022年正式成为康复大学直属附属医院，2023年与莱西市政府合作共建莱西市医疗集团。在中国医院科技量值排行榜中，排名列山东省第4位。医院继续保持全国文明单位荣誉称号。

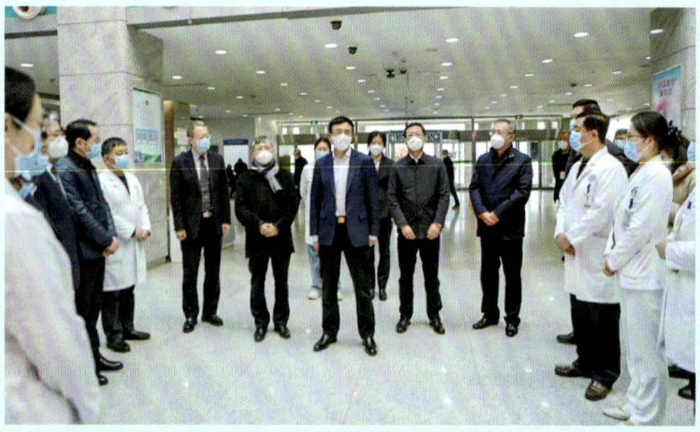

2023年1月20日，青岛市人大常委会党组书记、主任王鲁明，市委常委、市政府副市长耿涛，市人大常委会党组成员、秘书长华玉松一行，到青岛市市立医院慰问春节期间坚守岗位的医务人员，向大家送上节日问候和新春祝福。市卫生健康委党组书记柳忠旭陪同慰问。

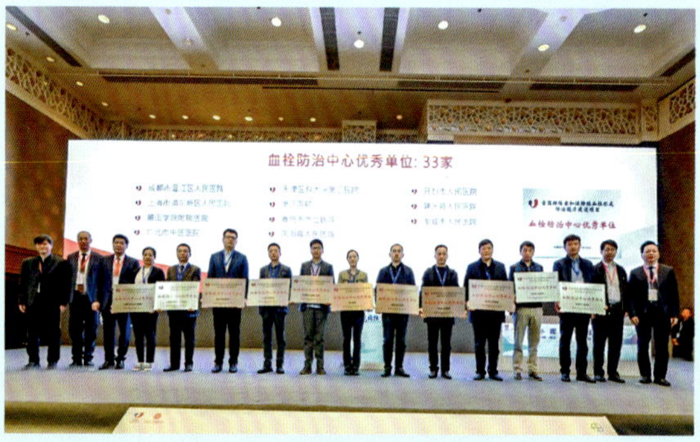

2023年4月8日，青岛市市立医院获评全国VTE防治能力建设项目优秀单位。

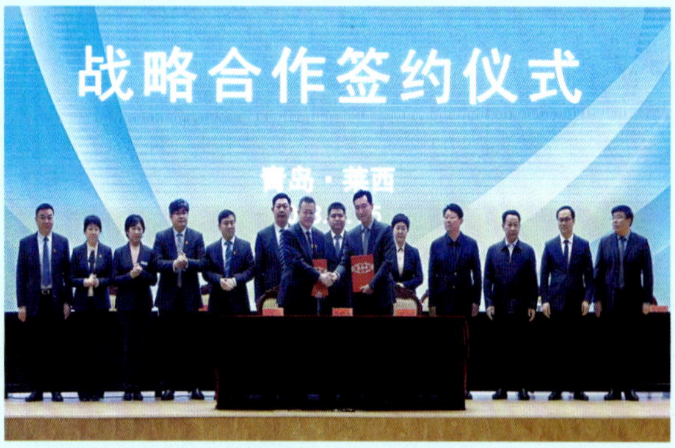

2023年4月25日，青岛市市立医院党委书记、总院长于腾波代表医院与莱西市政府签订“战略合作框架协议”，成立青岛市市立医院·康复大学青岛医院莱西医疗集团，并由医院统一托管运营。莱西市委书记周科，市委副书记、市长刘瑛等领导一同见证签约。

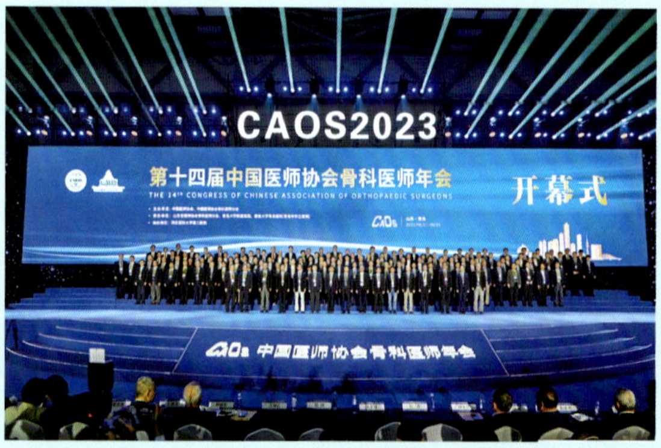

2023年6月1日—4日，青岛市市立医院承办第十四届中国医师协会骨科医师年会。中国工程院院士张英泽，青岛市副市长赵燕，中华医学会副秘书长姜永茂，中国医师协会副会长、山东省医师协会会长孙洪军，中国医师协会副秘书长石丽英等参会。

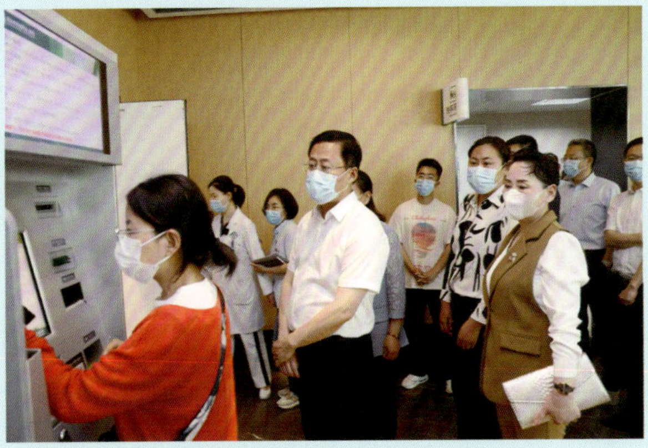

2023年6月9日，青岛市卫生健康委、市委网信办联合举办“医路同行 守护健康”社会各界代表走进青岛市市立医院沉浸式体验活动。市卫生健康委党组书记柳忠旭，市委网信办副局级领导干部张霞出席。

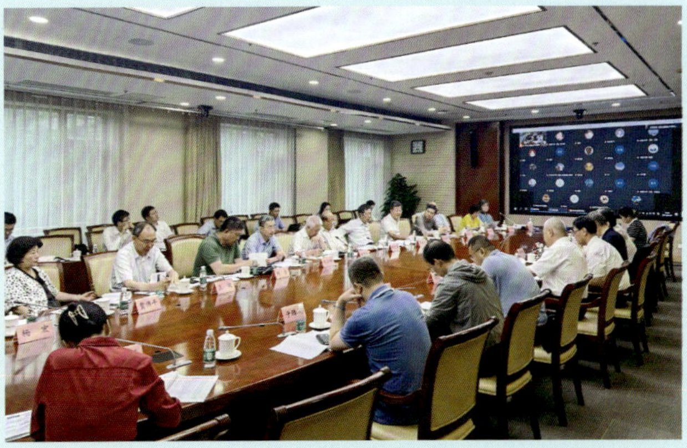

2023年6月19日，以青岛市市立医院为依托单位的中国工程院2023年战略研究与咨询项目“新时代康复医学发展战略研究”启动会议在北京举行，由康复大学（筹）牵头，青岛市市立医院作为依托单位，联合北京大学、上海长海医院等共同开展研究。

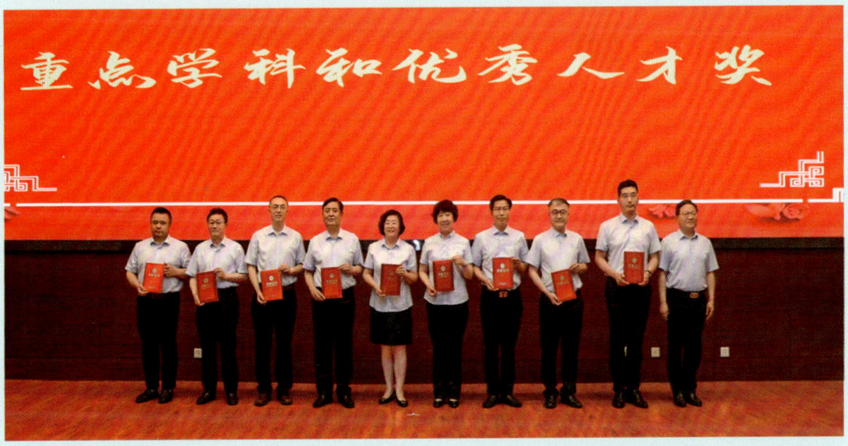

2023年6月26日，青岛市市立医院召开2022年度总结表彰大会暨科教表彰大会，市卫生健康委主任、市中医药管理局局长薄涛出席会议。

2023年7月，青岛市市立医院青年志愿服务团队深入贯彻“奉献、友爱、互助、进步”的志愿服务精神，先后组织“关爱听障人士就医志愿服务项目”“青年博士下社区义诊活动”“市立医院‘青鸥’学雷锋志愿服务队下乡义诊活动”“心肺复苏人人会”等志愿项目。

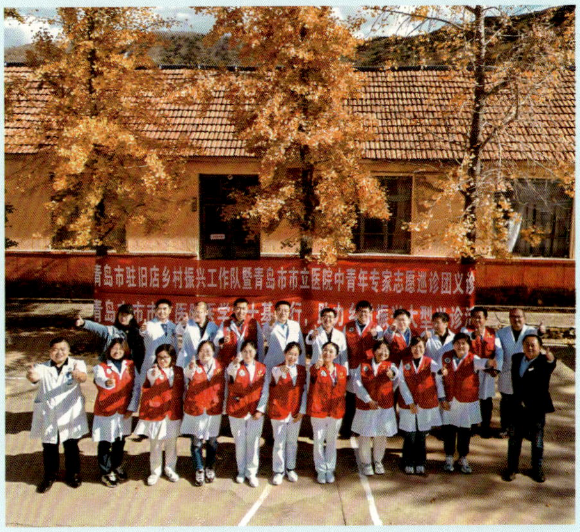

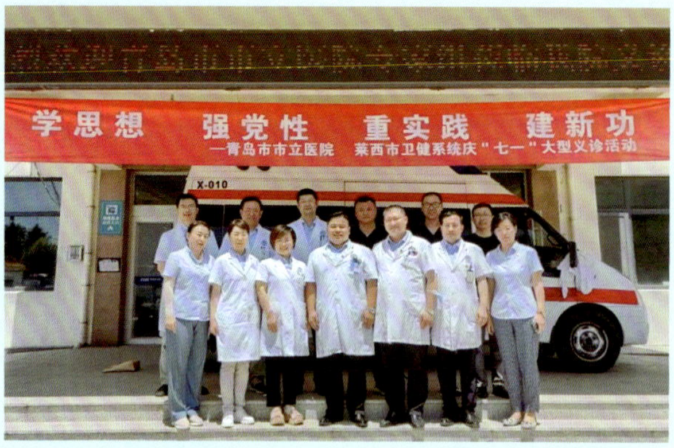

2023年7月1日，青岛市市立医院联合莱西市卫生健康局在莱西市18个地点同时开展大型义诊活动。全院100名具有副高级职称的党员及入党积极分子到莱西乡镇、村，为基层群众提供健康咨询、健康查体服务。

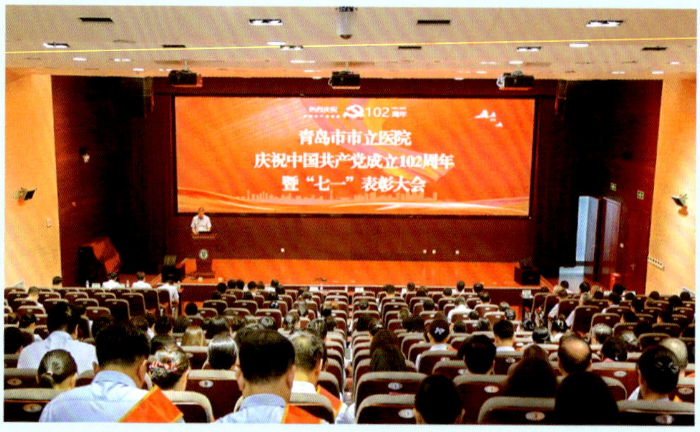

2023年7月3日，青岛市市立医院召开庆祝中国共产党成立102周年暨“七一”表彰大会。对156名优秀共产党员、53名优秀党务工作者和41个先进党支部，以及19名温馨清廉医院建设先进个人、17个先进科室进行表彰。

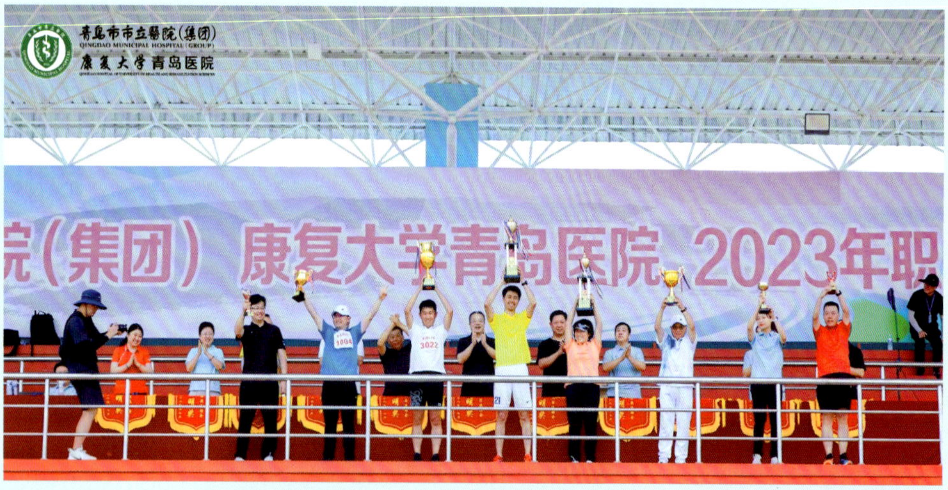

2023年7月15日，青岛市市立医院2023年职工田径运动会举行，2300余名职工和职工家属参加活动。

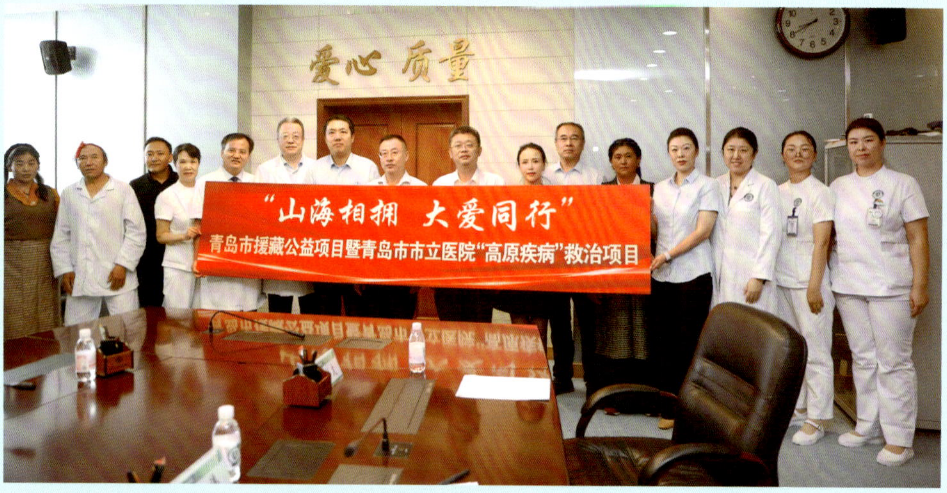

2023年9月3日，青岛市红十字会和青岛市市立医院联合启动“山海相拥 大爱同行——青岛市援藏公益项目暨青岛市市立医院‘高原疾病’救治项目”。

康复大学青岛中心医院
（青岛市中心医院）

康复大学青岛中心医院（青岛市中心医院）建院70年。医院以“大综合、强专科”为发展理念，突出肿瘤、康复、职业病等专科特色，连续4年进入国家公立医院绩效考核A等级，建有国家药物临床试验机构；建成5个省级重点专（学）科、1个省级博士后创新基地，拥有1个市级攀峰学科、14个市级重点学科和10个青岛市质控中心。获山东省卫生健康工作先进集体、山东省精神文明单位等荣誉称号。

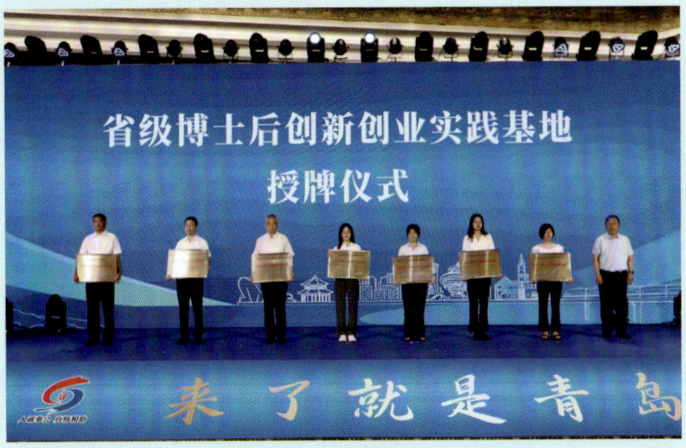

2023年1月，康复大学青岛中心医院（青岛市中心医院）被认定为山东省博士后创新创业实践基地。

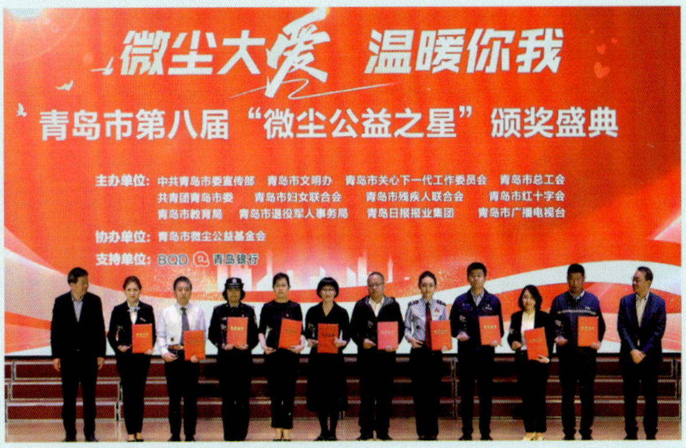

2023年5月8日，康复大学青岛中心医院（青岛市中心医院）专家义诊团被授予青岛市“微尘公益之星（团体）”称号。

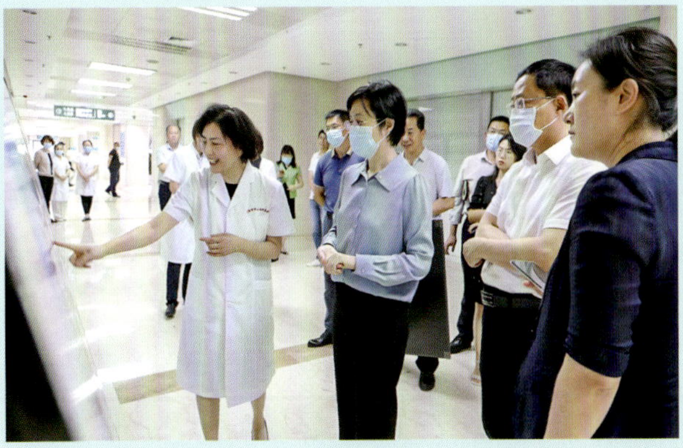

2023年7月6日，青岛市政府副市长赵燕到康复大学青岛中心医院（青岛市中心医院）调研二期改扩建项目。

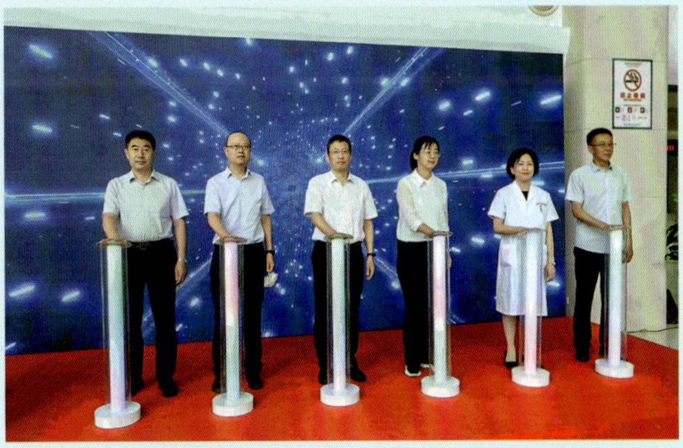

2023年9月15日，康复大学青岛中心医院（青岛市中心医院）承办市卫生健康系统合同能源管理工作观摩会，医院节能改造中水回用系统正式启用。

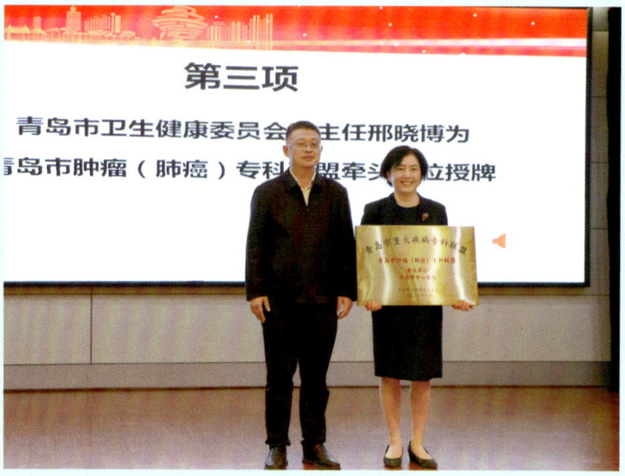

2023年10月26日，康复大学青岛中心医院（青岛市中心医院）牵头成立青岛市肿瘤（肺癌）专科联盟。

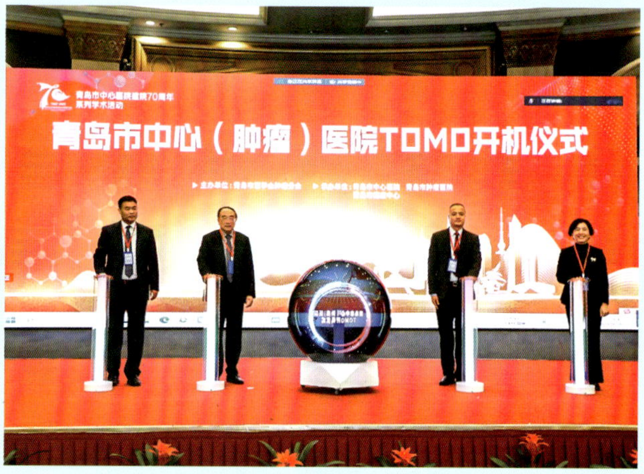

2023年11月25日，康复大学青岛中心医院（青岛市中心医院）TOMO开机仪式举行。

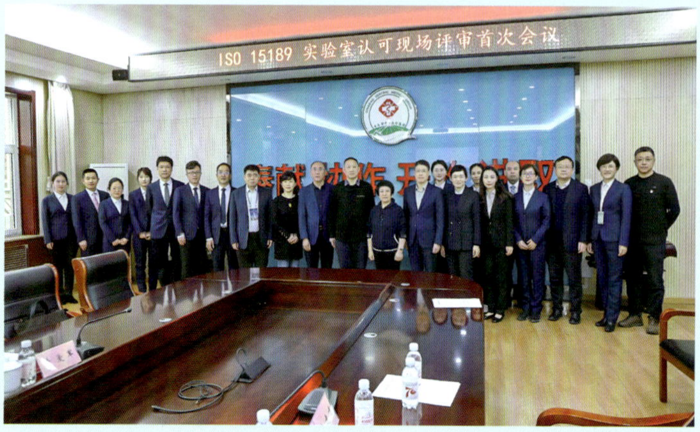

2023年12月17日，经过中国合格评定国家认可委员会（CNAS）评审专家组为期3天的现场检查，康复大学青岛中心医院（青岛市中心医院）顺利通过ISO 15189医学实验室现场评审。

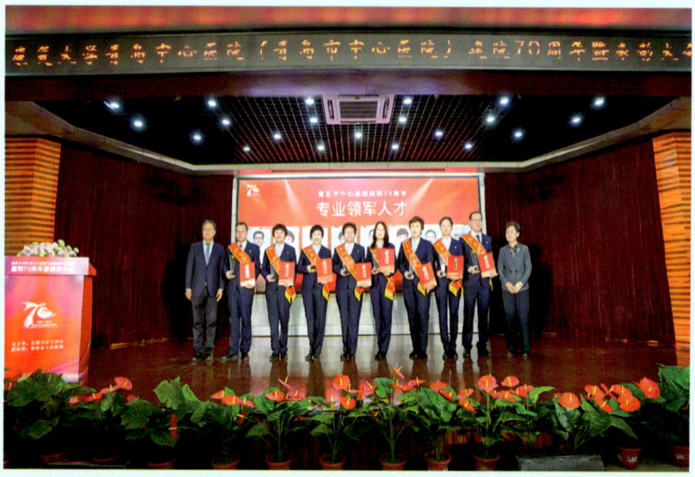

2023年12月26日，康复大学青岛中心医院（青岛市中心医院）召开建院70周年暨表彰大会。

青岛市第三人民医院

青岛市第三人民医院始建于1931年，其前身是美国基督教创办的教会医院“信义会医院”，是青岛市卫生健康委直属医院、青岛大学直属附属医院，地处李沧区，毗邻青岛北站、胶州湾跨海大桥，是一所集医疗、教学、科研、预防、保健、康复于一体的三级乙等综合医院。

医院占地面积5.92万平方米，一期建筑面积8.1万平方米，编制床位800张，年门、急诊量60余万人次，年出院2万余人次，年手术量1万余例。现有职工1200人，拥有包括享受国务院政府特殊津贴专家、省市学术协会主委、青岛市优秀学科带头人、青岛市优秀人才、青岛市优秀青年医学人才等梯队合理的人才队伍。医院设有45个临床医技科室，耳鼻咽喉头颈外科、结石病中心、重症医学科、消化内科为青岛市重点专科。

医院为中华医学会心血管病学分会精准心血管病学学组合作基地、中国医师协会内镜保胆培训基地、国家级急性上消化道出血救治快速通道“五星级救治基地”、山东省结石病微创治疗技术联盟成员单位、青岛市“三高”指导中心、青岛市高血压防治临床基地，是国家远程医疗与互联网医学中心协作单位、青岛市首家基于“全景医疗数据平台”的互联网医院，通过国家互联互通四级甲等定量评审，山东省电子病历五级文审，获评山东省智慧服务品牌“智慧门诊”，实现智慧医疗、智慧服务、智慧管理“三位一体”建设的智慧医院。

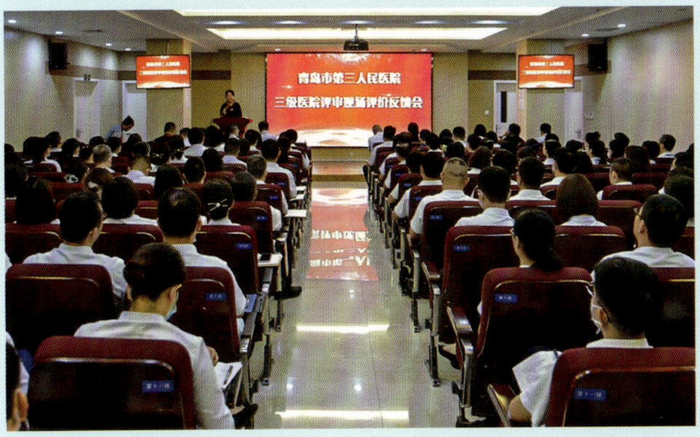

2023年8月22日—25日，青岛市第三人民医院三级医院等级评审进行现场评价反馈。

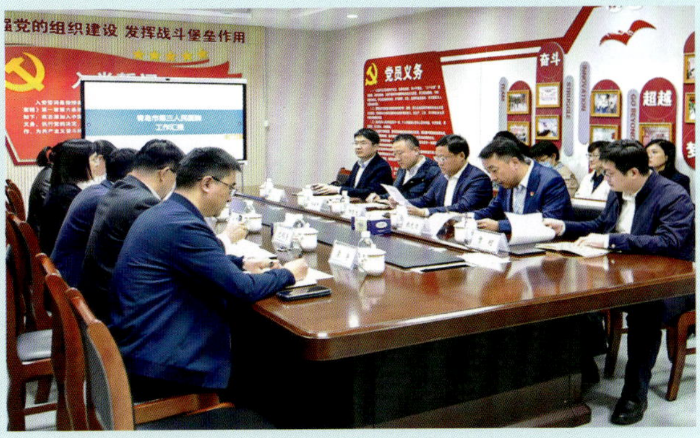

2023年4月26日，青岛市卫生健康委员会党组书记柳忠旭（右3）一行到青岛市第三人民医院调研重点学科发展情况。

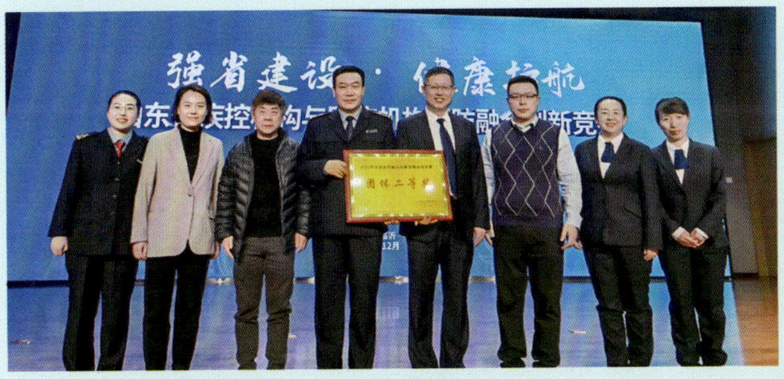

2023年12月5日—6日，青岛市第三人民医院与市疾病预防控制中心代表青岛市参加山东省疾控机构与医疗机构医防融合创新省级决赛，获团体二等奖。

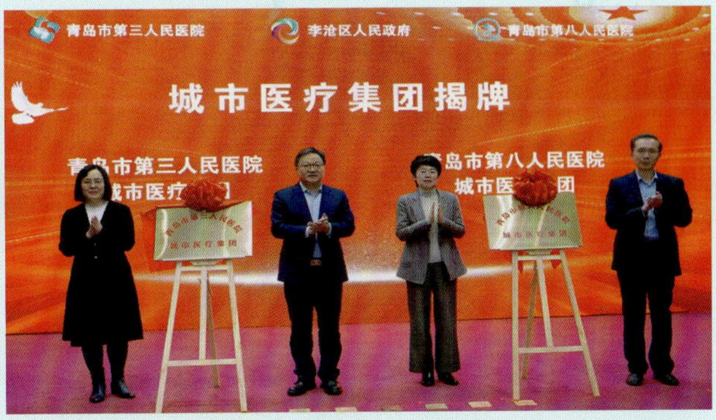

2023年12月22日，李沧区紧密型城市医疗集团揭牌仪式在李沧区人民政府举行，青岛市卫生健康委主任薄涛（左2）为青岛市第三人民医院城市医疗集团揭牌。

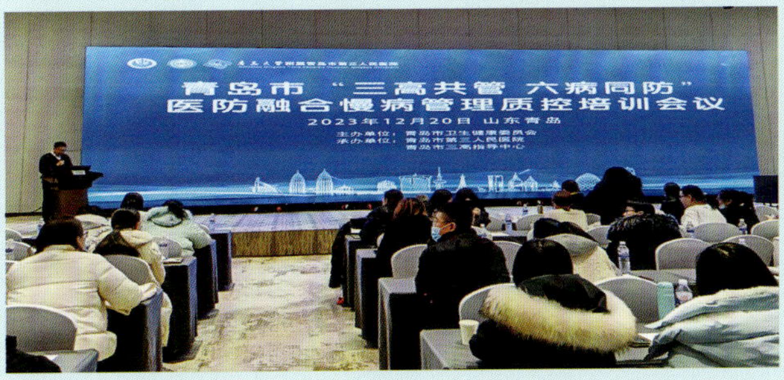

2023年12月20日，青岛市第三人民医院承办的青岛市“三高共管 六病同防”医防融合慢病管理质控培训会议召开。

青岛市第八人民医院

青岛市第八人民医院始建于1951年，是一所集医疗、教学、科研、预防、保健、康复、急救于一体的大型综合三级公立医院，是青岛市北部重要的区域性医疗中心。

2023年，医院编制床位1100张，职工1681人，其中，卫生技术人员1503人，占职工总数的89.41%；行政工勤人员178人，占职工总数的10.59%。卫生技术人员中，高级职称者235人，占15.64%；中级职称者734人，占48.83%；初级职称者534人，占35.53%，医生与护士之比为1：1.5。设职能科室28个、临床科室40个、医技科室11个。

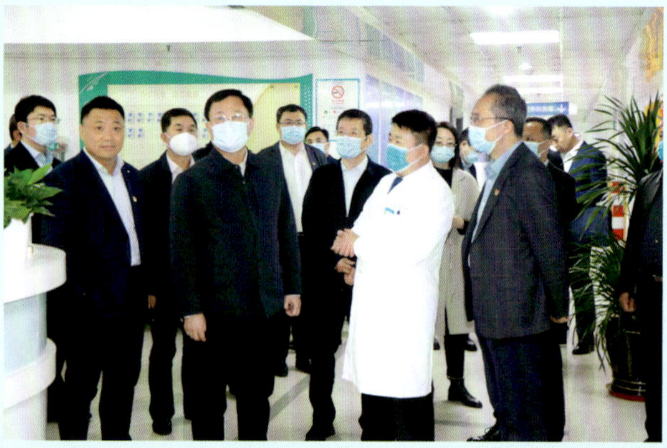

2023年4月6日，青岛市卫生健康委员会党组书记、副主任柳忠旭（前排左2）一行到青岛市第八人民医院本部院区调研。

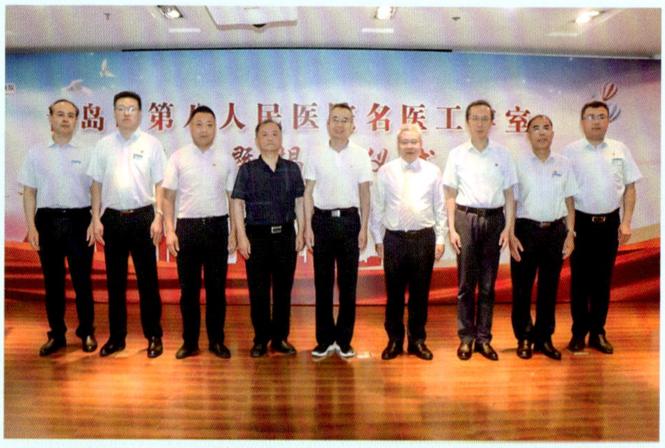

2023年6月20日，青岛市第八人民医院举行名医工作室签约暨揭牌仪式，医院领导班子成员与高光凯（中）、滕学仁（右4）、付文政（左4）教授合影。

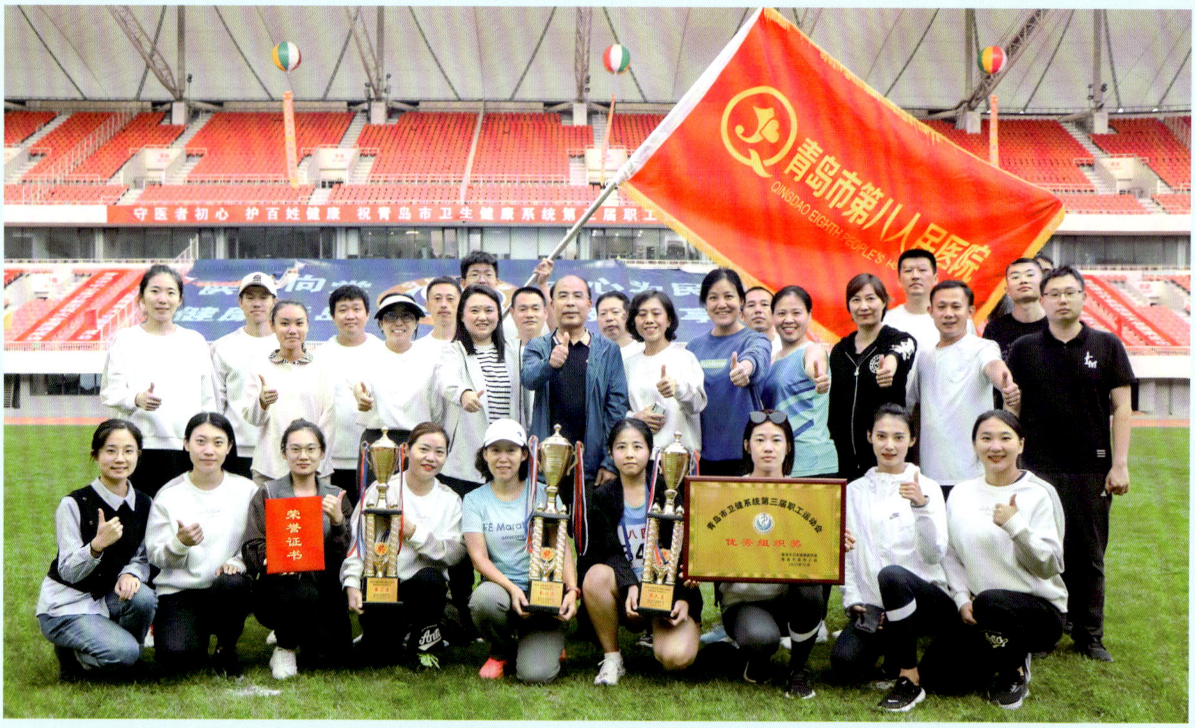

2023年10月12日，青岛市第八人民医院党委副书记马立学（中）带队参加青岛市卫生健康系统第三届职工运动会。

青岛市胶州中心医院

青岛市胶州中心医院始建于1943年，前身为八路军滨北干部休养所，是青岛市卫生健康委直属三级综合性医院，胶州湾北部区域医疗中心。2023年，医院占地面积2.95万平方米，建筑总面积4.46万平方米，其中业务用房面积3.13万平方米。职工总数1433人，其中，卫生技术人员1304人，占职工总数的91%；行政工勤人员129人，占职工总数的9%。卫生技术人员中，高级职称者264人，中级职称者768人，初级职称者272人，分别占20.25%、58.9%、20.86%，医生与护士之比为1：1.9。医院编制床位900张，设职能科室27个、临床科室34个、医技科室11个。

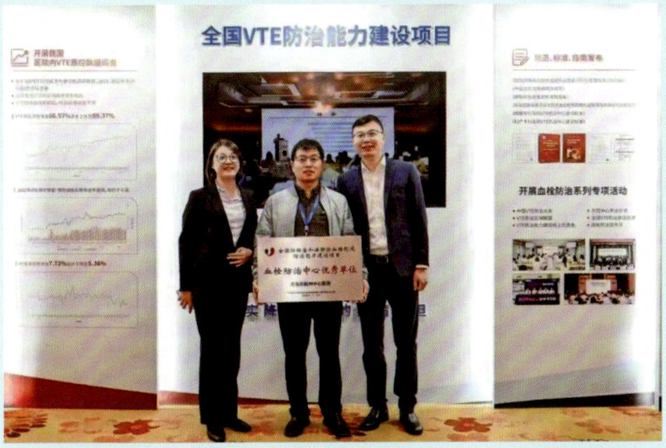

2023年4月7日，在全国VTE防治中心大会上，青岛市胶州中心医院被授予“全国血栓防治中心优秀单位”牌匾。

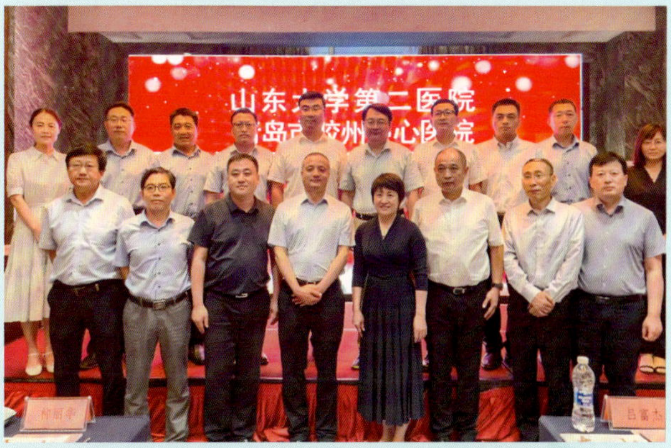

2023年6月27日，青岛市胶州中心医院与山东大学第二医院医联体签约暨揭牌仪式举行。

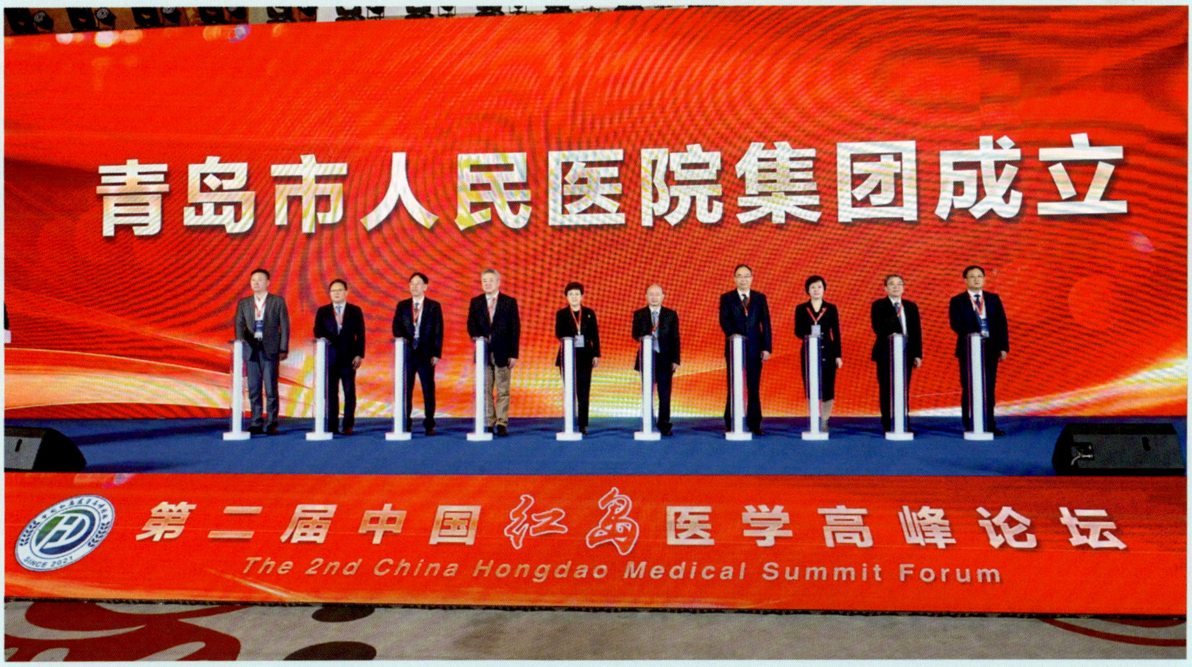

2023年11月25日，由北京大学人民医院青岛医院、青岛市妇女儿童医院、青岛市胶州中心医院联合组建的青岛市人民医院集团在红岛举行成立仪式。

青岛大学附属妇女儿童医院（青岛市妇女儿童医院、青岛市妇幼保健院、北京大学人民医院青岛医院）

青岛大学附属妇女儿童医院（青岛市妇女儿童医院、青岛市妇幼保健院、北京大学人民医院青岛医院），是第四批国家区域医疗中心建设单位、省级儿童专科区域医疗中心、省儿童健康与疾病临床医学研究中心，青岛大学医学部平行二级学科单位，在2023年公布的国家公立医院绩效考核中列全国妇幼专科第13名，居A等级；在全国三级妇幼保健机构绩效考核中居A++等级，列全国第16名、山东省第一名。

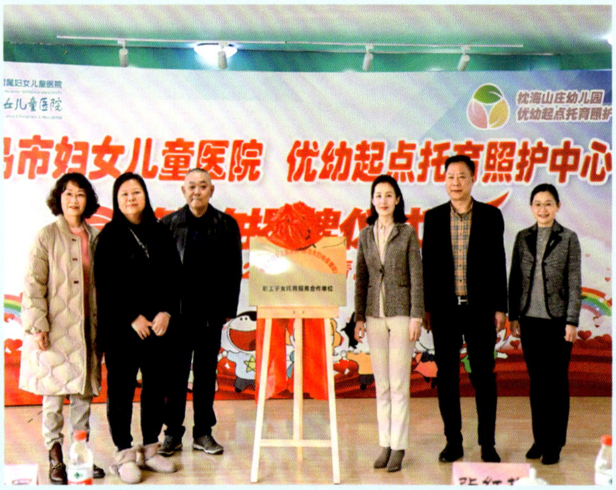

2023年2月28日，青岛大学附属妇女儿童医院（青岛市妇女儿童医院）与市优幼起点托育照护中心举行签约揭牌仪式，共同建设岛城首家医育结合实践基地，创新打造医育结合托育示范样板。

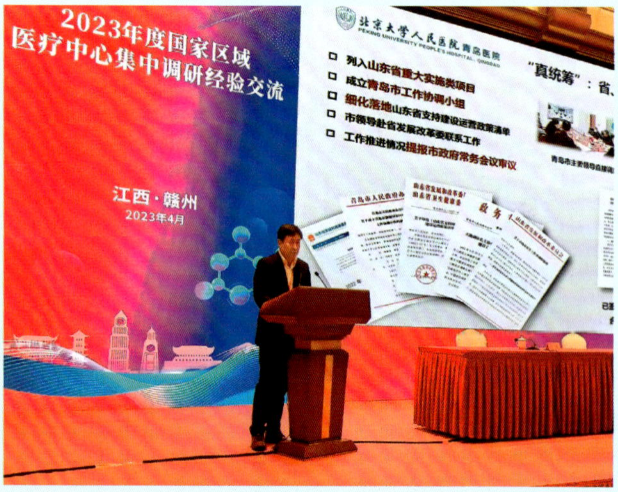

2023年4月3日—4日，青岛大学附属妇女儿童医院（青岛市妇女儿童医院）承建的北京大学人民医院青岛医院建设项目受邀参加国家发展改革委在江西省赣州市召开的国家区域医疗中心集中调研经验交流会，并作经验分享。

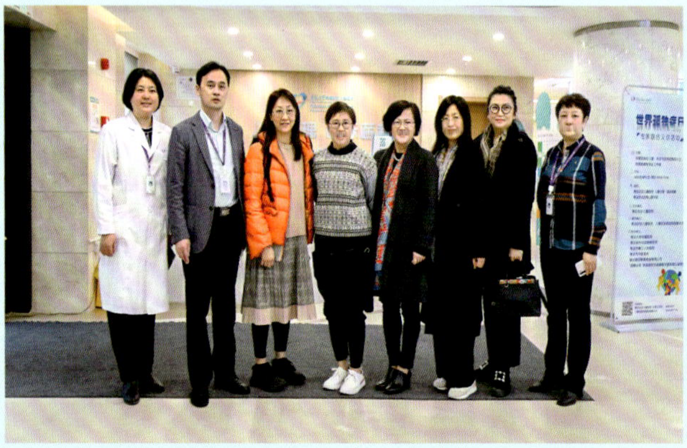

2023年4月4日，香港校长专业发展促进会学会委员会秘书长苏细清博士一行到青岛大学附属妇女儿童医院（青岛市妇女儿童医院）铁山路院区调研儿童心理康复学科建设及医教融合业务开展情况。

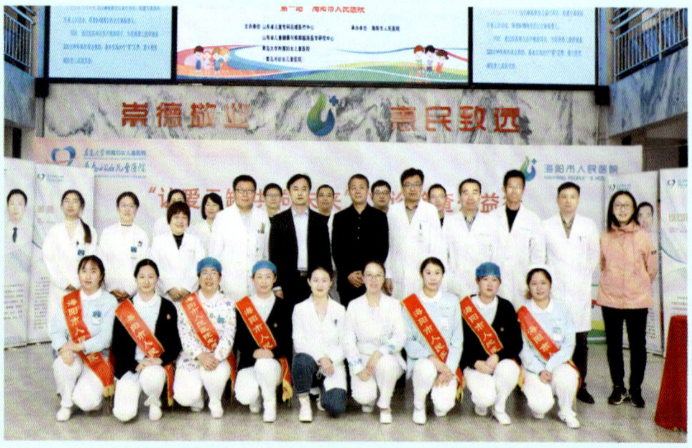

2023年4月22日，青岛大学附属妇女儿童医院（青岛市妇女儿童医院）“让爱无缺 共向未来”义诊筛查公益行项目启动仪式在海阳市人民医院举行。

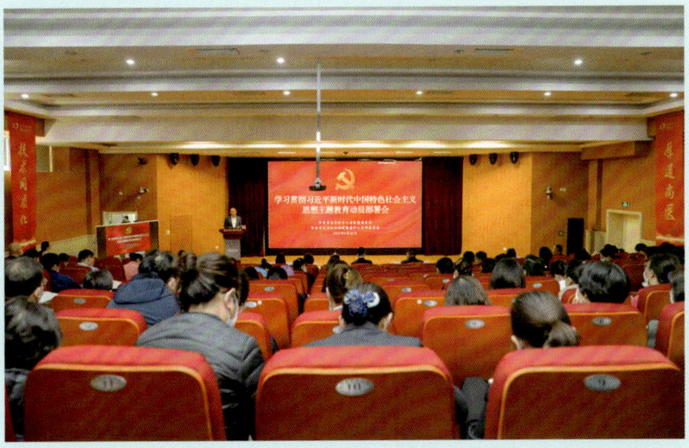

2023年4月26日，中共青岛市妇女儿童医院委员会召开学习贯彻习近平新时代中国特色社会主义思想主题教育动员部署会。

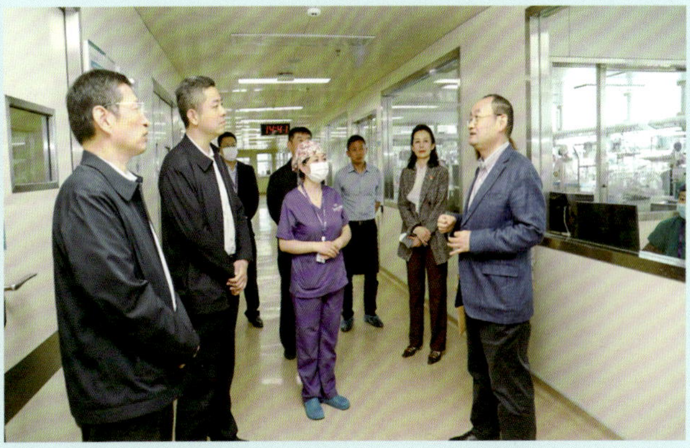

2023年5月9日，国家卫生健康委法规司副司长李波、法规审核处处长郭海明，山东省卫生健康委政策法规处处长刘琳一行到青岛大学附属妇女儿童医院（青岛市妇女儿童医院）调研患者满意度提升工作。

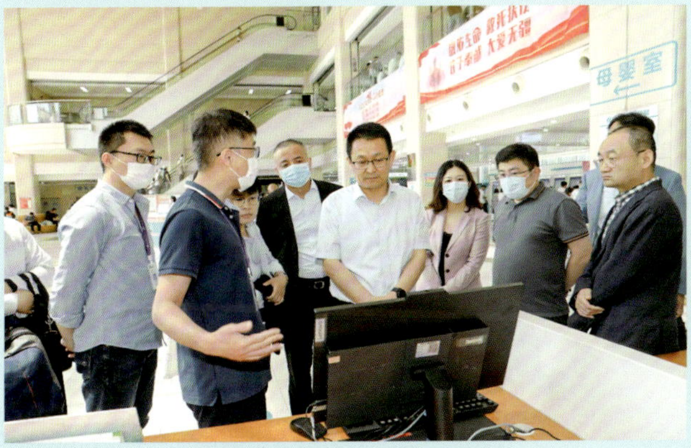

2023年5月19日，山东省卫生健康委党组成员、副主任徐民，医政医管处副处长程传坤、副处长杜静等一行到青岛大学附属妇女儿童医院（青岛市妇女儿童医院）调研智慧医疗服务情况。

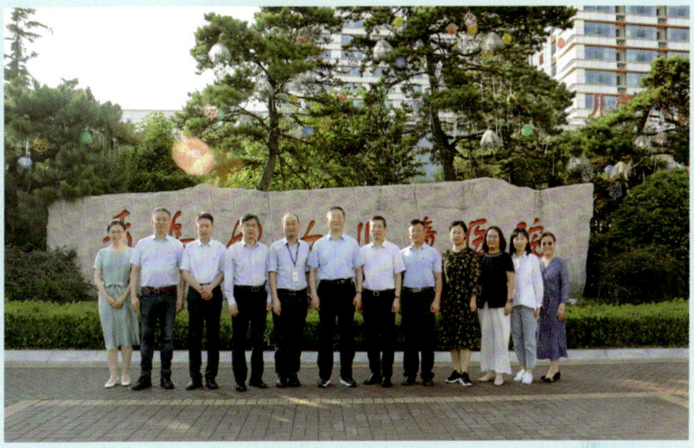

2023年6月20日，山东省卫生健康委党组成员、省计生协会常务副会长于富军，人口家庭处处长、一级调研员赵吉来等一行到青岛大学附属妇女儿童医院（青岛市妇女儿童医院）调研优化生育政策开展情况。

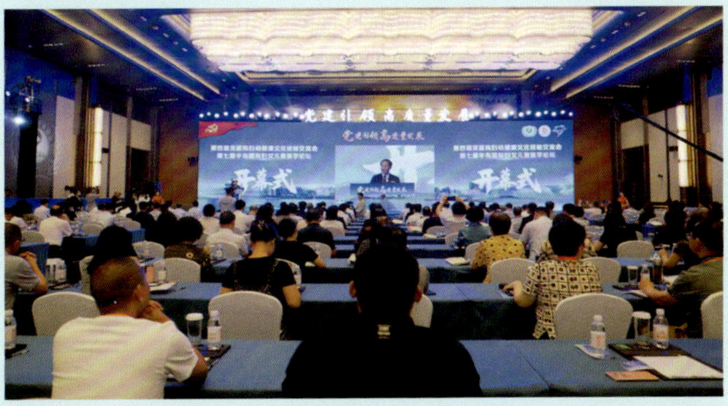

2023年6月29日，青岛大学附属妇女儿童医院（青岛市妇女儿童医院）以“党建引领高质量发展”为主题举办第七届半岛国际妇女儿童医学论坛，同期承办中国妇幼保健协会“第四届党建工作和妇幼健康文化经验交流会”。

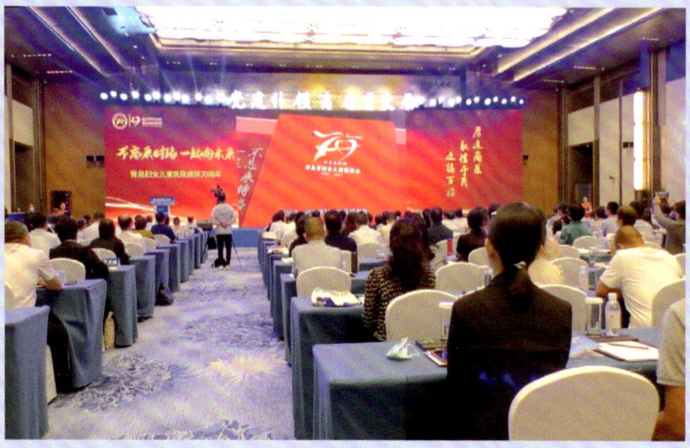

2023年6月29日，青岛大学附属妇女儿童医院（青岛市妇女儿童医院）建院70周年庆祝大会召开。

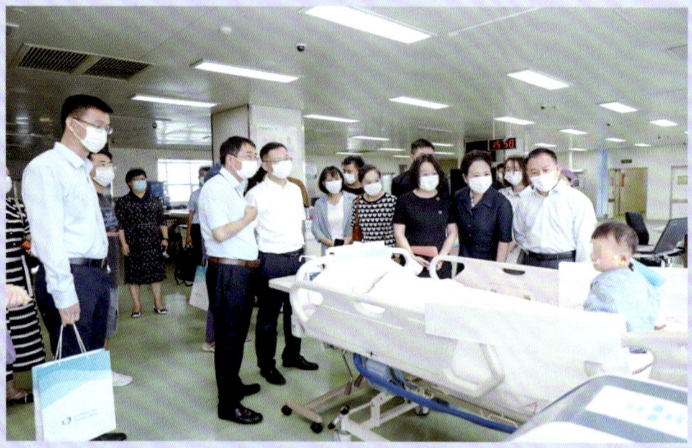

2023年8月30日，举办“医路同行守护健康”社会各界代表走进青岛大学附属妇女儿童医院（青岛市妇女儿童医院）沉浸式体验活动分享会暨体验活动总结会。

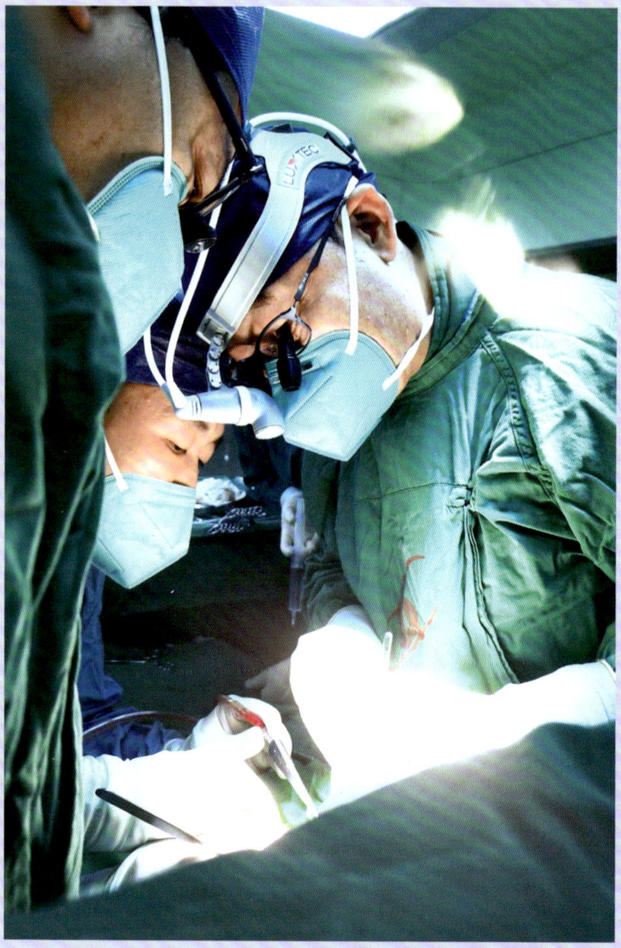

2023年7月19日，青岛大学附属妇女儿童医院（青岛市妇女儿童医院）心脏大血管外科成功获批国家临床重点专科建设项目。

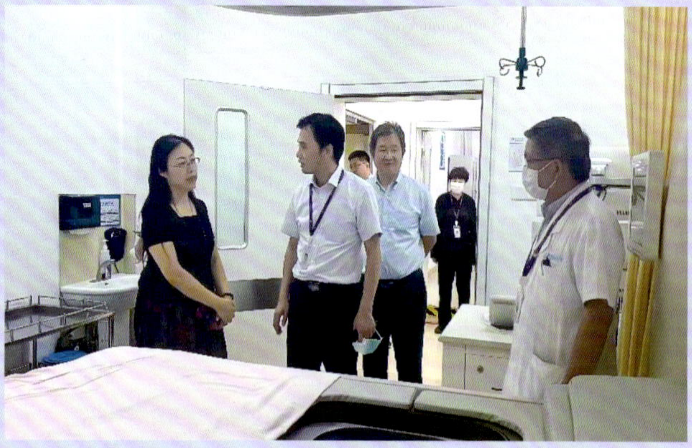

2023年9月1日，山东省卫生健康委老龄健康处副处长于凤华一行到青岛大学附属妇女儿童医院（青岛市妇女儿童医院）海泊路院区调研安宁疗护工作开展情况。

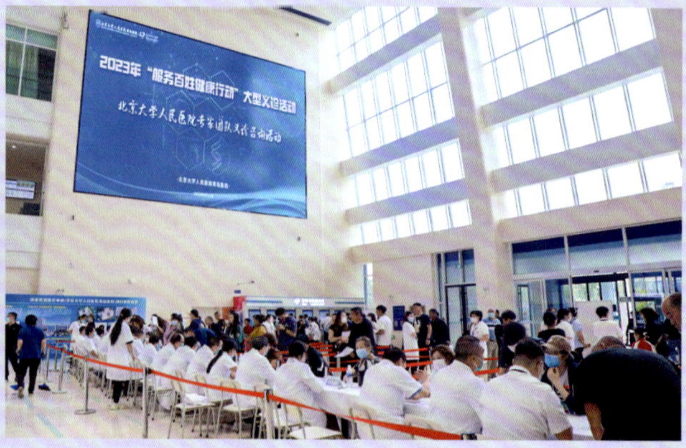

2023年9月21日—22日，青岛大学附属妇女儿童医院（北京大学人民医院青岛医院）举行2023年“服务百姓健康行动”大型义诊活动。

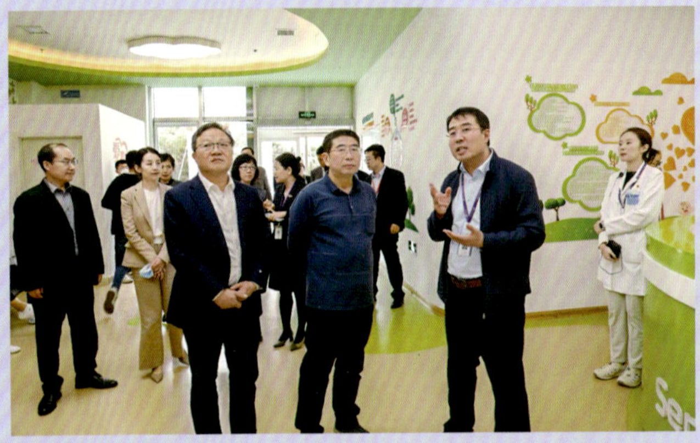

2023年11月3日，全国政协常委、副秘书长，农工党中央专职副主席王路实地调研青岛大学附属妇女儿童医院（青岛市妇女儿童医院）儿童早期发展中心，市卫生健康委主任、市中医药管理局局长薄涛陪同调研。

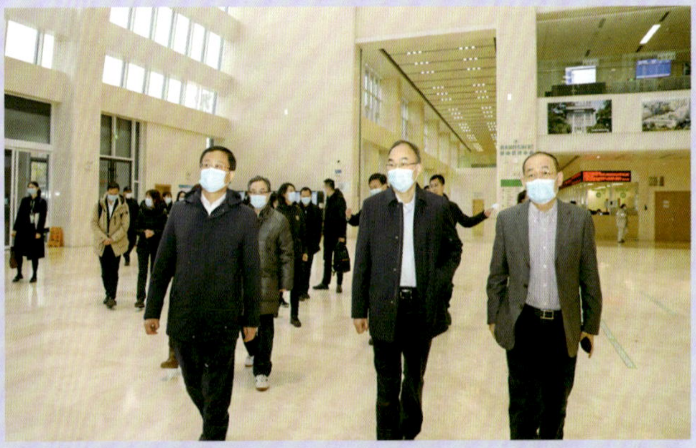

2023年11月24日，中国工程院院士、北京大学人民医院院长王俊一行现场考察青岛大学附属妇女儿童医院（北京大学人民医院青岛医院），市卫生健康委党组书记柳忠旭、北京大学人民医院青岛医院领导班子部分成员陪同。

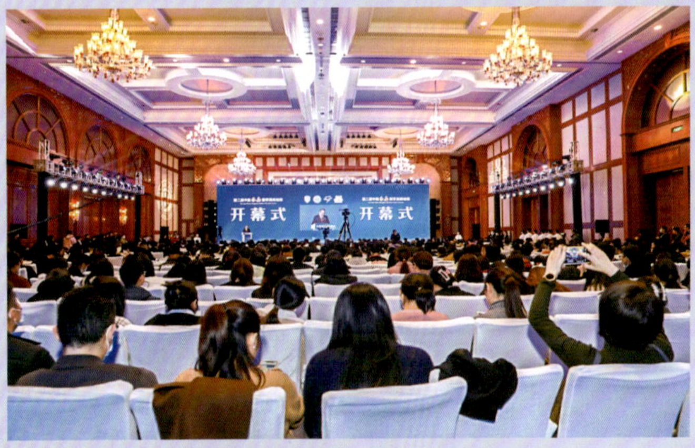

2023年11月25日，由北京大学人民医院主办，北京大学人民医院青岛医院、青岛大学附属妇女儿童医院（青岛市妇女儿童医院）承办的第二届中国红岛医学高峰论坛在青岛召开。

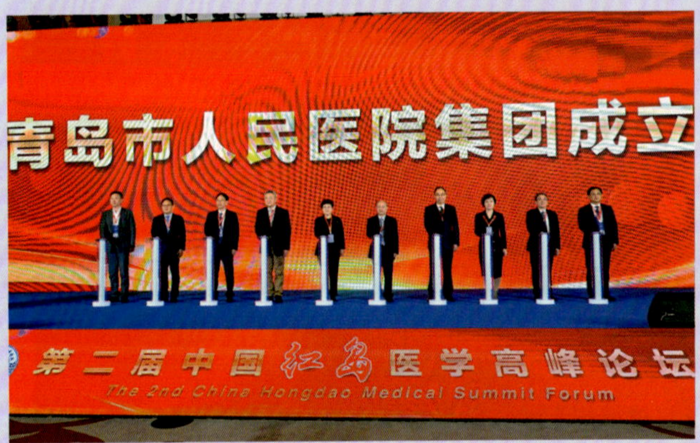

2023年11月25日，北京大学人民医院青岛医院、青岛大学附属妇女儿童医院（青岛市妇女儿童医院）、青岛市胶州中心医院三家医院联合组建的青岛市人民医院集团成立，将整合北京大学人民医院品牌和技术优势、青岛市妇女儿童医院专科影响力优势、胶州中心医院人力资源优势，实现资源共享、优势互补、协同发展，打造立足青岛、辐射山东乃至华东地区的医学中心。

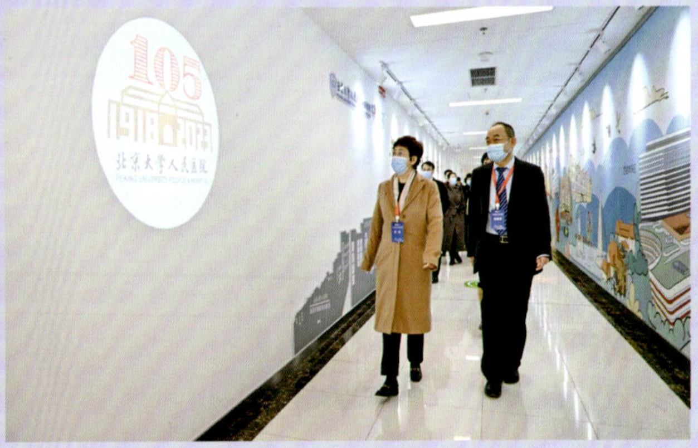

2023年11月25日，中国工程院院士，北京大学常务副校长、医学部主任乔杰调研青岛大学附属妇女儿童医院（北京大学人民医院青岛医院）。市政府副市长赵燕、市卫健委党组书记柳忠旭、北京大学人民医院党委书记王建六、北京大学人民医院青岛医院领导班子陪同调研。

青岛市疾病预防控制中心
（青岛市预防医学研究院、青岛市卫生健康大数据中心）

青岛市疾病预防控制中心（青岛市预防医学研究院、青岛市卫生健康大数据中心）是市卫生健康委直属的承担政府疾病预防控制职能的公益一类事业单位和预防医学研究机构。中心办公大楼近11000平方米（含租用），规划建设中的青岛市公共卫生中心于2016年开工，建筑面积约12万平方米，总投资8.9亿元，一期大楼投入使用。2023年，编制337人，在职330人，其中博士研究生学历者35人、硕士研究生学历者191人，硕士研究生以上学历者占比68.5%；专业技术人员290人，占比87.9%，高级职称岗位比例为48%。

主要承担全市疾病预防与控制、检测检验与评价、健康教育与促进、应用研究与指导、技术管理与服务、对外交流与合作等职能，是中国疾控中心公共卫生实践培养基地、病毒病所青岛研究基地，是北京大学、山东大学、青岛大学等6所高校的预防医学教研实习基地。中心持续推进体系建设、能力建设、文化建设，推动党建、业务、项目、科研等工作全面发展，确保全市艾滋病、结核病等重大传染病得到有力控制，确保新冠肺炎等突发、新发传染病得到有效处置，确保全市各类重大活动公共卫生安全，为推动青岛市经济社会发展和维护市民健康提供有力保障。

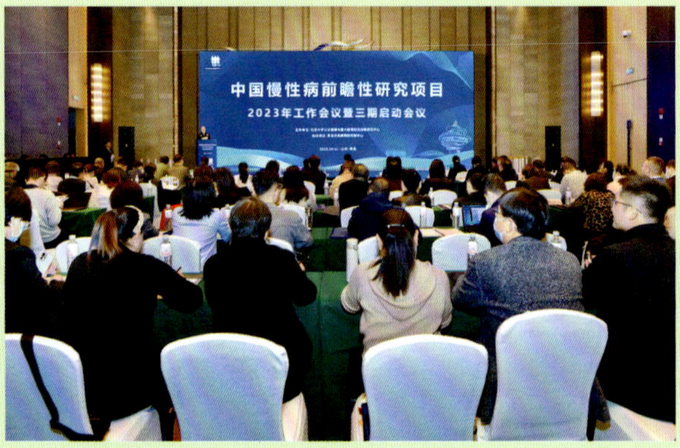

2023年3月31日—4月2日，由青岛市疾病预防控制中心协办的中国慢性病前瞻性研究（CKB）项目2023年工作年会暨三期项目启动会在青岛召开。国家疾病预防控制局副局长、中国疾病预防控制中心主任沈洪兵，CKB项目负责人、北京大学公众健康与重大疫情防控战略研究中心主任李立明等出席会议。

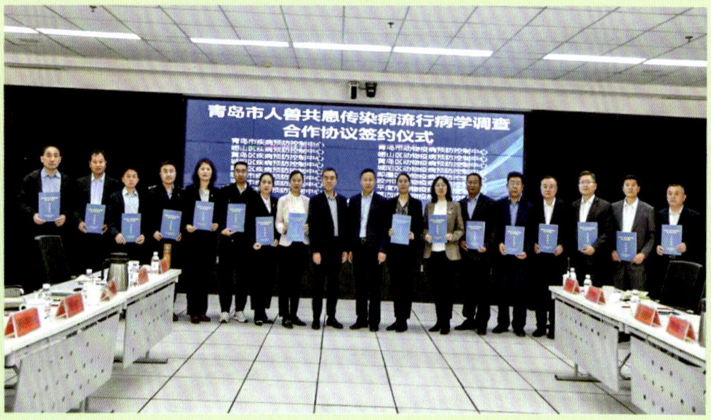

2023年4月19日，青岛市、区（市）两级疾病预防控制中心与青岛市动物疫控中心签订《青岛市人兽共患传染病流行病学调查合作协议》。

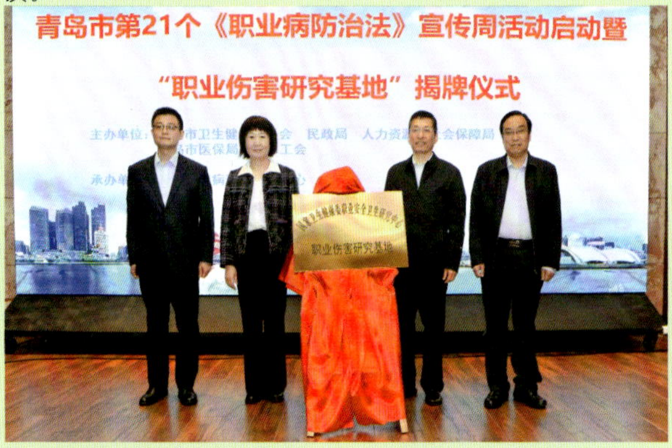

2023年4月25日，国家卫生健康委职业安全卫生研究中心“职业伤害研究基地”落户青岛，由青岛市疾病预防控制中心承办的基地揭牌仪式举行。

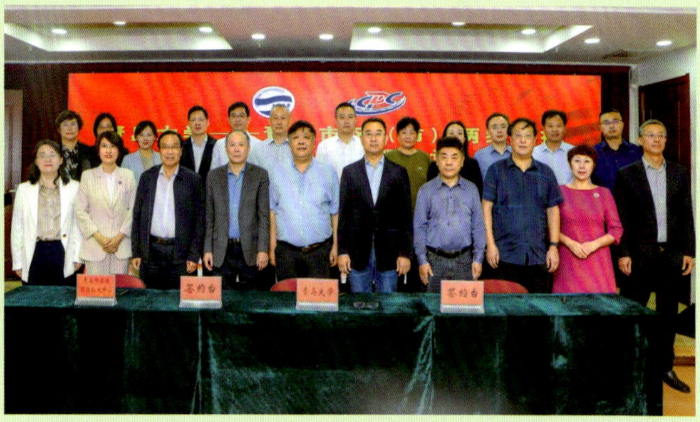

2023年11月1日，“青岛大学与青岛市、区（市）两级疾控中心科研一体化”及“青岛大学-青岛市疾病预防控制中心实践教学基地”签约仪式在青岛市疾病预防控制中心举行。

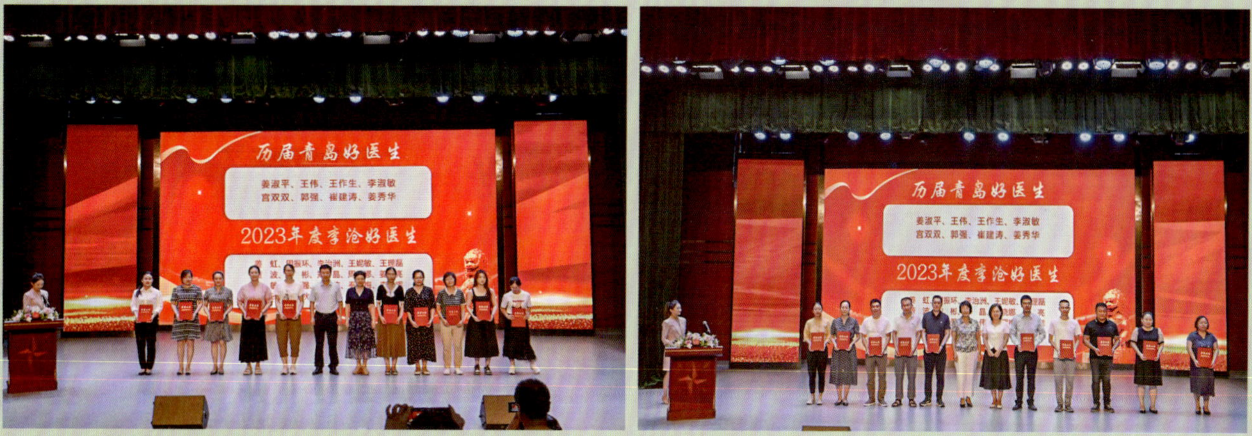

2023年8月18日，李沧区2023年度中国医师节表彰大会召开。

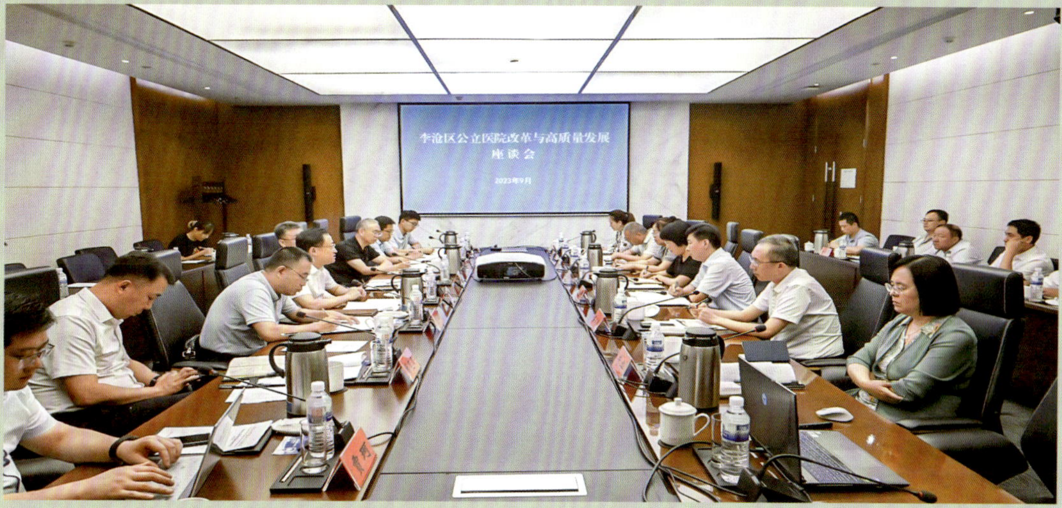

2023年9月13日，青岛市卫生健康委党组书记柳忠旭一行到李沧区实地调研整合型医疗卫生服务体系建设情况，并召开公立医院改革与高质量发展座谈会。

2023年9月20日，国家卫生城市复审工作组对青岛市巩固国家卫生城市工作进行现场抽查，李沧区顺利通过国家卫生城市复审。

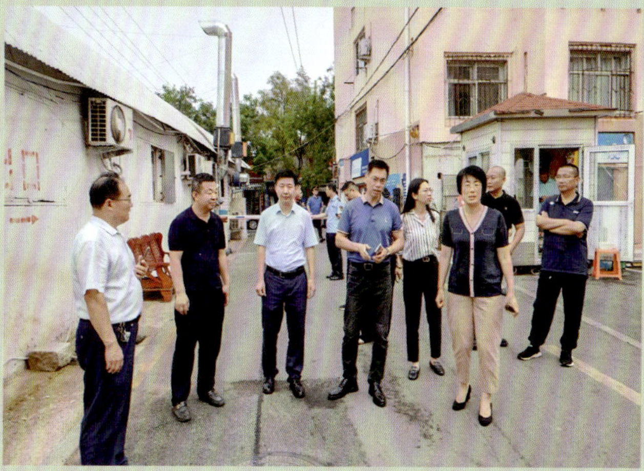

青岛市李沧区卫生健康局

2023年，李沧区以推进“健康李沧”建设为引领，以全方位全生命周期保障人民健康为目标，全面建设优质高效的医疗卫生服务体系。有各级各类医疗卫生机构582家，床位4155张，医务人员8147名。医疗机构中医院30家，护理院1家，护理中心8家，康复医疗中心1家，社区卫生服务机构65家，门诊部、诊所、卫生室、医务室等477家。2023年，诊疗量814.12万人次，门、急诊总量347.13万人次，健康查体39.90万人次，住院病人8.92万人次。

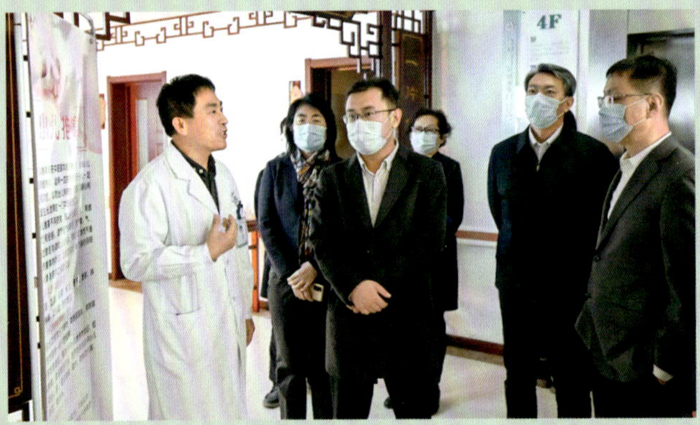

2023年3月15日，国家中医药管理局中西医结合与少数民族医药司副司长董云龙及省、市中医药管理局代表一行到李沧区实地调研基层医疗卫生机构在执行中医医疗服务定价机制方面的工作情况及意见建议。

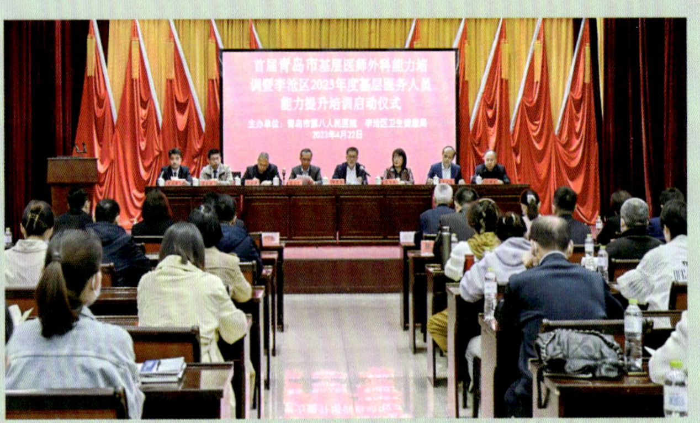

2023年4月22日，青岛市第八人民医院、李沧区卫生健康局联合主办的首届青岛市基层医师外科能力培训暨李沧区2023年度基层医务人员能力提升培训启动仪式举行。

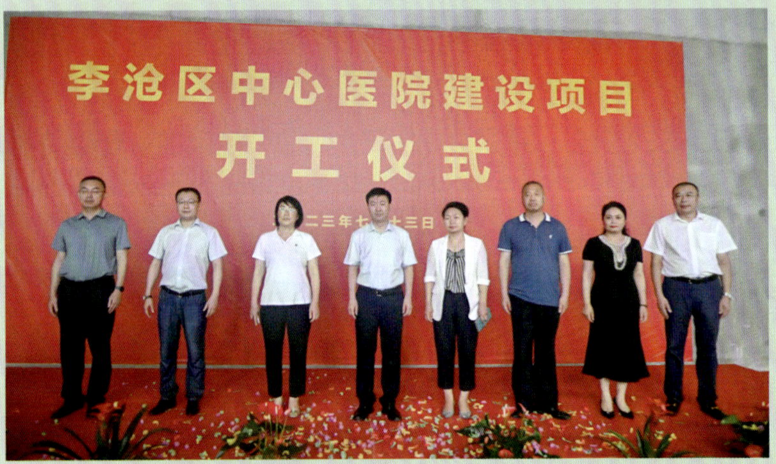

2023年7月13日，李沧区中心医院建设项目开工仪式在耀洲·新经济产业园举行。

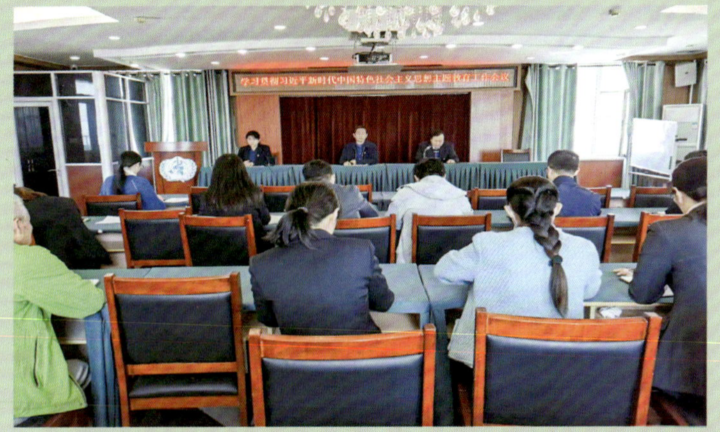

2023年4月28日，青岛市卫生健康委员会医院发展中心召开学习贯彻习近平新时代中国特色社会主义思想主题教育工作会议，动员部署主题教育工作。

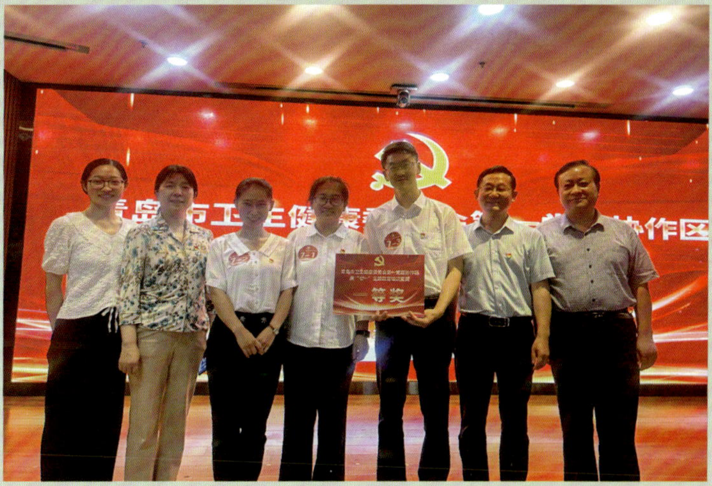

2023年6月27日， 青岛市卫生健康委员会医院发展中心党员参加市卫生健康委员会第一党建协作区庆“七一”主题教育知识竞赛，并获一等奖。

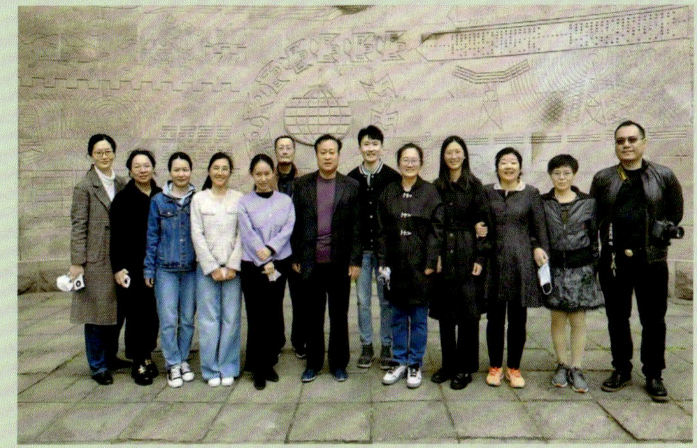

2023年4月8日，青岛市卫生健康委员会医院发展中心组织职工开展“我们的节日”清明爬山活动。

青岛市卫生健康委员会医院发展中心

青岛市卫生健康委员会医院发展中心位于青岛市市南区龙山路1号甲，占地面积3100平方米。2023年，核定事业编制32名，在编人员31人，其中，专业技术人员27人。专业技术人员中，高级专业技术人员7人、中级专业技术人员12人、初级专业技术人员8人；大学本科学历者14人，硕士研究生学历者11人。中心主要职能：参与医改政策、医疗行业规范标准、医疗发展规划等研究工作；承担全市医疗机构运行、医疗技术及从业人员、医疗质量与安全、医疗服务及行业作风等监测、评价的技术性工作；承担全市公立医院绩效考核的事务性、技术性工作。设综合部、行业发展部、医疗服务部、医疗质量部。

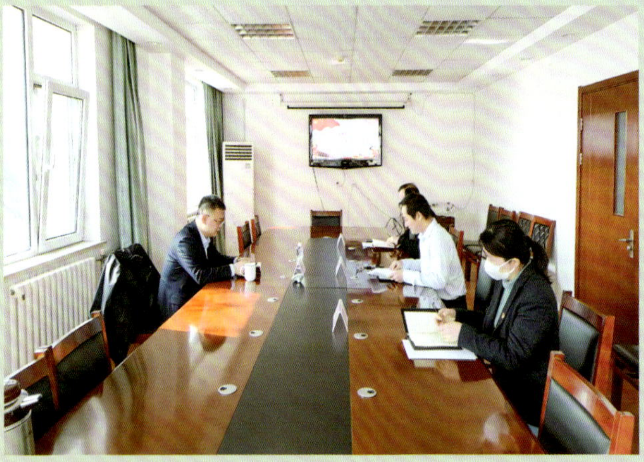

2023年2月16日，青岛市卫生健康委员会医院发展中心党支部召开民主生活会。市卫生健康委副主任邢晓博出席会议并讲话。

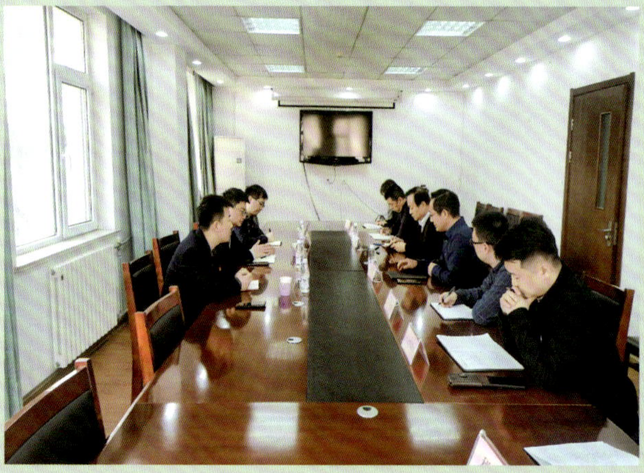

2023年3月8日，青岛大学医院管理研究所代表一行到青岛市卫生健康委员会医院发展中心参观交流。

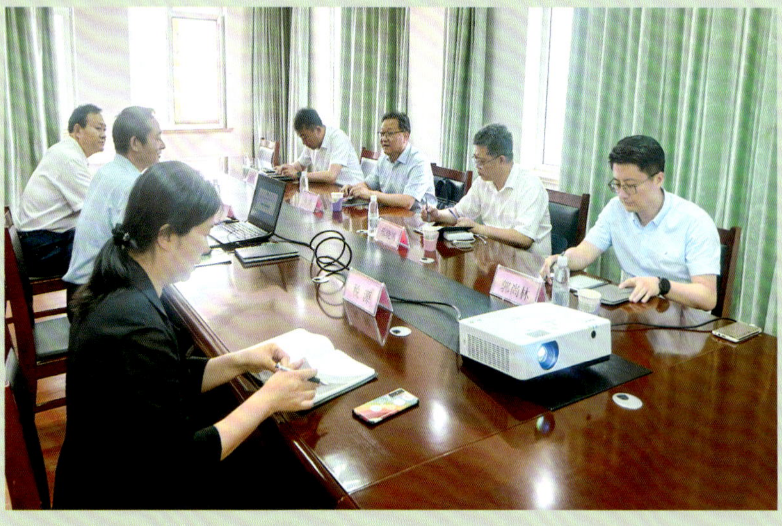

2023年6月19日，青岛市卫生健康委主任薄涛带队到市卫生健康委员会医院发展中心调研。

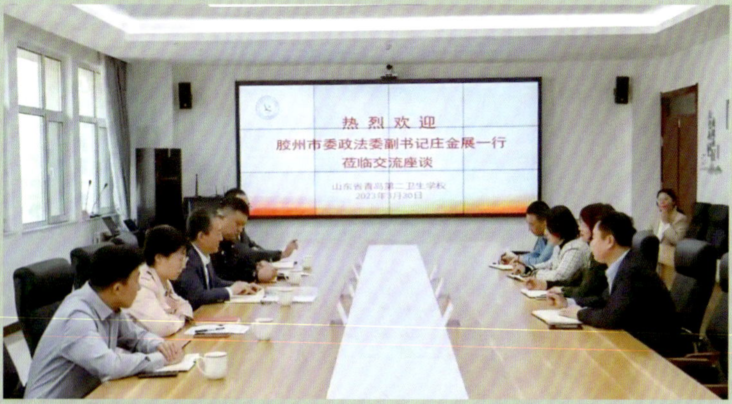

2023年3月30日，胶州市委政法委副书记庄金展一行到山东省青岛第二卫生学校交流座谈。

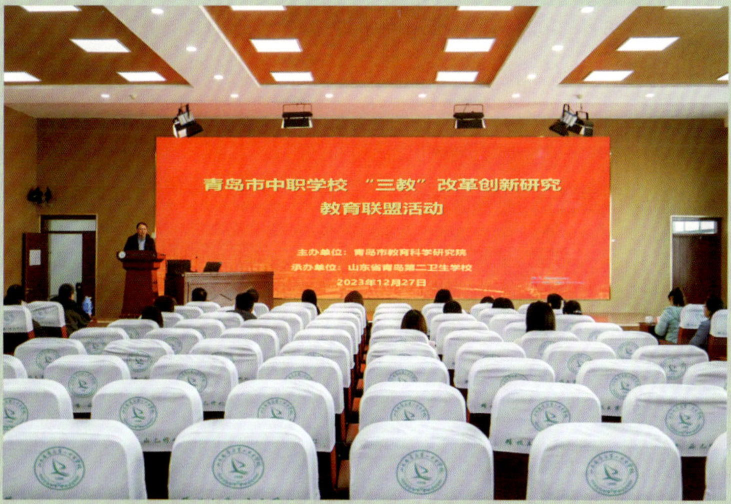

2023年12月27日，由青岛市教育科学研究院主办、山东省青岛第二卫生学校承办的青岛市中职学校“三教”改革创新研究教育联盟活动举行。

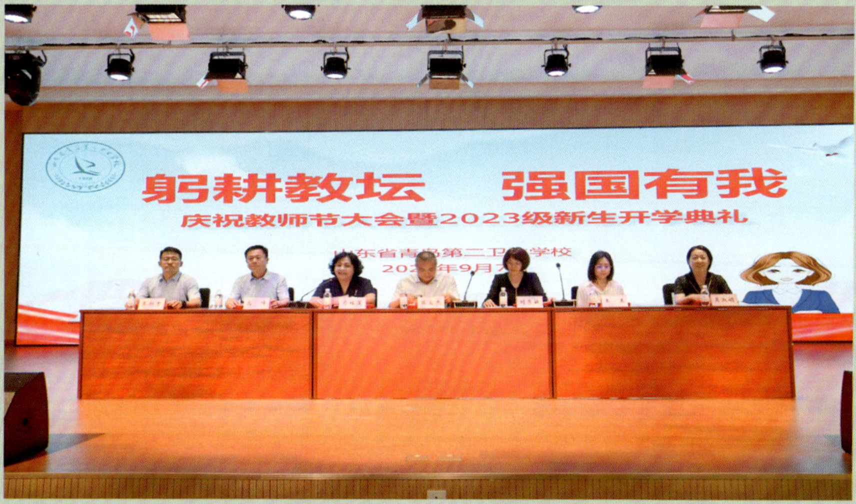

2023年9月7日，山东省青岛第二卫生学校举行“躬耕教坛 强国有我”庆祝教师节大会暨2023级新生开学典礼。

山东省青岛第二卫生学校

山东省青岛第二卫生学校始建于1958年，坐落在“空港新城”胶州市，是国家级重点中等职业学校、山东省中等职业教育教学示范学校、山东省优质特色中等职业学校。获得省级健康教育基地、省级文明单位、省级文明校园、青岛市中小学五星级阳光校园、青岛市首批社会主义核心价值观示范点、青岛市规范管理优秀校园、青岛市“五一”劳动奖状等称号及荣誉。

学校设有护理、助产、药剂、中药、医学检验技术、口腔修复工艺6个专业。护理专业是青岛市中等职业学校骨干专业、青岛市对口就业率优质就业率“双高”专业、山东省中等职业教育品牌专业、山东省中等职业教育特色化专业建设项目。全日制在校生3400余人，毕业生平均就业率98%，优质就业率96.3%。 在全国职业院校护理技能大赛中，累计获得6枚金牌，在山东省同类学校中名列前茅。

学校占地面积41.8万平方米，建筑面积3.42万平方米。学校有专任教师94人，其中，全国技能大赛优秀指导教师、山东省技能大赛优秀指导教师、青岛市教学能手、青岛市学科带头人、青岛市劳动模范、青岛市优秀教师等近20人。

建校60多年来，累计为国家输送2万余名优秀卫生人才，他们当中有“中国好人”“山东省优秀护士”“青岛市劳动模范”“青岛市最美护士”“青岛市最美乡村医生”。青岛市各级医院的护理骨干，学校毕业生占50%以上。青岛市市立医院、青岛大学附属医疗集团、青岛市妇女儿童医院、上海闵行区中心医院等医院都有学校的优秀学子。

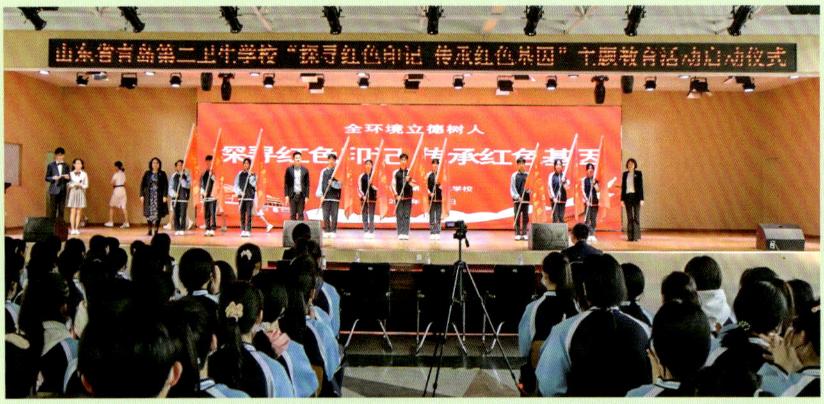

2023年4月13日，山东省青岛第二卫生学校“探寻红色印记 传承红色基因”主题教育活动启动仪式举行。

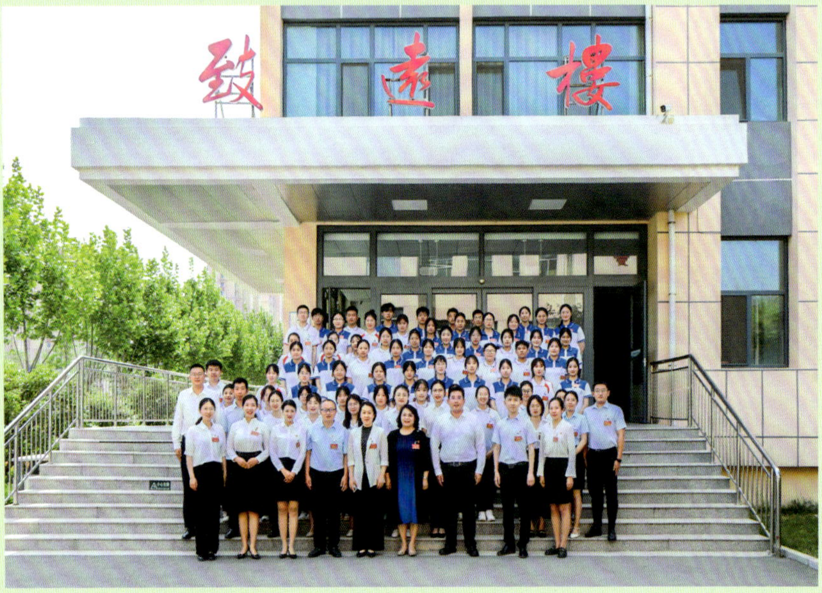

2023年5月23日，山东省青岛第二卫生学校团委召开第十次团员代表大会，选举产生第十届团委委员、团委书记，共青团胶州市委书记刘毅出席大会。图为团代会代表合影。

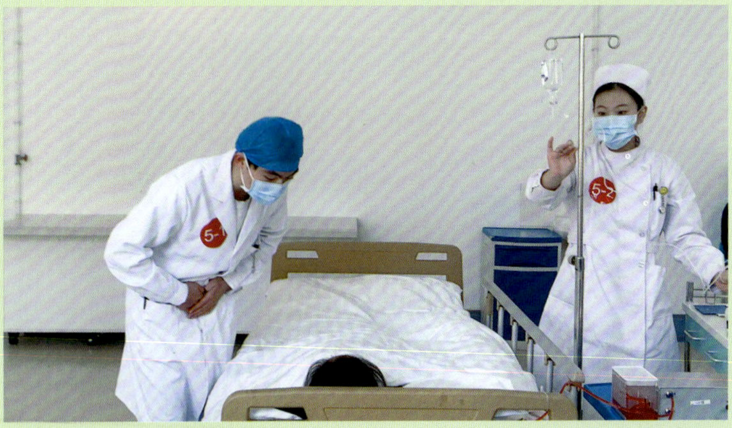

2023年，“工匠之星”青岛市中等职业学校技能比赛“护理技能”赛项在山东省青岛卫生学校成功举办。

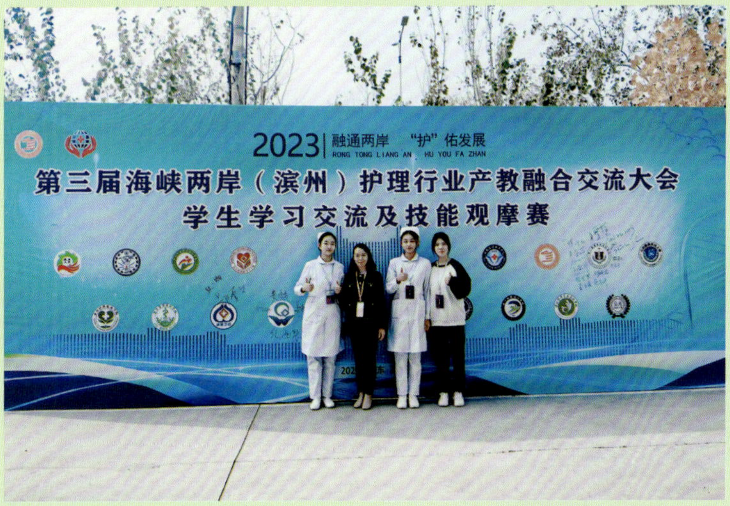

2023年，山东省青岛卫生学校参加第三届海峡两岸（滨州）护理行业产教融合交流大会学生学习交流及技能观摩赛，并获一等奖。

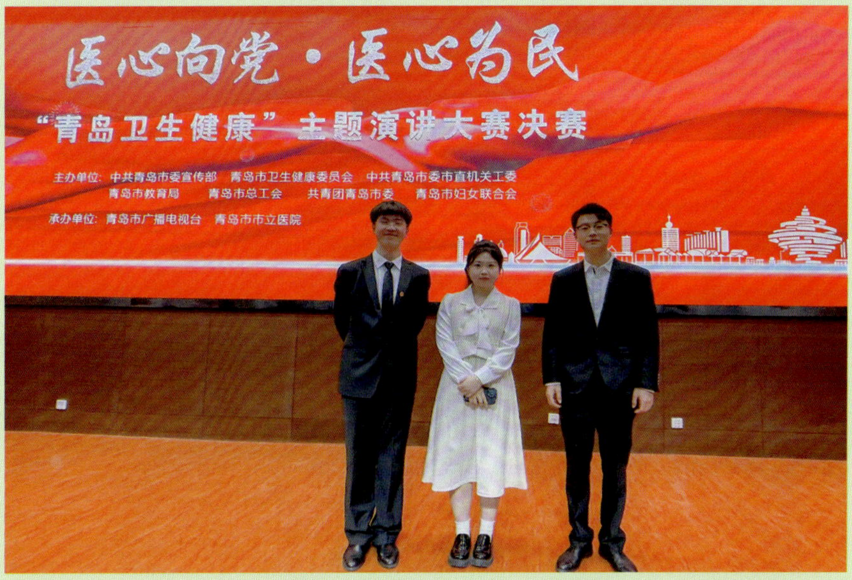

2023年，山东省青岛卫生学校选派人员参加青岛市“医心向党·医心为民”演讲大赛，并获二等奖1项、三等奖2项。

山东省青岛卫生学校

山东省青岛卫生学校占地面积4.4万平方米。教学及辅助用房建筑面积2.51万平方米，行政办公用房建筑面积0.1万平方米，生活用房建筑面积1.05万平方米。设有办公室、人事科、财务科、教务科、学生科、总务科、成教科、信息技术科、安保科、招生就业科、老干科、设备仪器管理科、审计科13个职能科室；设有公共基础课教研室一、公共基础课教研室二、专业基础教研室、基础护理教研室、临床护理教研室、药学专业教研室、口腔专业教研室、教育研究室8个教研室。

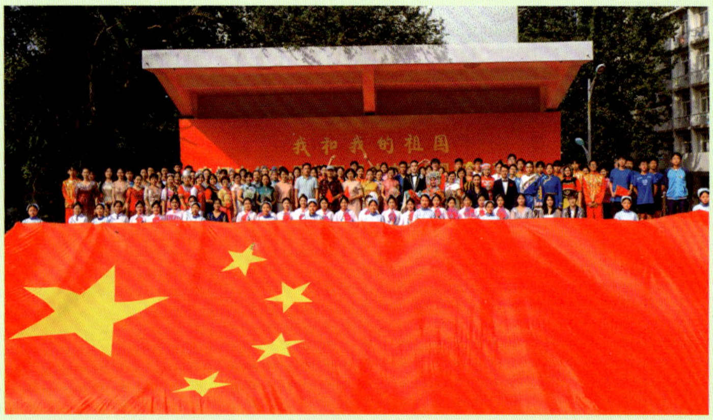

2023年，山东省青岛卫生学校举行庆祝中华人民共和国成立74周年文艺会演。

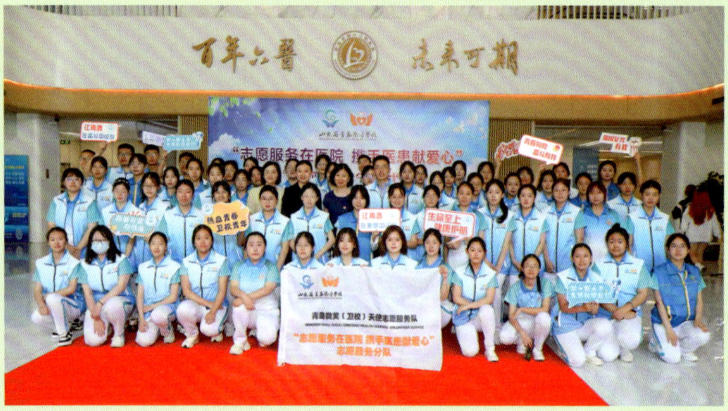

2023年，山东省青岛卫生学校近百名微笑（卫校）天使志愿服务队成员参加“志愿服务在医院 携手医患献爱心”志愿者出征仪式。

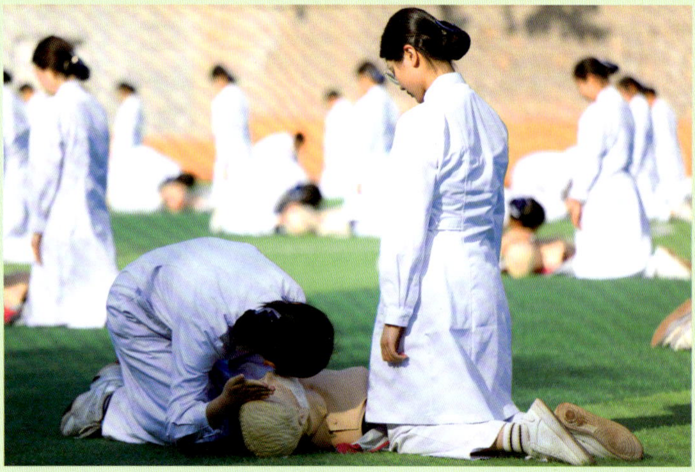

2023年，山东省青岛卫生学校“5·12”国际护士节庆祝大会上护理专业学生现场进行心肺复苏操练。

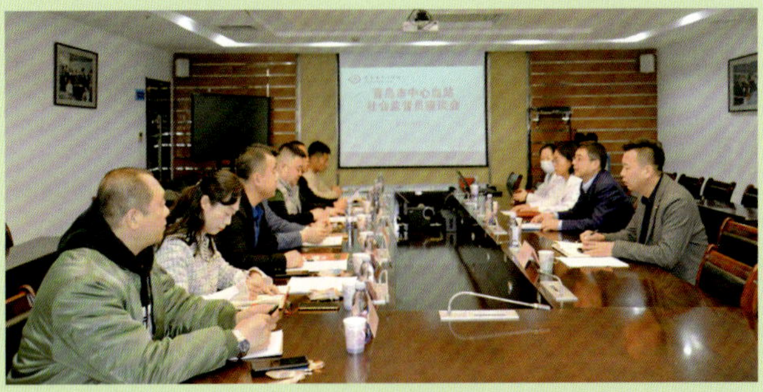

2023年12月28日，青岛市中心血站召开社会监督员座谈会，聘请来自社会各界的14位同志担任2024—2025年度无偿献血社会监督员。

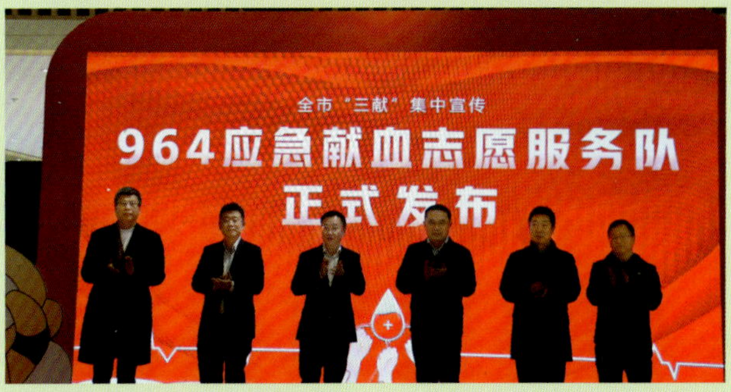

2023年2月5日，青岛市“三献”集中宣传暨964应急献血志愿服务队发布仪式在市北区丽达茂举行。

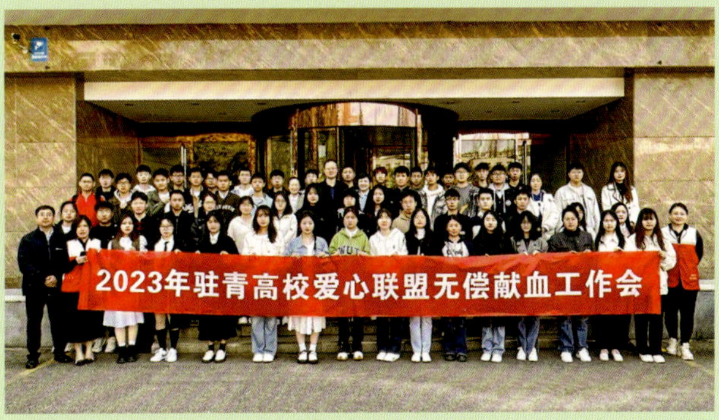

2023年4月8日，2023年驻青高校爱心联盟无偿献血工作会在青岛花园大酒店举行。

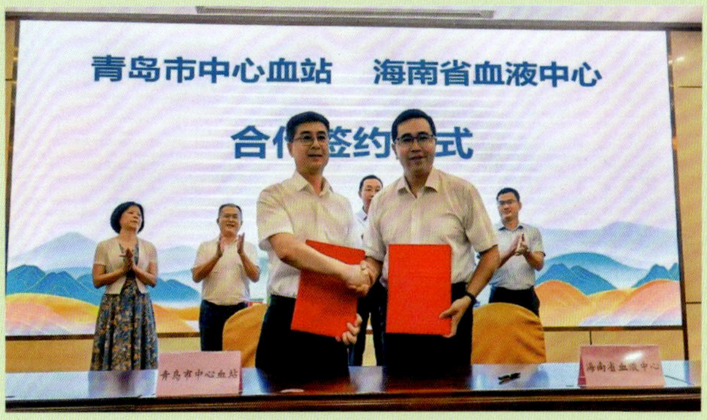

2023年9月7日，青岛市中心血站与海南省血液中心合作签约仪式在海南省血液中心举行。

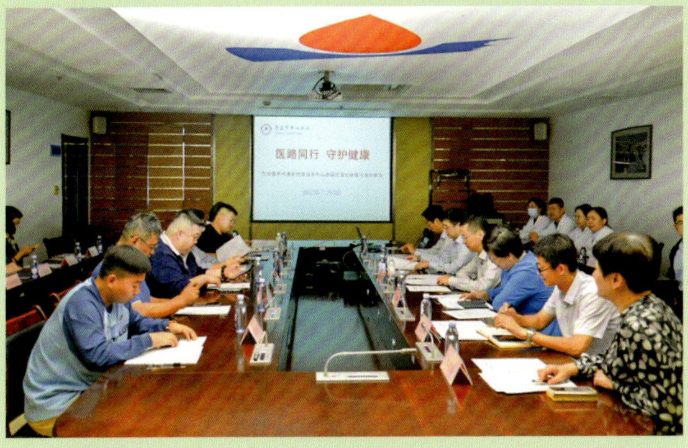

2023年11月3日，“医路同行 守护健康”社会各界代表走进青岛市中心血站沉浸式体验活动分享会在青岛市中心血站召开。

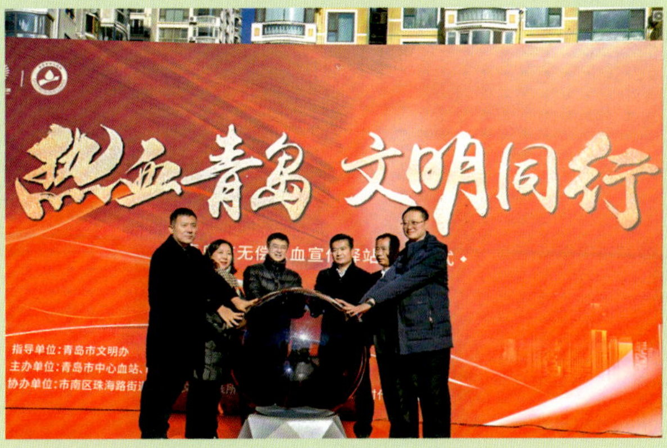

2023年12月1日，青岛市中心血站与市南区文明办共同打造的青岛首批市无偿献血宣传驿站正式落户市南区。

青岛市中心血站

青岛市中心血站成立于1993年8月（前身青岛市献血管理站1965年9月成立），是青岛市卫生健康委员会（青岛市中医药管理局）直属的公益一类事业单位。市中心血站负责青岛市无偿献血宣传和组织发动工作，为七区三市1000余万人口、近百家医疗机构提供临床用血。同时，承担指导临床科学合理用血、输血医学研究以及青岛市输血质量控制中心、中华造血干细胞捐献者资料库组织配型实验室等工作；承担潍坊医学院教学任务。青岛市中心血站坚持“科教兴站”战略，多项工作走在国内同行业前列，科研项目多次获得科技管理部门表彰，全市临床成分输血率达到国际先进水平。青岛市中心血站被评为国家、省卫生系统先进集体，省无偿献血先进单位，省文明单位，省卫生系统为民服务创先争优“示范窗口单位”，获得省“富民兴鲁劳动奖状”；获全国首批“健康促进与教育优秀实践基地”“山东省科普教育基地”“山东省健康教育基地”等荣誉称号。青岛市连续13次获“全国无偿献血先进城市”殊荣。

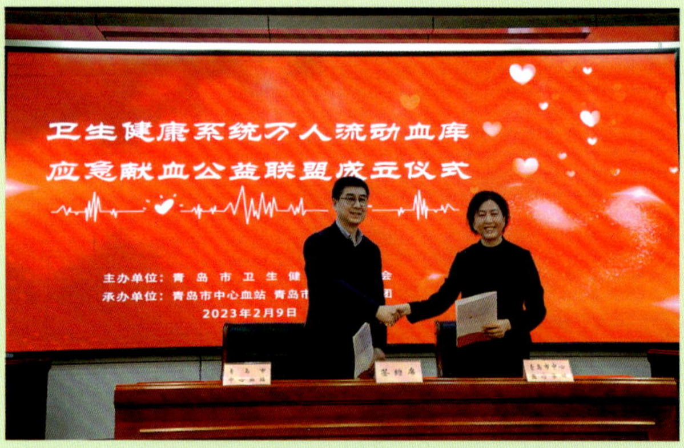

2023年2月9日，由青岛市中心血站承办的卫生健康系统万人流动血库应急献血公益联盟成立仪式举行。

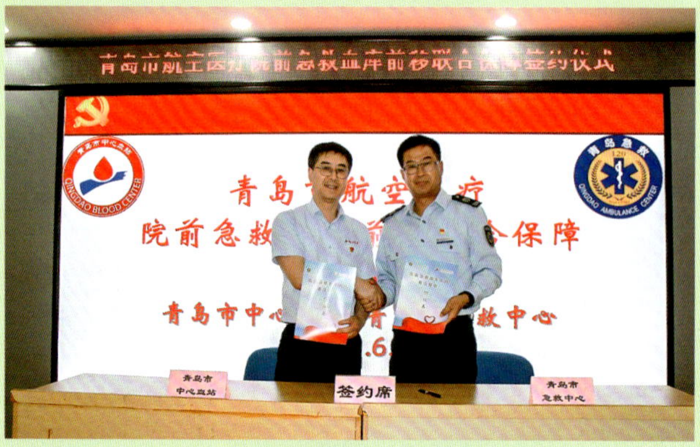

2023年6月2日，青岛市航空医疗院前急救血库前移联合保障签约仪式在市急救中心举行，标志着青岛市“院前急救、血库前移”联合保障应急联动机制正式建立。

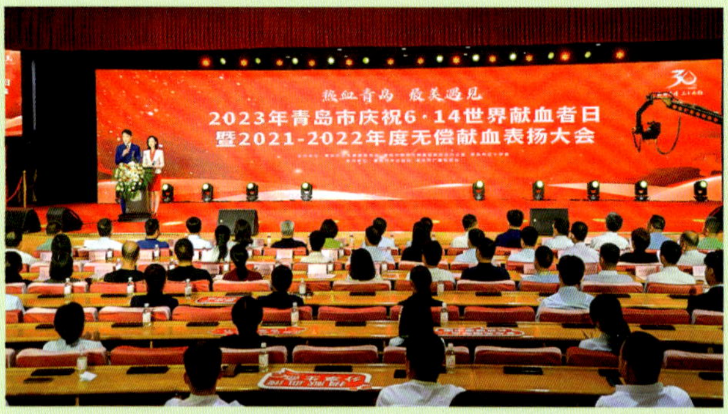

2023年6月14日，“热血青岛 最美遇见”——2023年青岛市庆祝“6·14”世界献血者日暨2021—2022年度无偿献血表扬大会在青岛市市级机关会议中心举行。

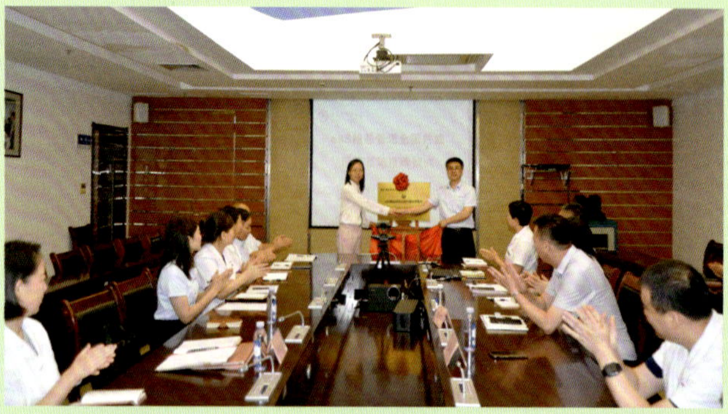

2023年9月18日，“e8S精益管理全国共建示范基地”授牌仪式在青岛市中心血站举行。

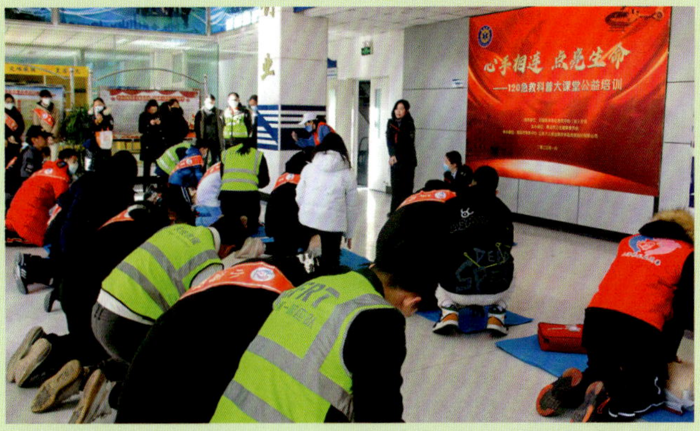

2023年1月18日，青岛市急救中心承办"120"国家急救日倡议暨急救科普大课堂公益培训活动。

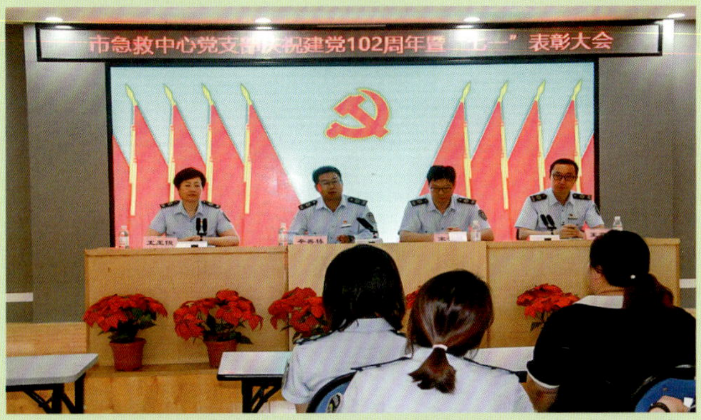

2023年7月1日，青岛市急救中心党支部召开庆祝中国共产党成立102周年暨"七一"表彰大会。

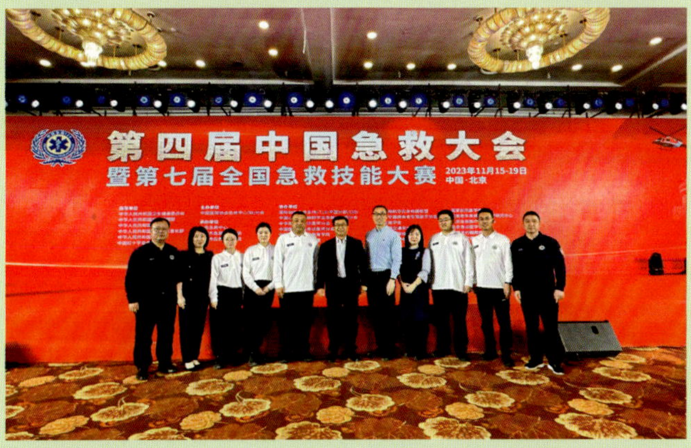

2023年11月，青岛市急救中心在第七届全国急救技能大赛中，夺得团体二等奖、医疗组团体亚军，并获得医疗组个人全能及多项团体、单项亚军。

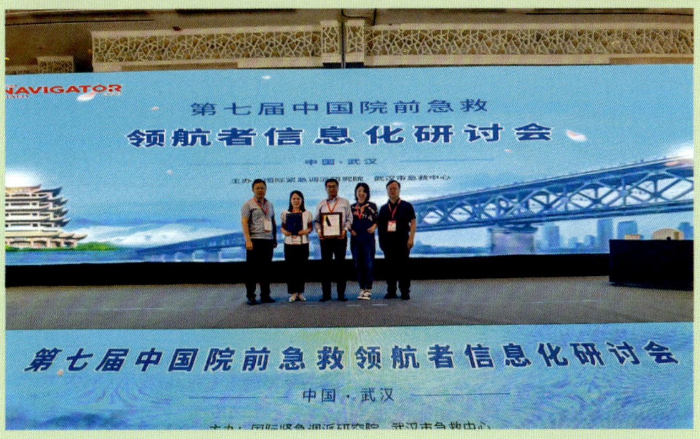

2023年7月13日—15日，在第七届中国院前急救领航者（NAVIGATOR）信息化研讨会上，青岛市急救中心再获2020—2023年国际"绩优急救中心"认证，4名调度员获"全国优秀调度员"提名奖。

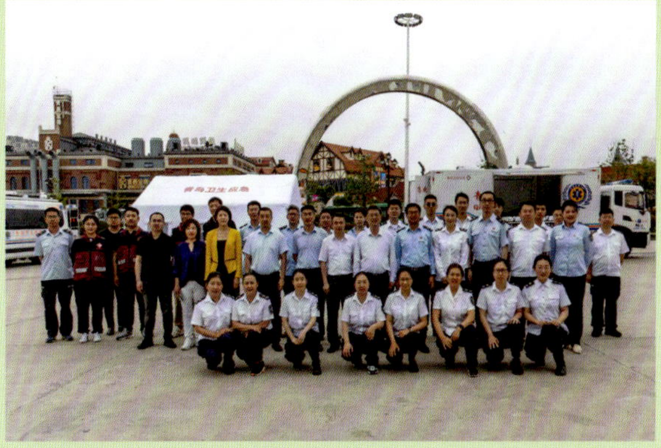

2023年5月31日，青岛市急救中心参加青岛市洪涝灾害卫生应急演练。

青岛市急救中心

青岛市急救中心为市卫生健康委所属正处级公益一类事业单位。主要职责：承担主城区及主管部门指定区域院前医疗急救的统一调度指挥和急救网络的管理工作，开展院前急救业务指导。参与突发事件的紧急医疗救援以及重大活动医疗急救保障。组织开展医疗急救专业培训和社会培训、医疗急救知识科普宣传、急救医学新技术的研究和推广。负责院前医疗急救信息化建设。负责提供患者在送达医疗机构救治前的现场急救、转运途中紧急救治医疗服务。承担国民经济动员急救保障任务。设10个内设机构：办公室、财务科、通讯调度科、业务管理科、后勤装备科、社会培训科、信息技术科、浮山后急救站、济阳路急救站、古镇口急救站，机构规格为正科级。核定事业编制93名。经费来源为财政拨款。

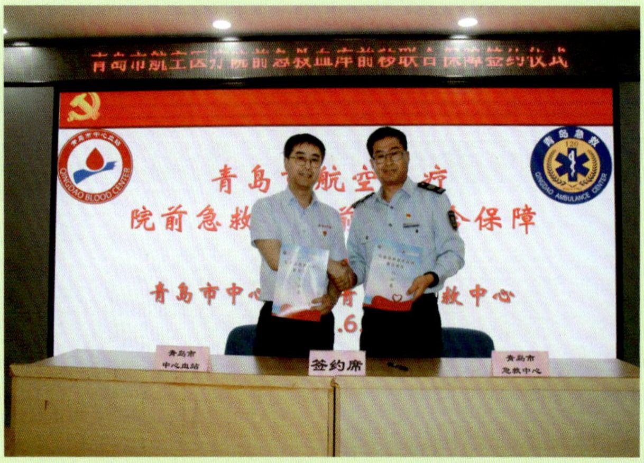

2023年6月2日，青岛市急救中心与市中心血站签署《青岛市航空医疗院前急救血库前移联合保障协议书》。

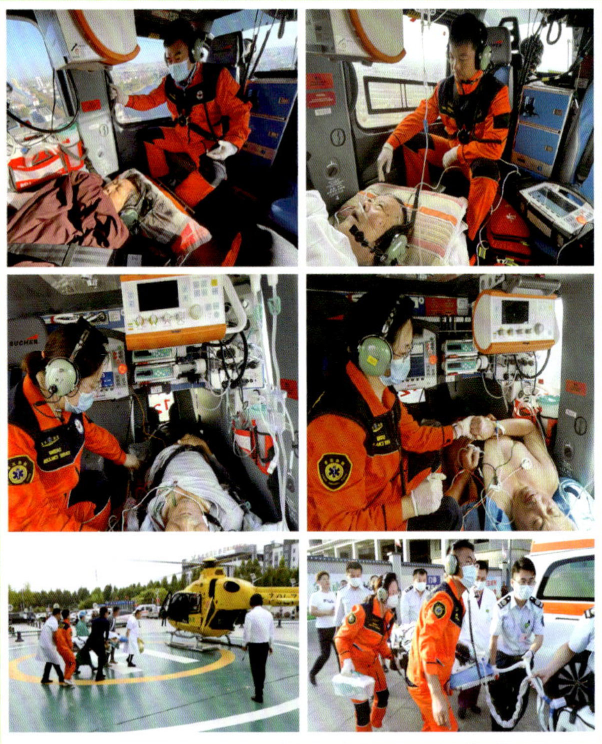

2023年，青岛市急救中心通过直升机转运急危重症患者12人次。

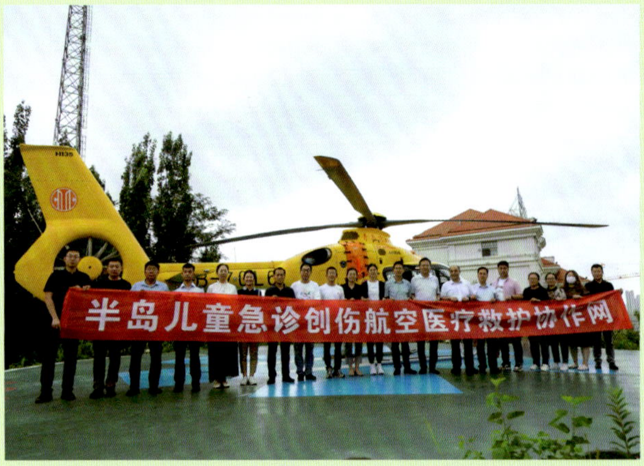

2023年6月30日，青岛市急救中心与青岛大学附属妇女儿童医院牵头成立国内首家儿童航空医疗救护体系——“半岛儿童急诊创伤航空医疗救护协作网”。

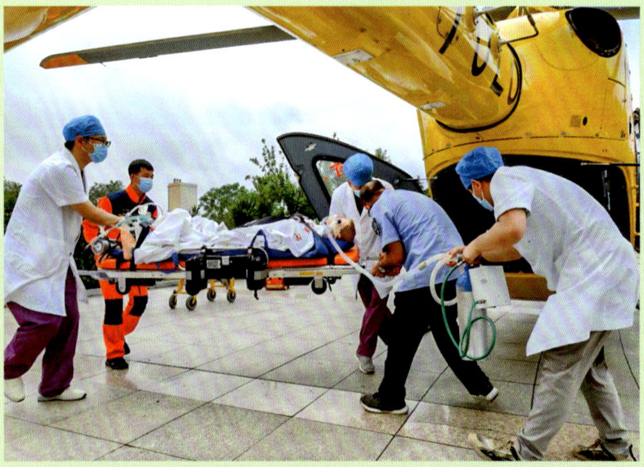

2023年7月13日，青岛市急救中心联合市市立医院开展直升机人工膜肺（ECMO）重症患者转运演练。

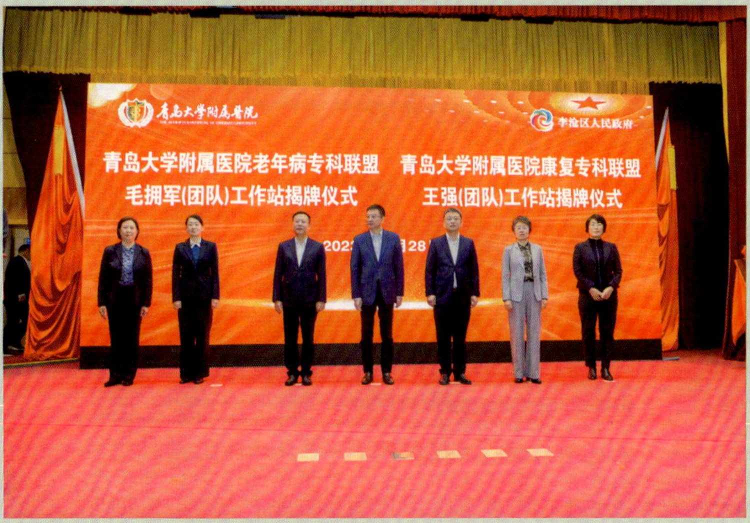

2023年11月28日，青岛大学附属医院与李沧区人民政府举行医疗联合体签约揭牌仪式。

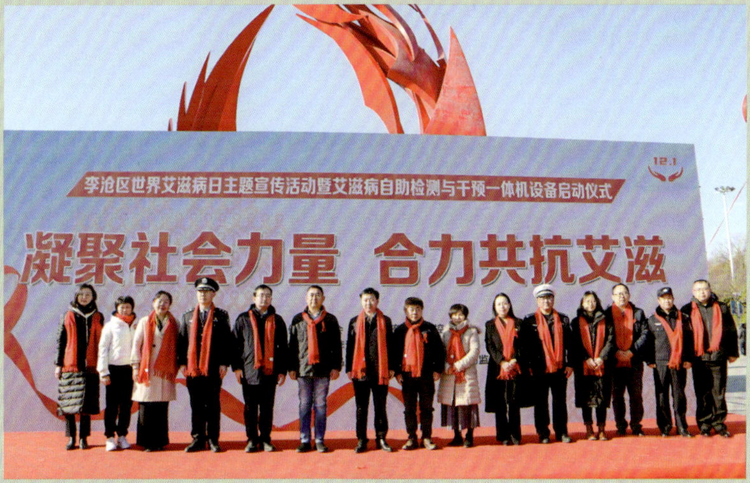

2023年11月30日，李沧区“世界艾滋病日”主题宣传活动暨艾滋病自助检测与干预一体机设备启动仪式在区文化广场举行。

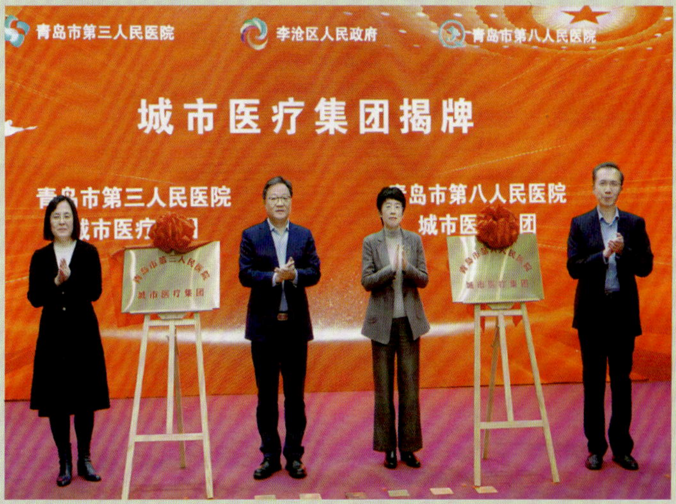

2023年12月22日，李沧区举行城市医疗集团揭牌仪式。

青岛市崂山区卫生健康局

2023年，崂山区有各级各类医疗机构534家。其中，二级及以上综合医院2家，其他医院25家，社区卫生服务中心5家，社区卫生服务站38家，社区卫生室131家，其他医疗机构333家。全区每千常住人口拥有床位6.3张，平均每千人口拥有执业（助理）医师5.46人。全区全年出生1774人，出生人口性别比为107。

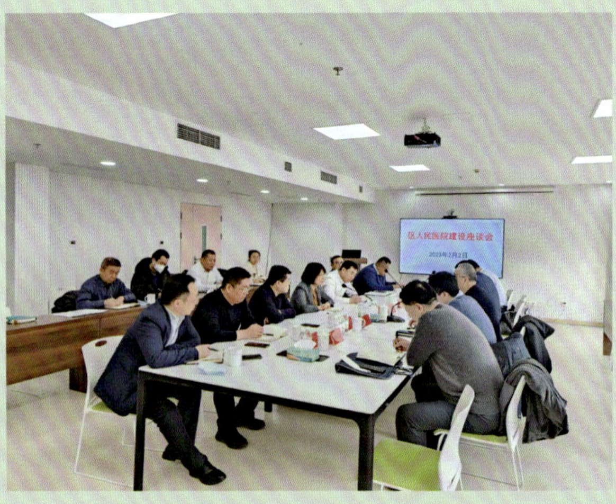

2023年2月2日，崂山区召开崂山区人民医院建设座谈会，崂山区政府副区长张咏雁、区卫健局局长万延俊，青岛市卫生健康委处室领导，崂山区人大、区政协部分卫生界代表、委员参加座谈会。

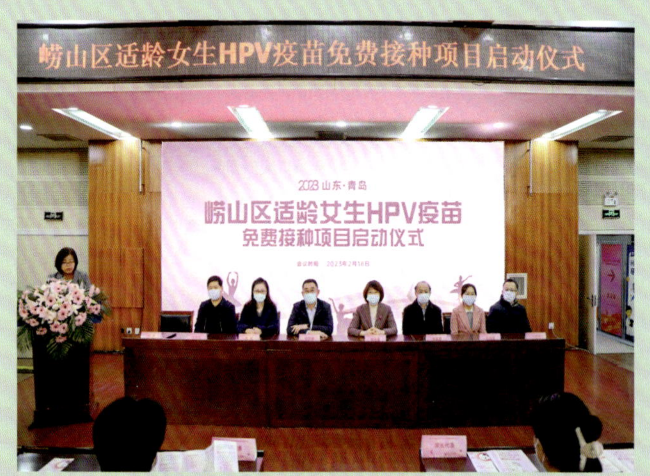

2023年2月18日，青岛市七至九年级适龄女生HPV疫苗免费接种项目启动仪式在崂山区举行。青岛市卫生健康委党组成员、市疾病预防控制中心党委书记纪总纲、崂山区政府副区长张咏雁出席。

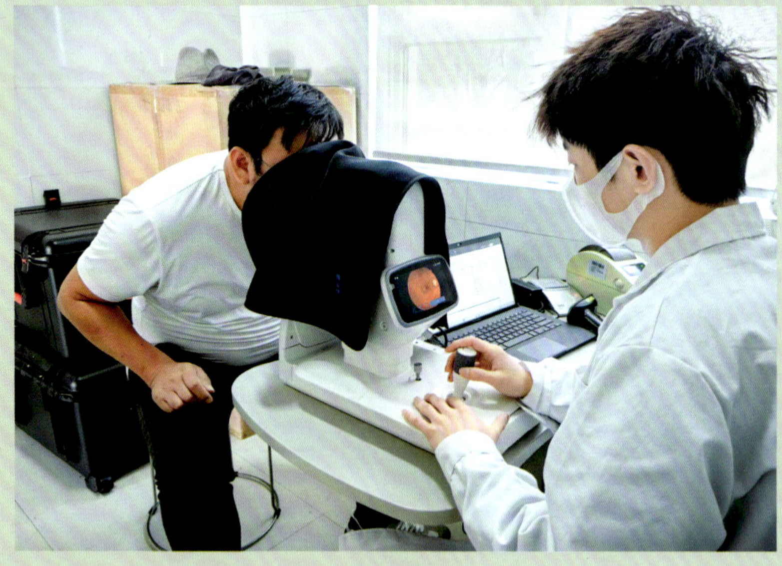

2023年5月6日，崂山区开展“清澈崂山”行动，为老年人进行眼底筛查。

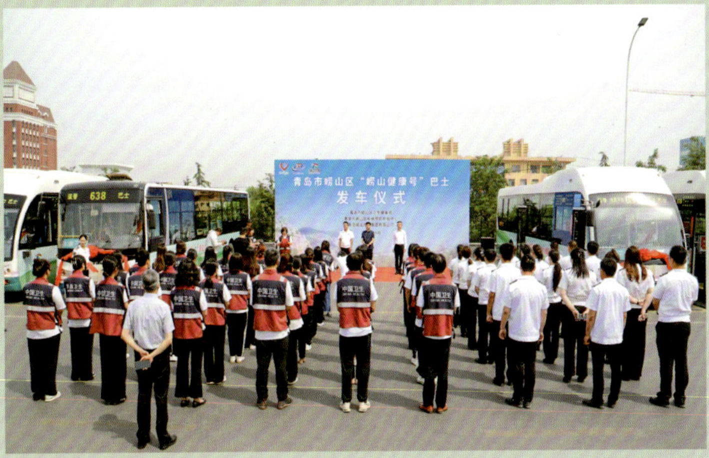

2023年6月7日，青岛市崂山区卫生健康局联合青岛城运控股集团交运温馨巴士公司，在辽阳东路刘家下庄交通场站举行“崂山健康号”巴士发车仪式。

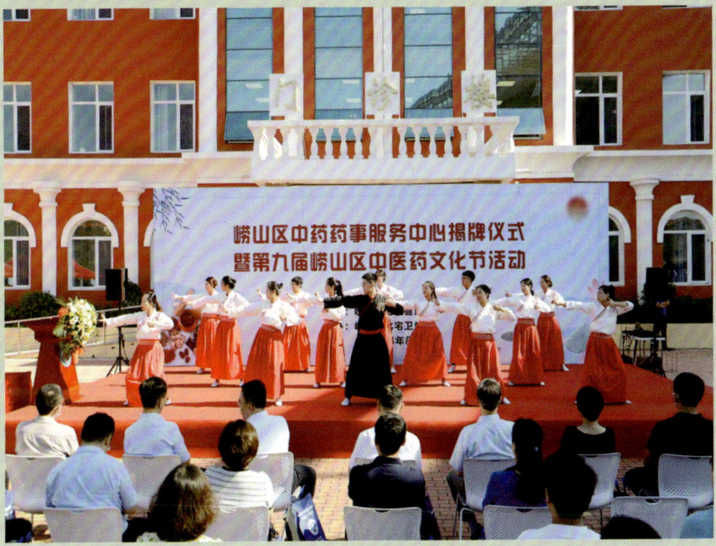

2023年8月31日，青岛市崂山区卫生健康局举办崂山区中药药事服务中心揭牌仪式暨第九届崂山区中医药文化节活动。

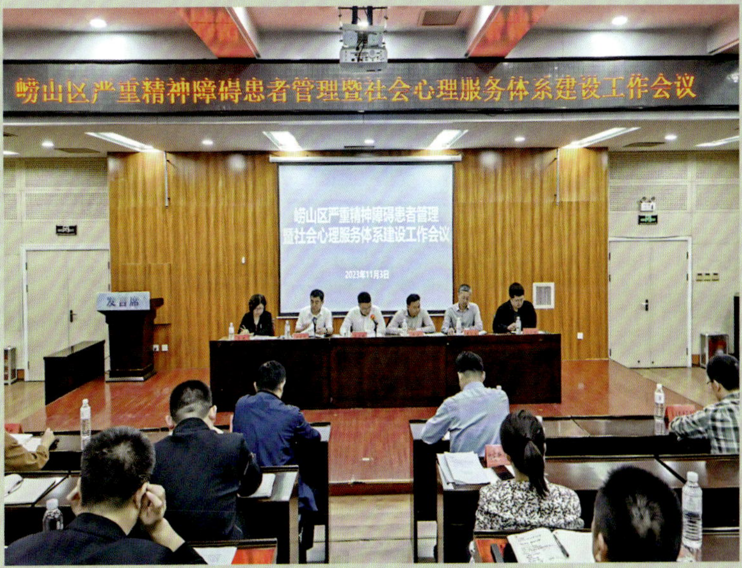

2023年11月3日，崂山区召开全区严重精神障碍患者管理暨社会心理服务体系建设工作会议，崂山区政府副区长苏文鹏（左3）主持会议，区委政法委、区委组织部、区委宣传部、区民政局、区卫健局、相关医疗机构等37个部门和单位参加会议。

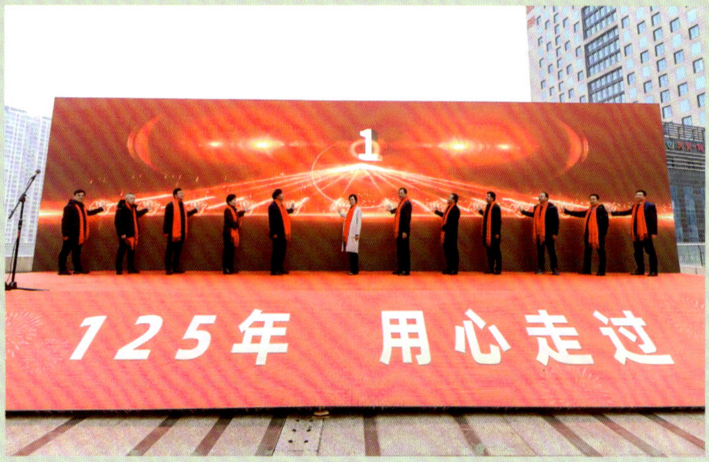

2023年11月26日，青岛大学附属医院崂山院区医疗综合楼启用仪式举行。青岛大学、青岛市卫生健康委、市医保局、市科技局、市发改委、市财政局、市住建局、市市场监督管理局、市自然资源局、崂山区政府及相关局办、市南区政府相关局办及各新闻单位参加活动，青岛市人民政府副市长赵燕（左6）出席活动。

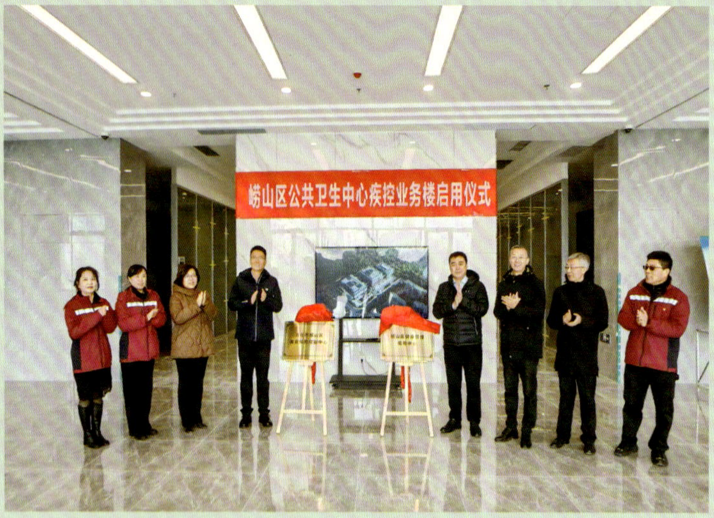

2023年12月27日，举行崂山区公共卫生中心疾控业务楼启用仪式，崂山区政府副区长苏文鹏、区卫健局局长万延俊参加仪式。

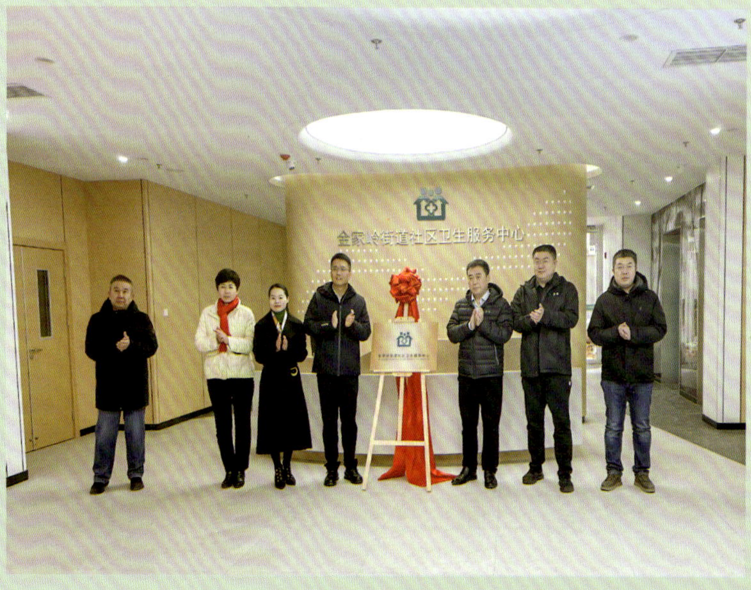

2023年12月27日，举行崂山区金家岭街道社区卫生中心启用仪式，崂山区政府副区长苏文鹏、区卫健局局长万延俊参加仪式。

青岛西海岸新区疾病预防控制中心

青岛西海岸新区疾病预防控制中心是由原胶南市疾病预防控制中心和原开发区疾病预防控制中心合并而成的副处级全额拨款事业单位，建筑面积1.19万平方米，编制191名，在编职工167人，内设科室21个。先后获全国十佳慢性病综合防控示范区、国家肿瘤登记工作优秀奖、国家死因登记报告工作先进集体、国家党建引领慢病防控案例、全省健康教育先进集体、全省新冠疫情信息报告工作先进集体、“十三五”期间全省艾滋病防治工作先进集体等荣誉。

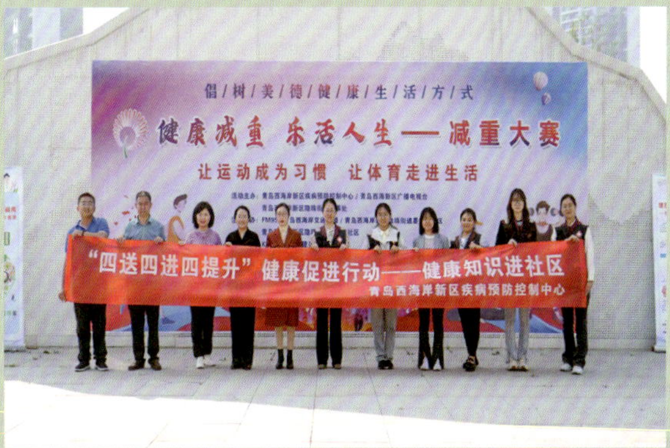

2023年5月13日，青岛西海岸新区疾病预防控制中心联合西海岸交通广播、隐珠街道办事处举办“健康减重 乐活人生”减重大赛。

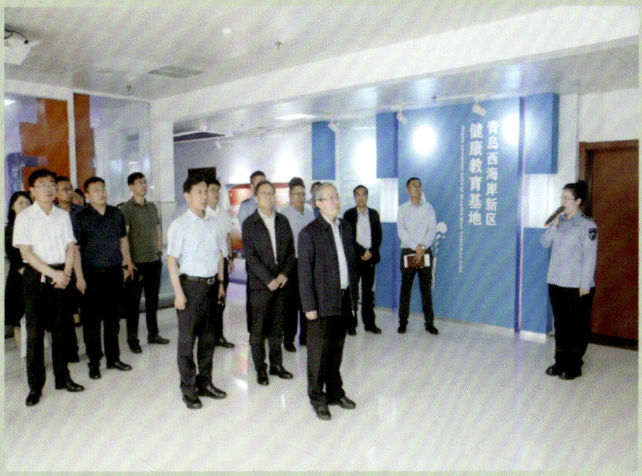

2023年6月1日，青岛市政府办公厅副主任陶兴成、市卫生健康委主任薄涛带领全市卫生健康系统各单位代表到青岛西海岸新区健康教育基地调研观摩疾控标准化建设情况。

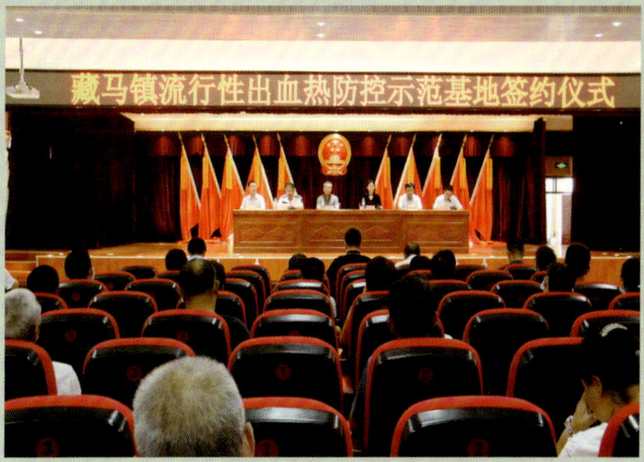

2023年7月12日，青岛西海岸新区疾病预防控制中心与藏马镇政府合作在全市率先建立单病种防控示范基地。

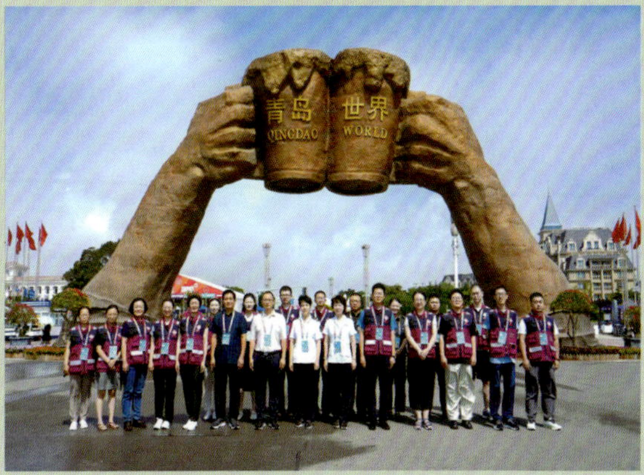

2023年7月14日—8月6日，青岛西海岸新区疾病预防控制中心圆满完成第33届青岛国际啤酒节保障工作。

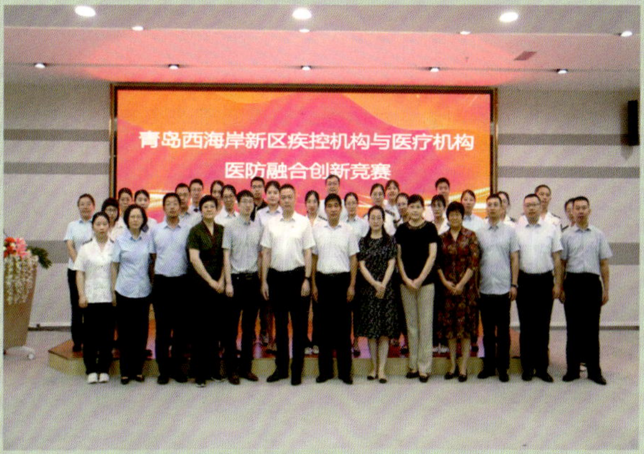

2023年9月8日，青岛西海岸新区疾病预防控制中心举办青岛西海岸新区疾控机构与医疗机构医防融合创新竞赛。

青岛西海岸新区隐珠街道风河南路社区卫生服务中心

青岛西海岸新区隐珠街道风河南路社区卫生服务中心建设项目是2021年区政府实事之一，位于隐珠街道蓝海湾路99号，占地面积1827平方米，建筑面积6969.23平方米。基本公共卫生服务范围为隐珠街道风河以南、月牙河路以北、滨海大道以西区域，服务常住人口5.5万人。隶属青岛西海岸新区人民医院健共体，是一所集基本医疗、基本公共卫生、妇幼保健计生、预防保健、康复医疗等服务于一体的政府举办基层医疗机构。

主要设有青岛西海岸新区人民医院下沉专家门诊、岛城名医门诊、全科门诊、中医科、口腔科、眼耳鼻喉科、护理科、公共卫生科、医技科（B超、放射科、检验科）、预防接种门诊、药剂科，为居民提供门诊购药、输液服务、检验检查等，为辖区居民治疗各种常见病、多发病。

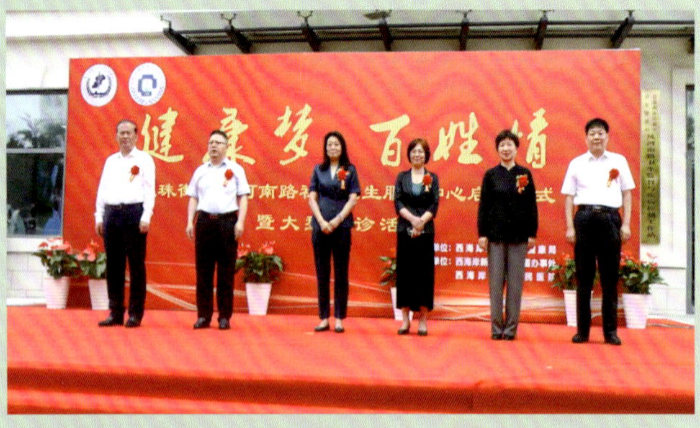
健康梦 百姓情

2023年6月25日，青岛西海岸新区隐珠街道风河南路社区卫生服务中心启用仪式举行。

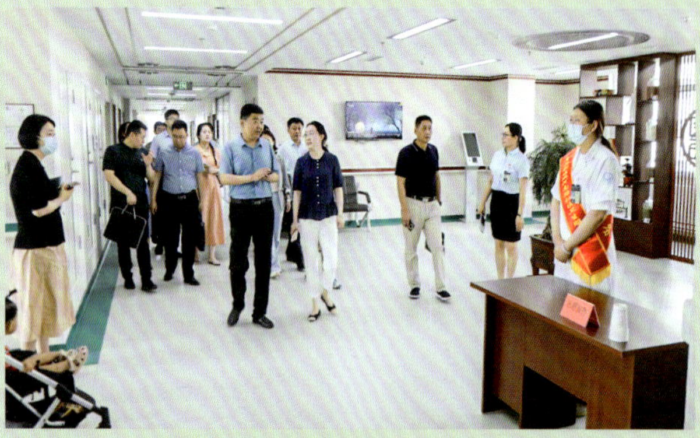

2023年7月7日，中国医学科学院医学信息研究所调研组一行到青岛西海岸新区隐珠街道风河南路社区卫生服务中心调研整合型医疗卫生服务体系建设工作。

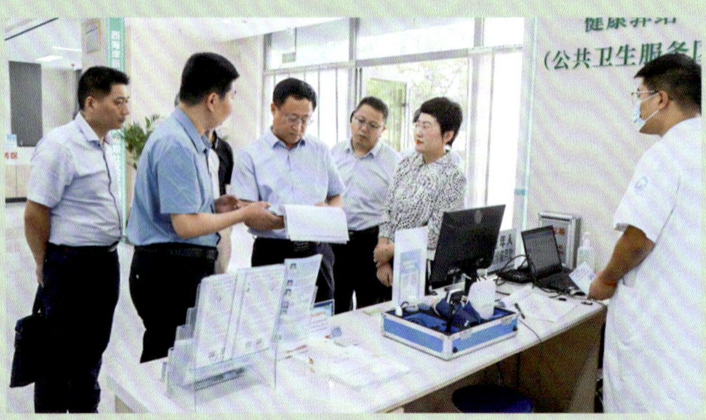

2023年9月7日，青岛市深化医改领导小组、市示范项目领导小组办公室一行到青岛西海岸新区隐珠街道风河南路社区卫生服务中心进行现场调研，在健康驿站实地查看系统操作以及居民健康诉求登记本。

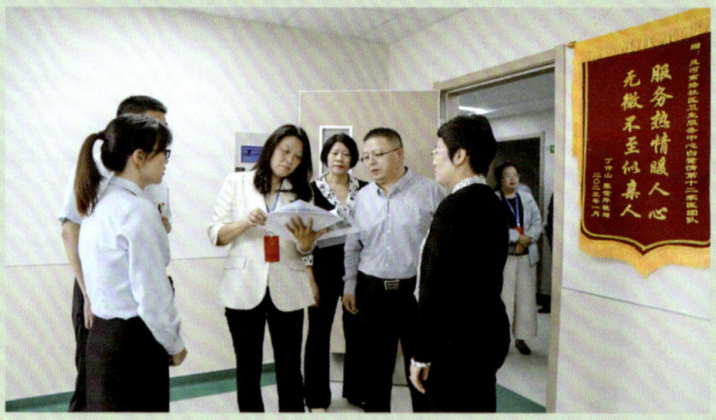
服务热情暖人心
无微不至似亲人

2023年10月13日，青岛西海岸新区人大调研组到青岛西海岸新区隐珠街道风河南路社区卫生服务中心进行现场调研。

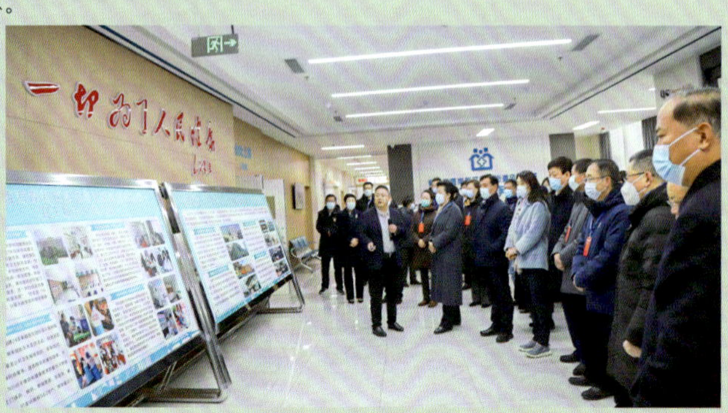

2023年12月12日，青岛西海岸新区人大常委会视察组到青岛西海岸新区隐珠街道风河南路社区卫生服务中心视察民生实事项目落实工作情况。

青岛市黄岛区薛家岛街道社区卫生服务中心（薛家岛街道卫生院）

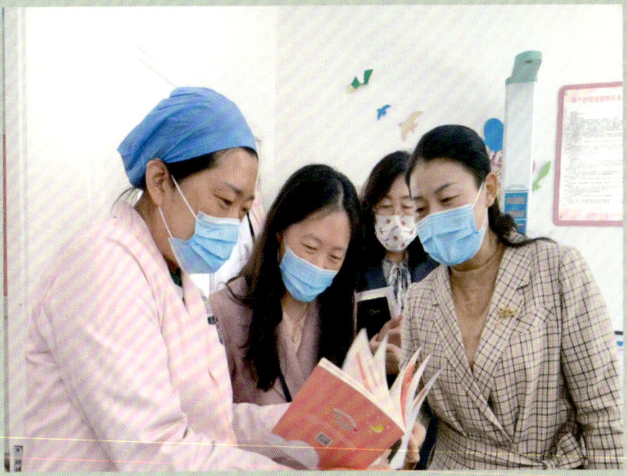

2023年4月26日，青岛市黄岛区薛家岛街道社区卫生服务中心迎接国家疾病预防控制中心控烟办实地调研。

青岛市黄岛区薛家岛街道社区卫生服务中心始建于1958年，是一家全民所有制一级甲等综合医院、医疗保险定点医疗机构，2011年8月正式更名为青岛市黄岛区薛家岛街道社区卫生服务中心（薛家岛街道卫生院）。现有职工202人，其中高级职称者15人、中级职称者59人。下设1个社区卫生健康服务站、2个中心卫生室和18个一体化管理卫生室。床位99张。

中心占地面积8529平方米，业务用房面积4915平方米，设有中医科、内科、外科、妇科、口腔科、公共卫生科、预防接种门诊、妇保科、儿保科等科室及放射科、检验科、彩超室、手术室、心电图室、药房、煎药室等辅助科室；拥有CT、DR、胃肠镜、彩超、全自动生化分析仪、口腔全景、牙科综合治疗仪等先进设备。重点发展中医中药、中医肛肠、内科常见病及多发病诊治、儿科、慢性病健康管理、妇幼保健、计划免疫等特色专业。

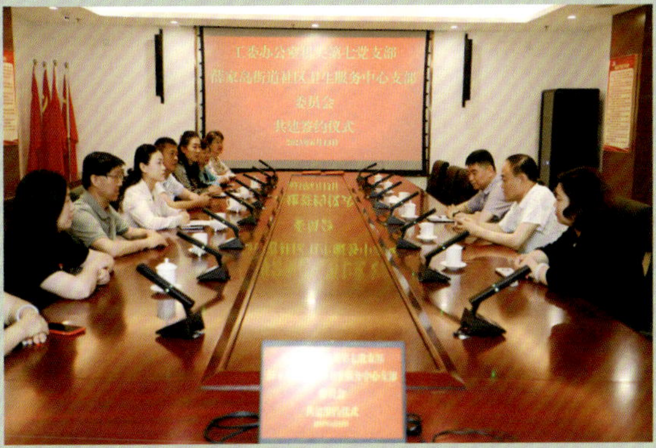

2023年6月13日，青岛市黄岛区薛家岛街道社区卫生服务中心党支部与区工委办公室机关第七党支部开展党建共建活动，并举行共建签约仪式。

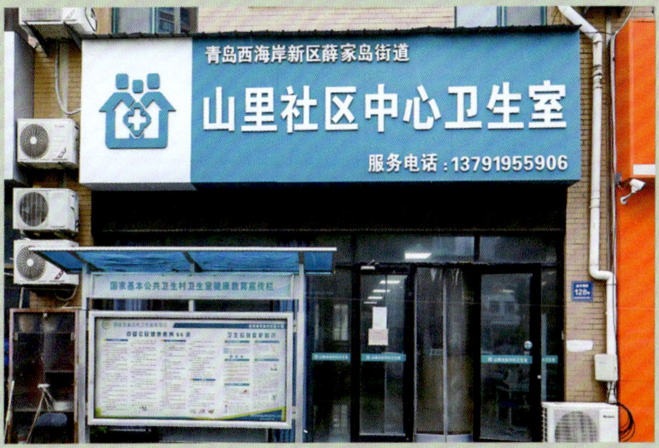

2023年9月11日，青岛市黄岛区薛家岛街道山里社区中心下属山里社区中心卫生室获评2023年度山东省中医药特色村卫生室。

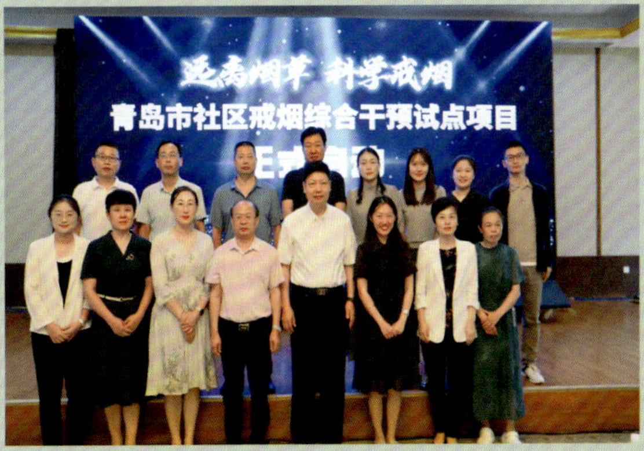

2023年9月12日，青岛市黄岛区薛家岛街道社区卫生服务中心承担青岛市社区戒烟综合干预试点项目。

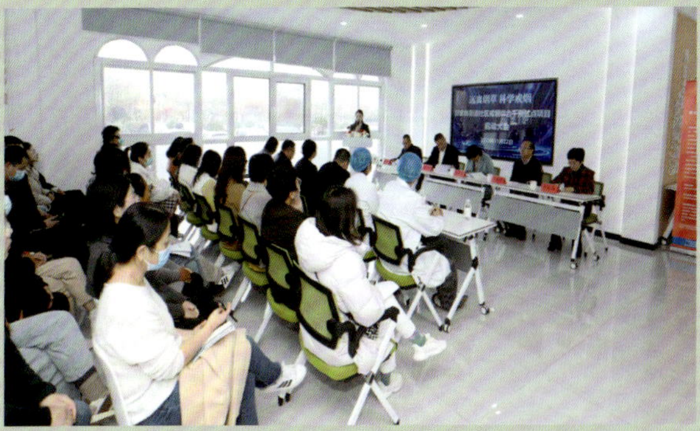

2023年11月22日，青岛市黄岛区薛家岛街道社区卫生服务中心“社区戒烟综合干预试点项目”启动大会召开。

青岛西海岸新区长江路街道社区卫生服务中心

青岛西海岸新区长江路街道社区卫生服务中心成立于2011年6月，是一家政府办，集医疗、康复、预防、保健、教学于一体的社区卫生服务中心。下设1家社区卫生服务站和9家一体化管理村卫生室，承担辖区21.9万常住人口的基本医疗和基本公共卫生服务项目。获评国家级优质服务基层行“推荐标准”、“社区医院建设试点”单位、国家基层医疗机构呼吸疾病规范化防诊治体系与能力建设项目优秀单位、国家级基层糖尿病规范化管理中心三星门诊、山东省优质服务示范社区卫生服务中心、青岛市文明单位标兵；拥有3个市级特色专科，4个区级特色专科；拥有“国家级社区防控专家”“齐鲁名医”“山东省基层名中医”“山东省中医临床优秀培养对象”“岛城名医”“新区优秀青年人才”“首席全科医生”等优秀人才。

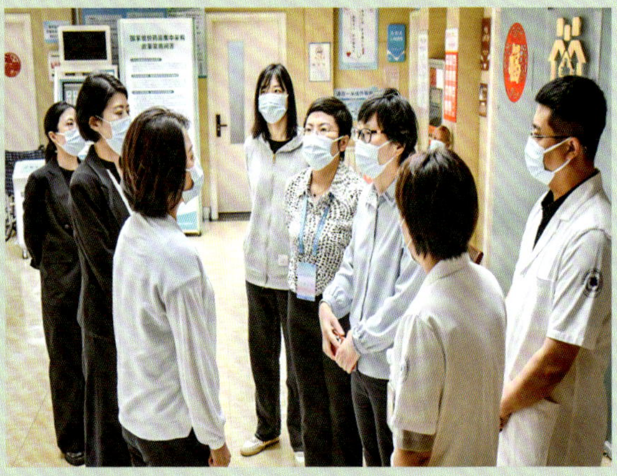

2023年5月20日，国家卫生健康委基层卫生健康司基本公共卫生处调研组一行到青岛西海岸新区长江路街道社区卫生服务中心调研“三高共管”、医防融合等工作。

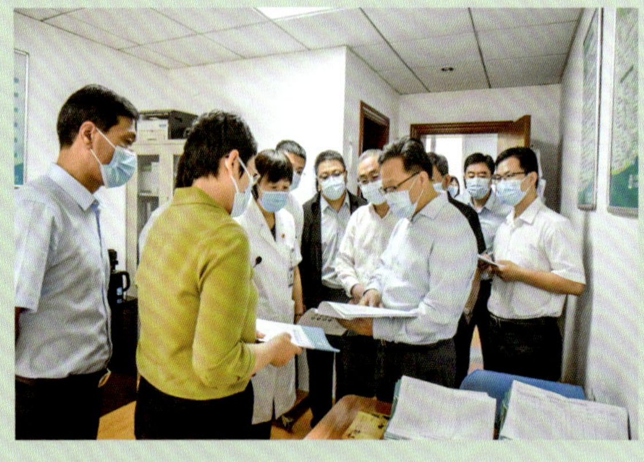

2023年5月24日，青岛市卫生健康委调研组到青岛西海岸新区长江路街道社区卫生服务中心调研指导基层医改工作。

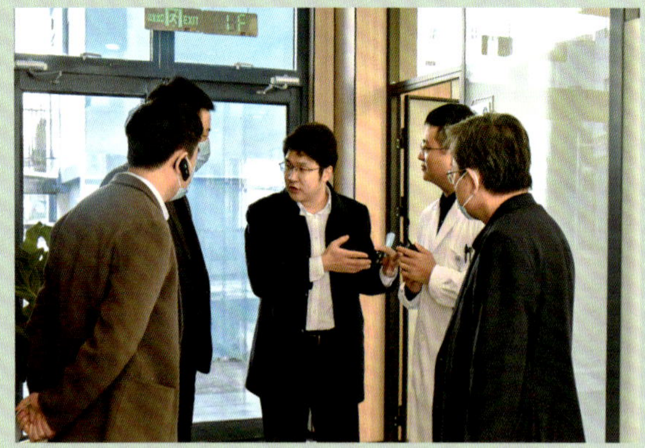

2023年11月28日，山东省卫生健康委评估组到青岛西海岸新区长江路街道社区卫生服务中心开展公立医院改革与高质量发展示范项目中期评估。

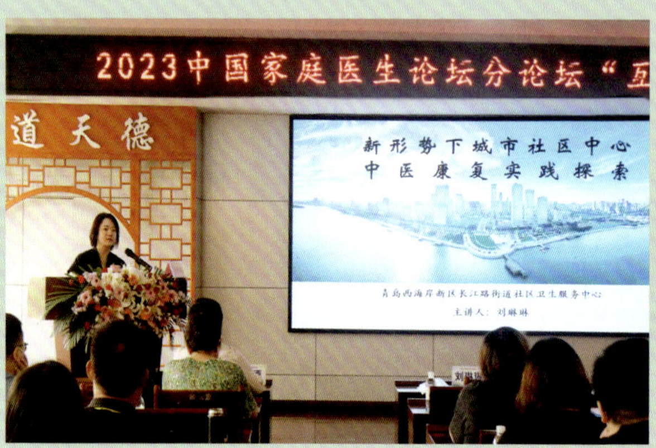

2023年8月26日，青岛西海岸新区长江路街道社区卫生服务中心作为“2023中国家庭医生论坛”现场观摩点迎接全国各地专家学者莅临观摩并作典型发言。

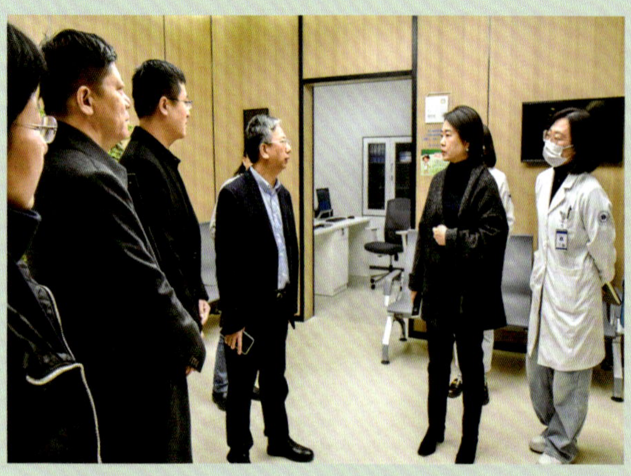

2023年12月8日，国家基层医疗机构呼吸疾病规范化防诊治体系与能力建设项目专家组到青岛西海岸新区长江路街道社区卫生服务中心进行实地评审。

1252个,个性化签约履约3.3万余人次,三级协同规范签约管理"三高"患者4.85万人。持续开展国家"优质服务基层行"、社区医院、青岛市特色专科科室等创建,有26家基层医疗卫生机构达到国家推荐标准,4家达到基本标准,12家完成社区医院创建,3家成功创建县域医疗服务次中心,培育和打造完成26个市级特色专科。累计定向招聘乡村医生214名,招录186名派遣制专业技术人员,所有在岗在册符合条件的乡村医生实现职业化,解决养老后顾之忧。675处村卫生室全部完成提升改造,85处中心村卫生室全部配置心电图机等医疗设备,极大提升村卫生室的临床诊疗、中医康复和急症急救能力。48处卫生室创建省级示范标准村卫生室、164处达到市级示范标准。持续推动优质医疗资源下沉基层,扩充健共体专家库,806名区级专家常态化下沉服务,全区基层诊疗量占比突破70%。丰富拓展健共体"联合门诊、联合病房"服务内容,全区"联合门诊、联合病房"达9处,区域医疗服务能力不断提升。落实全区脱贫人群享受"先诊疗后付费"政策累计达1912人次,对全区村卫生室从业人员进行依法执业、技术规范、业务指导等培训,累计培训1000余人次。

疾病预防控制　2023年,区疾病预防控制中心继续作为省级改革试点单位持续探索疾控体系发展新路径。全区传染病多点触发预警平台监测风险病例1.1万例,开展症状监测75.9万例,处置传染病预警信号297次;监测食源性疾病病例1.7万例,调查处置食源性疾病事件135起;全区1～7岁儿童免疫规划疫苗全程接种率98.37%;在全市率先组建24人的医防融合指导责任团队,联合5家健共体单位组团建立包干协作机制,进驻14家基层医疗机构;以智慧化职业健康综合管理平台为依托,开展14万例重点职业病核心指标个案上报和85家企业职业病危害因素监测;顺利通过职业卫生技术服务机构扩项现场评审,职业卫生检验检测能力从58项增至104项,开展检验检测项目309项,日常检测能力位列十区(市)第一;作为全省首批、全市唯一的"三减控三高"特色区建设试点区(市),组织2家大型零售商超全面开展"三减"综合干预策略,从业人员"三减"知识正确应答率由15.0%提升至75.0%;"青岛市学生健康管理平台"审核及时率、预警处置率实现100%,全年处置183所中小学校预警信息294起,完成58家托幼(托育)和校外培训机构采光照明"双随机"抽查检测;开展"四送四进四提升"健康促进行动,组建29人的宣讲员队伍,线上采用录制和直播方式制作《守护健康》《乐享健康》等融媒体节目117期,指导学校、养老机构等重点场所疾病知识宣传857家,发放各类宣材3万份,覆盖人群20余万人次;对14所驻区高校开展艾滋病防控宣教活动34次,覆盖15万名大学生,联合住建、海港、公安及社会组织等单位,对2万余人次的重点人群开展艾滋病宣教和动员检测,全区完成HIV筛查检测20.8万人次。

监督执法　2023年,开展"蓝盾行动"专项整治,各项工作稳步推进。完成"两会"、青岛国际啤酒节、全国垃圾分类现场会等大活动保障7次;集中开展医疗机构病历书写与管理监督执法、中医诊所及中医养生机构"蓝盾行动"整治等12项"蓝盾行动"及中医综合监督执法检查、院前医疗急救机构依法执业专项监督、口腔种植技术监督执法等13个专项整治,监督业户1.5万余户次,手持执法终端录入率100%,卫生行政处罚案件立案413件,人均办案率15.86件。受理投诉举报810起,均按时进行查处并反馈。国家"双随机"任务完成454单,完成率100%,立案44起,开展部门联合"双随机"15个任务115家单位,开展部门内部"双随机"7个任务9家单位;积极开展各项日常监督工作,学校、消毒产品生产企业、餐饮具集中消毒服务单位、采供血机构、放射诊疗机构、一级以上医疗机构、日供水千吨以上集中式供水单位、职业卫生技术服务机构、放射卫生技术服务机构、职业健康检查机构专业领域年度监督覆盖率100%。

卫生应急　2023年,严格落实24小时值班制度,进一步健全完善总结评估和风险识别制度,及时发布预测预警信息,不断提升突发事件防范与应对能力和突发事件紧急医学救援能力。完成全区重大活动卫生综合保障任务169次,出动车辆298次、医护人员1842人次,处置突发事件7次,救治41人,全区未发生重大突发事件。组织青岛西海岸新区突发事件应急救护技能竞赛,规范院前急救调度工作流程。全区设置标准化急救站30个,配置监护急救车40辆,其中负压救护车16辆、乌尼莫克全地形越野救护车1辆,完善半岛区域一体化航空救援体系,增设18处临时起降点,加强军地联动,与驻区海军开展急诊急救、药材代储合作,城区、农村急救服务半径分别缩短至2千米、10千米,3分钟内出车率达100%,提前实现2025年工作目标。强化区人民医院和区中心医院2处区域紧急医疗救援基地内涵建设。组织开展全系统卫生应急网络技能培训。参加山东省卫生应急指挥决策系统线上培训，完成指挥决策系统内各项数据的录入工作。对区级专项应急预案"青岛西海岸新区(黄岛区)急性职业中毒事件应急预案"和"青岛西海岸新区(黄岛区)传染病疫情和群体性不明原因疾病处置应急预案"开展应急演练。组织区疾控中心、区急救中心进行15场次桌面推演和现场演练，全区卫生健康系统组织参加31次应急演练。

职业健康　2023年，持续开展职业病危害专项治理、职业健康权益保护"蓝盾行动"等专项治理，有序推进职业卫生分类监督执法工作、国家随机监督检查计划及上级安排的其他工作。监督检查用人单位475家次，立案63起，其中简易程序案件11起、一般程序案件43起、"首违不罚"9起，罚款12万元。在"智慧卫监"项目基础上，投资约300万创新研发"监管端、企业端、服务机构端"三位一体的智慧化分类分级系统。2023年，累计20家职业卫生技术服务机构上传检测信息2376条，完成用人单位职业病危害综合风险评估777家，并实现与区"互联网＋智慧"体检平台职业健康查体数据对接。8月，国家第一片区职业卫生分类监督执法工作推进会在西海岸新区举办，在会上作交流发言。9月，获得山东省卫生健康委员会通报表彰。

老龄健康　2023年，全面落实老年人医疗服务优待政策，医疗机构普遍建立老年人挂号、就医绿色通道，设置门诊一站式服务台，开展志愿服务、线上线下预约服务等，为老年人看病就医提供便利服务；持续推进老年友善医疗机构创建，6处医疗机构被评为区级老年友善医疗机构，区第二中医医院、辛安街道社区卫生服务中心被评为市级老年友善医疗机构，全区老年友善医疗机构建成比例达到100%；全区7家二级以上公立综合性医院全部规范设置老年医学科。开展形式多样的宣传系列活动，以"实施积极应对人口老龄化国家战略，推进无障碍环境共建共享"为主题，在全区广泛开展敬老月活动。

妇幼健康　2023年，实施"母婴安全""健康儿童"行动提升计划，落实母婴安全五项制度，加强孕产妇五色预警管理，规范孕产妇和新生儿危重症和死亡评审，加强约谈通报制度，落实辖区主体责任，强化助产机构产安办履职和多学科救治能力，提升综合施救能力水平。在青岛市创新开展孕产期心理服务体系建设，从6月开始筛查孕妇17770例，发现评分异常并转诊332例，成功助力精神病孕产妇分娩4例，救助重度抑郁症产妇分娩1例，重点追踪心理异常孕妇7例，均进行跟踪随访。推进实施0～6岁儿童孤独症筛查干预试点项目，持续加强妇幼保健机构能力建设。在开展适龄妇女免费"两癌"筛查服务的基础上，进一步做好宫颈癌筛查工作，启动在校适龄女生HPV疫苗免费接种工作。完善区级妇幼健康信息系统与市级智慧妇幼信息系统平台的对接使用，推进"互联网＋妇幼健康"服务。

爱国卫生　2023年，制订《青岛西海岸新区病媒生物防制工作方案》，指导全区开展"四害"防制和环境卫生整治。结合第35个爱国卫生月活动，开展春冬季集中灭鼠、夏秋季集中灭蚊蝇等工作，集中投放鼠药、灭蚊药物，有效保障"四害"密度达到国家病媒生物密度控制水平标准C级。组织开展青岛市暨青岛西海岸新区世界无烟日启动仪式、青岛市控烟培训班等活动。新区所有党政机关均已成功创建"青岛市无烟机关"，"无烟医院""无烟学校"创建率均达100%，新评选"青岛市无烟家庭"1200余个，二级及以上医院均设立专门为戒烟提供服务的"戒烟门诊"。常态化巩固国家卫生城镇创建成果，完成青岛市国家卫生城市复审各项工作任务。琅琊镇顺利通过国家复审，其余7个镇全部进入申报程序并顺利通过现场评估验收，145个省级卫生村不断巩固提升，新创建省级卫生单位20个。

家庭发展　2023年，区婴幼儿养育照护服务指导中心挂牌运行，市级托育综合服务中心在青岛职业技术学院开工建设，完成省优化生育政策市级现场调研任务。备案托育机构87家，省级示范1家，市级示范3家，可提供3岁以下婴幼儿托位6818个，备案托育机构数和托位数均列青岛市首位，每千人托位数达到3.42个。落实对备案的普惠性托育机构的托位补贴工作。全面落实计划生育利益导向政策。对全面二孩政策调整前的独生子女家庭和农村计划生育家庭继续实行现行各项奖励扶助制度和优惠政策。累计发放各项奖扶资金13417.49万余元，受益17.18万余人次，奖励政策落实率、及时率均达100%。

心理健康　2023年，新区继续完善"互联网＋心理健康"服务平台建设，以信息系统为载体，运用大数据技术对社会心理服务数据进行统计、分析和监测。在23处镇街打造高标准镇级心理服务中心，在310个社区(村)建成心理咨询室。在全区中小学学校设立154所心理健康咨询室，结合各自特点开展心理咨询服务和心理健康教育；在30处卫生院和社区卫生服务中心设立心理咨询室，开展心理健康服务，在全区4家精神卫生专科医疗机构、6处二级及以上综合医院开设心理门诊,对就诊患者提供心理疏导、心理治疗等服务。为7300余名群众开展心理健康素养、抑郁症防治筛查;为10000余名老年人、严重精神障碍患者、留守儿童等特殊人群开展心理健康筛查、评估、个案管理、心理疏导等心理健康服务;试点开展困难群众心理救助。为全区开展心理健康讲座100余场次、团体沙盘体验3080人次、心理自助系统测试18万余人次,线上自助测试3万余人次。开展全区精神分裂症患者长效针剂应用筛查评估工作,筛查357名精神分裂症患者,91名患者经评估入组受益,治疗总费用达234780余元。继续推进免费治疗项目,自实施免费治疗项目以来办理免费治疗卡4330张,群众总计享受免费治疗61236人次,医疗总费用11496万元,减免总费用2049.88万元。其中办理免费治疗卡473张,享受免费治疗20430人次,医疗总费用3331.40万元,减免总费用614.18万元。

大事记

3月15日,青岛西海岸新区专科护理联盟成立。

5月8日,青岛市卫生健康系统解决群众急难愁盼问题百日攻坚行动暨"四送四进四提升"健康行动在西海岸新区启动。

5月11日,青岛西海岸新区计划生育协会第一次会员代表大会胜利召开。

5月20日,第四届基层卫生健康发展与传播大会暨基层卫生重点工作经验交流会在青岛西海岸新区举办。

5月25日—26日,青岛市中医药强市提升中医药服务满意度培训班在青岛西海岸新区举办。

6月1日,青岛市疾控中心标准化建设调研观摩会在青岛西海岸新区召开。

6月7日,青岛大学医学医疗中心项目在青岛西海岸新区签约。

6月14日,山东省卫生健康委员会到青岛西海岸新区调研卫生健康综合监督工作;青岛市计划生育协会到西海岸新区开展专题调研。

6月16日,山东省卫生健康委员会主办的山东省住院患者出院计划项目暨"互联网+护理服务"培训会在青岛西海岸新区召开。

6月28日,青岛市"三高一慢"健康服务包市办实事项目现场推进会在西海岸新区召开。

6月,山东省卫生健康委员会党组成员、省计生协会常务副会长于福军,山东省卫生健康委员会二级巡视员、人口家庭处处长赵吉来一行到西海岸新区调研托育工作情况。

6月,山东省重点职业病及工作场所职业危害因素监测项目培训班在青岛西海岸新区举办。

7月5日,青岛西海岸新区卫生健康综合行政执法案例入选国家中医药监督执法典型案例汇编。

7月7日,中国医学科学院到青岛西海岸新区调研整合型医疗卫生服务体系建设示范项目。

7月13日,国家疾控局到青岛西海岸新区开展生活饮用水及涉水产品卫生监督工作调研。

8月2日,山东省首家职业卫生监督VR实训基地落户青岛西海岸新区。

8月31日,国家第一片区职业卫生分类监督执法工作推进会在青岛西海岸新区举办。

8月,青岛西海岸新区被确定为青岛市整合型医疗卫生服务体系建设示范项目示范区。新区入选国家智慧健康养老应用试点示范单位。

9月4日,启动2023—2024年度城乡医院对口支援和卫生支农工作。

9月7日,青岛市深化医改领导小组、市示范项目领导小组办公室到青岛西海岸新区调研深化医改和公立医院高质量发展工作。

9月7日,青岛大学医学医疗中心在青岛西海岸新区开工。

9月16日,全面开展适龄女生人乳头瘤病毒(HPV)疫苗免费接种工作。

11月28日,山东省卫生健康委到青岛西海岸新区开展公立医院改革与高质量发展示范项目中期评估。

12月23日,青岛市医学会资深专家志愿服务分会成立大会在青岛大学医疗集团西海岸第二医院召开。

荣誉称号 2023年,获"山东省卫生健康工作(计生协系统)先进集体""青岛市爱国卫生运动70周年表现突出集体""山东省消除疟疾工作表现突出的集体""国家食品安全示范城市复审工作突出贡献单位""全国城市生活垃圾分类现场会先进单位""山东省无偿献血表现突出集体""'5·8人道公益日'众筹工作成绩突出单位"称号。

党组书记、局长:韩 华

副 局 长:张秀山、徐 刚、杨学军、杨 帆

办公电话:86169110

电子邮箱:hdqwjjbgs@qd.shandong.cn
邮政编码:266400
地　　址:青岛西海岸新区双珠路 166 号

青岛西海岸新区人民医院

概况　2023 年,医院占地面积 8.1 万平方米,建筑面积 12.3 万平方米,编制床位 1098 张。职工 1913 人,其中,卫生专业技术人员 1635 人。正高级职称者 93 人、副高级职称者 206 人,博士研究生学历者 5 人、硕士研究生学历者 378 人。医院拥有 42 个临床科室、14 个医技科室,39 个职能科室。

业务工作　2023 年,门、急诊量 76.9 万人次,其中急诊量 7.47 万人次,同比增长 16.23%。收住院 5.5 万人次,同比增人 46.44%;床位使用率 87.43%,同比增人 39.73%;床位周转 47.8 次,同比增人 39.77%;入院与出院诊断符合率 99.9%,手术前后诊断符合率 100%。门诊抢救成功率 96.38%,同比降低 1.48%;住院抢救成功率 93.85%,同比升高 0.49%;治愈率 13.74%,同比降低 17.72%;好转率 83.38%,同比升高 2.52%;病死率 0.81%,同比降低 5.81%;院内感染率 0.38%,同比降低 35%;甲级病案符合率 99.76%。

业务收入　2023 年,总收入 87820 万元,同比增长 13%;其中医疗收入 73394 万元,同比增长 23%。

固定资产　2023 年,固定资产总值 76378 万元,同比增长 17%。

医疗设备更新　2023 年,1.5T 远程 5G 磁共振、数字化白玉 CT 等大型设备陆续投入使用。

基础建设　2023 年,基建项目总投资 597.5 万元,完成院内基础设施改建项目 5 处。

卫生改革　2023 年,率先试点成立青岛市首个紧密型健康服务共同体,覆盖 13 家基层医疗机构和 271 个村卫生室,其中二甲医院 1 家,基层卫生院 6 家、专科医疗机构 2 家、社区卫生服务中心 4 家。持续推进医保打包付费试点工作,完成医保打包签约 10.46 万人。将健共体签约人员库导入信息系统,在健共体内就诊时实时提醒,及时给予签约人员合理诊治。依托省"三高共管 六病同防"医防融合慢性病管理试点区建设,建成区、镇、村三级慢病管理网络,健共体内管理"三高"患者 7.3 万余人,管理率为 92.6%,有效管理率 74.5%。

医疗特色　2023 年,与北京大学第三医院、上海肺科医院、齐鲁医院、山东第一医科大学附属省立医院等国内知名医院开展深度合作,专家定期下沉坐诊、手术、查房、带教,成立"名医工作室"。与皮肤病防治站彻底实现一体化融合,与泰山学者霍然教授合作成立"泰山学者工作站";医疗美容与皮肤诊疗中心加入山东省皮肤外科与皮肤美容专科联盟,与心血管内科、放射科共同加入青岛市重大疾病专科联盟;骨科加入北京大学第三医院专科医联体;康复医学科加入山东第一医科大学附属省立医院康复医学专科联盟。成立风湿免疫科、重症康复科、疼痛科。

科研工作　2023 年,组织申报省、市、区各类医药卫生科技计划项目 41 项,立项 20 项,获扶持资金 83 万元;立项并结题青岛市深化医改研究课题 6 项,3 项获得三等奖。完成科研课题结题 8 项,其中 2020 年度区级科技计划惠民专项 4 项通过审计与验收评价;科研项目获省级荣誉 6 项,市级荣誉 9 项。承办临床医学研究与学术科研能力发展培训会议。

继续教育　2023 年,承担山东省省级继续教育项目 2 项,获批省级中医药继续教育项目 2 项,青岛市市级继续教育项目 17 项。

精神文明建设　2023 年,组织"中国梦·新时代·新使命"百姓宣讲活动,战晶晶、杨丽萍分别获二等奖、三等奖;组织文明市民、文明家庭申报活动,刘春林、周丽获新区"文明家庭"称号;举行道德模范新春慰问座谈会,对区级 3 名道德模范进行新春慰问,并给他们发放慰问信及新春慰问品。授予医院 14 位现役军属为 2023 年"最美好军嫂"荣誉称号。

大事记

3 月 9 日,山东省医疗保障局党组书记、局长左毅一行 6 人到青岛西海岸新区人民医院健共体调研指导医保总额付费工作。

4 月 7 日,市第三督导组到医院进行市政府办公厅提升群众满意度专题调研。

4 月 9 日,青岛西海岸新区人民医院召开新区"整形美容外科新进展论坛"暨"泰山学者霍然教授工作站"揭牌仪式。

4 月 26 日,省疫情防控指挥部办公室、省政府研究室处长张帆带领调研组调研青岛西海岸人民医院新冠病毒感染"乙类乙管"常态化疫情防控工作。

6 月 30 日,受邀参加山东第一医科大学附属省立医院康复医学专科联盟成立大会,会议确定青岛西海岸新区人民医院成为康复医学专科联盟理事单位。

7 月 7 日,中国医学科学院医学信息研究所研究员郑英一行5人到青岛西海岸新区人民医院健共体调研指导整合型医疗卫生服务体系建设示范项目。

8月23日，青岛市卫生健康委副局级领导干部吕富杰带队到青岛西海岸新区人民医院对公立医院高质量改革与高质量发展示范项目、青岛市县域临床重点专科建设情况进行现场督导检查。

9月7日，青岛市卫生健康委党组书记柳忠旭一行到人民医院健共体调研公立医院改革与高质量发展相关工作。

9月20日—23日，山东省医院办公室对青岛西海岸新区人民医院进行现场评审，顺利完成三级医院等级评审迎评工作。

12月18日，经山东省卫生健康委员会公示，青岛西海岸新区人民医院为三级乙等综合医院。

12月19日，青岛西海岸新区工委党校与区人民医院举行联建共建签约仪式。

荣誉称号　2023年，获青岛市重大疾病专科联盟青岛市肿瘤(肺癌)专科联盟、青岛市重症医学技能竞赛团体一等奖，青岛市无偿献血突出贡献集体，全市高校文化单位先进保卫组织，2023年度《中华人民共和国医师法》普法宣传新媒体视频类"十佳作品"，山东省齐鲁护理科技奖三等奖，十佳新锐医共体等荣誉。

党委书记：李　玮
党委副书记、院长：许学兵
党委副书记、副院长：臧乃谅
副　院　长：刘春林、李桂鹏
院办电话：86114975
总机电话：86190000
传真号码：86162770
电子信箱：hdqrmyy@126.com
邮政编码：266400
地　　址：青岛市黄岛区灵山湾路2877号

(撰稿人：刘　菁)

青岛西海岸新区中心医院

概况　2023年，医院占地面积3.3万平方米，建筑面积4.7万平方米，职工1609人，其中，卫生技术人员1408人，占职工总数的87.5%；行政工勤人员184人，占职工总数的11.4%；返聘人员17人，占职工总数的1.1%。卫生技术人员中，有高级职称者209人，中级职称者613人，初级职称者434人，未取得职称者152人，分别占14.84%、43.54%、30.82%、10.80%。医生与护士之比为1∶1.3。全院编制床位数1000张，设91个科室，其中行政职能科室35个，临床医技科室56个。拥有省级重点专科1个、市级重点专科7个，口腔科为省、市两级重点专科，普通外科、骨科、脑病中心、消化内科、药学(健共体药学)、超声医学科为市级重点专科，皮肤科银屑病门诊为青岛市中医专病特色门诊。医院与中日友好医院、北京大学人民医院、天坛医院、齐鲁医院、青岛大学附属医院等省内外多家医疗机构建立技术交流与协作机制，是青岛大学医学院、山东第二医科大学、滨州医学院等多所医学院校的教学医院，山东第二医科大学、青岛大学医学院研究生培养基地，滨州医学院非隶属附属医院，青岛市涉外定点医院，山东第二医科大学就业创业教育合作实践基地，吉林大学医学就业基地。

业务工作　2023年，门诊量98万人次，住院量达4.4万人次，手术量达1.38万例，四级手术比上年增长868例，增幅达70%，微创手术比上年增长230例，增幅达22%；CMI指数从0.84提升到0.92，校正后平均住院日从6.89天降至6.47天。

业务收入　2023年，业务收入6.41亿元，同比增长20.68%。

固定资产　2023年，固定资产总值6.66亿元，同比增长43.22%。

医疗设备更新　2023年，购置1万元以上设备30余台，包括超高端X线计算机断层扫描成像系统、飞秒激光角膜屈光治疗机、电子胃肠镜系统、激光和脉冲光工作站、半导体激光手术系统、体腔热灌注治疗系统等设备。

基础建设　2023年，完成门诊楼部分区域、住院病区、院内设施修缮改造等。

卫生改革　2023年，加快推进"互联网＋智慧医疗"体系建设，全院预约挂号时间精确到20分钟，超声、磁共振、CT等预约检查时间精确到30分钟，增加复诊预约服务，实现六大类312项检查检验结果互认共享，检验检查报告、云影像查询、查体结果100%实现掌上查询。优化调整医疗服务收费项目，修订和增加医疗服务项目628条，门诊诊间结算服务突破20万人次。推行床旁出入院结算服务，惠及患者近1.5万人次；推出门诊医保统筹报销和慢特病结算自助模式，实现"身份证挂号就医""医保移动支付"服务，落实医保电子凭证应用场景改造，开展门诊医保自助报销结算服务。

医疗特色　2023 年，打造西海岸新区首家公立医院眼视光与屈光手术中心、儿童青少年近视防控中心和营养门诊，在保健-内分泌科、中医科、关节外科等 3 个病区试点“无陪护病房”服务，在内镜中心、儿童口腔门诊、妇科门诊、产科等区域试点开展无痛诊疗工作。“互联网＋护理”累计上门服务 4800 余次，满意率及服务量稳居全省第一。在青岛市率先试点患者出院计划“六师共管”项目，医师、护师、药师、营养师、心理师、健康管理师联合开具多领域健康“处方”，依托“互联网＋家庭药师”、家庭医生团队等进行后续随访、评估，打造“总院、社区卫生服务机构、居家照护”三位一体的“分级协同全链条服务模式”。

科研工作　2023 年，学科建设保持 1 个省级县域临床重点专科、7 个市级县域临床重点专科规模，培养在职博士 7 名、博士后 1 名。6 月，正式签约聘任康复大学周祺惠教授为医院特聘科研专家。组织申报 2023 年度青岛市卫生健康委员会中医药科技项目 1 项，青岛大学医疗集团科研项目 4 项，参与全国多中心、前瞻性、观察性研究（Ambition 研究）临床试验 1 项，青岛西海岸新区科技立项 6 项，青岛市医药卫生指导项目 9 项。发表 SCI 论文 10 篇、中华类期刊 4 篇，出版著作 91 部，获授权发明专利 6 项。

继续教育　2023 年，完成青岛市继续医学教育项目 19 项，继续教育完成率 100％；举办国家、省、市级学术会 12 场次，选派学科带头人及业务技术骨干 31 人赴北京协和医院、上海交通大学附属第九人民医院、山东大学齐鲁医院等国家级、省级医院进修学习。

国际交流　2023 年，12 月 29 日—31 日由全国县域肿瘤中心联盟主办、青岛西海岸新区中心医院承办的“中日腹腔镜直肠癌精益诊疗工作坊暨首届县域大肠癌防治能力提升班”在医院开班。邀请日本医科大学附属医院知名教授上原圭、美国得克萨斯大学 MD 安德森癌症中心肿瘤教授小西毅、全国县域肿瘤防治中心联盟副秘书长张自力等国际、国内专家开展学术交流。

精神文明建设　2023 年，开展“党建共建”“志愿服务”等活动；医院党委协同辖区的镇街、企业、高校等党组织共建党建联盟，先后与 29 家单位签订党建共建协议，绘制党建联盟健康“同心圆”。医院党支部由 16 个扩大至 17 个，党员人数由 410 名增至 461 名，党支部集中学习 213 次，讲党课 79 次，各类主题党日活动 217 场次，医院获青岛西海岸新区“区直机关先进基层党组织”荣誉称号。

大事记

2 月 7 日，国家卫生健康委医院管理研究所公布第二批临床营养科建设试点单位名单，医院临床营养科成功入选试点单位。

2 月 20 日，医院举行 2022 年度总结表彰大会暨 2023“创新突破年”动员大会。

3 月 20 日，山东省卫生健康委领导专家调研督导营养健康与食品安全监测工作相关事宜，医院代表青岛市迎接调研。

4 月 18 日，实现医保电子凭证就医全流程应用。

5 月 15 日，医院眼视光和屈光手术中心开诊。

5 月 24 日，青岛市卫生健康委主任薄涛一行到医院调研基层医改及高质量发展工作。

5 月 25 日，医院康复医学科特色门诊“产后康复门诊”开诊。

6 月 16 日，山东省卫生健康委在医院举办山东省住院患者出院计划项目启动暨“互联网＋护理服务”现场观摩会。

7 月 3 日，医院 ICU 团队实现首例 ECMO 技术的成功运用。

7 月 18 日，医院成为临床药学暨抗菌药物应用质控中心、普通外科质控中心、急诊医学质控中心等 12 个区级质控中心挂靠单位。

8 月 22 日，医院肿瘤科完成院内首例下肢隧道式 PICC 置入术。

9 月 4 日，医院召开青岛西海岸新区中心医院健共体“互联网＋家庭药师”工作室启动会。

10 月 18 日，开通“门诊医保自助报销结算服务”。

11 月 6 日，推出便民利民措施“中药配送到家”服务。

12 月 2 日，医院中医特色护理门诊开诊。

荣誉称号　2023 年，获全国肺栓塞和深静脉血栓形成防治中心优秀单位、青岛市继续教育先进单位、青岛市无偿献血突出贡献集体、青岛市会计基础工作规范化建设先进单位、青岛西海岸新区关爱生命工作先进集体、青岛西海岸新区区直机关先进基层党组织、青岛西海岸新区安全生产先进单位等荣誉。

党委书记：张秀山

党委副书记、院长：吴　磊

副 院 长：李国华、王志余、赵　宏、董　岳

院办电话：86895767

总机电话:86895767
传真号码:86894291
电子信箱:kfqdyrmyy@126.com
邮政编码:266555
地　　址:青岛市西海岸新区黄浦江路 9 号

（撰稿人:刘　烁)

青岛西海岸新区中医医院

概况　2023 年,有职工 1198 人,其中,卫生技术人员 1054 人,占职工总数的 88%;行政工勤人员 144 人,占职工总数的 12%。卫生技术人员中,高级技术职称者 122 人,中级技术职称者 488 人,初级技术职称者 409 人,未取得职称人员 35 人,分别占 11.6%、46.3%、38.8%、3.3%。护理人员 519 人,占卫生技术人员的 49.2%;医生与护士之比为 1∶1.3。注册床位 820 张,设 78 个科室,其中,职能科室 29 个,临床科室 36 个,医技科室 12 个,综合门诊部 1 个。

业务工作　2023 年,门诊量 79.18 万人次,比上年增长 0.08%;收住院病人 33345 人次,比上年增长 45.38%;手术量 7845 人次,比上年增长 20.56%;抢救急、危、重、疑难病人 6004 人次,成功救治 5866 人次,成功率 97.70%;抢救急诊病人 45465 人次,成功抢救 45327 人次,成功率 99.70%。

业务收入　2023 年,总收入 5.83 亿元,同比增长 15.5%。

固定资产　2023 年,固定资产总值 32106 万元,同比增长 34.6%。

医疗设备更新　2023 年,购置彩色多普勒超声诊断仪、超声经颅多普勒血流分析仪、电子胃镜、电子结肠镜、有创呼吸机等医疗设备;购置医用直线加速器、大口径 CT 等设备开展肿瘤放射治疗。

基础建设　2023 年,完成直线加速机房改建;装修改造儿科楼;行政院区康复楼北侧路面硬化;改造消防设施;对健康管理科房屋进行修缮改造及草坪修理;在原外三科楼加装电梯;改造医学美容科;更换外科楼手术电梯;增建 DSA 机房。

医院管理　2023 年,制定 14 项“中医药核心指标”管理办法,2022 年度国家三级公立中医医院绩效考核成绩列全国第 81 位,山东省县区级三甲中医医院第 1 位,连续 2 年蝉联 A 等级,成功晋级全国三级中医医院百强。承办市公立中医医院绩效考核工作推进会议,并在会议上作典型发言。引进国医大师及学术流派,成立国医大师李佃贵教授“浊毒”理论临床研究基地,柔性引进连方、林谦、毛宇湘 3 位名中医,聘请国际知名专家安树才教授坐诊手术,与广东省中医院合作建立“钱卫东中医技能师承工作室”,新增山东省名中医(药)专家 1 名,青岛市中医药领军人才 1 名,山东中医药大学 2023 年研究生指导教师 1 名。抓实紧缺护理专科护士培训,培养国家、省、市级专科护士 32 名,院内专科护士 43 名。选派 112 名中青年骨干外出进修,157 名专业骨干外出学习。落实医疗质量安全院科两级责任制,修订《医疗质量管理考核标准细则》,实行住院病历线上线下同步检查,加强不良事件及临床路径管理。参与推进区医疗服务和医疗质量规范化、同质化发展,承担 9 个区级医疗质量质控中心工作。规范护士层级管理与培训,创新“529 积分制”护理培训新模式,开展杏林工程暨“师带徒”培训班。创新中医护理发展模式,设置 21 个护理临床单元、17 个中医综合治疗室,开展中医护理技术项目 36 项。全面落实医保基金监管,设立医保出院审核专岗。代表市中医医疗机构向市医保局提出“提高 DRG 付费下的中医优势病组方案”并得到采纳。积极开展中医日间病房,开设 8 个病区,受到患者广泛称赞。推进“三电子两支付”工作。

医疗特色　2023 年,肝胆病科成功入选国家中医优势专科,开展床旁彩超诊断技术;肾病科、治未病科成功加入齐鲁中医药优势专科集群;骨伤一科首创肩关节脱位休息位复位技术并被确定为山东省第二批中医临床优势技术入库项目。引进联影一体化 CT 直线加速器,肿瘤精准治疗水平迈上新台阶;肾病科开展血液透析患者血管通路定期彩超评估,并联合超声医学科开展肾穿刺活检术;骨伤二科独立开展多项脊柱新技术,开展首例关节镜下踝关节游离体摘除加病灶清除术;儿科制定 7 种协定处方及中药饮片模板;重症医学科采用俯卧位通气治疗新冠重症急性呼吸窘迫综合征;皮肤科引进真菌荧光镜检技术,提高真菌镜检准确性和效率;医学影像科利用 3.0T 磁共振机开展多项新业务。成立西海岸新区首家中医特色护理门诊,老年病科独立病区,肿瘤科完成搬迁,医学美容科全面升级改造。与灵珠山街道社区卫生服务中心成立中医骨伤联合门诊、联合病房,与辛安街道社区卫生服务中心成立糖尿病、肛肠科联合门诊、联合病房,开设中医特色护理门诊中国石油大学(华东)诊疗点、中国铁路济南局集团有限公司青岛车务段黄岛站区职工医务室,进一步完善分级诊疗服务体系。

科研工作　2023 年，获山东省中医药科技项目立项 1 项，青岛市中医药科研项目立项 2 项，青岛西海岸新区科技项目 6 项，青岛市医药科研指导计划 4 项。

继续教育　2023 年，获批继续教育项目和培训班各 12 项(省级 6 项、青岛 6 项)。1045 人参加继续教育学习，合格率达 100%。承担山东省 3 次西医学习中医培训，共培训 436 人。

国际交流　2023 年，与山东科技大学国际交流学院联合在端午节举办"蓝色癸卯端阳 · 本草药膳粽享健康"国际学生中医药文化体验活动。与中国石油大学(华东)国际教育学院联合举办"蓝色癸卯 · 夏季养生"中医药文化体验活动。与山东科技大学国际交流学院联合组织俄罗斯、摩洛哥、斯洛伐克、萨尔瓦多、伊朗等共建"一带一路"国家的 8 位国际学生到医院研习体验中医药特色服务。

精神文明建设　2023 年，实施"党支部书记双带头"培育工程，业务骨干与党员"双培养机制"。内科第二党支部、外科第一党支部被新区工委组织部命名为"五星级基层党组织"，外科第二党支部被区直机关工委命名为"先进基层党组织"。开展党员健康义诊 10 次。与中国建设银行青岛西海岸新区分行、星光岛社区签订党建共建协议。加强中医药文化传播，深入开展中医药文化"双轨、双循环"传播模式，与高校联合为国际学生提供"沉浸式"中医药文化体验。中医药文化"基地＋策展"国际传播新路径、海洋文化与中医药文化融合传播 2 项课题，分别在省卫生健康委齐鲁中医药文化研究优秀成果评选中获一等奖和优秀奖。中医药吉祥物"海马康康"在省首届"中医药＋"新产品大赛中获三等奖。

大事记

2 月 27 日，手汗症门诊开诊。

3 月 3 日，举行"林谦岐黄学者传承工作室"揭牌仪式。

3 月 10 日，GE SIGNA Architect 3.0T 磁共振开机，举行超高端 3.0T 磁共振开机仪式暨影像技术培训会。

3 月 29 日，召开肺栓塞和深静脉血栓形成防治中心建设项目启动会。

4 月 1 日，举行连方全国名中医工作室暨生殖与遗传中心联盟成员单位揭牌仪式，签订引进类青岛市知名中医药专家工作室协议书。

4 月 21 日，举行"通和调神医派传承工作站"揭牌仪式暨新区内分泌科质控管理工作会议。

4 月 25 日，耳鼻咽喉科中医日间病房五病区开诊。

4 月 27 日，中医特色护理门诊开诊。

4 月 29 日，治未病科减肥门诊开诊。

5 月 15 日，通过三级中医医院等级复审。

5 月 24 日，老年病科完成搬迁并启用。

5 月 24 日，获首批"全国健康口腔推广基地"称号。

6 月 27 日，妇科更年期门诊开诊。

6 月 30 日，举行毛宇湘名中医传承工作室揭牌仪式暨拜师仪式。

7 月 14 日，与灵珠山街道社区卫生服务中心成立中医骨伤联合门诊、联合病房。

7 月 26 日，举行国医大师李佃贵教授"浊毒"理论临床研究基地揭牌仪式暨拜师典礼。

8 月 15 日，周围血管病门诊开诊。

8 月 16 日，与辛安街道社区卫生服务中心共建学科联盟，成立糖尿病、肛肠科联合门诊、联合病房，揭牌仪式在辛安街道社区卫生服务中心举行。

8 月 28 日，国医馆夜间门诊开诊。

9 月 15 日，举行安树才教授聘任仪式。

9 月 20 日，医院承办全市公立中医医院绩效考核工作推进会议。

9 月 26 日，与中国铁路济南局集团有限公司设立的青岛车务段黄岛站区职工医务室正式开诊。

10 月 9 日，中西医结合便秘门诊开诊。

10 月 17 日，生殖医学科中医男科门诊开诊。

11 月 4 日，举办青岛西海岸新区第四届暨区中医医院第七届膏方文化节。

12 月 7 日，医学美容科二诊区揭牌。

12 月 9 日，举行"钱卫东中医技能师承工作室"揭牌仪式暨拜师仪式。

12 月 4 日，健康管理科(体检中心)国医馆 12 诊室开诊。

12 月 16 日，儿童口腔门诊开诊。

荣誉称号　2023 年，获山东省文明单位、关爱生命工作先进集体、青岛市无偿献血突出贡献集体、药品不良反应监测工作表现突出集体，青岛西海岸新区养老服务协会副会长单位、青岛市三八红旗集体，第二轮医疗机构法治建设省级评估优秀等次等称号。

党委书记：卢彦敏

院长、党委副书记：周雷升

副 院 长：袁　超、丁　刚

院办电话:86858887、86868333
总机电话:86852750
传真号码:86867238
电子信箱:zhyyadmin1@qd.shandong.cn
邮政编码:266500
地　　址:青岛市西海岸新区海南岛路158号

(撰稿人:曹琰炜)

青岛西海岸新区第二中医医院

概况　2023年,医院占地面积1.2万平方米,业务用房面积1.7万平方米。职工总数776人,其中,卫生技术人员687人,占职工总数的88.53%;辅系列专业技术人员50人,占职工总数的6.44%;行政工勤人员数39人,占职工总数的5.03%。卫生技术人员中,有高级职称者108人,中级职称者225人,初级职称者313人,未取得资格证人员41人,分别占15.72%、32.75%、45.56%、5.97%。医生与护士之比为1∶1.25。开放床位650张,现有临床科室22个,医技科室9个,职能科室31个。

业务工作　2023年,诊疗量204334人次,比上年增长26613人,增长率14.97%。其中,急诊量34423人,与上年基本持平。收住院人数18464人,比上年增长4915人,增长率36.28%;床位使用率73.96%,比上年增长15.78%;床位周转次数32.41次,比上年增长30.32%;入院与出院诊断符合率91.36%,比上年增长0.63%;手术前后诊断符合率100%;抢救危重病人数560人;抢救成功率83.21%;出院病人治愈率2.51%;好转率90.16%;病死率0.6%;甲级病案符合率99.78%,比上年增长2.18%。

业务收入　2023年,总收入22966万元,增长率5%。

固定资产　2023年,固定资产总值15536.35万元,同比增长18.16%。

医疗设备更新　2023年,购入腹腔镜系统、便携式彩色多普勒超声诊断仪、人工智能脑电心理测评系统、全自动连续血滤系统、有创呼吸机、全自动血液细胞分析仪、医用真空干燥柜、转运呼吸机、支气管镜等设备。

基础建设　2023年,青岛西海岸新区第二中医医院迁建项目完成主体验收。

卫生改革　2023年,完成二级甲等医院复审工作,取得青岛市二级中医医院等级评审第一名。持续深化落实全市智慧医疗建设三年行动,开展临床决策支持系统、科大讯飞语音录入、智能语音外呼随访、云医声查房会诊、影像辅助诊断等系统建设。推进智慧医院和信息标准化建设,通过2023年度山东省卫生健康委与青岛市共建“互联网+医疗健康”示范市建设中期评估。建设综合服务中心,解决满意度问题256条,优化流程28项。深化医保支付方式改革,推广中医日间病房,累计结算411人次。逐渐完善DRG考核标准,全年结算清单上传15143人次,入组成功率99.93%,CMI为0.8。赋能紧密型健共体学科建设,遴选12个专科联盟,专家下沉1915个工作日,基层上转1302人次,门诊量11509人次,阅片3721次,组织病例讨论168次,指导家医签约服务63次。

医疗特色　2023年,肾病科、治未病科、推拿科、肿瘤科入选公立医院改革与高质量发展示范项目;眼耳鼻喉科与青岛大学附属医院耳鼻喉科开展专科联盟建设工作;推拿科成功申报“山东省中医药科技项目”。开发9个三伏贴处方、2个日常贴敷处方。研究制作补肺固本膏、扶正固本膏等8类膏方,突出中医绿色疗法。参与区级以上专科联盟13个,其中肿瘤科、康复科、肺病科、治未病科、心病肾病科、护理部入选青岛市中医药类专科联盟建设成员单位;外科、超声医学科入选青岛市重大疾病专科联盟;肿瘤科加入山东省中医肿瘤防治专科联盟;眼耳鼻喉科加入区整合型服务体系专科联盟;妇产科加入山东省中医院生殖与遗传中心联盟;皮肤科加入山东省皮肤外科与皮肤美容专病联盟、中西医结合皮肤专科联盟;口腔科加入青岛市口腔科专科联盟;血液透析室加入山东大学第二医院血液净化护理专科联盟;护理部加入半岛临床护理专科联盟、青岛市中医药类专科联盟、青岛西海岸新区专科护理联盟、山东第一医科大学附属省立医院护理专科联盟。成立山东省名中医“杨佃会名中医工作室”与“李贵海名中医工作室”。引入北京大学国内访问学者徐林东任心病肾病科业务主任,成功开展医院首例冠状动脉内血栓抽吸。加入“山东省中医院生殖与遗传中心联盟”,与连方教授团队开展合作。

科研工作　2023年,心病肾病科开展永久起搏器安置术、射频消融术、经皮肾穿刺活检术、应用人工血管构建透析内瘘术;肿瘤科开展龙砂开阖六气针法;脑病科开展颈动脉支架经皮植入术,并联合介入科开展数字减影脑血管介入造影术、经桡动脉全脑血管造影术；康复科开展马王堆导引术、软管喉镜吞咽功能评估；普外肛肠科开展经会阴直肠乙状结肠切除术、中药结肠水疗技术；泌尿外科开展双镜联合治疗复杂性肾结石技术。医院眼耳鼻喉科、护理部申报的青岛市医药卫生科研指导项目"烙治法联合中药治疗慢乳蛾的临床疗效""两种不同中医护理适宜技术联合康复训练对产后盆底康复效果观察"立项。药剂科申报的两项科研项目"'医联体平台'和'互联网＋药学'服务模式下智慧共享中药房服务患者使用意愿影响因素调研及分析模型构建""中医药非物质文化遗产的传承与保护"，分别获得"全省中医药调研课题二等奖""齐鲁中医药文化研究项目三等奖"。党政办申报的"中医药文化品牌建设模式研究"获得"齐鲁中医药文化研究项目优秀奖"。

继续教育　2023 年，申报 2023 年度青岛市继续教育项目 7 项，审核通过"浮针医学在慢性疼痛性疾病中的应用"等 5 项 15 学分。申报 2024 年度青岛市继续教育项目 12 项，通过审核"山东省三部六病医学流派诊疗技术培训班"等 6 项 18 学分。外出进修人员 26 人；接收进修人员 21 人；新增各类委员会社会任职 57 人次。

精神文明建设　2023 年，医院设计的吉祥物"海豚禾禾"获得山东省中医药文化科普作品征集评选活动文化创意类二等奖。"向阳花开"中医药文化品牌获得"2022 年度青岛慈善创新奖"，入选青岛市中医药强市建设"揭榜挂帅"项目名单，该项目诊治 102 名儿童青少年，慈善援助 20 余万元。加入"山东省中医院生殖与遗传中心联盟"，创新打造"栀子花开"女性健康服务品牌。以"世界传统医药日"和"世界中医药日"为契机，结合青岛市中医药强市建设"揭榜挂帅"项目，举办第三届健共体中医药文化节。

大事记

2 月 17 日，"向阳花开"青少年心理健康慈善援助项目获得"2022 年度青岛慈善创新奖"。

4 月 21 日，举行"通和调神医派传承工作站"揭牌仪式暨齐鲁中医药优势专科集群巡诊巡查工作会议。

4 月 22 日，成为青岛市县级创伤中心单位。

6 月 3 日，新院区顺利完成主体验收。

6 月 26 日，举行"山东省名中医——杨佃会名医工作室"授牌仪式。

8 月 14 日，举行"山东省中医院生殖与遗传中心联盟"揭牌暨"栀子花开"女性健康服务行动。

8 月 23 日，举行李贵海山东省名中医工作室揭牌仪式。

9 月 1 日，脾胃病科重组开诊。

10 月 21 日，举行青岛市中医药强市建设"揭榜挂帅"项目推进行动暨青岛西海岸新区第二中医医院第三届"中医药文化节"启动仪式。

11 月 8 日，举办第一届"养生膏方节"。

11 月 24 日，通过省卫生健康委对青岛市 2023 年度委市共建"互联网＋医疗健康"示范市建设现场中期评估检查。

荣誉称号　2023 年，获"全国基层中医药服务能力提升典型案例奖""山东省中医药文化科普文化创意类二等奖""全省中医药文化节目汇演优秀奖""全省中医药调研课题二等奖""齐鲁中医药文化研究项目三等奖""青岛市卫生健康系统第五届健康杯职工创新成果展示擂台赛管理类三等奖""青岛市级文明单位标兵"等荣誉。

党委书记：束凯伟
党委副书记、院长：丁相龙
副　院　长：张腊梅、陈维东
院办电话：88192806
总机电话：88181110
电子信箱：hdqezy@163.com
邮政编码：266400
地　　址：青岛西海岸新区中原街 333 号

（撰稿人：王天昊）

青岛西海岸新区区立医院（青岛西海岸新区第二人民医院）

概况　2023 年，医院占地面积 53408.62 平方米，业务用房面积 60755.15 平方米。职工总数 726 人，其中，卫生技术人员 582 人，占职工总数的 80.17%；行政工勤人员 144 人，占职工总数的 19.83%。卫生技术人员中，有高级职称者 91 人、中级职称者 224 人、初级职称者 267 人，分别占 15.64%、38.49%、45.87%。医生与护士之比为 1∶1.28。编制床位 600 张。职能科室 25 个、临床科室 27 个、医技科室 4 个。

业务工作　2023 年，门诊量 388998 人次，比上年增长 1.52%，其中急诊量 70123 人次。收住院病人 17500 人次，比上年增长 53.53%；床位周转次数 39.41 次；治愈好转率 88.71%；院内感染率 0.26%；甲级病案符合率 97.07%，比上年增长 1.43%。

业务收入　2023 年，医疗业务收入为 19098.58

万元,比上年增长23.85%。

固定资产　2023年,固定资产总值为19690.37万元,比上年增长36.96%。

医疗设备更新　2023年,新增大型医疗设备:DSA血管机1台、128层CT1台、双板DR 1台、数字胃肠机1台、关节镜手术系统1台、手术C型臂1台、眼科OCTA系统1台。

基础建设　2023年,DSA手术室、立体停车场投入使用;开始新建高标准规范化的发热门诊;二期综合病房楼正式启用;一期门诊楼、病房楼、医技楼改造项目动工。

卫生改革　2023年,同山东大学齐鲁医院(青岛)建立紧密型医联体,成立骨科、麻醉科、急诊科、放射科、耳鼻咽喉头颈外科等五大专家工作站;与青岛大学附属医院呼吸与危重症医学科完成专科联盟建设,与血管外科团队签订合作协议;院内组建成立胸外血管外科,完善心脏介入、神经介入、血管介入治疗,成立多个MDT小组。引进甲状腺外科主任医师、检验科主任技师、心脏内科主任医师、眼科主任医师、小儿内科主任医师各1名。开通掌上医院、互联网医院,患者可实现在线挂号、查阅报告、缴纳住院预交金、查看住院清单,实现床旁入出院结算、检查检验结果互认、居民电子诊疗记录自主查询等,完成省、市、区信息化平台互联互通。针对Ⅰ类切口围手术期预防使用抗菌药物等工作进行严格管控。选派4名专业技术人员前往甘肃省定西市岷县中医医院进行技术帮扶,帮助开展多项新技术新项目,全力做好对口帮扶工作,其间开展手术232台,举办业务讲座13次。接收岷县到本院进修人员12人。帮助健共体基层单位完善学科建设,完善健共体《资源共享管理办法》及《双向转诊管理办法》等文件,优化健共体双向转诊绿色通道。实现慢病防控"线上+线下"数据融合、实时监测、智能分析、风险评估和个性化健康干预。

医疗特色　2023年,开展支气管肺泡灌洗术、胃肠充盈超声、DSA引导下经导管动脉化疗栓塞术(TACE)、肺小结节CT三维成像、CT引导下肺肿瘤微波消融术、膝关节单髁置换微创治疗膝关节病、射频神经调节(毁损)技术、色素内镜技术在消化道早癌诊断中的应用、结肠镜前置透明帽在结肠息肉诊治的应用、冠状动脉支架植入术、冠状动脉球囊扩张术、冠状动脉药物球囊扩张术、冠状动脉造影、永久起搏器植入术、临时起搏器植入术等29项新技术。重点推动胸痛中心及心衰中心建设,调整卒中中心、创伤中心、癌症规范化诊疗病房管理委员会,优化诊疗流程;全面推进危重儿童及新生儿救治中心、危重孕产妇救治中心、全国肺栓塞和深静脉血栓形成防治能力建设项目、急性上消化道出血急诊救治快速通道、区域血管系统疾病诊疗中心、呼吸与危重症医学科(PCCM)规范化建设等中心建设工作,以中心建设带动学科发展。眼科成功开展有晶体眼人工晶体植入术。

科研工作　2023年,"扶元化积汤治疗放疗后癌因性疲乏的疗效评价及对骨髓抑制发生率的影响"项目获得山东省中医药科技项目立项。"糖痹通治疗糖尿病周围神经病变的临床研究"项目获得青岛市中医药科技项目立项。"散光矫正型多焦点人工晶体在治疗高度近视并发性白内障合并散光患者的临床应用研究"获得西海岸新区科技惠民项目立项。

继续教育　2023年,青岛市继续医学教育项目审批通过9项,各继续教育项目邀请三级以上医院专家进行授课,医院组织17场业务学习培训,内容涵盖流行性疾病诊治、静脉血液标本采集、医保、中心建设、临床路径、临床用药、HIS系统等涉及医疗质量与安全管理的各项内容。举行医师论坛,组织讲课24次。有50名医护人员到青岛大学附属医院、解放军总医院等三级甲等医院进修学习,外出及线上参加短期培训班580余人次。

精神文明建设　2023年,深入开展文明单位创建活动和群众性精神文明创建活动,参加"中国梦·新时代·新使命"百姓宣讲活动,1人获得曲艺类三等奖,推进精神文明志愿服务制度化常态化。开展"我们的节日"相关活动,组织老干部参观习近平法治思想教育基地,慰问学校儿童,开展心理辅导、健康义诊、急救知识普及、法律知识宣传等活动。

大事记

2月17日,医院的医疗机构执业许可证副本增加介入放射学专业。

3月16日,举行山东大学齐鲁医院(青岛)紧密型医联体专家工作站授牌仪式。

10月7日,成立胸外血管外科。

11月29日,青岛市二级医院评审专家组成员对医院进行二甲复审工作,并顺利通过复审。

11月,二期综合病房楼启用。

荣誉称号　2023年,获评"省级文明单位""青岛市无偿献血突出贡献奖""青岛市第十届'健康杯'呼吸与危重症技能大赛团体二等奖""青岛市院前急救工作先进集体”。

党委书记：丁海升

党委副书记、院长：刘　鹏

党委副书记：孙建伟

党委委员：刘思新

副 院 长：丁　宁

党委委员、副院长：朱　钦

党委委员、院长助理：周庆亮

党委委员：王　虹

院办电话：85165110（传真）、85165306（总机）

电子信箱：qxxqqlyy@163.com

邮政编码：266400

地　　址：青岛西海岸新区双珠路 269 号

（撰稿人：李志娟）

青岛西海岸新区第三人民医院

概况　2023 年，医院总占地面积 4.7 万平方米，建筑面积 30300 余平方米。职工 663 人，其中，专业技术人员 520 人，取得副高及以上职称 66 人、中级职称 210 人。实际开放床位 359 张，临床医技科室 26 个。

业务收入　2023 年，医疗收入 10264 万元，同比增长 16.9%。

业务工作　2023 年，收治住院病人 12796 人次，均次费用 4375 元，平均住院天数 6.2 天，住院药占比 20.8%；门诊量 247406 人次，比上年同期增长 9%，次均费用 188 元。

医疗设备更新　2023 年，新增肺功能检测设备、新华 CSSD 信息系统等医疗设备。

固定资产　2023 年，固定资产总值 13158.29 万元，比上年增长 59.65%。

医疗特色　2023 年，3 月医院开始胸痛中心创建工作，10 月通过省级胸痛中心联盟预检，进入全国 142 家基层版胸痛中心初审名单。11 月，重症医学科运行，开放床位 6 张，配备医护人员 12 名，由总院垂直管理，长期配备 1 名专家进行业务指导。

科研工作　2023 年，申办 9 项市级继续教育项目并顺利完成。申报 3 项 2024 年省级继续医学教育项目，21 项市级继续医学教育项目。发表论文 17 篇，登记备案论著 15 篇，获授权专利 1 项，科研成果 2 项。接收 15 名实习生，外出进修人员 4 人，到总院进修人员 10 人，进修科室涵盖 ICU、儿科病房、心内科等多个科室。

公共卫生　2023 年，新增居民健康档案 753 份，举办健康知识讲座 14 次、现场咨询宣传活动 12 次、更换宣传栏 12 期；为 3277 名群众接种 5000 剂次出血热疫苗，为 3977 名儿童接种 10541 剂次国家免疫规划疫苗，为 6707 人接种 11289 剂次非免疫规划疫苗；为辖区 6400 余名 65 周岁以上老年人开展健康查体项目，累计上报传染病报告卡 147 例，协助处置传染病疫情 377 次。新成立多学科综合门诊及糖尿病门诊，完成“三高基地”建设 1 处、“三高之家”建设 27 处，规范管理高血压患者 904 人、糖尿病患者 519 人、高血脂患者 334 人，进行直肠癌筛查 1148 人，回访二次 132 例高风险。家庭医生签约服务团队开展“1＋3＋N”全专协同组合式签约，完成签约服务居民 34100 人。

大事记

1 月 13 日，山东省“四进”工作组领导到医院进行疫情防控、新冠病毒感染救治及重点人员摸排等方面的督导检查。

2 月 28 日，农工党青岛市委会一行到医院调研口腔科工作开展及新大楼运行情况。

荣誉称号　2023 年，获评“共建共联社会服务基地”“青岛市卫生健康委员会第二轮医疗机构法治建设评估市级优秀单位”“青岛市优秀质量管理小组一等奖”“青岛西海岸新区卫生健康事业先进集体”“2023 年全区医养结合技能竞赛团体二等奖”等。

院　　长：李桂鹏

副 院 长：张智强、黄　炜

院办电话：84181063

电子邮箱：plyybgs@163.com

邮政编码：266409

地　　址：青岛西海岸新区泊里镇泊里二路 1429 号

（撰稿人：刘　蕾）

青岛西海岸新区妇幼保健院

概况　2023 年，医院占地 15553 平方米，业务用房建筑面积 16482 平方米。职工总数 351 人，其中，卫生技术人员 282 人，占职工总数的 80.34%；行政工勤人员 69 人，占职工总数的 19.66%。卫生技术人员中，有高级职称者 30 人，中级职称者 85 人，初级职称者 161 人，未获得职称者 6 人，分别占 10.64%、30.14%、57.09%、2.13%，医生与护士之比为 1∶1.40。

设住院床位190张,设有孕产保健部(产科、产后保健科、婚前保健科、孕前保健科)、妇女保健部(妇科、计划生育科、妇女保健科、乳腺保健科)、儿童保健部(儿科、儿童保健科、儿童康复科、口腔科、眼保健科)三大部,中医科、外科、内科、临床医技以及行政后勤等科室,职能科室18个,临床科室13个,医技科室8个。

业务工作　2023年,门、急诊量167898人次,比上年增长6.07%,其中,急诊量7067人次,比上年增长74.45%。收住院3954人次,比上年增长51.49%,床位使用率37%,比上年增长14.3%,床位周转次数27.9次,比上年增长5.68%,入院与出院诊断符合率100%,手术前后诊断符合率100%,抢救危重病人数0人,治愈率96.2%,好转率3.8%,病死率0,院内感染率0;甲级病案符合率98.13%,比上年增长0.93%。

业务收入　2023年,医院累计收入9554.39万元,同比增长0.1%。

固定资产　2023年,固定资产总值3442.42万元(净值),比上年减少17.66%。

医疗设备更新　2023年,新增添麻醉机1台,盆底磁刺激治疗仪1台,盆底生物反馈治疗仪1台,足膝形态观察仪1台,经颅磁刺激治疗仪1台。

基础建设　2023年,更换病房楼暖气、自来水、消防管道,装修病房卫生间、手术室、产房。

卫生改革　2023年,优化营商环境,从学科、服务、健康教育等多方面开展便民措施提高患者满意度;深入推进"四送四进四提升"健康促进行动,将科普知识送下乡;通过"云胶片"建设将影像资料同步上传到网上,实现异地转诊和分级诊疗。

医疗特色　2023年,以妇女儿童健康为中心,推进婚前、孕前、孕期、产后、妇女保健、更年期、流产后、儿童等各阶段健康管理。开展康复日间病房,为残疾儿童提供康复训练;产后保健科引进最新盆底康复治疗方案,开展矩阵射频治疗。

科研工作　2023年,获省级立项1项,青岛市卫生健康委立项1项;出版论著12部,发表国家级论文9篇、省级2篇;授权实用新型专利1个、发明专利1个;获奖科研项目6项,其中国家项目子课题省级科技创新二等奖1个、中国教育发展研究学会一等奖3个、山东省基层卫生科技创新计划项目创新三等奖1个、创新优秀奖1个;婚前保健科被评为山东省婚前保健优势专科。

继续教育　2023年,获评青岛市拔尖人才1人;区级拔尖人才4人,区级优秀青年人才2人,管理期均通过年度考核;完成对口支援工作医师1人,新增对口支援医师2人;完成公需科目培训,选派7名医务人员到上级医院进修,97人次参加学术会议、短期学习等;在西海岸新区妇幼健康职业技能竞赛、青岛市应急消毒技能竞赛、重大传染病现场流行病学调查处置技能竞赛、健康教育岗位技能竞赛等活动中分别获得个人成绩一等奖、三等奖、团体一等奖。

精神文明建设　2023年,制定"2023保健院全面从严治党工作要点",推广使用"学习强国"学习平台,对全院干部职工的"学习强国"学习情况每日提醒通报。持续深化文明城市创建,定期进行文明城市督导,排查并规范公益广告使用。广泛开展集中宣讲、"我们的节日"、义诊下乡、健康宣教等活动。在中秋、重阳等传统节日期间,组织开展走访慰问老干部、文明过节倡议等活动;结合"四送四进四提升"等,团支部每月组织开展"新时代文明实践"活动,志愿服务队广泛开展义诊下乡、健康宣教等活动。

大事记

4月19日,召开"深化作风能力 优化营商环境"暨"提升群众看病就医满意度"动员大会;召开二级甲等妇幼保健机构复审启动会。

7月31日,获评"市级妇幼中医药特色单位"。

10月26日,山东省统计数据质控组到医院开展卫生健康统计数据现场质量控制工作。

12月2日,当选黄河流域小儿推拿专科联盟理事单位。

荣誉称号　2023年,获评"青岛市第一批中医特色单位""青岛市法治建设评估优秀单位""青岛市五四红旗团支部""2023年度安保维稳集体嘉奖""西海岸新区卫生健康工作先进集体""黄河流域小儿推拿专科联盟理事单位"等。

党总支书记、院长:贾　晓
党总支副书记、副院长:王立港
副　院　长:袁丽丽、陈伟伟
院办电话:86176363、86176333
总机电话:86163065
传真号码:86176333
电子信箱:fbyzxadmin1@qd.shandong.cn
邮政编码:266400
地　　址:青岛西海岸新区东楼路168号

(撰稿人:耿晓彤)

青岛西海岸新区卫生健康综合行政执法大队

概况　青岛西海岸新区卫生健康综合行政执法大队是副处级全额拨款事业单位，人员编制 78 名。2023 年，职工 61 人，辖区监管单位 9000 余家。

“蓝盾行动”集中整治　2023 年，组织实施医疗机构病历书写与管理监督执法、中医诊所及中医养生机构“蓝盾行动”整治、中医养生保健医疗服务乱象整治监督执法、医疗美容监督执法、医疗卫生机构医疗废物处置专项监督执法、游泳场所卫生安全监督执法、托育机构卫生监督执法、自建设施供水卫生安全专项执法行动、职业卫生送法助企专项行动等 12 项“蓝盾行动”，以及中医综合监督执法检查专项行动、院前医疗急救机构依法执业专项监督、口腔种植技术监督执法、学校卫生保健与传染病防控专项整治等 13 个专项整治。

信息化建设　2023 年，创新数字化卫生监督，投入 1122 万元，开发建设“智慧卫监”综合监管平台，建成 1 个智慧中心、4 个基础平台、9 个在线监测监控模块、N 个进阶应用子系统，更新执法记录仪 36 台；安装微小气候、游泳池水、X 射线、高压灭菌、医务人员等在线智能监控设备 79 套，初步实现监测数据动态掌握，突发事件预警处置、现场调度，监管业户信息互动，即时在线普法培训，数据分析预判监管分级等功能。6 月，省卫生健康委副主任盖英群带队到青岛西海岸新区调研“智慧卫监”项目，给予高度评价。

职业健康　2023 年，拓展信息平台应用，构建“分类分级＋数字化”职业健康精准监管新模式。创新研发“监管端、企业端”两位一体的智慧化职业卫生分类分级系统，1810 家用人单位和 19 家检测机构注册使用系统，技术服务机构上传检测信息 1712 条，并实现与区“互联网＋智慧”体检平台职业健康查体数据对接。该项工作 8 月在国家第一片区职业卫生分类监督执法工作推进会上作交流发言，9 月获得山东省卫生健康委员会通报表彰。

创建职业卫生实训基地　2023 年，投资 100 万元建设职业卫生 VR 实训基地，搭建 VR 虚拟展厅 6 个，开展六大主题培训，运用 VR 技术提供“可沉浸、强交互、构想性”的虚拟培训平台，对职业卫生监督员及被监督单位负责人、职业卫生管理人员开展实时化、智能化和规范化职业卫生培训，全面提升职业卫生执法能力及职业卫生知识知晓率。基地 8 月被省局授予“山东省职业卫生监督实训基地”。

非现场执法　2023 年，启动“非现场”执法模式，探索医疗机构差异化执法新路径。依托卫生监管综合执法平台，结合日常监督执法要点，将传统纸质自查转换为系统化的线上自查，实现对机构档案管理、全面自查、日常自查、专项自查、年度报告线上管理。依托足量自查数据和分级分类标准，对符合非现场执法条件的被监督对象施行非现场执法，线上下达“指导性”监督意见，对需现场检查的单位加大执法力度和频次。医疗机构依法执业自查系统完成信息导入 1489 家，开展各类自查 1233 家次，传达非现场执法意见书 1000 余份。

日常监督　2023 年，开展各项日常监督工作，学校、消毒产品生产企业、餐饮具集中消毒服务单位、采供血机构、放射诊疗机构、一级以上医疗机构、日供水千吨以上集中式供水单位、职业卫生技术服务机构等专业领域年度监督覆盖率 100%；公共场所卫生监督量化分级管理率 99.54%，；一级以上医疗机构开展传染病防治分类监督综合评价率 96.7%。2023 年监督业户 7000 余户次，监督覆盖率 100%，手持执法终端录入率 100%，立案 413 件，结案 411 件，人均办案 19.48 件；国家“双随机”任务完成 454 单，完成率 100%，立案 44 起，开展部门联合“双随机”23 个任务 142 家单位。

党总支书记、大队长：杨　帆
党总支委员：张振双、李金星
副大队长：张洪岩、侯德梓、丁世伟
办公电话：86162830
电子信箱：qxwsjkzf@qd.shandong.cn
邮政编码：266400
地　　址：青岛西海岸新区灵山湾路 567 号

（撰稿人：郭彬文）

青岛西海岸新区疾病预防控制中心

概况　青岛西海岸新区疾病预防控制中心为青岛西海岸新区卫生健康局下属副处级全额拨款卫生事业单位，建筑面积 1.19 万平方米，实验用房面积占 41%。2023 年，编制 191 人，在职在编职工 167 人，其中，卫生技术人员 118 人，其他专业技术人员 25 人，行政工勤人员 24 人。卫生技术人员中，有高级职称者 41 人，中级职称者 40 人，初级职称者 37 人，分别占34.75%、33.90%、31.36%。设21个科室。主要承担疾病预防控制、生物制品管理与免疫规划、突发公共卫生事件应急处置、疫情报告及健康相关因素信息管理、健康危害因素监测与控制、实验室检测与评价、健康教育与健康促进和技术指导与应用研究等职能。

业务收入　2023年,财政拨款6729.88万元。

固定资产　2023年,固定资产原值4525.66万元,比上年增加11.15%。

卫生改革　2023年,从中国疾控中心、北京协和医学院和哈尔滨医科大学等知名医科院校、研究所引进优秀青年人才,平均年龄37岁。区财政投入持续加大,实验室配置万元以上仪器设备201台(件),设计建造各类实验室功能间34个,其中省级备案PCR实验室2个,方舱实验室1个。开展检验检测项目309项次,其中CMA认证项目152项,设备配置和检验能力达标率100%。成立新区公共卫生指挥调度处置中心,建成与国家、省、市、区互联互通的应急处置视频会议系统,组建由疾控机构和医疗机构人员组成的三级应急机动队伍。在全市率先组建24人的医防融合指导责任团队,联合5家健共体单位组团建立包干协作机制,进驻14家基层医疗机构。与藏马镇合作在全市率先推出单病种防控示范基地。联合薛家岛街道天麓湖社区首次开展无蚊社区创建工作。组建29人的宣讲员队伍,线上采用录制和直播方式制作《守护健康》《乐享健康》等融媒体节目117期。

应急与重大活动保障工作　2023年,青岛西海岸新区成立公共卫生指挥调度处置中心及领导小组,处置中心在疾控中心实体化办公,每周定期召开疫情研判会商会对传染病监测数据及全区突发公共卫生事件报告数据进行分析并发布研判建议,累计发布周报52期。处置中心2023年度完成应急演练11期,定期进行考核,实时动态调整,不断完善应急处置程序。中心设置应急处置队伍6支,应急队员100名,24小时随时待命,应急物资储备齐全率达80%以上。先后派出70余名业务骨干圆满完成"青岛数字文化应用产品交易大会""黄河流域跨境电商博览会""第二十届中国国际农产品交易会""第33届青岛国际啤酒节"等重大活动保障任务。

传染病防治工作　2023年,在全区构建起涵盖44家公立、民营医疗机构的传染病疫情直报网络,指导各医疗机构对HIS系统与信息平台进行端口对接和系统升级,每日上传传染病病例20余例、相关症状2000余条,平台运行活跃度及1小时上传及时率均达100%;平台监测风险病例1.1万例,开展症状监测75.9万例,处置传染病预警信号297次、聚集性疫情1040起。全区法定传染病报告发病总数10018例,报告病种19种,报告发病率506.84/10万,比上年增长143.39%。

免疫规划工作　2023年,全区1～7岁儿童免疫规划疫苗全程接种率达98.37%;接种新冠疫苗6340剂次,其中60岁及以上老年人接种3405剂次,重点人群新冠病毒疫苗接种个案规范管理率达97.72%;启动适龄女生人乳头状瘤病毒(HPV)疫苗免费接种项目,接种第一剂次免费二价HPV疫苗4931人。全力推进文化品牌建设,制作时长20分钟的"播种健康呵护未来"预防接种科普宣传视频,在全区33家基层医疗卫生机构滚动播放;举办"妈妈课堂"300余次,加强与家长的互动式交流。组织免疫预防综合技术培训、信息化系统培训、入托入学接种证查验补种工作培训10余次,开展专业督导指导10余次;全区60处预防接种单位和500余名预防接种人员的资质证、培训合格证、上岗证均齐全有效。

医防融合工作　2023年,印发《青岛西海岸新区医防融合工作方案(试行)》和《青岛西海岸新区疾病预防控制中心与医疗机构医防融合试点工作方案》,与新区5家健共体签订医防融合合作协议,在全市率先组建24人的基层指导责任团队,入驻7家二级及以上医疗机构和14家基层医疗机构,实施人员柔性流动机制,10人采用巡回督导,14人采用年驻点工作方式,和医疗卫生机构开展公共卫生服务的双向培训指导、质量控制与督导评价。与西海岸新区人民医院合作开展高血压达标项目,累计管理高血压患者2111人。与区中心医院合作开展难治型糖尿病患者筛查与健康管理项目,为94人制定多学科干预处方,并转交"三高基地"家庭医生长期跟踪随访。与区立医院合作开展"数智化"糖尿病健康管理项目,纳入个人电子健康档案22.84万份。成立"青岛西海岸新区公共卫生检验检测质量控制中心",与西海岸新区医学检验质量控制中心签订检验报告互认协议,为辖区医院提供病毒、细菌等病原微生物识别检测共计30余个项目、15610人份、17710项次。荣获青岛市医防融合竞赛团体一等奖,入选山东省医防融合典型案例汇编及中国健康促进与教育协会实践典型案例。

慢性病防治工作　2023 年，通过慢病网络监测直报系统共报告死因、肿瘤、伤害、心脑血管病报告卡 58281 张。作为全省首批、全市唯一的“三减控三高”特色区建设试点区，联合区商务部组织 2 家大型零售商超、5 家食品加工企业全面开展“三减”综合干预策略，对直接面向消费者的超市重点岗位工作人员开展集中培训 106 人次，发放各类“三减控三高”宣传用品 0.76 万份。启动 2023 年中国健康知识传播激励计划项目，累计发放“钥健康”智能腕带 455 个，并进行“心脏年龄”测试。开展国家慢性病综合防控示范区工作办公室第二轮支持推广平台项目——“三高健康管理项目”。组织开展 2023 年“万步有约”健走激励大赛活动，参赛人员 480 人，获“优秀健走促进单位奖”。肿瘤登记监测数据近 6 年连续被纳入《中国肿瘤登记年报》，被国家癌症中心授予肿瘤登记工作优秀奖。

健康教育工作　2023 年，打造精品科普栏目，在西海岸新闻网设立疾控小知识专栏，及时发布健康知识信息 200 余条，与西海岸新区广播电视台 FM957 签订《乐享健康》专栏，组建 29 人宣讲队伍，发布健康提示 500 余次，健康直播间 21 期。与各镇街联合开展“健康减重 乐活人生”减重大赛、“悦动西海岸 健康你我他”健康运动项目展演，现场参与群众近万人。组建 165 名专家组成的宣讲团队，扎实开展“六进”“四送四进四提升”宣传，其中疾病防控知识宣教 55 场次，学校、养老机构等重点场所疾病知识宣传指导 857 家，发放各类宣传材料 3 万份。新增健康教育基地 3 家，积极参加各级科普设计大赛，获得国家级优秀奖 1 个，市级一等奖 1 个、优秀奖 2 个。

卫生监测工作　2023 年，作为青岛市内唯一一家省级公共场所健康危害因素监测单位，共对辖区内 50 家宾馆（酒店）、商场（书店）、候车室等重点公共场所检测样品 6000 余项次，完成现状问卷调查 40 份。依据《2023 年中国居民食物消费状况调查山东工作方案》，作为国家在山东省的 4 个调查样本点之一，完成 240 名 3 岁以下婴幼儿食物消费状况调查。积极开展食品安全风险监测等各项工作，完成市级食品风险监测 160 余份、区级食品风险监测 100 份，全区 30 家哨点医院和 551 家村卫生室均与市公共卫生平台对接，共上报食源性疾病监测病例 1.7 万余例，处置食源性疾病事件和食品相关投诉事件 135 起。

学校卫生工作　2023 年，全区 183 所中小学校 2.33 万名学生信息导入“青岛市学生健康监测信息平台”，学校因症缺课报告上报率为 100%，处置预警信息 294 起，预警处置率实现 100%。与西海岸新区教体局联合印发《2023 年青岛市学生常见病和健康影响因素监测与干预工作方案的通知》，在青岛各区（市）中是首家开展学生常见病及健康影响因素监测干预的医疗机构，完成 58 家托幼（托育）和校外培训机构采光照明“双随机”抽查检测，学生常见病、多发病得到有效控制。完成 142 家托幼（育）机构卫生保健合格评审复审，指导托幼（育）机构做好传染病及儿童常见病防控工作。

职业健康工作　2023 年，以智慧化职业健康综合管理平台为依托，完成 14 万例重点职业病核心指标个案上报，完成 85 家企业职业病危害因素监测，工作量位列全市第一。以职业健康技术服务质量控制中心为依托，完成 10 家职业健康检查机构的质量控制检查和督导检查。顺利通过职业卫生技术服务机构扩项现场评审，现有职业卫生检验检测能力从 58 项扩增至 104 项；推进“健康企业”建设工作，获评 2 家省级健康企业、5 家市级健康企业、6 家区级健康企业，提报的“健康企业建设案例”在全国推广。完成 13 个行业以及 17 家企业的职业病危害专项治理工作。

消毒与病媒防制工作　2023 年，开展“四害”密度和消毒质量监测工作，监测报告率 100%。积极开展对出血热发病村的防鼠灭鼠技术指导，与藏马镇合作在全市率先推出单病种防控示范基地，对高风险区域实行鼠情监测和疑似症状人群快诊检测全覆盖，摸底重点人群 1.42 万名进行出血热疫苗预防性接种。联合薛家岛街道天麓湖社区首次开展无蚊社区创建工作，实施连续灭蚊作业 7 个月，覆盖面积 3.8 万平方米，蚊虫密度控制水平达到国标城镇 A 级标准。在全区范围内开展消除疟疾行动计划，疟疾病例实验室确诊率、规范治疗率和流调率均达到 100%。

精神文明建设　2023 年，中心党委制订集中理论学习计划，推进主题教育，开展党委集中学习 12 次，走进党性教育基地学习 4 次；向全体党员干部发放《习近平著作选读》等书籍 500 余册；扎实开展“四送四进四提升”健康促进行动 53 场、新时代文明实践活动 25 场、“公开日”沉浸式体验活动 1 场、“党建联建”行动 3 场；评选党员示范岗 5 名，充分发挥党员战斗堡垒和先锋模范作用；开展“三八”妇女节插花活动、区级文明家庭事迹宣讲活动、健身八段锦活动，丰富中心干部职工的精神文化生活；举办“爱在中心 情满中华”朗诵比赛。

大事记

3月17日,与西海岸新区广播电视台联合推出首档疾控类健康节目《乐享健康》。

4月7日,青岛西海岸新区健康教育基地进行升级改造,并联合青岛新闻网共同打造基地线上VR品牌。

4月18日,举行医防融合建设签约仪式,与5家健共体牵头单位签订医防融合合作协议。

4月21日,与西海岸新区动物疫病预防控制中心签订黄岛区人兽共患传染病流行病学调查合作协议。

6月1日,作为青岛市疾控中心标准化建设的区级疾控中心现场观摩点迎接市、区各级领导检阅,并就标准化建设情况作典型交流发言。

6月25日,顺利通过职业卫生技术服机构检测能力扩项评审。

7月12日,与藏马镇卫生院签署藏马镇流行性出血热防控示范基地合作协议,在全市率先推出单病种防控示范基地。

10月11日—12日,2家企业顺利通过省级“健康企业”评审。

10月26日,中国健康教育中心到西海岸新区调研指导健康教育工作。

11月2日,作为全市唯一试点,开展2023年中国健康知识传播激励计划(“三高”健康管理项目)示范区活动。

11月26日,开启2023年驻区高校“世界艾滋病日主题宣传月”活动。

荣誉称号　2023年,获“‘十三五’期间全省艾滋病防治先进集体”“2022年肿瘤登记工作优秀奖”“2022年全省新冠疫情信息报告工作中表现突出集体”“第33届青岛国际啤酒节健康管理工作先进单位”“优秀健走促进单位”“第十六届中国健康教育与健康促进大会传播材料图文类优秀奖”“2023年青岛西海岸新区巾帼建功先进集体”等荣誉。

主　　任:黄　华
党委书记:李凤芝
副 主 任:孟兆海、张振堂、蒋兴海、张福娟
办公电话:86163110
传真号码:86996601
电子邮箱:hdqcdc@qd.shandong.cn
邮政编码:266400
地　　址:青岛西海岸新区灵山湾路567号

(撰稿人:刘亚卓)

青岛西海岸新区妇幼保健计划生育服务中心

概况　2023年,中心占地面积2165平方米,业务用房面积4874.83平方米。在岗职工101人,其中,卫生技术人员78人,占在岗职工的77.2%;行政工勤人员23人,占在岗职工的22.8%。卫生技术人员中,高、中、初级技术职称人员分别为8人、34人、36人,分别占10.2%、43.6%、46.2%。设一级业务科室4个(围产保健部、妇女保健部、儿童保健部、生殖健康部),其他辅助性科室10个。

业务工作　2023年,门诊量6.4万人次,孕产妇系统管理率96.31%,早孕建册率97.44%,产后访视率96.3%,围产儿死亡率3.68‰,新生儿疾病筛查率99.76%,新生儿听力筛查率99.8%,为70329名儿童提供眼保健服务,孤独症初筛覆盖率98.32%。

业务收入　2023年,业务收入3171.56万元,比上年增长9.51%。

固定资产　2023年,固定资产总值3611.25万元(含无形资产154.43万元),比上年增长4.35%。

医疗设备更新　2023年,新增妇科射频治疗仪1台。

医疗特色　2023年,开设中医门诊、中药房、更年期门诊,增设矩阵射频盆底康复、腹直肌修复治疗项目等,中医门诊接诊400余人次,开方抓药200余人次,盆底治疗1250余人次,盆底肌评估400余人次,腹直肌治疗530余人次,更年期门诊接诊100余人次。创建“两癌”筛查技术服务联盟,制发《西海岸新区适龄妇女“两癌”筛查方案实施细则》,4月同青岛大学附属医院西海岸院区、区中心医院合作,建立乳腺癌筛查阳性病例绿色转诊渠道。新区“两癌”筛查任务为11811人,目标完成率100%,宫颈CINⅡ-Ⅲ 48人,宫颈原位癌1例,实现定向转诊19例,确诊乳腺癌9例,均得到有效救治,可疑病例随访率达到100%。在辖区内试运行孕产妇心理筛查,建立“初筛在社区、复筛在专业机构、诊疗在精神卫生中心”一体化诊疗服务,建立专家工作群,群内信息共享,规范转诊,分类分级管理。筛查孕妇10531例,发现评分异常695人次,成功助力精神病孕产妇分娩6例,救助重度抑郁症分娩1例,重点追踪心理异常孕妇7例。开展婚前医学检查、SMA携带者筛查、无创产前基因

检测、传统血清学筛查等民生项目。2023 年，婚检总人数 6663 人，婚检率 88.35%，疾病检出率 10.13%；免费 SMA 筛查 3321 人，筛出异常 64 人；孕前优生健康查体 7000 人，高风险率 10.04%。血清学产前筛查 7562 人，无创产前基因检测 7549 人，产前筛查高风险 671 人，无创产前基因检测高风险 18 人。开展“两癌”筛查、妇女保健、孕早期保健、更年期保健、女职工查体等，及时为广大妇女解决生殖道感染、子宫异常出血、乳腺疾患等常见病及多发病。宫颈冷冻治疗 30 余人，为 8010 名教职工进行健康查体。开展散居儿童查体、入托查体、骨龄检测、儿童口腔检测、新生儿查体等，并在常规儿童查体基础上新增红光反射检查、维生素 A 测试。对 235 名儿童进行身高管理，龋齿易感值测试 511 人，氟化泡沫 3018 人，完成 3～6 岁儿童入托查体 3709 人；红光反射检查 5999 例，异常 2 例；开展维生素 A 测试 406 人；散居儿童查体 3655 人次；智护训练人数 550 人次，网络视频直播课 260 场次，开展奥尔夫音乐课程 7 场，情景式妈咪厨房 5 次。开展卵泡成熟度激素测定、宫腔灌注诊疗、长效避孕针等特色项目。2023 年，长效避孕针治疗 200 余人次；使 700 多对夫妇成功怀孕，中医综合诊疗 800 余人次，均取得显著诊疗效果。

继续教育　2023 年，选派 3 人全脱产参加妇幼保健技术进修，组织 11 人次参加省、市级业务培训，62 人参加山东省医防融合培训。

精神文明建设　2023 年，通过广播电台 FM92.6 频道、微信群、线上直播等方式开展健康宣教；加强“互联网＋护理服务”管理，新增中医催乳、新生儿沐浴及新生儿抚触等项目，组织开展“医院开放日”沉浸式体验活动，广泛征求市民朋友在改善就医体验等方面的宝贵意见及建议。开展志愿服务活动 40 余次，深入社区、幼儿园开展健康宣教 20 余次，开展沉浸式体验 3 次，“互联网＋护理服务”15 单，线上直播 50 余期，线下孕妇学校授课 50 期，受益人群 5 万余人次。制发《关于开展进一步提升群众看病就医满意度活动实施方案》《“深化作风能力 优化营商环境”专项行动方案》等文件，多次召开满意度提升专题和营商环境专题会议，通过“学雷锋月”“‘三八’妇女节”“世界唐氏综合征日”“世界早产儿日”等活动，全力推进创新突破年活动扎实开展；组织退休老干部开展“情暖夕阳，关爱老人”活动，增强老干部的荣誉感和归属感；召开专题会议 8 次，组织开展传统节日活动 10 余次，增设控烟标识、无障碍标识 10 余处。

大事记

1 月，新增儿童红光反射检测、矩阵射频盆底康复项目。

4 月，新增儿童维生素 A 测试项目。

9 月，增设中药房，结合中医理论和现代科学技术，为群众量身定制中药茶饮。

荣誉称号　2023 年，获“青岛市文明单位标兵”“青岛市巾帼建功先进集体”“新区优秀青年志愿服务项目”“青岛西海岸新区五星基层党组织”等荣誉。

党支部书记、主任：董晓静
党支部副书记、副主任：李　艳
党支部委员、副主任：隋媛媛
办公电话：86996639
传真号码：86996639
电子信箱：fuyou@qd.shandong.cn
邮政编码：266555
地　　址：青岛市西海岸新区富春江路 236 号

（撰稿人：董庆香）

青岛西海岸新区急救中心

概况　2023 年，在岗职工 31 人，其中，行政人员数 5 人，占职工总数的 16.13%；高级职称者 2 人，占职工总数的 6.45%；中级职称者 10 人，占职工总数的 32.26%；初级职称者 14 人，占职工总数的 45.16%。设综合办公室、指挥调度科、急救科 3 个科室，急救服务范围覆盖青岛西海岸新区面积约 2096 平方千米，服务人口 210 余万，设 30 个急救站、38 个急救单元、3 支重大活动保障队伍。

业务工作　2023 年，受理急救电话 17.04 万余个，出车 4.21 万余次，1 分钟内受理完成率达 100%，调度差错率、纠纷为 0。组织开展全区院前急救质控检查 4 次。

设备更新　2023 年，采购负压救护车 2 辆、碳纤维铲式担架、创伤全身模拟人等急救医疗设备。

医疗保障　2023 年，参加重要会议及活动保障任务 119 次，保障车次 330 次，保障医护人员 990 人次，共救治伤员 34 人次。

应急培训　2023 年，对院前急救工作人员开展医疗业务技术、驾驶安全技术、突发事件应急处置等业务培训 39 期，培训人员 1534 人次。

应急宣传　2023 年，打造官方公众号宣传阵地，设立“急救风采”“工作动态”“应急演练”“活动保障”

“急救科普”“急救培训”六大固定版块，定期推送各类急救宣传内容，共撰稿144篇向各级媒体推送。

特色工作　2023年，创新救护车管理模式，统筹调控院前急救车辆维修保养，形成“三级责任制”车辆管理模式。三级由中心车管小组审核后统一安排维修保养，车辆维修期间不停诊，由备用救护车出诊。制定《青岛西海岸新区急救中心指挥调度质控方案》，建立日常规范化、管理精细化、监督常态化的“三化式”质量管理模式。新增青岛滨海学院附属医院急救站1处，建成以3个重大活动保障队伍为主体，其他院前急救站为补充的医疗保障队伍。

大事记

3月3日，青岛市急救中心辛善栋一行4人到青岛西海岸新区急救中心指导调研工作。

3月19日，完成2023年青岛西海岸半程马拉松医疗保障工作。

5月6日，承办“唤醒心动 你我同行”新区东兴急救科普公益宣传暨志愿者招募活动。

5月31日，完成2023年青岛市洪涝灾害卫生应急演练。

6月30日，完成2023年青岛凤凰音乐节医疗保障任务。

7月5日，参加第33届青岛国际啤酒节医疗救援应急演练，完成第33届青岛国际啤酒节保障任务。

8月9日，承办2023年全国院前急救技能暨省突发事件应急救护选拔赛。

9月9日—10日，完成GAIA FEST盖亚电视音乐嘉年华医疗保障工作。

9月22日—24日，完成2023年黄河流域跨境电声博览会医疗保障工作。

11月27日，承办青岛西海岸新区院前急救质控中心专家委员会会议。

荣誉称号　2023年，获青岛市文明单位、青岛市院前急救先进集体等荣誉，中共青岛市黄岛区委区直机关先进基层组织、第33届青岛国际啤酒节健康管理工作先进单位称号。

主　　任：陆蕾蕾
党支部书记：于建伟
副 主 任：丁立彬
办公电话：86701152
电子信箱：jjzxadmin1@qd.shandong.cn
邮政编码：266400
地　　址：青岛西海岸新区灵山湾路567号
（撰稿人：闫云霞）

即　墨　区

青岛市即墨区卫生健康局

概况　2023年，全区有各级各类医疗卫生机构1060个。公立医疗卫生机构34个，其中医疗机构30个（城区有区人民医院系三级综合医院、区中医医院系三级甲等专科医院；镇街有第二人民医院系二级综合医院，另有卫生院20所、社区卫生服务中心3所、妇幼保健计生服务中心1所，精神病、结核病、皮肤病等专科医院各1所）、卫生健康事业服务中心1个、监督执法机构1个、疾病预防控制机构1个、120急救指挥机构1个；非公立医疗机构394个（含民营医院33个，门诊部、个体诊所及医务室361个）；城区社区卫生服务站21个，村卫生室611个（规划内573个）。卫生系统人员总数5575人，其中编制内4448人，编外1127人。全区有执业（助理）医师3543人，执业护士3622人。全区医疗卫生机构总床位数（编制床位）5841张。全区实有床位5594张，千人口床位数4.08张。全区医疗机构完成门诊814.9万人次，住院12.9万人次，手术量2.6万台次。2023年，全区出生6268人，其中男孩3209人，女孩3059人，出生人口性别比为104.9。人口出生率5.27‰，自然增长率－2.4‰，人口出生率、自然增长率分别比上年同期降低0.63‰、0.84‰。

医改工作　2023年，完善医改工作运行机制，建立由区长任组长，分管副区长任副组长，相关部门主要负责人为成员的深化医改领导小组；推广三明经验，编制《学习推广三明经验重点任务工作台账》；制定重点改革任务分解，协调推进医疗资源均衡布局；组织财政、人社、编办、医保等部门以及各公立医院和局各相关科室参加全国卫生健康体改工作会议和青岛市公立医院改革与高质量发展培训班 5 次；推进省级公立医院综合示范区创建，在省卫生健康委开展的综合评估中位列 20 个试点地方第二名。

药政工作　2023 年，规范开展短缺药品报告制度，建立易短缺药品库存预警机制；组织开展麻精药品暨抗菌药物使用管理培训考试，开展医疗机构麻精药品专项检查，联合禁毒办、市场管理局对全区 44 家医疗机构进行麻精药品管理使用检查；组织开展基层医疗机构基本药物制度绩效考核；推进中心药房建设，联合医疗保障局、市场监管局制订《即墨区医共体中心药房工作方案》，指导区人民医院和区中医院医共体开展中心药房建设。2 个医共体分别成立药事管理与药物治疗学委员会，建立规范的用药目录遴选规则，分别确定 630 种和 726 种药品为医共体统一用药目录。建立医共体内药师帮扶机制，牵头单位组织医共体内药学人员轮转和下沉帮扶 408 人次，定期开展培训和交流 13 次，累计 320 余人次。统一药品使用监测，短缺药品直报 129 条，药品不良反应监测报告 1207 例。统一药品采购，由牵头医院与 45 家药品供货企业统一签订采购协议，建立医共体内药品配送率和时限等的监督制约机制。建立短缺、易短缺和急抢救等药品常态化储备机制，医共体全部成员单位之间紧急调用药品 4 次，制订紧急调用药品储备参考目录 20 种药品并动态调整。

医务管理　2023 年，调整设置 25 个区级医疗质量控制中心，开展基层胸痛救治单元建设，21 家机构顺利通过青岛市认证。做好护理管理工作，邀请区级护理专家对基层医疗机构近 5 年新入职护理人员进行专业知识培训并考试，依托医共体进行护理质量工作检查。"5・12"国际护士节活动期间联合区总工会共同举办即墨区卫生行业护理技能竞赛，制订工作方案，在全区开展护士节系列活动，评选 266 名优秀护士。区人民医院、区中医医院、区二院、温泉卫生院开展"互联网＋护理服务"，网络接单 111 个。做好东西部协作工作，派出支医医师 18 人，其中菏泽鄄城 3 名、定西漳县 4 名、陇南文县 11 名，组织区人民医院、区中医医院、区二院、区疾控中心、区妇保院、蓝村卫生院等分别与陇南市文县 5 家医院和定西市漳县 5 家医院签订对口支援合作协议，完成培训医务人员 1369 人次，门诊接诊 9062 人次，手术示教 180 例，教学查房 326 次，教学讲座 30 次，疑难病例讨论 134 次。依法依规受理医疗纠纷行政调解，参与调解医疗纠纷合计 42 例。

基本公共卫生服务　2023 年，推进 12 项国家基本公共卫生服务项目工作，加强对国家基本公共卫生服务项目的精细化管理。落实人均 80 元国家基本公共卫生服务项目经费，各项指标均达到工作要求。继续采用移动信息化体检车为全区 65 岁及以上老年人进行健康体检。完成 15.56 万名老年人的免费健康体检。家庭医生签约服务以服务结果和群众获得感为评价导向。打造"为患者提供顺畅转诊和连续诊疗服务，转换考核导向，引领签约服务工作可持续发展"的"三高共管 六病同防"新模式，初步建立起以即墨区人民医院、即墨区中医医院 2 家"三高中心"为核心支撑，以 25 家卫生院和社区卫生服务中心"三高基地"为联系纽带，以 64 家村卫生室"三高之家"为基础网底的"三高共管 六病同防"医防融合慢病管理服务模式。有 62137 名慢病患者纳入管理，有 10200 名慢病患者纳入规范管理。为 25 家卫生院（社区卫生服务中心）健康驿站配备与基层 HIS、家庭医生签约服务系统对接的健康一体机，实现就诊居民通过身份识别在健康驿站完成自助检测、数据上传和打印报告。全区成立基层医疗机构家庭医生团队 283 个，总签约人数 80.76 万人，签约率 59.30％。享受家庭医生签约免费基本药物 33720 人次，费用合计 31.95 万元。继续实施为 60 周岁以上低保无牙老人免费安装义齿项目和儿童口腔疾病预防控制项目。全区 9 家低保老年人免费安装义齿定点医疗机构，累计完成 6 副低保老年人镶牙工作。全区 10 家儿童口腔项目定点医疗机构为二年级学生涂氟防龋 13943 人，窝沟封闭 10931 人，封闭牙数 34867 颗，早期龋充填牙数 1793 颗。

妇幼管理　2023 年，规范管理高危孕产妇 2306 例，高危儿 262 例，多部门联动规范管理妊娠合并精神障碍孕妇 8 例。辖区危重孕产妇救治体系、危重新生儿救治体系通过区、市两级评估及现场复核；区人民医院、区中医医院、青岛当代妇产医院、青岛昌德妇女儿童医院完成安全产房达标验收；救治危重症孕产妇 15 例，救治成功率 100％；危重新生儿 801 例，救治成功率 99.88％。稳步推进适龄妇女"两癌"检查项目，试点增加 3 家项目机构，成立区级乳腺癌和宫颈癌筛查质控中心，组建专家组，试点使用智能乳腺容积超声开展乳腺癌筛查项目。实行项目周调度制度，宫颈癌筛查34855例，完成率101.15%；乳腺癌筛查35372例，完成率102.65%；宫颈癌阳性例数4例，乳腺癌阳性例数37例，均规范治疗。顺利启动0～6岁儿童孤独症筛查项目，即墨区0～6岁儿童孤独症初筛85139人，初筛率98.73%，高于要求指标值90%。重新修订印发《消除艾滋病、梅毒和乙肝母婴传播行动实施细则》，落实消除艾滋病、梅毒和乙肝母婴传播行动，梅毒感染孕产妇治疗率100%，梅毒感染孕产妇所生儿童预防性治疗率100%，首剂乙肝疫苗及时接种率98.56%。完善三级预防，落实并推进出生缺陷防治工作。婚检率86.47%，高于要求指标值85%；SMA免费筛查4259人，筛查出青岛市首例SMA胎儿确诊；孕前优生健康检查3100人，完成率100%；累计服用叶酸人数3153人，完成率101.68%；孕妇产前筛查率100%；新生儿疾病筛查率99.92%、听力筛查率99.92%；新生儿先天性心脏病筛查率99.77%。加强出生医学证明规范管理，首次签发5286张，其中线上办理3406张；充分发挥助产机构“第一端口”作用，发动新生儿群体参保。全区助产机构、妇幼保健机构、基层建册机构等提供妇幼健康服务的机构全面应用青岛“智慧妇幼”信息系统。

基层卫生发展情况 2023年，促进优质医疗资源下沉，区级医院选派97名专家到基层开展帮扶，设立基层名医工作站42个，诊疗4343人次。各医疗机构开展义诊活动434场，3423名专家及医务人员参与，服务群众41904人次。对卫生室无法覆盖的自然村，持续开展巡诊服务，派出医务人员872人次，惠及居民2.47万人。开展“优质服务基层行”国家推荐标准创建工作，5家机构新达到推荐标准。提升村级服务能力，新招聘38名符合条件的乡医补充乡医队伍。组织全区村卫生室医疗质量抽查并开展督导。开展基层医疗机构“8S”管理，成立专家组制定《即墨区基层医疗卫生机构“8S”管理工作标准》，并召开即墨区基层医疗卫生机构“8S”管理工作启动暨培训会议。做好儿科呼吸道疾病诊疗服务，全区25家基层医疗机构依托儿科或全科开展儿科诊疗服务，乡镇卫生院提供24小时诊疗服务，社区卫生服务中心工作日延长服务时间3小时，规范开展输液服务。

民营医院管理 2023年，在全区开展加强非公立医疗机构标准化建设与评价督导检查工作，组织医疗、院感、卫生监督等专家对民营医疗机构进行相关业务督导检查，分为半年检查和年终检查，对典型案例及情节严重案例，予以通报曝光、停业整顿。完善公立与非公立医疗机构之间资源共享、协作共担机制。

爱国卫生运动 2023年，区爱卫办、区文明办、健康即墨推进办联合印发《关于开展第35个爱国卫生月活动的通知》，在墨河公园组织开展第35个爱国卫生月宣传活动。张贴海报5000余份，清理各类垃圾5.6万吨；开展冬春集中灭鼠、夏秋集中灭蚊行动，投放灭鼠药物5.5吨，新建鼠屋1万余处，张贴灭鼠告知书1万余份，发动人员5000余人次，对全区所有镇街进行现场实地督导；联合教体局、烟草专卖局、疾控中心在即墨区第二职业中专学校开展第36个“世界无烟日”系列宣传活动；6月，全面启动国家卫生城市复审工作，累计出动10余万人次，清理私搭乱建、占道经营等城市管理“十乱”和卫生死角1.8万余处。累计投入100余万元，为街道、社区、村庄统一发放健康教育宣传牌2000余块，布置毒饵站2万余个、投放鼠药4.5吨，在各窗口单位、大型商超、广场、建筑工地围挡等区域张贴复审海报1万余份，在墨城路与通济街路口设置具有即墨特色的卫生城市标识牌。开展控烟监督检查禁烟场所130个，集中宣传4次，发放禁烟标识1.5万余张，972个家庭获得青岛市无烟家庭荣誉称号。开展各级各类卫生先进创建工作，移风店镇、段泊岚镇、金口镇、田横镇顺利通过国家卫生镇创建验收工作，省级卫生单位新增38家。制发即墨区健康区、健康乡镇和健康细胞建设工作方案、健康青岛行动监测评估方案等文件。开展青岛市健康乡镇工作，健康乡镇新增4个，全区89个村(社区)完成健康村(社区)创建。

中医药工作 2023年，推动即墨区中医医院打造医教研协同，以医疗为主，能够提供融预防、治疗、康复于一体、全链条全人群服务的青岛市区域中医医疗副中心；引进“连方全国名中医工作室”和“周霞知名专家工作室”；护理学、肿瘤科、肺病科、治未病科和康复科加入青岛市中医学科联盟；针灸科、急诊科和青岛市即墨区中医药适宜技术培训与推广中心入选国家“两专科一中心”建设项目；增设面瘫病门诊、儿童青少年脊柱侧弯中医药干预工作站。推进市级中医药“揭榜挂帅”项目：全面实施“五个全科化”模式创新项目(中医经典、中医治未病、中医外治、中医康复和中医护理)；推进国医馆标准化建设项目，即墨区25家社区卫生服务中心和镇街卫生院均达到国医馆中医药服务能力基本标准，其中16家医疗机构创建省级中医药健康文化知识角等宣传新视角，创建省级中医药特色卫生室 4 个、社区卫生服务站 3 个；创新中医药文化传播路径项目，即墨区多个学校设立中医药文化角、图书角、中草药标本馆等，其中即墨区第二实验小学获青岛市首批中医药文化进校园试点学校。组织培训 240 名“能中会西”的基层中医药人才；开展第六批“西医学中医”培训，培养“能西会中”复合型人才 89 人。开展基层名中医师承教育带徒 7 名，以提高基层中医药服务水平。开展中医药健康知识普及全民八段锦推广 92 场次。

人口监测与家庭发展 2023 年，建立以区委常委为召集人的联席会议制度，将人口家庭工作经费纳入财政预算。利用信息共享数据和 WIS 信息系统数据对人口形势进行监测和分析。深入开展托育服务宣传月活动，全区举行宣传动员会议 18 场，举办宣传活动 27 场，发放宣传资料 6000 余份，接受服务咨询 4000 余人次。组织部门及托育机构参与青岛电视台文艺广播、即墨区融媒体中心推出的托育服务系列节目。落实青岛市办实事项目，新增备案托育机构 11 家，全区有 19 家托育机构完成备案，千人口托位数 3.44 个，落实对备案托育机构在托普惠性托位“二孩 300 元、三孩 380 元每人每月发放补贴”工作任务，全区有符合补贴政策的备案托育机构 17 家，申请托育补贴资金 47.144 万元。全区落实计划生育各项奖扶金 12019.9907 万元，其中，农村部分计划生育家庭奖励扶助对象 94783 人，发放奖扶金 8381.328 万元；特扶对象 2904 人，发放特扶金 3269.437 万元；发放独生子女父母奖励扶助金 3161 人，发放奖励金 369.2257 万元。

计生协会工作 2023 年，区委编办批复增设区计划生育协会办公室。完成区计生协会第二届换届工作，产生第二届理事会会长、副会长、常务理事、理事，聘任秘书长。青岛市“5·29 会员活动日”暨托育服务宣传月活动启动仪式在即墨举行。为辖区 70 岁以上的 292 户失独家庭发放暖心健康包。中国计生协“向日葵亲子小屋”项目点于 7 月 29 日运行，项目周期 3 年，为 0～3 岁家庭提供优生优育、婴幼儿照护和科学养育理念、知识和服务，解决“幼有所育”。成功申报“中国计生协会优生优育指导服务中心”项目，即墨区为青岛市唯一的项目点。

基础设施建设 2023 年，搬迁启用即墨区第三人民医院综合体项目，龙泉卫生院新院区以及人民医院南门诊楼；大信卫生院综合楼、丰城和移风卫生院发热门诊、疾病预防控制中心项目、区急救中心项目、中医医院健康中心管理楼和感染性门诊楼、龙泉卫生院新建综合楼、金口卫生院改薄提档工程、精神卫生中心病房楼、经济开发区社区卫生服务中心改造等 9 个项目完工；中医医院北院区、第二人民医院、结核病防治中心、鳌山卫生院、区妇幼保健计划生育服务中心等 5 个项目按工期计划全力推进。区结核病防治中心新建项目主体完工。

人才队伍建设 2023 年，在基层单位选拔正科级干部 7 人，副科级干部 11 人。面向社会公开招聘公务员 3 名、省委选调生 1 名、全额事业编工作人员 4 人；为公立医院面向全国高校选聘优秀人才 50 人、为公立医院及基层事业单位面向社会公开招聘 206 人。通过公开招聘和校园招聘，引进硕士研究生 37 人；为在即墨区就业创业的 100 名研究生申请生活补贴，总计 260 余万元；设置支医岗位用于高校毕业生“三支一扶”招募计划，招募 7 名优秀高校毕业生；申报专家工作站 2 个、国家和省级享受政府特殊津贴人员 2 人、市政府特贴专家 7 人和青岛拔尖人才 17 人。评聘正高级职称专业技术三级岗位 9 人；卫生健康系统竞聘上岗聘用 663 人；推荐 48 人参加正高级职称评审，其中，卫生正高级职称 47 人，基层卫生正高级职称 1 人；推荐 262 人参加副高级职称评审，其中，卫生副高级职称 260 人，基层卫生副高级职称 2 人。通过评审正高级职称 28 人，其中，卫生正高级职称 27 人，基层卫生正高级职称 1 人；通过评审副高级职称 151 人，其中，卫生副高级职称 150 人，基层卫生副高级职称 1 人。

卫生应急 2023 年，成立突发公共卫生事件和突发事件医疗救援应急领导小组，组建各类突发公共卫生事件应急处置队伍和突发事件医疗救援队伍。制定即墨区卫生健康局《关于做好 2023 年度全市卫生应急预案修编及演练工作的通知》，新修编《即墨区卫生健康局地震灾害医疗卫生救援应急预案》《即墨区卫生健康局洪涝灾害卫生应急预案》，组织指导各卫生应急机构开展演练，应急预案演练实现制度化、常态化。开展卫生应急急救知识宣传培训，开展卫生应急急救知识“四进”培训活动，以区急救中心为主阵地，持续开展急救知识与技能公益培训活动，指导公众掌握常用急救知识与操作技能，并积极鼓励基层卫生院开展卫生应急知识进乡村促进活动。即墨区开展卫生应急急救知识“四进”活动 323 次，其中，开展卫生应急急救知识技能培训 283 场次，宣传培训

17500余人。

老龄服务　2023年,推动"以居家为基础、社区为依托、机构为补充的居家社区机构相协调、医养康养相结合"的基本养老服务体系构建完善。有备案养老机构21家,设置总床位3008张,入住老人1227名;建成镇街级综合养老服务中心17处,建成村(社区)养老服务站100处,运营养老助餐点115个,签约老年人2万余人,累计消费9万余人次,产生订单总额50余万元。优待政策:60周岁及以上老年人免费乘坐城市公共交通工具,免费进入公共文化馆、图书馆、博物馆、科技馆、美术馆、展览馆、纪念馆等场所,政府兴办或支持的公园、景点免购门票,按照时段免费或半价进入政府兴办或支持的公共体育健身场所健身,老年人因其合法权益受侵害提起诉讼交纳诉讼费确有困难的,可以缓交、减交或者免交,需要获得法律服务,因经济困难没有委托代理人的,可以依法获得法律援助,每年提供1次免费健康管理服务,等等。

医养结合　2023年,为65岁及以上居家老年人提供优先签约、上门服务,14160名80岁以上老年人享受居家养老和家庭医生个性化服务。引导基层医疗机构开展养老服务,养老机构开展医疗服务,经区民政部门备案且运营的21家养老机构中,两证齐全的医养结合机构9家。12家养老机构与辖区内优质医疗机构签署合作协议,有3对卫生院和养老机构开展紧密型"两院一体"医养结合服务,助推医疗卫生机构与养老服务融合发展。8月,省卫生健康委印发《关于学习推广县域医养结合工作典型经验的通知》,"青岛市即墨区统筹资源要素 优化服务供给"经验做法作为全省6个县域医养结合工作典型经验之一被通报表扬推广。11月,"青岛市即墨区统筹资源优化供给 构建多渠道多层次'医养结合'服务体系"入选青岛市100个地方改革案例。

卫生信息化　2023年,整合二级及以上公立医疗机构资源,实现全区医生号源统一管理、统一放号,预约挂号时间段精确到15分钟以内。完成预约诊疗接入"健康山东"服务号,实现挂号就医、处方开具、费用缴纳"一站式"服务,互联网医院100%接入"健康青岛"微信公众号;加强对各医疗机构的数据质量管理,完成增量数据上传,评分稳定在90分以上,排名全市前列;推广远程医疗服务,全区建立统一的PACS影像系统,患者CT、DR等检查结果实现互通,完成对基层医疗机构处方流转系统的开发。组织基层医疗机构信息系统厂商进行医保电子凭证全流程使用开发改造。组织开发医疗机构长期护理模块,实现首批接受医养结合服务的失能失智老人的医保出院结算。

党建工作　2023年,制定《2023年全区卫生健康系统党的工作要点》,印发《落实全面从严治党主体责任2023年度任务安排》。深入学习习近平总书记关于主题教育系列重要讲话精神,处级以上领导班子分专题举办4期读书班,班子成员开展讲党课10余次,1400余名党员参加集中培训学习,确定11个调研课题,提出对策建议16条,解决问题10个。新成立潮海社区卫生服务中心党支部、环秀社区卫生服务中心党支部和急救中心党支部,完成29家基层党组织换届工作,发展7名党员、入党积极分子24名,2名预备党员转正。严格抓好党费收缴和管理工作,局属党组织党员交纳党费355696元。持续开展"社区一线党旗红"主题实践活动,以"党建引领 托育共建"共建项目参加"双报到"擂台比武。局所属党组织与全区60个城市社区结对,进行健康知识宣传、急救知识讲座,开展志愿服务50余次,完成共建社区"微心愿"43个,发放宣传资料3000余份,接受咨询达1000人次。深入落实中央八项规定,办理区纪委转交各类案件12起,办理医药领域腐败问题集中整治专班问题线索2起。拒收红包73个,拒收金额8.97万元。组织参观廉政教育馆30余次,观看警示教育片3场,参与人数1000余人。

精神文明建设　2023年,对外发表宣传稿件800余篇,国家级重点媒体发稿10篇,省级媒体发稿147篇,市级媒体发稿246篇。其中医疗资源扩容提质、医共体帮扶等经验做法被人民网、《光明日报》、《经济日报》、新华社等媒体刊发。全系统自媒体平台发稿5347篇,其中原创稿件1822篇。优秀信息稿件在青岛卫生健康综合信息、青岛卫生健康委看病就医满意度提升工作动态、青岛卫生健康委深化作风能力工作专班简报等渠道累计刊发24篇。举办即墨区卫生健康系统"讲述抗疫故事·弘扬抗疫精神"演讲比赛;组织策划"护士节""医师节"系列宣传报道;召开即墨区HPV疫苗免费接种项目启动、县域医共体业务帮扶工作媒体见面会;举办即墨区第三人民医院新院试运行情况新闻发布会;举办青岛市"卫生健康服务在基层——感受基层医疗卫生服务扩面提质"主题宣传活动,30余位青岛市各界代表来到即墨区医疗机构进行沉浸式体验,青岛市卫生健康委官方微信公众号"卫生健康服务在基层"专栏连续推出4期对即墨区的经验做法进行宣传推介。通过青岛市卫生健康委、即墨融媒体等渠道推介先进典型人物 20 人，其中乔显美、于进波、李娟被评为“即墨好人之星”；于进波被评为青岛市“文明市民”；于进波、常虹入选青岛道德模范候选人；孙建涛被评为优秀学习达人；于雪芝、蓝蓉蓉被评为“青岛好护士”；范光学、姜大钧被评为“青岛好医生”；推送徐世泉参评“山东好医生”；推送宋军、万奎迪参选“中国好医护”。

大事记

2 月 11 日，即墨区启动 2023 年度“三高”重点人群“六病”筛查活动，对 8 万名“三高”易患人群开展健康普查。

2 月 28 日，青岛市卫生健康委联合青岛广播电视台推出《践行“人民至上”，守护人民健康》系列专访，区卫生健康局局长陆钧林接受访谈。

3 月 1 日，举行龙泉卫生院开业仪式。龙泉街道党政主要负责同志，区卫生健康局局长陆钧林，各医疗卫生单位主要负责同志参加仪式。

3 月 6 日—9 日，区卫生健康局局长陆钧林陪同区委书记韩世军到文县、漳县考察东西部协作相关事宜。

4 月 12 日，山东省精神卫生中心“惠心千万家 践行二十大”强基行动暨即墨区社会心理服务和精仿工作能力提升培训班在即墨古城举行。省精神卫生中心主任徐勇、青岛疾控处处长孙森、区委政法委副书记付强以及区卫生健康局局长陆钧林、区卫生计生综合监督执法局局长邵红园参加活动。

5 月 18 日—19 日，中国工程院院士马丁一行到即墨参加 2023“医脉相传”全国副科肿瘤高峰论坛暨第三届半岛副科肿瘤大专业论坛。区政府区长孙杰、副区长肖莉出席活动，区卫生健康局局长陆钧林参加开幕式并致辞。

5 月 29 日，在即墨古城学宫举行青岛市“5·29会员活动日”暨托育服务宣传月启动仪式。青岛市卫健委二级巡视员董新春，区政府副区长徐壮举、区卫生健康局局长陆钧林等参加活动。

6 月 18 日—21 日，山东卫生健康委专家组 9 人对区中医医院开展三级中医医院评审工作。区政府区长孙杰、副区长肖莉、区人大常委会副主任闫丕云、区卫生健康局局长陆钧林参加相关会议。

8 月 11 日—12 日，即墨区卫健系统召开 2023 年度现场观摩暨半年工作推进会议。现场观摩通济社区卫生服务中心、普东卫生院、移风卫生院太祉庄院区。

9 月 6 日，青岛市卫生健康委主任薄涛一行 8 人到即墨调研指导公立医院改革与高质量发展工作，调研区第三人民医院、和平社区卫生服务中心和人民医院并进行座谈。区政府副区长肖莉、区卫生健康局局长陆钧林陪同调研。

10 月 10 日，区卫生健康局局长陆钧林调研中医院北部院区、结核病医院、二院新址、龙山卫生院国医馆等项目。姜建强、高晓东陪同。

12 月 9 日，主持筹办青岛市“卫生健康服务在基层——感受基层医疗卫生服务扩面提质”主题宣传活动。邀请 30 余位媒体记者、自媒体“大 V”来沉浸式体验医疗卫生服务。青岛市卫生健康委副局级领导干部吕富杰、区政府副区长肖莉、区卫生健康局局长陆钧林全程陪同。

荣誉称号　2023 年，青岛市人民政府授予即墨区卫生健康局国家食品安全示范城市复审工作突出贡献单位称号；青岛市爱国卫生运动委员会授予即墨区卫生健康局“青岛市爱国卫生运动 70 周年”表现突出的集体称号；即墨区委、区政府、区人民武装部授予即墨区卫生健康局党管武装工作兴武建功先进单位称号；即墨区人大、区政府、政协授予即墨区卫生健康局即墨区人大代表建议、区政协提案先进承办单位称号；即墨区委党的文献编审委员会授予即墨区卫生健康局全区年鉴工作突出单位称号；即墨区精神文明建设委员会授予即墨区卫生健康局省级文明单位称号；即墨区委、区政府信访工作联席会议办公室授予即墨区卫生健康局全国“两会”期间信访维稳先进集体称号。

党组书记、局长：陆钧林
副 局 长：王　娟、李中珂、王广武
办公电话：88512617
传真号码：88539893
邮政编码：266200
地　　址：青岛市即墨区盛兴路 78 号

青岛市即墨区人民医院

概况　2023 年，职工总数 1728 人，其中，卫生技术人员 1498 人，占职工总数的 87%；行政工勤人员 230 人，占职工总数的 13%。卫生技术人员中，高、中、初级职称人员分别为 227 人、814 人、457 人，分别占 15%、54%、31%。医生与护士之比为 1∶1.39。设职能科室 30 个、临床科室 44 个、医技科室 18 个，床位总数 1298 张。

业务工作 2023年,门、急诊量1164790人次(不含核酸检测),其中,门诊量96.3万人次;急诊量20.1万人次,比上年同期增加136783人次,增长13.31%;收住院53079人次,比上年同期增加8076人次,增长17.95%;床位使用率76.8%,同比增长13.1%;床位周转次数40.9次,同比增长6.6次;入院与出院诊断符合率99.9%,手术前后诊断符合率99.8%,抢救危重病人数8899人次,抢救成功率95.5%,同比增长0.1%;治愈率36.4%,同比降低3.1%,好转率61.5%,同比增长3%;病死率0.6%,与上年持平;感染发病率0.67%、例次率0.69%。甲级病案符合率97.94%。

业务收入 2023年,业务收入9.53亿元,同比增长2.95%。

固定资产 2023年,固定资产总值95433万元,同比增长8.76%。

基础建设 2023年,租赁启用医院南门诊楼,楼内设置妇科、产科、儿保科、中医科及内镜中心等科室,建筑面积5800平方米,设地上7层、地下1层。

卫生改革 2023年,开辟多种招聘渠道,对录用人员建立形式多样的用工形式。开展医院标准化建设工作,规范医院文件的编写、审核、批准、发布、修改、回收、废止流程,智能化文管平台发布一级文件1份、二级文件86份、三级文件1430份、四级文件2308份。构建运行三级医院评审指标库、国家公立医院绩效考核指标库、医院科室质控指标库、山东省护理质量指标库。DRGs、临床路径、FOCUS-PDCA全程采用常用质量管理工具。与华中科技大学同济医学院医药卫生管理学院联合举办"公立医院高质量发展"移动课堂培训班。开放实训中心,邀请专业团队开展胸痛中心和产科的原位模拟培训,加强医护人员对危重症患者的应对处置、团队协作、流程管理等能力。通过心血管急救培训课程及心肺复苏质量提升(RQI)培训项目,6名医护人员获得美国心脏协会(AHA)总部认证的BLS导师资格证书,并对院内职工展开初级生命支持(BLS)课程的培训。开展临床路径管理工作,路径总数为251个,入径率64%。全面更新科室诊疗指南与规范,修订全院的知情同意书模板,采取信息化手段提高单病种数据的自动提取比例,单病种完整上报率达到90%。进行全院医疗技术、药品、输血、POCT等的培训、考核、授权等工作,完成授权文件30余件。逐步推行日间手术、日间化疗等日间诊疗,每月开展日间手术140例以上。梳理建立医院第一版医疗技术临床应用管理目录。加强信息化建设,顺利完成手术麻醉、重症监护、疾病报卡、数字签名(CA认证)等多个重要业务系统的部署上线工作,并对应完成HIS和智慧平台的改造与升级。完成合理用药管理、医学影像、超声管理、DRG管理等第三方系统与中心平台的无缝对接。"一站式"决策支持的管理信息系统日趋完善。

医疗特色 2023年,妇科、普通外科(胃肠)、消化内科、神经外科、耳鼻咽喉头颈外科、骨科6个科室入选青岛市县域临床重点专科。获批中央财政资金专科建设经费600万元。与北京大学天坛医院签署第二次医疗技术合作协议,共建神经系统疾病区域医疗中心。完成神经介入346台,开展颈内动脉内膜剥脱术(CEA)2例。在青岛地区率先开展脑干出血的手术治疗,开展脑干出血手术20余例,完成动脉瘤夹闭手术20余台,其中多发动脉瘤夹闭手术10台。经一侧入路夹闭一侧大脑中动脉瘤和对侧眼动脉瘤手术为青岛市首例。

科研工作 2023年,与华中科技大学同济医学院、天坛医院洽谈科研合作。获山东省卫生科技计划项目立项1项。2名医师获批山东省医学会"青年人才托举"工程项目的"被托举人",并获经费支持。肿瘤二科联合青岛市中心医院成功申报杭州东方肿瘤中心横向科研项目1项。遴选39项科研立项。发表论文32篇,其中,核心期刊6篇,SCI论文4篇;获授权发明专利6项。

精神文明建设 2023年,在门诊启动便民就医类社会志愿者服务,858人次社会志愿者提供3068小时的志愿服务。20个志愿服务项目开展活动57次,参与志愿者288人次,提供778小时志愿服务。打造一站式入院准备中心和日间手术服务中心,有200多名患者受益,病人办理住院时间缩短至15分钟内,平均缩短20分钟,平均住院时间缩短约1.5天。推进紧密型医共体建设,选派医、护、药、技各专业优秀专家50余名到基层医疗机构,设立6家名医基层工作站,帮助受援单位开展适宜技术等业务工作,为当地群众提供就医服务。开展医共体中心药房工作,建立医共体药师微信工作群,选派8名经验丰富的药师定点帮扶,定期组织药事管理及专业知识培训。

荣誉称号 2023年,获2022年度县域高质量发展奖;获山东省卫生保健协会先进单位、青岛市"荣军康养"工程战略合作单位、省级文明单位、2021—2022

年度青岛市无偿献血突出贡献集体称号；获青岛市县域临床重点专科——妇科、普通外科（胃肠）、消化内科、神经外科、耳鼻咽喉头颈外科、骨科。

党委书记、院长：宋启京

党委副书记：王克明

副 院 长：丛 莉、潘延涌、宋 军

纪委书记：邢强强

党委委员：高启全

院办电话：88512122

传真号码：88513933

邮政编码：266200

地 址：青岛市即墨区健民街 4 号

（撰稿人：杨京华）

青岛市即墨区中医医院

概况　2023 年，占地面积 4.5 万平方米，建筑面积 7.78 万平方米。职工总数 1189 人，其中，卫生技术人员 1029 人，占职工总数的 86.54%；行政工勤人员 160 人，占职工总数的 13.46%。卫生技术人员中，有高级职称者 104 人，中级职称者 376 人，初级职称者 549 人，分别占 10.11%、36.54%、53.35%。医生与护士之比为 1∶1.47。床位总数 958，设职能科室 15 个、临床科室 53 个和医技科室 17 个。

业务工作　2023 年，门、急诊量 50.91 万人次，同比增长 12.9%，其中，急诊量 8.02 万人次，同比增长 10.5%。收住院病人 2.71 万人次，同比增长 49.3%；床位使用率 100.17%，同比增长 44%；床位周转次数 38.78次，同比减少 12.3%。院内感染率 0.2%，同比减少 0.15%。

业务收入　2023 年，业务收入 39128.68 万元，同比增长 10.80%。

固定资产　2023 年，固定资产总值 31370.36 万元，同比下降 4.49%。

基础建设　2023 年，新建北部院区项目完成感染楼、综合楼钢结构主体及病房楼钢结构地下部分，门诊楼楼钢结构主体完成 60%，地下室主体完成 82%，停车楼钢结构主体完成 55%。

卫生改革　2023 年，以预算和 DRG 病种为核心，优化医院绩效工资分配激励机制和考核机制。建立健全各项财务规章制度，建立全面预算制度、成本核算制度，强化公立医院内部监督和考核，逐步建立健全财务报告制度。

医疗特色　医院心理门诊配备精神科医师、中级心理治疗师及国内广泛应用的心理测试软件。以门诊形式开展工作，新开展特色亚专业：心理咨询与治疗专业、睡眠障碍专业、心身障碍专业、青少年心理健康专业。

科研工作　2023 年，成功申报山东省中医药科技项目 1 项、青岛市中医药科技项目 3 项，开展胸壁重建手术在复杂胸部外伤的应用项目。发表论文 30 篇，其中，在国外期刊发表 2 篇，国内期刊发表 28 篇。出版专著 10 余部。

继续教育　2023 年，承担省级中医药继续教育项目 7 项，市级继续医学教育项目 37 项。

精神文明建设　2023 年，完成 13 个党支部的换届选举，实现党支部组织全覆盖；开展党支部书记“擂台比武”活动。党委理论学习中心组学习 12 次，党委书记讲党课 3 次，各党支部开展集中学习 150 余次，专题党课 50 余次，组织开展党的二十大专题知识竞赛活动。开展中医药文化宣传义诊活动 150 次，科普讲座 32 次，急救培训 11 次，其他健康服务活动 16 次，发放中医药健康知识宣传资料 1.9 万余份，参与医护人员 670 余人次。开展中医药进社区蒲公英志愿队义诊活动和“杏林先锋——中医药服务进村居”主题实践活动。

大事记

1 月 1 日，青岛市职工参保人在青岛市即墨区中医医院完成门诊统筹签约后，在门诊就医可以享受二级医院门诊统筹报销的优惠政策。

2 月 18 日，连方全国名中医工作室揭牌暨“师带徒”拜师仪式在即墨区中医医院举行。

3 月 17 日，即墨区中医医院胸痛中心建设培训会暨胸痛中心揭牌。

4 月 22 日，“周霞名中医工作室”“通和调神”医派传承工作站揭牌仪式暨“师带徒”拜师仪式在即墨区中医医院举行。

6 月 18 日—21 日，山东省卫生健康委员会、山东省中医药管理局三级中医医院评审工作专家组，莅临即墨区中医医院，对即墨区中医医院开展为期 4 天的三级中医医院复审工作。

9 月 26 日，即墨区中医医院承办的青岛市中医药学会治未病专委会换届成立大会暨学术会议在即墨区古城学宫召开。

12 月 13 日，经山东省中医院评审领导小组审核同意，并报国家中医药管理局备案，确定医院取得“三级甲等中医医院”资质。

荣誉称号 2023年,获省级文明单位、山东省中医护理联盟成员单位、青岛市半岛临床护理专科联盟副理事单位、青岛市中医药类专科联盟成员单位、2023年青岛市会计基础工作规范化建设先进单位、2023年新时代健康科普作品征集大赛优秀组织单位称号。

党委书记、院长:赵成欣
党委副书记:王存哲
副 院 长:李瑞生、张秀芹
纪委书记:王希强
工会主席:韩 珺
院办电话:88555086
总机电话:88522737
传真号码:88515132
电子邮箱:jmqzyyyxck@qd.shandong.cn
邮政编码:266200
地 址:青岛市即墨区蓝鳌路1281号

(撰稿人:贝 贝)

青岛市即墨区第二人民医院

概况 2023年,职工287人,其中,卫生技术人员267人,占职工总数的93.03%;行政工勤人员20人,占职工总数的6.97%。卫生技术人员中,高、中、初级职称人数分别为77人、56人、134人,分别占28.84%、20.97%、50.19%。医院设有临床科室16个、医技科室5个、职能科室16个,开设床位300张。拥有64排螺旋CT、大型数字胃肠机、数字X射线摄影(DR)机、三维彩超仪、四维彩超仪、电子胃肠镜、全自动生化分析仪、彩色经颅多普勒、心电监护除颤仪、胎心监护仪、呼吸机、激光治疗仪等大型设备。医院是“青岛市耳鼻咽喉头颈外科(鼻内镜)专科联盟”“中国人民解放军总医院(北京301医院)国家老年疾病临床医学研究中心协同网络基层单位”和山东省“卒中防治中心”建设单位。

业务工作 2023年,门、急诊量147252人次,其中,急诊量33703人次。住院病人8033人次,比上年增长66.45%;床位使用率89.14%,床位周转次数3.16次,抢救危重病人351人次。

业务收入 2023年,业务收入6935.02万元,比上年增加1875.80万元,增长37.08%。

固定资产 2023年,固定资产总值10652.38万元,比上年增加1240.68万元,增长13.18%。

医疗特色 医院先后与山东大学齐鲁医院(青岛)、山东中医药大学第二附属医院建立医联体,与北京301医院建立远程会诊中心。通过上级医院专家帮扶,打造胃肠镜中心、骨伤中心、急诊急救中心、微创中心、远程会诊中心、神经康复中心、中医保健中心、卒中中心等“八大中心”,形成鲜明区域特色和优势的学科集群。山东大学齐鲁医院肛肠科、消化内科、五官科专家每周来院坐诊;中国人民解放军总医院(北京301医院)中医专家每周二来院坐诊,日均接诊500余人次。医院定期安排优秀医务人员到中国人民解放军总医院(北京301医院)、山东大学齐鲁医院(青岛)进修学习。

成立“一家亲”志愿服务团队。全院职工利用休息日当志愿者,帮助患者导医、取药、陪同检查等,第一时间发现患者医疗需求,让患者感受到家的温暖。医院坚持医疗技术力量下沉到村庄,组织便民服务队每天下乡为辖区村庄居民提供基本医疗服务。根据不同病种建立66个微信群,医生随时在群里为患者答疑解惑,患者可在微信群里发求助信息,急危重症患者实现“零等待”。

党总支书记、院长:姜 杰
副 院 长:于 坤
院办电话:85501012
电子信箱:jmsey@163.com
邮政编码:266213
地 址:青岛市即墨区即东路122号

(撰稿人:刘珍萍)

青岛市即墨区第三人民医院

概况 2023年,总建筑面积5万余平方米,分门诊、急诊、病房三部分。职工总数254人,其中,卫生技术人员219人,占职工总数的86.22%;行政工勤人员35人,占职工总数的13.78%。卫生技术人员中,高级职称者36人,中级职称者99人,初级职称者84人,分别占16.44%、45.21%、38.35%。床位总数271张,设职能科室13个、临床科室24个、医技科室3个。

业务工作 2023年,门诊量165589人次,住院病人875人,医院床位周转次数11次,开展手术80例,其中四级手术5例。

业务收入 2023年,业务收入34589万元,比上年增长 24%。

固定资产　2023 年，固定资产总值 683 万元，比上年下降 1.7%。

医疗特色　口腔科是医院传统特色科室，有 26 名口腔医师，33 个口腔椅位，采取一站式看病、检查、治疗、手术、报销服务；胃肠镜科位于住院楼 4 楼，建筑面积 900 多平方米，有国内先进的胃肠检查设备、先进的自动洗消设备、先进的净水设备及进口电切刀。设有操作间 4 个，有苏醒间，洗消间、储镜间等配套辅助用房。均按标准设计并请青岛市院感专家指导验收通过。

大事记

4 月 26 日，医院由店子山 129 号搬迁至石林三路 38 号。

6 月 8 日，启用内科病房。

7 月 1 日，启用中医科病房。

10 月，紧密型医共体区人民院优势学科专家到医院门诊和病区指导工作并坐诊。

荣誉称号　2023 年，获青岛市精神文明标兵单位称号。

党总支书记、院长：赵志坚
党总支副书记、副院长：褚存超
党总支委员：于启方
副　院　长：王德帅、杨明喜
副　站　长：王亚东
工会主席：李　妍
院办电话：88512156
邮政编码：266200
地　　址：青岛市即墨区石林三路 38 号

（撰稿人：李华林）

青岛市即墨区卫生计生综合监督执法局

概况　2023 年，职工 32 人，其中，卫生技术人员 10 人，占职工总数的 31.3%。卫生技术人员中，有高级职称者 4 人、中级职称者 5 人，初级职称者 1 人，分别占 40%、50%、10%。设综合科、监督稽查科、公共卫生监督科、医疗卫生监督科、学校卫生监督科、职业卫生监督科、计生监督科 7 个科室。

党建引领　2023 年，深入学习宣传贯彻党的二十大精神，通过执法与服务相结合，邀请即墨区委党校车华老师讲授“如何全面把握新时代十年的伟大变革”主题党课，开展“社区党旗一线红”、党员干部廉政教育、参观红色展览馆等一系列主题党日活动。

优化营商环境　2023 年，普法先行，全面落实《青岛市卫生健康领域轻微违法行为不予行政处罚清单》，实行“首违不罚”“轻违免罚”。在医疗卫生领域、职业卫生领域办理不予行政处罚案件 24 起。推进“综合监管一件事”试点工作，与市场监管、生态环境、人社、消防等 10 部门联合监督检查食品生产企业 19 家。实行跨部门联合“双随机、一公开”监管，联合各部门开展检查 75 件。

蓝盾行动专项执法　2023 年，开展“病历书写与管理、医疗美容、托育机构、游泳场所卫生安全、职业健康权益保护、中医养生保健医疗服务”等 6 项“蓝盾行动”，开展大型公立医疗机构、医养结合医疗机构、口腔种植技术、产前诊断与人类辅助生殖技术、消毒产品、生活美容场所非法开展医美、建设项目职业病防护设施“三同时”、乡镇卫生院放射卫生、学校卫生保健与传染病防控、中药饮片管理监督执法等 10 项专项整治，监督检查单位 1600 余家，立案 125 起，罚没款 65.14 万元。

业务培训　2023 年，组织开展即墨区卫生行政执法优秀典型案例评选活动，邀请青岛市卫生健康委员会综合监督执法局、区司法局、区卫生健康局相关专家参加，对卫生处罚案例进行评选，评选出职业卫生、生活饮用水卫生领域 2 例优秀案例，1 例全过程记录典型案例，并作为即墨区优秀案例向市级、省级推荐。选派 3 名执法人员参加青岛市卫生健康委、青岛市总工会联合举办的 2023 年青岛市卫生健康监督执法技能大赛，即墨区卫生计生综合监督执法局代表队获团体三等奖、个人二等奖和优秀组织奖 3 个奖项。

信用＋量化分级工作　2023 年，完成 112 家中医医疗机构“信用＋量化分级”工作，并联合市局专家对评分较高、拟评为 A 级的中医医疗机构完成复核。制订《即墨区职业卫生分类监督执法工作实施方案》，开展职业卫生分类监督执法。组织 3 期企业集中培训班，培训企业 350 余家，建立微信工作群 3 个，全力指导用人单位对职业病危害综合风险类别进行自查评估，完成分类分级企业 210 家。

国家卫生城市创建　2023 年，抽调科室和镇街卫生院骨干力量，组成 4 个小组，对区内建成的 1300 余家小理发美容店、小旅馆、小洗浴店、小歌舞厅等“四小场所”进行多次拉网式监督检查，重点督促卫生许可证、健康证明、检测报告、消毒等管理工作，顺利完成验收工作。

荣誉称号 2023年,获2023年青岛市文明单位标兵、“青岛市三八红旗手集体”,获“即墨区优化营商环境和推进政府职能转变先进集体”称号,获2023年青岛市卫生健康监督执法技能大赛“团体三等奖”“优秀组织奖”,获2023年度即墨区卫生健康系统高质量发展先进单位称号。

党支部书记:兰国新
局　　长:邵红园
副 局 长:解思友、刘振杰、于　静
办公电话:88539526
传　　真:88515555
电子信箱:jmqwsjszhjdzfj@126.com
邮政编码:266200
地　　址:青岛市即墨区新兴路76号

(撰稿人:闫晶鑫)

青岛市即墨区疾病预防控制中心

概况 2023年,占地面积5400平方米,业务用房面积2700平方米。职工总数120人,其中,卫生技术人员93人,占职工总数的77.5%;其他专业技术人员13人,占职工总数的10.8%;管理人员数14人,占职工总数的11.7%。卫生技术人员中,有高级职称者25人,中级职称者27人,初级职称者41人,分别占26.88%、29.03%、44.09%。设传染病防制科、慢性病地方病防制科、免疫规划科、消毒与病媒生物防制科、健康危害因素监测科、卫生检验科、结核病防制科、艾滋病性病防制科、综合科、健康教育与健康促进科、学校卫生科11个科室。

固定资产 2023年,固定资产总值1443.47万元,比上年增长1.92%。

基础建设 2023年,在即墨区创智新区新建疾控中心大楼,总面积8400平方米,其中疾控中心使用面积6000平方米。

传染病防控 2023年,加强疫情监测和风险预警,开展新冠、流感等呼吸道病毒的监测,向青岛市送检样本1580人份,形成周分析报告15期、月分析报告4期、监测预警专班工作动态2期。成立12支应急处置队伍,24小时待命,随时准备处置各类突发应急事件。新增艾滋病感染者及病人37例,其中本地新发现报告25例;定期开展病人随访及CD4检测;扩大自愿咨询检测工作覆盖面,进行检测1186人次,初筛检出HIV阳性18人;做好卖淫嫖娼与男男性行为人员、监管场所羁押人员等重点人群的艾滋病强制检测工作。报告各类结核病发病人数338例。全面落实结核病防控工作,落实对所有结核病涂阳患者的四见面,加强对学校肺结核病的监测,及时进行流行病学调查并进行健康教育宣传。对报告的手足口病病例,及时做好流行病学调查工作,指导各工作站对学校和托幼机构进行督导检查,落实室内消毒措施。

慢性病、地方病防控 2023年,开展“1234”专项活动。选取5个乡镇对200名8～10岁儿童进行检测甲状腺肿大检测。对160个氟中毒病区开展监测,对水氟超标病区村现场干预。开展传疟媒介种群监测,即墨区首次监测到中华按蚊。

免疫规划 2023年,在通济社区卫生服务中心建设免疫规划综合技术示范教学基地1处,组建即墨区免疫规划师资团队;即墨区作为青岛市预防接种单位“8S”管理试点区(市),牵头制订《即墨区预防接种单位8S管理活动实施方案》,启动即墨区儿童预防接种门诊“8S”管理,并选派经验丰富的专家成立指导团队前往医疗机构进行现场指导。加强免疫规划互联网服务,开通免疫规划微信服务号,提供接种预约、接种咨询、接种科普教育等全方位服务。启动适龄女生人乳头瘤病毒(HPV)疫苗免费接种工作。完成国家新冠疫苗科研评估项目工作任务。

病媒生物消杀与食源性疾病处置 2023年,开展鼠、蚊、蟑、蝇和蜱的监测,食品安全风险监测,医疗机构消毒与感染控制监测,公共场所危害因素监测任务。哨点医院上报10778例食源性疾病病例;有效处置15起疑似食源性疾病暴发事件。

重点职业病监测与评估 2023年,完成企业现场调查61家,现场检测51家,监测噪声、粉尘、化学毒物等多种有害因素2564点,并在监测现场对企业如何进一步做好防尘防毒、防噪声、防高温措施提出针对性指导意见建议,向在岗劳动者讲解、发放职业病防治宣传资料。

健康教育 2023年,选拔专业健康教育宣讲员组建“专家宣讲团”开展公益服务,并通过“互联网+健康”模式,促进市民健康认知、健康行为和健康价值观的改变。举办线上线下公益科普讲座200余场,受益群体约260万人次。其中,开展线下知识讲座134场,开展《疾控专家在线》直播节目51期,完成科普小视频拍摄30期。利用抖音平台,以直播课堂的形式,定期进行线上宣讲。

医防融合　2023 年，开展疾控机构与医疗机构沉浸式医防融合，派遣 2 批 21 名队员分赴 12 家医疗机构参与疾病监测、院感防控、健康管理及公共卫生技术指导等工作；对 40 余名职员进行医防融合业务培训，并定期召开例会进行总结评估；借助医防融合交流平台，在青岛市率先开展“成人疫苗处方”工作试点，指导社区全科医生开具流感、肺炎等疫苗；协调医疗机构专家为中心授课，并前往医疗机构开展公共卫生服务项目培训 12 次。

大事记

3 月 14 日，联合第三方公司，对即墨区第三实验小学、即墨区第四实验小学、新兴中学、市北中学 4 所学校开展教学生活环境卫生监测。

4 月 20 日，即墨区免疫规划示范教学基地揭牌仪式暨免疫规划科普交流会在即墨区希尔顿酒店举行。

5 月 16 日，对全区中小学校四年级、七年级、高一约 4 万名学生的脊柱健康筛查工作启动。

6 月 19 日—20 日，对龙山、北安、丰城、金口、大信等 5 个乡镇监测点学校 200 名 8～10 岁学生检测甲状腺肿大的情况。

8 月 1 日，即墨区医疗机构医防融合签约仪式在区疾控中心举行。

9 月 13 日，组建 2 支队伍，开始健康素养调查工作。

9 月 25 日，召开全区适龄女生 HPV 疫苗免费接种启动仪式暨培训会议。

12 月 1 日，中心联合青岛市公安局即墨分局禁毒大队在墨河公园开展世界艾滋病日宣传活动。

荣誉称号　2023 年，获青岛市五四红旗团支部、山东省省级文明单位称号。

主　　任：宋卫东
副 主 任：孙允义、刘刚廷
办公电话：86657816
电子邮箱：jbyfkzzx@qd.shandong.cn
邮政编码：266200
地　　址：青岛市即墨区通济街 144 号

（撰稿人：卢朝霞）

青岛市即墨区妇幼保健计划生育服务中心

概况　2023 年，医院面积 5867 平方米，职工总数 158 人，其中，卫生技术人员 123 人，占职工总数的 77.85%；行政工勤人员 35 人，占职工总数的 22.15%。卫生技术人员中，高、中、初级职称人数分别为 18 人、64 人、41 人，分别占职工总数的 11.4%、40.5%、25.95%，医生与护士之比为 1∶1.25。床位 40 张，设职能科室 7 个、临床科室 4 个、医技科室 5 个。

业务工作　2023 年，门诊量 12.12 万人次。妇产科门诊量 1.31 万人次，接诊患儿 2.35 万人次，小儿推拿科接诊 4056 人次，乳腺门诊量 4075 人次；阴道镜检查 394 人次，阴道镜活检术 243 人次。

业务收入　2023 年，业务收入 3624.66 万元，比上年增长 3.46%。

固定资产　2023 年，固定资产总值 4426.13 万元，比上年增长 4.09%。

医疗特色　开设儿童保健、小儿推拿、哺乳期、盆底康复、孕期营养门诊。

儿童保健　2023 年，为辖区内 376 名新生儿建立纸质和电子健康档案，累计为散居儿童做健康查体 3551 人次，并录入基本公卫系统；为 9698 名新入园儿童按要求做入园查体并建立健康档案；累计开展营养状况评价与接受咨询 9686 人次、电光源耳镜检查 9690 人次、视力检查 12997 人次、氟防龋治疗 9771 人次、骨密度检查 5108 人次、25-羟基维生素 D 测定 4207 人次、维生素 A 测定 661 人次、微量元素测定 935 人次、龋齿易感值检测 189 人次、红光反射检查 1440 人次、经皮测黄疸 490 人次；Ⅱ类高危儿管理 262 例；开展眼保健专项检查 2601 人次；0～6 岁儿童孤独症初筛阳性儿童复筛 86 人，复筛率为 71.07%，其中复筛异常 38 人、转诊到青岛接受诊断检查 21 人，复筛异常诊断率 55.26%；开展小儿推拿 4071 人次、三伏贴 150 余人次；为全区托幼、托育机构 6200 名在职教职工做健康查体；为城区通济、环秀、潮海 3 个办事处各幼儿园 32000 余名在园儿童免费做基本公共卫生年度健康体检并及时将查体信息录入基本公卫系统，为 26000 余名儿童进行视力筛查、口腔涂氟。

妇女保健　2023 年，为全区适龄农村妇女开展“两癌”筛查 1.93 万人；对全区内 32 家医疗保健机构符合条件的拟从事助产技术服务、终止妊娠和结扎手术等相关执业人 100 余人进行专项考核；管理高危孕产妇 2306 例，其中橙色风险 1764 例、红色高风险 104 例，危重症救治 15 例，救治成功率 100%；举办辖区危重孕产妇抢救评审会议，选取 3 份代表性病例进行评审；全区母婴阻断筛查 6928 人，梅毒产妇 14 人，梅毒感染产妇分娩儿童 14 人，治疗率均 100%；乙肝产妇

145人,分娩儿童149人;艾滋病产妇1人,分娩儿童1人,治疗率100%;

出生缺陷综合防治管理 2023年,构建婚检-SMA-孕前优生一站式服务,免费婚前医学查体9994人,婚检率为86.47%;免费孕前优生健康查体3100人,SMA免费筛查4259人;发放叶酸1.82万瓶;有5178名新生儿参加新生儿疾病筛查,筛查率达100%;新生儿先天性心脏病筛查5167名,筛查率99.79%;听力筛查5178名,筛查率100%;全区0～6岁儿童孤独症初筛儿童8.06万人,初筛率为97.46%,初筛异常儿童120人,接收复筛80人,复筛率为66.67%;复筛异常儿童37人,接受诊断检查20人,复筛异常诊断率54.05%;发放免费避孕药具182.5万只,覆盖率达到35.14%。

科研工作 全院职工2023年发表论文11篇,参编出版专著5部。

继续教育 2023年9月,陈怡雨完成青岛大学附属医院、孙裴裴完成青岛妇儿医院医师规范化培训。派出蓝心淼到青岛精神卫生中心进修孕产妇和儿童心理咨询。

精神文明建设 2023年,设立院长开放日,分管院长每周下科室,成立回访小组定期对来院就诊患者进行电话回访,为特殊患者提供营养餐,儿科、妇产科门诊开展延时诊疗服务。

荣誉称号 2023年,继续保持青岛市文明单位称号。

党委书记、院长:于可战
副 院 长:周少红、黄军岩、陈 欣
院办电话:88537368(总机)、88510766(传真)
电子邮箱:qdjmfby@qq.com
邮政编码:266200
地 址:青岛市即墨区通济街37号
(撰稿人:周少红)

青岛市即墨区急救中心

概况 2023年,占地面积118平方米。职工总数19人,其中卫生技术人员19人,占职工总数的100%。卫生技术人员中,有高级职称者4人,占21%;中级职称者9人,占47%;初级职称者6人,占32%。

固定资产 2023年,固定资产总值265.67万元,与上年相同。

业务工作 2023年,接听电话73131起,比上年减少13.77%;派车29650次,比上年增长0.85%。组织9场次院前急救人员培训,参加6次综合演练。完成全区大型活动医疗保障任务52次,出动急救单元91个,参加保障急救人员273人次。

社会化培训 2023年,开展公益急救培训活动63场次,培训人员7800人次。

体系建设 2023年,自青岛市市办实事"提升五大中心类急危重症抢救效率"项目实施以来,上传事件10831例,其中胸痛事件276例,卒中事件651例,创伤事件4152例,危重症患者5664例,孕产妇88例。

大事记

3月3日,邵文东任即墨区急救中心主任。

7月12日,在武汉召开的"第七届中国院前急救领航者信息化研讨会"上,即墨区急救中心顺利通过国际紧急调派研究院绩优急救中心再认证。调度员韩晓宁、王美凤分别获2021年度、2023年度优秀调度员提名奖。

12月18日,开通急救志愿者服务,有志愿者370余名。

12月22日,青岛市急救中心与即墨区急救中心在青岛蓝谷高新区共同举办救护车接驳直升机医疗救援演练。

荣誉称号 2023年,获青岛市文明单位标兵、青岛市院前急救先进集体称号。

主 任:邵文东
副 主 任:周珍萍
办公电话:88556795
传真号码:88518996
电子信箱:jimo120@126.com
邮政编码:266200
地 址:青岛市即墨区疾病预防控制中心四楼
(撰稿人:周珍萍)

青岛市即墨区北安卫生院

概况 2023年,设置床位190张。职工154人,其中,卫生技术人员134人,占职工总数的87%;行政工勤人员5人,占职工总数的3%。正高级职称者6人,副高级职称者14人,中级职称者45人,初级职称者22人。医生与护士之比为1∶1.66。设职能科室20个、临床科室11个、医技科室4个。是以治疗精神心理疾病为主的一级综合医疗机构，承担全区精神障碍患者的治疗、预防、康复与托养、强制医疗、全区民众心理危机干预，辖区 5.6 万民众的基本医疗、基本公共卫生、家庭医生、疫苗注射、120 急救和重大公共卫生事件防治工作。

业务工作 2023 年，门诊量 94665 人次，比上年增加 38242 人次；入院病人 780 人次，比上年增加 298 人次；病床使用率 75%，比上年增加 6%；床位周转次数 4.04 次，比上年增加 1.43 次。

业务收入 2023 年，医疗总收入 2453 万元，比上年增加 94 万元。

固定资产 2023 年，固定资产总值 2647 万元，比上年增加 99 万元。

医疗设备更新 2023 年，购置彩色多普勒超声诊断仪，新增心脏彩超、颈部血管、双肾血管、下肢血管等检查项目。

基础建设 2023 年，占地面积 10227 平方米，业务用房面积 9948 平方米，建筑面积 11548 平方米。新病房楼建设完毕，占地面积 1700 平方米，建设面积 17642 平方米，设置床位 500 张。

医疗特色 2023 年，与省精神卫生中心签订医联体协议，每月省精神卫生中心专家来院坐诊；设立基层名医工作站，由上级医院专家每周来院坐诊；精神科业务骨干组成全环境立德树人宣讲团，围绕心理健康宣讲、培训、系列体验活动、主题志愿服务开展活动，加强心理健康知识的全面普及。引导全社会重视未成年人心理健康问题。

继续教育 2023 年，派出医生、医技、护理 8 人到省精神卫生中心、青岛市口腔医院学习电休克治疗、儿少精神学、口腔学，拓展多项医疗新技术、新项目。

大事记

8 月 10 日，区政府副区长肖莉，区财政局、卫生健康局、医保局及相关街道领导到医院调研基层医疗卫生服务工作。

荣誉称号 2023 年，被青岛市人民政府授予青岛市文明标兵单位称号；被青岛市卫生健康委授予青岛市第十一届健康杯精神卫生临床诊疗技能团体二等奖；被青岛市卫生健康委授予第二轮医疗机构法治建设评估市级优秀单位称号。

党支部书记、院长：刘君昌

党支部副书记：张静文

副 院 长：孙先广、孙吉序、于伟娜、王传华

院办电话：87502117

电子信箱：jmssbyy@126.com

邮政编码：266200

地　　址：青岛市即墨区墨城路 1000 号

（撰稿人：李楚君）

青岛市即墨区环秀医院
（即墨区结核病防治中心）

概况 青岛市即墨区环秀医院（即墨区结核病防治中心）占地面积 10000 平方米，业务用房 1515 平方米。2023 年，职工 52 人，其中，卫生技术人员 45 人，占职工总数的 86.5%。卫生技术人员中，高、中、初级职称人数分别占 9.6%、38.5%和 51.9%。床位总数 36，设职能科室 3 个、临床科室 3 个、医技科室 6 个。

业务工作 2023 年，门诊量 4848 人次，比上年增长 151.45%。收住院病人 235 人，比上年增长 37.43%。床位使用率 52.81%、床位周转次数 4.77 次。

业务收入 2023 年，业务收入 644.55 万元，比上年增长 37.27%。

固定资产 2023 年，固定资产总值 1281.77 万元，比上年增长 88.83%。

基础建设 2023 年，新建结核病防治中心项目占地面积约 15000 平方米，建筑面积约 13000 平方米，开放床位 150 张。项目总投资 8495.95 万元，9 月开工，12 月完成主体工程。

医疗特色 2023 年，运用穴位贴敷疗法辅助结核病患者恢复和痊愈。组织专家医疗队每月至少开展一次“四送四进四提升”健康促进义诊活动。做好驻区重点高校、中高等职业学校、寄宿制中学新生结核菌素试验工作，学校结核病筛查 6146 人。

精神文明建设 2023 年，在做好医院公众号使用和推广的同时，充分利用各种宣传渠道，加强对外宣传，《人口与健康报》《健康山东》《半岛新闻》《新即墨》、即墨电视台等多家媒体多次宣传报道医院的工作亮点以及好经验、好做法，树立了良好的社会形象。

大事记

5 月 30 日，青岛市卫生健康委疾控处副处长张泉、青岛市疾控中心结核病防制所所长王忠东带领督导组一行 6 人到医院督导检查结核病防治工作。

11 月 22 日，青岛疾控中心结核病防制所所长王忠东一行 5 人到医院督导结核病防治工作。

荣誉称号 获青岛市精神文明单位标兵、青岛市

卫生健康系统万人流动血库应急献血公益联盟单位称号。

党支部书记、院长:王兆吉

副 院 长:杨 宁、王林宝

院办电话:85582737

电子信箱:jhbfzzx@qd.shandong.cn

邮政编码:266217

地 址:青岛市即墨区龙泉街道青威路与龙泉路交叉路口东南角

(撰稿人:仇 含)

胶 州 市

胶州市卫生健康局

概况 2023年,全市有医疗卫生机构1070个。其中,医院30家,包括公立医疗机构5家(三级综合医院2家、二级中医医院1家、二级专科医院2家),民营、厂企医院25家(二级医院5家、一级医院15家、血液透析中心1家、眼科医院1家、护理院2家、医学检验中心1家);专业公共卫生机构3家;基层医疗卫生机构1037家,包括镇(街道)卫生院14家、社区卫生服务中心4家、村卫生室669家、门诊部27家、诊所289家、其他卫生室和卫生所34家。全市医疗卫生机构编制床位6064张,实际开放床位6693张,每千人口医疗床位数达到6.43张(按照人口104.13万)。现有编制床位中,公立医疗机构编制床位4025张,民营医疗机构编制床位2039张,民营床位数占总床位数的34%。全市执业医师3676人,执业护士4397人,每千人拥有执业(助理)医师3.5人,每千人拥有注册护士4.2人。

医政药政管 2023年,组织开展专项质控检查。与胶州法院召开共建医疗纠纷案件多元化解和诉讼服务合作座谈会,签署《关于加强诉调对接共建医疗纠纷多元化解体系的实施意见》,推进全市医疗纠纷第三方调解机制的建立。处理医疗纠纷、投诉、举报、咨询891件。继续规范实施国家基本药物制度,全市18处卫生院、社区卫生服务中心和规划内村卫生室严格药品集中采购工作,配备使用的药品全部通过山东医保公共服务平台进行集中采购,严格执行零差率销售,网上采购率达100%。二级以上公立医院基本药物品种占比、销售金额占比均为50%以上。严格执行临床用药监测、评价和超常预警制度,开展处方点评。开展短缺药品直报工作、开展药品不良反应监测工作。按照省市工作部署要求,在全市22家公立医疗机构推进医共体中心药房工作。制订全面推进中心药房工作方案,启动实施中心药房工作“统一用药目录、统一药学服务、统一药品使用监测、统一药品采购、统一药品储备”五统一。完善市级医院与基层医疗卫生机构分工协作机制,推进医疗质量同质化。医共体内部专家下沉1283人次,开展门诊服务、带教等8015人次,开展远程影像诊断2.8万例。常态落实“基层首诊、双向转诊、上下联动、急慢分治”的分级诊疗制度,畅通双向转诊渠道,依托市级双向转诊平台,优先接诊上转危急重症患者,并享受“医共体免费号”服务,累计上转患者2517人次、下转患者619人次。

公共卫生服务项目 2023年,建立规范化电子健康档案91.9万份,建档率90%。开展健康教育讲座3651次,受教人数达4.2万人。新生儿建卡、建证率100%,“八苗”基础免疫接种率均在95%以上。管理高血压患者8.6万人、糖尿病3.5万人。免费为10.4万名老年人进行健康体检。系统管理7岁以下儿童5.6万人、孕产妇5700余人,累计12万名老年人接受中医体质辨识服务,2万名儿童接受中医调养指导。

疾病预防控制 2023年,胶州市疾病预防控制中心被列为山东省三级疾病预防控制中心改革试点单位,印发《胶州市深化扩大疾病预防控制中心改革试点实施方案》。加强应急队伍建设,购置应急处置背囊15套,承办并参与全省疾控系统传染病应急演练1次,组织应急专业技术培训6次。接到并及时处置传染病预警信息 257 起；全市通过国家传染病报告信息管理系统共报告甲、乙、丙类法定传染病 18 种 6202 例。在国家现场流行病学调查培训班上，以“青岛市胶州市首例鹦鹉热病例的流行病学调查”为题作典型发言。报告活动性肺结核病人 243 例，处置学校结核病疫情 14 起，开展密切接触者筛查 798 例。对驻地高校开展新生结核菌素皮肤试验，完成筛查 900 人。发现并报告艾滋病病毒感染者及艾滋病病人 26 例，开展艾滋病自愿咨询检测工作，对 1154 人进行自愿咨询检测。全市免费接种水痘疫苗 17809 剂次、灭活脊灰疫苗 16387 剂次；适龄儿童建证率、纳入信息系统管理率为 100%；国家免疫规划疫苗单苗全程接种率均在 95%以上。积极开展“三热”（疟疾、疑似疟疾、不明原因发热）病人血检工作，完成血检 600 人。开展氟病村 8～12 岁儿童氟斑牙监测检查 1440 人，氟斑牙检出率 21.67%，实现 30%以下的控制目标。2023 年新创建健康细胞 55 个，其中建成健康村 11 个、健康社区 3 个、健康企业 2 个、健康机关 5 个、健康学校 10 个、健康家庭 24 个，创建健康乡镇 3 个，健康街道 2 个，构建全市积极参与健康胶州行动的良好氛围，市民健康素养水平提升至 37.1%。定期对医疗卫生机构工作进行科学化、精细化管理，排查医疗安全风险隐患。提升医疗服务质量，加强医疗人员的培训和教育。提高医疗服务的便捷性和舒适性，加强医疗救治的协调与配合，建立健全医疗救治网络，实现医疗资源的共享和优化配置。

妇幼保健 2023 年，不断完善妇幼健康服务体系建设。在全省 2022 年度妇幼机构绩效考核中位列全省二级机构第 19 名，青岛区（市）级第 1 名。推进胶州市妇幼健康联盟体系建设，形成青岛市级医院牵头、胶州区（市）级机构为枢纽、镇级基层医疗机构为网底的妇幼健康服务合力，在青岛市区域妇幼健康服务联合体建设会议上作典型发言。建立健全母婴安全保障工作长效机制，提升危重孕产妇及新生儿救治中心标准化、规范化建设水平和抢救能力，强化区市纵向协作，完善无缝衔接转诊抢救机制。孕产妇系统管理率 97.11%，孕产妇免费产前筛查率 100%，新生儿疾病筛查率 99.9%，新生儿听力筛查率 99.88%，住院分娩率 100%，孕产妇死亡率 0，新生儿死亡率 0.34‰，婴儿死亡率 1.69‰，5 岁以下儿童死亡率 2.54‰。规范签发出生医学证明 4371 例，其中线上 1135 例。加强妇幼业务培训，严格质量督导检查。组织妇幼健康项目暨母婴保健培训，全市 340 人完成线上 25 个课题学习，线下培训 97 人。开展各专项项目培训、技能竞赛、个案封闭评审，定期开展全市妇幼健康工作督导检查。为群众免费开展婚孕一体服务，落实新婚女性脊髓性肌肉萎缩症（SMA）免费筛查、增补叶酸、产前-新生儿疾病（听力）三项筛查、基本避孕服务、“两癌”筛查、母婴阻断、妇科病普查和妇女儿童传染病防控等项目工作。调整增补叶酸、孕前优生、基本避孕服务等项目镇级管理主体，明确市镇村三级管理部门职责，实行精细化管理。加强基层队伍建设，统一规范药具仓储物资及药具箱，三级标准化药具仓储建设全部完成，各项目核心指标位居青岛市前列。高质量开展消除艾滋病、梅毒和乙肝母婴传播工作，检测率 100%。落实加速消除宫颈癌行动计划，为适龄妇女提供免费“两癌”筛查 2.2 万余人次；启动适龄女生 HPV 疫苗免费接种项目，以镇街和学校为单位实现全覆盖。落实健康儿童行动提升计划和母乳喂养促进行动计划，开展儿童眼保健和视力检查。作为省项目试点市，开展 0～6 岁儿童孤独症筛查项目。

卫生应急管理 2023 年，完善卫生应急管理体系，规范应急值班值守，推进值班室标准化建设。健全突发事件处置体系，常态化培训值班值守人员，建立卫生应急人员联系制度。积极推进学校卫生应急和急救能力提升，印发《2023 年全市学校卫生应急和急救能力提升行动方案》，结合“我为群众做实事”活动，积极开展“四送四进四提升”健康促进行动，组织制作卫生应急知识光盘，开展卫生应急知识进校园 40 次，涵盖全市 24 家学校。完成各类大型会议、运动会等保障及演练任务 228 次。及时总结、分析、上报和反馈各类突发公共卫生事件监测信息，公共卫生事件报告率、及时率、完整率均达到 100%。2023 年采购 6 辆救护车，新增 3 个急救站，采购急救车载设备 3 套。

监督执法 2023 年，强化医疗卫生监督，相继组织开展医疗美容、医疗机构依法执业等各类专项监督检查，监督检查单位达 1100 户次。强化职业卫生监督，检查存在职业病危害企业 100 余家，抽检存在职业病危害单位 55 家，结果均合格。强化公共场所卫生监督，对全市 1270 余家美容美发、洗浴、住宿单位开展拉网式检查，对全市 12 处游泳场所、260 余台饮水机进行专项检查。加强学校卫生监督，检查各类学校、托幼机构 270 余所；圆满完成中、高考等各类大型考试保障任务。严格监督餐饮具集中消毒服务单位。

在青岛市餐具饮具集中消毒服务单位量化分级评定中,1家单位获得A级单位。开展消毒产品抗(抑)菌制剂专项检查,检查消毒产品生产、经营、使用单位230余家。强化计划生育监督,对114名党员、政协委员人选、民营经济代表等进行负面清单审查。举办全市卫生监督执法业务、医疗机构依法执业、职业卫生分类监督执法等各类培训,定期开展法制稽查、案卷评查。1人入选青岛市卫生健康行政处罚案件质量控制中心专家库。

科教兴医 2023年,加大专业技术人员招聘力度,积极对接人社、编办等部门,招聘专业技术人员101名,其中研究生32名。通过线上线下相结合的形式进行授课,举办卫生健康大讲堂12期,累计培训5300余人次,课堂活跃度达95%。积极开展继续医学教育工作,26个项目被确定为2023年青岛市级继续医学教育项目,项目完成率100%。申请项目资金370万元,支持同济大学附属东方医院胶州医院获批的3个青岛市县域临床重点专科(胃肠外科、心内科、消化内科)、市中医医院获批的1个青岛市县域临床重点专科(肺病科)建设。项目顺利通过中期评估,取得国家专利5项,开展新技术、新项目数量43个,其中青岛市开展首例新技术3项,胶州市开展首例新技术24项。申报通过山东省医药卫生科技项目1项,青岛市医药卫生科研指导项目12项,与上年相比项目数量增长33%。

基础设施建设 2023年,统筹推进市妇幼保健院等8个项目建设。继续推进市妇幼保健院项目室内外装修,完成总工程进度的70%;市公共卫生服务中心开工建设,完成总工程进度的20%;洋河镇中心卫生院主体楼完工并投入使用,胶莱街道胶莱中心卫生院、李哥庄镇中心卫生院、铺集镇中心卫生院、里岔镇里岔卫生院正在进行室内外装修,并有序推进搬迁工作。

卫生支农 2023年,9月启动年度城乡医院对口支援工作,14家城市二级以上医疗卫生机构的80名医务人员支援16家基层医疗卫生机构、3家县二级及以上医疗机构、1家专业公共卫生机构。

医共体建设 2023年,学习三明经验,按照1个总医院、3个专业院区、18个基层分院和N个村卫生室的基本架构,组建同济大学附属东方医院胶州医院医共体。成立医共体联合党委,推动人、财、物统一管理。通过医疗设备共享、中心药房建设等措施,加快实现医共体内资源集约化配置。总医院和专业院区提拔2名中层干部任基层分院院长、15名业务骨干任基层分院副院长,总医院选派8名专家柔性流动,长期派驻到专业院区开展技术帮扶。向基层下派专家1283人次,开展门诊服务、带教等8015人次,建成21个基层“名医工作室”,邀请各级坐诊专家59人。畅通双向转诊渠道,医共体内上转患者2517人次,下转患者619人次。构建医防融合服务体系,市疾控中心参与组建医共体总医院健康促进部,为18家基层分院选派公共卫生专员,总医院参与基本公共卫生服务和重大慢性病防治项目,培养基层首席慢病健康管理专家36人。县域内住院量占比、县域内医保基金支出率和医疗服务收入占比,分别比上年提高6.76%、2.88%和1.61%。

乡村振兴 2023年,做好享受政策人口、监测帮扶人口疾病救治工作;做好建档立卡贫困人口家庭医生履约服务工作;超额完成与甘肃通渭县、徽县和山东曹县的年度东西部协作任务,捐助现金71万元,消费协作采购113万元,选派16人做好人才帮扶工作,培训1200余人次,接收15人来胶进修,迎接通渭县、徽县3次50余人来胶对接工作,开展义诊和健康教育10余次,典型示范做法在各级媒体发表10余次。建立乡村医生网上课堂,实施集乡村医生培训学习、考试考核、远程监督为一体的乡村医生岗位培训综合管理系统,遴选优秀师资,精选优质课程,采取“在线学习”培训模式,对全市793名乡村医生开展涵盖基本公卫和预防保健、常见病诊疗、老年人重点护理等9个模块80学时的在线培训,稳步推进乡村医生信息化技能培训。全年累计开展在线培训186期,培训乡村医生1.17万余人次。继续推进乡村医生定向培养工作,4名定向培养医学生入职,新签订定向培养医学生5名。继续执行在岗乡村医生社会保障补助政策,由政府投入资金为乡村医生解决养老保险和住房公积金问题,补助乡村医生480人,发放补助资金600.71万元。继续做好老年乡村生活补助工作,累计发放乡医补助3433人,累计发放补助资金10853.2736万元。开展优质服务基层行工作,新创建“优质服务基层行”推荐标准5家,“优质服务基层行”活动推荐标准机构占比达到66.67%。健全农村三级医疗卫生服务体系,改扩建集体产权村卫生室55家,提升村卫生室业务用房、设备配备。

人口监测与家庭发展 2023年,贯彻落实国家、省、青岛市全面三孩生育政策,取消社会抚养费、再生育审批及相关处罚规定。将入户、入学、入职、信用等

与个人生育情况全面脱钩。清理、修改有关规范性文件，依法依规妥善处理历史遗留问题。建立健全胶州市优化生育政策联席会议制度，定期召开会议，统筹协调全市优化生育政策工作。落实人口目标管理责任制，坚持目标管理责任制和党委、政府年度人口工作报告制度，加强考核督查，及时兑现奖惩。加强人口监测和形势分析。人口服务基础信息融合共享、动态更新。依托山东省人口监测与家庭发展服务管理信息系统，密切监测生育变动特征，及时掌握人口变动信息，人口监测合格率95%以上，常住人口覆盖率和主要数据项准确率90%以上。

2023年，优化普惠托育服务体系。建立健全婴幼儿照护政策，出台《胶州市促进3岁以下婴幼儿照护服务发展的实施意见》，推动部门履行职责；将婴幼儿入托分档补贴列入市政府实事，按照二孩300元/(人・月)、三孩380元/(人・月)给予普惠托位运营补助；开展多种形式的普惠托育服务，积极引导社会力量兴办托育机构，鼓励支持幼儿园开设托班，实现托幼一体化发展；提升规范化服务体系，建立市级婴幼儿养育照护指导中心，为全市提供优质科学育儿指导服务；健全综合监管机制，多部门联合开展安全管理、消防安全、保健与传染病防治等专项检查。

2023年，筑牢家庭保障体系。对全面二孩政策调整前的独生子女家庭和农村计划生育双女家庭，继续实行现行各项奖励扶助制度和优惠政策。全面落实奖扶、特扶、独生子女父母奖励费等奖扶政策，应扶尽扶，发放“一卡通”。为55624名农村奖励扶助对象发放扶助金5319.1万元；为1770名特别扶助人员发放扶助金1954.9万元；为4503名城镇失业无业独生子女父母发放年老计划生育奖励337.73万元；为1205名企业退休独生子女父母发放奖励扶助金83.14万元。完善计划生育特殊家庭全方位帮扶保障制度。落实计划生育家庭特别扶助制度，实行扶助标准动态调整。独生子女死亡家庭特别扶助金标准由每人每月850元提高至每人每月990元，独生子女伤残家庭特别扶助金标准由每人每月700元提高至每人每月810元。

2023年，实行一次性扶助金制度和住院护理补贴保险制度。为全市262户计划生育特困家庭发放人口关爱金79.6万元。投入住院护理补贴保费21.22万元，惠及计划生育特殊家庭1061人。对计划生育特殊困难家庭扶助关怀工作进行责任分解，建立计划生育特殊困难家庭扶助关怀统筹协调机制，继续开展45～59周岁计划生育家庭意外伤害保险、失独家庭住院护理补贴保险两类险种，累计投入保费320万元，惠及34000多个家庭。

老龄工作　2023年，在全市各医疗机构中开展老年友善医疗机构创建工作，建立老年友善管理运行机制，落实老年人医疗服务优待政策，优化老年人就医流程，加强老年友善环境改造，全部公立医疗机构均达标，并将创建工作延伸到民营医疗机构和村卫生室。设立老年人绿色通道，在导医台设立“老年人就诊服务处”。开展老年健康与医养结合项目，建立老年人居家医养结合服务体系。组织基层医疗卫生机构结合历次老年人健康体检结果，对辖区内60岁及以上居家养老的老年人进行2次医养结合服务，内容包含血压测量、末梢血血糖检测、康复指导、护理技能、保健咨询、营养改善指导6个方面。对年满60周岁及以上部分失能、失智老人开展摸底调查，从老年人能力和老年综合征罹患等维度，对辖区内提出申请的60岁及以上部分失能、失智老年人上门进行健康评估，并对符合条件的失能老年人及照护者提供至少1年1次的以康复护理指导、心理支持为主要内容的健康服务工作。防治结合，开展老年健康教育活动。组织全市各镇办、老龄委各成员单位开展老年健康宣传周活动，开展敬老月活动。开展健康宣传、大型义诊活动，组织专家教授走进医养结合机构、特殊家庭、社区老年活动室等活动场所，为老年人提供诊疗服务。

中医药管理　2023年，胶州市获批4个青岛市中医药科技项目，里岔卫生院成功申报省级中医药特色医养结合示范基地，市心理康复医院获批青岛市中医神志病门诊，市中医医院推拿科、妇科、肾病科入选齐鲁中医药优势专科集群。市中医医院开展6期中医药适宜技术培训。开展三伏养生节、膏方节等活动，调查480户的山东省中医药文化素养水平，组织33人参与山东省中医医术确有专长考核县级初试，62人参与胶州市中医药知识技能竞赛、321人参与“健身气功・八段锦”比赛，组建中医药文化宣讲队伍20支，建设中医药文化基地、中医药文化知识角20个、省级中医特色村卫生室中医阁5个，开办中医药科普(养生)大讲堂16场。

党建工作　2023年，实施“红色领航、德医双强”工程，建立健全公立医院党建质量评价体系，开展庆祝中国共产党成立102周年“七个一”系列活动，举办全市卫生健康系统管理干部研修班和青年人才培训班。开展理论学习中心组学习12次,将习近平总书记关于卫生健康工作的重要论述汇编印刷成册,举办8期党员集中轮训班,各基层党支部开展学习研讨145次,建立"五项清单",完成整改销号4个,组织47个基层党组织检视问题98项,完成整改措施127项。成立中共胶州市紧密型县域医共体联合委员会,制发医共体章程、联合党委会议议事规则、党建联席会议制度,先后召开5次医共体联合党委会议。落实"党代表有约"制度22次,累计开展理论宣讲、健康宣教、爱心义诊等服务活动34场次。开展党员"双报到"活动,党员进行线上线下报到426人次,深化"共产党员先锋岗"创建,组织党员干部赴结对社区开展志愿服务210人次,认领群众"微心愿"90余次,签约家庭医生团队32个,接待咨询群众210余人次,发放健康宣传材料300余份。

精神文明建设　2023年,成立由党组书记、局长任组长的文明城市创建领导小组,将精神文明工作列入全市卫生健康系统高质量发展综合绩效考核指标,针对全市各医疗卫生单位在文明城市创建、文明行业等活动完成情况中的表现进行考核赋分,落实考核激励约束机制。市卫生健康局连续多年被评为省级文明单位,25家医疗卫生单位被评为青岛市文明单位。

群众满意度　2023年,建立群众诉求专人专办机制,多渠道公布院长热线,张贴"我'卫'您服务,您'健'言献策"投诉建议二维码,收集办结群众意见建议200余条。成立3个提升群众看病就医满意度督导组,常态化开展督导检查143次,发现解决问题195个。每季度开展1次满意度电话回访,结果作为年终高质量综合绩效考核重要参考依据,完成回访113223人次,办结市民诉求318件,收集意见建议940条。

大事记

2月22日,召开全市推进紧密型县域医共体建设启动会议。

3月19日,成立胶州市紧密型县域医共体联合党委。

3月21日,国家卫生健康委卫生发展研究中心党委书记、主任付强调研胶州市公立医院改革与高质量发展示范项目。

4月7日,召开全市卫生健康系统深化作风能力优化营商环境暨"项目落地年"专项行动动员会议。

5月6日,市妇幼保健院项目顺利封顶。

5月30日,市疾病预防控制局挂牌。

6月26日,九龙卫生院急救站启用。

7月8日,市中医医院新院区启用。

7月14日,被确定为青岛市整合型医疗卫生服务体系建设示范项目示范区(市)。

8月16日,举行胶州市医共体公共卫生专员聘任仪式。

9月7日,被确定为山东省县级疾病预防控制中心改革试点单位。

9月19日,召开胶州市适龄女生免费接种HPV疫苗首针启动仪式。

10月14日,举行"建功上合 最美有我"十大"最美"医疗机构授牌仪式。

11月10日,2023年山东省疾控系统重点传染病卫生应急联合演练活动开幕式举行。

11月28日,举行同济大学附属东方医院胶州医院高压氧治疗中心启动仪式。

12月12日,上合国际医疗健康管理中心启用。

12月25日,整合市疾病预防控制中心、市卫生健康综合监督执法大队组建市疾病预防控制中心。

12月27日,举办青岛市卫生健康服务在基层新闻发布会(胶州专场)。

荣誉称号　2023年,获山东省卫生健康工作先进集体、2022年全省新冠疫情信息报告工作表现突出集体、山东省新冠病毒疫苗接种工作表现突出的集体、山东省深化医药卫生体制改革真抓实干成效明显地区称号和青岛市数字健康变革创新大赛一等奖、山东省数字健康变革创新大赛优秀奖、青岛市重大传染病现场流行病调查处置技能竞赛团体组织奖。

党组书记、局长:赵建磊
党组成员、副局长:卿　军
党组成员、副局长、工会主席:侯湘波
办公电话:82289077
传真号码:82289557
电子邮箱:jiaozhouweisheng@qd.shandong.cn
邮政编码:266300
地　　址:胶州市行政服务中心东楼

同济大学附属东方医院胶州医院

概况　2023年,职工总数1231人。卫生技术人员1017人,其中正高级职称者24人、副高级职称者107人、中级职称者382人;行政后勤人员214人,其中正高级职称者2人、副高级职称者23人、中级职称者 27 人。规划床位 1000 张,开放床位 709 张。有山东省县域临床重点专科 1 个(神经外科),青岛市县域临床重点专科 3 个(心内科、消化内科、胃肠外科)。神经外科入选“县域强科”,杨松、赵波入选“县域优才”。设置职能科室 18 个,临床、医技科室 39 个。

业务工作　2023 年,门、急诊总量 505849 人次。出院病人 32041 人次,同比增长 41.66%,平均住院日 7 天。出院病人手术量 6809 人次,同比增长 11.11%。抢救危重病人 385 人次,同比增长 19.57%。医疗收入 51288.03 万元,同比增长 30.09%。

固定资产　2023 年,固定资产原值 48530.34 万元。

医疗设备　2023 年,拥有 1 万元以上设备 2477 台,其中,10 万元以上设备 672 台,100 万元以上设备 65 台。

基础建设　2023 年,占地面积 12.35 万平方米,总建筑面积 18.68 万平方米,其中临床医疗用房建筑面积 16.10 万平方米、办公用房建筑面积 2.58 万平方米。

卫生改革　2023 年,医院顺利通过“山东省卒中防治中心单位”评审,创伤中心获青岛市县级创伤中心单位,危重孕产妇救治中心为胶州市级重点中心,胸痛中心是山东省级胸痛救治中心。加强合理用药,点评处方 29151 张,医嘱 3613 张,麻醉药品处方和精神药品处方 2400 张。2023 年出院病人 31702 人,临床路径收治 25715 人,入径 20637 人,入径率 80.3%,完成率 97.6%,完成数占出院总人数的 63.5%。依托上海总部专家资源,心胸外科、心血管内科、神经外科、影像介入科、胃肠外科、脊柱外科等科室开展 30 多项省内、市内及院内的新技术新项目。顺利通过五级电子病历等级应用省级评审。继续实行医用耗材的 SPD 模式。

对外交流与合作　2023 年,上海市东方医院委派专家 442 人次,开展门诊诊疗 4469 人次、查房带教 496 次、讲座 191 次,开展手术(操作)1238 例,其中,开展四级手术(操作)472 例。参与组建“1＋3＋18”的紧密型县域医共体“总医院”管理模式。作为总医院带领其余 21 家医疗机构加快推进紧密型县域医共体建设,21 家成员单位通过绿色通道上转患者 2517 人次,其中,住院患者 1004 人次,占比 39.9%;住院手术患者 342 人次,其中,三、四级手术 234 例,占比 68.4%。医院下转患者 619 人次,做好跟踪随访工作。帮助成员单位完成 CT、DR 和心电图等远程影像诊断 27884 例,眼底筛查 17303 例,有效弥补其影像诊断能力的不足。下沉成员单位卫技人员 80 余人,技术下沉 938 次,开展门诊服务、带教等 6360 人次,接收医共体成员单位进修人员 80 余人,结业 50 余人。

人才队伍建设　2023 年,引进硕士研究生 21 人。发表学术论文 182 篇,其中 SCI 收录 1 篇、核心期刊 3 篇;出版论著 60 部,获授权专利 9 项。新增各级各类学会委员 242 人,其中副主委 8 人、理事 6 人。

科研工作　2023 年,对《青岛市 2022 年度医药科研指导计划》中获批的 9 项科研项目进行公示,列出年度分月推进计划,并进行监督;组织 20 项科研课题申报青岛市 2023 年度医药卫生科研指导项目;组织 13 项科研课题申报 2023 年青岛市自然科学基金项目;组织“选择性肾传入去神经化激活 ETBR 从而改善自发性高血压大鼠动脉压和血管重塑的作用研究”等 5 项科研课题申报 2023 年度山东省医药卫生科技发展计划项目;组织 2 项课题申报青岛市中医药卫生科研指导项目,其中“活络益脑方”通过激活 Sirt3 通路防治慢性脑缺血的机制研究获得重点项目;组织 1 项课题“基层医护人员心理健康、工作满意度与职业倦怠的关系”申报 2023 年全省公共卫生体系建设研究课题;组织 1 项课题申报 2024 年青岛市科技惠民示范专项项目;“新医改形势下公立医院财务管理探究”研究项目获青岛市 2023 年深化医改研究课题立项,并获得青岛市 2023 年深化医改研究课题研究成果三等奖;组织参与青岛市卫生健康委 2021—2023 年度青岛市优秀中医药学术论文、中医病历和中医护理文书评选,2 份中医病历分别获得优秀病历二等奖和三等奖,1 份中医病历获得鼓励奖;《中药温经活血方浴足治疗糖尿病下肢周围神经病变的疗效观察》一文获得优秀中医论文鼓励奖。

继续教育工作　2023 年,县域胸痛中心建设培训班、急性阑尾炎临床诊治研究进展等 22 项内容获批青岛市继续教育项目。承办第一届东方-胶州泛血管论坛、第二届东方胶州心血管慢病管理论坛暨东方胶州医院心衰中心启动会等学术会议,特邀上海、青岛专家到会授课;举办东方大讲堂活动,授课 6 期;举办“胸痛诊疗训练营”等学术活动。

医疗质量管理　2023 年,组织普法培训 9 次,内容涵盖《中华人民共和国医师法》《医疗机构管理条例》《疫苗管理法》等专项法律法规解读等内容;加强重点科室监控,督查首台手术 600 余台,接台择期手术 450 余台,急诊手术 150 台。质控输血申请单 2629

份,合格率达到100%,自体输血率51.8%,比上年提高18.8%;开展病案3日归档率管理,回收、整理病历32327份。通过HIS系统抽查各临床科室运行病历。开设入院准备中心,为患者提供“一站式”服务,简化患者住院流程;开设护理专科门诊,开设数量增加到7个;开展护理病区床旁结算业务,床旁登记11118人次,床旁结算13309人次,出院结算率提高到64%;修订护理会诊制度及流程,开展护理会诊263人次;开展“互联网+护理服务”300余人次;举办技能比赛、金点子大赛、科普大赛等竞赛。

公共卫生服务　2023年,全年报告传染病886例,报表准确率达到100%。做好慢病防治和死亡病例监测工作,报告意外伤害病例6013例,脑卒中、冠心病病例987例,死亡病例598例,肿瘤病例211例。完成各类查体67577人次,其中包括预防性体检17539人次、在押人员体检4453人次、高考体检6394人次、入职体检6159人次、征兵体检1807人次、健康体检14795人次、其他体检16430人次。做好妇幼健康工作,开展产前筛查990人次,糖尿病筛查1865人次,胎心监护8580人次,无创DNA产前检测225人次。

精神文明建设　2023年,开展门诊一站式便民服务,优化门诊流程,强化门诊服务,提升患者就医感受及满意度。积极开展门诊健康讲座,以“党建引领健康宣传”“同心九三健康行”等品牌为依托,通过线上线下成功开展36期讲座,累计听众达6000余人。优化服务意识,推行一站式服务,设立“三筛报销”“血费直报”“荣军减免”等窗口。

大事记

2月7日,获2022年度胶州市卫生健康系统综合考核优秀单位称号。

4月9日,省卒中中心到院开展现场评审认证。

5月12日,青岛市人大常委会委员、市人大教科文卫委员会主任委员刘鹏照一行到院调研。

7月23日,获评青岛市老年医学会心脏康复专业委员会主委单位。

8月23日,省“四进”督导组到院调研群众看病就医不够便利工作。

10月21日,国家医保局调研组专家李世旭一行到院调研DRG付费改革情况。

11月8日,通过2023年度五级电子病历实证材料省级专家审核。

11月8日,青岛市卫生健康委副局级领导干部吕富杰一行到院督导青岛市县域临床重点专科建设情况。

11月27日,省卫生健康委体改处处长于晓刚一行到院开展公立医院改革与高质量发展示范项目中期评估工作。

11月28日,高压氧治疗中心启用。

12月5日,省“四进”督导组刘印河一行到院督导安全生产工作。

12月7日,省癌症中心一行到院调研县级癌症中心建设工作。

12月12日,上合国际医疗健康管理中心启用。

荣誉称号　2023年,获青岛市首届医学科普创作大赛优秀奖、第十一届“健康杯”输血前免疫血液学检测技能大赛二等奖、2023年度深化医改工作先进单位、2023年度医疗质量管理工作先进单位、“建功上合 最美有我”十大“最美”医疗机构、2023年度结核病防治技能竞赛三等奖、2023年度妇幼健康职业技能竞赛优秀团队等荣誉。

院　　长:刘中民
党委书记:陈国涵
党委副书记、执行院长:于　泓
党委副书记、副院长:韩　松
副 院 长:童宏华
党委委员、副院长:钱　正、王广金、吕希峰
党委委员(挂职):李虹霞、李铁岩
院办电话:57700899
传真号码:57700019
电子信箱:dfjjyy@qd.shandong.cn
邮政编码:266300
地　　址:胶州市站前大道89号(东院区)
胶州市广州北路88号(西院区)

(撰稿人:刘盛盛)

胶州市中医医院

概况　2023年,胶州市中医医院主体搬迁至湖州路180号,总占地面积20422.36平方米,总建筑面积29265.09平方米,床位设置420张。职工342人,其中,卫生技术人员281人(高级职称41人,中级职称56人)。设置职能科室13个、临床科室30个、医技科室8个。

业务工作　2023年,门诊量13.01万人次,收治住院病人7757人次,出院7694人次,床位使用率

73.33%。

固定资产　2023年，固定资产总值16871.48万元，比上年增加1373.05万元，增长8.86%。

医疗设备更新　2023年，引进手术显微镜、脉冲Nd:YAG激光治疗机、中心监护系统、全自动制丸机、全自动医用PCR分析系统、电动骨动力系统、飞利浦彩色超声诊断系统等新进设备。

医疗特色　2023年，推行18项医疗核心制度，做好医疗质控工作。针对科室质控工作开展情况、门诊及住院病历书写、出院病历归档及时率、抗菌药物合理应用等方面开展督导检查。全年未出现医疗安全事故。定期邀请北京、上海、济南等地知名专家来院坐诊、手术，聘请胶州市知名专家马云山、高振中、张洪林、管强常年坐诊，派出医师、药师、护师等各专业骨干到知名医疗机构进修学习。通过校园招聘、社会公开招聘等方式引进各专业研究生、本科生。参加国家、山东省、青岛市公立中医院绩效考核，在全省二级中医医院中排名不断提升，由2022年第三季度的第92名(共93家医院)提升到2023年第三季度的第68名(共95家医院)。

2023年，开展新项目新技术。9月，儿科开诊。呼吸内科开展院内第一例气管插管有创呼吸机辅助治疗，成功抢救大气道阻塞病人，完成气管镜检查及治疗244例。消化内镜室开展新业务内镜下黏膜切除术(EMR)、内镜下黏膜剥离术(ESD)，完成胃镜检查及治疗1396例，肠镜检查及治疗1149例。治未病科对颈肩腰腿痛患者开展中药塌渍治疗。康复科开展穴位埋针治疗、本体感觉神经肌肉刺激训练、上下肢智能康复机器人训练。老年病与肿瘤科开展肿瘤靶向治疗、免疫治疗。外科开展输尿管镜下输尿管狭窄扩张术、经尿道膀胱镜钬激光碎石取石术、经尿道膀胱肿瘤激光切除术、显微镜下血管神经肌腱吻合手术、腰椎骨折切开复位钉棒系统内固定、中西医结合治疗肛肠疾病。耳鼻喉科开展鼻内镜下全组鼻窦开放术。妇科开展盆底康复项目，包括磁刺激和生物电反馈治疗。皮肤科开展中药外敷面膜治疗黄褐斑、色素性疾病，中药结合激光美容项目。特检科肌骨超声检查200余人次。麻醉科开展无痛纤维支气管镜检查术、中心静脉穿刺置管术。神经内科开展运动神经元病的康复治疗。护理科开展长期输液病人PICC置管、中长导管穿刺等。体检科工作平稳有序开展，全年办理健康证50657人次，职业病健康查体1183人次，其他健康体检8870人次。

中医药特色　2023年，开展中医健康干预，推动中医药健康文化普及。响应国家中医药管理局印发的优势病种中医诊疗方案，并结合医院本专科有效的中医技术和方法，在全院各科室开展中医5个全科化建设。开展中药封包、穴位埋针、中药塌渍、穴位贴敷、针刀、督脉灸、隔物灸、耳穴压豆等20余种中医特色治疗项目。中医日间病房业务不断拓展，内分泌与肾病科、针灸推拿科、妇科、皮肤科、心内科、消化内科、老年病与肿瘤科、神经内科、呼吸内科、儿科均开展日间病房服务，且中医日间病房病种增加到19个。刘存志岐黄学者工作室、享受国务院政府特殊津贴专家王彦刚名中医工作室、山东省名中医药专家杨佃会教授工作室、系统辨证脉学传承工作室等一系列国家级、省级专家工作室在医院落户揭牌。“三子流派诊疗法”入选胶州市非物质文化遗产。肾病专业、推拿专业和妇科入选齐鲁中医药优势专科集群成员专科。

卫生改革　2023年，进行医保支付方式改革，积极推进DRG付费。成立DRG工作专班，制订DRG付费的实施方案和监督管理办法，定期开展政策理论学习培训。住院病历质控通过率100%，结算清单上传率100%、入组率100%。选择14个专业120个病种实施临床路径管理，入径4484人，入径率78.02%，完成率96.25%。作为医共体次中心中医专业院区，医院落实医共体内人员柔性流动、双向交流机制。派出专家到里岔卫生院、胶莱中心卫生院、阜安街道社区卫生服务中心帮扶，帮助基层医疗机构开展心脏B超检查、揿针治疗胸背部筋膜炎等新技术新项目。接收基层医疗机构专业人员来院进修。通过远程医学中心平台开展远程影像诊断409例。

院感管理　2023年，重新梳理医院感染管理委员会人员名单，完善科室感染管理小组。制订院感知识培训计划，分批分层次组织院内培训16次，500余人次。加强重点科室、重点环节、重点区域消毒效果及环境卫生学监测，取样1132份，合格1090份，未合格的通过整改追踪监测全部合格。开展现患率调查，实查率98.39%，医院感染现患率为0，监测紫外线灯管304根，监测到多重耐药菌病人40例，均落实管控措施。

传染病防治　2023年，报告结核病204例，全部给予免费抗结核药物治疗，并按时完成结核病随访信息上报。及时随访慰问麻风病人，详细了解麻风病患者在医疗、康复、生活等方面的实际问题，并为麻风病患者送去药品和生活物品。报告梅毒、乙肝、淋病35

例，食源性疾病上报 144 例，发热患者上报 215 例，按时完成各项月报、季报及各种临时性报表，各类报表完整、准确、及时。

科研工作　2023 年，组织专家参与编写《胶州中医传承纪略》。入选青岛市中医药科技项目 2 项："化肝煎合失笑散加减治疗气滞血瘀型慢性萎缩性胃炎的临床疗效研究""难治性胃食管反流病与幽门螺旋杆菌感染的相关性及其中医证型的研究"。立项并结题青岛市卫生健康系统主题教育暨政策研究课题"对中医日间病房政策的思考与研究"。"'三子流派'对'和法'的继承发展"获齐鲁中医药文化研究优秀成果奖。"散寒舒筋散熨治肩周炎"入选山东省第二批临床优势技术入库项目。

继续教育与中医药推广　2023 年，完成青岛市继续医学教育项目 10 项，包括守"胃"健康，无惧无"幽"，幽门螺旋杆菌感染的中西医结合诊疗培训班，肺结核的中西医结合诊疗培训班，中西医结合治疗急、慢性盆腔炎，中医药联合免疫、靶向药物对肺癌的特色治疗，上消化道出血的中西医结合诊疗，带状疱疹的中医外治疗法，经方在神经系统疾病中的应用，中西医结合治疗痔疮的进展和优势，等等。作为胶州市中医适宜技术推广中心，医院为全市乡镇卫生院进行中医适宜技术培训 6 次，开展中医药(科普)大讲堂活动 22 场次。

精神文明建设　2023 年，定期召开党委会。落实"第一议题"制度，及时传达学习贯彻上级精神，研究部署提升医院综合诊疗能力和发挥中医药特色优势的目标和举措。相关工作经验在青岛市第二批主题教育工作推进会典型材料刊发，主要负责同志代表胶州市卫健系统参加中央主题教育第九巡回指导组座谈交流。

大事记

2 月 13 日，胶州中医"三子流派"诊疗法入选胶州市第六批胶州市非物质文化遗产。

3 月 23 日，肾病科、妇科、推拿科 3 个专科入选第三批齐鲁中医药优势专科集群建设成员单位。

7 月 8 日，举行胶州市中医医院新院区启用暨山东省中医院医联体签约揭牌仪式。

7 月 8 日，"胶州中医药文化宣教基地"建成开放。

7 月 14 日，获齐鲁医派系统辨证脉学流派工作站授牌。

7 月 15 日，举行胶州市中医药大讲堂及中医药适宜技术推广培训活动。

8 月 10 日，成功开展首例无痛电子支气管镜检查。

8 月 21 日，"化肝煎合失笑散加减治疗气滞血瘀型慢性萎缩性胃炎的临床疗效研究"等 2 项课题获 2023 年度青岛市中医药科技项目立项。

9 月 8 日，王彦刚名中医工作室落户揭牌。

9 月 13 日，儿科门诊开诊。

9 月 30 日，青岛市委常委、胶州市委书记张新竹一行到医院调研新院区运行和中医药工作开展情况。

10 月 8 日，杨佃会名中医工作室落户揭牌。

11 月 24 日，举行胶州市医学会中医专业委员会成立大会暨 2023 年中医学术会议。

荣誉称号　2023 年，获青岛市文明单位、青岛市药品不良反应监测工作表现突出集体、胶州市"建功上合　最美有我"系列选树活动十大最美医疗机构、胶州市卫生健康系统综合考核优秀单位、胶州市医疗质量管理工作先进单位、胶州市深化医改工作先进单位称号和胶州市卫生健康系统中医药知识竞赛团体一等奖、胶州市"健身气功·八段锦"比赛团体一等奖。

党委书记：匡　如
党委专职副书记：赵成军
副 院 长：张晔华、况宝萍
院办电话：81822807
传真号码：81822815
公务信箱：jzszyyy2020@qd.shandong.cn
邮政编码：266300
地　　址：胶州市湖州路 180 号

（撰稿人：王　纯）

胶州市心理康复医院

概况　2023 年，占地面积 2.3 万平方米，建筑面积 2.2 万平方米。在职在编职工 142 人，编外用工 164 人，职工总数 306 人。其中，卫生专业技术人员 255 人，占职工总数的 83.33%；行政工勤人员 51 人，占职工总数的 16.67%。卫生专业技术人员中，正高级职称者 12 人，副高级职称者 35 人，中级职称者 64 人，初级职称者 144 人，分别占 4.71%、13.72%、25.10%、56.47%。医生与护士之比为 1∶2.84。编制床位 500 张，实际开放 560 张。编制科室 50 个，实有 13 个职能科室、14 个临床科室和 11 个医技科室。

业务工作　2023 年，门诊量 94595 人次，同比增长 17.17%；收治住院病人 5720 人次，同比增长 50.21%。

业务收入　2023 年，业务收入 8353 万元，同比增长 14.93%。

基础建设　2023 年，推进停车位规划建设，3 月将门诊楼前花园改建为停车场，整体布局 27 个停车位，包含 1 个无障碍车位。9 月改造消化内镜室。

医疗设备更新　2023 年，投入 163.8 万元购入胃肠镜 1 套；加配经颅超声神经肌肉刺激治疗仪 1 台、心电图机 2 台。

医疗特色　2023 年，开设青少年心理门诊、学习困难门诊、睡眠医学门诊；临床心理科病区提档升级，设置开放床位 250 张，突出心理科病区的心理治疗特色，开展"叙事护理"服务模式，收治住院患者 355 人次，门诊服务 9500 余人次。

科研教学　2023 年，特邀国家、省知名专家定期来院坐诊、查房、讲学 13 次；派出进修心理咨询、心理治疗 3 人，参加学术交流 160 余人次；开展医疗、护理、院感培训 41 次 3200 余人次；引进医疗、检验等岗位职工 22 人。接受滨州医学院本科实习生 9 人，教学查房 30 余次。5 月 1 日，与山东省精神卫生中心联合开展阿立哌唑口溶膜与阿立哌唑口崩片治疗精神分裂症的有效性与安全性的随机、对照研究。5 月 26 日，举办鲁东地区镇静催眠药物交流论坛。11 月 17 日，与青岛工学院在科研教学等方面合作并签署合作协议。

学科建设　2023 年，4 月 1 日，临床心理科病房启用。11 月 3 日，成立名医工作室，与北京回龙观医院、北京安定医院、上海市精神卫生中心等医院的专家及省内专家合作，邀请专家 13 次，服务 130 余名患者。6 月，与省精神卫生中心续签医联体合作协议，并成立儿童青少年心理行为专科联盟，邀请省精神卫生中心专家坐诊。

继续教育　2023 年，安排 1 人至山东省精神卫生中心进修，1 人至上海精神卫生中心进修，1 人至山东菏泽曹县对口支援。通过线上线下多种形式，开展医疗培训 13 次 1300 余人次。完成规培 1 人，规培在读 4 人。

社会心理服务工作　2023 年，接听 24 小时心理热线 1192 起，成功解决危机 2 起，现场危机干预 1 次；成立心理科普专家团队，开设精品课程 18 个，组织"六进"和"四送四进四提升"活动，开展心理健康讲座 50 余场、心理沙龙 12 场；接待省内外参观交流 15 次；建立心理科普 VR 线上云展厅，在青岛卫生健康委网站上线；与胶州市妇联共建胶州市"家庭教育指导服务站"；1 人获评青岛市优秀社会心理服务专家。

精神疾病防治　2023 年，在册严重精神障碍患者 5266 名，规范管理 5231 人，规范管理率 99.34%，在册患者服药率 99.89%，精神分裂症患者服药率 99.82%。按照"应收尽收，应治尽治"要求，免费救治危险性评估三级及以上患者、六类重精免费医疗患者 1.7 万余人，费用 597 万余元；做好免费送医送药上门服务，为 30 人发放药品 2 万余元，做好病情评估、调整诊疗方案及心理疏导等服务工作；推广免费注射长效剂针 122 例，减轻患者家庭经济负担。辅助性就业中心运行良好，安置符合条件的残疾职工 58 人，从事手工制作、帮炊、保洁等，中心为职工提供社保和劳动报酬，给残疾人群提供劳动技能培训、实践和融入社会的良好平台。关注特殊群体及重点群体心理健康，组织志愿服务走进自闭康复学校、敬老院、失独家庭。在世界精神卫生日、睡眠日、阿尔茨海默病日等，开展健康义诊 10 次、巡诊 6 次。

党建工作　2023 年，开展主题教育，通过集中学习、分散自学、"三会一课"、"主题党日＋"、书记讲党课、邀请讲师宣讲等深化理论学习，系统梳理问题 3 条，形成问题清单，全部完成整改；落实深化作风能力优化营商环境暨"项目落地年"专项行动要求，查摆整改问题 3 条；通过"发现榜样"、"向党说句心里话"、走访慰问老党员、"学习强国"竞赛等形式，庆祝中国共产党成立 102 周年；组织"党章党规双周专题学习"，提升党务工作者素质能力；开展"双报到"，党员参与社区活动。1 人获胶州市"中国梦 · 新时代 · 新使命"百姓宣讲二等奖。开展作风"自画像"活动，查摆形式主义、官僚主义问题；强化廉政教育，组织主题宣讲、警示教育。张贴投诉二维码、热线，畅通监督途径，开展"正行风、优服务、树形象"改善服务大提升专项行动，拒收红包 57 个，上交退还红包 9 个 3.6 万元。

精神文明建设　2023 年，开展门诊一站式便民服务，优化门诊流程，强化门诊服务，上线门诊叫号系统、自助缴费系统、检查检验互认系统。做好心理健康服务的引领和示范工作，成立心理科普专家团队，组织"六进"和"四送四进四提升"活动，建立心理科普 VR 线上云展厅，成立"家庭教育指导服务站"，开展心理健康讲座、健康义诊、巡诊。"呵护心灵"志愿服务队，开展文明志愿服务、无偿献血、扶贫帮困等活动。

大事记

4 月 1 日，临床心理科病区启用。

5月1日,与山东省精神卫生中心联合开展阿立哌唑口溶膜与阿立哌唑口崩片治疗精神分裂症的有效性与安全性的随机对照研究。

5月13日,举办齐鲁精神卫生交流会暨青岛市社区严重精神障碍患者应用第二代长效针剂治疗管理培训班。

5月15日,学习困难门诊开诊。

5月26日,举办鲁东地区镇静催眠药物交流论坛。

6月1日,胶州市精神残疾人辅助性就业中心启用。

11月3日,与北京、上海等地及省内专家合作成立名医工作室。

11月10日,承办青岛市精神卫生高峰论坛暨精神疾病专科联盟推进会。

11月17日,与青岛工学院在科研教学等方面合作并签署合作协议。

12月26日,医院消化内镜室启用并顺利开展首台无痛胃肠镜手术。

荣誉称号 2023年,获卫生健康先进单位,医疗质量管理先进单位,青岛市助残先进集体,东西协作先进单位,2023年度全市医疗机构法治建设评估优秀单位称号和青岛市第二届优秀护理质量改进项目一、二级医院一等奖,青岛市第十一届"健康杯"精神卫生临床诊疗技能大赛(团体)三等奖。获评医疗器械不良事件监测工作表现突出集体。

党总支书记、院长:张道强
党总支专职副书记:叶 钝
副 院 长:白剑文、逄德堂
院办电话:58566619
电子信箱:jzsxlkfyy@qd.shangdong.cn
邮政编码:266308
地 址:胶州市扬州西路93号

(撰稿人:陆 梅)

胶州市卫生健康综合监督执法大队

概况 胶州市卫生健康综合监督执法大队是隶属胶州市卫生健康局的副科级公益一类事业单位。2023年,在职职工37人,离退休人员30人。在职职工中,专业技术人员12人,占职工总数的32.43%;管理岗位人员24人,占职工总数的64.86%;工勤岗位人员1人,占职工总数的2.70%。卫生技术人员中,有高级职称者4人,中级职称者7人,分别占33.33%、58.33%。设综合业务科、公共场所科、职业卫生科、医疗机构科、法制科和计划生育科6个科室。承担全市公共场所卫生、生活饮用水卫生、学校卫生、医疗卫生、职业卫生、消毒产品经营单位、餐饮具集中消毒单位以及计生执法等监督执法工作任务。

业务工作 2023年,监督覆盖率、"双随机"任务完成率、手持终端应用率均达100%,获胶州市委、市政府授予的"卫生健康工作先进单位"称号。开展第二批主题教育,开展主题党日、集中学习、交流研讨等活动。新培养入党积极分子2名。举办全市卫生监督执法业务、医疗机构依法执业、职业卫生分类监督执法等各类培训班,定期开展法制稽查、案卷评查。1人入选青岛市卫生健康行政处罚案件质量控制中心专家库。全力做好群众诉求处理,累计受理投诉300余起。开展打击非法医美专项行动,监督检查重点区域各类美容机构180余家。开展生活美容场所、住宿场所法律知识培训。在"五一""十一"等假日期间,对青岛胶东国际机场周边酒店卫生进行全面排查。组织精干力量圆满完成"双链"论坛暨上合博览会等系列重大活动卫生监督保障任务。创新形成职业卫生监督检查"三式"服务举措,相关经验做法被青岛市卫生健康委"深化作风能力优化营商环境"专项行动指挥部推广。开展医疗美容、精神卫生、职业病防治、消费者权益保护等宣传活动。组织开展医疗美容、医疗机构依法执业等各类专项监督检查,监督检查单位达1100户次。强化职业卫生监督,检查存在职业病危害企业100余家,抽检存在职业病危害单位55家,结果均合格。强化公共场所卫生监督,对全市1270余家美容美发、洗浴、住宿单位开展拉网式检查,对全市12处游泳场所、260余台饮水机进行专项检查。加强学校卫生监督,检查各类学校、托幼机构270余所;完成中、高考等各类大型考试保障任务。严格监督餐饮具集中消毒服务单位,在青岛市2023年餐具饮具集中消毒服务单位量化分级评定中,1家单位获得A级单位。开展消毒产品抗(抑)菌制剂专项检查,检查消毒产品生产、经营、使用单位230余家。

大事记

6月15日,承担"上海合作组织产业链供应链论坛暨2023上合国际投资贸易博览会"卫生安全保障工作。

10月16日,开展胶州市餐(饮)具集中消毒服务单位卫生监督工作专题调研会。

10月26日,举办胶州市公共场所卫生法律知识培训会议。

11 月 25 日，开展胶州市消毒产品生产经营企业卫生监督工作专题调研会。

党支部书记、大队长：郭　辉

副大队长：宋志磊、贤振平、徐　强

党支部副书记：潘福刚

办公电话：82289028

电子邮箱：jzswsjkjdzfdd@qd.shangdong.cn

邮政编码：266300

地　　址：胶州市常州路 13 号

（撰稿人：张　博）

胶州市疾病预防控制中心

概况　2023 年，总建筑面积 3200 平方米，其中，实验室建筑面积 1600 平方米。在编职工 107 人，其中，专业技术人员 90 人，本科及以上学历 95 人，正高级职称者 4 人，副高级职称者 12 人，中级职称者 29 人。设综合科、免疫规划科、疾病防制科、健康教育科、业务与应急管理科、学校卫生科、健康危害因素监测科、健康指导科、慢性病与地方病防制科、药械科、中医防病科、职业卫生科、质量管理科、微生物检验科、理化检验科 15 个职能科室。

党建与群团工作　2023 年，每月开展"主题党日＋"活动，组织召开党员大会。完成党总支委员会换届工作，开展春季集中教育培训、廉政座右铭等活动。完成学习习近平新时代中国特色社会主义思想主题教育活动。1 人预备党员转正，有 5 名入党积极分子。

标准化建设　2023 年，编制 112 人，在编 107 人，达到标准化建设标准。人均建筑面积 32 平方米，未达标准，启动迁址新建工作，完成征地工作。建成负压生物安全实验室 2 个，配备移动 PCR 实验室 1 台。

新型冠状病毒防控　2023 年，持续做好疫情报告、医疗卫生机构疫情监测、社区监测、口岸监测、城镇污水监测和重点场所及聚集性疫情监测等新冠病毒监测工作，每周汇总分析监测数据，科学研判疫情流行趋势。根据 60 岁以上人群新冠病毒疫苗接种情况摸底调查数据、65 岁以上纳入重点人群健康管理服务范围的老年人数据、居民健康档案等，持续开展老年人新冠病毒疫苗个案随访工作，全市 60 岁以上老年人新冠疫苗个案管理率达到 99.77%。

病毒核酸检测　2023 年，实验室承担全市应急检测任务、大型活动保障任务及新型冠状病毒常态化抽检工作。检测新型冠状病毒样本 6813 份。开展猴痘病毒、诺如病毒、肠道病毒、流感病毒、百日咳等项目的核酸检测，检测 371 份。

传染病防控　2023 年，报告法定报告传染病 18 种 6202 例。其中，乙类传染病新型冠状病毒感染 2115 例、乙肝 816 例、梅毒 291 例、肺结核 233 例、丙肝 52 例、猩红热 33 例、淋病 18 例、戊肝 14 例、出血热 13 例、艾滋病 11 例、布病 9 例、甲肝 3 例、百日咳 2 例、痢疾 1 例、伤寒 1 例、疟疾 1 例；丙类传染病流行性感冒 1706 例、手足口病 694 例、其他感染性腹泻病 145 例、流行性腮腺炎 43 例、斑疹伤寒 1 例。处理传染病自动预警信息系统信息 257 次。

艾滋病防控　2023 年，有艾滋病初筛实验室 5 个、艾滋病检测点 18 个。报告 HIV 感染者和艾滋病患者 26 例，其中艾滋病病人 8 例，男性 23 例、女性 3 例，20 例为男男同性传播，6 例为异性传播。新发现病例中男男同性传播占 76.9%，成为全市艾滋病主要感染途径。对本地现有 276 名艾滋病病毒感染者和病人进行随访和查体，其中 274 人接受抗病毒治疗，治疗覆盖率达到 99.28%，正在接受抗病毒治疗病人每年 CD4 检测比例达 100%，病毒载量检测达到 100%，艾滋病病毒感染者和病人的配偶/固定性伴艾滋病抗体检测率达到 100%，新报告和既往报告的艾滋病病毒感染者和病人结核病筛查率达到 100%。

结核病防控　2023 年，登记结核病人 243 例，其中病原学阳性 141 例，病原学阴性 90 例，结核性胸膜炎 12 例，并对所有病原学阳性患者的密接接触者进行筛查。发现耐药患者 5 人，全部纳入治疗并进行管理。登记学校师生病例 23 例，其中学校工作人员 3 例、学生 20 例(本辖区学校病例 14 例)。开展结核病健康促进活动 10 次。

免疫规划　2023 年，1～7 岁儿童国家免疫规划疫苗全程接种率达到 97.54%；开展入托、入学接种证查验与补种工作，对 200 余所托幼机构和学校的预防接种证查验工作覆盖率达到 100%，完成 39999 人次入托、入学查验，补种 1464 人次。开展适龄女生 HPV 疫苗免费接种服务，为新进入七年级且无 HPV 疫苗接种史的女生免费接种国产双价 HPV 疫苗，接种人数 3976 人，接种率 81.4%。依托妇幼保健院设立 1 处特殊健康状态儿童评估门诊和接种门诊，打破"免疫接种"和"疾病诊治"之间的壁垒，对特殊健康状态儿童进行全面、科学、合理的预防接种前身体状况检查和评估，完成 13 例特殊健康状态儿童接种前评估。建成 1 处预防接种规范化培训基地。投入智慧化预防接种门诊建设经费35万元，为儿童预防接种门诊配备多功能综合排队终端、预防接种电子告知签核系统和信息验证系统、留观信息综合显示屏等设备。加强疑似预防接种异常反应(AEFI)监测和报告工作，上报AEFI个案38例，组织召开7例疑似预防接种异常反应调查诊断会。开展“4·25全国儿童预防接种日”“7·28世界肝炎日”宣传活动和“四进四送四提升”送疾病防控知识主题教育活动。

慢病防治　2023年，审核死因登记报告卡8249份；审核肿瘤监测报告卡2388份；审核心脑血管监测报告卡5404份；审核意外伤害监测报告卡21508份。按季度对辖区各监测点慢性病监测数据进行通报。完成2023年死因、肿瘤、心脑血管、意外伤害监测报告。完成4家市级综合医疗机构和18家基层医疗卫生机构慢性病和意外伤害监测工作的督导2轮次、培训1次。

地方病和寄生虫病防制　2023年，开展碘缺乏病监测。采集家庭食用盐样300份:其中孕妇家中食用盐样100份、8～10岁儿童家中食用盐样200份，通过检测，碘盐161份，非碘盐139份，非碘盐率46.33%，碘盐覆盖率53.67%。161份碘盐中，合格碘盐126份，不合格碘盐35份，碘盐合格率78.26%，合格碘盐食用率42.00%；采集学校食堂食用盐样5份，通过检测，其中碘盐3份合格，非碘盐2份合格，合格碘盐食用率60%。抽取200名8～10岁儿童采用B超法进行甲状腺检查，198名学生甲状腺正常，2名学生甲状腺容积大于正常值，全市8～10岁儿童甲肿率1.0%。完成“三热病人”血检600例；开展蚊媒密度监测，主要以库蚊为主，未监测到中华按蚊。开展蚊媒种群监测，捕获蚊虫324只，其中库蚊247只，占76.23%；伊蚊68只，占20.99%；其他蚊种9只，占2.78%；无中华按蚊。

基本公共卫生服务项目　2023年，组建6组医防融合团队，覆盖全胶州市12个镇街，18家基层医疗机构。医防融合团队成员包括18名疾控中心的公共卫生专员、6名同济大学附属东方医院胶州医院的临床专家。完成年度2次技术指导和2次绩效评价，其中第二季度和第三季度绩效评价过程中，由具有临床专业背景的专家重点负责老年人健康管理、高血压和糖尿病患者管理档案的服务规范；对全市18家项目单位的项目参与人员500余人进行现场培训。组织开展慢性病患者健康自我管理小组活动，召开培训会。

国家心血管病高危筛查与综合干预项目　2023年，心血管项目复筛任务量500人，完成524人，完成率104%；高危调查任务量250人，完成275人，完成率110%；短期随访任务量250人，完成253人，随访干预完成率101%。长期随访任务量3422人，完成3506人，随访干预完成率102%，其中面访率77%。胶州市2023年度项目工作综合排名全国第18位，获评2023年度先进项目点。

病媒生物防制　2023年，采用鼠夹法及鼠径法对鼠密度进行监测，环境包括居民区、农村、特殊行业；布鼠夹2400个，有效夹2360个，捕获鼠26只，年平均鼠密度为1.1%；其中城区居民区捕鼠5只，平均鼠密度为0.84%；农村自然村捕鼠15只，平均鼠密度为1.20%；特殊行业捕鼠6只，平均鼠密度为1.02%，其中褐家鼠、小家鼠为优势种，农村自然村捕到黑线姬鼠。冬春季节灭鼠后，鼠密度有明显降低。

食品安全风险监测工作　2023年，对153份相关食品进行采样监测，包括超市、农贸市场、商店、种植基地等地，所采样品中蛋及蛋制品中无菌蛋10份、肉与肉制品中生鲜畜肉(非冷冻)10份和本地特产熟食10份、水产动物及其制品中双壳贝类10份、即烹预制菜10份、焙烤食品5份和膨化食品5份由中心自检，其余送青岛市疾病预防控制中心或各区(市)疾病预防控制中心进行检测。根据检测实验室反馈结果，肉与肉制品、蛋及蛋制品、餐饮食品、水果及其制品、酒类、巧克力及其制品、淀粉及淀粉类制品、谷物及其制品、焙烤食品、膨化食品和即食麦片无超标项目；水产动物及其制品部分样品存在砷、镉超标的情况，坚果及籽类部分样品存在黄曲霉素B1超标的情况，蔬菜及其制品中黄瓜存在噻虫嗪超标的情况。

食源性疾病管理及暴发处置　2023年，9处监测哨点医院及辖区内哨点医院共上报食源性疾病病例6873例。完善常态化应急备勤值班制度，部署16个调查处置组，快速处置各类食源性疾病事件。调查处置各类疑似食源性疾病暴发事件13起，调查处置率达到100%。

生活饮用水监测　2023年，合理布设36个监测点，每个监测点6份水样，采集管网末梢水水样504份，覆盖全市12个镇街，包括医院、学校、居民区、机关单位等场所，采样流程规范、科学。对采集水样开展余氯、微生物、金属等常规指标的检测检验。完成国家健康危害因素监测平台上报工作。完成生活饮用水基本情况调查、水源类型及供水方式调查、供水单位基本信息调查等。

健康教育与促进　2023 年，指导建成 3 处健康乡镇和 2 处健康街道；11 个健康村、3 个健康社区、3 个健康企业、5 个健康机关、10 所健康学校、24 个健康家庭、11 个职业健康达人。指导建成中医医院中医药文化健康教育基地 1 处，经青岛市卫生健康委专家评审，被评为青岛市市级健康教育基地。组织卫健系统职工开展青岛市无烟家庭申报工作，胶州卫健系统建成青岛市无烟家庭 122 家。组织参加胶州市健康教育岗位技能竞赛，遴选选手参加青岛市卫生健康委、青岛市总工会举办的青岛市健康教育岗位技能竞赛，获得团体三等奖。完成居民健康素养监测入户调查工作，国家监测点完成 285 份问卷，青岛市、胶州市监测点完成 996 份问卷，合计完成有效问卷 1281 份。胶州市 2023 年居民健康素养水平为 37.1%；完成 2023 年胶州市成人烟草流行监测入户调查工作，调查 523 份问卷，完成有效问卷 513 份，胶州市成人吸烟率为 18.20%。

实验室检测　2023 年，完成农村饮水安全项目枯水期、丰水期和城市供水 4 个季度 84 份水样检测；完成 100 份青岛市各区（市）送检的理化食品中污染物铝的检测，结果均未超标；完成对微生物食品风险检测项目 40 份样品及 10 份当地熟食的 22 项微生物检测，均未检出；完成对 69 家工作场所中苯、甲苯、粉尘、游离二氧化硅等有毒有害物质共 1870 余份检测。检测布病 203 份；完成省哨点项目艾滋病、梅毒、丙肝检测 400 人份；完成艾滋病筛查女性性工作者 197 人份、男男同性传播 119 人份、自愿检测人群 1103 人份；完成检测盐碘 305 份、尿碘 300 份、水氟 89 份。

2023 年，参加中国疾病预防控制中心组织的水中氟化物、砷、氯酸盐 3 个项目的实验室间比对，考核结果合格；参加山东省地方病防治研究所组织的 2023 年盐碘、尿碘的实验室质控考核，考核结果合格；参加山东省职业病防治研究院组织的工作场所危害因素苯、氨、铅、游离二氧化硅的项目盲样考核，考核结果合格；参加山东省疾控中心开展的新型冠状病毒核酸检测室间质评 2 次，考核结果优秀；参加山东省临床检验中心开展的新型冠状病毒核酸检测室间质评 2 次，考核结果优秀。参加青岛市疾病预防控制中心开展的菌落总数考核，考核结果满意；参加青岛市疾病预防控制中心开展的艾滋病、梅毒室间质评考核，考核结果优秀；对全市 18 个艾滋病检测点进行盲样考核并组织抽检 6 家艾滋病检测点进行现场督导考核。举办全市艾滋病性病防控工作暨检测技术培训班；接受市级 4 次实验室生物安全督导；参与 9 起应急处置检测工作；实验室人员内部培训和外出培训 54 人次。为促进医防融合，完成青岛市临床检验（精准诊断）专科联盟协议签署。

重点职业病监测与风险评估　2023 年，累计对 69 家企业进行职业卫生采样监测，符合项目要求企业 62 家，填报数据 60 家，其中噪声超标 2 家，二甲苯超标 1 家，乙苯超标 1 家，出具检测报告 7 家；12 月顺利通过职业卫生技术服务机构资质延续认可。累计对 87131 条职业查体机构上传体检数据进行审核，新增职业病 7 例，其中硅肺 1 例、电焊工尘肺 1 例、职业性噪声耳聋 3 例、中暑 1 例，金属及其化合物粉尘肺沉着病 1 例；疑似职业病 4 例；农药中毒病例报告信息 26 例，其中生产性自服导致中毒 2 例，其他均为非生产性自服。通过上门和电话随访核实尘肺病患者信息 44 人次，其中死亡 1 例，随访率 100%。新增一家公立医院为尘肺哨点筛查医院，全年呼吸系统门诊就诊 8387 人次，对其中尘肺样改变 4 人进行调查；累计对电子厂 100 名一线员工进行职业健康素养调查；对全市 20 家放射诊疗机构、4 家非医疗机构开展基本情况调查。

2023 年，配合青岛市疾控中心对胶州市 14 家企业进行危害治理验收，全部验收通过；指导青岛益海嘉里食品有限公司健康企业创建，并顺利通过市级健康企业评审；配合省职防院和青岛疾控专家组对山东经纬检测技术有限公司开展质控考核；利用职业病防治法宣传周等契机广泛开展职业病防治知识宣传教育和现场指导，发放职业病防治宣传材料 2 万余份。8 月，组织参加青岛市第十一届“健康杯”工作场所职业病危害因素监测技能大赛，获得团体赛第一名（一等奖）、团体赛三等奖以及个人三等奖 2 名、个人优秀奖 3 名。

疫苗管理　2023 年，疫苗实施逐级订购和管理，建立健全疫苗接收、配送出入库台账，做到日清月结苗账相符，开展疫苗及注射器出入库登记信息化管理。疫苗按规定的温度储运，并指导全市疫苗冷链系统正常运转，定期对疫苗冷链设备进行维护、保养工作。每月向全市各类预防接种门诊配送疫苗。

医防融合　2023 年，与 5 家二级及以上公立医疗机构签订医防融合合作协议，选派 19 名业务骨干到二级及以上医疗机构顶岗实训 266 天，选派 20 名公共卫生专员到基层医疗卫生机构指导开展疫苗接种、传染病上报、疾病预防控制、应急处置等工作288天。深入推进疾控中心与医共体医防融合工作。

质量管理　2023年，进行实验室内部质量控制11项，利用加标回收、留样复测、人员比对、盲样测定、有证标准物质等方式进行监控，通过内部质量监控，及时发现检验检测过程之中存在的问题及潜在的风险；参加能力验证及实验室间比对36项，其中能力验证17项，实验室室间比对19项；完成全年的标准查新工作，涉及食品及非食品80项参数的一般变更、生活饮用水14项参数的扩项、食品1项参数的扩项；完成中心内部审核及管理评审工作；办理2次可感染人类的高致病性病原微生物菌(毒)种或样本准运证书(新冠病毒、艾滋病病毒)，确保高致病性病原微生物菌(毒)种或样本合法合规运输；审核230余份检验检测报告书；完成年度检验检测机构年度统计直报工作。

大事记

4月21日，参加青岛市人兽共患传染病防控及联合流行病学调查工作会议，与胶州市动物疫病预防控制中心签署胶州市人兽共患传染病流行病学调查合作协议。

6月8日，承办青岛市发热伴血小板减少综合征防控技术培训班。

7月15日，山东省首届狂犬病年会在胶州市顺利召开。

7月25日，分别与青岛市胶州中心医院、同济大学附属东方医院胶州医院、市中医医院、市心理康复医院、市妇幼保健院签订“医防融合合作协议”。

8月23日，中心张丽霞同志作为山东省FETP项目(第三期)学员参加中国疾病预防控制中心(CDC)和中华预防医学会主办的中国现场流行病学培训项目(FETP)第十八届学术年会，在大会上就《青岛市胶州市首例鹦鹉热病例的流行病学调查》进行专题汇报，该文章入选本届年会摘要汇编。

10月14日，顺利通过《生活饮用水标准检验方法》(GB/T 5750—2023)中三卤甲烷、氰化物、氯酸盐等14个项目的扩项现场评审。

11月10日，2023年山东省疾控系统重点传染病联合应急演练在青岛·上合之珠国际博览中心顺利举办。

12月11日，山东预防医学会艾滋病预防控制分会2023年学术交流会在胶州市举办。

12月22日，顺利通过职业卫生技术服务机构乙级资质延续评审工作。

12月26日，顺利通过职业卫生技术服务机构资质延续认可。

荣誉称号　2023年，获全国2023年度心血管病高危人群早期筛查与综合干预项目先进项目点、全国优秀健走促进单位、青岛市五四红旗团支部称号和青岛市第十一届“健康杯”工作场所职业病危害因素监测技能大赛团体一等奖(第一名)及团体三等奖、青岛市疾控机构与医疗机构医防融合创新竞赛市级决赛团体二等奖、青岛市健康教育岗位技能竞赛三等奖。

党总支书记：张绍基
主　　任：李　严
党总支副书记：董建波
副 主 任：李中信、毛丛林、刘　静
办公电话：86620839
电子信箱：jiaozhoucdpc@qd.shandong.cn
邮政编码：266300
地　　址：胶州市常州路11号
(撰稿人：高　萱)

胶州市妇幼保健计划生育服务中心

概况　2023年，占地7722平方米，建筑面积8000平方米。在编职工87人，合同制职工203人，职工总数290人，其中，卫生技术人员237人，占职工总数的82%。卫生技术人员中，有高级职称者31人，中级职称者64人，分别占13%、27%；医生与护士之比为1∶1.6。开放床位94张，设置孕产保健部、儿童保健部、妇女保健部以及临床、保健、医技科室、行政后勤科室26个。

业务工作　2023年，门诊量16万人次，住院5184人次。

业务收入　2023年，业务收入9267万元。

医疗设备更新　2023年，引进超高清电子胃镜系统、全数字化彩超、精子DNA完整性检测设备、弱视治疗仪、全自动糖化血红蛋白分析仪、中频治疗仪、C13呼气试验设备等先进设备。

卫生改革　2023年，推进公立医院改革，全面落实党委领导下的院长负责制。承担紧密型县域医共体妇幼次中心建设和青岛市区域妇幼联合体子项目，制订相关工作方案，进行调度部署，确保各项工作规范运行。落实医保政策，加强规范化管理。

医疗特色　2023年，关口前移，实行三级网络管控，为辖区孕产妇提供全过程、全方位、全覆盖的服务。开设助产士门诊和营养门诊，健全高危妊娠风险预警机制，进行五色分级管理和多学科会诊。从孕期开始对产妇进行艾滋病、梅毒、乙肝健康宣教，按照规范要求进行免费疫苗接种、筛查检测、喂养指导和随访。9月，启动适龄女生免费接种HPV疫苗市办实事项目，接种3973人次。深入基层开展免费“两癌”检查送健康活动，宫颈癌、乳腺癌筛查率100%，随访与治疗率100%。加强儿童保健管理，开展中小学生健康查体以及儿童眼保健和视力筛查、孤独症筛查，做好托幼（育）机构卫生保健管理。强化出生缺陷综合防治，推进婚检、孕前优生、脊髓性肌肉萎缩症（SMA）筛查服务一体化。改革叶酸和避孕药具管理模式，补充优质多维元素。实施免费产前筛查和孕妇外周血游离DNA筛查，积极开展新生儿遗传代谢病、听力、先天性心脏病筛查。加强对高危人群的指导和干预治疗。普外科成功开展四级手术腹腔镜隐睾下降固定术和乳房重建术，乳腺旋切手术被评为胶州市级新技术。内镜中心成功完成无痛胃肠镜检查及胃肠息肉切除术。生殖健康科成功助孕300余例。儿保科开展OKN视力筛查和儿童脊柱侧弯筛查治疗，是胶州市首家。设立国医大师李佃贵学术传承工作室，开展十字灸、刮痧、药罐等20余个中医特色疗法。新开展眼耳鼻喉、皮肤科诊疗技术。

科研工作　2023年，“胶州市儿童贫血及生长迟缓风险因素研究”获中华国际科学交流基金会立项；“sFlt-1/PIGF、营养、炎性因子与子痫前期的相关性研究及sFlt-1/PIGF的预测效果评估”获2023年度山东省医药卫生科技项目立项；“胶州市初中女生监护人对HPV疫苗接种的知信行现状调查及影响因素分析”获山东省妇幼保健协会2023年度科技创新科研项目立项。

继续教育　2023年，发表论文13篇，立项继续教育项目2项，53人次参加培训，派出进修人员16人。

精神文明建设　2023年，建立常态化政治理论学习制度，开展第二批学习贯彻习近平新时代中国特色社会主义思想主题教育，举行“主题党日+”、专题党课。创新开展“学习强国”知识抢答赛。举行“学习上海、建功上合”以学促行“科长比武”。落实全面从严治党主体责任，创树“妇幼心连心”党建品牌，开展素质大提升、党建文化上墙、健康义诊、困难职工送温暖、深入谈心谈话、党风廉政警示六大活动。开展群众满意度提升行动，成立工作专班，召开专题会议，公布院长热线和投诉举报二维码。开展互联网满意度调查，实施24小时问题解决制度，并纳入绩效考核。设立一站式服务中心。提升职工文明素养，邀请专家进行服务礼仪培训和心理健康讲座，组织开展护士礼仪风采展示比赛。

大事记

5月6日，新院大楼主体封顶。

7月23日，特检科加入青岛市超声医学专科联盟。

7月26日，国医大师李佃贵浊毒理论研究工作室落户。

7月31日，获评第一批青岛市级妇幼中医药特色单位。

8月22日，青岛大学营养与健康研究院母婴营养与健康联合研究中心落户。

9月16日，举行胶州市适龄女生免费接种HPV疫苗首针启动仪式。

11月16日，获评第一批婚前保健省级优势专科。

11月28日，获评青岛市新生儿保健特色专科。

12月13日，获山东省妇幼健康科普短视频大赛一等奖。

荣誉称号　2023年，获全国改善医疗服务百佳医院、山东省医疗保险工作先进集体、青岛市妇幼健康中医药示范单位、青岛市红十字博爱银星单位、胶州市卫生健康工作先进单位、胶州市医疗质量管理工作先进单位。

党总支书记、主任：祝丽萍
副　主　任：张林涛、逯　丽
院办电话：87292055
传真号码：58651500
电子信箱：jzsfybjy@qd.shandong.cn
邮政编码：266300
地　　址：胶州市云溪河北路（原农场路）26号

（撰稿人：周　伟）

胶州市急救中心

概况　2023年，占地面积900平方米，业务用房面积600平方米。编制10人，其中专业技术人员9人、工勤人员1人。专业技术人员中，有高级职称者2人，中级职称者6人，初级职称者1人。

业务工作　2023年，接听急救电话74250个，急救派车26151次，救治病人24809人；处置突发事件752起，快速救治病人1178人；MPDS使用率达97%

以上,完成率达到93%;有效电话指导21034次;完成上合双链论坛等急救医疗保障及机场应急演练等各级各类应急演练228次。

固定资产 2023年,固定资产总值472.06万元,比上年增加52.12万元。

疫情防控工作 2023年,疫情防控工作重点从防控感染转到医疗救治。全市院前急救人员圆满完成疫情救治转运任务,确保急救任务24小时有车派,出车响应时间无延迟。

党建工作 2023年,深入推动学习贯彻习近平新时代中国特色社会主义思想主题教育走深走实,以"红色引擎"全面激活内生动力,组织"主题党日+"12次、支部书记讲党课6次、党员春季集中教育1次、主题思想教育集中学习15次、开展党员志愿服务50次。获"2022年度四星级基层党组织"荣誉称号。

院前急救信息化建设 2023年,推进"急救绿道APP"应用,完善院前院内"五大中心"类急危重症一体化救治模式,实现"上车即入院";实现市民健康档案与调度系统相融合;完善120急救电话线路布局;完成MPDS系统、院前急救调度及其子系统升级调试。

院前急救体系建设 2023年,新建3处急救站,配备负压救护车及车载急救设备,10月通过现场验收,投入试运行。促成中医院与阜安街道社区卫生服务中心合作,在中医医院原址增设1个急救单元。完成对胶州市综合业务能力较强的5家民营医疗机构急救站建设的调研。8月24日,市卫生健康局主要领导调研院前急救体系建设。加强自动体外除颤仪(AED)管理,对全市AED进行摸排检查,对市卫生健康局管辖范围内的42台AED实行动态管理和维护。完成在同济大学附属东方医院胶州医院航空医疗救援停机坪选址调研工作。

院前急救工作管理 2023年,制定新的质控检查标准;贯彻"线上抽查+线下督导+巡回督查"质控督导方式,完成季度质控检查4次,日常质控检查12次,召开质控工作例会4次;电话回访累计5040人,回访满意度为99.8%;举办年度岗前培训。2月,为全市16家急救站、28处急救点、近300名急救人员进行院前急救岗前培训;组织外出取经学习。4月,赴张家港、宜兴、萧山三区(市)考察学习。5月,联合营海卫生院成功举办2023年全市卫生健康系统急救技能大赛。完成全市院前急救人员资质审核;组织多期院前急救专题培训,为全市院前急救人员累计开展专题培训15场次。组队参加青岛市院前急救技能竞赛,获得团体二等奖2个、个人二等奖1个、个人三等奖1个。8月25日,举办2023年胶州市院前急救调度技能竞赛。9月,赴西海岸新区急救中心学习。

急救知识培训 2023年,开展"120·国家急救日"公益宣传。1月20日,开展急救知识及防疫知识科普宣传活动。开展心肺复苏+AED使用、海姆立克急救法等急救知识和技能的普及培训活动百余场次。与机关工委再度联合举办第三期急救知识进机关活动。为全市5000余名高一新生上开学第一课——急救科普讲座。对全市乡医进行拉网式急救知识精准培训,累计开展培训10场次,350余名乡医参加培训。联合电视台开展防溺水、防一氧化碳中毒等科普宣传10余场次。累计开展急救培训184场次,1.9万余人受益。

市办实事项目 2023年,经过调研选址,在九龙、张应2家卫生院及中云社区卫生服务中心新建3处急救站,配备救护车及车载急救设备。10月,3处急救站全部建设完成并通过现场验收投入试运行。

大事记

1月13日,18辆新购置的救护车改装完成,正式下线交付使用,全市救护车数量增加至66辆。

2月16日,承办由青岛市急救中心牵头组织召开的提升院前急救能力现场座谈会。

6月26日,2023年度市办政府实事之一的胶州市九龙街道九龙卫生院急救站启用。

12月4日,对胶州市16家急救站进行2023年年终院前急救质控检查。

荣誉称号 2023年,获青岛市院前急救先进集体、2022年度疫情防控先进单位、2022年度医疗质量管理先进单位、胶州市三八红旗集体等称号。

主　　任:陈　蕾
副 主 任:王淑艳
办公电话:87209120
传真号码:87209120
电子信箱:jzsjjzx@qd.shandong.cn
邮政编码:266300
地　　址:胶州市常州路13号

(撰稿人:王淑艳)

平度市

平度市卫生健康局

概况　2023 年,全市有各级各类医疗机构 1195 处,其中城区公立医疗机构 7 处、镇(街道)卫生院 29 处、村卫生室 782 处、民营医院 32 处、门诊部 28 处、个体诊所 317 处。各级各类医疗机构卫生专业技术人员 8646 人,其中医师 3470 人、护士 3926 人、其他卫生专业人员 1250 人。各医疗机构有住院床位 7790 张,其中公立医院住院床位 6252 张,每千人口床位数 6.32张,每千人口执业(助理)医师 3.28 人。

新冠疫情防治工作　2023 年,建立健全各项防控制度、预案,报告新型冠状病毒感染病例 2522 例;成立突发公共卫生事件应急处置领导小组,建立应急处置队伍,完善应急处置预案,建立预警预测制度、应急物资保障机制、应急演练机制;建立三级救治体系,统筹设置综合收治病床,做好重点人群联系帮包、动态管理工作,加强发热门诊和发热哨点建设,加强核酸检测能力建设,确保全市 11 家核酸实验室日最大核酸检测能力可达 11.68 万管;动态掌握全市医疗机构防控物资、设备、药品的库存、需求情况,收到财政拨款 2138.75 万元,基本保障疫情防控经费需要。

卫生体制改革　2023 年,学习推广"三明医改"经验,实行"双组长"制,调整医改领导小组。持续推进医疗集团建设,统一法人,资源下沉,发展学科建设。强化中医药事业发展,推广中医药文化,推动中医日间病房试点,将多种中医适宜技术纳入医保住院支付范围。提升患者就医体验,促进医防融合,在蓼兰镇试点全民健康网格化医防融合服务改革,形成"未病早预防、小病就近看、大病能会诊、慢病有管理、转诊帮对接"的防治体系。

法治建设　2023 年,落实党政负责人履行法治建设第一责任人职责,开展述法报告评议会,并在政务网上公开述法报告;严格实行法律顾问制度,聘任律师对议题和合同进行合法性审核;推进公职律师制度,完成单位申请备案并制订相关工作方案和管理办法;组织医疗卫生机构开展各类主题宣传活动,并取得省级、青岛市级等奖项。开展第二轮医疗机构法治建设评估工作,推选 2 个市级优秀等次候选单位并进行公示;开展政务服务事项专项提升行动,提高办件量和覆盖率,及时认领、梳理、发布政务服务事项。

规划发展与信息化　2023 年,完成 28 家卫生院房屋修缮改造、部分医疗设备更新。为 238 家中心村卫生室进行设备配备,加快推进平度市妇幼保健院、中医医院新院区建设,启动疾控中心项目建设。提升全民健康信息平台应用水平。"智慧村医守护群众健康"获评 2023 年青岛新型智慧城市典型案例。全市范围内医疗电子签名应用项目入选青岛市 2023 年首批应用场景清单、青岛市重点打造应用场景清单。

疾病预防控制　2023 年,报告乙、丙类法定传染病 17 种 6028 例,死亡 2 例。慢性病报告死亡 13732 例、伤害 13361 例、恶性肿瘤 8960 例、脑卒中与冠心病 10863 例。开展居民碘营养监测、碘缺乏病健康教育工作、水氟监测、氟中毒病情监测工作、氟中毒健康教育、氟骨症患者救治等工作。全接种免疫规划疫苗 181487 人次,非免疫规划疫苗 102993 针次,免疫规划疫苗接种率在 90%以上。报告活动性肺结核 293 例,病原学阳性率 78.84%;辖区内学生病例 18 例,处置率 100%。完成各类人群 HIV 检测 134135 人,发放安全套 3500 余只、性教育小册子和折页 3500 余份。累计发现精神障碍患者 7016 例,报告患病率 5.92‰,规范管理率 99.96%,面访率 100%,精神分裂症患者规律服药率 99.95%,体检率 99.64%;为 78 名患者免费注射帕利哌酮长效针剂;举办严重精神障碍服务管理培训班 3 期,指导镇(街道)卫生院按照国家基本公共卫生项目规范开展严重精神障碍患者管理。

医药管理　2023 年,建立医疗集团党委,推进一体化管理,开展院感质控、实验室安全检查、"互联网+护理"等工作,打造"管家式"医疗服务品牌。开展短缺药品监测预警和处置工作,保障药品采购短缺或临床救治急需等情况下急抢救药品的供应。统一药品使用监测,各医疗集团加强药品使用监测数据分析,各成员单位建立药品预警机制,保证临床供应;抽调市急救中心和各医疗集团医护人员参与应急保障工作,完成医疗机构义诊备案、体检备案等备案管理工作,参加各项疾病防控和医疗救治工作。

基层卫生　2023 年,完成 8 家优质服务基层行推荐标准创建、2 家社区医院创建工作,完成 5 个县域医疗次中心创建,实现基层全覆盖;准入乡医 18 名,参与平度市对口支援工作的支援医师有 172 名,其中有 7 名省派"业务院长";落实先诊疗后付费政策,实现全市脱贫享受政策 5541 人及动态监测 69 人;家庭医生签约服务签约率 100%。

中医药工作　2023 年,印发《2023 年全市中医药工作要点》,开展省中医特色卫生室申报,4 家卫生院 6 个卫生室当选;参评 2022 年度山东省名中医、基层名中医,组织 2023 年中医医术确有专长人员参加医师资格考核报名工作。完成隔离点人员的新冠病毒感染预防中药汤剂的统一熬制、统一配送工作。组织全市中医药系统第 28 个全国"爱眼日"暨中医小儿推拿防控儿童青少年近视大型义诊系列活动,开展青岛市中医药文化科普专家遴选工作。推进中医药文化科普工作,开展"互联网+"中医药特色服务模式研究,在所有医疗机构开展膏方节、三伏节养生活动。

科教与交流合作　2023 年,建立完善继续医学教育制度,制定《继续医学教育管理办法》。扩大继续医学教育工作的覆盖面,卫生技术人员参加继续教育学习覆盖率达 100%。组织开展多层次、多形式的继续医学教育活动。组织开展全员医疗卫生法律、法规、规章、病原微生物的培训,举办 20 余场专题知识讲座。

综合监督　2023 年,受理投诉举报案件 720 件,开展日常监督单位 1147 户次,立案处罚 265 件,上交罚没款 51.6 万元。对列入"不罚""轻罚"清单的违法行为依法不予处罚或减轻处罚的进行法制审核,集体合议,实施时严格按照适用条件,结合违法行为的事实、证据进行综合判断后认定,不得擅自放宽或者变更适用条件,进一步优化法治营商环境。

老年健康　2023 年,加快实施深化医药卫生体制改革,做好老年人优待政策落实和政策宣传,营造敬老爱老助老的社会氛围,平度市李园街道李子园社区成功入选全国老年友好型社区。组织开展"敬老月"、第三届"山东健康"老人推选等活动。

妇幼健康　2023 年,加强危重孕产妇(新生儿)救治中心能力建设,规范开展"两癌"筛查、增补叶酸、产筛、新筛、听筛、新婚女性 SMA 免费筛查、适龄女生 HPV 疫苗免费接种等工作;加强对办理出生医学证明及爱婴医院、托幼机构的管理,提高规范化管理水平,继续推行"新婚一件事""出生一件事"。全面推动妇幼健康事业高质量发展,促进全生命周期健康服务。

职业健康　2023 年,全面开展职业病防治工作,完成职业病防治"十四五"规划中期评估。梳理确定铸造业为专项治理重点行业,指导、审核 37 家重点单位完成网上填报,现场复核 6 个镇街 75 家用人单位的职业病防治落实情况。开展调查摸底"回头看"活动和放射卫生专项行动,督促 61 家用人单位完成职业病危害项目申报。核查提报"三同时"建设项目 8 家。发动 450 多家用人单位参与《职业病防治法》宣传周系列活动。评选山东省、青岛市职业健康达人分别为 2 人、13 人,山东省、平度市健康企业分别为 2 家、5 家。组织 4 家职业健康查体机构参加专项质控考核并督促其限期整改,规范职业健康体检云平台的使用。新诊断 11 例尘肺病患者,比上年减少 3 例,累计存活尘肺病患者 201 人,其中 172 人常居平度,进村入户摸清详细情况并制作区间分布图。尘肺病康复站正式运行,业务用房 400 多平方米,设 8 个功能科室,配备专门信息管理系统、11 台专业康复设备、4 台急救设备及 5 名专业医务人员,建档、检查评估尘肺病患者 119 人,康复 111 人。

人口监测与家庭发展　2023 年,建立优化生育政策联席会议制度,把发展托育服务纳入 2023 年市办实事。全市托位数达到 4116 个,每千人口拥有托位数 3.47 个,落实二孩、三孩保育费补贴 1132 人 1473960 元。落实全面二孩政策。对全面二孩政策调整前的独生子女家庭和农村计划生育家庭继续实行现行各项奖励扶助制度和优惠政策。为 2705 名计划生育特别扶助人员发放补助 2990 万元,为 87664 名农村部分计划生育家庭奖励扶助对象发放扶助款 8381 万元,为 634 名企业、民办非企业社会团体独生子女父母发放奖扶金 40.42 万元,为 3010 名城镇无工作单位独生子女父母发放奖扶金 335 万元,为 39770 名独生子女父母发放奖励费 288 万元。开展"暖心行动——送温暖"走访慰问困难计划生育家庭活动,累计走访计划生育特殊家庭 6764 人次。

健康教育与宣传　2023 年,建立完善的继续医学教育制度,制定相应的配套措施,开展健康促进行动,建立工作网络,开展健康素养监测工作,建立健康青岛科普资源库，搭建镇街、社区(村)两级线上健康教育大学堂微信群700余个，每天及时推送健康科普知识，加强宣传和舆论引导，强化典型宣传，促进卫生健康文化建设，做好舆情风险管控工作。

行业安全管理　2023年，开展系列安全隐患整治活动，联合市消防救援大队进行消防安全专项整治，提升消防安全标准化管理水平。开展全国第22个安全月活动、夏季防汛防台风安全生产检查、特种设备规范化管理、道路交通安全综合整治等活动。开展安全生产专项督查20次，出动督查人员316人次，检查单位143家次，责令整改各类安全隐患378项，实现闭环管理。连续2年被评为“平安青岛建设先进集体”。

爱国卫生　2023年，推进国家卫生县创建。完成线上评估相关资料和指标数据的系统录入，召开全市动员大会，组建创卫指挥部办公室，全面推进各项工作。召开市委、市政府主要领导同志出席的工作部署会、专题推进会等，组织市级领导调研10余次，编发工作督导专报133期、简报20期。9月，以479.7分顺利通过省级现场评估，位列全省新创县(市)第一。持续开展无烟环境建设，举办第36个“世界无烟日”和《青岛市控制吸烟条例》实施10周年集中宣传活动，组织2次全市控烟联合执法活动，1933个家庭获“青岛市无烟家庭”。加大卫生镇创建工作力度，指导新河镇顺利通过省级复审现场评估，组织南村镇、仁兆镇等11个镇申报创建国家卫生镇，并有10个镇顺利通过省级现场评估。开展病媒生物防制，印发《2023年平度市病媒生物防制工作方案》，先后组织冬春季集中灭鼠、夏秋季灭蚊蝇和病媒生物孳生地调查活动；统筹推进健康平度建设。新建成“健康社区”等各类“健康细胞”170多个，择优推荐优秀案例7个。开展健康青岛行动监测评估，对健康平度行动落实情况开展督查，印发《平度市健康影响评价评估制度方案(试行)》。

人事管理　2023年，开展青岛拔尖人才申报工作，申报青岛拔尖人才20名；推荐7名优秀专家参加三级岗位评聘工作，4人通过评审。组织各医疗卫生机构申报设立专家工作站3处。分别赴哈尔滨医科大学、山东省中医药大学等地进行校园招聘，实际招聘11人。组织平度市公立医院及卫生事业单位公开招聘，实际招聘174人，其中硕士15人、大学本科毕业生125人。

财务管理　2023年，强化国有资产管理，深入推进医疗集团财务统一管理。完善财务管理，加强财务监管，修订规范性文件，规范采购管理、财产物资管理等。完善政府采购管理，开展自查、专项检查。全力做好疫情防控物资保障工作，及时调度，动态掌握全市医疗机构疫情防控物资储备、需求情况，积极争取资金，保障物资供应。

机关党委工作　2023年，强化党员教育管理，推进冬春党员干部教育培训工作，加大系统内党员干部教育培训力度。强化党建制度建设，制定党的建设工作要点，细化落实党建工作任务。开展好主题党日活动，持续深化党支部主题党日“3＋3＋X”内容机制，组建党建督导员队伍，促进党建工作提质增效。改善党员队伍结构，做好入党积极分子的教育、发展工作。

离退休干部工作　2023年，做好全系统离退休人员的工资调整及春节、重阳节等节日走访慰问工作。

党组书记、局长：胡建光
副　局　长：郭雅丽
党组成员：李成职
党组成员：姜　丽、刘继鹏
办公电话：87362415
邮政编码：266700
地　　址：平度市北京路379号

平度市人民医院

概况　2023年，占地面积13.36万平方米，业务用房面积14.55万平方米。职工总数1649人，其中，卫生技术人员1477人，占职工总数的89.57%；行政工勤人员172人，占职工总数的10.43%。卫生技术人员中，有高级职称者334人，中级职称者577人，初级职称者566人，分别占22.61%、39.07%、38.32%，医生与护士之比为1∶1.5。床位总数1500张，设置综合管理机构18个、后勤服务机构16个、医疗医技科室68个和护理病区38个。

业务工作　2023年，门诊总量80.79万人次，比上年降低6%；出院5.4万人次，比上年增长17.4%；床位使用率70.91%，比上年增长15.02%；住院手术1.76万台，比上年增长11.39%；平均住院日6.7天，比上年增加0.26天。

业务收入　2023年，业务收入8.06亿元，比上年增长6.92%。

固定资产　2023年，固定资产总值11.4亿元，比上年增长3.96%。

医疗设备更新　2023年，采购791.05万元医疗设备，其中10万元以上设备6台(套)，主要包括中央监护系统、移动式一体化平板C形臂X线机、超声经颅多普勒血流分析仪、数字眼底照相机等。

基础建设　2023年，改建第三会议室；在门诊楼南侧新建自行车棚。

卫生改革　2023年，成立分级诊疗部，修订《转诊服务流程》，明确转诊规范，制定转诊流程图，畅通转诊服务电话88120120，建立24小时转诊服务机制，为转诊患者开通绿色通道，提前预约门诊，优先安排住院，服务转诊患者1443人次。拟定城乡医院卫生支农医生名单，派38名专业技术人员定期到各院区坐诊；定期派普外科、康复理疗科、超声科、眼科专家帮扶明村院区学科建设。3月，派专家到明村院区开展为期1个月的育龄妇女生殖健康体检及孕环情况监测活动。5月，每周安排创伤外科专家到四院坐诊、开展手术，打造创伤外科"名医工作室"；辐射带动成员单位建设胸痛单元，崔召卫生院、李园卫生院、白埠卫生院、郭庄卫生院顺利通过胸痛单元验收。指导东阁卫生院、李园卫生院、张舍卫生院创建"优质服务基层行"活动达到国家推荐标准。

人才队伍建设　2023年，招聘新员工60名，其中研究生学历8人，逐步建立优秀人才库；人才引进与输出双向互动，接收成员单位进修人员45名，派专家至成员单位坐诊、开展手术、讲课。8月，设立青岛市神经影像专家工作站和青岛市心脏电生理专家工作站，搭建引才聚才平台，促进产学研用相结合；组织推荐1名专家申报青岛市特殊津贴专家、2名专家申报国家及省级特殊津贴专家、6名专家申报青岛市拔尖人才。

医疗特色　2023年，鼓励开展新技术、新项目66项。成功开展急性脑梗死大血管急诊机械开通术(动脉取栓)、膝关节单髁置换治疗膝关节骨性关节炎、载药微球经动脉化疗栓塞(D-TACE)治疗肝癌、胃肠超声充盈检查等。完成颈内动脉内膜剥脱术，实现医院多年来该术式零的突破。稳步推进心内科、内分泌科、麻醉科、医学影像科4个市级县域临床重点专科，重点建设神经内科、重症医学科、急诊内科、检验科等院级重点学科。5月，成功建设平度市影像质控中心。7月，平度市卫健局正式批复医院成立平度市手足外科诊疗中心及平度市胆石症微创诊疗中心、平度市肿瘤防治中心。9月，顺利通过国家级胸痛中心再认证，17家均通过胸痛单元验收，并成为医院胸痛单元单位。成立呼吸重症监护病房(RICU)。对接高端资源，邀请省立医院、北京知名三甲医院专家来院坐诊328次，开展手术103台次。

科研工作　2023年，青岛市卫生健康政策研究课题立项2项，青岛市医药卫生科研计划项目立项2项，通过山东省科技成果鉴定5项。发明专利1项，计算机软件著作权1项。发表各类学术论文240余篇，出版专著9部。

继续教育　2023年，选派29名医生外出进修。选派16名护士参加专科护士培训，1名护理人员进修学习，50名护理骨干到监护室和急诊进修。

精神文明建设　2023年，开展"人民医院为人民，我为乡亲送健康"和"报效桑梓，反哺家乡"等健康普查大型义诊活动46次，惠及15个乡镇、38个村庄，累计服务群众5500余人次。5月1日，同和街道社区卫生服务中心开诊。11月，建设同和120急救中心。5月18日，联合平度市交通运输局启用无人机运送标本，成为省内首家成功实现空中无人机运输标本的医疗机构。完成高考体检4471人次、征兵体检1290余人次。免费为全市5116名适龄儿童进行窝沟封闭，为10名低保老人安装义齿。完成平度市政协会议、平度市半程马拉松比赛以及高考、中考、事业编考试等医疗保障工作。

大事记

1月16日，新冠中医康复门诊开诊。

1月18日，增设中药配方颗粒药房，推出中药配方颗粒剂，引进中药配方颗粒智能调剂系统，实现中药传统配方配制自动化。

1月18日，开展核医学检查业务。

2月15日，全面推行"床旁结算"服务。

3月15日，临床营养科获全国"医学营养减重教学基地"称号。连续3年(2021—2023)获评该称号。

4月7日，被授予健康促进区市健康促进场所及健康教育基地铭牌。

4月14日，在"第一届健康中国医共体行动总院院长年会"中获2018—2022年推动中国县域医共体前行的力量"十佳新锐医共体"称号。

4月18日，推行"预住院"诊疗新模式。

5月7日，山东省神经内科医疗质量控制中心专家组韩巨、王自然、朱其义、张伟一行4人对医院卒中中心建设工作进行现场调研指导。

5月23日，成立平度市内分泌科质量控制中心。

5月24日，口腔科获得由中国牙病防治基金会授予的“健康口腔推广基地”称号。

6月7日，成功举办“平度市癌症中心学术交流会暨平度市肿瘤防治中心启动会”。

6月7日，成立 HPV 疫苗接种及宫颈病变一体化诊治门诊。

6月18日，脊柱外科成为首批山东省 UBE 技术联盟会员单位之一。

7月25日，市委常委、组织部部长武迎春一行到医院调研。

7月30日，青岛市口腔科专科联盟成立大会在青岛市召开，口腔科成为联盟成员单位并接受“青岛市口腔科专科联盟”授牌。

8月，青岛市神经影像专家工作站申请成功。

9月4日，中医情志病门诊成功入选青岛市中医神志病门诊。

9月18日，半岛临床护理专科联盟成立大会暨第一次会议在青岛大学附属医院(市南院区)隆重召开，医院成为半岛临床护理专科联盟副理事单位。

荣誉称号　2023年，获2018—2022年推动中国县域医供体前行的力量十佳新锐医供体、2021—2022年度山东省临床实验室质量管理先进集体、2021—2022年度山东省无偿献血组织表现突出单位、山东省卫生保健协会先进单位、山东省数字健康变革创新大赛优秀奖、青岛市数字健康变革创新大赛三等奖、青岛市卫生健康系统万人流动血库应急献血公益联盟单位、青岛市感染控制技能竞赛团体三等奖、青岛市高校文化单位先进保卫组织集体嘉奖、青岛市康复治疗技术技能竞赛团体二等奖、青岛市中西医结合急危重症救治技能竞赛团体三等奖、青岛市药品不良反应监测工作表现突出集体、青岛市院前急救技能竞赛团体三等奖、青岛市第十一届“健康杯”血液净化护理技能大赛三等奖、青岛市第十一届“健康杯”危重孕产妇急救技术技能大赛二等奖、青岛市第十一届“健康杯”输血前免疫血液学检测技能大赛三等奖、青岛市文化科技“三下乡”活动优秀团队、青岛市维稳安保集体三等功等荣誉。

党委书记：李成职
党委副书记、副院长：刘金旭
副 院 长：姜兴茂
总会计师：崔凤荣
纪委书记：周　建
党委委员：刘书君
院办电话：58962778
传真号码：87362016
电子信箱：pdsrmyy@qd.shandong.cn
邮政编码：266700
地　　址：平度市扬州路112号
(撰稿人：辛映慧)

平度市中医医院

概况　2023年，占地面积19910.95平方米，建筑面积20563.41平方米。职工总数655人，其中，卫生技术人员570人，占职工总数的87%；行政工勤人员85人，占职工总数的13%。卫生技术人员中，高级职称人员140人，中级职称人员140人，初级职称人员290人，分别占24%、24%、52%。医生与护士之比为1∶1.39。编制床位599张，设19个职能科室、22个临床科室、9个医技科室。

业务工作　2023年，门、急诊量251730人次，比上年下降4.8%，其中，急诊量25153人次，比上年下降16.8%。收住院病人14219人次，比上年增长32.99%；床位使用率67.95%，比上年增长25%；入院与出院诊断符合率100%；手术前后诊断符合率100%，与上年一致；抢救危重病人665人次，比上年增长25%；抢救成功率46.8%，比上年增长1.5%；治愈率13.13%，比上年下降1.11%；好转率8.28%，比上年增长0.21%；病死率0.43%，比上年下降0.1%；院内感染率0.15%，比上年下降0.15%。

业务收入　2023年，业务收入22592.95万元，比上年增长19.38%。

固定资产　2023年，固定资产总值1.9435亿元，比上年增长2.3%。

医疗设备更新　2023年，投资171万余元购置彩超、纤维输尿管肾镜、多导睡眠检测仪、裂隙灯显微镜、肠内营养泵等医疗设备。

卫生改革　2023年12月12日，平度市人民政府与青岛市海慈中医医疗集团举行托管平度市中医医院合作协议签约仪式，平度市中医医院整体纳入青岛市海慈医疗集团，成立集团平度院区。

医疗特色　2023年，发挥中医特色，申报万清信专家工作站、青岛市张葆青中医儿科专家工作站、青岛市杨希重脊柱外科专家工作站、青岛市池一凡心脏外科专家工作站。完善卒中中心、胸痛中心、心衰中心建设流程，规范各项规章制度。为心内科、骨伤科、脑病科、肺病科申报加入齐鲁中医药优势专科集群成员单位。在全院推广实施“五个全科化”方案，遴选12个科室的35个病种，制订“五个全科化”优势病种中医诊疗方案。提报新技术新项目20余项，推荐申报乳黄油沙治疗烧烫伤与慢性创面、推拿治疗小儿咳嗽2项特色中医药疗法。推广青岛市中医药强市建设揭榜挂帅项目，包括八段锦全民推广模式创新、“互联网＋”中医药特色服务模式、中小学生近视的中医药干预项目。

医疗服务质量　2023年，医院成为青岛市海慈医疗集团平度院区，不定期邀请山东中医药大学附属医院、北京中医药大学东直门医院、首都医科大学附属宣武医院等医院专家到院坐诊80余次。推进落实DRG相关基础性工作。对全市29家卫生院公共卫生服务项目中老年人中医药健康管理服务及婴幼儿中医药健康管理服务工作进行3轮督导检查。举办平度市第三届中医护理适宜技术培训班。优化护理服务模式，做好健康宣讲和科普教育工作，新增专科专病宣教二维码28个，新增健康科普视频43个，整理17个健康保健操编入手册，脑病科的“‘漫’谈吞咽障碍居家护理”获山东省科普创作大赛三等奖。规范中医护理技术，开展中医护理技术36项，实施86.96万人次，比上年提升41.3%。新开展中药封包、平衡火罐、鼻肠管植入术、输液港植入术、隧道式PICC植入术等技术，开展洼田饮水实验1566例。完善“互联网＋中医药护理服务”管理制度和服务规范，提供中西医上门服务技术23项，上门服务105人次。启动床旁出入院、医保登记服务模式，各临床病区全面推开出院计划项目。在门诊药房新建取药窗口，扩建煎药室。完成集中招标采购政策各项报量与政策落实，加强抗菌药物使用强度的指标管控。推进“中心药房”建设，开展“重点监控合理用药药品”使用情况监测工作。

人才队伍建设　2023年，为新院区招引人才，入职64人，接收劳务派遣人员9人。做好青岛市拔尖人才申报工作并与丁香人才网开展合作。组织9名医师参加第六批“西学中”培训，组织青年中医医师跟随万清信主任医师出诊学习。遴选16名临床护理带教老师，培养5名省市级专科护士、4名青岛市中医护理骨干，集团内培养19名心内专科护士，选派20名护理人员到三级医院进修学习。做好科教培训工作，举行院内讲座培训38次，选派25名医护人员外出进修学习，组织医师定期考核工作和“三基”训练考试，建立院内讲课机制，完善带教老师制度，组织多次超声诊断学术讲座和中医适宜技术授课。

精神文明建设　2023年，加强党的组织建设，落实组织生活制度。指导各党支部根据有关规定召开党员大会进行换届选举，完成医疗集团内12个党支部的换届事宜，完成2022年度党支部评星定级工作。推行党支部主题党日、严格落实“三会一课”、谈心谈话制度、第一议题制度，采取务实管用、简便易行的措施开展主题教育，推进各党支部书记讲党课。开展警示教育，进行“每周一案”等学习，开展清廉医院建设。加强党员队伍建设，新发展党员7名，组织医疗集团党务工作者参加冬春党员集中教育培训活动。联合平度市融媒体中心打造《中医药与健康》电视专栏，播出40期。组织学生营养日、癌症防治、浓情端午等多主题多形式的义诊活动。完成医院标识标牌和宣传栏的设计制作及更新维护，推进国家卫生城创建工作。

大事记

2月11日，与青岛市海慈中医医疗集团合作举办青岛市中西医结合学会周围血管疾病专委会创面修复专委会·血管通路专委会学术会议。

2月22日，医院智慧食堂启用。

3月29日，举行青岛市海慈中医医疗集团与平度市中医医院战略合作签约揭牌仪式。

7月14日，狂犬病暴露预防处置门诊(犬伤门诊)开诊。

7月27日，青岛市海慈中医医疗集团专家团队全面进驻平度市中医医院。

9月8日，承办平度市卫生健康局揭榜挂帅启动大会。

12月12日，平度市人民政府与青岛市海慈中医医疗集团举行托管平度市中医医院合作协议签约仪式，平度市中医医院整体纳入青岛市海慈中医医疗集团，成立集团平度院区。

12月22日，于燕平同志任平度市中医医院党总支书记。

党总支书记：于燕平
党总支副书记、院长：刘庆涛
党总支专职副书记：李宝山
副　院　长：崔仁刚、金丽红
院办电话：87362265、88322001
电子信箱：pdszyy2020@qd.shandong.cn
邮政编码：266700
地　　址：平度市杭州路38号

(撰稿人：孙升军)

平度市第二人民医院

概况　2023年，占地面积3.50万平方米，业务用房面积2.07万平方米。在职职工171人，其中，卫生技术人员163人，占职工总数的95.32%；其他专业技术人员8人，占职工总数的4.68%。卫生技术人员中，高、中、初级职称人员分别为68人、58人、37人，分别占41.72%、35.58%、22.70%。医生与护士之比为1∶1.81。开放床位275张。设临床科室12个、行政职能科室10个、医技科室6个、其他科室3个。

业务工作　2023年，门、急诊量111736人次，其中，急诊量22195人次。收住院病人8967人次，床位使用率76.8%，床位周转次数31.6次，入院与出院诊断符合率98.8%，手术1290例，手术前后诊断符合率99%，抢救危重病人415人次，抢救成功率95.12%。住院病人治愈率9.5%，好转率89%，病死率1.5%，院内感染率0.71%，甲级病案符合率100%。

业务收入　2023年，医院总收入8738.52万元，比上年下降29.43%，其中，医疗收入8375.01万元，比上年增长8.97%。

固定资产　2023年，固定资产总值为11871.56万元，比上年增长7.86%。

医疗设备更新　2023年，投资15万元更新体外冲击波碎石机，投资6万元购置口腔科牙椅等医疗设备。投资600万元引进1.5T光梭核磁共振。投资37万元为重症医学科扩建床位，并配备吊塔设备。重新规划并投资45万元建设信息中心机房，投资47万元新增中心存储器和4台核心交换机，投资12万元更新机房UPS系统，完成信息化升级改造。

医疗特色　2023年，推进医疗集团同质化管理，定期协助并指导成员单位进行优质服务基层行建设，完善医院质量与安全管理委员会、职能科室、科室质量与安全管理小组的三级质量管理体系，制订各单位质量与安全管理小组工作计划，印发《医院质量控制体系建设方案》，明确医疗质量管理目标。召开29次调度会议，完成质控检查30余次。为蓼兰镇每个管区配备1名医疗主任、每个村庄配备1个家庭医生服务团队，结合基本公共卫生服务项目，通过家庭医生与网格员"一对一"联系，把义诊变为坐诊，为百姓免费测血糖、血压、心电图，进行初步检查、诊疗。指导慢病患者正确服药、合理饮食，进行慢性病管理。为有住院需求的百姓提供就医绿色通道。对出院病人进行院外随访。将家庭医生卫生服务融入村(居、社区)网格，开展以"小网格"编织"大服务"推动"大健康"的"精准式"全民健康网格化服务。参与医疗资源下沉医师534人，累计下沉1112人次，组织义诊33次，通过义诊、教学查房、接诊、转诊、会诊等形式累计服务群众9600余人次。持续开展双向转诊、远程会诊的"管家式"医疗服务。与青岛市市立医院、青岛阜外心血管病医院、青岛市中心医院、青岛妇女儿童医院、青岛大学附属医院(平度院区)、潍坊医学院附属医院等建立协作帮扶、远程医疗关系，为辖区居民建立就医绿色通道。启用医疗集团双向转诊微信群，将辖区内乡村医生纳入医疗集团统一管理，各成员单位设立专人负责双向转诊的接诊工作，建立绿色通道。双向转诊人数434人，其中上转369人、下转65人；远程会诊1212例。

卫生改革　2023年，在病房楼(C楼)大厅建立"一站式综合服务中心"，改善诊疗和就医环境，将门诊2楼彩超室迁移至门诊1楼，在门诊1楼设立检验采血点。探索慢性病一体化医防融合管理模式，加入"青岛市基层慢病专科联盟"，将门诊2楼改造升级为集诊疗、检查、评估和健康教育等功能为一体的慢病管理中心。成立"三高中心"，配备智能一体机、眼底筛查仪器、动脉硬化检测仪、VPT-1震动感觉阈值检测器、睡眠呼吸检测仪、心电图机。以平度市第二人民医院"三高中心"为支撑，以卫生院"三高基地"为纽带，以村卫生室"三高之家"为基础网底构建"三高共管　六病同防、医防融合"慢病综合管理服务模式，完成慢病并发症筛查1769人次，规范管理913人次，医防融合双向转诊11人次。依托"三高中心"资源成立国家心血管病中心健康生活方式医学中心，在国家心血管病中心生活方式医学联盟平台指导下进一步推进慢性病防治工作。

护理服务　2023年7月，开始实施病区办理入院及床旁结算服务，截至11月，病区办理入院率达97.05%，出院结算率60.7%。借助康鸿医护平台，开展"护理网＋护理"服务，有46名网约护士，接单20次，开展留置导尿、留置胃管、PICC维护等18项服务。持续开展长期护理保险业务。居家照护护士每周上门1次，提供护理服务、配送口服药，医生每月上门巡诊1次，为患者指导康复功能训练，根据患者病情合理调动口服药；院护实行"两院一体"照护模式，医院派驻1名护士在养老机构每日巡诊查房，记录患者病情；医生每周一到养老机构大查房。家护服务累计 24 人次，院护服务累计 56 人次。

继续教育　2023 年，派遣 19 名医务人员到上级医院进修，学习先进的医疗技术。持续柔性引进上级专家，灵活引进上级医院专家来院开展技术指导、授课、手术等相关业务。

精神文明建设　2023 年 1 月 29 日，医疗集团党委召开 2022 年度民主生活会；5 月 12 日，举行第 112 个“5・12”国际护士节表彰大会；5 月 15 日，医疗集团举办“强体魄、展风采”趣味运动会；6 月 13 日，举办“2023 年护理临床教学说课比赛”；7 月 1 日，医疗集团开展庆“七一”主题党日活动；8 月 17 日，举办 N0～N1 层级护士护理病例分享比赛；8 月 19 日，举办 2023 年中国医师节系列庆祝活动；10 月 16 日，举办“科普创新，护佑健康”护理科普微视频大赛；12 月 22 日，举办 2023 年护理质量改善优秀项目成果汇报和疑难危重病例讨论案例汇报会。

大事记

4 月 10 日，山东省卫生健康委脑卒中防治委员会对医疗集团卒中防治中心建设进行现场评价认证。

4 月 25 日，成功承办平度市“三高一慢”工作学术交流会。

7 月 19 日，82 名职工自发参与无偿献血活动，奉献爱心血液 28000 毫升。

7 月 27 日，获青岛市神经内科质控中心“卒中识别优秀宣传团队”称号。

11 月 16 日，荆友斌同志主持医疗集团、平度市第二人民医院工作。

12 月 28 日，医院诊后管理案例获评全国第五届改善医疗服务行动优秀案例。

荣誉称号　2023 年，获青岛市院前急救先进集体；获中国县域医共体建设示范奖；《全面推进医疗集团发展　不断提升医疗服务质量》获青岛市卫生健康新闻宣传奖优秀新闻作品一等奖。

负　责　人：荆友斌(主持工作)
党总支副书记：王玉敏
副　院　长：马祥平
院办电话：58825255
电子信箱：pingdueryaun@qd.shandong.cn
邮政编码：266731
地　　址：平度市蓼兰镇高平路 22 号

（撰稿人：卢　廷）

平度市第三人民医院

概况　2023 年，医院占地面积 4 万平方米，建筑面积 7.893 万平方米，编制床位 380 张，职工 387 人，其中，卫生技术人员 352 人，高级职称者 62 人，中级职称者 103 人，设有职能、医技、临床科室 43 个，是平西北地区的医疗、科研、教学、保健服务中心。

业务工作　2023 年，门、急诊量 124981 人次，比上年减少 19105 人次。其中，急诊量 15424 人次，比上年减少 1967 人次。收住院病人 11312 人次，比上年增加 1018 人次。床位使用率 67.43%，比上年增加 10.63%。床位周转次数 30.05 次，比上年增加 3.15 次。手术前后诊断符合率 99.45%，与上年持平。抢救危重病人 400 人次，比上年增加 62 例，抢救成功率 87.5%。甲级病案符合率 99.97%，比上年提高 4.34%。

业务收入　2023 年，业务收入 11129.72 万元，比上年提高 1.7%。

固定资产　2023 年，固定资产总值 14689 万元，与上年持平。

医疗设备更新　2023 年，投资 350 余万元购置四肢联动康复训练仪、分子筛制氧机等大型医疗设备。

基础建设　2023 年，改造装修放射科值班室办公室；妇产科门诊、神经内科门诊、心内科和“三高基地”；改造装修检验科东 3 间，对检验科线路进行全面更改，并且做到专线专用；完成综合楼外墙保温防水工程；实现烟感器和消防栓、灭火器的智慧消防工程；更换污水排放许可证；对综合楼的墙面、顶棚进行维修；维修 91 个旧陪护椅，购置 130 个新陪护椅。

科研教育工作　2023 年，带教实习同学 14 人，依据学校实习大纲的要求制订详细的带教计划，实行一对一带教。

医疗特色　2023 年，创建胸痛中心、卒中中心、创伤中心，成立平度市级神经内科质控中心挂靠单位，承担质控中心活动。5 月，医院被授予“青岛市创伤中心县级创伤中心单位”。医院重症医学科成功加入“ECMO 重症救治联盟”。10 月，顺利通过青岛市老年友善医疗机构的创建，成为第三批青岛市老年友善医疗机构。11 月，在《关于“第十三批次心衰中心建设单位名单”的通知》中成为国家基层版心衰建设中心的全国 68 家医疗机构之一。开展各种介入手术 867 例、心内科 650 例、神经内科 160 例、外科 28 例，其中支架植入及取栓等各类手术 210 例。

卫生改革　2023 年，招聘在编人员 10 名，其中，卫生专业技术人员 8 名、行政后勤部门人员 2 人。同青岛大学附属医院、青岛市市立医院、青岛市中心医院建立医联体关系。开展人才培养及胸痛中心、卒中中心、创伤中心等学科建设。定期邀请医联体内及上级三甲专家来院手术、坐诊、讲课。根据山东省二级公立医院绩效考核、青岛市二级公立医院绩效考核结果通报，医院住院患者平均住院日、药占比、收治病人数、手术占比等各项指标均在前 5 位，其中三、四级手术占比 56.95%，连续 9 个月居青岛市二级医院第一位，平均住院日 6.44 天。在山东省二级公立医院绩效考核第三季度的通报中，医院平均住院日 6.29 天，医疗收入降幅为 18.82%，门诊收入、门诊药占比、住院收入及住院药占比等指标降低 10%～27%。实行转诊“五优先”（优先就诊、检查、缴费、取药，需住院者优先安排），参与医疗资源下沉医师 224 人次，教学查房 48 次，会诊 52 人次，双向转诊 236 人次，累计服务群众 5000 余人次。

继续教育　2023 年，派出 15 名医务人员到青岛市三甲以上医院进修学习，5 名医师完成规范化培训，派出 160 余人次参加国家、省、市有关部门组织的学术活动和培训班。

党建与精神文明建设　2023 年，设立内科、外科、门急诊、行政后勤 4 个党支部。举办“红手环”志愿者服务团活动。每天安排至少 2 名护士在门诊大厅从事志愿者服务。开展义诊、健康咨询等活动，义诊 35 次，义诊服务 5000 余人次。举办“爱心如海 活力无限”才艺展示比赛，举办“听党话 感党恩 跟党走”大合唱比赛，组织 51 人参加市委组织的“Ai 平度@唱响新时代”合唱比赛并获银奖。举行“减少医患纠纷、和谐医疗环境”医疗安全系列征文活动、第三届护理品管圈大赛、健康跑、演讲比赛、“最美医影”摄影比赛。举办“夏送清凉・魅力无限”广场舞大赛，举办“弘扬职业精神 恪守职业道德”为主题的演讲比赛。

荣誉称号　2023 年，继续保持全国百姓放心示范医院、青岛市文明单位、平度市文明单位标兵、青岛市青年文明号、青岛市文明单位标兵、青岛市青年文明号、中国卒中学会优秀红手环志愿单位等荣誉。山东省卒中学会将医院卒中中心“建设单位”授牌为山东省“卒中防治中心”单位；获首轮医疗机构法治建设工作市级评估优秀单位称号。

党总支书记、院长：闫忠诚
副　院　长：刘伟明、李　青、生磊磊
院办电话：85311079
电子邮箱：sdpdsy@qd.shandong.cn
邮政编码：266753
地　　址：平度市店子镇三城路 36 号

（撰稿人：刘爱莲）

平度市第四人民医院

概况　2023 年，职工总数 137 人，其中，卫生技术人员 133 人，占职工总数的 97.08%；行政工勤人员 4 人，占职工总数的 2.92%。卫生技术人员中，高、中、初级职称者分别为 39 人、57 人、37 人，分别占 29.32%、42.86%、27.82%。医生与护士之比为 1∶1.38，开放床位总数 108 张，设职能科室 5 个、临床科室 13 个、医技科室 3 个。

业务工作　2023 年，门、急诊量 165234 人次，比上年增长 2.15%，其中，急诊量 2139 人次。收住院病人 4163 人次，比上年增长 45.15%。床位使用率 55.84%，比上年增长 26.39%；床位周转次数 37.50 次，比上年增长 16.41 次；入院与出院诊断符合率 97%，比上年增长 2%；手术前后诊断符合率 100%、比上年增长 5%；抢救危重病人 249 人，比上年增长 2.47%；抢救成功率 100%，治愈率 21.06%，好转率 77.61%，病死率 0.02%，院内感染率 0.13%；甲级病案符合率 95%，比上年增长 5%。

业务收入　2023 年，业务总收入 3779.69 万元，比上年增长 24.64%。

固定资产　2023 年，固定资产总值 3482.34 万元，比上年增长 9.64%。

医疗设备更新　2023 年，投资 170 余万元购置沈大等离子电切镜系统 1 套、迪瑞尿液分析仪 1 台、威高电动病床 1 张、澳华高清胃肠镜 1 套、无影灯 1 台、元溶栓床 1 张、腹腔镜 1 台、妇产科盆地康复设备 1 套。

医疗特色　2023 年，成立女性健康管理中心，开展盆底康复、产后康复等相关服务，以中医理论为指导，开展妇女全生命周期的病症治疗。不断扩大“互联网＋护理服务”、长期护理保险的覆盖面，将护理服务延伸至社区。12 月，首次开展微创膀胱镜下前列腺等离子电切手术。

继续教育　2023 年 1 月，选派内科 1 名业务骨干到平度市人民医院进修学习,选派妇科1名业务骨干到青岛市妇女儿童医院进修学习,选派放射科1名业务骨干到平度市人民医院进修学习;3月,医院选派外科1名业务骨干到青岛市市立医院进修学习,选派放射科1名业务骨干到平度市人民医院进修学习,选派五官科1名业务骨干到西海岸新区中心医院进修学习;4月,医院选派内科1名业务骨干到济南960医院进修学习;6月,医院选派妇科1名业务骨干到平度市人民医院进修学习;9月,医院选派内科1名业务骨干到青岛市海慈医院进修学习。

精神文明建设　2023年3月,开展雷锋纪念日健康义诊,传递关爱与温暖;4月,开展“我们的节日 清明”等传统节日宣传活动,弘扬传统文化并服务群众;“5·12”护士节期间开展相关庆祝活动并下乡义诊,服务基层百姓;“8·19”医师节期间举行临床技能大赛;结合中秋、国庆双节,开展“庆中秋 迎国庆”服务百姓健康义诊活动。

大事记

2月20日,医院启动网约护士服务。

5月8日,医院与平度市人民医院合作,开展“名医工作室”创伤外科专家门诊。

9月12日,省督导组到医院检查创建卫生镇相关工作。

12月28日,医院成功开展首例微创膀胱镜下前列腺等离子电切手术。

荣誉称号　2023年,继续保持“青岛市文明单位”称号。

党支部书记、院长:陈　磊

副　院　长:范文星、韩秀文、李瑞兵

院办电话:83391009

电子信箱:pdsdsrmyy@qd.shandong.cn

邮政编码:266736

地　　址:平度市南村镇双泉路97号

(撰稿人:李瑞兵)

平度市第五人民医院

概况　2023年,占地面积30437平方米,业务用房面积8196平方米。职工总数140人,其中,卫生技术人员133人,占职工总数的95%;行政工勤人员7人,占职工总数的5%。卫生技术人员中,高、中、初级职称人数分别占职工总数的36.4%、38.6%、17.8%,其他人员占7.2%。医生与护士之比为1∶1.19。核定床位180张,设有医务科、护理部等13个职能科室,内科、外科、妇产科等20个临床、医技科室。拥有16排螺旋CT、内窥镜、四维彩超等先进的医疗设备。

业务工作　2023年,门、急诊量114355人次,比上年增长31%;其中,急诊量3018人次;收住院病人6078人次,比上年增长18.3%;床位使用率62.7%;入院与出院诊断符合率90%;开展大型手术634例,比上年减少6.7%;手术前后诊断符合率93%;抢救危重病人192人次,抢救成功率64.5%;好转率63%;病死率9.4%;院内感染率为0;甲级病案符合率99%。

固定资产　2023年,固定资产总值4874.9万元。

医疗设备更新　2023年,新增彩超多普勒诊断仪1台,彩超会诊设备1套,监护仪2台,电动手术床1台,麻醉呼吸回路消毒系统1台,呼吸机1台。

医疗特色　2023年,医院外科与青岛市市立医院、平度市人民医院建立医联体合作关系,邀请专家来院指导三、四级手术,骨科完成大手术136例,比上年多15例,其中全髋关节置换7例,人工股骨头置换2例。开展微创伽马钉治疗股骨粗隆间骨折、锁定钢板治疗股骨粗隆下骨折、股骨头无菌坏死及老年性股骨粗隆间骨折全髋关节置换术。普外科开展肝胆腔镜手术。内科收住院3618人次,比上年增长1013人次,增加业务收入380万元。中医科继续开展中药、针刺推拿、艾灸、牵引、中药熏蒸等业务,住院病人548人次,比上年增加236人次;中医治疗及康复收入520663元,比上年增加286320元,中药收入520663元,比上年增加70990元。成功加入青岛市中医类专科联盟,科主任刘仁政被评选为山东省基层名中医。重症医学科收治各类急危重患者75人次,业务总收入3262471元,住院人数比上年增长44%,业务收入比上年增长117%。开展超声引导下深静脉穿刺置管术、超声引导下外周静脉穿刺技术、电子纤维支气管镜检查、纤维支气管镜肺泡灌洗术、连续性肾脏替代治疗技术(CRRT)。加入青岛市市立医院牵头建设的体外膜肺氧合重症救治联盟。内镜室开展胃肠镜检查865例,比上年增长65%。超声科获青岛超声医学专科联盟成员单位。

继续教育　2023年,选派出5名业务骨干分别到平度人民医院,青岛大学附属医院等三级医院进修学习,派出50余人次参加国家、省、市有关部门组织的学术活动和培训班。

精神文明建设　2023年，春节期间走访慰问离休老干部，上门为新中国成立前老党员查体，把党和国家的温暖送到家中；在学雷锋日和五四青年节开展健康义诊活动；组织职工积极参加“卫生健康系统万人流动血库”无偿献血活动，医院55名干部职工踊跃献血；在全国爱眼日、学生营养日、防震减灾日等开展各类宣传活动26次；开展健康义诊活动40余场。医务人员利用业余时间在晚间纳凉、农闲时节等时段“走进村庄贴近群众”，上门为群众解决健康问题。

大事记

11月，信息化建设进一步提升，通过电子病历三级评审。

荣誉称号　2023年，获五星级党支部、支持古岘发展先进单位等荣誉称号。

党支部书记、院长：刘洪海
党支部副书记：李培讯
副 院 长：代淑妍、吴真锴、王　丽
院办电话：83361085
总机电话：83361085
电子信箱：pdsdwrmyy@qd.shandong.cn
邮政编码：266742
地　　址：平度市古岘镇沽河路160号

（撰稿人：薛建宏）

平度市精神卫生中心（平度市第六人民医院、平度市心理卫生服务中心）

概况　2023年，平度市精神卫生中心（平度市第六人民医院、平度市心理卫生服务中心）占地14572.5平方米，建筑面积23195.59平方米。职工总数227人，其中，卫生技术人员203人，占职工总数的89.43%；行政工勤人员14人，占职工总数的6.17%；其他技术人员10人，占职工总数的4.40%。卫生技术人员中，有高级职称者13人、中级职称者46人、初级职称者144人，分别占6.40%、22.66%、70.94%。编制床位561张。设职能科室13个、临床科室10个、医技科室8个。

业务工作　2023年，门诊量47069人次，比上年下降8.60%；住院病人2900人次，比上年增长35.70%；床位使用率92.60%，床位周转次数5.25次，入院与出院诊断符合率100%。

业务收入　2023年，业务收入5624.62万元，比上年增长10.37%。

固定资产　2023年，固定资产总值4521.59万元，比上年增长2.31%。

医疗设备更新　2023年，购置脑电地形图仪1台，全自动化学发光测定仪1台。

卫生改革　2023年，与山东省精神卫生中心医联体合作签约，成为“山东大学附属精神卫生中心合作医院”和“山东省心理咨询中心合作医院”，依托医联体建设优势资源，深度合作，每月定期联络省、市精神卫生中心专家开展坐诊、查房指导、培训讲座等，并在天津路和贵阳路成立延伸点，逐步形成“一院三区”的科学布局，将太原路院区功能优化为精神康复院区，天津路院区功能优化为心理院区，贵阳路院区功能优化为医养结合院区。

医疗特色　2023年，设立心理卫生服务中心，开设青少年儿童心理咨询专家门诊，成立老年病区，开展医养结合服务，成立中医情志病门诊，运用中药配方颗粒、耳穴压丸、普通针刺、穴位贴敷、埋针、中医五行音乐等多种方法治疗失眠、抑郁、焦虑、精神分裂症、儿童抽动障碍等情志疾病。

精神病防治　2023年，平度市累计发现精神障碍患者7016例，报告患病率5.92‰，规范管理率99.96%，面访率100%，精神分裂症规律服药率99.95%，体检率99.64%；为78名患者免费注射帕利哌酮长效针剂；举办严重精神障碍患者服务管理培训班3期，指导镇（街道）卫生院按照国家基本公共卫生项目规范开展严重精神障碍患者管理。

社会心理服务工作　2023年，组织心理科普专家走进电视台、社区、企业、学校等，为广大市民及中小学生开展心理健康知识讲座21场次，心理健康知识宣传普及1000余人次。组织心理专家举办义诊达25次，累计赠送发放心理健康宣传材料6000余份。接听心理援助热线累计196人次，完成心理咨询260余人次。在社区精神康复工作中对24名居家精神疾病患者及家属进行心理健康知识的宣教与康复指导，完成159人次康复服务工作。

继续教育　2023年，派出医师、护士到北京、济南、青岛等地学习、交流60余人次，邀请山东省精神卫生中心、山东省立医院、青岛市精神卫生中心等专家学者来院坐诊、查房、讲课，开展医疗、护理、院感等培训50余次。

精神文明建设　2023年，开展公益服务，参加平度市卫生健康局组织的“医心向党 医心为民”庆祝中国医师节暨“四送四进四提升”健康促进行动大型义诊活动。评选“青岛好医生、好护士”“平度最美科技工作者”等先进典型。组织参加青岛市老年健康科普作品征集大赛活动。组织无偿献血公益活动1次，献血总量近6000毫升。参与创建国家卫生县工作。

大事记

1月6日，完成党支部换届选举，选举产生新一届党支部委员会。

2月17日，由平度市卫生健康局主办、医院承办的全市卫生健康系统“惠心千万家 践行二十大”基层精防人员能力提升培训班举行。

3月8日，与山东大学附属精神卫生中心医联体合作医院签约暨揭牌仪式举行。

4月4日，接受公开招聘控制总量人员16名。

6月，成为山东省精神卫生中心“临床药物试验科研合作单位”。

7月6日，增加天津路延伸点和贵阳路延伸点，编制床位增加到561张。

7月27日，中共平度市委机构编制委员会办公室批准医院名称调整为“平度市精神卫生中心”，加挂“平度市第六人民医院”和“平度市心理卫生服务中心”牌子。

7月28日，平度市精神卫生专业医疗质控中心成立大会在医院举行。

8月10日，接受公开招聘控制总量人员14名。

10月10日，成为青岛市精神疾病专科联盟成员单位。

10月24日，启动精神分裂症患者第二代长效针剂治疗管理项目。

11月14日，医院针推康复科成功加入青岛市中医药类专科联盟。

11月30日，医院通过电子病历系统应用水平分级评价三级。

荣誉称号 2023年，获山东省卫生单位、青岛市助残先进集体、青岛市“五四红旗团支部”等称号。

党支部书记、院长：赵金龙
党支部副书记：葛彩英
副 院 长：金海君、韩春芳
院办电话：88311268
电子信箱：pdjsby@qd.shandong.cn
邮政编码：266700
地　　址：平度市太原路329号

（撰稿人：毛伟东）

平度市呼吸病防治所（平度市第七人民医院）

概况 平度市呼吸病防治所（平度市第七人民医院），是一所以呼吸系统疾病诊治为优势，集医疗、预防、保健和康复于一体的专科医院，也是平度市唯一的结核病定点医院。设计床位120张，实际开放70张。公立医院改革后，医院核定人员控制总量为86人。2023年，职工64人，其中在编25人、备案制管理15人、劳务派遣24人。设院办公室、财务科、护理部、信息科、院感科、药剂科、总务科、保卫科等职能科室，开设有呼吸内科、中西医结合科、呼吸康复中心、呼吸睡眠中心、药剂科、放射科、检验科、彩超室、心电图、肺功能检测、腔镜室等临床和医技科室。

业务工作 2023年，开展群众看病就医满意度提升活动。临床科室定期开展业务培训、考核，成绩在微信工作群公开；落实医疗质量安全核心制度；建立并实施病历质量管理制度；完善危重症患者救治和转诊机制。承办睡眠医学中国行第15讲平度站暨平度市睡眠呼吸暂停综合征筛查项目启动仪式。组织筛查队深入单位、社区和村庄，发放宣传手册，免费开展睡眠呼吸监测，耐心解答居民睡眠问题，普及健康睡眠知识，推广健康生活理念。医院创办的青岛市失眠疼痛创新诊疗专家工作站列为2023年青岛市专家工作站。

业务收入 2023年，总收入1548.29万元，其中医疗收入1445.13万元，比上年减少13.33%。

固定资产 2023年，固定资产总值1469.54万元，比上年增加84.84万元。

基础建设 2023年，医院发热门诊建设项目竣工验收并启用。

党建工作 2023年2月3日，召开党员大会进行换届选举，采用无记名投票和差额正式选举的办法选举新一届委员会委员5名。9月，启动学习贯彻习近平新时代中国特色社会主义思想主题教育，引导党员读原著、学原文、悟原理，提高党员意识，改进工作作风。

荣誉称号 2023年，获得2022年度“青岛市级文明单位”荣誉称号。

党支部书记：李听波
党支部副书记、院长：马顺志
副 院 长：董辰元、张云涛

院办电话：88328419
门诊电话：88328427
电子信箱：pdqy@qd.shandong.cn
邮政编码：266700
地　　址：平度市青岛东路 123 号

（撰稿人：张云涛）

平度市皮肤病防治站

概况　2023 年，总建筑面积 5772.61 平方米，其中位于杭州路 51 号的平度皮肤病防治站建筑面积 2268.02 平方米，位于天津路 93 号的康复医学科占地面积 3504.59 平方米。职工 61 人，在职职工 39 人，其中，卫生专业技术人员 31 人，占在职职工总数的 79.49%；其他专业技术人员 5 人；管理岗位人员 3 人。

业务工作　2023 年，门诊量 21724 人次，比上年提高 40.32%；收住院病人 572 人次，床位使用率 71.27%，床位周转次数 13.65 次。监测出梅毒 23 例、尖锐湿疣 42 例、淋病 6 例、生殖器疱疹 10 例、生殖道沙眼衣原体感染 2 例。比上年病例数下降 60.67%。

业务收入　2023 年，财政拨款 127.76 万元，医疗收入 1067.77 万元，支出 1540.73 万元。

固定资产　2023 年，固定资产净值 798.67.00 万元，比上年增长 2%。

基础建设　2023 年，对康复医学科和皮肤病门诊楼外立面、厕所以及地面进行重新修缮。

医疗设备更新　2023 年，引进皮肤科治疗设备 8 台、康复科治疗设备 9 台。

医疗特色　2023 年，负责全市的皮肤病、性病、麻风病的防治工作，皮肤病方面的治疗形成特色，开展性病、艾滋病、麻风病的咨询服务。整理收集传承下来的治疗皮肤病经典中药方剂 30 余副，开设中药房，配备中药设备。重点建设康复专科，为各类神经损伤和肢体损伤患者提供康复医疗和锻炼。建设特色专科，开展银屑病等疑难病专病门诊。

精神文明建设　2023 年，常态化开展“三会一课”及彩虹志愿服务活动。平时把单位形象与个人素质紧密结合进行宣教，以更好的道德和法规来规范职工的言行，树立服务品牌。

荣誉称号　2023 年，继续保持青岛市文明单位和平度市文明标兵的称号。获国家皮肤与免疫疾病临床医学研究中心授予的银屑病规范化诊疗中心专病医联体（北京大学第一附属医院牵头）、山东省皮肤病专科联盟成员单位（山东省皮肤病医院牵头）、山东省特应性皮炎诊疗质量提升协作组成员单位（山东省立医院牵头）、青岛市皮肤与性传播疾病医疗质量控制中心成员单位（青岛市中心医院牵头）、青岛市重大疾病专科联盟皮肤科（疑难病）成员单位（青岛市中心医院牵头）、平度市皮肤与性传播疾病医疗质量控制中心牵头单位 6 项荣誉。被评为麻风防治工作先进单位、化妆品不良反应监测工作表现突出集体。

党支部书记、站长：吴中荣
党支部专职副书记：刘　正
副 站 长：付云进、王卫东
电　　话：87362855
电子信箱：zjwchina@126.com
邮政编码：266700
地　　址：平度市杭州路 51 号

（撰稿人：姜　辉）

平度市卫生健康监督执法大队

概况　2023 年，职工总数 30 人，其中，卫生技术人员 13 人，行政管理人员 9 人，其他人员 8 人，分别占职工总数的 43.3%、30%、26.7%。卫生技术人员中，高、中、初级职称者分别为 4 人、8 人、1 人，分别占职工总数的 13.3%、26.7%、3.3%。设综合科、监督稽查科、医疗服务监督一科、医疗服务监督二科、医疗服务监督二科、公共卫生监督科、妇幼计生监督科 7 个职能科室。

业务工作　2023 年，出动执法人员 160 余人次，不定期对全市辖区的公共场所进行专项卫生监督检查 800 余家，传达监督意见书 500 余份，对存在违法行为的单位予以立案 70 多起，发放皮肤病专用工具箱 500 余个。开展主责主业重点工作监督监管，受理投诉举报案件 720 多件，开展日常监督单位 1147 户次，立案处罚 265 件，上交罚没款 51.6 万元。参加上级组织的各种线上线下培训班，坚持周末轮训。严格规范执法，维护良好营商环境。对列入“不罚”“轻罚”清单的违法行为依法不予处罚或减轻处罚的进行法制审核，提交大队领导集体合议，实施时严格按照适用条件，结合违法行为的事实、证据进行综合判断后认定，不得擅自放宽或者变更适用条件，进一步优化法治营商环境。

业务收入　2023 年，依法收缴罚没款 51.6 万元，比上年下降 36.1%。

固定资产　2023年，固定资产总值131.3万元，与上年持平。

党建与精神文明建设　2023年，开展学习贯彻习近平新时代中国特色社会主义思想主题教育，加强党员队伍建设。组织讲党课5次，开展主题党日活动12次，组织党员干部参加志愿服务活动10次，通过媒体发表信息45篇次。

党支部书记、大队长：姜建新

副大队长：郭万和

办公电话：80818918

电子信箱：pdswsjds@126.com

邮政编码：266700

地　　址：平度市北京路379号

（撰稿人：尹　磊）

平度市疾病预防控制中心

概况　2023年，职工总数153人，其中，卫生专业技术人员147人，管理岗及工勤人员6人。卫生专业技术人员中，有高级职称者15人，中级职称者27人，初级职称者105人，分别占10.2%、18.4%、71.4%。

业务收入　2023年，收入2600.02万元，比上年减少61.63%。

固定资产　固定资产总值816.47万元，比上年减少11.6%。

传染病防控　2023年，平度市报告乙、丙类法定传染病17种6028例，新型冠状病毒感染2522例，病毒性肝炎1009例，其他感染性腹泻845例，流行性感冒505例，手足口病440例，肺结核288例，梅毒200例，猩红热52例，布病46例，出血热27例，淋病24例，急性出血性结膜炎20例，流行性腮腺炎18例，艾滋病15例，痢疾10例，疟疾7例，百日咳1例。死亡2例(艾滋病2例)。报告24起聚集疫情，其中其他感染性腹泻病10起，手足口病6起，布病4起，出血热2起，猩红热1起，流行性感冒1起，均进行流调、采样工作。对200人次进行布鲁氏杆菌病主动监测和问卷调查。平度市报告2起突发公共卫生事件相关信息，其中1起其他感染性腹泻病聚集性病例的相关事件、1起安徽省输入性猴痘病例的相关事件。接到传染病自动预警信息17种366起，初步排除297起，初步确认疑似事件69起，其中肺结核疑似事件50起，其他感染性腹泻病疑似事件6起，麻疹疑似事件5起，手足口病疑似事件4起，疟疾疑似事件4起。

病媒生物监测　2023年，鼠路径法监测路径指数为0.165处/千米。诱蚊灯法监测总蚊密度为5.56只/(灯·夜)；双层叠帐法监测帐诱指数为0.685只/(顶·时)；布雷图指数2.59；勺捕法监测勺舀指数1.5条/勺；路径法监测路径指数0.38；人诱停落法监测人诱指数为0.96只/(人·时)。苍蝇密度1.56只/笼。蟑螂密度0.04只/(张·夜)。游离蜱监测密度指数为2.078只/(布旗100米·时)。

慢性病监测　2023年，报告死亡13732例、伤害13361例、恶性肿瘤8960例、脑卒中与冠心病10863例。

地方病防治　2023年，监测盐样300份，其中合格碘盐203份、合格非碘盐76份、不合格碘盐97份。居民户碘盐覆盖率74.67%，非碘盐覆盖率25.33%，合格碘盐食用率67.67%，其中全市碘盐监测中位数为27.30毫克/千克。监测8～10岁儿童尿样200份，尿碘范围0～908.50微克/升，中位数175.30微克/升。监测孕妇尿样100份，尿碘范围0～1120.40微克/升，中位数121.20微克/升。开展疟疾防治工作，检测“三热”病人898例，无本土阳性病例，输入性病例共7例；开展地氟病防治工作，对辖区602个氟中毒病区村进行饮用水水氟监测、氟中毒病情监测及健康教育工作，采集水样1806份，累计调查病区村当地出生并居住的8～12岁儿童10314名，查出91名8～12岁患氟斑牙儿童。

免疫规划　2023年，接种免疫规划疫苗181487人次。免疫规划疫苗接种率90%以上，其中含麻疹成分疫苗接种率95%以上。接种各种非免疫规划疫苗102993针次。国家免疫规划疫苗共计配送89782支，非免疫规划疫苗共计配送182136支。报告麻疹风疹疑似病例35例，采集血标本35份；报告流行性腮腺炎15例，采集血标本7份；报告水痘137例，采集血标本5份；报告AFP 2例；百日咳、乙脑、流脑均无病例报告。

结核病防治　2023年，报告活动性肺结核293例。病原学阳性率79.26%；病原学阳性耐药筛查率99.02%；肺结核患者成功治疗率97.6%。基本公共卫生服务结核病健康管理项目病人管理率97.61%、规则服药率95.69%。肺结核疑似患者追踪到位率100%。辖区内学生病例18例，处置率100%。

艾滋病防治　2023年，对看守所羁押的660余人进行HIV和梅毒检测，全市各艾滋病自愿咨询检测(VCT)点完成检测1705人。全市各医疗卫生单位相继开展手术5项检测(包括HIV)和孕产妇HIV筛查,完成主动检测 66630 余人。干预暗娼 1788 人次,男同 1568 人次,发放安全套 3500 余只、性教育小册子和折页 3500 余份。

职业卫生　2023 年,上报职业健康检查个案 13674 例,疑似职业病 15 例,职业性有害因素监测 594 张,农药中毒 43 例,职业病新增病例 10 例,随访尘肺病人 204 例。完成 50 家企业工作场所职业病危害因素监测。现场调查 40 名一线工人职业健康素养情况。调查 35 家公立医疗机构、11 家私立医院、9 家非医疗机构、3 家矿山的放射卫生情况。

学校卫生　2023 年,全市中小学校因病缺课应报学校数为 138 所,实际参报的学校数为 138 所,报告率为 100%;全部中小学校应报告数据 35052 次,实际报告 21707 次,上报率平均为 61.93%。审核因病缺课登记明细 17772 例,累计发现 681 次疾病(症状)预警,预警处置率 100%。

环境卫生　2023 年,枯水期检测水样 40 份,合格率为 97.5%;城区检测水样 6 份,合格率为 100%;农村乡镇检测水样 34 份,合格率为 97.06%。丰水期检测水样 40 份,合格率为 95%;城区检测水样 6 份,合格率为 100%;农村乡镇检测水样 34 份,合格率为 94.12%。

食品卫生　2023 年,审核上报食源性疾病病例信息 13477 例,累计处置食品相关事件 2 起,采集食品样本 163 份,完成省级食品安全市迎检任务。

健康教育　2023 年,开展平度市居民健康素养监测工作,健康素养水平为 30.44%,比上年(26.82%)提高 3.62 个百分点;开展全市健康教育岗位技能竞赛 1 次,获得青岛市级比赛团体三等奖;累计走进村居、学校、机关、企业开展健康教育"六进""四送四进四提升"等活动 52 次,服务群众 5000 余人次;在平度电台开设专栏《疾控专家说说健康那些事》,制作节目 9 期,播出健康提示 300 余次;拍摄原创健康教育科普视频 12 期;加强全市无烟环境建设,开展宣传活动 4 次,线上有奖答题 1 期,录制电台节目 1 期,拍摄原创健康科普视频 2 期;开展国家基本公共卫生服务项目健康教育培训 3 次,技术指导 87 次;开展全市健康教育与健康促进工作会议及培训 4 次、卫健系统培训 4 次,对各部门及健康促进场所进行技术指导 200 余次。

质量管理　2023 年,接收城市饮用水样品 24 份,农村饮用水国家点样品 78 份,公共场所宾馆样品 200 份,养老机构样品 88 份,食品风险主动检测 190 份,职业卫生危害因素主动检测 50 份,并做好流转、保管、留存、报告编制等工作。参与新冠病毒核酸盲样室间比对 2 次,盐碘和尿碘盲样(各 2 个)考核 1 次,水质检测项目(3 个)盲样考核 1 次,职业卫生盲样(4 份)考核 1 次,农村饮用水抽检 2 份,结果均为满意。交接医疗废物 627.35 千克。1 月,通过检验检测机构资质认定复评审工作。

卫生检验　2023 年,检测新冠病毒核酸样本 2779 份、流感样本 67、手足口样本 308、病毒性腹泻样本 64 份。完成山东省碘缺乏病防治监测项目盐碘检测 305 份、尿碘检测 300 份,青岛市饮水型地方性氟中毒防治项目水氟检测 601 份,农村饮用水和城市饮用水共检测 96 份。对职业卫生重点行业 50 家企业进行重点职业病危害因素(游离二氧化硅、粉尘、苯系物、锰等项目)检测,出具检测数据 2162 条。完成托幼机构、养老机构和洗涤机构消毒质量检测 446 份。完成 VCT 人群 871 人、MSM 人群和暗娼 533 人、看守所羁押人员 668 人的 HIV 抗体初筛、梅毒和丙肝抗体检测;对辖区内 24 家艾滋病检测点进行培训、督导和考核;每月 10 日前通过艾滋病实验室信息管理系统上报检测量,并完成艾滋病检测点月检测量的数据审核工作。对布病重点人群和疑似病例进行布病抗体检测 490 人次,检出布病抗体阳性者 87 人次。对 9 起疑似食源性疾病事件所采样本进行沙门氏菌、金葡菌、副溶血性弧菌等可疑致病菌检测,检测样本 126 份,均未检出可疑致病菌。每月对哨点医院抽送的疟原虫阴性血片进行镜检复核,每季度从中抽取 30%阴性血片上送市疾控中心进行市级复核,阴性复核合格率为 100%。根据《2022 年青岛市食品安全风险监测方案》,对蛋及蛋制品、生鲜畜肉、即烹预制菜、双壳贝类各 10 份样本进行微生物指标检测,对 120 份香肠、火腿样本进行亚硝酸盐检测。

应急工作　2023 年,制订 18 项应急预案、技术方案和工作制度;修订 5 项原有预案;分别开展 2 次传染病相关知识培训和演练。

综合业务　2023 年,牵头做好疾病控制体系标准化建设和综合评价工作并达到优秀等次;高质量完成创卫相关工作,顺利通过专家检查评审;与潍坊医学院、菏泽医学专科学校签订实习基地协议;与青岛大学签订市、区两级疾控中心科研一体化框架协议;与青岛大学公共卫生学院共同开展科研项目;制定 4 项实习生管理制度,带教实习生 14 名;培训带教进修人员 8 名;接收青岛支农专家 2 名;完成并质控 120 份青岛市中医药服务需求调查表和 494 份中医健康素养调查问卷。

公共卫生 2023年,集中举办基本公共卫生服务项目培训班,提高基本公共卫生服务水平;组建项目技术指导团队,分别于6月、9月、11月、12月对29家镇(街道)卫生院进行技术指导、日常评价、绩效评价;做好国家基本公共卫生信息系统报表工作;积极开展医防融合工作,制订《平度市疾病预防控制中心与医疗机构医防融合试点工作方案》,签订《平度市医防融合建设协议书》,举办医防融合培训班;成立4个指导团队,与4家医疗集团建立分工协作机制。

精神文明建设 以标准化为抓手,以做成事为标准,加强班子建设,落实班子成员"一岗双责"制度,推进支部标准化、规范化建设,打造过硬党支部、先进党支部。

大事记

8月,通过事业单位考录招聘工作人员19人。

荣誉称号 2023年,获2023年"3·24世界防治结核病日"宣传活动优秀单位、全省地方病防治专项攻坚行动表现突出集体称号。

主　　任:刘继鹏
副 主 任:崔成祥、张正军、代守杰
办公电话:88329430
电子信箱:pdcdcbgs001@qd.shandong.cn
邮政编码:266700
地　　址:平度市常州路222号

(撰稿人:王大帅)

平度市妇幼保健计划生育服务中心

概况 2023年,在职人员220人,其中,卫生技术人员189人,占在职人员的85.9%;行政后勤人员31人,占在职人员的14.1%。卫生技术人员中,有高级职称者37人,中级职称者70人,初级职称者82人。医生与护士之比为1∶1.3。编制住院床位100张。设有职能科室10个,临床科室9个,医技科室3个。

业务工作 2023年,门诊量148181人次(不包括健康查体),比上年增长3.1%,住院病人2349人次,比上年降低1.8%。病床使用率40.2%。开设孕产妇绿色通道,施行一站式服务,加强孕产妇急救措施,严格落实高、危、重接转诊流程,畅通快速接转诊通道。加强妇幼卫生工作管理,行使社会公共卫生服务职能,全市孕产妇系统管理率达96.43%,孕产妇住院分娩率100%,0～3岁儿童系统化保健管理率96.88%,婴儿死亡率2.92‰,6个月内婴儿纯母乳喂养率87.22%。开展"两癌"筛查,宫颈癌检查45142人,查出宫颈癌及癌前病变患者6/218例,乳腺癌筛查45290人,确诊乳腺癌患者15例。完成婚检5716.5对,检出疾病1045人,疾病检出率为9.14%。完成新生儿疾病筛查采血5119例,采血率99.65%,阳性患儿召回率95.29%。

业务收入 2023年,业务收入4260.19万元,比上年增长4.24%。

固定资产 2023年,固定资产原值7493.90万元,比上年降低44.32万元。

医疗设备更新 2023年,新增妇科射频治疗系统、微创可视人工流产手术系统、血细胞分析仪、可视喉镜、全自动培养仪、新生儿监护仪2台、电子阴道镜、医用臭氧治疗仪。

基础建设 2023年,推进扩建工程,总建筑面积为20847.11平方米的平度市妇幼保健院扩建工程进入验收阶段。

卫生改革 2023年,发展中医适宜技术应用于妇产科、儿科、乳腺科、儿童保健科等。实施"引进来"战略,推进区域妇幼健康服务联合体建设,于6月加入青岛市区域妇幼健康服务联合体;7月23日,加入青岛市超声医学专科联盟;10月,与青岛市市立医院签订青岛市临床检验(精准诊断)专科联盟协议;12月5日,与青岛市妇女儿童医院签订《青岛市心血管外科(儿童)专科联盟合作协议》。聘请北京、青岛等地知名妇科、不孕不育、乳腺专家定期来院坐诊、开展手术。逐步完成分级诊疗、急慢分治、双向转诊的医疗服务格局。实施"走出去"战略,加强人才梯队建设。外出进修23人,时长84个月。进修内容包含盆底康复、中医、胎儿产前系统筛查、儿童康复等。实施"大提升"战略,打造"妇幼＋中医"发展模式。建立和发展儿科中医外治业务,设置中药房,逐步开展小儿推拿、艾条灸(热敏灸)治疗、温灸器灸法、脐灸、穴位贴敷、耳针、放血疗法、拔罐、刮痧及成人推拿理疗等项目。全面推行医患之间"亲情式沟通",打造"温馨妇幼"服务品牌。

专科特色建设 2023年,强化专科特色建设。发展"妇幼＋中医"特色诊疗模式。9月,开展成人推拿、手法复位等多项成人理疗项目,运用针灸、推拿等中医特色疗法治疗颈椎病、肩周炎、腰椎间盘突出、网球肘、膝关节炎疼痛、中风后遗症、颈源性眩晕、偏头痛、失眠、面瘫、带状疱疹等病症。将成人推拿应用到妇女盆底康复项目中，针对产后耻骨联合分离、骶髂关节错位等病症进行中西医结合治疗。发展儿童保健康复、妇女保健服务康复。盆底康复中心形成独立特色科室，接诊3703人次。选派业务骨干到济宁、菏泽、郑州等地外出进修、参观、学习，组建儿童康复专业团队，进行康复业务规划，致力于打造集儿童保健、康复于一体的业务模式。发展孕产保健特色专科。开展孕产妇的孕期保健、产前筛查、高危孕产妇管理、分娩期保健管理、新生儿安全管理及疾病筛查、产褥期保健、母乳喂养促进、健康教育等相关工作。围绕孕前咨询、孕期保健、分娩服务到产后康复，实现孕期、产前、产时、产后的全程孕产保健服务。

继续教育　2023年，外派23人进修学习，时长84个月。

医疗新项目新技术　2023年7月，开展有创动脉压监测和中心(颈内)静脉置管术、微创内窥可视人工流产手术。12月，开展腹横肌平面(简称TAP)阻滞技术。

精神文明建设　2023年，坚持党建引领，持续激发妇幼核心凝聚力，加强党的思想阵地建设，认真学习贯彻习近平新时代中国特色社会主义思想和党的二十大精神，在全面做好临床保健工作的同时，积极开展"提升群众看病就医满意度"、"四进四送四提升"、"两癌"筛查健康义诊、科普知识公益宣教、无偿献血、爱心捐款等志愿服务活动，增强党员责任感、使命感、光荣感，彰显新时代共产党员"心系群众、服务为民"的情怀，用实际行动诠释"不忘初心，牢记使命"的誓言，进一步坚定广大职工的理想信念，增强理论素养和政治素质，提升全体职工贯彻党的路线方针政策的坚定性和自觉性，形成了风清气正的良好工作风气，有效提升了单位的凝聚力和战斗力，使群众认可度和满意度得到稳步提升。

大事记

5月，成功创建二级甲等妇幼保健院。

6月，挂牌"平度市乳腺癌、宫颈癌筛查质控中心"。

11月，成功申报青岛市"孕产保健特色专科"。

荣誉称号　2023年，被评为青岛市文明单位。继续保持山东计划生育优秀服务站、青岛市妇幼卫生先进单位、青岛市优质服务文明单位等称号。

主　　任：姜义飞

党支部专职副书记：高正刚

副 主 任：王丽芬

院办电话：88382900

传真号码：88382900

电子邮箱：pdfybgs@qd.shandong.cn

邮政编码：266700

地　　址：平度市青岛东路17号

（撰稿人：张燕玲）

平度市急救中心

概况　2023年，职工32人(正式在编27人，劳务派遣5人)，其中，专业技术人员31人，占职工总数的97%；工勤技能人员1人，占职工总数的3%；副高级职称者3人，占职工总数的9%；中级职称者10人，占职工总数的31%；初级职称者18人，占职工总数的56%。

固定资产　2023年，固定资产总值502.38万元，比上年增长0.9%。

急救调度指挥工作　2023年，接到呼救电话63268次；有效派车24740次；救治病人21381人次。

重大活动医疗保障工作　2023年，参与重大活动保障47次，保障约5万人。

院前急救体系建设　2023年，购置15辆负压救护车，其中10辆车用于院前急救更新车辆；投入资金41.68万元为院前急救网络系统安装三级网络安全等级保护；投入35万元增加120急救报警手机定位系统模块。

急救知识社会化培训　2023年，多次组织师资深入学校、企业、社区、村庄、机关等地方开展救护技能培训工作，宣传普及急救知识和健康常识。

继续教育　2023年，邀请青岛市急救中心讲师团到平度市对院前急救工作人员进行急救知识、操作技能的培训。

精神文明建设　2023年，学习贯彻习近平新时代中国特色社会主义思想和党的二十大精神，推进"提升作风能力 改善营商环境""提升群众看病就医满意度"活动，规范120调度指挥流程，加强MPDS质控管理工作。

荣誉称号　2023年，获基层党组织星级评定"五星党支部"。

党支部书记、主任：金爱善

办公电话：80819120

电子信箱：pd120.120@163.com

邮政编码：266700

地　　址：平度市青岛路123号

（撰稿人：佟晓峰）

莱 西 市

莱西市卫生健康局

概况　2023年，全市有各级各类医疗机构835处。其中，二级综合医院3处、二级中医医院1处、皮肤病医院1处、妇幼保健计划生育服务中心1处、镇街卫生院16处、社区卫生服务机构8处、厂企医院1处、民营医院27处、村卫生室613处、诊所124处。在城区范围内，有医院32处；在乡镇范围内，有医院18处；在村级范围内，有全市设置达到规范化标准的规划内村卫生室468处。医疗机构核定床位4625张，实际开放床位5121张，每千人拥有床位数为7.1张。全市医疗卫生机构共有卫生专业技术人员6215人。其中，公立医疗机构3882人，民营医院1089人，乡村医生685人。执业(助理)医师2480名，每千人拥有医师数为3.44人，执业护士2870名，每千人拥有护士数为3.99人。

党建工作　2023年，全面构建1＋N"医心向党护佑健康"党建品牌，培育"真情暖妇儿""疾控先锋"等多个子品牌，创新"党建引领妇幼365""党建1＋2＋16赋能医防融合"等模式，形成党建强院服务矩阵。全面推动"支部建在科室上"，推动党建与业务融合，获莱西市"五星级基层党组织"4家、"四星级基层党组织"2家，局机关获评全市首批五星级"四型"机关。组织在职党员"双报到"，开展健康进万家活动30余场，参与党员1300余人次，受益群众3万余人。党建档案规范化，"卫健档案模板"获得青岛市委组织部肯定。

作风建设　2023年，先后召开医德医风建设大会和满意度提升大会，明确攻坚任务，开设24小时院长热线，设置"吐槽二维码"，选聘6名行风监督员加强外部监督，开展督查84次，整改问题310个，政务热线反映问题比上年同期减少51.5%。开展警示教育、医药领域腐败问题集中整治等活动，设立局机关廉政文化墙，组织60名"关键少数"岗位人员参观廉政教育基地，612名中层以上干部开展自查自纠，查办问题线索17件，处置158人次。启动清廉医院建设。

医疗改革　2023年，召开全市深化医药卫生体制改革工作会议，制订《深化医药卫生体制改革实施意见(试行)》和《医疗集团建设实施方案》，与青岛市市立医院签署《莱西市医疗集团托管协议》，在医院的所有权及资产归属不变、医疗机构人员编制性质不变等原则下，组建莱西市医疗集团，合作实施集团化办医改革，构建"1＋3＋18＋N"同质化发展、一体化运营新模式。青岛市市立医院80名副高级以上专家常驻莱西市。启动37名特聘专家遴选工作，开展疑难手术148例次，"平移"重点学科32个。门、急诊量比上年增长33.94%，手术量增长88.73%，床位使用率增长22%，医疗服务收入增长4.38%，药品收入、药占比及均次药费大幅下降。国家卫生健康委体制改革司到莱西市开展公立医院改革与高质量发展专项工作调研走访，副司长庄宁对莱西市公立医院改革取得的成绩给予充分肯定，并在青岛市公立医院改革与高质量发展培训——整合型医疗卫生服务体系建设中进行重点介绍。

科教兴医　2023年，与潍坊医学院共建实践教学医院和公共卫生实践教学基地，青岛卫生健康职业学院签约落户，开启医校合作新局面。聚力学科强院，率先启动呼吸与危重症医学科(PCCM)示范单位创建，评审通过青岛市重点专科5个、获评青岛县域重点专科6个，成立名医工作室22个，多学科组团扩容服务模式初步形成。先后承办全国首届精准营养与精准检测产业发展大会、中国区域协同救治干预模式实施及项目评估启动会等青岛市级以上学术会议20次。顺利通过MPDS绩优认证，联合青岛市市立医院、青岛市急救中心开展省内首次轻型直升机转运ECMO生命支持危重病人应急演练。

基层卫建　2023年，完成莱西市"十四五"健康发展规划，实施人民医院"千县工程"、中医医院"提标扩能"综合工程、市立医院"旧楼改造"工程、北京路妇

女儿童医院、南墅中心卫生院综合楼、村卫生室(110个)新建及改造等项目,筹备新建三级综合医院。先后在莱西市人民医院、第三人民医院进行"E8S"和"E6S"管理试点,全部卫生院同步实施"6S"精益管理。开展医共体远程影像诊断中心建设,实现影像"基层检查、上级诊断"。投资654万元为18处基层医疗机构建立远程超声诊疗平台,投资1270万元为7处卫生院更新CT设备,一体化卫生室智慧随访系统配备率、使用率均为100%。卫生院名医基层工作站、国医馆、胸痛单元全覆盖,国家"优质服务基层行"推荐标准达标率44%,特色专科比例达到69%,"一院一色"格局逐步形成。

中医药工作　2023年,举办"传承中医文化,弘扬中医国粹"活动月和"膏方节"等活动,开展中医药文化进校园,联合产芝村打造齐鲁中医药康养打卡地,获批青岛中医药揭榜挂帅项目2个、青岛首批中医药文化进校园试点1处。编印《民间单方验方集》,涉及300余种疾病。申报省级中医药特色村卫生室5处、省级中医药特色社区卫生服务站1处、省级青少年脊柱侧弯中医药干预工作站4处、青岛市中药材规范化生产基地3处,中医药服务覆盖率95%以上,15分钟基层中医药服务圈基本形成。

公共卫生服务　2023年,顺利通过国家卫生县现场评估,新申报的33家单位全部获评"山东省卫生单位",7个乡镇通过国家卫生乡镇现场评估。成功入选山东省创建消除结核病先行区(全省13个),是青岛市唯一入选区(市)。10月19日,省级消除结核病先行区启动仪式在莱西市举办。率先实现中小学健康副校长全覆盖、预防接种线上预约服务全覆盖,启用住院分娩人证核验系统,率先在青岛地区开展丙肝防治知识宣传和丙肝筛查工作,创建青岛市首个"发热伴防控示范基地"。全面启动适龄女生HPV疫苗免费接种工作,农村妇女"两癌"筛查覆盖率100%。新设托幼一体化机构6个,新增托位440个。开展医防融合服务体系建设,完成"三高一慢"市办实事,"个性化慢病管理服务模式、脑卒中全病程智能康复"项目被国家疾控中心试点推广,"体医融合 慢病管理新模式""情暖职工心扉 助力企业发展EAP服务"案例入选省级优秀案例,"低碘高氟地区儿童现况调查及健康促进的干预效果研究"获得2023年山东省公共卫生体系建设研究课题立项支持,是青岛地区唯一入选县(市)。开展健康促进行动,评选健康村18个、健康镇街11个、健康学校6家、健康医院2家、健康企业5家、健康家庭110户,建成全国示范性老年友好型社区1处(李权庄新村),"健康村"案例获得健康山东优秀案例银奖(全省共10例)。

基层服务　2023年,率先完成"全市一家医院"基础支撑平台数据对接,平台数据集、基本公共卫生健康档案数据集对接数量及数据上传质量位居青岛各区(市)前列。创新的"4+18+N"心电诊疗模式成为全国首家政府投资、实现县域内"心电一张网"建设全覆盖的县级市,该模式在第十二届中国胸痛中心大会上入选青岛市卫生健康委优化营商环境优秀案例。实施"互联网+护理"服务、"外卖点单"式签约服务3300人,打通居家护理服务"最后一公里"。联合青岛市立医院开展的庆祝建党102周年大型义诊在9处镇街同步进行,200名党员专家参与,受益群众4000余人。"下沉一线办实事"解决镇街提报问题16个,主动下沉解决问题91个,完成率100%。召开青岛市计生协会生育支持重点工作现场会,在姜山镇三都河党群服务中心打造的莱西市首家计划生育"暖心家园"成功入选青岛市级"暖心家园"数据库。

党组书记、局长:于建波
党组成员:徐鹏程
党组成员、副局长:孙明辉、郑福刚、李京联
办公电话:88484209
传真号码:58562992
电子信箱:lxswsjkj@qd.shandong.cn
邮政编码:266600
地　　址:莱西市烟台路76号

莱西市人民医院

概况　2023年,占地面积31913平方米,建筑面积83704平方米。职工1539人,其中,卫生技术人员1348人,占职工总数的87.59%;行政后勤人员191人,占职工总数的12.41%。卫生技术人员中,正高级专业技术人员42人,副高级专业技术人员248人,中级专业技术人员431人,初级专业技术人员627人,分别占3.1%、18.4%、32.0%、46.5%。医生444人,护士737人,医技167人,医生与护士之比为1∶1.66。开放床位1000张,设职能后勤科室31个、临床科室42个、医技科室11个、1处养老机构。

业务工作　2023年,门、急诊量683382人次,比上年下降2.11%;其中,门诊量598610人次,比上年下降2.72%;急诊量84772人次,比上年增长2.41%;

住院病人41434人次,比上年增长26.17%;出院41422人次,比上年增长26.25%;平均住院日6.5天,比上年下降7.14%;手术室完成手术9783例,比上年增长75.81%。实际病床使用率73.1%,比上年增长23.48%;床位周转次数41.4次,比上年增长33.88%。门、急诊抢救危重病人2688人,比上年增长134.35%,抢救成功率85.4%,比上年增长15.25%;住院抢救危重病人1108人,比上年下降15.16%;抢救成功率65.2%,比上年下降11.89%。治愈率11.3%,比上年增长14.14%;好转率82.8%,比上年下降0.24%;病死率1.7%,比上年增长30.77%。

业务收入 2023年,医疗收入5.69亿元,比上年增长4.36%。

固定资产 2023年,固定资产总值82012.81万元,比上年增长25%。

医疗设备更新 2023年,新增设备154台(套),有超声诊断系统、高清宫腔镜、口腔颌面锥形束计算机体层摄影设备、经筋微创治疗系统、尿动力监控仪、数字眼底造影检查仪等。

基础建设 2023年,改造门诊楼2楼中心输液室,改造慢特病窗口、急诊门口及重症医学科部分卫生间,清理修补7楼走廊墙面,对管道井作防水处理,对部分区域进行防水修补,扩建机房;改造外科病房楼步行梯护栏;为科教楼增添无障碍通道;改造药剂科部分科室;改造装修招标采购办评分区域。

卫生改革 2023年,加强学科建设,重新启用中医科病区;成立急诊外科(普通外三科);完善优化二级学科构架,重组普通外科,设置肝胆外科、甲乳外科、胃肠外科、肛肠外科、疝与腹壁外科、血管外科6个亚专科。成立"改善医疗服务提升群众满意度"管理领导小组、"改善就医感受提升患者体验"管理领导小组、"群众看病就医不够便利问题专项整治"管理领导小组,严格落实"院长热线"工作,加大力度宣传"院长热线"等院内反馈方式,推行院内投诉二维码,建立重办件台账,成立热线专班。

医疗特色 2023年,临床、医技科室引进开展新技术、新项目70多项,医院能顺利开展四级手术100余种、三级手术200多种,对罕见病及急危重病例具有较强的诊疗水平。骨科新开展"Chineseway"技术全关节镜下巨大肩袖修复手术、全关节镜下陈旧性肩关节脱位复位修复术、老年侧卧位经椎弓根外入路椎体成形术、经皮囊袋扩张椎体成形、大面积皮肤坏死同种异体皮植皮术、人工膝关节单髁置换术。普外科开展腹腔镜下腹腔镜胃肠吻合术,腹腔镜胃癌根治术手术效果达到省内医院领先水平。神经外科开展迷走神经电刺激术,神经导航下脑内血肿穿刺引流术,神经内镜下经鼻蝶垂体瘤切除术。重症医学科持续开展"超声引导下PICC穿刺技术"和鼻肠管置入术、床旁枸橼酸抗凝血滤治疗,改良俯卧位通气技术,开展床旁早期康复锻炼。

继续教育 2023年,安排科主任及技术骨干参加省级以上学术年会70余人次;选拔38名医师到上级医院进修学习;16名护师进行专项技术培训;完成继续教育项目11项,发表论文70余篇。

人才引进 2023年,引进优秀人才146人,其中研究生及以上学历2人、大学本科学历63人,考录聘任制护师13人,骨科中级职称人才1人,临床药学中级职称人才1人。莱西市人民医院作为医疗集团牵头医院,引进青岛市市立医院常驻专家87名,非常驻专家37名,其中博士研究生学历15名、硕士研究生学历32名。

大事记

11月17日,完成青岛市二级甲等医院复审工作。

11月24日,闫泰山兼任莱西市人民医院党委书记、院长。侯四川兼任莱西市人民医院党委副书记、副院长。

党委书记、院长:闫泰山
党委副书记、副院长:侯四川
副 院 长:慕卫东、张浩文、姜 茜、周国举
院办电话:81879222
传真号码:81879223
电子信箱:lxsrmyy001@126.com
地 址:莱西市烟台路69号

(撰稿人:许思洋)

莱西市中医医院

概况 2023年,占地面积11988平方米。职工558人,其中,卫生技术人员488人,占职工总数的87.46%;行政工勤人员70人,占职工总数的12.54%。卫生技术人员中,高、中、初级职称人数分别是80人、182人、226人,分别占16.39%、37.30%、46.31%,医生与护士之比为1∶0.9。床位总数399张,设职能科室11个、临床科室19个和医技科室11个。

业务工作 2023年,门、急诊量206796人次,比

上年增长 19.56%，其中，急诊量 22367 人次，比上年增长 5.95%。收住院病人 10271 人次，比上年增长 21.38%；床位使用率 70.9%，比上年增长 26.6%；床位周转次数 23.1 次，比上年增长 8.45%。

业务收入　2023 年，业务收入 12485 万元，比上年增长 20%。

固定资产　2023 年，固定资产总值 15001 万元，与上年持平。

医疗设备更新　2023 年，新增添的大型医疗设备：口腔 CBCT 和数字减影血管造影机。

基础建设　2023 年，对院区进行室内装修，电力提升，供水系统改造，中央空调改造，院区建筑外墙保温，院区屋面防水，院区沥青路面铺设。

医疗特色　2023 年，有针灸、艾灸、脐疗、督灸、中药贴敷等中医特色技术 60 余种，有山东省基层名中医 1 名（于忠辉）、青岛市基层名中医 1 名（崔召红），引进名中医工作室 3 个；中医专病专技门诊 5 个（中风病门诊、督灸门诊、六合埋线门诊、针刀疗法门诊、银质针颈肩腰腿痛门诊）。2022—2023 年青岛市医疗卫生 C 类重点学科 1 个，针推康复科、脾胃病科、治未病科为山东省齐鲁中医药优势专科集群成员单位。

科研工作　2023 年，部、省级在研课题 1 个。

继续教育　2023 年，承担山东省级继续教育项目 1 个、青岛市级继续教育项目 2 个，外派进修 16 人。

党总支书记、院长：闫泰山
党总支副书记、副院长：李青华
副　院　长：崔召红、藏延伟、温艳艳、王德刚
工会主席：于雪艳
院办电话：88483698
总机电话：55652001
传真号码：88483698
邮政编码：266600
地　　址：莱西市文化路 11 号

（撰稿人：吴鹏程）

莱西市市立医院

概况　2023 年，占地面积 2.18 万平方米，建筑面积 2.76 万平方米。在职职工 899 人，其中，卫生技术人员 652 人，其他专业技术人员 30 人，行政工勤人员 217 人。卫生技术人员中，高级技术职称者 130 人，中级技术职称者 195 人，初级技术职称者 278 人，无技术职称者 49 人，分别占 19.9%、29.9%、42.6%、7.6%。开放床位 1003 张。设职能后勤科室 20 个、临床科室 36 个、医技科室 10 个。社区诊所 2 处、养老机构 2 处。

业务工作　2023 年，门、急诊量 457336 人次，比上年下降 14.46%；其中急诊量 23662 人次，比上年增长 66.75%；收住院病人 18901 人次，比上年增长 8.05%；床位使用率 82.84%，床位周转次数 18.84 次。

业务收入　2023 年，总收入 2.71 亿元，比上年下降 27.59%。其中医疗收入 2.17 亿元，比上年下降 10.75%。

固定资产　2023 年，固定资产总值 25200 万元，比上年增长 32.06%。

医疗设备更新　2023 年，新增 X 射线计算机体层摄影设备（双源 CT）1 台，价值 1798 万元，填补莱西市无双源 CT 的空白。为查体中心新增查体 CT 1 台，价值 330 万元。新增飞利浦产医用血管造影 X 射线系统（DSA）1 台，价值 891 万元。为胃镜中心添置奥林巴斯高清电子胃肠镜系统 1 套，价值 459 万元。新增眩晕诊疗系统 1 套，价值 135.8 万元；射频肿瘤热疗机 1 台，价值 110 万元；彩色多普勒彩色超声诊断系统、双通道脊柱手术系统、十二导心电图机、血液透析机等器械及更新病床 400 张，总价值 5000 余万元。

基础建设　2023 年，旧楼改造工程完成 95%，门诊楼、南北病房楼、信息化楼改造完成并投入使用；投资 16.8 万元为内分泌科增加设备带墙面粉刷；投资 52.5 万元扩建发热门诊及病房；投资 199.6 万元改造 ICU 病房；投资 16.5 万元建设查体科 CT 室；投资 198.6 万元改造部分楼房消防设施；投资 39 万元改造急诊科，更换急诊科屋面彩钢板；投资 19.8 万元改造颐和花园服务中心暖气设施；投资 51 万元改造门诊配电室；投资 19.8 万元建设福利中心 CT 室。5 月，办理门诊楼地块 4587 平方米土地证。

医疗特色　2023 年，脊柱外科与青岛市市立医院专家团队合作成功开展脊柱椎间孔镜手术；内镜室由省级上消化道癌症筛查中心升级为国家级上消化道癌症筛查中心；心血管内科牵头成立莱西市胸痛联盟，并通过国家心衰中心的现场核查；泌尿外科成功开展腹腔镜下右肾切除手术；关节创伤外科开展“双 Endobutton 带袢钛板复位固定手术”治疗肩锁关节脱位。目前，医院在肿瘤微创治疗、椎间盘微创治疗、前列腺增生微创治疗、心脑血管介入治疗、超声介入治疗、断指（趾）再植、精神病治疗、白内障治疗、口腔

诊疗、中医诊疗等多个学科形成自己的专科特色。

科研工作　2023年，发表论文10篇，参编专著1部，获实用新型专利1项。

继续教育　2023年，医院先后派出18名医务人员至上级医院进修学习诊疗技术、医疗管理等；外派2名医师参加住院医师规范化培训；开展青岛市级继续医学教育项目6项；申报通过2024年青岛市级继续医学教育项目2项。

精神文明建设　2023年，加强党组织建设和党员队伍建设，开展全环境立德树人等工作，开展医药领域腐败问题集中整治工作，重点针对以权寻租腐败、关键岗位腐败、利用工作便利牟利腐败、医保资金使用腐败、购销领域腐败以及违反九项准则等严厉自查整改，聚焦"七项重点"，整治不正之风，开展不合理医疗检查专项行动。

大事记

5月30日，医院当选青岛市老年医学学会老年心理健康专业委员副主委单位。

青岛市市立医院邵一兵教授、林勇教授、解祥军教授名医工作室揭牌。

6月8日，张东阳任莱西市市立医院副院长。

11月29日，闫泰山兼任莱西市市立医院党总支书记、院长。袁文清兼任莱西市市立医院党总支副书记、副院长。

12月14日，完成青岛市二级甲等医院复审工作。

12月27日，开通"医保移动支付"功能。

党总支书记、院长：闫泰山
党总支副书记、副院长：袁文清
党总支专职副书记：兰付胜
副　院　长：仇忠伟、耿英莲、臧远波、崔雪峰、张东阳
院办电话：88438353(传真)
电子信箱：lxsslyy@qd.shandong.cn
邮政编码：266600
地　　址：莱西市威海西路8号
(撰稿人：史文朝)

莱西市卫生计生综合监督执法局

概况　2023年，建筑面积2468平方米，其中，业务用房面积1485平方米。职工总数11人，其中，卫生技术人员6人，占职工总数的54.55%；行政工勤人员5人，占职工总数的45.45%。卫生技术人员中，有高级职称者2人，中级职称者2人，初级职称者2人。设医疗卫生科、公共卫生科、综合科、财务科4个职能科室，受卫生健康局委托管理8处基层公共卫生与计划生育管理所。

业务工作　2023年，完成"双随机"检查，监督覆盖率100%。立案264起，罚没款36.4万元。开展打击非法医疗美容等6项"蓝盾行动"，对大型公立医疗机构、医养结合机构等10个领域开展专项整治，监督检查3457户次，立案处罚264件，罚没款36.4万元。全市监督检查各类单位3457户次，监督覆盖率为99.89%。查处案件264件，行政处罚实施率9.97%。普通程序行政处罚占比为76.86%。在青岛市卫生健康行政处罚优秀典型案例评选中莱西市选送案卷获评优秀典型案卷。全市"双随机"任务完成率、完结率均为100%。全市"双随机"监督抽查案件查办率为24.50%。全市通过卫生监督业务应用系统开展监督执法3356次，实施行政处罚264次。卫生监督信息系统应用率100%，手持执法终端应用率100%。

精神文明建设　2023年，开展党史学习教育和作风能力提升年活动，开展党员冬季、夏季集中培训，深入革命教育基地实地培训活动，召开主题党日活动12次，讲党课12次。

大事记

10月24日，在青岛市政府行政执法监督局组织开展的行政执法案卷评查工作中，被抽到的3个行政处罚卷均被评查为优秀等级。

12月20日，在青岛市卫生健康委员会组织的全市卫生健康监督行政处罚案件年终质控工作中，推报的"莱西市某养生馆未取得医疗机构执业许可证擅自执业案"获评"十佳优秀典型案例"。

荣誉称号　2023年，获"山东省卫生单位"称号。

局　　长：王磊磊(任至2023年10月10日)
副 局 长：李　斌
办公电话：57805117(传真)
电子信箱：jdszhk@163.com
邮政编码：266600
地　　址：莱西市北京东路35号
(撰稿人：于　江)

莱西市疾病预防控制中心

概况　2023年，占地面积7803平方米，建筑面积6076平方米，其中，业务用房3045平方米。在职职工98人，其中，卫生技术人员50名，占职工总数的

51.02%；其他专业技术人员16名，占职工总数的16.33%；行政工勤人员32名，占职工总数的32.65%。卫生技术人员中，有正高级职称者6人，副高级职称者14人，中级职称者11人，初级职称者19人，分别占12%、28%、22%、38%。设19个科室，其中，管理科室3个，业务科室16个。分别为办公室、财务科、设备与物资管理科、传染病防治科、性病艾滋病防治科、结核病防治科、慢性病防治科、地方病防治科、中医防病科、免疫规划科、业务应急管理办公室、健康危害因素监测科、健康教育与健康促进科、卫生检验科、质量管理科、消毒与病媒生物防制科、学校卫生科、食品卫生科、社区公共卫生服务指导科。领导职数4名，19个正股级、6个副股级岗位。

固定资产　2023年，固定资产总值3515.22万元，比上年增长10.33%。

业务工作　中心行政和业务党支部分别被莱西市委组织部评为五星级基层党组织和四星级基层党组织。"四型"机关创建被作为特色案例收入莱西市机关工委"四型"机关工作简报。完成疾控中心标准化建设，加强实验室信息化建设，引进LIMIS系统，实现省、市、县三级检验数据的互联互通。设立潍坊医学院公共卫生实践教学基地，与青岛市疾控中心、青岛大学公共卫生学院签订三方科研一体化框架协议。深化智慧化接种体系，在青岛市率先实现预防接种线上预约全覆盖。通过国家"结核病患者关怀"、山东省"消除结核病试验区"等创建项目，率先开展青岛市"全民关注丙肝、主动免费筛查"等工作。做好医防融合工作，统筹推进工作落实。完成职业卫生技术服务机构资质认证工作。完成全市儿童全程接种率、60岁以上人群接种个案管理率及新冠病毒、国家致病菌识别网、病毒性腹泻、手足口病等重大传染病监测任务。组建的6支应急处置队伍，实行24小时应急轮值，并为所有应急队员配备移动终端设备和个人备勤休息室。组织开展过渡期新冠感染应急处置、食源性疾病应急装备展示与采样实操比武等应急演练。

科研工作　2023年，获得立项课题科研项目5个，其中部省级2个、市级3个，实现课题立项零的突破。

大事记

1月，经中共莱西市委组织部研究决定，王庆玺任莱西市疾病预防控制中心主任。

3月，与潍坊医学院签订合作协议，设立公共卫生实践教学基地。

4月，取得山东省检验检测机构资质认定证书。

7月，考录1名营养与食品卫生学专业硕士。

9月，取得山东省职业卫生技术服务机构资质证书。

10月，作为山东省首批县市区之一，成功入选山东省创建消除结核病先行区，成功申报国家级"结核病患者关怀项目"。

11月，与青岛市疾控中心、青岛大学公共卫生学院签订三方科研一体化框架协议。

荣誉称号　2023年，获山东省新型病毒疫苗接种表现突出的先进集体、山东省地方病防治专项攻坚行动表现突出先进集体、山东省结核病防治工作先进单位、山东省爱国卫生先进单位称号。

党总支书记、主任：王庆玺
副　主　任：崔文杰、韩德岗
办公电话：88499800
传真号码：88499120
电子信箱：lxsjkzx@qd.shandong.cn
邮政编码：266600
地　　址：莱西市石岛东路10号

（撰稿人：张丽艳）

莱西市妇幼保健计划生育服务中心

概况　2023年，占地面积10005平方米，业务用房面积7480平方米。在编职工91人，其中，卫生技术人员79人，占职工总数的87%，行政工勤人员12人，占职工总数的13%。卫生技术人员中，高级技术职称者9人，中级技术职称者52人，初级技术职称者18人，分别占11%、66%、23%。医生与护士之比为1∶0.83。开设床位60张。设职能科室4个、临床科室6个、医技科室3个、保健科室2个、社区卫生服务站1个。

业务工作　2023年，门诊总量87275人次，比上年下降0.42%；收住院病人912人次，比上年增长29.91%；床位使用率22.1%，比上年增长8.5%；床位周转次数15.03次，比上年增长29.9%。

业务收入　2023年，业务收入1729.45万元，比上年下降7.03%。

固定资产　2023年，固定资产总值4980.64万元，比上年增长1.72%。

医疗设备更新　2023年，新增磁刺激仪，价值19.5万元；儿童检测营养分析仪，价值18.6万元。

医疗特色　2023 年，盆底康复科开展盆底治疗、腹直肌治疗及手法、腰背痛、中药发汗、子宫复旧、骨盆及肌筋膜手法，门诊人次同比 2022 年增长 30%。为 10.6 万名适龄妇女进行免费“两癌”筛查，预约乳腺钼靶 1400 例，筛查出乳腺癌 92 例；阴道镜检查 2862 例，确诊宫颈癌 24 例、癌前病变 348 例。

继续教育　2023 年，2 名医师参加出生缺陷防治学习，时长 3 个月；到上级医院进行学习 6 人次；邀请院外专家来院讲座 6 人次；院内举办业务讲座 10 次；组织院感演练 1 次、传染病防控演练 1 次、火灾演练 1 次。

大事记

5 月 10 日，党支部创建的“党建引领 365，专业服务五颗‘心’”品牌体系先后被学习强国、《人民日报》、半岛新闻、青岛卫生健康、莱西创建等 10 余家国家级、省级、市级媒体刊发。

5 月 31 日，国医大师李佃贵浊毒理论研究工作室揭牌及收徒仪式举行。

11 月 9 日，通过山东省 2023 年度电子病历系统应用水平分级评价三级评审。

11 月 28 日，获评青岛市卫生健康委“中医药妇幼保健特色专科”。

党支部书记、理事长、主任：赵　霞
党支部副书记：曲永安
副 主 任：孙敬明
院办电话：88495796
邮政编码：266600
地　　址：莱西市泰山路 8 号

（撰稿人：徐丰明、解晔升）

莱西市皮肤病医院

概况　2023 年，占地面积 2755 平方米，建筑面积 2157 平方米。职工 59 人，其中，卫生技术人员 47 人，占职工总数的 80%。卫生技术人员中，高级职称者 9 人，中级职称者 14 人，初级职称者 24 人，分别占 19%、30%、51%。医生与护士之比为 1∶0.82。设置皮肤科、性病科、中医科、护理科、理疗科、医技科、药剂科、医疗美容科、患者服务中心、医保办、收款室、财务科、办公室等 13 个职能科室。以公立医院延伸服务的形式设立泰安路社区卫生服务站，承担 1 万余名市民的全科医学和基本公共卫生服务。

业务工作　2023 年，门诊量 22056 人次，比上年增长 1.50%；出院病人 574 人次，比上年增长 111.03%。入院与出院诊断符合率 99.84%。实际占用总床日数 3783 天，出院者占用总床日数 3772 天，比上年增长 115.17%。

业务收入　2023 年，总收入 983.36 万元，比上年下降 5.44%。医疗收入 416.63 万元，比上年下降 12.72%，其中门诊收入 293.67 万元，比上年下降 28.87%，住院收入 122.96 万元，比上年增长 90.84%。

固定资产　2023 年，固定资产总值 763.35 万元，比上年增长 30.9%。

医疗设备更新　2023 年，新增超声炮、CC 光治疗仪。

医疗特色　2023 年，医院突出专科优势，擅长治疗银屑病(牛皮癣)、白癜风、带状疱疹(蛇盘疮)、神经性皮炎、湿疹、荨麻疹、手足癣等常见皮肤病以及泌尿生殖系统疾病。引进国内外先进设备和技术，开展嫩肤、脱毛、祛皱、祛斑增白、祛痣、祛疣、祛文身、皮肤 CT 检测、中药药浴等美容项目。实验室设备齐全，可迅速查找 32 种常见过敏原。引进超级平台、热玛吉、色素激光治疗系统、点阵激光、黄金微针、皮肤镜、微针精雕、308 准光子治疗仪、激光脱毛系统、光波治疗仪、皮肤屏障修复系统等设备 10 余台，开展整形手术、注射类美容、去斑去痘去皱、嫩肤等医疗美容业务。

党支部书记、院长：李　利
副 院 长：刘晓东、姜庆廷
院办电话：58097097
电子信箱：lxspfbyy@qd.shandong.cn
邮政编码：266600
地　　址：莱西市广州路 6 号

（撰稿人：栾可静）

莱西市第三人民医院
（莱西市夏格庄中心卫生院）

概况　2023 年，莱西市第三人民医院(莱西市夏格庄中心卫生院)位于夏格庄镇驻地，距莱西市区 25 公里，辖区常住人口 3.33 万人，是隶属于莱西市卫生健康局的二级综合医院。占地面积 1.7 万平方米，建筑面积 1.34 万平方米，其中住宅、业务用房面积 1.2 万平方米，开放床位 286 张，设有临床科室 23 个、医技科室 13 个、职能科室 6 个。职工总数 387 人，其中，卫生技术人员 342 人，占职工总数的 88.4%；行政后勤人员 45 人,占职工总数的 11.6%。卫生技术人员中,有高级职称者 30 人,中级职称者 68 人,初级职称者 207 人,其他专业技术人员 37 人,分别占 8.8%、19.9%、60.5%、10.8%。

业务工作　2023 年,门、急诊量 23.4 万人次,比上年增长 32.2%;住院量 12678 人次,比上年增长 36.3%;床位使用率 99%,床位周转次数 44.7 次;实际开放总床日数 66240 天,比上年增长 11.2%;门诊手术 3163 人次,比上年增长 6.3%;住院手术 1062 人次,比上年增长 37.4%;院内感染率 0.17%,甲级病案符合率 98.0%。

业务收入　2023 年,业务收入 10756.9 万元,比上年增长 43.4%,其中,医疗收入 8054.28 万元,比上年增长 47.9%。

固定资产　2023 年,固定资产总值 7524.33 万元,比上年增长 53.2%。

基础建设　2023 年,完成医院老院区家属院改造,新建宿舍 66 间,设有标准篮球场、羽毛球场等休闲娱乐区。完成便民门诊、输液大厅建设及改造工作。启动医院综合能力提升工程。

卫生改革　2023 年,经莱西市委机构编制委员会批准,医院更名为莱西市第三人民医院,调整为公益二类公立医院,加挂夏格庄中心卫生院牌子,继续承担基层公共卫生服务职能。

医疗特色　2023 年,医院成功开展 54 个新技术、新项目:连续性肾脏替代治疗,髋关节手术的配合、连续性肾脏替代治疗护理技术,膝关节镜下游离体摘除术,椎间盘射频消融术,膝关节镜下前交叉韧带自体肌腱重建术,儿童早期活动功能矫正器,口腔颌面锥形束计算机体层摄影设备(CBCT),黏液腺囊肿切除术,吻合器痔上黏膜环切术,经尿道输尿管镜下钬激光碎石术,心电信息网络管理护理操作、体表加温仪的使用,牙种植术,火针、毫火针临床应用,腹腔镜下肾脏根治性切除术,侧脑室腹腔内分流术,膀胱水扩张术,腹腔镜肾上腺部分切除术,经皮肝动脉化疗栓塞术,脊柱内镜,心血管内科护理体外反搏治疗,心脏起搏器置入,超声引导下心包积液穿刺术,有创呼吸机(CPAP),高流量湿化氧疗(HFNCD),股、颈内静脉穿刺中心静脉置管术,有创血压监测动脉置管术(IBPB),体外反搏治疗,心脏起搏器专项护理,心包穿刺专项护理,宫腔镜检查治疗,胃肠道息肉内镜下黏膜切除术,心电图平板负荷试验,运动平板,白内障超声乳化吸除+人工晶体植入术,玻璃体注药术,翼状胬肉切除+角膜缘干细胞移植术,心肺运动试验,颅骨钻孔术后脑室引流护理,髋关节置换术后延续护理,小切口大隐静脉高位结扎剥脱术,CVC、PICC 及输液港中心静脉维护,内痔套扎术,聚多卡醇内痔硬化注射术,营养泵的使用,肌电图,超声经颅多普勒血流分析,有创动脉内压力监测,人工中心静脉压测定,心肺运动实验,床单元消毒器的使用,医用控温仪的使用。

继续教育　2023 年,累计外派长期进修 53 人次、短期进修 151 人次,先后到青岛市市立医院、青岛市中心医院、山东大学齐鲁医院、青岛市第八人民医院、青岛大学附属医院等医院进修学习。

大事记

3 月 18 日,获评"基层骨干医师能力提升项目"培训基地。

4 月 18 日,与青岛市第八人民医院举行党建引领医联体共建活动,并签署医联体共建协议。

5 月 26 日,更名为莱西市第三人民医院,调整为公益二类公立医院,加挂夏格庄中心卫生院牌子。

7 月 14 日,便民门诊搬迁。

8 月 13 日,成立山东大学齐鲁医院骨科工作站。

8 月 29 日,通过二级综合医院现场验收。

9 月,"探索两院一体新模式开启健康养老新征程医疗保障事业——长期护理险与医疗养老三措并举"服务案例入选山东省医疗保险事业中心发行的"定点医疗机构医保服务工作动态"。

10 月 31 日,"多举措创新诊疗服务模式多维度提升群众看病就医满意度"案例入选《青岛市卫生健康系统改善医疗服务优秀案例汇编》。

精神文明建设　2023 年,举办"科学爱耳护耳实现主动健康""世界肾脏日""世界卫生日""世界帕金森病日""世界哮喘日""庆祝中国共产党成立 102 周年大型义诊暨党建活动""勇担健康使命,铸就时代新功""家庭医生大走访""世界卒中日""肺系生命,刻不容缓"等大型义诊及健康宣教活动。

党支部书记、副院长:王光利
院　　长:吴峰文
副 院 长:徐　涛、初　晓
院办电话:86434120
电子信箱:1033599141@qq.com
邮政编码:266606
地　　址:莱西市青烟路 158 号

(撰稿人:张春霞)

莱西市南墅中心卫生院

概况　2023年，职工总数103人，其中，卫生技术人员85人，占职工总数的82.52%；行政工勤人员数18人，占职工总数的17.48%。卫生技术人员中，有高级职称者15人，中级职称者26人，初级职称者44人，分别占17.65%、30.59%、51.76%。医生与护士之比为1∶0.76。床位总数99张，设职能科室12个、临床科室7个、医技科室10个。

业务工作　2023年，门、急诊量67813人次，比上年增长40.2%。收住院病人4203人，比上年增长291.3%。床位使用率82%，比上年增长63%。床位周转次数7.2次，同比增长18.7%。手术前后诊断符合率100%，危重病人抢救成功率100%，治愈率100%，好转率100%，病死率0，院内感染率0。

业务收入　2023年，业务收入1362.30万元，比上年增长99.62%。

固定资产　2023年，固定资产总值2482.58万元，比上年增长3.18%。

医疗设备更新　2023年，新增添肺功能测定仪1台、血气分析仪1台、健康体检一体机1台。

基础建设　2023年，开展无障碍和适老化改造，重新布置患者服务中心，设置醒目的标识牌和路标，全病区更换全新优质棉料床单被褥，安置便民服务车，改建门诊区无障碍厕所。

卫生改革　2023年，按照市医疗保障局要求，有7个病组实行DRG付费。2月13日，加入“心电一张网”项目平台，构建市、镇、村三级一体化心电诊疗体系，实现“基层检查、上级诊断、精准救治”的高效医疗模式。成立“三高基地”，将全镇高血压、高血糖、高血脂患者建档立册，实现慢病系统化、规范化管理。12月11日，按照市卫生健康局工作要求，院内全面推行“6S”精益管理，按照《“6S”可视化标准》打造整洁舒适的就医环境。

医疗特色　2023年，胃镜室新开展内镜下组织活检、息肉摘除2项诊疗项目；呼吸内科新开展血气分析检查、胸腔穿刺抽液及闭式引流等3项诊疗项目；疼痛科新开展超声引导下脊神经阻滞镇痛术+皮损区注射治疗带状疱疹后遗神经痛、腕管综合征超声引导下针刀松解术、腰椎间盘突出侧隐窝注射治疗、膝关节周围神经脉冲射频治疗术等5项诊疗项目；中医科新引进并推广太极针灸及振荡中医2项诊疗技术。

继续教育　2023年，外派2名疼痛科临床医师到青岛市市立医院进修学习。

亮点工作　2023年3月14日，南墅中心卫生院医师团队与青岛市市立医院本部肝胆外科副主任李鑫顺利开展首例疑难病例的远程会诊讨论。5月16日，青岛市市立医院医联体单位莱西市南墅中心卫生院隆重举行名医基层工作站揭牌暨疼痛专科联盟启动仪式。7月6日，南墅中心卫生院积极争取并成功参与青岛市市立医院联合莱西市卫健系统在南墅镇黄金广场首次举行的直升机转运ECMO生命支持危重患者应急演练。

精神文明建设　2023年，开展健康宣教、义诊巡诊、党建学习等多种形式的文明实践活动。积极组织无偿献血、爱心捐赠、老年人免费查体等公益活动。组织开展庆祝护士节、医师节等系列活动。邀请青岛市市立医院多学科专家开展“名义基层工作站·健康义诊大篷车”“四送四进四提升——健康教育进校园”“党建引领送健康，专家服务入机关”等健康义诊活动。

大事记

8月23日，接收大中专毕业生4人。

12月，解聘张金环莱西市南墅中心卫生院副院长职务。

荣誉称号　2023年，继续保持“山东省级文明单位”称号。被授予“医疗机构法治建设评估青岛市级优秀单位”称号；狂犬病暴露处置门诊获评青岛市“全市预防接种优质单位”；获评“青岛市老年友善医疗机构”。

党支部书记、院长：刘希广
党支部副书记、副院长：吴文杰
副　院　长：吴巧辉、张　越
院办电话：83431051
电子信箱：lxsnszxwsy@163.com
邮政编码：266613
地　　址：莱西市南墅镇山秀路9号

（撰稿人：李明璐）

莱西市姜山中心卫生院

概况　莱西市姜山中心卫生院始建于1975年。2023年，占地面积9057平方米，建筑面积8037平方米。职工总数108人，其中，卫生技术人员84人，占职工总数的77.77%；行政工勤人员24人，占职工总数的22.23%。卫生技术人员中，有高级职称者14

人、中级职称者 39 人、初级职称者 31 人，分别占 16.6%，46.5%，36.9%。医生 32 人，护士 36 人，医生护士之比为 1∶1.13。开放床位 99 张。设有临床科室 10 个、医技科室 6 个、职能科室 9 个。

业务工作　2023 年，门、急诊量 52669 人次，比上年增长 35.31%。其中，急诊量 1396 人次。收住院病人 2101 人次，比上年增长 62.60%。床位使用率 40.41%，比上年增长 198%。床位周转次数 21.22 次，入院与出院诊断符合率 95%，手术前后诊断符合率 100%，病死率和院内感染率均为 0，甲级病案符合率 100%。

业务收入　2023 年，业务收入 1433.60 万元，比上年增长 49%。

固定资产　2023 年，固定资产总值 3698.14 万元，比上年减少 0.53%。

医疗设备更新　2023 年，为口腔科配置手持式高清晰内窥镜、连体式牙科治疗仪、洁牙机；为中医科配置深层肌肉按摩仪；为公共卫生科配置超声波身高体重测量仪、12 导心电图机等。

卫生改革　2023 年，与青岛市市立医院签订医联体协议。4 月 13 日，成立青岛市市立医院姜山中心卫生院名医基层工作站、青岛市市立医院疼痛中心姜山分中心。新成立针灸理疗科、康复治疗室，形成系统的中医综合治疗室。完善《姜山中心卫生院医务人员文明服务规范》，修订《姜山中心卫生院行风建设规定》等相关制度。

医疗特色　擅长治疗心脑血管系统、消化系统、呼吸系统等内科疾病；各种创伤骨科、骨病、普外科疾病；针刀治疗各种四肢关节肌骨疼痛；内、外痔、肛周脓肿、肛裂等肛肠科疾病；中医论证下通过中药、针灸、推拿、理疗、中药贴敷等治疗各种疾病；急慢性鼻炎；各类牙齿矫正、牙齿修复、无痛微创拔牙、口腔溃疡一次治愈、吸附性全口义齿等口腔科手术；各类妇科、产科手术。

继续教育　2023 年，派出 11 名医生到二级综合医院进修。

精神文明建设　2023 年，坚持以习近平新时代中国特色社会主义思想为指导，深入学习贯彻党的二十大精神，以开展“学思想、强党性、重实践、建新功”思想主题教育，不断加强党的思想建设、组织建设、作风建设、廉政建设和制度建设，共开展理论学习、学习研讨、党课等活动 36 次，全员谈心谈话 4 次，义诊活动 6 次，党员干部职工走村入户教育活动 16 次。

大事记

4 月，青岛市市立医院姜山中心卫生院名医基层工作站成立。

甘肃省两当县卫生健康系统代表到卫生院调研学习。

8 月，新招录大中专毕业生 5 名。

10 月，国家卫健委体改司调研“公立医院改革与高质量发展相关工作”。

荣誉称号　2023 年，获医疗机构法治建设评估市级优秀单位、四星级基层党组织称号。

党支部书记、院长：崔中林
副　院　长：曹英志、刘　磊、史仲琳
院办电话：82499333（传真）
电子信箱：lxsjswsybgs@qd.shandong.cn
邮政编码：266603
地　　址：莱西市姜山镇杭州路 101 号
（撰稿人：全彦杰）

莱西市水集中心卫生院

概况　2023 年，占地面积 2784 平方米，建筑面积 3249.3 平方米，其中，业务用房面积 2434 平方米。是集预防、医疗、保健于一体的一级甲等综合医院。职工总数 100 人，编制人员 79 人，其中，卫生技术人员 75 人，占职工总数的 75%；行政工勤人员 25 人，占职工总数的 25%。在编卫生技术人员 69 人，其中正高级职称者 2 人，副高级职称者 17 人，中级职称者 32 人，初级职称者 18 人，分别占 2.90%、24.64%、46.38%、26.09%。医生与护士之比为 1∶1。开放床位 80 张，设内一科、内二科、外科、中医科、妇产科、全科医疗科、内科护理、外科护理、中医护理、口腔科 10 个临床科室，手术室、医学影像科、预防保健科、心电图室、B 超室、医学检验科、药房、药库 8 个医技科室，财务科、收款室、办公室、医保工作站、供应室、社区卫生科 6 个职能科室。

业务工作　2023 年，门诊量 61460 人次，比上年增长 4.96%；收住院病人 838 人，比上年增长 197.16%；床位使用率 20%，比上年增长 5.31%；平均日门诊 168 人次，比上年增长 5%；入院与出院诊断符合率 100%、手术前后诊断符合率 100%、抢救危重病人数及抢救成功率 100%、治愈率 100%、好转率 100%、病死率 0、院内感染率 0、甲级病案符合率 100%。

业务收入　2023 年，业务收入 872 万元，比上年增长4.31%。

固定资产　2023年，固定资产总值1656万元，比上年增长3.95%。

医疗特色　2023年6月，成立“张浩文专家工作室”，标志着医院在内科心脑血管疾病诊治方面迈进一大步。5月，胸痛单元建设通过专家组验收，推进心电一张网建设，全年累计上传数据1150人次，其中高危心电图21人次。完成青岛民生实事项目，医防融合打造健康驿站、家庭医生、公共卫生一体化服务流程。“三高共管”签约并规范管理4227人，完成糖尿病易患人群指尖血检测3381人，完成糖尿病易患人群空腹血糖检测2084人，完成糖尿病并发症眼底筛查921人，慢阻肺筛查问卷13014份，肺功能检测3230人次，完成率均为100%。在2023年国家公共卫生服务项目中，完成辖区6543名65周岁及以上老年人健康查体工作，儿童保健全年累计5897人次，开展儿童孤独症筛查干预项目5471人次，提升0～6岁儿童心理健康素质，推进婚孕前保健“一站式”服务，孕产妇建档225份，产后访视267人次，接种门诊累计计划免疫9911人次。开展家庭医生入户大走访及宣教活动，组建11组家庭医生团队44人，截至11月底先后完成3轮入户大走访活动，累计走访6133户，张贴服务牌90余张，开展履约服务4218人次，通过走访宣教开拓住院病人41人次。为适龄女士免费接种HPV疫苗，开展HPV疫苗接种科普宣传，实现在校适龄女生宫颈癌防治知识和HPV疫苗接种知识普及率达90%，截至11月底，为221名适龄女生提供现场接种。

继续教育　2023年，派出5人参加莱西市人民医院组织的为期半年的业务培训，2人参加为期1年的山东省全科医生转岗培训，1人参加青岛市口腔医院为期3个月的口腔业务培训。

医院管理　2023年，“6S”管理工作全面启动。11月，前往莱西市第三人民医院参观学习；12月初，举行启动仪式，第一批样板科室基本打造完毕。

精神文明建设　2023年，启动《莱西市“改善医疗服务提升群众满意度”工作方案》及《青岛市开展群众看病就医不够便利问题专项整治方案》，多次召开工作会议，完善预约诊疗、双向转诊、规范各类慢病人群管理、深入开展家庭医生签约服务、开展沉浸式体验、完善监督举报处理机制等举措，全方位提升群众看病就医满意度。

党支部书记、院长：张晓琳

副　院　长：赵人峰、赵少红、张晓军

院办电话：88472818

电子信箱：lxssjzxwsy@qd.shandong.cn

邮政编码：266600

地　　址：莱西市石岛路69号

（撰稿人：苗钰萌）

莱西市马连庄中心卫生院

概况　2023年，占地面积12698平方米，建筑面积5966平方米。职工94人，其中，卫生技术人员81人，占职工总数的86%；行政工勤人员13人，占职工总数的14%。高级职称者17人，中级职称者33人，初级职称者26人，分别占职工总数的18%、35%、27.6%。医生34人，护士30人，医生与护士之比为1∶0.88。开放床位80张。设置职能科室7个、临床科室12个、医技科室3个。卫生院服务辖区内现有一体化村卫生室24处，非一体化村卫生室3处，企业医务室1处，口腔诊所4处，自然村77个，4.38万人口。

业务工作　2023年，门诊量95497人次，比上年增长17.0%；入院病人3039人次，比上年增长101.0%；床位使用率72%，比上年增长29%，甲级病案符合率98%。

业务收入　2023年，业务收入1264.51万元，比上年增长49.34%；其中，门诊收入515.61万元，比上年增长10.69%；住院业务收入748.90万元，比上年增长96.61%。

固定资产　2023年，固定资产总值2377.37万元，比上年增长29.62%。

医疗设备更新　2023年，引进动态心电图仪、心脏多普勒超声仪、C13呼气试验分析仪等设备。

基础建设　2023年，修缮“三高基地”、国医馆，更新门诊楼门窗等。

卫生改革　2023年，促进优质医疗资源下沉基层服务百姓。通过省里委派业务院长下沉基层开展工作。10月，与青岛市市立医院建立医联体，成立名医基层工作站。自10月至年底，工作站专家完成500余人次诊疗量，为400余人解决各类颈肩腰腿痛疼痛问题，满足300余人次患者心血管疾病需求，解决150余人次泌尿系统排尿困难问题。组建肌骨疼痛和骨关节保膝治疗2个医疗团队，带教医务人员12人。

医疗特色　2023年，在青岛市市立医院名医基层工作站专家帮助下，组建肌骨疼痛、骨关节保膝治疗 2 支医疗团队，拓展疼痛治疗业务，加强外科、骨科业务。派出中医师进修学习，开展中医穴位贴敷、中药塌渍治疗业务。

继续教育　2023 年，外派 4 名医师到三级医院进修、8 名医师到二级医院进修。

精神文明建设　2023 年，联合青岛市市立医院开展庆祝中国共产党成立 102 周年“一心向党、健康为民”、“红马家医，健康相依”、“家庭医生大走访”等大型义诊活动，将优质的医疗服务送到百姓身边，解决百姓看病难等问题。组织职工参加无偿献血、“慈善一日捐”等公益活动。

大事记

8 月 7 日，青岛市市立医院路义到莱西市马连庄中心卫生院挂职业务院长。

10 月 19 日，成立青岛市市立医院名医基层工作站、青岛市市立医院医联体单位。

11 月 15 日，莱西市基层医疗卫生机构“6S”管理启动大会召开。

荣誉称号　2023 年，获青岛市“全市预防接种优质单位”、青岛市“医疗机构法治建设评估青岛市级优秀单位”称号；获中国乡镇卫生院高质量发展乡村振兴“优秀运营奖”；获莱西市五星级基层党组织称号；曲志华获得中国乡镇卫生院高质量发展乡村振兴“优秀乡镇卫生院院长”。

党支部书记、院长：曲志华

副　院　长：闫保成、史仲琳

工会主席：赵雪霞

院办电话：58212366(传真)

邮政编码：266617

地　　址：莱西市马连庄镇富安路 159 号

（撰稿人：张映雪）

莱西市日庄中心卫生院

概况　莱西市日庄中心卫生院始建于 1958 年，是一所集医疗、预防、保健、康复于一体的综合性一级医院，承担日庄镇公共卫生服务的各项工作。2023 年，卫生院占地面积 38989 平方米，建筑面积 6678 平方米，其中，业务用房 2920 平方米。职工 64 人，卫生技术人员 60 人，占职工总数的 93.8%；行政工勤人员 2 人，占职工总数的 3.1%；其他专业技术人员 2 人，占职工总数的 3.1%。卫生技术人员中，有高级职称者 15 人，中级职称者 19 人，初级职称者 26 人，分别占 25%、31.7%、43.3%。医院开放床位 77 张。设职能科室 22 个、临床科室 9 个、医技科室 6 个、辖区内卫生室 31 处。

业务工作　2023 年，门诊量 55046 人次，比上年增长 37.1%；收治住院病人 1418 人次，比上年增长 14.41%。

业务收入　2023 年，医疗收入 634.79 万元，比上年增长 77.7%。

固定资产　2023 年，固定资产总值 1722.91 万元，比上年增加 182.53 万元，增长 11.85%。

医疗设备更新　2023 年，新购呼吸分析仪 1 台，口腔治疗相关设备数台。

基础建设　2023 年，结合“6S”精益管理对医院环境进行整体改造。

卫生改革　2023 年，完善健全各项管理制度，优化充实人才队伍。家庭医生团队累计下沉坐诊 423 人次，入户走访 261 人次，义诊宣教 26 次，健康宣讲 13 次。

医疗特色　2023 年，不断加强中医药人才队伍建设，开展针灸、推拿、理疗等中医适宜技术。重点建设口腔、耳鼻咽喉、镇痛等科室。

继续教育　2023 年，派出 2 名临床医师到二甲医院进行专科培训。

大事记

8 月 24 日，医院接收大中专毕业生 5 人。

10 月 16 日，口腔科开诊。

精神文明建设　2023 年，开展“提升群众满意度”活动，优化服务流程、改善就医环境等。组织职工参加无偿献血、“慈善一日捐”等公益活动。累计扶贫协作消费 22103 元。深化“家庭医生下沉坐诊”服务内涵，走访村庄 59 个。根据莱西市“正行风优服务树形象”改善服务大提升专项行动工作方案，进一步规范医疗服务行为，塑造医院新形象。

荣誉称号　2023 年，被中共莱西市委组织部授予五星级基层党组织称号，被中共莱西市日庄镇委员会授予日庄镇先进基层党组织称号，获“2023 年度优秀双管单位”称号。通过国家胸痛救治单元验收及 2023 年度“优质服务基层行”国家推荐标准评审，获 2023 年青岛市级健康促进医院称号。

党支部书记、院长：于继贞

副　院　长：韩吉作

工会主席：王桂荣

院办电话:83481788
电子信箱:rzzxwsyggyx@163.com
邮政编码:266614
地　　址:莱西市日庄镇政府驻地

(撰稿人:兰　宜)

莱西市河头店中心卫生院

概况　莱西市河头店中心卫生院是集医疗、预防、保健于一体的一级甲等综合性医院。2023年,占地9307平方米,建筑面积4500平方米。职工52人,其中,卫生技术人员44人,占职工总数的84.6%;行政工勤人员8人,占职工总数的15.4%。卫生技术人员中,高级职称者占18.2%,中级职称者占38.6%,初级职称者占34.1%。临床医师占34.1%,护士占34.1%。床位设置50张。设置内科、外科、妇科、中医科、妇女儿童保健科、理疗科、公共卫生科、计划免疫科、医技(彩超室、心电图室、检验室、透视室、心电图室)等科室。

业务工作　2023年,门、急诊量4.07万人次,比上年增长21.92%;收住院病人298人次,床位使用率9.47%,治愈率95%,好转率98%,入院与出院诊断符合率100%,未发生院内感染。

业务收入　2023年,总收入256.94万元,比上年增长21.15%。

固定资产　2023年,固定资产总值1193.24万元,比上年增长2.6%。

基础建设　2023年,对医疗废物暂存间进行整改。整治医院环境,更新部分办公用具,完成标准化达标建设。

卫生改革　2023年,深化收入分配制度改革,实施绩效工资制度,坚持"绩效与考核挂钩"的原则,按劳取酬、多劳多得、效率优先,公开、公正、公平考核。接收新考录职工1名,接收"三支一扶"毕业学生1名。

医疗特色　2023年,医学影像诊断,尤其B超检查特色突出,对妇科、泌尿系、肝胆胰脾等相关检查确诊率极高,达二级以上医疗机构诊断水平。发展中医特色,方剂采用古代沿用的一些确有疗效的成方投入临床使用,以中医科达标为契机,提高中医科人员的业务能力,加强医院中医软硬件建设。

继续教育　2023年,定期选派1名临床医师到上级医院进修学习。

精神文明建设　2023年,加强思想道德建设和医院文化传承,开展"三好一满意"、"走百村进万家"服务百姓大型义诊、创建"人民满意的医疗机构"等系列活动。坚持以"解决看病难、看病贵、为群众解决实际问题"为目标,深化医疗卫生体制机制改革。

党支部书记、院长:王晓刚
党支部副书记:张杰政
副　院　长:孙绍江、刘明月
院办电话:85483033
总机电话:85483369(传真)
电子信箱:lxshtdzxwsy@163.com
邮政编码:266621
地　　址:莱西市河头店镇政府驻地

(撰稿人:张杰政)

莱西市李权庄中心卫生院

概况　莱西市李权庄中心卫生院始建于1993年。2023年,占地面积1.2万平方米,业务用房面积5684平方米。有职工44人,其中,卫生技术人员35人,占职工总数的79.54%,行政工勤人员9人,占职工总数的20.45%。卫生技术人员中,有高级职称者4人,中级职称者8人,初级职称者23人,分别占11.4%、22.9%、65.7%。医生13人,护士14人,医生与护士之比为1∶1.07。开放床位40张。设内科、外科、妇科、妇产科、预防保健科、中医科、放射科、公共卫生科等科室。

业务工作　2023年,门诊量27978人次;出院病人803人次;床位使用日4883天,病床使用率33.72%。药占比43.12%,比上年下降6.28%。

业务收入　2023年,总收入1007.30万元,比上年减少138.32万元,下降12.07%;医疗纯收入360万元,比上年增加134.11万元,增长59.37%。

固定资产　2023年,固定资产总值1183.29万元,比上年增长3.95%。

医疗设备更新　2023年,增加指氧测试仪、制氧机、除颤仪、病人监护仪、肺功能仪、健康监测仪、测氧仪等设备。

基础建设　2023年,完成医院糖尿病慢病特色门诊建设。

卫生改革　2023年,实施全员绩效工资发放方案,规范合同制职工管理办法,加大医院、村卫生室一体化管理力度,加强乡村医生规范化培训,进一步提高落实公共卫生服务水平。

医疗特色　2023 年,以内科为中心,开展中医特色专科建设,重点开展慢性病如高血压、糖尿病、冠心病、脑梗死等常见病多发病的诊治,并结合中医治疗手段,建立慢病患者管理中心,加强病后患者管理和康复。启用精品国医馆,结合公共卫生服务,开展慢性病的康复诊疗工作。

继续教育　2023 年,组织职工加强两会会议精神学习;加强安全生产、传染病培训等,鼓励职工参加自考或成人高考。

基本公共卫生工作　2023 年,加强内部管理全院参与,调整公共卫生科室人员及配置,实行科室人员包片划区,规划设置一体化卫生室,开展老年人规范化管理 6076 人,高血压患者 3398 人,糖尿病患者 1715 人,精神障碍患者 183 人。

大事记

10 月 18 日,接收大中专毕业生 4 名。

院　　长:吕利华

副 院 长:刘雅丽

工会主席:赵爱英

院办电话:86491100(总机、传真)

电子信箱:lxslqzzxwsy@qd.shandong.cn

邮政编码:266604

地　　址:莱西市李权庄镇振兴路 101 号

(撰稿人:赵志文)

莱西市沽河中心卫生院

概况　2023 年,占地面积 6566 平方米,建筑面积 3394 平方米。职工 65 人,其中,卫生技术人员 50 人,占职工总数的 77%;其他专业技术人员 4 人,占职工总数的 6%;行政工勤人员 1 人,占职工总数的 2%;劳务派遣人员 10 人,占职工总数的 15%。卫生技术人员中,副高级及以上职称者 11 人,中级职称者 14 人,初级职称者 25 人,分别占 22%、28%、50%。医生与护士之比为 1∶1。设床位 50 张。设职能科室 5 个、临床科室 8 个、医技科室 4 个,设开放式护士站。

业务工作　2023 年,门诊量 46708 人次,比上年增长 57.8%,收住院病人 922 人次,比上年增长 166.5%。

业务收入　2023 年,医疗收入 354.5 万元,比上年增长 190.7%。

固定资产　2023 年,固定资产总值 1400.5 万元,比上年增长 2.2%。

医疗设备更新　2023 年,购置床旁监护仪、呼气分析仪、根管预备机、三次预真空灭菌器、全自动电脑验光仪。

基础建设　2023 年,建立微型消防站,加强消防安全管理要求,持续完善消防安全管理体系。

卫生改革　2023 年,改变固有的坐诊模式,选派临床经验丰富的高年资副主任医师、主任医师门诊坐诊。完善分级诊疗体系建设,按照"健康监测、分类管理、上下联动、有效救治"的原则,结合家庭医生团队建立医共体转诊工作群,形成急重症、疑难杂症会诊、转诊三级联动的工作群。邀请上级医共体专家团队到医院开展诊疗活动及查房教学指导。择优选派临床、医技骨干到上级医院进修学习。基本医疗服务与公共卫生相融合,家庭医生团队根据相关项目服务规范做好重点人群的健康管理工作。通过家庭医生签约服务,做好"三高共管,六病同防"健康宣传工作,落实"三高共管、三级协同"服务体系,做好"三高之家"设置工作。推动"四送四进四提升"健康促进行动。按照《莱西市基层医疗卫生机构"6S"管理实施方案》的要求,沽河中心卫生院作为首批试点医院启动"6S"精益管理项目。

医疗特色　2023 年,成立名中医基层工作站。招录外科医生 1 名,开展头皮裂伤清创缝合术、手外伤清创缝合、克雷氏骨折手法复位＋石膏外固定术、正清风痛宁穴位注射治疗＋臀上皮神经阻滞镇痛术＋膝关节注射治疗等业务。在口腔治疗费纳入医保门诊统筹报销新政策下,增加设备,拓展口腔相关业务,优化诊疗服务流程,诊疗 2000 余人次。以失能老年人服务需求为导向,保障失能老人获得专业可靠的照护服务,累计为 300 余人提交失能申请,符合享受服务条件的有 200 余人,在床 57 人。自 2021 年 12 月开展长护业务以来,累计照护及医疗拨付款 90 多万元。打造健康驿站,促进医防融合。配备自助健康一体机,提供免费体检、健康指导、慢性病随访、家庭医生签约等便捷服务,启动健康积分激励机制,设立健康积分兑换处,开展医防融合标准化流程改造。

继续教育　2023 年,选派 5 名医务人员到上级医院进修学习。

大事记

8 月 24 日,接收卫生技术人员 3 名。

荣誉称号　2023 年,获山东省卫生先进单位;青岛市精神文明单位;青岛市巾帼文明岗;青岛市级健康促进医院称号。

党支部书记、院长:何晓蕾
副 院 长:张大磊
工会主席:张云芝
院办电话:87461290(传真)
电子信箱:guhezxwsy@163.com
邮政编码:266611
地　　址:莱西市沽河街道水牛路11号

(撰稿人:于蔚蔚)

莱西市院上中心卫生院

概况　2023年,占地面积11333平方米,建筑面积6649.92平方米,其中,业务用房面积4663.35平方米。职工总数68人,其中,卫生技术人员53人,占职工总数的78%;行政工勤人员15人,占职工总数的22%。卫生技术人员中,有高级职称者14人,中级职称者10人,初级职称者29人,分别占26%、19%、55%。医生25人,护士15人,医生与护士之比为1∶0.6。开放床位45张。设8个临床科室、5个医技科室、7个职能科室。

业务工作　2023年,门诊量80014人次,比上年增长32%;收住院病人1105人次,比上年增长194%;床位利用率37.8%,平均住院日6天。

业务收入　2023年,总收入694万元,比上年增长42%。

固定资产　2023年,固定资产总值1826万元,与上年基本持平。

医疗设备更新　2023年,新配备C13呼气分析仪、除颤仪、微波治疗仪等医疗设备。

基础建设　2023年,病房楼进行消防安全改造,新增防火门;病房加装空调。

卫生改革　2023年,设立2家名医基层工作站,以名医的学术思想为中心,以平台建设、机制创新和制度完善为重点,多角度、多方位以不同的方式开展工作,建设具有地方特色的学术传承平台、特色服务平台、人才培养平台。

医疗特色　2023年,在传统中医基础上加以创新,自主改良三伏贴,发明特色"妇科三九贴",开展"火针治疗静脉曲张",治疗130多名静脉曲张患者。

继续教育　2023年,派1名医师到青岛大学附属海慈医院中医妇科学习,1名医师到青岛市中心医院学习,1名医师到莱西市中医医院学习,8名医师到莱西市市立医院进修学习。

大事记

8月23日,接收大专毕业生4名。

荣誉称号　2023年,获青岛市院前急救技能竞赛团体三等奖;获2023年莱西市院前急救技能比武大赛团体二等奖。

院　　长:尚　涛
副 院 长:张　健
院办电话:58657869(传真)
电子信箱:1309310268@qq.com
邮政编码:266609
地　　址:莱西市院上镇永旺路151号

(撰稿人:孙　媛)

莱西市店埠卫生院

概况　2023年,占地面积8700平方米,建筑面积4550平方米。职工总数44人,其中,卫生技术人员39人,占职工总数的88.7%;其他专业技术人员3人,占职工总数的6.8%,行政工勤人员2人,占职工总数的4.5%。卫生技术人员中,有高级职称者4人,中级职称者11人,初级职称者24人,分别占10.3%、28.2%、61.5%。医生与护士之比为1∶0.74。工作人员拥有大专以上学历者占90%。病床19张。设内科、外科、妇科、中医科、公共卫生科、妇幼保健计划生育服务站及多个医技科室。拥有彩色B超、心电图工作站、DR机、全自动生化分析仪、全自动尿液分析仪、全自动免疫发光分析仪、中药煎药机、中药熏蒸器、针灸治疗仪、除颤仪等先进医疗设备。

业务工作　2023年,院内感染率0,甲级病案符合率100%。基本公共卫生服务管理高血压患者6024人,完成随访33928人次;管理糖尿病患者2490人,完成随访14545人次;管理严重精神障碍患者279人,完成随访1109人次;完成老年人查体8507人,面对面反馈老年人查体结果。

业务收入　2023年,业务收入367.79元,比上年增长45.37%。其中,门诊收入307.07万元,住院收入60.72万元。财政补助收入944.97万元,比2021年下降14.81%。

固定资产　2023年,固定资产总值861.69万元,比上年增长14.9%。

卫生改革　2023年,开展、推广中医疗法。完善科室设置,按照《乡镇卫生院服务能力标准(2022版)》建设要求,11月启用口腔科。通过调研,对青岛北方航空职业学校在校师生约 1037 人进行正畸。

医疗特色　2023 年，推出个性化家庭医生签约服务包。100 元即可完成医院收费价格为 454.8 元的体检项目和价值 280 元的中医诊疗体验项目。有 1932 名群众签约，1287 名履约。开展“四送四进四提升”健康促进行动，邀请青岛市市立医院、青岛阜外心血管病医院、青岛市第三人民医院专家到店埠镇政府开展健康义诊活动。启用 120 院前急救单元，9 月 15 日通过 120 院前急救验收工作，9 月 16 日正式运行。开展中医药健康文化素养入户调查。加大基本公共卫生服务投入，为全镇居民建立更新健康档案 48401 份，居民健康档案建档率 91.1%。举办各类知识讲座和健康咨询活动 364 次，发放各类宣传材料 43257 份，更换健康教育宣传栏 276 次。对辖区内 2893 名 0～6 岁儿童按照服务规范进行查体、随访，管理率达到 93.5%，其中对 214 名新生儿访视 2 次，新生儿访视率达到 97.3%以上。给辖区内 220 名孕妇建立孕产妇保健手册，管理率达到 100%，孕产妇的孕期保健达到 5 次，产后访视达到 2 次。对 9288 名辖区内 65 岁以上常住居民实施健康管理。建立健全传染病报告制度。对辖区内 35 岁以上居民进行高血压和 2 型糖尿病筛查，对 6024 名高血压患者和 2490 名糖尿病患者按照服务规范提供面对面随访，对登记的病人进行一次免费健康体检。对辖区内诊断明确、在家居住的 279 名重性精神疾病患者建立健康档案，对纳入重性精神病管理的患者完成全年随访任务。11 月，被确定为“6S”打造试点单位，完成全部科室的“6S”打造。

继续教育　2023 年，专业技术人员继续教育任务完成率达 100%。加大乡村医生在岗培训力度，举办乡医培训班 26 次，培训人员 1276 人次。

荣誉称号　2023 年，获青岛市预防接种优质单位称号。

院　　长：刘永杰
副 院 长：王晓力、刘吉帅
电话：82461090
邮政编码：266607
地　　址：莱西市店埠镇兴店路 63 号

（撰稿人：葛海滨）

莱西市武备卫生院

概况　2023 年，职工总数 47 人，其中，卫生技术人员 39 人，占职工总数的 83%；行政工勤人员 8 人，占职工总数的 17%。卫生技术人员中，有高级职称者 3 人，中级职称者 16 人，初级职称者 20 人，分别占 7.7%、41%、51.3%。医生与护士之比为 1∶0.85。开放床位 19 张。设办公室、财务科、医保科、医务科、内科、外科、儿童保健、妇科、中医科、检验、影像科、公共卫生科、药剂、医保科、护理等科室。

业务工作　2023 年，门诊量 49976 人次，比上年增长 25%。收治住院病人 474 人次，床位使用率 33%，住院实际占用 2909 床日，入院与出院诊断符合率 98%，好转率 98%，病死率 0，院内感染率 0，甲级病案符合率 98%。

业务收入　2023 年，业务收入 358.04 万元，比上年增长 69.45%。

固定资产　2023 年，固定资产总值 917.09 万元，比上年增加 132.06 万元，增长 16.8%。

医疗设备更新　2023 年，购置“心电一张网”设备 1 台、肺功能测定仪 1 台。

基础建设　2023 年，新建一体化卫生室 4 家、改建一体化卫生室 1 家。

医疗特色　2023 年，设立国医馆，配备针灸治疗仪、疼痛治疗仪、牵引治疗床、药物导入治疗仪等相关设备。提供包括中医中药、预防保健、健康教育、慢性病中医药治疗康复、儿童中医保健等服务，成立由莱西市名医兰付胜牵头的基层名医工作站。建设胸痛救治单元，打通胸痛救治绿色通道。设外科镇痛门诊，派外科医师到河南正骨医院进修学习 6 个月。镇痛门诊开展小针刀、穴位注射等治疗技术。

院　　长：李振福
副 院 长：李　伟、张　霞
院办电话：82411036
电子信箱：lxswbwsybgs@qd.shandong.com
邮政编码：266612
地　　址：莱西市院上镇新华街

（撰稿人：孙国娟）

莱西市孙受卫生院

概况　2023 年，编制 46 人，实有职工 53 人，其中，卫生技术人员 31 人，占职工总数的 58%；行政工勤人员 22 人，占职工总数的 42%。高级职称 7 人，中级职称 14 人，初级职称 15 人，分别占职工总数的 13%、26%、28%。医生与护士之比为 1∶0.75。编制床位 19 张。设内科、全科、中医科、护理、妇儿科、公共卫生科、药房、放射科、化验室、医保办、预防接种门诊等科室。

业务工作　2023 年,门诊量 34711 人次,比上年增长 12%;住院病人 338 人次,比上年增长 302%;出院病人 326 人次,比上年增长 313%。床位使用率 32.44%,治愈率 98%,好转率 97%,院内感染率低于 3%,甲级病案符合率 100%。

业务收入　2023 年,业务收入 634229 元,同比增长 114.07%。

固定资产　2023 年,固定资产总值 8911137.86 元,同比增长 27%。

基础建设　2023 年,在卫生院门诊 1 楼铺设"彩虹地标";对收款室和药房窗口进行开放式改造;配置直饮式净水机 1 台;更换门诊楼前排平房彩钢瓦。对空气能机组和暖气管道进行维修维护。

卫生改革　2023 年,与莱西市第三人民医院签订医共体协议书,并建立临床医师、医技人员轮派和培训机制,实现管理同步、业务同质、资源共享、协同发展。开通孙受卫生院与莱西市第三人民医院的放射医学影像远程网络共享互认,实现远程影像诊断 229 人次。开通孙受卫生院至莱西市第三人民医院"点对点"方式免费运行的"一站式"通勤车服务,出车 128 车次,服务患者 389 人次,转诊 90 人次。招聘专职保洁人员 1 名,推进门诊、住院精细化保洁。召开"6S"管理启动仪式。

基本公共卫生服务　2023 年,建立活动档案 27607 人,血型复核 26042 人;完成 65 岁以上老年人体检 4685 人;规范管理糖尿病患者 1494 人,高血压患者 3291 人,严重精神障碍患者 155 人;完成爱心包药品发放 7890 份。完成 60 岁以上失能人员 912 人的健康管理与随访工作。管理辖区儿童人群、孕产妇人群、计划生育特殊人群 66 人;一类疫苗接种 486 人次,1206 针次;二类疫苗接种 975 人次,1120 针次;通过现场和网络完成全院职工和辖区乡医各种培训 39 场次,发放健康教育宣传资料 1.8 万余份。

继续教育　2023 年,医务人员年度继续教育完成率 100%。

大事记

8 月 18 日,吴峰文担任孙受卫生院院长。

8 月 23 日,接收卫生技术人员 1 名。

院　　长:吴峰文
副 院 长:王乃福、高英娜
院办电话:87483981(总机)
邮政编码:266605
地　　址:莱西市沽河街道办事处孙受驻地(聚平路 8 号)

(撰稿人:胡仁纲)

莱西市经济开发区卫生院

概况　2023 年,职工总数 55 人,其中,卫生技术人员 45 人,占职工总数的 82%。卫生技术人员中,有高级职称者 7 人,中级职称者 17 人,初级职称者 21 人,分别占 15.6%;、37.8%、46.7%。医生与护士之比为 1∶1.13。床位总数 20 张。设职能科室 10 个、临床科室 4 个和医技科室 3 个。

业务工作　2023 年,门诊量 6874 人次,比上年增长 33.8%。收住院病人 45 人次,比上年增长 45%。全年业务收入 147 万元,比上年增长 26.7%。

固定资产　2023 年,固定资产总值 899.3 万元,比上年增长 0.3%。

基础建设　2023 年,投入资金 2 万元改造提升门诊楼、住院楼。

医疗特色　2023 年,国医馆开展中医"调经促孕十三针"技术,结合传统针灸、艾灸、葫芦灸等治疗项目,为辖区百姓解决慢性咽炎、神经衰弱、妇科疾病及腰腿疼痛等疾病。

继续教育　2023 年,全体职工积极参加继续教育,外派上级医院进修学习 2 人。

精神文明建设　2023 年,贯彻落实能力作风建设"工作落实年"相关工作,通过开展"能力作风建设年"活动,使党员干部能力素质持续提升,作风不断优化,医务人员整体素质得到提升。

院　　长:赵丽丽
副 院 长:丁国洲
工会主席:刘华月
院办电话:87421022
电子信箱:lxsjjkfqwsy@qd.shandong.cn
邮政编码:266622
地　　址:莱西经济开发区平安路 26 号

(撰稿人:周　冲)

莱西市梅花山卫生院
(莱西市结核病防治所)

概况　2023 年,占地面积 5450 平方米,业务用房面积 3457 平方米。职工总数 49 人，其中，卫生技术人员 45 人，占职工总数的 91.8%；行政工勤人员 4 人，占职工总数的 8.2%。卫生技术人员中，正高职称者 1 人，副高职称者 7 人，中级职称者 19 人，初级职称者 18 人，分别占 2.2%、15.6%、42.2%、40%。医生与护士之比为 1∶0.76。床位总数 40 张，设临床科室 5 个、医技科室 3 个。

业务工作　2023 年，完成重点人群 PPD 筛查 15423 人次。门诊量 41078 人次，比上年增长 190%；收治住院病人 204 人次，住院床日 6073 日。入院与出院诊断符合率 100%、好转率 100%、院内感染率 0、甲级病案符合率 100%。

业务收入　2023 年，总收入 1287 万元，同比增长 1%，其中，医疗收入（不含药品及材料收入）231.42 万元，同比增长 230.86%；药品收入 148.92 万元，同比增长 122.57%。

固定资产　2023 年，固定资产净值 17949.3 万元，同比下降 2.5%。

医疗设备更新　2023 年，新增 PCR 仪，价值 24.76 万元；制氧机，价值 1.3 万元；莱西市人民医院调拨救护车 1 辆，价值 13.03 万元。

卫生改革　2023 年，深入开展医药卫生体制改革，推动国家基本药物制度的开展，充分发挥中医药在卫生体制改革中的优势和作用，为广大群众提供以简、便、验、廉为特点的中医适宜技术，不断提高基层医疗服务机构的补偿能力，缓解群众看病难、看病贵问题。

医疗特色　2023 年，充分发挥中医药、针灸推拿、神灯红外线、刮痧拔罐、药物贴敷、艾灸督灸脐灸在结核病治疗、康复中的作用，加强对结核病的全方位治疗。

继续教育　2023 年，全院职工积极参加继续教育学习，45 名卫生专业技术人员参加青岛卫生继续教育平台学习，并取得相应积分。取得本科学历有 41 人，大专学历有 5 人。

大事记

6 月，被评为 2022 年度五星党支部。

10 月，举行基础医疗机构呼吸疾病规范化防诊治体系与能力建设项目暨“刘瑞云专家工作室”签约活动。

11 月，胸痛救治单元获国家胸痛中心认证授牌。

精神文明建设　2023 年，开展“文明健康 绿色环保”主题教育，运用媒体宣传阐释，用好宣传文化阵地，制作刊播公益广告，引导群众养成注意个人卫生、科学佩戴口罩、勤洗手常通风、保持社交距离、使用公筷公勺等文明习惯。开展“文明餐桌”“光盘行动”“反对浪费、崇尚节约”等文明行动，建立制止餐饮浪费长效机制。开展全民社会科学素质提升行动。

荣誉称号　2023 年，获“3·24”世界防治结核病日宣传活动优秀单位奖。

党支部书记、院长：王悦桦
副　院　长：李言凯、崔成宝
工会主席：李永燕
院办电话：87431798
电子信箱：lxsmhswsy@qd.shandong.cn
邮政编码：266623
地　　址：莱西市水集街道泉水路 7 号

（撰稿人：李言凯、刘文梁）

莱西市望城卫生院（莱西市精神残疾人托养服务中心）

概况　2023 年，职工总数 46 人，其中，卫生技术人员 39 人，占职工总数的 85%；行政工勤人员 7 人，占职工总数的 15%。卫生技术人员中，有正高级职称者 1 人，副高级职称者 8 人，中级职称者 11 人，初级职称者 19 人，分别占职工总数的 2%、17%、24%、41%。医生与护士之比为 1∶0.8。床位总数 19 张。设精神残疾人托养服务中心、办公室、财务科、医保科、医务科、内科、外科、儿科保健、中医科、公共卫生科、药剂科、检验科、放射科、护理等科室。

业务工作　2023 年，门诊量 8697 人次，比上年增长 17.16%；累计建立 41582 份居民健康档案，登记管理糖尿病患者 2095 人，规范管理 2095 人；登记管理高血压患者 4190 人，规范管理 4254 人；登记管理严重精神障碍患者 192 人，规范管理 192 人；为 65 岁以上老年人规范查体 5436 人；发放健康教育宣传材料 26237 份，举办健康教育讲座 179 场；接种一类疫苗 1563 人，3679 剂次，比上年增长 11%。

业务收入　2023 年，业务收入 83.86 万元，比上年增长 1%。

固定资产　2023 年，固定资产总值 677.49 万元，比上年增长 7.75%。

基础建设　2023 年，改建住院病房、放射科、餐厅等。

继续教育　2023 年，医务人员年度继续教育完成率 100%,达标率 100%;选派 7 名医技人员到莱西市市立医院进修。

大事记

7 月,通过胸痛救治单元验收并投入使用。

精神文明建设 2023 年,组织开展公益服务、健康宣传教育、党建学习、健康义诊等多种形式的文明实践活动;邀请医联体单位专家与科室骨干合作"走百村进万家健康义诊"活动;开展冬季送温暖、无偿献血、爱心捐赠等活动。

荣誉称号 2023 年,获"提升医疗服务工作先进单位"称号。

院　　长:邵明磊
副 院 长:王大喜
工会主席:王寿芹
院办电话:58012178
电子信箱:lxswcwsygzh2022@163.com
邮政编码:266601
地　　址:莱西市望城街道办事处驻地(民泰街12 号)

(撰稿人:左敬滔)

莱西市卫生健康服务中心

概况 2023 年,核定编制 42 人,在职职工 40 人,其中,专业技术人员 23 人,占职工总数的 57.5%;管理岗职工 14 人,占职工总数的 35%;工勤岗职工 3 人,占职工总数的 7.5%。专业技术人员中,有高级职称者 8 名,中级职称者 13 名,初级职称者 2 名。设综合科、"120"急救调度指挥室、老龄服务科(加挂计划生育协会办公室)、职业安全健康科 4 个科室。机构规格为正股级,设主任 1 名(副科级),副主任 2 名(正股级);内设机构设正股级领导职数 4 名,副股级领导职数 7 名。

固定资产 2023 年,固定资产总值 7.14 万元。

院前急救 2023 年,120 急救调度指挥室接报警电话 46591 起,派车 18822 次,空诊 1411 次,救治 15864 人。其中,交通事故 4421 起,心脑血管疾病 2128 起,一氧化碳中毒 74 起,分娩 64 起,突发事件 160 起;平均等待受理用时 4 秒,平均受理用时 57 秒,平均调度用时 58 秒;车组平均出诊用时 13 秒,平均院前到现场用时 10 分 46 秒。120 急救调度指挥室通过 MPDS 绩优认证。完成 2 处急救站点验收,完善急救医疗服务体系。5 月 24 日,惠民医院搬迁,惠民医院急救站暂停运行;6 月 16 日,组织院前急救质量控制中心对惠民医院急救站进行验收,6 月 22 日正式运行。9 月 13 日,组织院前急救质量控制中心专家组对新设置的店埠卫生院急救站点进行实地验收,9 月 14 日开始运行。开展莱西市院前急救技能比武大赛,邀请青岛市急救中心的专家及莱西市质量控制中心的专家担任技能考核裁判。新交付 5 辆救护车投入使用。通过航空转运 3 名危急重症患者、完成 2 次航空应急演练。组织院前急救业务培训。开展卫生应急急救知识的宣传教育;对各医疗机构相关人员进行溺水医疗救治师资培训。完成各类保障任务 91 次,其中参加救援演练 6 次,出动车辆 149 车次、医护人员 619 人次。完善电话回访制度,回访 3960 人次,满意率 99.8%。

计划生育协会 2023 年,深入开展家庭健康促进行动。推进家庭健康主题推进活动进社区、进学校、进机关、进企业、进家庭。设立健康宣传栏,编发家庭健康宣传资料,开展老年文体健身活动。推进生殖健康咨询服务。做好"青春健康"教育工作,加强青春健康俱乐部建设,加强青少年健康教育师资队伍建设。开展"5·29 计生协会会员日"集中宣传活动,莱西市计生协以"倡新时代婚育文化 助家庭和谐幸福"为主题,组织协调各镇街计生协会开展宣传服务活动。组织开展"99 公益日齐鲁暖心健康包"项目宣传筹款活动,筹款 12780.62 元。

老龄相关工作 2023 年,老龄办全面负责卫生健康服务中心的财务工作。开展创建"莱西市老年友善医疗机构"工作。根据《关于印发莱西市创建老年友善医疗机构工作实施方案的通知》部署要求,各相关医疗机构成立工作领导小组、指定专人负责,全市相关 20 家公立一级、二级医疗机构、专科医院,2 家社区卫生服务中心、5 家民营医疗机构,全部创建为"莱西市老年友善医疗机构"单位。其中市人民医院、市市立医院、夏格庄中心卫生院、市中医医院、南墅中心卫生院 5 家医疗机构获"青岛市老年友善医疗机构"荣誉称号。开展老年维权、老年健康等宣传活动,印制《老年法》《老年人安全出行指南》《老年人防诈指南》《老年人心理健康常识》《老年人膳食指南》等 2 万余册。

职业卫生 2023 年,建成市、镇(街道)两级和行业主管部门分工负责的职业健康监管体制,理顺职责分工、设定职能边界,形成职业健康主管部门综合监管,属地监管,行业主管部门行业监管的工作机制。

对接并走访座谈8处镇(街道)衔接职业健康管理职能。组织职业卫生监督执法人员,深入矿山、冶金和铅蓄电池制造业及重点行业一线开展职业病危害专项治理监督工作,排查116个职业健康隐患问题,全部整改到位。通过信息化手段实施职业卫生分类监督执法。举办5期培训班,204家企业完成职业卫生分类分级审核工作,培训企业管理人员678人次。督导企业依法对劳动者进行在岗员工职业卫生培训19000人次,10名一线工人被评为"2023年度青岛市职业健康达人"。在莱西监督公众号发表职业卫生监督信息稿件27篇,多篇稿件被中国职业健康公众号、大众网等多家媒体转发,其中供稿《莱西市卫生健康局培训提高企业职业卫生守法意识》获青岛市卫生健康委"深化作风能力优化营商环境专项行动指挥部"工作简报推介。开展中小微企业职业健康帮扶工作,纳入90家中小微型企业进行帮扶。

大事记

1月,顺利完成莱西市政协十届二次会议和莱西市第十九届人民代表大会第二次会议的医疗保障工作。

组织职业卫生监督执法人员,深入矿山、冶金和铅蓄电池制造业及重点高危60家企业开展职业病危害专项治理工作。

2月,120急救调度指挥室调度员通过MPDS系统指导家属给九旬心跳呼吸骤停的老人做心肺复苏,使老人转危为安。

联合院上镇政府等5处镇街举办5期职业卫生分级分类培训班,召集260家职业病危害因素严重企业的管理人员678人开展培训活动。

3月,举办莱西市院前急救技能比武大赛。

青岛市卫生健康委综合执法局对莱西市青岛大韩印染有限公司等10家单位开展职业卫生"双随机、一公开"抽查执法。

5月,举办莱西市计划生育协会会员代表大会。

6月,搬迁后的惠民医院急救站经过验收运行。

7月,青岛市市立医院直升机转运ECMO生命支持危重患者应急演练在莱西市举行。

9月,店埠卫生院急救站验收合格并运行。

10月,完成2023青岛环莱西湖半程马拉松赛医疗保障任务。

11月,120急救调度指挥室通过MPDS绩优认证。

荣誉称号 2023年,120急救调度指挥室被青岛市院前急救质量控制中心授予"青岛市院前急救工作先进集体"称号。

主　　任:崔榛羽
副 主 任:郝美仙、李伟立
办公电话:58562971
电子信箱:lxwjjzhzx@qd.shandong.cn
邮政编码:266600
地　　址:莱西市烟台路76号

(撰稿人:李　峰)

卫生健康界人物

2023 年青岛市卫生健康委员会工作人员名单

柳忠旭　党组书记、副主任
薄　涛　主任、市中医药管理局局长
纪总纲　党组副书记、青岛市疾病预防控制中心党委书记
杜维平　党组成员，市计划生育协会常务副会长（正局级）
赵国磊　党组成员、副主任、市中医药管理局专职副局长
邢晓博　党组成员、副主任
吕坤政　党组成员、副主任
董新春　二级巡视员
吕富杰　副局级领导干部
华烨平　办公室主任
孙　坤　办公室二级调研员
贾　珂　办公室二级主任科员
包旭宇　办公室三级主任科员
杨　超　办公室三级主任科员
袁　悦　试用期人员
李双成　离退休工作处处长（主持人事处工作）
贾杉杉　人事处副处长
孙　堃　人事处副处长
王广斌　人事处一级主任科员
于文雅　人事处一级主任科员
王晓艳　人事处三级主任科员
魏晨星　试用期人员
刘沛航　试用期人员
牟纹玉　试用期人员
盛琪琪　试用期人员
刘湘琴　规划发展与信息化处处长
毕　磊　规划发展与信息化处副处长、三级调研员
韩传佳　规划发展与信息化处三级调研员
徐　峰　规划发展与信息化处四级主任科员
张　杰　规划发展与信息化处四级主任科员
别清华　财务审计处处长
韩卫红　财务审计处副处长、三级调研员
石向林　财务审计处二级调研员
刘正英　财务审计处三级主任科员
张　忱　财务审计处三级主任科员
邢朝涵　财务审计处三级主任科员
叶　扬　政策法规处处长
陈　睿　政策法规处二级调研员
宗成伟　政策法规处四级调研员
徐　畅　政策法规处四级主任科员
李传荣　体制改革处处长、一级调研员
纪红红　体制改革处二级调研员
谭　淼　体制改革处二级主任科员
张　旭　体制改革处四级主任科员
张　超　试用期人员

孙　森　疾病预防控制处处长、市委重大疾病和传染病（艾滋病）防治工作领导小组办公室综合协调组组长
徐晓文　市委重大疾病和传染病（艾滋病）防治工作领导小组办公室综合协调组副组长
王　浩　疾病预防控制处二级调研员
邹娅萍　疾病预防控制处二级调研员
于建政　疾病预防控制处三级调研员
李　惠　疾病预防控制处一级主任科员
高悦茗　疾病预防控制处三级主任科员
李文咏　疾病预防控制处三级主任科员
徐继明　疾病预防控制处四级主任科员
张充力　医政医管药政处处长、一级调研员
郭尚林　医政医管药政处副处长
姜兴祥　医政医管药政处副处长
李静漪　医政医管药政处三级调研员
王常明　医政医管药政处三级调研员
徐琳娜　医政医管药政处四级调研员
王扬阳　医政医管药政处二级主任科员
尹桂林　医政医管药政处二级主任科员
赵玉腾　医政医管药政处三级主任科员
张庆然　试用期人员
许万春　基层卫生健康处处长
卢凤辉　基层卫生健康处副处长、三级调研员
于　淼　基层卫生健康处副处长
张　妮　基层卫生健康处四级调研员
王宏宇　基层卫生健康处四级调研员
徐大韬　卫生应急办公室主任
薛松宝　卫生应急办公室二级调研员
罗耀钦　卫生应急办公室二级调研员
孙健平　科技教育与交流合作处处长
郑　俊　科技教育与交流合作处四级调研员
徐　欢　科技教育与交流合作处副处长
王　玉　科技教育与交流合作处一级主任科员
岳明宗　科技教育与交流合作处二级主任科员
侯德志　综合监督与食品安全监测处处长
孙　铭　综合监督与食品安全监测处副处长、二级调研员
王贵凤　综合监督与食品安全监测处一级主任科员
徐加茂　综合监督与食品安全监测处三级主任科员
卢成梁　老龄健康处一级调研员
宋剑波　老龄健康处副处长、三级调研员
刘大军　老龄健康处三级调研员
万冬华　老龄健康处四级调研员
冷亮世　老龄健康处四级调研员
薛　刚　健康产业处处长
杨　琳　健康产业处二级调研员
卢　阳　健康产业处二级主任科员
郑德霞　妇幼健康处处长
刘习武　妇幼健康处二级调研员
张　荔　妇幼健康处二级调研员
刘　珂　妇幼健康处副处长
张东辉　妇幼健康处三级调研员
刘宇峰　职业健康处处长
张廷雨　职业健康处二级调研员
徐文艳　职业健康处二级调研员
吴绍文　职业健康处三级调研员
陶永刚　职业健康处三级主任科员
李红军　人口监测与家庭发展处处长、一级调研员
王泽蛟　人口监测与家庭发展处副处长
官　琳　人口监测与家庭发展处副处长
陈晓平　人口监测与家庭发展处四级调研员
周子豪　人口监测与家庭发展处四级主任科员
王少梅　宣传处处长、一级调研员
王　静　宣传处副处长
王德顺　宣传处二级调研员
夏　晶　宣传处三级调研员
李　想　宣传处二级主任科员
宋茜茜　宣传处三级主任科员
王振合　中医药政策规划处处长
陈娅宁　中医药政策规划处副处长、三级调研员
汪运富　中医药管理指导处处长、一级调研员
王璟珺　中医药管理指导处副处长
王文佳　中医药管理指导处副处长
赵士振　中医药发展处处长
杨少梅　中医药发展处一级调研员
范存亮　中医药发展处四级调研员
张　东　行业安全管理处处长
徐　艺　行业安全管理处副处长、三级调研员
李书强　行业安全管理处二级调研员
谢文升　行业安全管理处二级调研员
邴瑞光　行业安全管理处四级调研员
刘卫毅　行业安全管理处一级主任科员
王景宏　爱国卫生运动办公室主任
吕祖华　爱国卫生运动办公室二级调研员
彭贺岭　爱国卫生运动办公室三级调研员

郭梦君　爱国卫生运动办公室二级主任科员
周　晓　保健办公室主任
耿毅敏　保健办公室二级调研员
赵　曜　保健办公室副主任、二级调研员
孙寿祥　保健办公室四级调研员
赵　璐　保健办公室四级主任科员
邢迎春　一级调研员
程　毅　机关党委专职副书记
刘　茜　机关党委副处长、二级调研员
安传京　机关纪委书记、二级调研员
于　波　机关党委二级调研员
李学军　机关党委二级调研员
刘学峰　机关党委二级调研员
钱　倩　机关党委一级主任科员
李　倩　机关党委二级主任科员
刘国强　离退休工作处二级调研员
孙艳青　离退休工作处一级主任科员
那　娜　市委重大疾病和传染病（艾滋病）防治工作领导小组办公室疫情研判组组长
杨　军　市委重大疾病和传染病（艾滋病）防治工作领导小组办公室疫情研判组四级调研员
刘可夫　市委重大疾病和传染病（艾滋病）防治工作领导小组办公室监测预警和情报信息组一级调研员
王丽华　市委重大疾病和传染病（艾滋病）防治工作领导小组办公室科技攻关组组长
陈美文　市委重大疾病和传染病（艾滋病）防治工作领导小组办公室科技攻关一级调研员

2023 年青岛市卫生健康委员会委机关和委属单位干部任免名单

2023 年 2 月 14 日青卫任〔2023〕1 号，市卫生健康委员会党组 2023 年 1 月 5 日研究决定：

李兵同志任青岛市中医医院（市海慈医院）党委委员、副书记，院长；

张春玲同志任青岛市中心（肿瘤）医院党委书记、青岛市胸科医院党委书记；

邢立泉同志任青岛市中心（肿瘤）医院党委委员、副书记，青岛市肿瘤医院院长（试用期一年），不再担任青岛市胶州中心医院党委副书记、委员、副院长；

泮思林同志任青岛市妇女儿童医院党委副书记、院长（试用期一年）；

朱维平同志任青岛市第五人民医院党委委员、书记（试用期一年）；

孙金芳同志任青岛市第五人民医院院长、青岛市中医医院（市海慈医院）党委委员、副院长（试用期一年）；

王春霞同志任青岛市精神卫生中心党委书记；

温成泉同志任青岛市第八人民医院党委书记，不再担任青岛市第八人民医院院长；

魏涛同志任青岛市第八人民医院党委委员、副书记，院长（试用期一年），不再担任青岛市妇女儿童医院副院长；

高杨同志任青岛市胶州中心医院党委委员、书记，院长（试用期一年），不再担任青岛市妇女儿童医院党委委员、副院长；

王万春同志任青岛市口腔医院党委书记；

逄淑涛同志任青岛市中心血站党委书记；

刘秀敏同志任山东省青岛第二卫生学校校长（试用期一年）；

刘学岗同志任青岛市中医医院（市海慈医院）党委委员、纪委书记，青岛市第五人民医院党委委员、纪委书记，不再担任青岛市中心（肿瘤）医院党委委员、纪委书记，青岛市胸科医院党委委员、纪委书记；

宋玲同志任青岛市中医医院（市海慈医院）党委委员、副院长，不再担任青岛市精神卫生中心党委委员、副主任；

张进同志任青岛市中心（肿瘤）医院党委委员、纪委书记，青岛市胸科医院党委委员、纪委书记；

鞠芳同志任青岛市中心（肿瘤）医院党委委员；

张红梅同志任青岛市妇女儿童医院党委委员、副

书记(正处级),不再担任青岛市第八人民医院党委书记、委员;

尚涛同志任青岛市妇女儿童医院副院长;

韩宗勇、徐涛同志任青岛市妇女儿童医院党委委员;

尤明涛同志任青岛市第三人民医院党委委员、副院长,不再担任青岛市胶州中心医院党委委员、纪委书记;

王秀玲同志任青岛市第三人民医院党委委员;

周永同志任青岛市第六人民医院(省公共卫生临床中心青岛分中心)党委委员;

张文理同志任青岛市精神卫生中心党委委员、副书记,不再担任青岛市中医医院(市海慈医院)党委委员、副院长;

鲁菁同志任青岛市精神卫生中心党委委员、总会计师,不再担任青岛市第八人民医院党委委员、总会计师;

魏秀娥、王俐滢同志任青岛市胶州中心医院党委委员;

李志荣同志任青岛市口腔医院党委委员、副院长、总会计师,不再担任青岛市中医医院(市海慈医院)党委委员、纪委书记;

池一凡同志不再兼任青岛市中医医院(市海慈医院)院长,青岛市第五人民医院党委书记、委员,院长;

邢泉生同志不再兼任青岛市妇女儿童医院院长;

宋岩同志不再担任青岛市中心(肿瘤)医院党委书记、委员,青岛市胸科医院党委书记、委员,保留原职级待遇;

孙顺昌同志不再担任青岛市精神卫生中心党委书记、委员,保留原职级待遇;

王爱莹同志不再担任青岛市口腔医院党委书记、委员,保留原职级待遇;

董夏同志不再担任青岛市急救中心党支部书记(正处级)、委员,保留原职级待遇;

闫家安同志不再担任青岛市中心血站党委书记、委员,保留原职级待遇;

潘琪同志不再担任青岛市中心(肿瘤)医院党委委员、副院长(正处级),保留原职级待遇;

曲松本同志不再担任青岛市中心(肿瘤)医院党委委员、副院长,保留原职级待遇;

王琳同志不再担任青岛市妇女儿童医院党委副书记、委员,保留原职级待遇;

华裕忠同志不再担任青岛市第三人民医院党委副书记、委员、纪委书记,保留原职级待遇;

孙彩茹同志不再担任青岛市第三人民医院党委委员、副院长、工会主席(按工会章程办理);

张忠国同志不再担任青岛市第五人民医院党委委员、纪委书记,保留原职级待遇;

孙伟同志不再担任青岛市精神卫生中心党委委员、纪委书记,保留原职级待遇;

于艳玲同志不再担任青岛市口腔医院党委委员、副院长,保留原职级待遇;

戚其玮同志不再担任青岛市妇幼保健计划生育服务中心副主任,保留原职级待遇。

2023 年 2 月 17 日青卫任〔2023〕2 号,市卫生健康委员会党组 2023 年 1 月 5 日研究决定:

孙健平同志任青岛市卫生健康委员会科技教育与交流合作处处长,不再担任青岛市卫生健康委员会基层卫生健康处处长;

许万春同志任青岛市卫生健康委员会基层卫生健康处处长,不再担任青岛市卫生健康委员会妇幼健康处处长;

郑德霞同志任青岛市卫生健康委员会妇幼健康处副处长(主持工作),不再担任青岛市卫生健康委员会医政医管药政处副处长;

于文雅同志任青岛市卫生健康委员会人事处二级主任科员,不再担任青岛市卫生健康委员会财务审计处二级主任科员;

李兵同志不再担任青岛市卫生健康委员会科技教育与交流合作处处长;

张进同志不再担任青岛市卫生健康委员会人事处副处长。

2023 年 2 月 14 日青卫任〔2023〕3 号,市卫生健康委员会党组 2023 年 1 月 5 日研究决定:

池一凡同志任青岛市海慈中医医疗集团总院长;

李兵同志任青岛市海慈中医医疗集团常务副总院长;

郑心、朱维平、孙金芳同志任青岛市海慈中医医疗集团副总院长;

有关干部在集团的原任职务自然免除。

2023 年 2 月 14 日青卫任〔2023〕4 号,市卫生健康委员会党组 2023 年 1 月 5 日研究决定:

张春玲同志任青岛市中心医疗集团总院长;

邢立泉同志任青岛市中心医疗集团常务副总院长；

李同霞同志任青岛市中心医疗集团副总院长；

有关干部在集团的原任职务自然免除。

2023年2月14日青卫任〔2023〕5号，市卫生健康委员会党组2023年1月5日研究决定：

邢泉生同志任青岛市妇女儿童医院(集团)总院长；

泮思林同志任青岛市妇女儿童医院(集团)常务副总院长；

江威同志任青岛市妇女儿童医院(集团)副总院长。

2023年2月14日青卫任〔2023〕6号，市卫生健康委员会党组2023年1月10日研究决定：

辛善栋同志任青岛市急救中心主任；

王小艳、曲成明同志任青岛市中心(肿瘤)医院党委委员、副院长(试用期一年)；

袁涛同志任青岛市第三人民医院党委委员、副院长(试用期一年)，不再担任青岛市第八人民医院党委委员；

吴静同志任青岛市第六人民医院(省公共卫生临床中心青岛分中心)党委副书记、纪委书记，不再担任青岛市第六人民医院副院长；

孟祥军同志任青岛市精神卫生中心党委委员、副主任(试用期一年)；

马立学同志任青岛市第八人民医院党委副书记，不再担任青岛市第八人民医院副院长；

刘涛同志任青岛市第八人民医院党委委员、副院长(试用期一年)；

侯秋雨同志任青岛市第八人民医院副院长(试用期一年)；

郭鹏同志任青岛市胶州中心医院党委委员、纪委书记(试用期一年)；

王峰同志任青岛市口腔医院党委副书记、纪委书记，不再担任青岛市口腔医院副院长、工会主席(按工会章程办理)。

王迎春同志任青岛市中心血站副站长(试用期一年)，不再担任青岛市急救中心主任助理；

张燕华同志任青岛市中心血站党委委员、副站长(试用期一年)；

孔强同志任山东省青岛卫生学校党委委员、副校长(试用期一年)；

杨同光同志任山东省青岛卫生学校党委委员、纪委书记(试用期一年)；

瞿新吉同志任山东省青岛第二卫生学校党委委员、纪委书记(试用期一年)；

马广仁同志任青岛市卫生健康委员会医院发展中心副主任(试用期一年)，挂职任青岛市卫生健康委员会医政医管药政处副处长；

徐磊同志任青岛市公立医院经济管理中心副主任(试用期一年)，挂职任青岛市卫生健康委员会财务审计处副处长。

2023年2月17日青卫任〔2023〕7号，市卫生健康委员会党组1月18日研究决定：

王扬阳同志晋升为青岛市卫生健康委员会医政医管药政处二级主任科员；

卢阳同志晋升为青岛市卫生健康委员会健康产业处二级主任科员；

孙菁同志晋升为青岛市卫生健康委员会综合监督执法局法制稽查处一级主任科员；

刘晨光同志晋升为青岛市卫生健康委员会综合监督执法局职业卫生监督执法大队二级主任科员；

史华芳同志晋升为青岛市卫生健康委员会综合监督执法局中医药监督执法大队二级主任科员；

王译霆同志晋升为青岛市卫生健康委员会综合监督执法局综合处三级主任科员；

仲南同志晋升为青岛市卫生健康委员会综合监督执法局学校卫生监督执法大队三级主任科员；

杨云刚同志任青岛市计划生育协会机关综合部一级主任科员，不再担任青岛市卫生健康委员会综合监督执法局综合处一级主任科员。

2023年4月25日青卫任〔2023〕8号，市卫生健康委员会党组3月30日研究决定：

张充力同志任青岛市卫生健康委员会医政医管药政处一级调研员；

卢成梁同志任青岛市卫生健康委员会老龄健康处一级调研员，不再担任青岛市卫生健康委员会老龄健康处处长；

汪运富同志任青岛市卫生健康委员会中医药管理指导处一级调研员；

杨少梅同志任青岛市卫生健康委员会中医药发展处一级调研员，不再担任青岛市卫生健康委员会中医药发展处处长；

刘梦龙同志任青岛市卫生健康委员会体制改革处一级调研员；

叶扬同志任青岛市卫生健康委员会政策法规处处长（试用期一年），不再担任中共青岛市卫生健康委员会机关委员会委员，中共青岛市卫生健康委员会机关纪律检查委员会书记、委员；

薛刚同志任青岛市卫生健康委员会健康产业处处长（试用期一年）；

郑德霞同志任青岛市卫生健康委员会妇幼健康处处长（试用期一年）；

张东同志任青岛市卫生健康委员会行业安全管理处处长（试用期一年），不再担任青岛市卫生健康委员会基层卫生健康处二级调研员；

那娜同志任市委重大疾病和传染病（艾滋病）防治工作领导小组办公室疫情研判组组长（试用期一年），不再担任青岛市卫生健康委员会综合监督与食品安全监测处副处长；

孙堃同志任青岛市卫生健康委员会人事处副处长（试用期一年）；

毕磊同志任青岛市卫生健康委员会规划发展与信息化处三级调研员；

韩卫红同志任青岛市卫生健康委员会财务审计处三级调研员；

纪红红同志任青岛市卫生健康委员会体制改革处二级调研员，不再担任青岛市卫生健康委员会体制改革处副处长；

吴炳君同志任青岛市卫生健康委员会体制改革处二级调研员；

姜兴祥同志任青岛市卫生健康委员会医政医管药政处副处长（试用期一年）；

卢凤辉同志任青岛市卫生健康委员会基层卫生健康处三级调研员；

于淼同志任青岛市卫生健康委员会基层卫生健康处副处长（试用期一年）；

王宏宇同志任青岛市卫生健康委员会基层卫生健康处四级调研员；

薛松宝同志任青岛市卫生健康委员会卫生应急办公室二级调研员，不再担任青岛市卫生健康委员会医政医管药政处二级调研员；

徐欢同志任青岛市卫生健康委员会科技教育与交流合作处副处长（试用期一年）；

孙铭同志任青岛市卫生健康委员会综合监督与食品安全监测处二级调研员；

宋剑波同志任青岛市卫生健康委员会老龄健康处三级调研员；

冷亮世同志任青岛市卫生健康委员会老龄健康处四级调研员；

张荔同志不再担任青岛市卫生健康委员会妇幼健康处副处长；

张东辉同志任青岛市卫生健康委员会妇幼健康处三级调研员；

王泽蛟同志任青岛市卫生健康委员会人口监测与家庭发展处副处长（试用期一年），不再担任青岛市卫生健康委员会体制改革处四级调研员；

官琳同志任青岛市卫生健康委员会人口监测与家庭发展处副处长（试用期一年）；

宋茜茜同志任青岛市卫生健康委员会宣传处四级主任科员，不再担任青岛市卫生健康委员会综合监督执法局综合处四级主任科员；

王文佳同志任青岛市卫生健康委员会中医药管理指导处副处长（试用期一年）；

赵士振同志任青岛市卫生健康委员会中医药发展处处长，不再担任青岛市卫生健康委员会政策法规处处长；

徐艺同志任青岛市卫生健康委员会行业安全管理处副处长（试用期一年）、三级调研员，不再担任青岛市卫生健康委员会人口监测与家庭发展处三级调研员；

耿毅敏同志不再担任青岛市卫生健康委员会保健办公室副处长；

刘茜同志任青岛市卫生健康委员会机关党委二级调研员；

安传京同志任中共青岛市卫生健康委员会机关委员会委员，中共青岛市卫生健康委员会机关纪律检查委员会委员、书记；

李倩同志任青岛市卫生健康委员会机关党委二级主任科员，不再担任青岛市卫生健康委员会办公室二级主任科员；

刘可夫同志不再担任市委重大疾病和传染病（艾滋病）防治工作领导小组办公室监测预警和情报信息组组长；

王丽华同志任市委重大疾病和传染病（艾滋病）防治工作领导小组办公室科技攻关组组长，不再担任青岛市卫生健康委员会行业安全管理处处长；

陈美文同志不再担任市委重大疾病和传染病（艾滋病）防治工作领导小组办公室科技攻关组组长；

亓蓉同志挂职任青岛市卫生健康委员会职业健康处一级调研员（挂职时间一年）；

秦敬柱同志挂职任青岛市卫生健康委员会体制改革处处长助理，不再挂职青岛市卫生健康委员会办公室主任助理。

2023年4月25日青卫任〔2023〕9号，市卫生健康委员会党组3月30日研究决定：

付广聚同志任青岛市计划生育协会机关综合部部长（试用期一年）；

苏怡同志任青岛市计划生育协会机关业务部部长（试用期一年）；

曲延慧同志任青岛市计划生育协会机关综合部三级调研员；

李胜根同志任青岛市计划生育协会机关综合部四级调研员；

吕志宏同志不再担任青岛市计划生育协会机关业务部副部长。

2023年4月25日青卫任〔2023〕10号，市卫生健康委员会党组3月30日研究决定：

刘景杰、亓蓉同志任青岛市卫生健康委员会综合监督执法局一级调研员，不再担任青岛市卫生健康委员会综合监督执法局副局长（正处级）；

张永庆、刘夫振、赵建国同志任青岛市卫生健康委员会综合监督执法局综合处三级调研员；

王琳同志任青岛市卫生健康委员会综合监督执法局综合处副处长（正科级，试用期一年）；

苗园园同志任青岛市卫生健康委员会综合监督执法局法制稽查处副处长（正科级，试用期一年）；

王元林同志任青岛市卫生健康委员会综合监督执法局公立医疗卫生监督执法大队二级调研员；

傅聪、徐雪同志任青岛市卫生健康委员会综合监督执法局公立医疗卫生监督执法大队副大队长（正科级，试用期一年）；

杨聚在、刘迁同志任青岛市卫生健康委员会综合监督执法局社会办医卫生监督执法大队四级调研员；

毛茂同志任青岛市卫生健康委员会综合监督执法局社会办医卫生监督执法大队副大队长（正科级，试用期一年）；

纪经纬同志任青岛市卫生健康委员会综合监督执法局基层医疗卫生监督执法大队副大队长（正科级，试用期一年）；

李桂荣同志任青岛市卫生健康委员会综合监督执法局妇幼健康卫生监督执法大队三级调研员；

任瑞美同志任青岛市卫生健康委员会综合监督执法局传染病防控卫生监督执法大队二级调研员；

司茜同志任青岛市卫生健康委员会综合监督执法局传染病防控卫生监督执法大队副大队长（正科级，试用期一年）；

郭晓涛同志任青岛市卫生健康委员会综合监督执法局公共场所卫生监督执法大队四级调研员；

张明飞同志任青岛市卫生健康委员会综合监督执法局职业卫生监督执法大队四级调研员；

孔国栋同志任青岛市卫生健康委员会综合监督执法局职业卫生监督执法大队副大队长（正科级，试用期一年）；

邵琦同志任青岛市卫生健康委员会综合监督执法局放射卫生监督执法大队大队长（副处级，试用期一年）；

赵煜同志任青岛市卫生健康委员会综合监督执法局放射卫生监督执法大队三级调研员，不再担任青岛市卫生健康委员会综合监督执法局放射卫生监督执法大队大队长（副处级）；

李岩同志任青岛市卫生健康委员会综合监督执法局放射卫生监督执法大队三级调研员；

郭常军同志任青岛市卫生健康委员会综合监督执法局学校卫生监督执法大队二级调研员；

牟森同志任青岛市卫生健康委员会综合监督执法局学校卫生监督执法大队四级调研员；

魏磊同志任青岛市卫生健康委员会综合监督执法局学校卫生监督执法大队副大队长（正科级，试用期一年）；

宋淑艳同志任青岛市卫生健康委员会综合监督执法局中医药监督执法大队副大队长（正科级，试用期一年）。

2023年5月10日青卫任〔2023〕11号，市卫生健康委员会党组4月19日研究决定：

华烨平同志正式任青岛市卫生健康委员会办公室主任；

徐大韬同志正式任青岛市卫生健康委员会卫生应急办公室主任。

2023年6月5日青卫任〔2023〕12号，市卫生健康委员会党组5月23日研究决定：

李双成同志主持青岛市卫生健康委员会人事处工作；

武迎春同志不再担任青岛市卫生健康委员会人事处处长、一级调研员。

2023 年 6 月 5 日青卫任〔2023〕13 号：

根据个人自愿申请，经 5 月 23 日委党组会议研究，同意刘梦龙、吴炳君、王元林、任瑞美、李岩同志提前退休。

2023 年 7 月 20 日青卫任〔2023〕14 号：

根据《山东省人民政府 北京大学人民医院合作共建国家区域医疗中心框架协议》有关要求，以及北京大学人民医院党委推荐意见，市卫生健康委员会党组 2023 年 7 月 13 日研究决定：

王俊任北京大学人民医院青岛医院总院长；

邢泉生任北京大学人民医院青岛医院党委书记、副总院长；

李澍任北京大学人民医院青岛医院执行院长；

苏茵、江倩、于桂玲任北京大学人民医院青岛医院副院长；

韩宗勇任北京大学人民医院青岛医院党委委员；

张培训、黎强任北京大学人民医院青岛医院院长助理。

2023 年 8 月 14 日青卫任〔2023〕15 号，市卫生健康委员会党组 7 月 28 日研究决定：

尹桂林同志任青岛市卫生健康委员会医政医管药政处二级主任科员；

王新蕾同志任青岛市卫生健康委员会综合监督执法局法制稽查处四级主任科员；

李娜同志任青岛市卫生健康委员会综合监督执法局基层医疗卫生监督执法大队四级主任科员。

2023 年 9 月 5 日青卫任〔2023〕16 号，市卫生健康委员会党组 8 月 28 日研究决定：

杨超同志晋升为青岛市卫生健康委员会办公室三级主任科员；

王广斌、于文雅同志晋升为青岛市卫生健康委员会人事处一级主任科员；

王晓艳同志晋升为青岛市卫生健康委员会人事处三级主任科员；

邢朝涵同志晋升为青岛市卫生健康委员会财务审计处三级主任科员；

谭森同志晋升为青岛市卫生健康委员会体制改革处一级主任科员；

王玉同志晋升为青岛市卫生健康委员会科技教育与交流合作处一级主任科员；

陶永刚同志晋升为青岛市卫生健康委员会职业健康处三级主任科员；

宋茜茜同志晋升为青岛市卫生健康委员会宣传处三级主任科员；

郭梦君同志晋升为青岛市卫生健康委员会爱国卫生运动办公室二级主任科员；

刘彤同志晋升为青岛市卫生健康委员会综合监督执法局综合处二级主任科员；

刘洋同志晋升为青岛市卫生健康委员会综合监督执法局法制稽查处一级主任科员；

孙秀明同志晋升为青岛市卫生健康委员会综合监督执法局社会办医卫生监督执法大队二级主任科员；

梁庆章同志晋升为青岛市卫生健康委员会综合监督执法局社会办医卫生监督执法大队三级主任科员；

李作伟、张健鑫同志晋升为青岛市卫生健康委员会综合监督执法局基层医疗卫生监督执法大队二级主任科员；

仪玉梅同志晋升为青岛市卫生健康委员会综合监督执法局妇幼健康卫生监督执法大队一级主任科员；

周双双同志晋升为青岛市卫生健康委员会综合监督执法局传染病防控卫生监督执法大队二级主任科员；

杨晓艳同志晋升为青岛市卫生健康委员会综合监督执法局放射卫生监督执法大队一级主任科员。

2023 年 9 月 14 日青卫任〔2023〕17 号，市卫生健康委员会党组 8 月 9 日研究决定：

张春玲同志正式任青岛市中心(肿瘤)医院党委书记、青岛市胸科医院党委书记，不再担任青岛市中心(肿瘤)医院院长；

邢立泉同志任青岛市中心(肿瘤)医院院长；

徐晟伟同志正式任青岛市第三人民医院党委书记；

于华同志正式任青岛市第三人民医院院长；

刘振胜同志正式任青岛市第六人民医院(山东省公共卫生临床中心青岛分中心)党委书记、院长；

李善鹏同志正式任青岛市疾病预防控制中心纪委书记(正处级)；

张华强、于维森、姜法春同志正式任青岛市疾病预防控制中心副主任(正处级)；

曹明建同志正式任青岛市卫生健康委员会医院

发展中心主任；

孙忠国同志正式任青岛市卫生健康人才发展中心主任；

刘焕芳同志正式任青岛市公立医院经济管理中心主任；

肖飞远、范传波、陆学超同志正式任青岛市中医医院（市海慈医院）副院长；

赵自云、仇佩洁同志正式任青岛市中心（肿瘤）医院副院长；

韩春山、于桂玲同志正式任青岛市妇女儿童医院副院长；

郭娟娟、纪冰同志正式任青岛市第三人民医院副院长；

朱卫洁、董智勇同志正式任青岛市胶州中心医院副院长；

王明臻同志正式任青岛市口腔医院副院长；

马红同志正式任青岛市卫生健康委员会综合监督执法局法制稽查处处长（副处级）；

张科翼同志正式任青岛市疾病预防控制中心办公室（审计部）主任（副处级）；

杨本付同志正式任青岛市疾病预防控制中心业务管理部（应急管理办公室）主任（副处级）；

陈暕同志正式任青岛市疾病预防控制中心科教培训部主任（副处级）；

庄桂丽同志正式任青岛市疾病预防控制中心财务部主任（副处级）；

蒋欣同志正式任青岛市疾病预防控制中心设备与物资管理部（生物制品管理办公室）主任（副处级）；

张泉同志正式任市委重大疾病和传染病（艾滋病）防治工作领导小组办公室疫情研判组副组长；

高峰、吴淑娟同志正式任山东省青岛第二卫生学校副校长；

谷元强同志正式任青岛市卫生健康人才发展中心副主任；

王鸿雁同志正式任青岛市干部保健服务中心副主任。

2023年9月14日青卫任〔2023〕18号，市卫生健康委员会党组9月11日研究决定：

张杰同志任青岛市卫生健康委员会规划发展与信息化处四级主任科员；

徐畅同志任青岛市卫生健康委员会政策法规处四级主任科员；

张旭同志任青岛市卫生健康委员会体制改革处四级主任科员；

李想同志任青岛市卫生健康委员会宣传处二级主任科员。

2023年10月26日青卫任〔2023〕19号，市卫生健康委员会党组10月23日研究决定：

高悦茗同志任青岛市卫生健康委员会疾病预防控制处三级主任科员，免去青岛市卫生健康委员会疾病预防控制处一级主任科员。

2023年11月21日青卫任〔2023〕20号，市卫生健康委员会党组11月2日研究决定：

王国安同志任青岛市东部医院院长（试用期一年），不再担任青岛市市立医院副院长；

阎晓然同志任青岛市老年病医院党委委员、书记（试用期一年），不再担任青岛市市立医院副院长；

刘学东同志任青岛市老年病医院党委委员、院长（试用期一年），不再担任青岛市市立医院副院长；

韩伟同志任青岛市皮肤病防治院院长（试用期一年），不再担任青岛市市立医院副院长；

丁海燕同志任青岛市市立医院副院长，不再担任青岛市市立医院工会主席（按工会章程办理）；

管勇同志任青岛市市立医院总会计师；

袁荣涛同志任青岛市市立医院党委委员、青岛市市立医院（青岛市东部医院）副院长（试用期一年）；

周占宇、邵一兵同志任青岛市市立医院（青岛市东部医院）副院长（试用期一年）；

秦敬柱、杨杰同志任青岛市市立医院党委委员；

高岩同志任青岛市妇女儿童医院副院长，不再担任青岛市妇女儿童医院工会主席（按工会章程办理）；

初慧中同志任青岛市妇女儿童医院党委委员、副院长（试用期一年）；

韩宗勇同志任北京大学人民医院青岛医院副院长（试用期一年）；

黎强同志任青岛市妇女儿童医院党委委员；

宋海峰同志任青岛市精神卫生中心党委委员、纪委书记（试用期一年），不再担任青岛市第九人民医院党委委员。

以下干部因机构更名任职相应调整：

闫泰山同志不再担任青岛市第九人民医院党委委员、副院长；

郭继梅同志任青岛市老年病医院党委委员、纪委书记，不再担任青岛市第九人民医院党委委员、纪委书记；

袁国宏同志任青岛市老年病医院党委委员、副院长，不再担任青岛市第九人民医院党委委员、副院长。

2023 年 11 月 21 日青卫任〔2023〕21 号，市卫生健康委员会党组 11 月 2 日研究决定：

王国安同志任青岛市市立医院（集团）常务副总院长；

李永春、阎晓然、刘学东、韩伟、闫泰山同志任青岛市市立医院（集团）副总院长。

2023 年 12 月 29 日青卫任〔2023〕22 号：

刘振胜同志全面负责青岛市胸科医院工作；

张春玲同志不再担任青岛市胸科医院党委书记、委员、副院长；

张进同志不再担任青岛市胸科医院党委委员、纪委书记；

郑心同志不再担任青岛市中医医院（市海慈医院）副院长（正处级）、青岛市海慈中医医疗集团副总院长，保留原职级待遇。

相关干部在青岛市中心医疗集团的原任职务自然免除。

2023 年 12 月 29 日青卫任〔2023〕23 号，市卫生健康委员会党组 12 月 29 日研究决定：

高海东同志任青岛山大齐鲁医院院长；

孟祥水、李建军、孟伟、杨中军同志任青岛山大齐鲁医院副院长；

焉传祝同志不再担任青岛山大齐鲁医院院长；

张增方、杨杰同志不再担任青岛山大齐鲁医院副院长；

孟祥水同志不再担任青岛山大齐鲁医院总会计师。

2023 年度青岛市卫生技术职务资格高级评审委员会高级评审通过人员名单

正高级（299 人）

丁曰丽　丁仁娟　丁　华　丁会珍　丁明利
丁明罡　刁玉荃　刁其先　于文舟　于加友
于红卫　于　泳　于学芬　于宗光　于　珂
于美玉　于海涛　于　琦　于　雁　于　湛
于　蓝　万　好　马小芳　马小莉　马克高
马青华　马艳华　马　琳　马福国　马德花
王玉传　王正椋　王术国　王立敏　王伦青
王会福　王兆东　王宇娜　王军华　王丽莉
王丽萍　王茂玉　王茂龙　王松梅　王　玲
王　玲　王贻进　王洪格　王　勇　王晓燕
王益秀　王浦强　王　萍　王　敏　王彩霞
王彩霞　王清华　王　琦　王　超　王朝辉
王　静　王　静　王　磊　牛庆慧　牛爱荣
毛永彬　毛凯平　仇彩霞　邓立华　邓晓霞
石　波　史沛荣　史晓燕　史德功　付积杰
白小英　丛　丽　兰立强　兰芙蓉　兰翠霞
司秀云　匡　鹏　戎冬梅　朱世红　朱红燕
朱丽丽　朱　英　乔永海　乔海华　延荣强
仵　妍　任文香　任海萍　任悦义　刘风光
刘丙欣　刘立军　刘刚廷　刘旭霞　刘红云
刘红梅　刘卓艺　刘法政　刘　泳　刘泽庆
刘树安　刘美香　刘洪年　刘　振　刘振英
刘晓红　刘爱华　刘爱玲　刘海霞　刘　娟
刘雪丽　刘朝阳　刘　辉　刘　鹏　刘新敏
刘福红　刘燕青　关　纯　江志杰　江　敏
安郁菊　孙元亮　孙仁光　孙玉山　孙国锋
孙海敏　孙雪荣　杜文霞　杜　滨　李　功
李竹茜　李　伟　李延洋　李克泉　李沂红
李林海　李国良　李宗花　李　玲　李　政
李政敏　李信鸿　李俊玉　李祖霞　李　艳
李桂玲　李淑丽　李辉坚　李　楠　李墨农
杨乐霞　杨　华　杨进宝　杨丽丽　杨丽霞

杨杰书 杨学贞 杨增波 步向阳 时维密
吴千总 吴承先 吴　萍 吴湘华 邱红艳
佟　玲 应　良 冷　梅 沈红卫 宋永宁
宋旭岩 宋忠义 宋金刚 宋　敏 张　成
张光娟 张　华 张　阳 张进美 张秀芹
张秀娟 张迎迎 张其亮 张美英 张　倩
张爱美 张海军 张海英 张敬香 张腾龙
张福娟 张　慧 陈书华 陈玉峰 陈国民
陈建勇 陈洪芬 陈起江 陈海蓉 陈　暕
陈　曦 郜国香 武传红 范传波 范　春
林永臻 林　江 尚鲁强 罗　霞 岳海莉
周长虹 周　岩 周建华 周春丽 周春清
周爱霞 周淑娟 郑本虎 郑　鹏 郎鲁洁
封志彩 赵云昇 赵　宏 赵　茗 赵娜娜
赵　莉 赵海光 赵　敏 郝翠霞 郝　霞
荆冬苗 胡文超 胡茂东 胡　骁 胡继霖
柳富会 侯荣耀 侯增涛 姜义飞 姜玉萍
姜朝霞 姜辉道 袁文清 袁　丽 袁　勇
袁　菲 莫　平 夏　璐 柴桂凤 党继红
徐　峰 殷　富 栾桂霞 高兰美 高　杨
高丽霞 郭晓琳 陶海兵 黄美香 黄爱云
黄绪峰 梅喜庆 崔文杰 崔永军 崔孝菊
崔艳香 崔　鑫 梁　伟 梁　欣 隋金奎
彭国栋 葛伟平 葛学松 葛　艳 韩　东
韩秀迪 韩　林 韩增雷 程永娟 程聚霞
鲁　莉 鲁桂青 曾波涛 温艳艳 谢方瑜
谢　平 訾希存 解彩丽 窦桂忠 管喜峰
廖　锋 潘永海 薛彩霞 魏淑琴

副高级(1481人)

丁丽萍 丁灵芝 丁泽君 丁顺苗 丁洪娟
丁　莉 丁　峰 丁　梅 丁　锋 丁　瑶
卜会敏 卜婵媛 于天明 于水涛 于风华
于　丹 于文英 于文慧 于文霞 于　巧
于　电 于立明 于永超 于成龙 于竹青
于　华 于向志 于志华 于丽秋 于秀香
于　层 于春玲 于宪莉 于晓坤 于晓英
于晓艳 于晓梅 于晓辉 于晓翠 于晓霞
于　峰 于海英 于海莲 于海涛 于海涛
于海涛 于　娟 于　梦 于　爽 于彩莉
于焕清 于淑萍 于朝辉 于朝聪 于　淼
于　斌 于　颖 于翠妮 于　慧 于　毅
万　娜 万　梅 万　颖 万　鑫 马天华
马红雁 马　奂 马松岭 马建英 马建英
马建敏 马秋平 马　莉 马晓林 马晓艳
马海燕 马　琦 马琰华 马照琳 马赛赛
马　璇 马　燕 马蕾亚 丰　云 丰　彦
王万军 王小燕 王小霞 王云勇 王少燕
王丹丹 王凤清 王文华 王文花 王文君
王玉芹 王玉芹 王玉芳 王玉胜 王玉倩
王玉萍 王玉静 王龙岩 王　东 王东飞
王占丽 王占图 王　帅 王丛丛 王市伟
王立国 王立辉 王兰英 王　宁 王宁宁
王亚林 王　刚 王　伟 王　伟 王伏波
王　华 王会宇 王　欢 王红巧 王孝俊
王志萍 王志强 王志嵩 王芬欣 王　杉
王　丽 王　丽 王丽华 王丽芹 王丽娥
王丽萍 王利君 王秀娟 王秀霞 王怀艳
王宏荣 王　君 王　君 王　君 王　妍
王　青 王青竹 王英力 王英英 王林芳
王林香 王松涛 王　杰 王岩艳 王　佳
王　欣 王欣欣 王念龙 王泽勇 王泽淑
王学芹 王学梅 王建华 王建超 王孟兰
王姗姗 王妮娜 王春伟 王　珏 王　革
王树宁 王修暖 王　俊 王　亮 王美娜
王美朝 王洪翠 王姣娇 王　娜 王　贺
王　艳 王艳艳 王艳婷 王艳婷 王振洪
王　莹 王莹莹 王桂芹 王桂霞 王晓英
王晓菲 王晓晨 王晓燕 王晓燕 王　峰
王笑蓉 王倩倩 王健英 王爱荣 王　涛
王海红 王海燕 王　娟 王通艳 王　菲
王　菲 王　萌 王营花 王梦娟 王　梅
王　梅 王雪婷 王　敏 王　清 王淑玲
王淑惠 王琴琴 王瑛琨 王　琳 王　越
王　超 王　森 王雅梦 王斐斐 王　锋
王　强 王媛媛 瑞　蕾 王楠楠 王筱砾
王　颖 王新蕾 王福艳 王　静 王　睿
王　翠 王翠翠 王　慧 王　慧 王慧敏
王　璇 王樱洁 王　磊 王磊蕾 王黎明
王德坤 王德祖 王鹤鸣 王　蕾 韦　华
车文华 车景超 牛文燕 毛芳芳 毛佩佩
毛晓宇 毛晓燕 毛淑娜 毛维波 毛翠萍
仇月平 仇申杰 仇延晴 仇静波 仉淑芳
方洪玉 尹　杰 尹梅莉 尹　曾 孔佩佩
孔祥丽 孔　燕 邓亚萍 邓丽琴 邓艳玲
邓素叶 邓　高 厉彦芹 石炳英 石惠姗

卢孔渺　卢秀霞　卢俊　卢晓东　卢爱丽
卢绪娜　卢朝霞　卢静　叶珊珊　叶海燕
申友亮　申志萍　申晓靖　田巧霞　田红森
田芳晓　田甜　田淑娥　田超　田震学
史佷元　史晓艳　史海荣　冉飘　生范合
付珍霞　付景新　代锦霞　代磊　白诺
丛景科　冯飞　冯伟　冯会福　冯军杰
冯彦　冯贺延　冯雪林　冯雪景　冯媛
兰永玲　宁伟伟　宁振超　宁雪玲　台晓玲
台耀丽　匡秀迪　匡秀婷　邢伟　邢其英
邢建龙　邢卿　邢海亭　巩小娟　巩民刚
巩建宝　朴仙女　毕秀荣　毕希超　毕晶晶
曲文菊　曲文超　曲正　曲江磊　曲红梅
曲宝明　曲春晖　曲珊　曲娜　曲莉
曲效磊　曲梦媛　曲曼青　曲福君　曲慧
曲霞　吕小斐　吕以静　吕永亮　吕成起
吕乔　吕志刚　吕秀云　吕玲　吕爱香
吕海涛　吕淑华　吕锡杰　吕韶燕　朱云红
朱永　朱全智　朱春梅　朱玲　朱栋栋
朱俊良　朱姝　朱娇健　朱艳　朱艳
朱桓　朱晓丽　朱雪　朱超　朱朝晖
乔凌燕　任守艳　任志珍　任芳　任佳男
任学宝　任建真　任恒顺　任涛涛　任雪芳
任维凤　华承良　华彩梅　庄怀燕　庄桂环
庄桂梅　刘卫庆　刘丹玲　刘凤娟　刘文艳
刘为芬　刘玉荣　刘玉萍　刘玉霞　刘玉霞
刘巧玲　刘正军　刘宁　刘吉俊　刘吉滨
刘贞君　刘华　刘华勤　刘会转　刘守胜
刘军　刘红　刘红红　刘志玲　刘志鹏
刘芹　刘芳　刘丽　刘丽平　刘丽娜
刘丽婷　刘丽鑫　刘秀梅　刘启杰　刘君昌
刘君亮　刘玮　刘英　刘英慧　刘杰
刘虎　刘明芝　刘岩　刘岩　刘佳
刘欣　刘欣美　刘金慧　刘学昴　刘建娜
刘建涛　刘春芳　刘春梅　刘显波　刘俭昌
刘衍林　刘美玲　刘洁琼　刘洪军　刘洋
刘冠群　刘娜　刘艳凤　刘晓芬　刘晓丽
刘晓玲　刘晓晓　刘晓燕　刘晓燕　刘峰霞
刘倩　刘爱华　刘爱玲　刘爱荣　刘海华
刘海英　刘海妮　刘海洋　刘海瑛　刘海新
刘海霞　刘娟　刘娟　刘娟娟　刘菲菲
刘彬　刘雪　刘敏　刘敏兰　刘彩礼
刘焕霞　刘婕　刘琪　刘瑛　刘琳娜
刘琰　刘超　刘雯馨　刘雅丽　刘锐昌
刘媛媛　刘婷婷　刘瑞英　刘静　刘瑶玮
刘豪飞　刘翠连　刘磊　刘磊　刘慰
刘璞　刘燕　刘燕　刘燕　刘燕
刘麒　齐克飞　齐常青　衣楠楠　闫丽锟
闫倩　江云燕　江宁　江丽　江秀芬
江春霞　江亮诚　江超　江敦贵　江璐
汝琦　汤云　汤伟杰　安立红　安康
祁坤福　许丽丽　许英华　许明月　许俊
许洪芳　许晓娥　许燕　孙力文　孙丰芝
孙文正　孙书芳　孙丕峰　孙立平　孙宁霞
孙永文　孙永亮　孙江亭　孙红霞　孙志芳
孙志勇　孙丽　孙秀　孙秀芹　孙宏伟
孙林红　孙国娟　孙明　孙朋　孙学强
孙建伟　孙建英　孙春涛　孙贵雨　孙俊
孙俊杰　孙彦华　孙美　孙美岩　孙洁
孙娅萍　孙艳　孙艳林　孙振强　孙晓宁
孙倩倩　孙浩洋　孙海霞　孙培克　孙雪梅
孙银波　孙淑红　孙雯燕　孙晶　孙斌
孙媛媛　孙瑞府　孙瑞霞　孙蓓　孙锡娟
孙福玲　孙静　孙潘静　孙燕新　孙蕾芳
阴瑞兰　牟静　纪华伟　纪晓静　纪雪芹
纪震　苏小燕　苏丽红　苏娟　杜民古
杜丽丽　杜建英　杜珂　杜艳芹　杜海燕
杜敏晖　杜辉君　李少凤　李丹丹　李凤晓
李文松　李文彦　李书强　李玉凤　李玉兰
李玉芹　李玉玮　李世鹏　李帅　李立群
李宁　李永　李永斌　李达　李成君
李光玲　李伟　李延来　李仲琦　李向坤
李兆桥　李兴泽　李安安　李进英　李志帅
李志远　李志娟　李志超　李克伟　李丽
李丽　李丽娜　李旸　李秀云　李秀芳
李秀臻　李迎梅　李林林　李明　李明彦
李明霞　李波　李学民　李学军　李宝秀
李宝亮　李建伟　李建美　李绍丽　李春序
李春梅　李帮瑞　李荣　李秋露　李俐
李度春　李音　李彦　李彦宏　李洁
李娜　李娜　李娜　李素云　李素霞
李振振　李桂欣　李晓　李晓明　李晓娜
李晓莉　李晓静　李晔　李峰　李笑
李凌云　李涛　李海峰　李海燕　李娟
李娟　李娟娟　李骊　李萍　李萍
李梅　李梅　李雪洁　李彩霞　李淑芹

李　琳　李　琦　李雅飞　李　辉　李晶玉
李裕燕　李媛利　李　魁　李　鹏　李　靖
李　滨　李　静　李　翠　李翠萍　李　慧
李磊强　李　燕　李燕玲　李璐燕　杨升宝
杨世芹　杨代霞　杨　宁　杨志霞　杨肖梅
杨宏强　杨　英　杨英彩　杨林平　杨明道
杨岩岩　杨春玲　杨娜娜　杨晓梅　杨海芹
杨　菁　杨　萍　杨　梅　杨　雪　杨　越
杨　婷　杨　婷　杨　静　邴　娜　邴艳萍
来永光　肖玉聪　肖　冲　肖明霞　肖贻泰
肖　婕　肖　毅　时盼盼　时艳艳　吴开明
吴凤芸　吴文娟　吴占鹏　吴显航　吴洪财
吴　哲　吴莉莉　吴晓青　吴晓婕　吴菲菲
吴　楠　吴　暖　吴　潼　邱玉琦　邱　红
邱志鹏　邱建涛　邱晓磊　邱海燕　邱馨漪
何学英　邸　勇　邸爱婷　邹先政　邹绍芹
邹　倩　邹　敏　邹　鹏　况雪娟　况　琳
冷万春　冷开明　辛　杰　辛　玲　辛美良
辛　洁　辛绪鹏　汪妍君　怀丽丽　宋云萍
宋长河　宋　文　宋　冬　宋立明　宋立梅
宋丽亚　宋秀花　宋秀娥　宋　妍　宋　炜
宋荣荣　宋修爽　宋彦蓉　宋　艳　宋艳萍
宋晓瑾　宋　涛　宋　捷　宋　清　宋淑爱
宋　辉　宋翠翠　迟庆霞　迟京秀　迟建禄
迟晓伟　张大磊　张小礳　张飞龙　张丹丹
张巧倩　张正冬　张世超　张龙穆　张立萍
张　宁　张　宁　张永超　张永雷　张亚琨
张　伟　张伟兴　张伟松　张向磊　张全记
张　旭　张旭红　张兴超　张志磊　张　芳
张　克　张　丽　张　丽　张来香　张秀云
张秀芳　张秀玲　张　青　张　青　张昔伦
张英英　张　杰　张　杰　张昆彦　张国虹
张国强　张忠举　张金文　张金环　张金春
张金娜　张泽川　张建辉　张建锐　张春梅
张秋梅　张　俊　张美丽　张美萍　张　洁
张　娜　张艳萍　张振东　张桂波　张晓飞
张晓云　张晓云　张晓龙　张晓华　张晓虹
张晓惠　张晓辉　张　峰　张爱花　张爱丽
张爱玲　张爱娟　张爱磊　张　涛　张　娟
张　娟　张　珺　张雪玲　张雪健　张曼曼
张　敏　张　敏　张清华　张　梁　张维仕
张琴琴　张　琨　张喜军　张　雯　张　晶
张　锋　张　斌　张尊礼　张　强　张婷婷

张婷婷　张　瑜　张勤勤　张　雷　张　鹏
张鹏燕　张　静　张　静　张　聚　张韶亮
张　慧　张　磊　张黎黎　张　燕　张　燕
张　鑫　陆春梅　陈小莉　陈丰霞　陈文香
陈立红　陈立震　陈召利　陈竹涛　陈　伟
陈　伟　陈伟娜　陈兴堂　陈　丽　陈秀霞
陈阿言　陈玮玮　陈学艳　陈宝芝　陈彦丽
陈美娟　陈洪芳　陈莎莎　陈桂芹　陈晓燕
陈爱玲　陈　娟　陈萍萍　陈维香　陈惠娟
陈　斌　陈　翔　陈锡荼　陈新建　陈　静
陈蔚峰　邵英燕　邵明亮　邵岩世　武双全
武欢欢　武忠兴　苗桂芹　苗淑红　范　伟
范丽莉　范珊珊　范晓艳　范晓萍　范爱华
范爱霞　范海霞　范　强　范　筱　范　巍
林帅峰　林　丽　林冠军　林浩志　林海兰
林　梅　欧慧慧　尚少华　尚伟霞　尚丽娜
尚晓英　岳妍秋　岳　娟　金红云　金洁琼
金淑飞　周正春　周庆亮　周　好　周红梅
周志霞　周丽华　周佳梅　周　建　周胜军
周　洁　周艳青　周　健　周　梅　周崇安
周娜嬛　周敬洲　周　滟　周　静　庞　婧
底　琳　郑　刃　郑兆霞　郑闫承　郑志翠
郑良孝　郑　玮　郑海涛　郑海超　郑　敏
单　霞　官　静　郎艳华　房伟娟　房　洁
房　策　房　斌　孟子凡　孟令伟　孟　芊
孟兆海　孟丽萍　孟　娜　封长光　封　娟
赵　云　赵日祥　赵文飞　赵　方　赵　龙
赵兰香　赵而玉　赵传武　赵华澜　赵庆高
赵　军　赵　芹　赵　丽　赵秀全　赵　坤
赵松强　赵　杰　赵昕霞　赵　岩　赵凯华
赵凯迪　赵春艳　赵秋芹　赵胜敏　赵　艳
赵真真　赵晓林　赵晓莉　赵海云　赵　梅
赵维娥　赵　辉　赵　翔　赵　鹏　赵慎谦
赵　静　赵　静　赵　璇　赵　磊　赵　燕
赵　蕾　郝　坤　郝玲玲　郝　涛　郝继生
荆玉慧　荆　进　荆信彬　荣　菲　胡　云
胡　平　胡成君　胡　育　胡晓娟　胡　浩
胡瑞静　胡　薇　柳玉伟　柳亚杰　柳晓芳
柳萌萌　战怀杰　钟晓玲　段秋玉　段海燕
段瑞岩　段　鹏　修美先　修晓飞　信　芝
禹秀玮　侯　红　侯红霞　侯春艳　侯琛琛
侯敬兰　俞美玲　逄玉芳　逄忠霞　逄春蕾
逄清江　逄淑娟　逄　慧　逄增容　姜小莉

姜　文　姜田田　姜吉光　姜红滨　姜进香
姜丽丽　姜良银　姜轮轮　姜国红　姜春峰
姜　虹　姜美花　姜　艳　姜晓峰　姜　悦
姜　康　姜　楠　姜　燕　姜　蕾　宫相令
宫艳君　宫嫦宁　宫　霖　宫璐璐　祝　伟
贺美丽　秦天瑜　秦厉梅　秦妍妍　秦　琛
袁立塔　袁　庆　袁凯杰　袁　妮　袁绍荣
袁　泉　袁　晖　袁　倩　袁雪峰　袁琳卉
耿兴聪　耿守红　耿洪强　聂　军　贾　飞
贾玉清　贾永芳　贾　迅　贾春阳　贾　娜
贾晓光　贾继清　贾淑光　夏　云　夏　青
夏洪超　夏静静　顾枭成　顾晓静　顾　萌
柴　青　倪　芬　倪明成　徐开全　徐以财
徐冬冬　徐　宁　徐永娟　徐有为　徐华华
徐全宽　徐红彦　徐志明　徐　芳　徐丽莉
徐秀云　徐启利　徐林玲　徐　杰　徐　凯
徐学芹　徐胜红　徐　娜　徐莉莉　徐晓素
徐　笑　徐海沧　徐海燕　徐　萍　徐　敏
徐　琰　徐　鹏　徐翠萍　徐　鑫　殷文锋
殷玉磊　殷曾尉　栾正剑　栾永梅　栾华中
栾和运　栾春红　栾桂玲　栾晓虹　栾　婕
高玉红　高玉丽　高先玲　高伟娜　高坤范
高述波　高尚秋　高春艳　高荣荣　高娌丽
高绪霞　高　锋　高　翔　高翔翔　高瑞英
高　磊　高镨月　郭广明　郭永杰　郭　成
郭　刚　郭　华　郭丽霞　郭秀玲　郭　欣
郭信娜　郭晓波　郭润蓉　郭　鸽　郭彩霞
唐红艳　唐劲卉　唐国璋　唐建立　唐科毅
展文彬　陶晓杰　姬瑞侠　黄万涛　黄天桥
黄　艺　黄永吉　黄先丽　黄　华　黄旭东
黄松爰　黄春雷　黄　茜　黄　洁　黄　艳
黄雪飞　黄绪友　新　霞　黄　慧　黄　熠
曹乃月　曹志刚　曹金聚　曹娅菲　曹锦鹏
曹　靖　戚　旻　戚树斌　盛业友　盛　峰
常方媛　常　轲　常　虹　崔万红　崔元慧
崔云飞　崔书豪　崔玉红　崔平平　崔召东
崔存柱　崔成宝　崔　华　崔华华　崔坤鹏
崔　英　崔　杰　崔　岩　崔珍霞　崔树松
崔秋莲　崔俊妮　崔莹春　崔晓雪　崔海燕
崔祥华　崔　琰　崔葵艳　崔鲁宁　矫　正
矫素芹　矫　珺　商　静　阎玉梅　盖　群
梁　彦　密亚琦　尉海云　隋光善　隋慧娟
彭存银　彭妩妮　葛　文　葛秀娟　葛　蓓
董一慧　董仁萍　董　兴　董利民　董　征
董建萍　董桂凤　董桂玲　董雅梦　蒋冬梅
蒋兴海　蒋　慧　韩小岛　韩　升　韩文鹏
韩传学　韩　冰　韩　欢　韩红梅　韩　芳
韩　丽　韩汶君　韩　莹　韩真真　韩晓云
韩晓春　韩　超　韩　斌　韩瑞红　韩瑞坤
韩　慧　韩　露　景惠荣　程文琦　程　玲
程增广　傅晓娜　焦春媛　焦　晨　鲁海涛
鲁媛媛　温翠丽　谢佩佩　谢宜名　蓝孝钏
蒲　敏　甄晓玲　雷富荣　路　义　鲍飞龙
解秀玲　解　涛　解梅洁　廉　艳　窦永婷
窦彩宁　窦婧茹　綦佳萍　蔡仁梅　蔡晓华
蔡翠翠　臧汝霞　臧　波　臧春雁　臧家蒙
臧琳琳　臧翠芳　裴　浩　管延旭　管延亮
管红红　管红英　管　迪　管振青　管蕾蕾
雒丽丽　雒　强　谭长芹　谭玉婷　谭加卿
谭政帅　谭　艳　谭桂玲　谭海艳　谭雅文
翟秀红　滕晓辉　颜　芸　颜学申　颜　雪
潘玉臻　潘春梅　潘　慧　潘增利　薛文婷
薛　伟　薛会芹　薛红梅　薛丽丽　薛　君
薛英明　薛俊波　薛桂亭　薛　峰　薛海燕
薛　萍　薛敏敏　薛淑英　薛新建　薛　静
薛燕飞　薛　霞　霍玲玲　穆　琳　戴　敏
戴瑞磊　魏见刚　魏文澎　魏吉超　魏　丽
魏阜红　魏彦刚　魏　鉴　魏翠英　魏　霞
魏鑫吉

2023年度青岛市基层卫生技术职务资格高级评审委员会高级评审通过人员名单

正高级(27人)

于清章　王小宁　王丰菊　王心国　王宝革
王树兵　尹怀菊　史本海　朱　磊　刘汝志
刘忠友　刘淑萍　李平顺　李清平　杨照香
张晓琳　张淑美　陈秋花　徐美玲　徐高远
徐　彬　殷瑞秋　高翠香　郭丽伟　崔烽丽
韩桂云　窦　燕

副高级(67人)

丁国庆　于世彦　于晓环　王子卿　王华东
王绍珍　王俊红　王炳芳　王艳丽　王　健
王朝娟　王辉芹　王瑞志　田爱苗　付伟伟
吕环全　吕美岩　朱坤英　刘春燕　刘晓艳
刘家玲　刘淑媛　孙晓翠　孙淑玲　李少红
李丽英　李　玲　李胜花　李海燕　肖永学
吴维忠　吴　蕾　宋　振　宋理强　张　龙
张步刚　陈丽香　周茂飞　赵玉华　赵冬梅
赵远凤　赵昌华　郝　芬　胡乃桂　柳晓红
钟学军　秋　盛　段桂华　姜淑贞　徐　云
徐　平　徐叶丽　徐冬梅　徐金莲　高旭鹏
高　波　高香杰　郭云峰　郭翠霞　唐　燕
崔兴芳　韩兴红　韩　臻　谭成玲　薛金科
薛香燕　魏永军

2023年全国卫生专业中、初级技术资格考试青岛市合格人员名单

中级(3951人)

李　洋　朱芯平　单　秋　任文文　颜廷媛
孙　蓓　穆亚男　曾满芹　卢　晓　李永星
李　丹　刘云丽　艳　艳　芮广利　单　硕
孙翠娟　盖晓英　崔　鹏　李书恩　程雅洁
徐文娟　封　娇　王淑坤　刘芸婷　时维平
单正宜　戚慧阳　宋小丽　王豆豆　乔　娜
田恒鑫　周昌盛　赵　宁　吴璐璐　杨　柳
张晓峰　刘晓萌　李　杰　左佳玉　李　静
张美玲　汤钰慧　刘帮燕　孙国亮　刘艳萍
张　若　李素娜　王　超　朱　颖　郭晓宁
张　丹　成津嫚　孙艺华　郭　燕　陈晓菲
李倩倩　王　银　吴　思　赵　璐　张玲瑜
刘　芳　董　莹　范媛媛　谭　君　王青淑
王舒慧　王　磊　王　悦　段　杰　颜迟芳
顾雪芳　张　勋　陈素祯　董雪燕　陆　蕾
迟玉婷　梁静茹　孙铭华　逄照芸　王建芳
李欣蓉　张晓宁　王利燕　李　娜　张丽丽
王亚茹　钟佳霖　王　磊　董丽娟　孙　宇
冷　萌　王　玮　李文静　张文翠　杨婷婷
张　晓　林圆圆　徐慧男　修　菲　杜永坤
王文文　刘巧云　郜雅静　陈晓娜　王　慧
李倩倩　徐武凤　柳　欢　张殿龙　吕雪燕
崔云平　姚　芹　张俏俏　单光颂　丁瑞伟
房　迪　蔚　然　刘贝贝　王国杰　陈　曦
姜侃磊　李　菲　郝俊楠　刘晓萌　薛　姣
张璐璐　陈美玲　毕建梅　秦嘉馨　丁桂满

纪　聪　江善凯　林　雪　王　楠　匡晓燕
刘　通　马鹏程　郑　聪　李亚明　丁佳琪
卢　珊　赵　海　田秋实　高芬琦　杨金荣
王　仪　陈凯璇　赵国超　于雪莹　滕燕飞
王国磊　吕晓明　纪祥玉　杨　尧　王伊琳
孔德政　王　瑾　张媛媛　孙晓清　王　砼
闫鹏飞　陈学甲　郭丽艳　张　振　唐　文
姜雯雯　高伟斌　江文明　单海婷　王　姣
李迎雪　张　华　王从晓　王翠娇　刘顺利
刘　洋　邵黎明　王东科　周超超　王　宁
常　帅　张　鹏　张钰浩　潘　莹　韩实媚
高海燕　张佶喆　杨宏鑫　李　滨　陈　斌
王　鹏　林　喆　黄文杰　朱翠霞　赵明航
杨　斐　罗卫杰　王丽红　刘李坤　周　游
王玉娟　柴　菁　咸祖云　董志欣　娄飞飞
陈孟娇　林春雨　张珍希　曹亚楠　李春峰
马明旸　宋姗姗　郭传明　朱文华　崔舰乔
钱　程　张　新　侯建华　王文杰　吴士昊
李　伟　张森涵　张贞奥　陈　强　于英英
梁　爽　马　群　于润石　王政瑜　姜茂林
陈　丽　张珍珠　王凤高　王玉玺　刘君伟
刘衍宁　张晓东　韩　琛　李　慧　李　慧
李钰钰　刘海田　董惠文　陈　琳　刘鑫娜
胡珍妮　沈仕莲　杨　楠　张新伟　李　娜
于雅洁　崔　坤　徐欢欢　孙厦厦　姜笑笑
陈　妲　邵　欣　张蜜蜜　臧　辛　王　洁
周　凤　石俊艳　张　洁　嵇长花　于晓晓
王清华　迟冰冰　蔺燕飞　田　甜　冯美玲
徐　蕊　高　燕　滕　俊　张路路　赵冬阳
王　静　尤晓琳　李　羚　毕成铭　孙玉兰
杨　群　徐　丹　张晓辉　王　丽　范小曼
赵彩鸿　苏　琰　江玉洁　梁　华　季小滟
韩淑丽　吕晓芬　王倩倩　宋晓梅　张洪英
孙晓艺　周诗惠　张　岩　杨晓辉　宋玉娇
周晓瑜　郭　云　单冬梅　赵雯雯　程　笑
杜李彬　崔晓飞　孙小茸　魏　静　孙晓彤
张　群　高书娟　徐素云　姜　红　王　起
田黎明　许春爽　董朝彤　陆　涛　韩杰霞
王学娟　蒲盈盈　黄　淼　郭云霞　宋黄贝
秦廷芹　梁　超　郑德璇　陈　响　程菡莹
刘亚男　王　丹　张睿怡　封海荣　史杨杨
刘　婕　刘中娜　程亚玉　焦丽娜　郑富民
刘　馨　王　艳　徐亚男　阮丽丽　隋彤辉

单玉姣　赵　荣　侯　倩　曹　阳　郭美玲
江晓聪　宋昀晏　梁圆圆　葛长宇　纪欣欣
张　云　李　天　胡　月　王琴剑　王碧莹
王莉莉　刘　帆　郭怀霞　孙晴晴　陈　娜
丁润祯　齐银凤　仇帅帅　路艳丽　王　准
姜　艳　纪倩倩　吴贝贝　赵文玲　付亚杰
尹　靖　秦玉芳　张慧敏　赵丽丽　王艳艳
戴振男　左肖肖　田晓霞　李　伟　韩盼盼
苏　姗　魏兴龙　李佳欣　姚英杰　梁荣香
薛晓嘉　潘　璐　徐震世　张健稳　张　兰
付齐齐　姚朵朵　郭　腾　杨雪纷　张　悦
赵克娜　张兴宇　史言菲　李炳辉　刘　悦
孙启祥　宫雅琪　刘涵菲　吴　巧　杨　乐
胡宝翠　康炎炎　杨凤玲　张慧艳　刘慧敏
徐立欣　李　倩　吴金霞　孟姿秀　赵晓琳
李俊霞　吴之敬　杨　婷　卜德云　孙　坤
郭柯君　李彩红　李东雪　李晓雪　张　淼
林紫薇　张　静　张　薇　刘秀祥　万　雪
史文茜　李　琳　李听波　宋茂松　孙　雪
贺志盛　管清宁　蔡挪亚　营　远　于丕学
崔召伟　赵　勇　陈　凯　乔　原　梁　成
陈　琪　刘太璞　尚家一　王　荣　刘志成
闫　鹏　张成龙　彭　琛　王　杰　路　超
王　彬　汪　建　张智俊　马　鹏　李祥来
张呈栋　崔永嘉　沈世彬　孟津昌　李晓东
佟岩松　徐　超　李善龙　张　杰　逄立超
马昊杰　李贺强　薛　嵩　吴显航　徐　建
宫　升　李丕肖　乔培柳　刘玉成　孙松磊
陈东涛　申镐源　刘　岩　徐年兴　彭京兰
于梓薇　许亚慧　张亚楠　温　馨　苏　珊
王颖佳　薛骁悦　张　雪　李　莎　张芸宁
杨　婷　马　粟　戴玉雪　刘　笑　郝康妮
王　宇　王哲英　肖　干　吴　珂　石丹丹
房露露　董甜甜　吴　菲　李　蛟　鞠美杰
黄倩倩　陈晓妍　杨　敏　梁　燕　李霁杭
尤　静　邱欣欣　崔晶晶　周云露　赵　娜
李巧蓉　姜　欣　杨洁琼　张　月　崔沁芳
接　铄　王灿美　许美玉　孙　昊　邱　茹
高　莹　程丹妮　李　翠　卢　新　王文菁
臧　瑜　韩　丽　李姿绮　张　颖　韩明英
王　丹　张海英　刘丽荣　王　玉　管　丽
杨婷婷　左华清　董　群　赵　莹　陈香玉
谢蓓蓓　陈美然　高云艳　王　玲　张　慧

刘青 李春蕊 尹婷婷 李晓梅 李培宇
黄鑫鑫 苟书鹏 李娟娟 李依蔚 崔爽
秦玉瑶 娄玥 崔艳丽 刘传云 黄文卿
刘晓彤 邴张燕 王晓伟 徐晓凤 郭苏雅
王亚妮 樊丹丹 赵倩 王亚宁 冷晓阳
于颖琪 尹增翠 李赟霞 张倩倩 彭子倩
赵昱 徐娜 许泽芹 任常荣 管淑
刘晓明 李童童 王慧敏 孙晓辉 孙雅奇
辛甜 孙亚暖 史晓娜 李涵 刘珊
管红 徐正琨 王筱晗 孙璐璐 王妮珂
张英莉 金田 曲辉 徐文杰 刘文杰
宗晓琳 唐荷 张聪聪 田辈辈 李承橙
曹志梅 卢欣 李德玲 叶兴 王可馨
刘树莹 邸洁 李莎莎 乔秀秀 毛笑笑
陈春霞 陈晖 李艳 郭玉静 宫磊
宋丽丽 王雅萍 刘婷婷 王佳童 王玲
王文 甘新盼 江凯 张安然 孙莹
许汝雪 袁慧琳 王瑶 郝程程 董学娇
唐雅男 杜洋 张亚男 夏佳怡 张宝贵
王辛申 刘秀艳 吕新伟 夏姗姗 张玉环
史琦 吴建阁 刘静 叶安琪 宋金凤
宋佳 韩建秋 孟璐 程春春 陈凯
荆玉蝶 郭明月 万群群 尚晓 赵玥
范海霞 安梦 崔成 薛慧 杨文燕
路杉杉 殷悦 张雯 杜薇 王亚南
韩春彦 朱丽雅 耿丽 于璐 杨阿敏
张丽丽 郑雪娇 孙倩倩 徐倩倩 王燕
韩露 唐春霞 李嘉欣 陈亚梦 段丽婷
孙银星 侯恩敏 刘中一 侯丽颖 吴慧萍
侯成鑫 刘晓娟 况秋雯 王文玉 庄静静
邵珂 张瑶瑶 刘洋 杨蓓 郭艳
石荣 吴莹玉 齐艳凤 刘伟 王文秀
李方虎 张娜 臧佳佳 韩玮 张慧
邢燕云 徐艺嘉 刘璇 马梦迪 张力丹
郑凤连 陈红 杨帆 张芸芸 邹莉莉
孙瑜 杜泽政 姜梅涛 蒋梦杰 刘夏夏
李慧云 崔志伟 李亚琦 秦笑 尚琦
何玉清 祝春青 王健桦 代亚雷 张丽
李静 路立娟 胡文婧 孙筱 刘煜
王雪梅 刘晓贝 刘谦谦 吴学莉 王园园
王玉莲 张为鑫 公丽洁 韩硕 赵丽霞
徐晓丽 隋佳轩 孙珺 孙鑫 于婷婷
盛贵秀 王菲 于文钦 季晓琳 武静

王霞 王大伟 于雪晴 姜莎莎 王立雪
朱素雯 刘红云 陈华敏 张文慧 谢春秀
蔡孟秋 林恩子 苗玉爽 高唯伟 周凯丽
刘秀秀 于明辉 杨宁檬 于超 王倩
赵文静 宁文萍 卢欣钰 罗颖 段玉娴
杨麓 陈雪金 刘金秀 张敏 毛亚静
刘晓林 石妮 王苗 刘娜 李鑫
柳笑 郭新 孟成真 于子慧 张明聪
姚新宇 孔瑶瑶 刘顺宁 徐佳慧 曹雪燕
王琳 丁敏 孔天娇 刘慧宇 杨霞
李帆 董肖肖 王传春 李翠琪 纪梦娣
吴婷婷 于佳英 范晓波 赵长云 王瑜
逄笑 邓蕤倩 刘姝姝 刘玉平 牟芳慧
宋阿雪 王亚 贺璟 王悦 闫晓彤
张东芹 宋晓慧 刘雪娇 王丽飒 孙捷
王洁俐 马晓敏 毛文琪 付尧 于琳
傅楚云 田露 陈琳 李欣欣 吕一帆
崔玉梅 刘小荷 张昕 吕双双 曲冬晓
赵茜 姚婷婷 赵宏浩 刘爱苹 曹洪英
赵洪燕 于君朕 邴雅丽 林甜甜 丁婷婷
崔晓莉 谢小菲 马莉 史凯利 王岳
于丹 宫献文 张玉超 李丹丹 毕艳萍
左云华 张路芳 许俊圆 尚贤娴 邵志悦
王田田 张丹丹 于桉 陈丽 黄辉云
李凤 张晓明 尹霄朦 于秋兰 陈伊萍
史然然 孙月 杜林桐 李亚楠 常煜晨
丁晨琛 任晓露 张苗苗 郭斐 相岩宏
岳春柳 赵晨秀 迟群 唐明召 管欣欣
李莹 杜风玲 宿帅 陈丽 张红
冯莉 崔洪辉 杜天祺 姜晓楠 王高爽
张春艳 王宁 于淑 孙乔 徐效清
付潇潇 闫燕 史琳琳 徐洁 崔玲玲
王冰洁 康凯 胡佳茜 杨程 母思彤
尚雪 高凡 周冬雪 何明佳 王晓涵
王萌 张然 张迪 孙晓新 张秀
张楠 王倩 于俊姿 鞠斐 王怡婷
潘婷 胡议丹 汪雅静 逄周丽 火花
李天一 张丽萍 周婷婷 张楠 臧彤彤
刘华芳 肖媛 门晓东 邢亚双 李晓玲
高瑜 王艳玲 王瑶瑶 杜成欣 李正红
庄绪臻 李娉 曲柳 薛涛 于京朝
董蕾 刘笑彤 江志慧 崔晓玮 王晴
冯熠辉 刘晓蕾 迟素素 张欣欣 隋晓璐

赵亚斌	王衍茹	王帅帅	徐伟桂	张佳佳
时汝梦	崔楠	王琪祯	刘营营	姜春燕
孙影	卢洪	杜蓓蓓	周新宇	孟鸽
毕迎春	魏萌悦	时长芳	陈彦秀	王晨
王瑜	彭坤	孙艳	李雪华	邓杰
刘惠	纪婷婷	赵慧	孙梦梦	邹雨蒙
宫雪艳	隋玥	辛伟华	李雪燕	周婧
秦帆帆	王丽	柳惠聪	王琪	袁美玲
苏东敏	姬生娇	张倩	程文娇	韩一眉
王玉霞	张双	张园园	张辰榕	李同春
陈方方	于笑雨	赵晓丹	朱崇宽	李琦
王玉红	毛文卿	郭秀秀	刘婷婷	陈铭
江翠翠	张善梅	王晓彤	龚梅轩	战立敏
张梦颖	孙文茜	刘飞	赵越	陈琼琼
秦文娜	张倩	史炎炎	宁静	孙巧妮
刘君兰	吕绍婷	王丝瑶	周媛媛	于佳
杜培	逄理斐	刘芳	于佳佳	杨雯晶
殷延玲	李高倩	孙丽艳	赵路悦	王艳芳
王慧	王琳琳	刘雯	于娜	齐娜
亢旭	王广宁	徐美余	姜雪梅	丁彩霞
安静	徐云倩	隋丽苹	于慧慧	柯策
刘瑶	李雅婷	张京玉	苏巧玲	赵玉蕙
王文倩	夏丽媛	孙青	秦玉真	王真真
郑雪	高岩	李豪	潘丽莹	杜晓薇
刘欣暖	张梦	张岩	柳菲	石小青
肖雅楠	李盼盼	王媛媛	李盼盼	于强
宋佳琪	于美玲	江珍玲	张洁	曹婕
苗露	周晓帅	任梦梦	宗爱君	高晨晨
王冬梅	刘永淑	王玲玉	丛亚玉	孙燕燕
宁乐乐	王雪纯	李璇	王佳丽	杨廷婷
徐潇潇	查婧	毛晓婷	赵冰	王馨婕
魏伟	刘玲	李红	辛荣	宋慧慧
王伟	王卫	魏娜	赵信超	史爱静
李晓晓	张静	王芳丽	王凯斌	赵清华
隋丽丽	万玲玉	张念慈	王婷婷	王倩
董菁	张彩凤	于敏	王慧	杨素珍
王晓佳	刘文君	纪文娇	温捷敏	葛梦华
霍慧亭	薛丹妮	张梅生	张雯钰	谢欣
李娜	许旭	梁亚敏	丰吉锐	肖恬恬
王煜炘	周彤	宋冀	王贺	李莉
张盼盼	蔡智远	隋宁	孙雅琪	韩雪
刘宇	冯蕾	于园园	崔奕娉	杜秀秀
李苗苗	王珊	孙杰	丁丽萍	王紫越

潘璐	杜立波	王婷	李媛	任晓恬
王凯雯	于倩	罗燕	李佳镁	王莹
王静	冯晓云	张玉玲	刘兆慧	马冬冬
葛甜	赵素梅	管亚楠	邓长青	郭慧婕
张雅奇	于晓坤	蒋琪	于雪	成映姿
江竹筠	徐晓洁	胡舒静	王晓琼	马令令
姜帅帅	曹雪	胡杰	金秋月	兰琳琳
卢莹飞	崔远清	张俊俊	孙士团	刘鲲
高伟	杨瑶	秦程	于洋	陈泳江
李萌	王晨红	战喜悦	辛伟华	刘萍
李佳慧	徐旭	曹力元	徐霞霞	张静
王晓林	曾芳晓	黎慧	张倩倩	韩萍
岳华	管艳红	张群	靳莉萍	董鑫
王丹	姜爱红	韩克娟	王燕	蒋彦青
李玲玉	王路旭	谈翠	王婷	王秀杰
李晓庆	程健	蔡政	吴安娜	江晶
赵娜	苑福佳	胡宪	曾田	徐凤
邱婧	吴昕慧	王皓	邓菲菲	柴莹
潘李	刘丹	徐暖	宋甲文	庄雪丽
郑晓瑛	姜黎	孙晓	武颖	张晓艳
李帅帅	岳思娴	程俏	高影	王灵仙
唐琳	王萍	李真真	赵阳阳	包敬秀
王瑜	张桂英	王平	袁萌萌	李雨
徐佳	芦锐锐	李如秀	刘伟	袁艳芳
吕晓波	孙淑磊	孙雪梅	丁文静	王欣
李靖	刘洋	周浩	刘玉芳	宫田田
刘馨遥	靳路路	高倩倩	于晓菲	葛雪芹
李素云	丁慧君	国美英	曹丹丹	刘丽伟
高虹	马晓慧	周丽	王海丹	刘非凡
马珊珊	孙艳	杨玉巧	王春丽	孙雨
唐玉凤	张琳	肖培英	柳晓艳	刘玉香
陈敏	李桂艳	魏月	郝清玲	王艺
申茜	焦海迪	蔡琳娜	刘婷婷	苗倩
马佳丽	韩飞飞	高维娜	代娜	吕高梅
张东博	闫欣	刘庆华	储丹丹	王太娟
张亚楠	张娜	隋欣	苏广平	王健
李媛媛	朱晓丽	曲聪聪	王田玉	张兴
李璎雯	李小庆	王祥蕾	吴艳艳	刁伟婷
宋春妮	王群	宋亚男	宋颖颖	王凤英
孙真	高维丹	姜霞	叶少俊	范莹
裴秀霞	陈欢欢	张婷婷	毛亚雯	陈文静
梁燕燕	胡萍	曹梦	沈越	焦燕飞
张秀	孙亭亭	张燕	王沛沛	邹珍

焦超超	江亭亭	杨菲菲	杜红红	刘晓梅
姚瑾瑾	赵甜甜	李蓓蓓	郦文彦	高慧珊
王宜欣	徐程	陈笑笑	邵丹丹	董燕
马晓霞	王婷婷	纪贝贝	孙宁	张赟
孙文斌	刘学超	胡璇	栾蒙蒙	滕小敏
魏豆豆	赵蓉	高园	林宫丽	宋松
张英娜	张涛	赵玉翔	宋严	鲁子辉
郝建茹	刘雷花	刘娇	张文婷	孙倩
万荷荷	李文璇	李婧	孙秋丽	孔亚楠
谢洁	杨玲玲	张璐璐	王菲	付蕾蕾
孙亚楠	赵智慧	聂伟利	李欢	相文娟
韩瑶瑶	陈肖笑	付广银	王君芳	王欢
王禹	石清	孟雪婷	魏代晓	董华
宋丹	孙静	郭宁	李亚茹	刘朋
刘秀秀	杨澜	赵鑫	李晓杰	苏素
于汰加	申思	王璐	孙帆	刘清
孙如梦	王鹏鹃	包会平	李丹丹	苗静
王晶雪	王群	刘君秀	王欢	丁慧琳
吕伦	邹青	崔岩	姜斐斐	纪成成
王晓晓	高欣	钟凤莲	金曼	许国锦
张艳	崔雪萍	逄泽辉	王继春	殷倩
李晓静	周晓蕾	徐雅洁	赵庆雪	王丽
曹雪玲	邱春连	杨蓥	焦学超	黄雅芝
庄琦	杨颖	杨菁	王宁	徐岁艳
李安琪	孙上杰	刘超	薛军玉	王晓琼
闫娇	陈凤霞	庄婕	马颖夏	张晓双
王敏	何倩楠	张成芳	韩雪冰	宋梅
薛佳宁	曲美芳	张巍巍	岳林钰	孙娜
张文君	孙秀欣	唐敏敏	楚钱钱	刘燕
薛姗姗	王悦	冷婷婷	崔敏	杨茜
左晶	郑晨	满晓萍	宋莎莎	耿慧
刘霞	李千	刘玉香	殷若珠	徐亚群
薛丹	刘珊珊	樊传慧	管雪涵	邓蓬
王玉娇	石真真	姜悦	徐正萍	邓玲
丁培洁	郑晓菲	陈玉川	李小彤	李昭雨
杨瑞芳	蔡利军	孟宪玲	王晓艳	赵丽丽
王聪聪	沈亚楠	马芹	葛吉祥	赖文静
王纳	丁晶晶	包汉伟	黄筱筱	赵楠
管美玲	薛秀	罗晓含	孙慧霞	刘耀炜
姜吉凤	韩邵敏	陈树芬	沈淑秀	雇甜甜
陈永霞	高晨	冯淑淑	陈秀霞	张梦霞
王楠楠	刘晓晓	宋亚琦	耿巧	薛丽娜
刘爱萍	丁雪	杨洋	隋心	马慧敏

毕璎炜	黄琰	韩文丽	李莉	高小涵
刘昊	薛冰	黄倩倩	薛向丽	冯平梅
温晓艳	徐静	李文泰	薛冰	郭君鹏
石丽霞	时鑫	张云婷	王丽	李宁
杜倩	薛冰	孔莉	朱奇丽	丁利利
孙楠	彭艳会	梁小燕	刘晓霞	欧阳
刘丽	赵冲	尹丽梅	刘梅	陈硕
陈立艳	李娟娟	程霞	崔铭慧	綦丛丛
江双双	杨玲玲	王文清	迟爱滨	修欣
于玲	代新新	姜静	韩笑笑	杜丹凤
宋秀秀	张宏钰	袁萌	朱莹莹	宋蓓蓓
张文丽	宫晓娜	王晓艳	董银凤	范耀月
孙铭晗	王笑哲	孙瑞程	姜雪丽	王妮
姜亚楠	李娜	高凯	韩玉梅	于晓菲
陈青云	车彦晓	张明月	兰梦瑶	马晓飞
李楚君	滕福君	邹希燕	杨蒙蒙	李文平
孙莲莲	邹琪	修雯雯	王萍萍	孙静静
杜文	王雅男	李建枝	陈午童	刘海燕
翟永健	孙霞	宋聪聪	吕燕	姜俏俏
于佩佩	刘小燕	王文婷	张璐璐	王敏
于林均	管双慧	王彤彤	王晓晨	杨敬芝
毛贞贞	于莎莎	修一梅	华晓云	房丹丹
王妮娜	宫文文	华甜甜	宫红霞	于骞
王晓彤	吴肖冰	逄彤彤	纪筱筱	宋阳
胡晓华	王燕妮	王扬	王婷	李丽
高珊	王凡凡	袁凤亮	王起会	王爱艳
赵选	齐晓华	赵鑫	傅晓	杨淑馨
李欣芳	李笑笑	刘晓艳	匡凤娇	李晓燕
孙宁	袁晓红	徐玉迪	武志华	郑泽钰
王雪	盛佳	宋瑶	崔晓菲	臧晓
田洪燕	董静	阎倩君	范荣	谢佳玲
毛海妮	刘苗苗	夏春	王蕾蕾	李圣梅
李媛	刘瑶	刘琳	史美琳	吴琼
王金凤	王军予	马敬媛	臧梅	李秋瑶
何瑞美	宫艳	赵文娟	郭艳艳	张乐
汪菲菲	孙茜茜	于伟伟	张雪	吕晓娜
于梅	吕晓慧	张晓玲	孙鑫	于青青
刘晓凤	崔楗乐	刘凤燕	孙伟	张红梅
全虹	于潇	赵丽慧	张志强	赵琪
代文嘉	于文静	吴玉凤	姜妍丽	郭丽莎
张晓燕	徐晓蕾	李明璐	张丽荣	崔凤梅
姜文晶	苗冠蕾	张雪艳	杨新鹏	杨佩蕾
林雅敏	高静	刘琪琪	李玲	王杉杉

毛嘉琳 张海燕 任晴晴 张娜娜 徐超超
刘倩倩 仲雅静 周肖丽 李怡敏 刘丽丽
陈许萍 郭晓梅 胡佳楠 王晓辉 冯静静
李唯佳 李梦梦 卢嘉敏 韩晓瑜 陈燕婷
李芳 于甜 姜健健 付丛丛 孙璀娟
张佳伟 刘晶 高佳 王敏敏 卢艳平
周云云 孙晓林 周暖暖 赵斌 马海蓝
赵杰 高蕾 董佳佳 周敏 姜沙沙
崔文蕾 耿伟杰 程梅 袁宁 王健健
李苹 李晶 刘丽 吴建美 刘艳娜
张婷 杜新春 王晓菲 于璐璇 王暖暖
高会芳 于震 杨丽琼 郑骞 安翔宇
张赛 李文超 刘鑫 王子丹 温士康
逄金花 王安阳 郭凯 黄永吉 刘鹏
魏建颖 孙婧 卢学昭 李瑞玉 石李梅
翟鸿瑞 张晓 刘婷 周慧 于杰
李嫦婧 宋苑萌 郑力文 薛云鹏 张振红
李沣蓉 孙思敏 项文志 何中媛 赵航宇
刘泽功 杨国辉 彭珍燕 姜晓林 刘璐
胡晓辉 侯宝泽 刘淇丰 亓林青 程悠笛
王璐 王峰 葛增赟 谷瀚星 许旺旺
李思思 张秀静 张莉 张文雅 徐龙
贺可省 李斌 袁超 李勇 代彬彬
梁超 夏晖 王礼强 李德寿 李志强
杨迪 张显强 崔树栋 张萍 吕敏
黄玺霖 周鑫 王璐 颜亚博 张先艳
纪祥 王楠 谢豪娜 郑健健 王随鹏
王为亚 国成山 李新通 姬得文 刘绪涛
董耀 严晓乐 孙溶海 朱涛 戚龙凤
刘鹏 仲琛 栾雅楠 史小娟 康昆
周晓娜 李汶璟 曹苗山 石坚 邹凤蕾
李晴 刘挪亚 李一铭 孟力娜 朱琳
徐晓宇 高新宇 刘瑶瑶 吕云龙 房蕾
孙修仙 王岩 李玉 陈雪 朱焕焕
赵利杰 王世超 韩恒阳 刘欣 朱美玲
李鸿蕾 江守超 葛欣 吴雪燕 柳成林
罗晓峰 许珍健 郭杰 殷红晓 杨璐
王成坡 白潇光 李七星 陈行 李一颖
于晓婧 王琪 王斐 郭珲 刘宁
刁玉洁 陈颖溢 安世英 甘雪 王炳一
陈丽颖 房俊 刘美希 邱晓慧 耿硕硕
杨绍滨 朱青 王佳英 张纯溪 范利平
潘新宇 谭常苗 王东娇 李玉 李欣谕
赵宏 王铮 张康 刘向晖 孙元帅
刘晔 姜昊 贾玉聪 俞琦 马欣
吕晔 吴彩霞 许晓 夏青 李美叶
朴慧英 康健 袁洋 高君昭 刘莉娜
王潍 高俊 于建凯 范延昌 周萍
李志政 崔涛 徐蕾 任梅杰 牟磊磊
季文静 刁鹏程 尚淑贤 王安悦 乔婧
邱超 郑豪 赵慧 仲超 陈艳艳
李林梦 刘莉 张萌 刘晓玲 王清妮
董姗 管国瑜 李繇 张盛 王婷
张梦 姜丹 王文宇 杨春犁 冯宁
王文惠 王璐 苗茂森 刘阳 朱祥云
王硕 徐竹青 范长圣 周继龙 刘召丽
郑格 刘梦佳 李书娅 孙园园 王阳阳
邵丽丽 张爱苹 陶卫丽 钟玉红 赵瑞婷
张清彬 郭素萍 郭风 张健 孙雅丽
王新涛 任琦 宋沙沙 高欣 蒋昊达
王文文 史慧 于海舒 林男男 韩慧敏
张陈珉 江崇鹏 孙君君 纪杰杰 邢童
宋璐璐 任建玲 杨登辉 杨亚飞 王秋霞
王晨晨 王业春 邵立宁 马苏娥 王伟
申家丽 逄焕伟 逄晓琦 许斌 贾霖
王美芬 李贵森 王晶 付浩 辛长英
宋冰 魏玮 杨兴光 都晓 王子春
吴金宪 孔凡芝 管清郡 赵忠亮 刘晨
李潇 张学君 陈萌 吴蓉 刘晓源
王玉俏 李青 李国红 付健 赵婷婷
于利 尹赟赟 孙文文 张苗苗 唐绪超
韩秋凤 孙永光 许丽 李秀秀 杨言韶
刘颖 杨春丽 杨忠学 张松 宋欢欢
刘凯立 李江波 李逸飞 薛超 吴晓飞
徐民胜 欧阳鲁平 徐媛惠 石琳 赵娜娜
蒋亚杰 孙建雷 姜双双 刘松海 李鑫
刘恒瑜 王玮 韩志强 于海娇 范雪梅
袁月 井淼 匡歆 马腾 赵纯
韩文达 王蕾 华旭 吴硕 于园超
左丹 孙倩 刘泽媛 马晓君 周鸿晨
张金玲 沙文超 赵丽珍 张文丽 王俊
梁淑贞 王越 王福艳 张香梅 宋慧
谭克 邓建昭 周雁 丁济梅 刘铠
王玉珏 尚晓莹 常立娜 李媛 王姝玥
房雅伦 陆盼盼 王雪 魏晶 黄建梅
程秀红 刘迪 曲培艺 刘亚轻 祝颖

术　超　　张华震霖　　于亚菲　　房克华　　刘真真
石宗宝　　于宝军　　张倩倩　　杨红霞　　宋丽丽
张笑嘉　　陈文慧　　路　颖　　王妙妙　　崔珊珊
范鹏程　　刘春玲　　牛艺桦　　张鑫楠　　周　华
曲姝萍　　殷雪琳　　范思羽　　贾丽娜　　陈蓉蓉
滕　超　　关　阳　　隋雪梅　　刘晓霞　　张春慧
王　曼　　宋　雯　　王然超　　薛彦青　　张　瑶
吴志皎　　韦　霞　　王　洋　　栾新玲　　张园园
刘汉峰　　权丽娜　　李向萌　　赵永鑫　　宋　欣
王道岭　　逄雨萌　　吴东云　　单晓芹　　张力文
郑金菊　　周　倩　　杨　雪　　王　雪　　陈俊彤
王佳熠　　燕　青　　刘　静　　于晓清　　刘　凡
徐　丽　　赵倩倩　　张　彩　　刘兆凤　　杨冰川
封昱如　　颜　蕾　　牛潇晗　　王　威　　曲秋佳
张　琳　　谷晓彤　　李雨墨　　张园园　　张训男
邹　玥　　王婷婷　　李娜娜　　栾亚云　　孙　勇
刘国俊　　董建慧　　傅秋红　　孙万荣　　邹瑜琳
孟秀丽　　王晓凤　　王佳慧　　王　广　　梁　晓
郑一丹　　张一帆　　戴允熙　　解田田　　李　宁
张文晓　　杨　苑　　吴金霞　　黄梦瑶　　刘　玮
栾名洋　　王增鑫　　龙娉婷　　孙晓晶　　鹿兆凤
尹晓翔　　刘　丹　　张锡辉　　战彤彤　　石　磊
曲亚楠　　李婷婷　　张　斌　　冯渐焘　　赵　琦
李玉杰　　王少华　　何江彬　　宋海成　　曹潇丹
姜祖波　　颜　君　　陶倩云　　闫瑞旭　　刘　阳
邱宇飞　　秦伟伟　　王雪婷　　魏苗苗　　么金明
刘广恒　　郑芳玉　　张本旺　　石智勇　　纪奥彰
杨　健　　高靖濠　　朱晓沛　　王秀芳　　刘艳君
王凤乔　　张华维　　高春雷　　周　霞　　刘刚刚
宋永亮　　陈　楠　　贾晓菁　　迟江涛　　李　响
张　朔　　王晓玉　　刘暖暖　　张金鑫　　于鑫爽
孙文慧　　陶学庆　　张晓东　　张召召　　张永胜
王　栋　　王玉娇　　于海波　　赵　霞　　郭戟辉
齐　剑　　李　猛　　朱冠群　　张庆松　　冷雪峰
朱帅之　　刘天元　　胡振宇　　钮恩静　　牟泽芃
邢娟娟　　董　芳　　刘　振　　程　琳　　任姣姣
薛晓慧　　陈琦明　　蔡卓仪　　张　瑞　　刘恩惠
杨笑笑　　张静静　　任慧慧　　谭金玉　　刘　欢
苑柳翠　　刘学苑　　马小喻　　王晓腾　　董　雪
王小静　　王晓敏　　张晓梅　　安靖靖　　王暖暖
张　孔　　孙小磊　　赵佳一　　张秋林　　黄倩倩
王　朋　　杨梦婷　　李　潇　　张艺凡　　张　厦
张　岩　　刘琳琳　　邱俏伟　　王海鑫　　崔　莹

王洪敏　　胡瑾阳　　武丽丽　　吴迎弟　　宋　艳
肖燕霞　　张　钰　　张　新　　孙佳丽　　韩苗苗
李姣阳　　李　雪　　于忠平　　芦秀燕　　高　平
张　杰　　董　燕　　张湘艳　　肖树然　　吕志浩
张晓磊　　修方展　　吕佳龙　　刘凤至　　陈美伶
李　琦　　陈翠翠　　鹿洪菲　　韩继敏　　张晓娜
李小路　　贾立晨　　张玉霞　　徐立婷　　宋丽侠
李丹丹　　王如冰　　牛小艺　　曲林芳　　刘　佳
刘　迪　　李帅帅　　张　蕾　　于亚南　　刘　慧
王　巧　　于艺伟　　张明明　　侯　燕　　刘永婷
刘晓琼　　赵　圆　　孙桂林　　王婷婷　　王电翠
高秋艳　　宋　佳　　江　帆　　李英敏　　张明明
张玉洁　　李旭东　　李玲玉　　马素梅　　魏　洁
李　杨　　周　燕　　孙家秀　　孙　璐　　唐菲菲
顿忻婕　　李　倩　　安志萍　　贾玉倩　　迟静梅
任晓娜　　刘冬雪　　王　晶　　蒋　辉　　李　丹
彭　飞　　吴翠芹　　代晓雪　　苟　姗　　吕　田
郭振林　　薛泰霖　　官旭倩　　李　琨　　肖成香
王婷婷　　李秋燕　　李志花　　薛淋方　　徐雅凤
穆瑞玲　　肖成成　　梁静静　　刘　梦　　邱娇艳
陈喃喃　　陈　佷　　张雪菲　　李向梅　　袁春燕
李　晶　　杨丽丽　　赵亚琪　　耿　笑　　纪晓倩
李菲菲　　贾静静　　蒋晓珊　　孙文静　　陈晓静
高　合　　苏桐桐　　纪泉泉　　栾璐璐　　陈　君
李春燕　　殷玉馨　　薛　阳　　母　琳　　丁　珍
李　冰　　刘梦亚　　刘珊珊　　耿　莉　　刘春红
杜菁超　　陈致君　　刘　媛　　刘　孜　　王倩倩
冷大伟　　朱凤娇　　于　澜　　匡少杰　　张晓萍
姜　超　　官雪连　　李新娟　　孙晓宁　　朱路宁
由林林　　许治华　　姜富荣　　于　臻　　顾芍莉
王学文　　于　毅　　张　雪　　马秀丹　　陈　星
盖凤娟　　曹志成　　金丽媛　　张　琛　　王　爽
毕研贞　　王增慧　　覃　弦　　贾雯羽　　王文婷
牟宇波　　王颖超　　常　青　　魏玉娇　　王变鹤
任　通　　孟祥祺　　王晓腾　　王飞英　　欧芝龙
王洪亮　　齐雪霏　　刘睿泽　　赵荣琛　　范舒雅
张雪丽　　孔　慧　　刘　媛　　路延双　　付艳华
王振华　　盛倩倩　　咸素贞　　杨以通　　张瑞晓
程　鹏　　刘广焕　　乔景艳　　刘文雪　　蔡　炜
钱彦蕾　　许玉双　　潘路路　　赵　洁　　姜俊羽
王韵阳　　宋小龙　　王林浩　　邹传祥　　褚宇宁
陈静思　　于　芹　　吴鹏飞　　李梦丽　　李雪伟
李佳佳　　郝正艳　　邓思萌　　李　毅　　王　丽

郭梦琪	韩润鸿	贾　梦	翟红立	姜宇婷
李甜甜	刘凤超	刘雷雷	秦雅楠	陈　晗
李兴燕	薛　琦	姜之贤	侯佳音	孙晓丽
宫晓芳	王　楠	方　蕊	邹彤云	朱春雷
崔倩倩	尹丽敏	何玲玲	马传珍	郭　蕾
邵纬世	王　岩	袁绍青	刘西广	栾坤隆
朱晋锋	王雪梅	宋圆枝	吴　霞	张美杰
代苗苗	单瑞来	刘海滨	王　鑫	全银花
王增凤	徐彦芳	任福敏	应婷婷	李美婷
房　硕	刘玉洁	魏司雅	张　沛	徐少杰
周　潇	仵娓娓	王永健	李秀峰	徐忠强
陈　鲁	唐　勇	刘　娟	郭凌云	于美玲
于莉萍	张洪宝	葛赵霞	郑　涛	董玉浩
许桂红	邹　铭	刘　莉	贺　筱	王增丽
万　娜	李　清	刘飞燕	牟京蕾	江　珺
李　震	邵作顺	仵姗姗	翟文娟	栗睿睿
赵　晨	张楠楠	孙朝蔚	石清凯	周雪艳
郑方芳	王丹丹	王　佳	胡勤敏	董　胜
袁　珊	安子超	王小磊	徐樱宸	徐　振
侯羽菲	张　璘	张　雪	张　硕	王秀秀
乔程程	张梦颖	邢丹丹	薛珊娜	呼延婕
张　宇	梁　荃	徐　飞	贾梦雪	申家利
邓金波	赵　凡	张坤鹏	刘　鑫	高倩倩
管梓宁	潘国红	张磊磊	杜　娟	陈绪锋
薛春华	李　佳	张馨晨	赵静恬	宋修平
张永杰	葛　敏	陈春秀	臧崇霜	李奕斐
王凯歌	徐　健	郭继昌	王　珺	袁　媛
李　琳	王　娟	张雅芳	孙光祥	苏　苗
闫秀芳	高　嘉	张启聚	范　涛	张晓丽
孙　勇	苏　喆	吕超昌	高　伟	吴洪志
刘　甜	王若霏	李　雪	袁清艳	李丹旎
潘翠艳	呼　婧	丁倩倩	王丽丽	李　艳
宋宇岑	刘金庸	刘冬波	赵峻榕	姜京华
叶友涛	李佳琪	张　龙	刘　正	王　丽
李　琳	卢　菲	王春红	石瑞生	刘　欣
唐乃红	曹明祥	万君明	张卫高	王琳琳
秦　楠	刘晓瑛	刘　琮	张嘉莉	李凤娟
邹雅茹	宋凯丽	刘晓杰	段素玲	管清春
何　博	乔　前	王艺桦	程佳林	张海娇
秦一依	徐　超	王新滨	李　鹏	孙　博
宋林杰	苑俊辉	张君攀	李大地	杨晓蒙
王希梅	陈　强	丁潇东	孙海波	方　超
赵延荣	郑　磊	禚志强	刘学超	吴思佳

刘睿清	曹俊宁	刘恩瑞	赵静静	罗文强
徐　毅	魏　彬	关树龙	李文倩	刘　洋
张豪豪	徐桂林	曾　响	刘峰源	杜宝先
李云龙	赵孝琛	任　帅	石鑫林	孙宇飞
李　硕	楚自超	李小雯	于睿智	王　强
刘　宇	芦聪颖	孔　钰	修喜娣	刘孟龙
崔云峰	吕晓宇	王静静	乔俊杰	宋佳玉
陈　鹤	徐瑞鹏	曹迎春	王　璐	周伟良
肖　航	王玉山	刘莉莉	王姝雅	张　豪
迟　铖	李　盈	逄坤磊	钊清华	刘　梅
周　爽	苏彦启	姬　红	李　雯	安瑞军
荆兆鹏	刘国英	吕秋双	陈为婷	薛宗华
胡永蕾	伦知晓	李雪丽	曲鹏华	付海燕
蓝　娟	纪晓鹏	秦　腾	汲桂羽	薛　媛
黄文秀	常丽萍	王　洁	张佳慧	姜　明
王晓梅	刁义翔	辛　广	王玉环	彭　博
刘　钰	杨林林	赵秀雪	王　强	陈正寅
周　璐	孙晓璐	盖丽萍	张　航	王璐璐
宋　奇	范　晶	张　昕	徐　鹏	张向阳
刘　亮	王　伟	黄　杉	位　科	王　斌
王　宾	杨玉龙	王凯旋	李　松	徐真真
赵蒙蒙	赵雪丽	董　重	邹晓阳	邹玉婷
刘海霞	孙鲁凤	张维维	孙　艳	张　欢
王　慧	高　军	孙瑞喜	褚倩倩	宫　鹏
周鹏飞	孙浩洋	薛德杰	陈燕芬	朱玉忠
隋晨晖	纪亚丽	李亚坤	冷思逸	李广玉
李金雪	左双志	于秀英	仇方淳	于贤猛
罗万宇	刘　峰	耿尊恩	孙雅军	于一凡
樊　珂	丁　娇	窦永婷	许正海	朱秀珍
郝腾飞	相乔乔	朱锁红	王文晋	白　艳
韩　芬	王　洋	杨文慧	孙　悦	袁　野
王　琪	沈泽坤	宗成阳	张利平	张程芳
张家诚	王燕宁	陈小红	刘月娇	沙见玲
王　安	于媛媛	李佳鑫	赵心凤	张晓璐
李萃英	姜文秀	刘冬梅	杜冬莉	江圆圆
张　霞	张　伟	徐　萃	高　艳	周晓明
周　娜	于明晓	黄海丽	杜　欢	彭晓玥
王海金	栾　琦	罗　红	谢盼红	姜梦梅
任雯雯	张梦杰	孙静梅	迟守甜	韩文艳
张露梦	李晓艳	赵敬云	王红红	王　鑫
冷欣欣	刘孟菲	胡静林	于小龙	王全全
赵　丹	迟　蕊	侯晓禾	谷家美	王　兰
于丽伟	迟丰田	尤久琳	曲美洁	管　宇

苑 珊	张雅梦	彭 玮	薛 硕	吕双良
于韵晗	陈 洋	马玉杰	王永意	赵 凯
丁英杰	李兴辉	蔡学昌	张振兴	聂 文
刘 堃	韩 玥	张 铭	甄 丽	刘 航
王 燕	韩 林	徐美娟	周泽华	刘文超
王田田	孙小媛	闫亚娟	张彩丽	王建霞
王立钦	于姗姗	卢岩松	徐治玮	张梦雅
刘 堃	刘亚璐	赵媛媛	王 倩	窦柯柯
石晓梅	林 坤	田婷婷	纪朝霞	张嘉璇
王晓迪	郭菲菲	李祥萍	孙 静	孙文清
李婷婷	高 敏	孙晓宁	董宣同	姜慧建
匡严娜	王梦月	胡美方	纪 伊	孙 玥
崔 迪	刘静涵	付金婷	庄金珊	郭莲莲
隋 婷	袁春晓	马伟伟	刘 凯	茹文文
惠蕾娜	苗 艳	柳丽娟	周子皓	高婷婷
李臻臻	王美玉	公冶慧娟	刘 阳	崔新玉
王晓娜	方海燕	王慧子	曹 茜	张文静
于 帅	郭欣宜	王海姣	肖善辉	于笑笑
董慧芳	刘苗苗	汪春花	刘 慧	程梦醒
孙 莉	王孟瑶	袁瑞敏	张露旬	李琪虹
张 蕊	任雅丽	王 妍	闫 琪	吴映宏
隋 健	陈佩芝	谢金宏	王 上	陈 婷
吕道恺	李暖暖	尚青青	代风双	徐子淋
孙桂芝	辛婷婷	纪乔乔	于 燕	张业强
安洋敏	陈欣宇	陈晓炯	孙 娜	元 帅
石玉玲	于 雪	张宝波	叶思雨	张杏芳
崔海燕	赵小玮	滕丽萍	陈盼盼	李洪月
张晓雯	臧 超	牛艳庆	宿梅杰	刘君琪
张文慧	杨 月	于国荣	王 惠	赵联利
杨 蕾	耿媛媛	徐晓莉	翟 琳	戴筱赟
孟 凤	范 磊	徐 琳	黄祥美	王 静
魏文博	郭亚敏	焦玉璇	孙亚飞	李梦如
徐晓娜	徐双双	贺伟伟	于 潇	郭笑含
任倩倩	李笑笑	赵 荣	张福秀	阎树婷
曲钊瑢	李姗姗	王国煜	徐娟娟	肖桂娟
曹 娜	曹圣男	姜 超	贾密密	苏雅洁
廉 静	李小涵	葛鑫翔	张 雪	石 洁
王叶静	葛照洁	尹文超	刘晓敏	薛 萌
崔 程	伏晓彤	黄姗姗	王 凤	蔡子怡
王 涛	王新兵	郭 婷	艾春艳	李 潇
路怡颖	韩 云	张梦娟	王 艳	王玉玫
万守珍	曲 春	李晓凤	姜 菲	胡春晓
陶晓燕	纪聪聪	高胜男	矫丽娜	禚爱吟

刘美玉	孙 英	李 佼	曹一鸣	刘 冉
杨 娜	林 琳	季艳娜	孔晓晨	张晓雪
李倩倩	刘丽君	王 瑞	杜显会	于 佳
向 姿	李 莎	刘永恒	杜 伟	孟凡娟
李 静	孙楠楠	王 雪	刘贝贝	徐秀娟
谭建妮	马 琳	刘 烨	李金凤	崔淑霞
薛善芳	薛 芸	张 静	韩传敏	赵梓焱
张雅琦	崔 燕	辛金媚	王春霞	杨 洁
王 超	刘 芝	王海娥	范甜甜	周 洋
贾双飞	张慧慧	丁春华	何园园	王 虹
王 璇	焦 彬	孙亚丽	林玉婷	李晓妮
梁佩佩	李晓琳	魏 喆	刘燕秋	张 宁
孙晓飞	张 迪	刘晓花	杨春玲	邱丽娟
黄 燕	竺 琳	李德香	张婷婷	刘 岩
刘甜甜	季爱昌	朱明祯	张青青	王君珂
李 浩	王 静	金圣博	孟美玲	葛 畅
从玉轲	白旻旻	徐晓蒙	刘 群	张 鹏
修 辉	刘力宾	孙海源	付静静	郑 斌
殷芳圆	贾玉华	张文山	辛 菲	胡艳艳
徐卫丽	李梦娇	崔楷悦	骆艳冰	周显军
李玉焕	房新翠	曹锦鹏	陈曼曼	秦俊峰
杜红燕	肖 俊	李冰馨	李 欣	杨 静
张永亮	王晓东	崔孝凯	张佳伟	孙伯晨
魏本澎	侯圆圆	赵明君	郭泓滟	郭岐龙
赵静雯	刘有爱	赵 坤	杨宝宝	郑逸龙
张爱磊	郑 翔	曹守粉	董作龙	李春亭
孙 晓	赵振桐	管川东	胡昊宇	李 洋
韩鸿根	王 硕	宫玉蕾	吴洪财	王亚健
刘亚璐	马晓霖	高 晗	杨丹丹	邓宇轩
郇 宇	褚 哲	任 奇	朱鑫磊	杨 桦
刘 鑫	王晓川	刘晓敏	鲁伟聪	李 琳
李鑫颖	宋 一	张晓晓	迟 骋	迟 强
董作凤	桑运吉	栾 超	尹晓妮	高 琳
陈 萌	郭筱红	周 敏	王梦婕	陈牧文
李晓晖	蒋韶斐	于文雯	付章玉	刘心宁
于 梅	吴 彤	张 超	王瑞芹	崔书唯
马小涵	薛 梦	王岫云	臧翠翠	张淑倩
李源博	曲 欣	周萌蕾	李 婕	林玉群
赵晨汝	胡顺亮	高慧卿	孙金燕	管云辉
栾曾惠	张宝月	冯 坤	万 婷	王心怡
迟延彬	张登科	顾 晶	李 超	刘雪梅
李若淼	李 霞	侯玉雪	王 婷	江 凯
傅健健	孟 晨	王文景	付金妮	刘晓卿

周召轩	张宁	王雪	王婷	钟雅兰
王昕	江薇	于红霞	矫健	丁丽丽
程成	陈晓艺	商银针	李倩	牟宣霖
栾俊锐	王彤辉	于梅	杨硕	刘奕
罗仉平	陈璐	孙娇	王利红	曲静静
房春晓	朱娜训	许君昊	于童	郑晓
杨立贤	赵园园	吕文婷	高晓伟	郑艳艳
项鑫	刘玉芳	袁珊珊	许媛媛	曲凯娣
孙小青	林晓洁	潘浩	牛震	徐婷婷
刘晴	孔祥玲	薛姣	韩鹏	刘晓
张建龙	史中花	张梓彤	孟艳梅	刘亚妮
张丽花	薛松	丁晓菲	徐杰	马兴禄
姜凤蕾	党相玉	李英	刘宁	周朦静
赵娟	孙秀凤	刁爱明	郭富双	朱岷玉
逄丽	史俊兰	张淋淋	王永瑞	宿晖
邱硕	张艳	蔡文丽	吴春艳	林康
刘大伟	崔玉双	王晓晓	王悦	王妍妍
林琳	刘云娜	林岐峰	张庆芬	杨丽侠
李京英	曾显胜	付琳	韩福锦	高丽萍
张平	冯恩强	葛冰	姜珊	闫文鑫
王旭	张婧	贾梦茹	王雨洁	解成顺
李英杰	冷鹏飞	张磊	周泳廷	张亚航
董作君	王变彩	项坚	闫文云	刘洁
崔津源	孙礼昌	张康	田吉喆	袁嘉婧
王师花	滕玉霞	薛磊	张静	周学锋
杨莉	刘娟娟	罗建琼	王晓光	赵金勇
袁地	周洋	高莉	陈自扬	聂子锦
逯桂源	李光伟	刘缘	孙永阁	刘守波
付信敏	宁娟娟	鞠仕平	马振球	孙丹丹
孙萌萌	宋伟兴	刘金安	赵双军	刘婧
王秀道	董洁洁	刘虎	赵显俊	万素平
郑李娜	邢爱霞	尹维维	王孟丽	李帅帅
侯英楠	孟真	高丽萍	沈丹丹	韩苗苗
王小会	郑晗	傅深盈	王少丽	吕爱莲
朱树兰	王欣	赵英	刘幸幸	王婷婷
闫旭	董珊珊	杨晓茜	单馨慧	高尔壮
韩祯	杨成彬	王智元	彭燕妮	陈晓宇
陈珊梅	李蕊	韩斯斯	周秉诚	马一荻
赵芸芸	王超	郑悦	隋小平	孙如娇
庞贝贝	杜庆强	谭琦	庄勇	于涛
杜景瑞	张金龙	马廷治	修小惠	李梅
杜华	刘慧瑛	赵月月	王玉	郭鹏鹏
孙恒晨	马正利	刘翔翔	雷雪丽	盛妍欣
郭剑锋	秦晨	于海荣	张庆霞	申俊丽
纪赏	魏中君	胡心荷	付博伦	毛黎博
黄丽娜	尹晓琳	李衍冰	邵婷婷	刘新禄
张蝶	毕善鹍	梁巧慧	费守全	赵雨晴
赵子壬	王爱华	王玲玲	李怡璇	焦泽
刘嘉琛	田美玲	王应刚	林东波	邢亦谦
于亚南	翟成瑾	方清	宋玲红	郭珊
宋新秀	赵琪	曹丽	殷上杰	王梦琳
王娴超	张希劲	金玲	王雨婷	杜秋桦
李向阳	曹万里	李桂娟	张小琴	李文娴
管延瑾	王红红	陈丽霞	杨兆爽	薛贻
丁辉	薛东	陈翔	丁炯心	高匡嫣
翁雅心	王丹	吕双宏	陈冠男	马莲
刘燃铂	刘立君	周琳	王名超	封艳
王学栋	孔程程	李振东	李海肖	管延龄
高国慧	黄甜甜	刘雯雯	李婧	惠清晨
孙旭志	刘丽	乔苗苗	孙云功	周晓晓
周承高	潘泉名	修方强	王文庆	王志帅
张坤佐	王梅	任绪刚	杨艳	庄云赟
贾茹	王齐强	王璐璐	徐通通	杨肖肖
葛瑞凯	王品一	程蕾	卢梦晗	陈璇
梁帆	杨延冰	郑光源	李梦	董美辰
曹丽颖	张高慧	于文艳	李笋	肖梅
王斌	张志平	董亚楠	黄晶晶	刁萌萌
张瑾	袁青晨	李春雨	胡亚萍	窦源俊
王姿懿	邵旭	丁洪池	孙博雅	牛文杰
张潇男	李佳利	侯梦梦	迟明艳	刘瑞艳
张深林	刘大伟	杨伟东	车帅	王鹏辉
翟汉晓	张帆	王绪兵	周亮	崔树宝
宋沛霖	姜舒	程旭	高常彤	郭天慧
孙筱媛	温洁	高洁	吕胜蓉	盛玉龙
王乐	傅佳雷	王琪	吕萌	薛超凡
刘尚帮	王岩	房嘉恺	张宇娇	王亚平
巩玉丽				

初级(3251 人)

宋旭	温洪晓	古雅雯	刘媛	刘语橦
李晓倩	杨敏	吕晓慧	王琦	孙亚男
任欢欢	蔡田田	王彩岩	王曰蕾	郑增堂
苏道苹	刘江	王虹	王扬	张安然
吕伟兵	王璐	刘颖	黄山	李晴晴
杨一帆	王坤	冯子赫	孔颖	黄贵祥
梁兴博	胡楠	孟凡春	王风磊	金明

张诚尉	陈　磊	邓子扬	李鲁俊	李　鑫
高彤梦	庄　捷	宋俊儒	刘　青	封长欣
曾繁辉	臧艺铭	高上强	徐成明	赵　帅
王晓青	刘文峰	周　倩	臧宇坤	杨　蕾
杨　磊	王　勇	孙　祥	马　严	满文静
张　菡	吕佩佩	杨家豪	邱娜娜	赵一诺
刘　贺	杨继玉	李汶聪	赵璐苑	许彤彤
李广彦	张忠旭	钟文锋	陈潇菲	顾瑞文
许　德	田　苗	陈静素	李金萍	赵东卓
刁高珊	纪文敏	马　莹	刘慧聪	袁琳琳
于苹苹	赵俊明	王贝恒	矫冬庆	丁　俞
孟庆华	鲍智康	侯　阳	李　婕	葛行云
尹靖川	刘　爽	张　琳	李桐桐	胡鑫杨
朱　珂	汤　巧	杨丹丹	刘资政	王宇通
张　宁	李　鑫	王　轲	杨梦磊	李　尧
叶新超	孙丽君	董全祯	房　晨	赵　芸
苗俊岳	牛淑敏	刘　欣	迟涵文	胡胜杰
王　鑫	曲佳慧	张　爽	朱　喆	李祥鑫
刘明月	庞雪梅	王滕帅	王诗秀	邴彦秋
葛　浩	李明皓	昌新红	张天昊	张连勐
张兆坤	原　源	赵佳佳	姜卓羽	张绍民
孙　艳	马　瑶	罗紫薇	高　文	董晓菲
于瑶瑶	窦白雪	王凯儒	陈慧敏	王　玉
王　越	刘　倩	秦晓彤	王　婷	刘　婧
赵志远	王泽霖	廉　洁	李方冉	杨立泳
刘晓璇	卢子民	庞　鹤	石路路	刘子赟
杜文杰	刘函靖	赵爽妤	冯传福	张秋艺
张君妍	李　丽	王介港	张晓琴	郭岚婷
仇青青	蔡丽艳	王　珊	顾艳玲	杜文英
王明慧	刘孜雨	林玉莹	崔倩倩	董铭铭
李文青	刘萌娇	肖媛媛	张圣永	姚　舜
栾　宁	曲耘萱	刘　彤	彭国栋	巩乃聪
刘明进	王　晶	樊云雪	李伶妍	辛晓涵
王　璇	马天宇	王　宇	穆俊达	李亚梦
温茜琨	邢紫薇	吕　蓉	王晓彤	刘　录
寻广彪	孙佳旗	张晓雨	郑晓艺	孙　梦
史　鑫	刘立军	张　允	何乃凤	王　睿
吴　琼	孙枫晴	史春燕	王莲莲	张媛媛
刘青青	郭　琪	杨　柳	马雪宁	闫红美
刘玉佳	宫　群	李　楠	代璐平	张道乾
熊秘秘	季彦秀	宋晓莉	付　鑫	崔　颖
宁淑芳	郭志凤	刘岱璐	高　苑	刘莹莹
辛晓璇	荀松瑞	董玲玲	蒋梦娇	徐玉敏

杨　惠	岳圆圆	滕雨妮	闫文超	崔　妍
付月清	管晓敏	邵小轩	王姗姗	许英杰
马月婷	孙海燕	于天乐	陈　颖	刘　鹏
方中秋	胡怿萱	冯　旭	张媛媛	李　萍
邵　颖	黄秀芝	吕娅宁	张　雪	刘小娜
戚厚亮	崔静雅	苏延妮	邱一茹	朱紫薇
孙梦琪	孙智杰	解梦芸	孙　凌	孙　芮
张瑶瑶	李　想	田科科	王　艳	唐　琪
王　宇	曹为为	曲含笑	王　坤	位亚妮
刘赛梅	林雪蕾	曾　琳	宋　佳	李永乐
李鑫源	尹　政	王　晨	管玉玉	邵宁宁
杨国琛	刘义顺	朱彤彤	汪　雨	董向迪
荣家炜	刘亚男	宋佳璇	郑艳霞	寇　悦
齐　畅	陈怡蕤	张文静	王　丹	刘子琦
闫姣蓉	张乃馨	孙晓芳	王　妍	衣雪梅
修珺峰	吴晓丹	王　凯	耿　颖	邱瑶瑶
马才惠	孙　蕾	孙晓萌	于　婷	冯　纯
姜甜甜	李天娇	杨馨月	张佳丽	代倩斐
孙倩倩	张妍竹	生　尊	李元皓	刘　辉
牟春燕	栾丽雪	李瑶瑶	邱　玮	贾宇凡
张　旭	王丽珂	李春慧	徐娜娜	于胜楠
周乾凤	王　青	王一君	杨　佳	苏　滢
徐传民	鲁　钰	王　惠	赵发利	张玉良
曲芙娴	李明璇	王文琦	丁泽棋	管文荣
齐新娜	王　鑫	张文华	隋笑婕	张　硕
刘　姗	孙　雅	许潇月	周瑞悦	邹瑞东
姜梦珂	禚高洁	辛显杰	李全慧	罗　琦
张雪丽	王嘉丽	付常媛	高　蕊	马　莉
崔馨元	李　彤	安　瑜	王婷婷	尹婷婷
郝鑫磊	张田琪	张　帆	姜　喆	张　祎
韩伟琳	王　旋	张　裕	胡　森	毕健敏
唐　瑞	李雯雯	刘小静	王立芹	王钰炜
邢怀志	付　晟	宋培培	战美玲	薛蕊欣
孙　琳	李　方	孙　涛	谢林淇	何逸飞
伦　蕾	刘　健	汪　旭	王　超	徐　婕
程　瑶	王　娜	林致君	张文华	刘梦雪
郑兆俊	王天韵	高　艺	胡雪蕾	刘　欣
邵泽敏	刘雨秋	于　琦	秦高乐	董芸芸
李文娜	王　昕	周月媚	卢皓月	刘云飞
李汝彪	戚鹏菲	李艳阳	牛　静	韩文雅
汤凌风	赵　乐	王　钊	王晨霞	潘海萍
孙　怡	马　静	余　倩	刘淑贞	徐　倩
胡晓旭	许思齐	惠金凤	李瑞利	杨春燕

刘雯雯 付雨 解连涛 杜莹莹 乔薇
张晓丽 张文瑜 高梦迪 薛笑 陈祥波
陈皓洁 王瑞雪 王震 秦亚楠 高笑妍
王莉 王文慧 郭涵 张悦 王晨
徐笑 臧倍 李宁 江一帆 张海港
王双 姜文玉 陈青 陈炜皓 王敏
杨树婷 杜小菁 高欣欣 张彩 崔博
鄢珊珊 于亚彤 韦瑶 冯雪 仲梓静
于莫炎 潘智超 姜珊 王释欧 朱丽佳
侯文祥 姜娜 朱晨晨 江双双 王跃宏
张曦 童金莹 李埴 李丽 葛晓燕
程琪 王一帆 王笑 栗泽栋 刘良超
周明秀 宋寒雪 杨成鹏 刘田田 王玉
韩玉梅 邢祝 孟子昭 孔甜甜 姜德邦
路川梅 冯明玉 尤学峰 张咪 段良艳
王飞 刘雪飞 杨效炎 张欣宇 迟玉坤
毛知慧 王青霞 姚倩 邱赛 张晓凡
张喆 徐静 徐琳琳 曹鑫如 宋承燕
刘佳 冯文君 侯方宇 倪新怡 孙京玲
张士凯 刘鹏伟 杨毓超 张笑 于佳媛
潘泰 任怡颖 孙玉双 闫家慧 王艺
巩硕 侯宁 周靓秀 范红升 严洁
史潇斐 胡云晓 孙爱君 张艳梅 王晓昱
高林 乔致慧 滕琳 郭晓晨 李文睿
王馨禹 迟文玉 孙建港 李静 李秀
张雅静 贾李丽 高源 吴文凯 张月
亓国庆 辛燕 辛建桦 部国玉 吴超
姜静 刘正霞 王若冰 康敏 蔡洁丽
王泽楠 刘静 周春晓 胡渝 张雨晴
臧晓燕 车秋瑾 傅少辉 安丽锦 王娟
李双 屈娅 高晓坤 颜洋 张晓杰
王源 于佳 姜楠 金灵云 姜璐瑶
吴甜雨 吴明睿 刘梦雅 王嘉仪 战文萍
刁文丽 华晓聪 张凯迪 张悦 宋娜
邹潇 张玉瑞 徐秋瑾 柳颖 王志飞
王慧敏 吕梦雪 李秋晗 陈贺贺 邵靖雯
高明静 宋欣怡 郑晓丽 李微 张逸
李齐 林青芸 侯懿珊 刘鸿飞 朱开放
邵明钰 刘彤 李庭晨 张秀秀 郝婷婷
徐玉贞 许凤英 赵豆豆 黄晓桐 姜超男
常晓贝 胡小艺 葛娜 李博文 黄晓翠
孙毓浩 李晨晓 孙伟慧 张玉 刘洋舟
许靖雯 杨玉杰 李文华 高珊 索莲

孟宪凯 王香凝 刘学慧 王国宁 迟玲军
李佳容 丁方雪 满建茹 崔琳琳 刘慧芳
法心悦 任娜 王一帆 杨晓华 赵晓旭
侯鹏 李佳星 李雅欣 孙鹏 庄尧尧
王冰 秦舒雅 骆双 薛冰 刘明月
李悦彤 金铭 赵玉敏 刘家惠 张晓晨
国静静 徐晨 崔涛 刘琦 蔡梦茹
于晓梅 李昱含 张金明 石敬淑 刘晓玉
王婷 李政翰 信心 马鑫 刘蕾蕾
赵学杰 杜咏竹 肖涵 周炯宇 朱峰慧
杜菲 王晖 傅杰 姜学彤 石润力
李琦琦 王魏昊 张芸芸 田晓妮 薄钰凤
魏雨晴 李文迪 马春蕾 税银巧 孙磊
韩锦悦 王志桥 聂雅芳 杨文涛 齐鑫
于盼林 张金芝 臧伟 于艳丽 霍新豪
丁召英 袁茂蕾 梁丽 赵策 孙倩倩
杨珏文 马苏月 张迅 朱雪 邢洁
陈娜 张初 赵明明 赖文田 宫薇
国晓旭 王丽芳 刘玉辉 王秀竹 姜雨欣
王敏 郭晓慧 初宁 尹文慧 邢佳荣
王璐 苗君航 连文 刘婷婷 孙伟华
张甜甜 张瑶瑶 王琪 郭嘉慧 于辉
赵旭豆 高伟杰 王力 王佳佳 武常熙
张旭娜 王嘉 梁京梅 苏胜楠 韦懿芸
王珺瑶 王媛 王欣 迟娜 吴央
祁小雯 户欢欢 侯蕴芳 李倩 秦聪
苏越 刘斌 王明欣 高琳 谭振鑫
于裕 马彦菲 曹秀莉 周悦 吕文静
冀盈池 牛斌 潘振娟 孙炜 王晓丽
梁钢心 崔照鸽 王沄静 迟丽娟 曹凤
张亚茹 刘育轩 毛加加 盛雪梅 王跃
黄欣欣 孟媛 刘涵涵 姜田 仪鲁凤
张宇婷 王姣 张豪 高慧 任伟宁
战雅慧 李洪娟 张瑜 王伟杰 张清越
赵亦凡 谢菲菲 张霖 李赛 陈虹
袁欣 邵小童 徐彬琪 徐婉秋 付琳娜
谢玉婷 张晓 林鑫 薛慧 崔馨文
高婷 唐昊 丁明双 单荣玉 程梦琳
王雅睿 刘琼 王燕 张燕 张贞
曹文静 吕文艳 逄琳琳 田露 邹淑昕
杨小倩 李文栋 吕福霞 崔晓 胡雍苹
李悦 王燕乙 辛广银 来承琳 王嘉艺
兰淑萍 崔鑫悦 李民艳 赵佳 王文慧

梁鹏广	代　静	迟婷婷	王　芬	丁　卓
赵异男	马亚楠	张校闻	王　倩	孙鑫秀
王雨欣	耿晓波	王真玉	王晓东	毛梦琦
张　丹	杨　琨	杨洪志	曹思楠	宋　晨
肖喜婕	张晓凡	闫文霞	杨颖慧	纪顺顺
王晓珮	翟亚文	钟　琨	吴　旦	张昕妍
赵　凯	刘雪丽	矫翠翠	张　帆	史　伟
封家玮	吴　瑶	杜彩云	李静静	宋　佳
张树杰	高雯娜	王　慧	徐宇红	孙　婷
宗　莉	韩晓彤	高　莉	李志杰	赵梦蕾
卢　晓	史暖暖	傅　晓	邵　慧	丁　慧
孙立娟	王厚堂	杜晓琳	王　超	刘　颖
王甜甜	张亚男	赵　琳	张富军	刘伟娜
马　迪	陈　花	姜绪泽	庄　玉	魏鉴刚
王俊懿	苏慰君	刘　佳	韩英华	林　蓁
范　俊	崔　扬	袁宝强	刘豪霞	李　娜
于晓男	孙瑶瑶	张　蕾	游春艳	于　珊
贾平平	焦　敏	范晓娴	于　璐	武雪迪
丁　雪	李梦雪	王宏奇	刘　萍	龙小兰
彭春晖	孔帆帆	娄　钰	彭楷雯	顾馨雨
吴薇薇	张　玮	高　菲	徐彩霞	张春慧
赵　晓	邢　辉	王　蕊	张峰梅	李迎宝
赵鹏月	季成曜	张　宁	尹　翠	张开心
刘　莲	郭晓赟	郭　倩	梁晓琳	郎云静
董超琪	杨　莹	李海玲	王　歉	贾晓燕
吴　婷	孙易平	张紫薇	于　晶	李　倩
周欣雨	李　梅	王媛媛	张铖铖	杨宏妍
段佳欣	郭上上	房彦彤	白晓萌	宫鑫雨
孙俊俊	赵宏梅	闫雯雯	马　琳	张　婧
李姿萱	张宇萍	梁　芮	滕翔文	国晓娜
代霈仪	徐　菁	蒋笑菡	张博然	宋吉慧
孙鲁珊	曹　惠	魏亚楠	张　颖	秦　苗
田　莉	张宝丹	曾　璇	张金燕	张　爽
王珮琪	吴秉洁	丁晓雯	孙　静	卢言倩
王　娟	石　月	郭士奇	罗靖上	钟环环
于　辉	崔　钰	陈信宇	原恺彬	仲丽竹
于　惠	贺庆松	王小菁	张婉玉	杨　哲
蒲春云	刘　凤	宋甜甜	崔　媛	李寅斐
陶璐宁	杨媛瑾	迟晓妍	王洪星	潘　亭
牟欣欣	王雅丽	王　玥	段　娇	李秀梅
曹　芸	阚玲玲	胡婷婷	洪杨扬	崔晓萱
李晓慧	孙　洁	姜晓燕	秦秀梅	迟豪杰
崔潇心	李秀妍	昝　悦	刘　弟	郭晓倩

乔　杨	杨丽娜	王晓蕾	邢晓梦	滕　越
韩雪婷	王一丹	于紫珊	马秀平	杨晓晴
高　媛	刘　甜	杜之雨	张　帆	刘洋洋
庄瑜静	闫文佳	王亚男	宋维云	王珊珊
赵　彤	王慧慧	赵　蕾	于成彬	崔明珠
刘康渝	张凤霞	李田园	刘金琪	居　奇
王　琛	罗　维	孙玉燕	窦娅琼	王雅楠
梁盼萍	姜希娟	姜鲁豪	崔　昕	杨亚菲
程梦梦	杨欣悦	雷　震	李　娜	梁　爽
胡馨丹	金雅宁	闫胜男	解文文	杨洋洋
程立兰	徐雪梅	孙桂娟	侯奕冰	宋星慧
张春暖	周彤鑫	赵尕畔	耿铭悦	陈祥雪
孙辛辛	张炳淑	王青青	吕维维	张珺婕
刘　萍	李帅帅	张海瑞	宋　梅	白　雨
刘云良	王　墨	任　悦	陈平菲	刘　惠
夏春晓	刘　杰	王　琳	顾　欣	刘潇阳
张一帆	刘　婷	金　荟	张晓娜	刘宇航
翟院生	刘银霞	黄海宁	刘玉苹	李　卓
赵春艳	孙亚星	禚文娜	朱莹莹	杨　娇
黄雅坤	张　雪	韩　雯	朱秀娟	苗月宏
相国艳	刘同男	徐海霞	崔　悦	王虹虹
张　强	王　静	赵欣彤	董家兴	王玉洁
郝金英	李新英	史文萱	张冰洁	安佰慧
王　庆	赵　琳	姚甜甜	闫会霞	钱月明
姚玉静	姜文田	刁佳丽	郭芯宁	刘嘉慧
范小玉	宋纯洁	陆家楠	张美玉	邱梦雪
王　淼	窦康丽	王　艳	史伟人	唐　坤
张　楠	李婉君	陈泽伟	于　雅	陈小童
李新宇	宋　扬	王娇娇	姜　莉	李甜甜
叶琳琳	刘子瑄	龙晚汀	戴晓霞	付志莹
王楠楠	潘丕起	张欣宇	王佳禾	杨　鸿
高艺萍	纪晓静	孙静媛	顾晓丽	肖　平
李　佳	张　玉	彭　欣	郎　颖	孟春红
苗嘉文	朱翠平	刘玉娇	宋　燕	张　笑
王岩艳	姜　萌	李忠阳	姜　娜	宋方娜
刘紫薇	赵丹茹	王金蕊	吴晶艳	艾迩璇
王　璐	苗翠翠	王守玲	胥凤娇	陈　静
陈　辰	孙宝婷	邱　琳	王胜男	矫宇航
钱熙昌	张雪洁	何玉娇	孙仁晓	于雪蕾
江秀蕾	张　雪	仇媛媛	王一凡	许晓芳
周雅楠	山映霞	袁　雯	张晓云	董　静
薛晓征	官　琦	王　强	于　晨	荆赛赛
杨可卉	李艳艳	高华玉	刘文萱	李　俊

陈宇飞 于萌萌 高雅峰 陶俊俊 郭馨
刘莹莹 张巧巧 王少婕 包一凡 王友凤
苏晨 于雪纯 郑晓莉 谷念念 马聪聪
丁慧 任平 刘迁 刘妍 周红星
杨娟春 任佳雯 徐航起 徐欢 吕锦秀
任德凤 路阳 潘林鸽 于欣 刘文俐
刘慧敏 王红梅 迟丞 周晗 杜雯君
汪抗 汪金悦 王星辰 曲鑫鑫 王征
王路遥 刘文娟 李长玲 杨雅欣 郭谦
孙静静 禹希珍 房然 付东梅 邓晓伟
纪慧枫 纪欣欣 甄晓雪 李育 张凯璇
刘华丽 苏晓丽 吴平 林春云 赵洁茹
于震 秦春蕾 韩宇 孙子雪 喻淑瑶
邹慧 王怡璇 罗晓 陈鑫 牛甜
李晓娜 张娜娜 肖梦婷 季广英 杜枫枫
窦姣姣 徐红 庄宿晓 高聪聪 孙玮
吕杰 王欣 孙慧杰 刘梦娇 郭燕飞
李洁 王晶 陈婧 管亚娜 韩冰
杨哲茜 于友爱 荀娱倩 张成玲 范志倩
陈子璇 宋娅妮 张苑 姜晓仝 李亚婷
赵彦双 李红军 李雅婷 崔婕 郑舒倚
陈芳 张凤 邱召娣 徐扬 卢雪
于洪萍 朱梦真 王悦 庄霞 姚俊青
邢文文 管雪 曹宁 崔萌 赵雨欣
张志凤 鞠佳 薛鹏远 韩凤琪 王玉丽
邹榕 张文静 张瑜 丁玲 逄金鉴
师思思 石佳 张秀玲 刘爱妮 王涛
逄锦鑫 关明英 张亚俊 逄锦梦 侯倩倩
吴宇娇 徐毓彬 孙艳 肖亚楠 陈祥蕊
王华 王忠岩 许宁 刘青 王月秋
韩雨 李雨蒙 管玉洁 许梦圆 王露
丁晓凤 陈丽华 杨婷 杨帆 林栋旻
张庆娜 周天阳 李娜 王培玮 李妍
刘芳 胡铭奇 耿祥莉 郑云秀 王月伟
石雅超 逄增华 刘红 管梦婕 唐宇
王童 闫小琳 王琳 石静逸 郑巍
逄鑫雪 高欣 毕善峰 张圣梅 许峰菲
王志霞 逄金硕 常颖 杨慧慧 王宁
徐希雯 丁孟 刘璐 陈坤妍 刘瑞瑞
陈晓涵 明美丞 孟珍 黄文 刘祯彤
薛琪 孙芙蓉 董立宪 钟若玮 周涛
战仁伟 刘晓婷 杨娜 常洪睿 赵令迪
孙倩 李晓 王明余 王雅妮 石炳艳

丁浩男 秦跃 李明慧 丁璇 刘雪
唐雯琳 刘彦霞 王冰 孙玮 王宝雪
管雅丽 封常玉 陈昊雯 王菲 生颢
孙丽娜 罗新燕 李慧欣 韩旭祎 姜迪
毛巧玲 郑惠 王亚迪 程雪梅 丁凯月
薛娣 孙雅慧 庄祎 高琼 马汇泽
张晓红 王玲玲 任东辉 张颖颖 王喆
毕梦杰 刘晓庆 王玉静 白洁 王玉凤
董佳 何家慧 程立锐 李玉璇 赵嘉祺
唐思琦 纪文皓 曾文蕾 李辰瑶 王梦楠
周霞 孙宁 肖茂菊 王惠 周琳
邓兆楠 李晗笑 刘佩佩 朱月 李苗
王瑶瑶 徐芳蕾 李洪旭 侯晓 宋芙蓉
阚云霞 张艳云 杨琦 柴灿 尤萍萍
崔娟 陈小涵 张欣娜 武春晓 崔晓颖
曹明珍 解静 孟雪 陈修鑫 臧霞
陈瑶 曹玉芹 管云 韩忆佳 陆天雨
徐雯雯 窦琳琳 赵巧娜 李岩 刘韦璎
赵梦玉 杨晓琳 崔庆华 李曦 杨秀霞
毕佳洁 陈洪华 范世花 马媛媛 刘聪
张萍 王玺 隋昊芯 杨凤硕 王晓丽
崔亚男 孙文文 生汶鹭 孙楠 崔琳
邢祥雨 龙丹利 乔萌 刘诗雨 王玉清
刘甜甜 于慧敏 潘慧 张雨 林佳
安洁 李建慧 管潇雅 隋雨 逄格杰
闫文香 陈晓倩 崔桂珍 潘硕 李真真
王文钰 周亚楠 朱芳弘 李娜 迟骁轩
许蓉蓉 马越 刘嗣恩 焦智敏 秦芹
王晓敏 段红梅 陈正琼 马金呈 潘慧
丁雪静 孙悦 张宝媛 范凤英 孙涛
梁晓慧 刘岩 苏超越 樊晓倩 王婷婷
王祎璠 王雨欣 刘爱霞 唐兰兰 吕知博
薛清莲 栾中玥 何宏玉 郭俊维 李燕茹
徐萌 翟俊杰 王晨露 逄蕾 王丽
李昕 李振晨 张洁 张梦瑶 闫垚
朱卉 张恩洁 刘曼曼 李梅 管清霞
孙梦凡 岳婧 王晓梅 宋金华 王金燕
范琳琳 孟宇 董璐 谢彤 杨芸芸
李小璇 倪鑫 王梦雪 周文硕 孙孜璇
于睿 冯飞 王莎 温璐 金玉琪
于艺 李文杰 董娜娜 梁艺馨 孙文
于洋 梁晴晴 宫倩雯 王莹 姜朝婷
辛媛 栾婧 宋华莹 江萌萌 李建辉

李茵 张婉欣 张雅惠 孙逍逍 李文娟
苟君蕾 刘翠翠 陈菲菲 孙瑞 李方晖
宋腾腾 王静静 徐欣 孙斐斐 姜佳佳
于展辉 蔡汶蓓 李慧桢 乔琳 隋亚梦
于苗苗 张宁 王文娇 胡琬玥 张顺顺
崔雯雯 王文丽 纪婷婷 宋海燕 邱文琳
郭春馨 刘丽男 吕慧 张梅 杜亚楠
王言超 付琳 盛南 臧春丽 宋长晓
王佳丽 郭凤凤 徐慧宁 张皓举 王逸云
王雪 黄帅 王丹丹 武文圆 金璐
何泱 江新雨 陈萌 于波 徐晓娟
姜甜甜 王帆 张喆 田宇宇 孙钰
解鸿洁 于奕 刘文静 刘亚利 于环环
李娜 王丽雅 姜聪 牛睿森 宋亚瑞
陈维雪 国艺 蓝爽 王杰 张丽莎
何佳佳 李玮宁 蓝蓝 刘朝霞 郭晶
解璐阳 徐红娅 于高峰 王倩 王俞婷
刘莹 黄国英 宋合军 李妍洁 宋雪莲
孟佳 张梦欣 惠婷婷 陈晓芹 陈甘霖
李悦 刘鑫 石丽楠 徐俊俊 张馨之
李欢 王艳梅 张林 韩琦 王柳丹
刘琦 徐晓洁 郭可欣 张婷婷 肖梦蕾
徐萌 赵宏伟 王森 逄晖 刘昱
邹萌萌 隋媛 唐敏 徐欣茹 王汝琪
王珂斌 崔令佩 周欢 王雪 耿文学
李腾飞 楚雯玉 李炳坤 李春雨 罗瑜
崔琦 杜洋洋 王香 蔡媛 靳鑫森
刘国青 李洋 张玉芳 郑书涵 王一晴
刘超 孙霞 李琳 陈宁 张晓云
刘玉燕 王晓彤 秦姣姣 刘佳 姜燕
张琪 郭玲 郦翠萍 匡杰 车晓琳
邓鹤 陈冬玲 高欣 芦恩玉 王雪
王鑫 杜红云 邢英 刘洋 李娟
郑金香 王鲁琪 樊月 韩琪琪 赵悦
赵亚妮 李科霖 崔玉 金军丽 张晓芳
赵丹 鲁新宇 邱文彬 王菁 陈佳雯
张伟 李晔 宋琳 纪翔 张嫒
宋习娟 耿美玉 梁婷婷 曲晓娜 刘宏霖
倪捷 王晓慧 范天宇 房先美 刘仙仙
盖娇娇 崔笑 曲林瑶 李品娴 宋雯倩
修荣媛 吕金坤 李昊翰 宋锦苓 于宁宁
石雪丹 姜雪莉 江鑫 苏乐乐 巨萍
范子源 孙梦 柳静 葛晓慧 王晓鑫

李君娜 苏慧丽 胡顺福 王海栋 葛世浩
王晓娜 任梦竹 孙如梦 丁亚倩 逄锦宸
傅玉 杨春兰 展雪飞 张赞 战俊蓉
郭桂宏 刘湘 李敏 郭珍珍 张颖慧
高江源 孟丽霞 于倩倩 崔翔元 李晓霞
巨惠 段星彤 仇凯璇 刘珍 王雪
范琳琳 李一田 史雪婷 张凤娇 韩雨露
张晓倩 崔雅宁 韩荣璐 张文蓉 郭梦钰
王莹 孙彩菲 崔茜 王雪萌 宋林晓
张欣颖 朱海菲 郭彤琳 陈斐 王聪婕
孙萌 毛菁菁 李平 张琪 赵蕊
任春阳 张枭伟 苗凯悦 董祥龙 初清妍
刘琪 张翡宴 郭梦飞 唐乐乐 田聪
朱晓云 刘苗苗 于洁 潘尼杰 高亚男
姜蕾 李冰 李欣娟 王丹 臧金莲
陈颖 于晶 李洁 彭锐 张璇
赵彤辉 满振巨 董甜甜 李洁 官晓晶
刘玉辉 刘君 王晓丽 张萌 黄海红
杨嘉晖 孙硕 吕楠楠 刘晓丹 陶喆
梁菲 马伟鑫 郭黎 闫梦超 刘晓昱
代家乐 刘慧娜 昌莹莹 王洪佐 姜晓倩
官陆梅 张静 李鑫 张美俊 顾悦
张亚楠 蔡静 吕晓 张谦 蒲彦彦
冷钰 付瑶 楚健 于佳佳 石潇
高晓燕 姜洪艳 戴汶燕 张美含 李平
温欣欣 张晓楠 姜珊 张漩 相琳
高聪慧 彭淑青 孙锐 付亚倩 孙媛媛
李璐 李倩楠 程鑫 张燕萍 任斐
刘苗苗 窦翼超 孙馨蕾 王蒙杰 彭荣飞
郭著馨 杨娟 苗广梅 代雅茹 王佳佳
李慧 张俞 张潇越 蔡洪慧 张惠杰
孙诚蔚 代丽娜 王丹丹 荆文豪 张淑花
王雅倩 乔岩 潘雅倩 王婕 高雄
梁金凤 吕娟 史亚暖 李晶 姜锐
王慧聪 陈萌萌 潘亚坤 崔丽 孙小萌
徐晓璐 郑雅妮 王迅 孙晓梅 王超
孙明洋 史媛媛 孙福涛 刘芝颖 郑天琦
袁青秀 李舒婷 王心宇 石晓娜 封梦云
袁启航 路晓慧 孙运强 迟佳诺 赵晓宇
杜嗣晓 蓝裕霖 孙大庆 王晓红 刘泽璠
苏聪 高瀚琦 李雅文 赵宇 马涛
赵桂盼 程朝阳 沈梦瑶 梁瀚文 高一方
王晓森 卢欣怡 崔冠群 任菲 段海霞

陈亚东	杜向珺	姜红	董竹青	孟祥敏
宋佳	王鑫	毛悦晨	谭万婷	唐艺鸣
张文	刘焱铭	米一亓	朱宏宽	张玉双
高庆霖	卢嘉欣	陈彩霞	张兴兴	祝玉涛
张春燕	魏静	尤艳楠	亢雪茗	李岩
孙晓璇	胡耀文	孙百竹	安可胜	李艳慧
刘岳峰	房春燕	冯泰卿	崔晓瑄	张澳
刘芮	马兴超	宋赢洲	孙佳佳	房文祥
王诗淇	孙雪霏	苑书豪	王玉才	兰芳
罗敬智	郑艳	张鸿远	乔安琪	王阳
吴东方	宋旭升	刘辛环	徐樱芳	张所萍
杨媚	王晶	李文	姜芃宇	尹逊华
陈佳琳	杨雅琪	刘锦萍	李倩倩	林星竹
李新禄	崔颖	李敏	王杉	邢文静
赵乾文	张丽倩	于雪	王明心	王泳斐
于晴雯	王洁澄	吕红岩	张肖	张兵一
于天洋	牟斐斐	王超	韩笑	李媛媛
李晓洁	孟娟	袁飞龙	王月	陈兆娟
高嘉阳	惠鑫	许鹏	赵文丽	侯越
张亚如	滕慧	徐钰婷	管红梅	韩宗珍
陈佳玮	肖建豪	许伟香	丁英	郑楚婷
田王百慧	刘峰利	张桂萍	张莹	王聪娜
孙润润	王亚云	崔慧方	张春霞	陈妍
孙鑫	孙唯宁	刘姬璇	马振龙	纪雯靖
周连贝	吴佳林	刘玉铭	孙悦	李玉静
赵金健	孙霖峰	宗传荣	贾雨林	梁玉莹
李媛	冯军城	李婷婷	张雨晗	许文静
李子荣	巩湘峰	李岩	曾宗炜	宋文洁
王晨宇	薛冰	赵艺璇	徐晓艳	张瑜
单钰洁	韩道鹏	王天祺	刘帅帅	陈国平
明畅	于韵婷	王琳	崔华	杨蕊
闫霞	付伟良	于启霞	董晓洁	顾文静
宋利彬	李政阳	陈佳琦	崔航	王卓
杨文韬	姚柱军	张巧	于宛宏	逄琳琳
钟文静	丛欣宇	孙帅	刘彦琳	曹盈盈
李蓝清	刘欢	卢依娜	李海圆	徐子益
陈珂珂	李彩霞	霍丽名	胡爱卿	李春艳
丁艳飞	于晓月	孙煊怡	周鑫娅	付炤瑜
张杰	韩丽飞	刘晓辉	石欢	李少佳
吴萌	程阳	雷璐瑶	刘洋	李梦琦
于林平	王春雨	陈旸	丛成林	孙佳坤
陈睿	施爽	郝永红	张文双	于晓浩
薛浩成	张晓东	张凤仪	张春泽	张文远

周福彬	王璇	宋妤	吴玉彬	王欣
苏旬	徐宏岩	李素霞	李孟娇	陈义盟
王瀚	相名申	李亚轩	张洪林	王典怡
朱珠	丁洁	孙立钊	张新梅	姜桐欣
衣晓青	隋丰阳	张丽	刘树弟	殷玥
赵玉姣	王海韬	姜仲泰	张惠惠	胡霖阁
陈莹	刘臻	王林城	董丽霞	任梦琪
寇美燕	许晓阳	刘晓春	刘瑞睿	杨兰菊
袁丽娜	田巧霞	高萍	孙丽丽	尹凤娇
高若晴	邱百慧	田凤	王亚茹	于娜
吕昊锟	赵风洁	张久伟	范朝阳	董菲
叶子钰	刘彦君	王晓晨	张元辉	陈子斋
张茜茜	李丹妮	韩晓晴	陈彤彤	胡睿歆
李文静	高子琳	孙月	王锐	刘恺祺
徐长富	甄路路	宋顺娜	孙娅静	薛洁祎
于文萱	刘莹	赵欣慧	陈琦琦	杜世豪
宋倩倩	刘璇	贾小慧	王梦迪	闫麒麟
李芷君	惠鑫	刘欣	高爽	张颖
董云燕	李舒仪	庄晓斐	董扬	杨祎顺
王爽	孟倩	马文娜	徐豪	刘艳
张莉	纪文君	段海明	刘慧贤	王蓉
鲁春燕	杜薇薇	王文斌	李秀梅	贺桂臻
赵倩	于晓文	张新荣	胡学慧	王彩蓉
刘俊峰	李璟	段存帅	韩甜甜	李宁
史玮婧	高玉梅	王瑞	刘洁	曲丹阳
郭金凤	王琛	隋艳芳	荀亮合	纪玉娟
陈琦	曹君婕	江晓彤	邵丽	李君
王海蓉	张梦玉	孙彤洁	赵睿	唐帆
朱宇	曲文静	郇珊珊	胡迎霜	马晓虹
许娜	周凤弟	王静	纪顺	马守君
栾晓宁	孙翔	姜丽萍	原明杰	唐冉
周美红	隋亚君	刘莎	韩磊	于西
丁丽玮	黄寿礼	李晓飞	纪奉奇	刘荣琨
赵岩	王兆祥	曲晓琳	牛珺硕	沙宝月
徐倩倩	臧传红	路璐	薛晓东	韩雨彤
丁晓	逄洋	吴胜男	庄龙翔	张丽
管凯	李萍	王晔	朱炳艳	徐冰洁
于晓倩	贺凡凡	林昱辰	管佳佳	时蕾蕾
孙畅	孙佳佳	孙岩俐	李宁	冯如意
王菲菲	赵文会	毛贝贝	李英娜	隋艳茹
潘梦欣	陈召慧	高丹	王艺蓉	杨启志
王佳慧	刘文星	逄文婷	高亚慧	陈淼
李鑫	封萍	崔翔	张晓	丁雯梅

徐文清	于文琪	崔琼丹	曲依依	于彭川
孙吉江	蒋佳慧	王海宁	秦杰	柳海霞
张晓芸	张晶晶	王振	鹿雪梅	康康
王存	王娟	赵慧文	郝思成	宁超
孙文权	李欣颖	敖雪微	轩庆举	高雨蒙
姜丹丹	王胜男	王明超	李燕	刘倩
王文静	王锦	朱相如	梁明川	吕复云
张琳	蒋瑞娟	宋帅帅	毕景灵	李玉仙
石忠娜	潘婷	李昀	刘芳	耿宇慧
董习习	刘娜	迟勇超	曲亚宾	周宁
郭道杰	张君涵	周艳丽	王珊珊	孙伟华
杜晓菲	韩振楠	王洪铭	孙佳	刘义
周雯	李晨	潘昱竹	王彬	徐伟
吴兴瑜	臧硕	王洪霞	徐云静	孙萍萍
张敏	朱礼清	王文静	吕春苗	迟玉杰
陈奎伦	赵桐	丁文萍	闫丽蓉	穆婷婷
林瑞梅	蒋文文	崔柏宁	高宏伟	彭超
郭亚彤	安娜	付裕启	邢倩倩	刘春云
丁菲	潘赛赛	江川	韦祥凤	刘娜
陈燕	黄玉秋	赵芳妍	于巧巧	殷宇江
袁曜晖	刘歆颉	盛百丽	李伟	王艺静
周建华	孟丽滟	王芹	曹新然	鲁丽
李蒙	秦启兰	魏名扬	张灵叶	宋艺菲
张学爱	苗琳琳	李硕	曲涛	李芳
聂晓鹏	张文静	崔梦雨	陈钰林	孙绪芬
王圣	栾奕迅	王晓	刘豪	姜志超
李菲菲	王巧	宋美娜	陈天龙	钟芹
吕文渊	孔维娟	肖一平	李艳洁	徐海卿
孙金祥	袁方圆	杨熠炜	王莉蓉	马家杰
孙荣慧	刘崇昊	徐文健	王良	郑中浩
刘子仪	潘港	苗恩雨	朱佳俊	赵秀梅
孙雨婷	孙翊铭	宗佳乐	张迪	周琳
陈正浩	姜慧腾	胡婷婷	王耀坤	赵凯
王奥	王浩鑫	马亚楠	徐佳鑫	梁白玉
刘涛	侯晓倩	付蒙蒙	马佳璐	官鹏飞
孙悦	王元森	杨淑艳	丛珉昊	汤宝静
任秀娜	葛畅	赵化银	孙荆慧	龚毅祥
罗安	徐美涓	董天津	王赛玉	申映琴
刘兴泉	刘友强	刘俸辰	韩信	张卓
田富斤	张玉龙	董琪	张嘉欣	林爽爽
刘孟涵	常作友	徐惠	尹昌乐	王钰超
宋瑞琦	杨沙沙	王朝萌	王志泽	赵宇坤
蔡文灿	邹晓菲	刘公晓	杨宇婷	肖云

戴铁铭	傅艳	左安坤	王雪	陈政旭
张震	陈小龙	刘伟	宋宁	付啸然
刘雪娇	蒋顺	苗硕	苑仁硕	宋霄
张梦如	郭玉丰	王瑞冬	苗梦如	孔源
李孜圣	尹家乐	代明枝	王雪蓓	周绍康
彭永佳	祁国文	桑谱	李龙月	陈蕾
薄禄霏	潘炳文	韩悦	崔景晓	杨安琪
王一涵	辛桂朋	高玥	刘艳	秦得源
姜双	程森彬	李视晔	陈黎黎	刘敏
刘宪泽	李嘉欣	赵文淑	任成	孙雯丽
刘延文	于海涛	李秉超	马超	赵梦迪
杨丽娜	崔美娜	田奕菲	吴晓宁	李娜
宋婷婷	王晓雪	王永臻	王明磊	丁秀英
顾欣峰	倪广棋	张莹	崔鸿瑶	张雪祺
侯亚杞	苏田翔	孙琪	闫晓丽	黄若男
董宣辰	刘浩云	刘治江	王雪	孙龙飞
谢忻宇	韩中起	石小玉	纪颖超	林燕妮
刘宇欣	尹炜淑	孙嘉豪	王若彤	刘家丽
黄潇辉	陈林叶	刘卉	董耀辉	吕菲
王玉倩	王菲	李士嘉	王甜甜	于梦
孙晨晨	冉力文	贾衍鑫	吕香质	李冰
张南	王佩妤	王亚丽	潘锡安	魏晓雪
韩玲	潘韦作	孙艳君	李若琨	赵金凤
李胜男	马欣妍	韩予欣	祝慧珍	张英
史文超	张树芳	孙东敏	解长宇	李木泉
刘晓霞	刘建敏	李文宁	周子茉	耿佳丽
朱迪	于慧娟	辛晓	封佳乐	王义博
戚金钰	石萌悦	王岳	辛雨莹	孙同欢
崔玉清	王廷超	张婷婷	刘佳慧	臧丽丽
刘永浩	周克澳	李颜辰	郑昊龙	张一
于坤	刘帅	王梅澧	陈晖	刘艺
姜雪婷	庄新南	张千毓	王金凤	宋贺朋
刘敏	房迎迎	李妍	朱晓琦	陈修梅
杨喆	王俞峄	方磊	张浩男	赵珺
庞悦悦	张洁	杨彤	李璇	马晓彤
张凯源	钟文梦	孙文娣	范入化	孙彧
耿梦婷	栾婷婷	王珂	崔晓鹏	马赫阳
尹沙沙	孙祯祯	谈力玮	杨婕	史敏
王建薇	姜艳玮	邵欣	李文静	王龙浩
张欣欣	左文娟	于子格	张玉璇	崔家斐
宋雯雯	吴春霖	王瑜	高晓红	滕腾
李怡飞	蔺钰峰	陶阳凯	李沙沙	楚晓成
黄诗荟	刘紫藤	王壹凡	李玉程	司明慧

郑仁慧　姜　丽　傅家辉　张蒙娟　王　梦
于　超　代晓娜　李　晔　杨晓娜　于　潇
崔　欢　赵　钰　郑焱堃　鲁亚鑫　董雨萌
刘　莹　曲晓彤　刘雅薇　任雨辰　王雪宁
葛　睿　褚惠迪　路来昊　张文秋　程　文
尹小清　袁小凤　宋雅萍　刘璐瑶　孙雅茹
牟景舒　张　秀　刘　杨　刘　鑫　卢　谣
袁新森　尹　越　王晓彤　于　梦　马志朋
袁翠红　田金朝　王　慧　殷子铭　陈贵钰
刘　恒　钟　瑜　张馨月　赵　羽　刘玉凤
黄文丽　付苗艺　周　璐　孙亚倩　王宪荣
高　洁　王益锐　方立鑫　王佳惠　杨玺婷
马佳艺　王　怡　姜昱晓　王　毅　胡雅君
曹　宇　魏梦娇　魏媛媛　崔华盛　朱良屯
王　佳　黄文联　王立坤　邵媛媛　仲崇玉
杨修娟　刘田田　郝黎娜　杜以玲　毛琪琪
赵　珊　冯明雨　李方信　纪文君　王　娴
高仲倩　段现珍　杨　哲　张　赛　徐晓洁
王鲁豫　杨　洋　王晓慧　孟　雪　冷晓倩
陈婷婷　张　凡　刘胜芬　孙夕秀　孙欣宇
李　娟　韩　钰　肖　洁　宋增美　宋彤倩
张　燕　李　玥　吴亚茹　逄玉英　宋晓燕
王　杰　李　琳　丁　璇　段文静　孙文静
王　莉　邢韶芮　王飞雁　王嘉欣　王嘉卉
姜琪琪　王嘉嘉　王亦菲　孙亚宁　于建润
华高峰　周　洋　赵皓玥　万　扬　沙周怡
王婷婷　滕佳润　李欣欣　刘晓璐　王雅婷
高文文　李和静　徐嘉欣　孙　昱　高晨龙
陈雅慧　修琳源　孙晓燕　王永刚　王　怡
张凤婷　辛沛书　宋海燕　李秋雨　李佳慧
解茹涵　于千慧　马凌菠　闫莎菲　栾欣茹
夏　雷　陈逸君　李超凡　金　鑫　贾承锟
臧佳欣　张凤英　梁　菲　张璐露　律　杰
张嘉昕　张　帆　单小钰　谭雅琳　刘玲彤
孟小格　许筱玥　潘　宇　陈冠儒　韩世媛
高绪娇　薛　萌　武文静　王建宝　姜煜璇
张崇婧　王敬茹　肖顺远　尚云龙　宿方奕
李　宁　吴广云　李存雨　王新磊　万艳梅
赵　越　许慧莹　展　鑫　王莹莹　战连杰
王宝婕　孙玥玫　孙玉玉　乔雯杰　吕媛霞
陈均可　张　菁　刘芯如　李　超　刘大妹
侯晓珊

典型经验材料与调研报告

青岛市打造“全市一家医院”应用场景推动卫生健康数字化转型

青岛市卫生健康委

青岛市认真贯彻落实国家、省卫生健康委加快发展“互联网+医疗健康”部署要求，聚焦群众看病就医不够便利问题，统筹运用数字化技术、数字化思维，深入谋划跨层级、跨地域、跨业务、跨部门重大多跨场景，通过数字化改革的牵引撬动，推动卫生健康工作体系重构、业务流程再造、体制机制重塑，让高效、便捷、智能、有温度的卫生健康新服务惠及更广大人民群众。

一、互联互通，医疗卫生机构“一网共享”

加强业务协同，强化服务监管，市级全民健康平台接入3513家医疗机构、10个区（市）平台和基本公卫、妇幼保健、慢病管理等15个垂直业务系统。在数据质量上下功夫，研究制定3000余条质控规则，对汇聚的31亿条居民健康医疗数据进行统一治理，数据互联互通质量在全省稳居首位，为提升门诊服务、临床管理、行业监管水平，提供科学、准确、可靠的数据支持。建立医疗数据管理制度，培育健康医疗数据要素市场，2023年，青岛市医疗数据产品在青岛市公共数据运营平台完成首次交易，开通线上核保业务，助力实现精准核保、快捷理赔。在全省率先建成数据高铁，二级及以上公立医院核心业务实现实时上传。

二、先行先试，检查检验“一检互认”

青岛市在全省率先实现检查检验结果跨机构、跨市互认共享，机构覆盖范围延伸至公立基层医疗机构和民营医疗机构。截至2023年年底，有353家医疗机构，实现十大类312个项目的互认共享，累计互认20.88万项次，有效提高资源利用效率，节省群众就医费用。

三、迭代升级，看病就医“一号通用”

不断完善“健康青岛”便民惠民服务平台功能，优化再造医疗机构诊前、诊中、诊后服务流程，在微信、支付宝等渠道开展智能预约挂号、导医分诊、预约检查、检查检验结果查询、取药配送、移动支付、诊疗信息推送等130余项便民服务。建设“就医付费一件事”场景应用，支持患者在微信公众号、医生工作站、自助设备等渠道使用微信、预交金、银联、医保等多方式支付就诊费用。2023年，“健康青岛”平台用户建档1600万份，日平均预约挂号11万人次，门诊缴费110万元，报告查询2万余份；智慧支付缴费让居民平均挂号时间从15分钟缩短为1分钟，就诊环节从8个减少为3个，在院就医时间从3小时缩短为1小时。

四、一体申报，出生证件“一键联办”

优化升级“出生一件事”联办系统，推动卫健、公安、医保、人社等部门数据共享和业务协同，将原来10个办理环节简化为1个，申请材料由19份简化为4份，实现出生医学证明办理、预防接种查询、户口登记、医保参保登记、社会保障卡申领等业务“一键联办”“全流程网办”。系统上线以来，累计办理业务3万余件，真正实现“数据多跑路，群众少跑腿”“添丁又添喜”。

五、数字转型，智慧医院“一体发展”

推进电子病历、智慧服务和智慧管理“三位一体”的智慧医院建设，为患者提供全流程、个性化、智能化服务。青岛大学附属医院实施5G院前急救系统、5G远程重症监护会诊体系，开展5G＋国产原研手术机器人辅助手术，成功为3000千米外的贵州患者实施泌尿外科手术。青岛市市立医院打造基于无线射频识别技术的临床用血智慧管理平台，用血等待时间由传统60分钟缩短至不超过2分钟。青岛市妇女儿童医院基于5G网络，建设远程查房系统，通过AI技术实现全病历质控，服务多院区、多科室医疗活动。

六、多源监测，抗疫服务“一网通揽”

持续完善以传染病多点触发监测预警、慢性疾病综合监测管理和实验室检验检测等为核心的公共卫生信息平台，建立涵盖发热门诊监测、核酸检测、疫苗接种和全链条追溯、医疗资源保障等的功能模块，横向联通共享教育、市场监管等相关部门多源监测数据，纵向贯通国家、省、市、县与医疗卫生机构传染病相关数据，提升“数字抗疫”智能化水平。青岛市做法被评为中华预防医学会数智化优秀典型应用甲等案例。

统计资料

2023年青岛市卫生健康事业发展统计公报

2023年，市卫生健康委深入贯彻习近平新时代中国特色社会主义思想和党的二十大精神，在市委、市政府的坚强领导下，推进卫生健康事业高质量发展，主要健康指标继续位居全国前列。

一、卫生资源

（一）医疗卫生机构数

2023年底，全市各级各类医疗卫生机构8980个。其中：医院358个，基层医疗卫生机构8500个，专业公共卫生机构79个，其他卫生机构43个。与2022年相比，全市各级各类医疗卫生机构增加217个。其中，医院增加5个，基层医疗卫生机构增加210个，专业公共卫生机构减少1个，其他卫生机构增加3个（图1）。

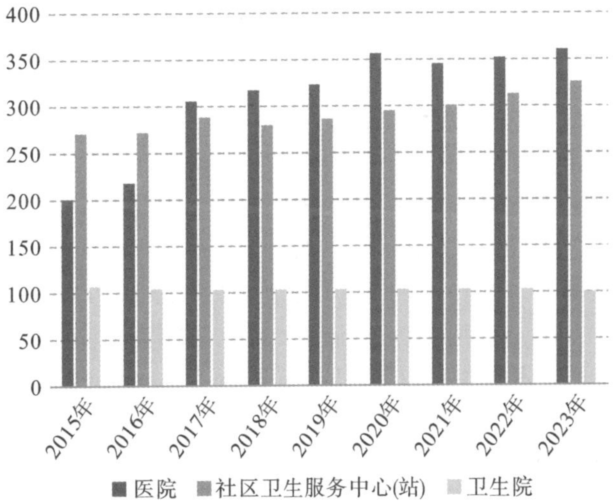

图1　全市主要医疗卫生机构数量及变化情况（单位：个）

按经济类型分：公立医疗卫生机构4147个（占全市46.18%）、民营医疗卫生机构4833个（占全市53.82%）。

按医院等级分：三级医院36个、二级医院117个、一级医院158个、未定级医院47个。

（二）床位数

2023年底，全市各级各类医疗卫生机构床位69611张。其中：医院60226张（占全市86.52%），基层医疗卫生机构7873张（占全市11.31%），专业公共卫生机构583张（占全市0.84%），其他卫生机构929张（占全市1.33%）。每千人口医疗卫生机构床位6.71张。与2022年相比，全市各级各类医疗卫生机构床位增加1627张，增幅为2.39%（图2）。其中：医院增加1771张，增幅为3.03%；基层医疗卫生机构减少183张，减幅为2.27%；专业公共卫生机构减少4张，减幅为0.68%；其他卫生机构增加43张，增幅为4.85%。每千人口医疗卫生机构床位增加0.14张，增幅为2.10%。

按经济类型分：公立医疗卫生机构48911张（占全市70.26%），民营医疗卫生机构20700张（占全市29.74%）。

按医院等级分：三级医院33252张（占全市

47.77%)，二级医院 18635 张(占全市 26.77%)，一级医院 6395 张(占全市 9.19%)，未定级医院 1944 张(占全市 2.79%)。

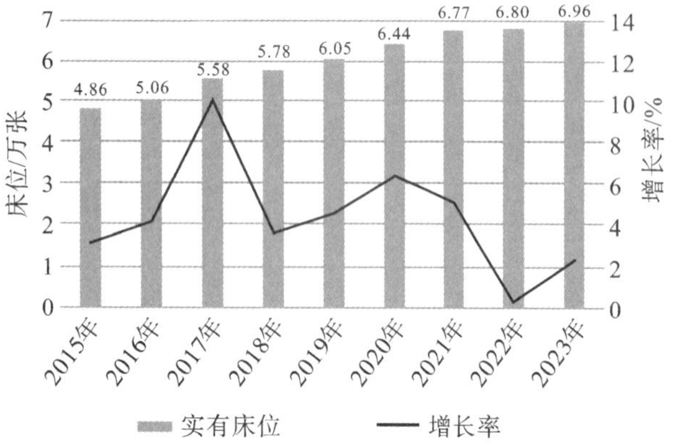

图 2　全市医疗卫生机构床位数及增长率

(三)卫生人员数

2023 年年底，全市各级各类医疗卫生机构卫生人员总数 124019 人。其中：卫生技术人员 104894 人(图 3)，其他技术人员 5435 人，管理人员 9973 人，工勤技能人员 6360 人，乡村医生和卫生员 2781 人。每千人口卫生技术人员 10.11 人，每千人口执业(助理)医师 4.16 人，每千人口注册护士 4.58 人。与 2022 年相比，全市各级各类医疗卫生机构卫生人员增加 5909 人，增幅为 5.00%。其中：卫生技术人员增加 5773 人，增幅为 5.82%；其他技术人员减少 637 人，减幅为 10.49%；管理人员增加 3023 人，增幅为 43.50%；工勤技能人员增加 60 人，增幅为 0.95%；乡村医生和卫生员减少 157 人，减幅为 5.34%(图 4)。每千人口卫生技术人员增加 0.53 人，每千人口执业(助理)医师增加 0.16 人，每千人口注册护士增加 0.28 人。

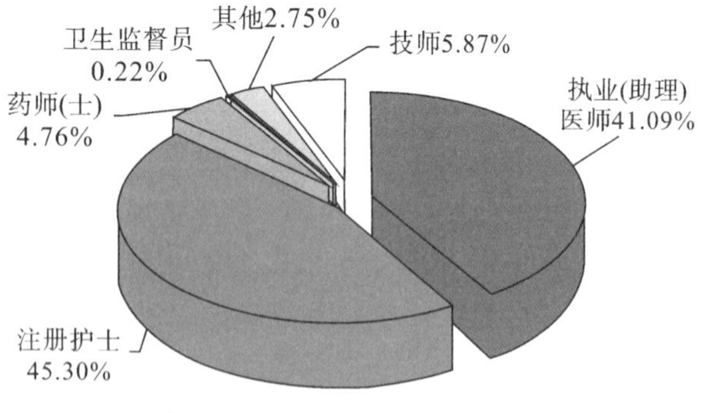

图 3　2023 年全市医疗卫生机构卫生技术人员构成情况

按机构类别分：医院卫生人员 75718 人(占全市 61.05%)，基层医疗卫生机构 42341 人(占全市 34.14%)，专业公共卫生机构 4365 人(占全市 3.52%)，其他卫生机构 1595 人(占全市 1.29%)(图 5)。

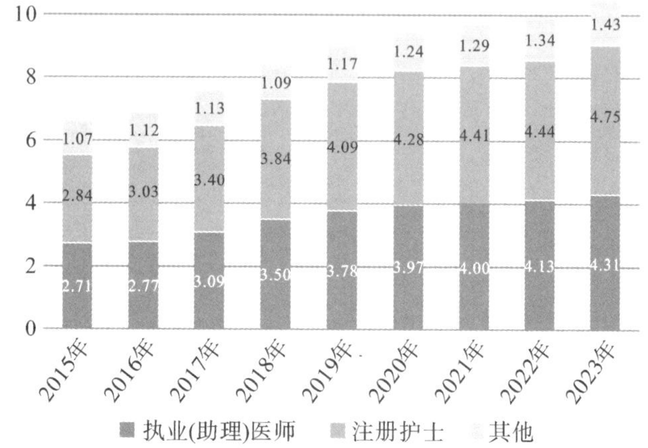

图 4　全市医疗卫生机构卫生技术人员及变化情况(单位:万人)

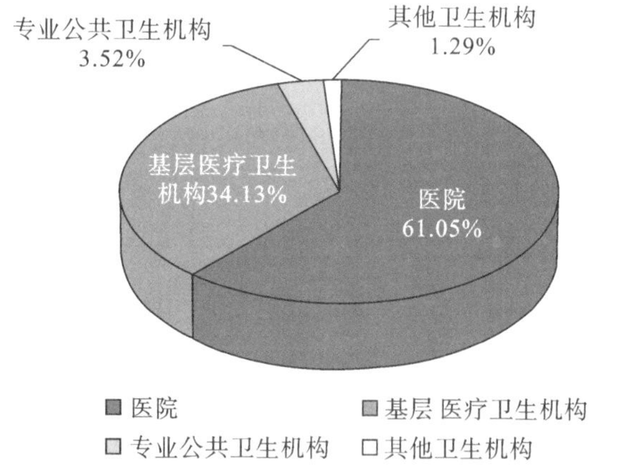

图 5　2023 年全市医疗卫生机构卫生人员分布情况

按经济类型分：公立医疗卫生机构卫生人员 78971 人(占全市 63.68%)，民营医疗卫生机构卫生人员 45048 人(占全市 36.32%)。

按医院等级分：三级医院卫生人员 47376 人(占全市 38.20%)，二级医院 18932 人(占全市 15.27%)，一级医院 6753 人(占全市 5.45%)，未定级医院 2657 人(占全市 2.14%)。

二、医疗服务

(一)门诊量

2023 年全市各级各类医疗卫生机构总诊疗 10239.49 万人次。其中：医院 3740.51 万人次(占全市 36.53%)，基层医疗卫生机构 6373.79 万人次(占全市 62.25%)，专业公共卫生机构 114.78 万人次(占全市 1.12%)，其他卫生机构 10.41 万人次(占全市 0.10%)。与 2022 年相比，全市各级各类医疗卫生机构总诊疗增加 1588.43 万人次，增幅为 18.36%。其中：医院增加 380.10 万人次，增幅为 11.31%；基层医疗卫生机构增加 1208.40 万人次，增幅为 23.39%；专业公共卫生机构增加 1.32 万人次，增幅为 1.16%；其他卫生机构减少 1.39 万人次，减幅为 11.77%(图 6)。

按经济类型分：公立医疗卫生机构总诊疗 6323.72 万人次(占全市 61.76%)，民营医疗卫生机构 3915.77 万人次(占全市 38.24%)。

按医院等级分：三级医院总诊疗 2784.63 万人次(占全市 27.19%)，二级医院 555.22 万人次(占全市 5.42%)，一级医院 316.37 万人次(占全市 3.09%)，未定级医院 84.29 万人次(占全市 0.82%)。

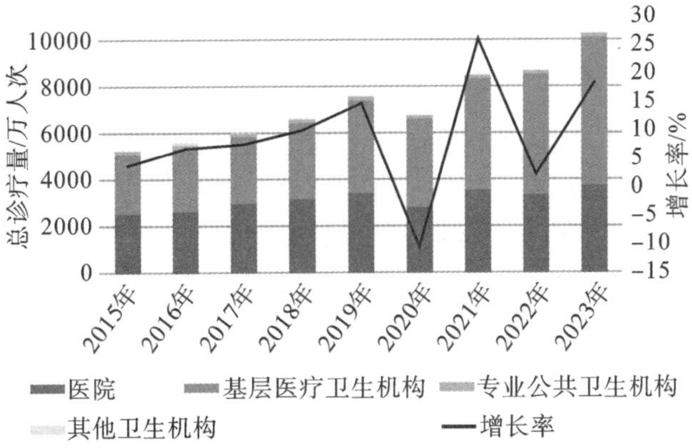

图 6　全市医疗卫生机构总诊疗量及增长率

(二)住院量

2023 年全市各级各类医疗卫生机构入院人数 204.59 万人。其中，医院 184.28 万人(占全市 90.07%)，基层医疗卫生机构 18.93 万人(占全市 9.25%)，专业公共卫生机构 1.33 万人(占全市 0.65%)，其他卫生机构 0.05 万人(占全市 0.02%)。与 2022 年相比，全市各级各类医疗卫生机构入院人数增加 46.88 万人，增幅为 29.73%。其中：医院增加 38.94 万人，增幅为 26.79%；基层医疗卫生机构增加 7.73 万人，增幅为 68.96%；专业公共卫生机构增加 0.20 万人，增幅为 18.41%；其他卫生机构增加 0.01 万人，增幅为 26.68%(图 7)。

按经济类型分：公立医疗卫生机构入院人数 178.10 万人(占全市 87.05%)，民营医疗卫生机构 26.49 万人(占全市 12.95%)。

按医院等级分：三级医院入院人数 140.92 万人(占全市 68.88%)，二级医院 30.43 万人(占全市 14.88%)，一级医院 8.48 万人(占全市 4.14%)，未定级医院 4.45 万人(占全市 2.17%)。

(三)医院医师工作负荷

2023 年，全市医院医师日均担负诊疗 6.7 人次、住院 1.9 床日。其中，公立医院医师日均担负诊疗 7.5 人次、住院 2.0 床日(表 1)。

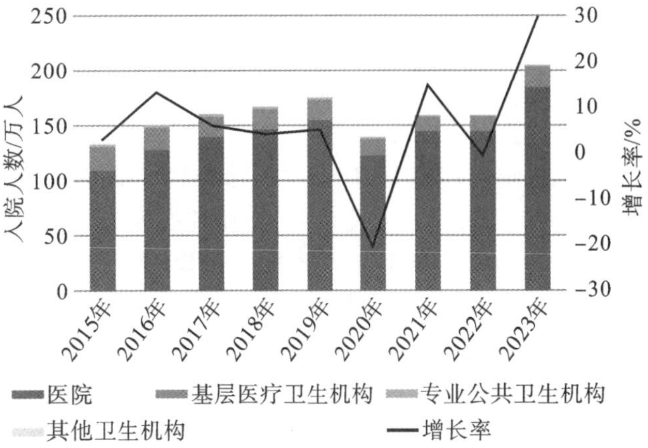

图 7　全市入院人数情况及增长率

表 1　医院医师担负工作量

机构类别	医师人均全年担负		医师人均每日担负	
	诊疗人次	住院床日	诊疗人次	住院床日
医院	1662.7	710.6	6.7	1.9
按医院等级分：三级医院	1890.6	727.6	7.6	2.0
二级医院	1152.2	883.4	4.6	2.4
一级医院	1377.9	345.7	5.5	0.9
按经济类型分：公立医院	1866.3	717.8	7.5	2.0
民营医院	1003.5	687.3	4	1.9

(四)床位使用

2023 年，全市医疗卫生机构病床使用率为 73.93%。其中，医院 78.15%，基层医疗卫生机构 48.15%。全市医疗卫生机构出院者平均住院日为 8.3 天，其中：医院 8.4 天，基层医疗卫生机构 6.8 天。与 2022 年相比，全市医疗卫生机构病床使用率提高 14.03 个百分点，其中：医院提高 13.76 个百分点，基层医疗卫生机构提高 16.14 个百分点。全市出院者平均住院日增加 0.1 天，其中：医院增加 0.1 天，基层医疗卫生机构减少 0.6 天。

按经济类型分：公立医疗卫生机构病床使用率为

80.07%，民营医疗卫生机构为 57.35%。公立医疗机构出院者平均住院日为 7.7 天，民营医疗卫生机构为 12.4 天。

按医院等级分：三级医院病床使用率为 89.83%，二级医院 68.45%，一级医院 45.38%。三级医院出院者平均住院日 7.5 天，二级医院 12.7 天，一级医院 9.8 天。

三、病人医药费用

（一）医院病人医药费用

2023 年，医院门诊病人次均诊疗费 367.1 元，按当年价格比 2022 年增长 0.55%；住院病人人均住院费 12296.9 元，按当年价格比 2022 年降低 8.20%；出院者平均每日住院医疗费用 1459.1 元。

（二）基层医疗卫生机构病人医药费用

2023 年，社区卫生服务中心门诊病人次均诊疗费 127.1 元，按当年价格比 2022 年增加 0.47%；住院病人人均住院费 3892.2 元，按当年价格比 2022 年降低 14.16%。卫生院门诊病人次均诊疗费 96.1 元，按当年价格比 2022 年降低 0.93%；住院病人人均住院费 3450.4 元，按当年价格比 2022 年降低 14.78%；出院者平均每日住院医疗费用 497.0 元。

四、中医药服务

（一）中医类医疗机构、床位及人员数

2023 年底，全市中医类医疗卫生机构 857 个，比 2022 年增加 50 个。其中，中医类医院 45 个（三级医院 4 个、二级医院 18 个、一级医院 18 个、未定级医院 5 个），中医类门诊部、诊所、卫生所、医务室 812 个。与 2022 年相比，中医类医院增加 2 个，中医类门诊部及诊所增加 48 个。

2023 年年底，全市中医类医院床位 9129 张，比 2022 年增加 1239 张。

2023 年年底，全市中医类医疗卫生机构卫生人员 12649 人，比 2022 年增加 1061 人（增长 9.16%），其中中医类医院增加 299 人，中医类门诊部、诊所增加 272 人。

（二）中医医疗服务

2023 年，全市中医类医院总诊疗 409.71 万人次，中医类医院出院人数 23.72 万人。

五、疾病控制与公共卫生

（一）免疫规划

2023 年，持续夯实免疫防线，扎实开展“预防接种服务能力提升年”活动，适龄儿童国家免疫规划疫苗全程接种率 98.76%，12 种疫苗报告接种率均在 95%以上，乙肝疫苗首针及时接种率 97.10%；在全省首批建立 21 家特殊健康状态儿童预防接种评估和接种门诊体系，实现市、区两级全覆盖；新增预防接种门诊 12 个，其中成人预防接种门诊 7 个，全市现有独立成人预防接种门诊 70 个，数量和覆盖率均居全省首位。

（二）结核病防治

2023 年，全市肺结核患者成功治疗率 96.90%，病原学阳性患者耐药筛查率 98.88%；对高校学生、畜牧养殖人员、老年人、结核病医务工作者等重点人群 5400 余名人员开展结核病潜伏感染筛查。莱西市获批省级“消除结核病先行区”创建地区。

（三）地方病防治

2023 年，继续保持无疟疾本地病例，持续消除碘缺乏病，饮水型氟中毒达到控制目标；举办全市地方病、疟疾防治工作多部门会商会，进一步强化多部门联防联控机制；持续开展居民碘盐监测、重点人群碘营养调查；对全市 7 个饮水型氟中毒病区（市）1146 个病区村实现监测全覆盖，对全市 40 例氟骨症患者进行规律健康随访。

六、妇幼卫生

（一）妇幼保健

2023 年，孕产妇系统管理率 96.04%，3 岁以下儿童系统管理率 95.68%，7 岁以下儿童健康管理率 98.78%。

（二）孕产妇死亡率

2023 年，孕产妇死亡率为 4.84/10 万，维持在较低水平。

（三）5 岁以下儿童死亡率

2023 年，全市婴儿死亡率 1.50‰，5 岁以下儿童死亡率 2.34‰；婴儿死亡率比 2022 年下降 0.16 个千分点，5 岁以下儿童死亡率比 2022 年下降 0.48 个千分点。

（四）国家免费孕前优生项目

2023 年，全市为 57893 人提供孕前优生健康检查服务，国家免费孕前优生目标人群覆盖率达 99.13%。

（五）婚前检查保健

2023 年，全市婚前医学检查率为 88.16%。全市完成避孕节育服务 106962 例。

（六）妇女病查治

全市进行宫颈癌检查302338人，乳腺癌检查330958人。其中，全市适龄妇女“两癌”检查项目进行宫颈癌检查187999人，乳腺癌检查188811人。

七、食品安全与卫生监督

（一）食品安全风险监测

2023年，制定印发2023年青岛市食品安全风险监测方案，完成特殊膳食食品、肉及肉制品、水产及其制品等21大类2300余份样本采集，获得检测数据2.75万条，涵盖理化、微生物、放射所有检测项目。在全省率先建立市级食源性疾病监测信息系统平台，全市3100余家各级各类食源性疾病监测哨点医疗机构实现与市级平台对接，全面构建区市、镇街、村居一体化监测平台。2023年，全市食源性疾病病例上报10万余例，有效处置食源性疾病暴发事件155起，切实推进食源性疾病监测工作落地见效。

（二）公共场所卫生监督

2023年，全市公共场所卫生被监督单位11200个，专职从业人员70905人，持健康合格证明人数占98.43%。经常性卫生监督16998户次，监督覆盖率为99.97%，依法查处案件1375件。

（三）生活饮用水卫生监督

2023年，全市生活饮用水卫生（供水）被监督单位188个，供管水人员1172人，持健康合格证明人数占97.61%。经常性卫生监督275户次，监督覆盖率为100%，依法查处案件26件。

（四）消毒产品生产企业及餐饮具集中消毒单位卫生监督

2023年，全市消毒产品被监督单位146家，专职从业人员1514人。经常性卫生监督502户次，依法查处案件74件。2023年全市餐饮具集中消毒单位13家，监督覆盖率100%，监督检查62户次，依法查处案件16件。

（五）医疗卫生、采供血和传染病防治监督

2023年，医疗卫生经常性卫生监督10406户次，监督覆盖率99.99%，依法查处案件841件。全市采供血专业经常性卫生监督2户次。传染病防治被监督单位8127家，经常性卫生监督9910户次，监督覆盖率100%，依法查处案件821件。

八、人口家庭

（一）落实生育政策，推动全市人口均衡发展

2023年全市户籍人口出生4.41万人，出生率为5.20‰，二孩占比为40.36%，三孩占比为6.91%，出生人口性别比为107.02。每千人托位数3.63个。实施积极应对人口老龄化国家战略，实施三孩生育政策及配套支持措施，改革服务管理制度，提升家庭发展能力，推动实现适度生育水平，促进人口长期均衡发展。

（二）计划生育家庭奖励和扶助政策

2023年计划生育家庭“两项制度”投入资金6.58亿元，比2022年增加0.98亿元；为43.6万人落实农村部分计划生育家庭奖励扶助待遇；为2.18万人落实计划生育家庭特别扶助待遇。

九、老年人口

（一）医养结合机构

2023年，全市两证齐全的“医办养”“养办医”型医养结合机构172家。全市新增4家社区成功被评全国示范性老年友好型社区。

（二）老年友善机构、安宁疗护试点

全市公立综合性医院、康复医院、护理院和基层医疗机构等建成市、区两级老年友善医疗机构200家。推进基层安宁疗护试点基地建设，全市安宁疗护试点基地35家，开放床位502张。

注解：

（1）医疗卫生机构包括医院、基层医疗卫生机构、专业公共卫生机构、其他医疗卫生机构。

（2）公立医院指经济类型为国有和集体办的医院（含政府办医院）。

（3）民营医院指公立医院以外的其他医院，包括联营、股份合作、私营、台港澳投资和外国投资等医院。

（4）基层医疗卫生机构包括社区卫生服务中心（站）、街道卫生院、乡镇卫生院、村卫生室、门诊部、诊所（医务室）。

（5）专业公共卫生机构包括疾病预防控制中心、专科疾病防治机构、妇幼保健机构、健康教育机构、急救中心（站）、采供血机构、卫生监督机构、计划生育技术服务机构。

（6）政府办医疗卫生机构指卫生、教育、民政、公安、司法、兵团等行政部门举办的医疗卫生机构。

(7)中医类医疗卫生机构包括中医、中西医结合、民族医的医院、门诊部、诊所及科研机构。

(8)卫生人员包括卫生技术人员、乡村医生和卫生员、其他技术人员、管理人员、工勤技能人员。按在岗职工数统计,包括在编、合同制、返聘和临聘半年以上人员。

(9)卫生技术人员包括执业医师、执业助理医师、注册护士、药师(士)、检验及影像技师(士)、卫生监督员和见习医(药、护、技)师(士)等卫生专业人员,包括从事临床或监督工作并同时从事管理工作的人员(如院长、书记等)。

(10)每千人口卫生技术人员数、执业(助理)医师数、注册护士数、医疗卫生机构床位数均按常住人口计算。

2023 年青岛市医疗卫生机构、床位、人员数

机构分类	机构个数	编制床位数	实有床位数	编制人数	在岗职工																
					合计	卫生技术人员												其他技术人员	管理人员		工勤技能人员
						小计	执业(助理)医师		注册护士	药师(士)	技师(士)				卫生监督员	其他			小计	仅从事管理的人员	
							小计	执业医师			小计	检验师	影像师	康复师		小计	见习医师				
总计	8980	70997	69611	66211	124019	104894	43106	38256	47515	4997	6157	3506	1385	928	235	2886	515	5435	9973	4547	6360
一、医院	358	60255	60226	51482	75718	65069	22578	21671	33543	3123	4149	2121	934	808	0	1676	255	3294	6743	2980	4375
综合医院	177	32474	31890	33296	45884	39956	14258	13832	20393	1780	2460	1284	631	299	0	1065	106	1726	4006	1785	2417
中医医院	42	7827	8380	7562	9731	8503	3201	3038	3929	554	573	275	131	158	0	246	91	438	1048	330	460
中西医结合医院	3	785	749	996	1057	902	316	305	407	99	64	30	9	25	0	16	4	110	17	17	28
专科医院	127	18527	18579	9628	18877	15582	4772	4470	8727	685	1049	531	163	324	0	349	54	1020	1652	839	1436
护理院(中心)	9	642	628	0	169	126	31	26	87	5	3	1	0	2	0	0	0	0	20	9	34
二、基层医疗卫生机构	8500	8842	7873	10092	42341	35564	19035	15150	12814	1752	1192	669	401	82	0	773	193	1565	2425	1004	1425
社区卫生服务中心(站)	326	1610	1021	2474	8496	7216	3369	3040	2661	694	347	222	89	26	0	145	26	575	639	277	428
社区卫生服务中心	104	1588	935	2303	5389	4560	2077	1865	1675	428	263	165	68	21	0	117	23	375	400	178	276
社区卫生服务站	222	22	86	171	3107	2656	1292	1175	986	266	84	57	21	5	0	28	3	200	239	99	152
卫生院	100	7232	6634	7335	8282	7088	2758	2368	2686	563	568	325	200	30	0	513	119	583	613	220	391
村卫生室	3832	—	0	—	5193	2416	2281	596	120	15	0	0	0	0	—	0	0	0	0	0	0
门诊部	409	0	218	180	6501	5401	2614	2278	2317	208	217	112	93	1	0	45	12	304	488	258	538
诊所、卫生所、医务室	3833	0	0	103	13869	13443	8013	6868	5030	272	60	10	19	25	0	70	36	103	685	249	68

（续表）

机构分类	机构个数	编制床位数	实有床位数	编制人数	在岗职工 合计	卫生技术人员 小计	执业(助理)医师 小计	执业(助理)医师 执业医师	注册护士	药师(士)	技师(士) 小计	技师(士) 检验师	技师(士) 影像师	技师(士) 康复师	卫生监督员	其他 小计	其他 见习医师	其他技术人员	管理人员 小计	管理人员 仅从事管理的人员	工勤技能人员
三、专业公共卫生机构	79	775	583	3977	4365	3295	1234	1184	855	99	498	452	24	10	234	375	62	380	650	477	213
疾病预防控制中心	41	0	0	1680	1565	1124	552	546	76	15	299	284	4	1	2	180	35	169	336	245	27
专科疾病防治院(所、站)	6	264	224	280	257	193	67	63	78	13	20	12	3	4	0	15	2	21	31	19	24
妇幼保健机构	12	511	359	993	1592	1288	511	475	520	70	119	97	17	5	0	68	24	111	139	106	87
急救中心(站)	7	0	0	277	248	160	56	52	97	1	4	3	0	0	0	2	1	27	24	21	40
采供血机构	1	0	0	231	254	188	48	48	84	0	56	56	0	0	0	0	0	26	22	22	18
卫生监督所(中心)	12	0	0	516	449	342	0	0	0	0	0	0	0	0	232	110	0	26	98	64	17
四、其他卫生机构	43	1125	929	660	1595	966	259	251	303	23	318	264	26	28	1	62	5	196	155	86	347
康复医疗机构	12	1125	929	588	708	423	178	174	171	13	52	16	8	28	0	9	3	73	41	29	183
临床检验中心(所、站)	7	0	0	41	321	150	16	14	13	0	118	118	0	0	1	2	2	56	54	32	83
健康体检中心	2	0	0	0	66	61	21	20	32	0	8	4	4	0	0	0	0	1	4	3	1
医疗辅助性机构	21	0	0	0	469	312	44	43	87	10	140	126	14	0	0	31	0	55	56	22	80
其他	1	0	0	31	31	20	0	0	0	0	0	0	0	0	0	20	0	11	0	0	0

注：1. 本表在岗职工口径为卫生技术人员＋其他技术人员＋仅从事管理的人员＋工勤技能人员；卫生技术人员口径为执业医师＋执业助理医师＋注册护士＋药师(士)＋技师(士)＋其他卫生技术人员；技师(士)口径为检验技师(士)＋影像技师(士)＋康复技师(士)。

2. 本表人员合计中包括乡村医生 2762 人、卫生员 15 人和卫生所乡村医师 4 人；不含乡镇卫生院在村卫生室工作的执业(助理)医师、注册护士。

2023 年青岛市医疗卫生机构收入与支出

机构分类	总收入/万元				总费用/万元			总支出中：人员经费/万元	人均人员经费/万元
	小计	财政拨款收入	事业收入		小计	业务活动费和单位管理费用	财政项目拨款费用		
			小计	医疗收入					
总计	5542676	987393	4323245	4277768	5201201	4837170	238233	2218703	17.89
一、医院	4351872	586726	3671083	3651197	4080729	3970616	159448	1713643	22.63
综合医院	2974116	363659	2544268	2528414	2811323	2767413	79420	1171692	25.54
中医医院	414585	53207	356196	355794	412703	407216	11355	190067	19.53
中西医结合医院	47092	11271	34735	34735	46556	44111	7989	24034	22.74
专科医院	913570	158589	733377	729747	807915	750110	60684	327237	17.34
护理院(中心)	2509	0	2507	2507	2232	1766	0	614	3.63
二、基层医疗卫生机构	899467	210199	606741	593994	850015	612103	0	378166	8.93
社区卫生服务中心(站)	333742	80640	234961	229966	311961	300813	0	100755	11.86
社区卫生服务中心	229757	73202	139311	137764	217842	214087	0	77704	14.42
社区卫生服务站	103985	7438	95650	92202	94120	86726	0	23051	7.42
卫生院	282768	129560	135794	135794	315821	311290	0	172603	20.84
村卫生室	43624	—	29406	21655	34596	—	—	15967	3.07
门诊部	111346	0	102152	102152	90156	0	0	38119	5.86
诊所、卫生所、医务室	127986	0	104427	104427	97482	0	0	50722	3.66

（续表）

机构分类	总收入/万元				总费用/万元			总支出中：人员经费/万元	人均人员经费/万元
	小计	财政拨款收入	事业收入		小计	业务活动费和单位管理费用	财政项目拨款费用		
			小计	医疗收入					
三、专业公共卫生机构	210626	181731	26327	23585	204119	203582	77702	103041	23.61
疾病预防控制中心	115549	110711	2735	0	103649	103225	45385	44875	28.67
专科疾病防治院（所、站）	5749	2251	3465	3465	6968	6967	605	3461	13.47
妇幼保健院（所、站）	46871	26426	20124	20121	50576	50469	8626	28327	17.79
急救中心（站）	10939	10871	0	0	10919	10919	5470	5286	21.31
采供血机构	16630	16616	4	0	17045	17039	16513	7952	31.31
卫生监督所（中心）	14888	14856	0	0	14962	14962	1103	13140	29.26
四、其他卫生机构	80712	8738	19095	8992	66338	50868	1083	23853	14.95
疗养院	24039	6546	11742	8992	23086	21505	1083	13089	18.49
临床检验中心（所、站）	25475	0	4724	0	14675	10039	0	4744	14.78
其他	31199	2192	2629	0	28577	19324	0	6020	10.64

2023年青岛市医疗卫生机构门诊服务情况

机构分类	总诊疗人次数							核酸检测人次数	互联网诊疗服务人次数	健康检查人数	总诊疗人次数中			预约诊疗人次占总诊疗人次百分比/%
	总计	门、急诊人次			家庭卫生服务人次数	预约诊疗人次数	外籍患者诊疗人次数				上级医院向下转诊人次数	向上级医院转诊人次数	中医治未病服务人次数	
		小计	门诊人次	急诊人次										
总计	102394863	95313395	90493338	4820057	3138985	12969304	285475	3659875	616164	4335078	6805	28125	451132	12.67
一、医院	37405141	36016793	31845905	4170888	121038	12771603	285450	3442852	435711	2035252	0	0	0	34.14
综合医院	25375411	24719721	21619290	3100431	117298	8776025	260090	3218283	363412	1181478	0	0	0	34.58
中医医院	3753647	3393395	3042426	350969	3572	1199803	268	117958	43997	470667	0	0	0	31.96
中西医结合医院	343441	326761	294493	32268	168	49878	0	28496	10	30447	0	0	0	14.52
专科医院	7910590	7554946	6867726	687220	0	2745897	25092	78115	28292	345460	0	0	0	34.71
护理院(中心)	22052	21970	21970	0	0	0	0	0	0	7200	0	0	0	0.00
二、基层医疗卫生机构	63737888	58142498	57736704	405794	3017947	0	0	203986	179539	2085360	6805	28125	451132	0.00
社区卫生服务中心(站)	17955837	16153917	15872629	281288	1540984	0	0	1646	30826	932901	4698	18992	401693	0.00
社区卫生服务中心	10475620	9094113	8945418	148695	1022130	0	0	1646	19360	653120	3014	8393	188475	0.00
社区卫生服务站	7480217	7059804	6927211	132593	518854	0	0	0	11466	279781	1684	10599	213218	0.00
卫生院	8035464	6924012	6799506	124506	1476963	0	0	202340	85142	350410	2107	9133	49439	0.00
村卫生室	13343119	12505701	12505701	—	—	0	0	0	—	—	0	0	0	0.00
门诊部	3523823	2637721	2637721	0	0	0	0	0	56933	802031	0	0	0	0.00
诊所、卫生所、医务室	20879645	19921147	19921147	0	0	0	0	0	6638	18	0	0	0	0.00
三、专业公共卫生机构	1147765	1101897	858522	243375	0	190248	25	8033	914	128237	0	0	0	0.00
专科疾病防治院(所、站)	58346	58346	58346	0	0	0	0	111	0	4149	0	0	0	0.00
妇幼保健院(所、站)	853111	807243	800176	7067	0	190248	25	7922	914	124088	0	0	0	0.00
急救中心(站)	236308	236308	0	236308	0	0	0	0	0	0	0	0	0	0.00
四、其他机构	104069	52207	52207	0	0	7453	0	5004	0	86229	0	0	0	0.00
康复医疗机构	104069	52207	52207	0	0	7453	0	5004	0	86229	0	0	0	0.00

2023 年青岛市医疗卫生机构住院服务情况

机构分类	入院人数	出院人数		转往基层医疗卫生机构人数	基层转入医院人数	其中:按病种付费出院人数	规范实施临床路径管理的出院人数	住院病人手术人次数	每百门急诊的入院人数	死亡率/%	医院向基层医疗卫生机构转诊率/%	基层医疗卫生机构向医院转诊率/%
		小计	死亡									
总计	2045908	2037912	12903	5940	5700	918598	683002	723192	3.41	0.63	0.29	0.28
一、医院	1842832	1836048	12831	5940	0	914487	678542	708811	5.11	0.70	0.32	0.00
综合医院	1255962	1253424	8753	3309	0	706938	516031	536832	5.08	0.70	0.26	0.00
中医医院	218419	218210	2166	1110	0	83127	72905	38534	6.44	0.99	0.51	0.00
中西医结合医院	19459	18963	291	435	0	2596	8651	1147	5.96	1.53	2.29	0.00
专科医院	345558	342294	1616	1086	0	121826	80955	132298	4.57	0.47	0.32	0.00
护理院(中心)	3434	3157	5	0	0	0	0	0	15.63	0.16	0.00	0.00
二、基层医疗卫生机构	189320	188127	65	0	5700	0	5700	8484	0.82	0.03	0.00	3.03
社区卫生服务中心(站)	12142	11990	5	0	0	0	0	390	0.08	0.04	0.00	0.00
社区卫生服务中心	11739	11587	5	0	0	0	0	390	0.13	0.04	0.00	0.00
社区卫生服务站	403	403	0	0	0	0	0	0	0.01	0.00	0.00	0.00
卫生院	170778	169737	60	0	5700	0	0	8094	2.47	0.04	0.00	3.36
门诊部	6400	6400	0	0	0	0	0	0	—	0.00	0.00	0.00
三、专业公共卫生机构	13286	13138	7	0	0	4111	4460	5897	1.53	0.05	0.00	0.00
专科疾病防治院(所、站)	2293	2246	7	0	0	1269	771	817	3.93	0.31	0.00	0.00
妇幼保健院(所、站)	10993	10892	0	0	0	2842	3689	5080	1.36	0.00	0.00	0.00
四、其他机构	470	599	0	0	0	0	0	0	0.90	0.00	0.00	0.00
康复医疗机构	470	599	0	0	0	0	0	0	0.90	0.00	0.00	0.00

2023 年青岛市医疗卫生机构病床使用情况

机构分类	实际开放总床位/床日	平均开放病床数/张	实际占用总床日数/床日	出院者占用总床日数	观察床数/张	全年开设家庭病床总数/张	病床周转次数	病床工作日/日	病床使用率/%	出院者平均住院日
总计	23547462	64514	17408284	16850288	1684	4042	31.6	269.8	73.93	8.3
一、医院	20455195	56042	15985790	15474155	1099	735	32.8	285.2	78.15	8.4
综合医院	11149873	30548	8700844	8579900	783	617	41.0	284.8	78.04	6.8
中医医院	2508991	6874	2055395	2023119	145	71	31.7	299.0	81.92	9.3
中西医结合医院	275429	755	211547	210134	11	46	25.1	280.3	76.81	11.1
专科医院	6322031	17321	4918277	4515709	157	1	19.8	284.0	77.80	13.2
护理院(中心)	198871	545	99727	145293	3	0	5.8	183.0	50.15	46.0
二、基层医疗卫生机构	2714668	7437	1307095	1278373	559	3307	25.3	175.7	48.15	6.8
社区卫生服务中心(站)	292701	802	101041	99986	321	3039	15.0	126.0	34.52	8.3
社区卫生服务中心	263131	721	90496	89441	214	1151	16.1	125.5	34.39	7.7
社区卫生服务站	29570	81	10545	10545	107	1888	5.0	130.2	35.66	26.2
卫生院	2421967	6636	1206054	1178387	238	268	25.6	181.8	49.80	6.9
三、专业公共卫生机构	198461	544	86609	85039	16	0	24.2	159.3	43.64	6.5
专科疾病防治院(所、站)	81760	224	40263	36108	10	0	10.0	179.7	49.25	16.1
妇幼保健院(所、站)	116701	320	46346	48931	6	0	34.1	145.0	39.71	4.5
四、其他机构	179138	491	28790	12721	10	0	1.2	58.7	16.07	21.2
康复医疗机构	179138	491	28790	12721	10	0	1.2	58.7	16.07	21.2

2023年青岛市孕产妇保健和健康情况

行政区划	机构名称	产妇数	孕产妇保健情况管理																	
			产妇早孕建册		产妇产前检查情况						孕产妇产前筛查				孕产妇产前诊断				产妇产后访视	
			人数	占比/%	产检		产检≥5次		早检		筛查人数	占比/%	高危		诊断人数	占比/%	确诊		人数	占比/%
					人数	占比/%	人数	占比/%	人数	占比/%			人数	占比/%			人数	占比/%		
	全市总计	56679	55394	97.73	56524	98.87	55220	96.59	55394	96.89	56358	99.43	5515	9.79	41217	72.72	4511	10.94	55415	96.93
市南区	青岛市市南区妇幼保健计划生育服务中心	1334	1315	98.58	1329	97.94	1315	96.90	1315	96.90	1319	98.88	86	6.52	1313	98.43	116	8.83	1326	97.72
市北区	青岛市市北区妇幼保健计划生育服务中心	4945	4916	99.41	4916	98.18	4858	97.02	4916	98.18	4945	100.00	563	11.39	4945	100.00	492	9.95	4858	97.02
李沧区	青岛市李沧区妇幼保健计划生育服务中心	5826	5785	99.30	5826	99.12	5785	98.42	5785	98.42	5795	99.47	524	9.04	5230	89.77	672	12.85	5610	95.44
崂山区	青岛市崂山区妇幼保健计划生育服务中心	1947	1878	96.46	1947	99.08	1873	95.32	1878	95.57	1938	99.54	216	11.15	637	32.72	66	10.36	1919	97.66
西海岸新区	青岛西海岸新区妇幼保健计划生育服务中心	6975	6797	97.45	6975	99.01	6785	96.31	6797	96.48	6808	97.61	640	9.40	6418	92.01	393	6.12	6785	96.31
黄岛区	青岛市黄岛区妇幼保健院	4836	4740	98.01	4836	99.38	4703	96.65	4740	97.41	4781	98.86	605	12.65	3913	80.91	564	14.41	4758	97.78
城阳区	青岛市城阳区妇幼保健计划生育服务中心	9520	9220	96.85	9415	97.70	9216	95.63	9220	95.67	9486	99.64	795	8.38	4622	48.55	664	14.37	9213	95.60
即墨区	青岛市即墨区妇幼保健计划生育服务中心	7620	7391	96.99	7618	99.76	7362	96.41	7391	96.79	7620	100.00	746	9.79	5073	66.57	471	9.28	7426	97.25
胶州市	胶州市妇幼保健计划生育服务中心	5850	5758	98.43	5842	98.80	5755	97.33	5758	97.38	5850	100.00	484	8.27	3627	62.00	420	11.58	5771	97.60
平度市	平度市妇幼保健院	5100	4991	97.86	5100	99.28	4966	96.67	4991	97.16	5100	100.00	536	10.51	2876	56.39	346	12.03	5034	97.99
莱西市	莱西市妇幼保健计划生育服务中心	2726	2603	95.49	2720	99.63	2602	95.31	2603	95.35	2716	99.63	320	11.78	2563	94.02	307	11.98	2715	99.45

2023 年青岛市 7 岁以下儿童保健和健康情况

行政区划	机构名称	儿童数		6 个月内婴儿纯母乳喂养情况			7 岁以下儿童保健服务						0～6 岁儿童眼保健和视力检查				
					6 个月内纯母乳喂养		新生儿访视		7 岁以下儿童健康管理		3 岁以下儿童系统管理		0～6 岁儿童眼保健和视力检查		6 岁儿童视力检查		
		7 岁以下	3 岁以下	母乳喂养调查人数	人数	占比/%	人数	占比/%	人数	占比/%	人数	占比/%	人数	覆盖率/%	检查人数	视力不良检出人数	视力不良检出率/%
全市总计		609826	224990	48670	40591	83.40	55509	97.09	602386	98.78	215262	95.68	602351	98.77	144256	7492	5.19
市南区	青岛市市南区妇幼保健计划生育服务中心	20823	6098	1678	1588	94.64	1230	90.64	20615	99.00	5822	95.47	20615	99	5317	670	12.60
市北区	青岛市市北区妇幼保健计划生育服务中心	53067	19001	2046	1662	81.23	4782	95.51	52579	99.08	18068	95.09	52579	99.08	14107	680	4.82
李沧区	青岛市李沧区妇幼保健计划生育服务中心	57888	21513	8600	6306	73.33	5739	97.64	57412	99.18	20442	95.02	57412	99.18	12954	819	6.32
崂山区	青岛市崂山区妇幼保健计划生育服务中心	26949	11300	1154	1007	87.26	1935	98.47	26604	98.72	10738	95.03	26604	98.72	5404	588	10.88
西海岸新区	青岛西海岸新区妇幼保健计划生育服务中心	71529	30067	5347	4435	82.94	6800	96.52	70329	98.32	28832	95.89	70329	98.32	14462	1045	7.23
黄岛区	青岛市黄岛区妇幼保健院	55451	20714	2122	1864	87.84	4788	98.4	54496	98.28	19725	95.23	54496	98.28	14275	894	6.26

（续表）

行政区划	机构名称	儿童数		6个月内婴儿纯母乳喂养情况			7岁以下儿童保健服务						0～6岁儿童眼保健和视力检查				
		7岁以下	3岁以下	母乳喂养调查人数	6个月内纯母乳喂养		新生儿访视		7岁以下儿童健康管理		3岁以下儿童系统管理		0～6岁儿童眼保健和视力检查		6岁儿童视力检查		
					人数	占比/%	人数	占比/%	人数	占比/%	人数	占比/%	人数	覆盖率/%	检查人数	视力不良检出人数	视力不良检出率/%
城阳区	青岛市城阳区妇幼保健计划生育服务中心	89481	35735	9700	8503	87.66	9278	96.27	88239	98.61	34324	96.05	88204	98.57	18869	742	3.93
即墨区	青岛市即墨区妇幼保健计划生育服务中心	86230	25952	6750	5292	78.40	7440	97.43	85139	98.73	25303	97.5	85139	98.73	21027	1101	5.24
胶州市	胶州市妇幼保健计划生育服务中心	57286	24389	4951	4233	85.50	5847	98.88	56732	99.03	23628	96.88	56732	99.03	12815	271	2.11
平度市	平度市妇幼保健院	57749	16205	3592	3133	87.22	4998	97.29	57193	99.04	15700	96.88	57193	99.04	16419	501	3.05
莱西市	莱西市妇幼保健计划生育服务中心	33373	14016	2730	2568	94.07	2672	97.88	33048	99.03	12680	90.47	33048	99.03	8607	181	2.10

2023年青岛市人口一般情况表

地区	人口总数		已婚育龄妇女人数	领取独生子女证	
	期初	期末		人数	其中18周岁以下人数
市南区	550478	541940	77883	17204	10145
市北区	921353	926908	137213	35486	21499
李沧区	452527	462407	73586	15895	8292
崂山区	333248	338999	47968	9456	4826
黄岛区	1395296	1418849	208307	38133	15110
城阳区	615276	626962	96152	15998	6163
即墨区	1189665	1189074	168977	31574	10064
胶州市	879308	882815	129021	23069	8065
平度市	1389995	1383454	189495	38759	13700
莱西市	735750	731296	96045	19214	8542

附　　录

2023 年度“青岛好医生”名单

（按姓氏笔画排序）

于海玲　青岛市妇女儿童医院
王　开　青岛大学附属医院
王　玲　青岛市中心（肿瘤）医院
王　锐　青岛市市北区人民医院
王均志　青岛市城阳区人民医院
王明臻　青岛市口腔医院
王海平　青岛阜外心血管病医院
孔伶俐　青岛市精神卫生中心
冯国昌　青岛市疾病预防控制中心
兰淑娟　青岛市老年病医院
司海朋　山东大学齐鲁医院（青岛）
吕少萍　青岛市中心（肿瘤）医院
刘　柱　青岛西海岸新区灵珠山街道社区卫生服务中心
刘　涛　山东大学齐鲁医院（青岛）
刘万来　青岛市急救中心
刘同赏　青岛市第八人民医院
刘秀香　青岛市妇女儿童医院
许丰强　青岛大学附属医院
苏海涛　青岛市胸科医院
杜春华　青岛大学附属医院
李　娜　青岛市市南区中西医结合医院
李正光　青岛市中医医院（市海慈医院）
李成君　青岛西海岸新区中医医院
李勇士　平度市第二人民医院
李雅飞　青岛市崂山区社区卫生服务中心
肖文哲　胶州市疾病预防控制中心
宋修峰　青岛市妇女儿童医院
宋俊颖　青岛市市南区疾病预防控制中心
迟雯雯　莱西市人民医院
张　静　山东第一医科大学附属青岛眼科医院
张春玲　平度市人民医院
张瑞鹏　青岛西海岸新区中心医院
陈珍燕　青岛市崂山区王哥庄街道江家土寨社区卫生室
范光学　青岛市即墨区人民医院
郑金科　莱西市市立医院
赵　磊　青岛市福彩四方众合医院
郝万明　青岛市市立医院
胡东明　青岛市第三人民医院
段建平　青岛市第六人民医院
侯增涛　青岛市中医医院（市海慈医院）
姜　志　青岛市中心血站
姜大钧　青岛市即墨区中医医院
姜秀华　青岛市李沧区永清路社区卫生服务中心
贾佳佳　青岛市城阳区疾病预防控制中心
党计锋　青岛市中医医院（市海慈医院）
高玉盛　青岛市胶州中心医院

郭　华　胶州市中医医院

崔建涛　青岛市李沧区妇幼保健计划生育服务中心

葛　忠　青岛市市立医院

颜芳龄　青岛市城阳区上马街道社区卫生服务中心

2023年度“青岛好护士”名单

（以姓氏笔画排序）

卜晓翠　青岛大学附属心血管病医院主管护师

于　凤　海军第九七一医院副主任护师

于志华　青岛市城阳区河套街道卫生院主管护师

于莉莉　青岛市中心医院北部院区副主任护师

于雪芝　青岛市即墨区中医医院主任护师

王　俊　青岛市第五人民医院主管护师

王　琳　青岛市李沧区湘潭路街道社区卫生服务中心副主任护师

王　瑜　青岛市第八人民医院护师

王升英　青岛市市立医院副主任护师

王丽君　青岛阜外心血管病医院副主任护师

王亭芝　青岛市第三人民医院主管护师

王婷婷　青岛市中医医院（市海慈医院）副主任护师

毛宏元　山东大学齐鲁医院（青岛）主管护师

叶海燕　青岛市中医医院（市海慈医院）主管护师

匡荣岩　青岛市胶州中心医院主管护师

刘　芳　青岛市崂山区沙子口卫生院主管护师

刘海瑛　海军第九七一医院主管护师

齐清华　青岛市中心（肿瘤）医院主管护师

安淑华　青岛西海岸新区人民医院副主任护师

孙　芳　胶州市妇幼保健计划生育服务中心副主任护师

孙　娟　青岛市李沧区中心医院主管护师

孙卫英　平度市人民医院副主任护师

苏晓菲　青岛市第六人民医院主管护师

李　俊　青岛市中心（肿瘤）医院主管护师

李　蕊　胶州市心理康复医院副主任护师

李海燕　青岛市妇女儿童医院主管护师

李维琳　青岛市妇女儿童医院主管护师

李媛媛　青岛市市北区同安路街道社区卫生服务中心主管护师

杨　晶　山东省慢性病医院（山东省康复中心）主管护师

张　颖　青岛市市南区湛山街道延安三路社区卫生服务中心副主任护师

张红磊　莱西市夏格庄中心卫生院主管护师

张丽丽　青岛市口腔医院主管护师

陈　波　山东大学齐鲁医院（青岛）主管护师

尚全伟　青岛大学附属医院副主任护师

周　艳　青岛市市南区中西医结合医院副主任护师

周恩亮　莱西市人民医院护师

单晓娜　山东第一医科大学附属青岛眼科医院主管护师

胡欣杰　青岛大学附属医院主管护师

钟　芸　青岛市中心血站主管护师

姜　俊　青岛市市立医院主管护师

徐　梅　青岛市城阳区人民医院副主任护师

徐　翡　平度市精神病防治院主管护师

徐静静　青岛市精神卫生中心主管护师

高苗苗　青岛市崂山区北宅卫生院主管护师

郭小伟　青岛大学附属医院副主任护师

展琳琳　青岛市急救中心主管护师

韩玉香　青岛市市北区妇幼保健计划生育服务中心副主任护师

蓝蓉蓉　青岛市即墨区人民医院主管护师

窦洪珊　青岛市市立医院主管护师

薛丹萍　青岛西海岸新区中心医院主管护师

2023 年青岛市社会办医疗机构概况

市南区社会办医疗机构

概况　2023 年，市南区有个体医疗机构 419 家，其中一级医院 5 家、门诊部 44 家、诊所 326 家、社区卫生服务中心(站)25 家、其他 19 家。新备案 38 家，新设机构 6 家，撤销备案 4 家，注销 22 家。

市南区 2023 年新增社会办医疗机构

机构名称	地址	负责人
青岛市南江西路凯祥社区卫生服务站	青岛市市南区江西路 99 号	陈世旺
青岛朗朗健康管理有限公司市南童颜惠然口腔门诊部	青岛市市南区南京路 137 号 2	王　冬
圣凯瑞赢(青岛)健康管理有限公司	青岛市市南区莱阳路 3 号、5 号 3 号楼	张福顺
青岛三江学校医务室	青岛市市南区观象二路 15 号	吕开新
山东紫徕医疗管理有限公司市南综合门诊部	青岛市市南区福州北路 1 号丙	刘新民
青岛美希优雅口腔诊所有限公司市南口腔诊所	青岛市市南区燕儿岛路 17 号戊	安子城
青岛医护百家生态康养有限公司市南云南路诊所	青岛市市南区云南路 60 号 2 层	阎红慧
青岛欢愉医疗管理有限公司市南医疗美容诊所	青岛市市南区澳门路 86 号 248 户	李　梦
青岛灿辰医疗美容有限公司市南灿辰医疗美容诊所	青岛市市南区福州南路 75 号 1 号楼 1 层网点甲	荀鑫铭
青岛爱的医术医疗服务有限公司市南潘达口腔诊所	青岛市市南区东海西路 39 号世纪大厦 4 层 B 户	李春阳
青岛美吉美尔医疗服务有限责任公司市南医疗美容诊所	青岛市市南区银川西路 7-51	张红艳
青岛乐康养老服务管理有限公司市南诊所	青岛市市南区新昌路 24 号甲 1 层	赵明强
青岛医护百家生态康养有限公司市南香港中路口腔诊所	青岛市市南区香港中路 143 号 2 号楼 1 单元 101 户	阎红慧
青岛远志医疗管理有限公司市南诊所	青岛市市南区磁山路 9 号	谷子乐
青岛洪亮永康医疗管理有限公司市南泰康和诊所	青岛市市南区南村路 25 号	田知兰
青岛玖顺康医疗服务有限公司南京路玖顺康诊所	青岛市市南区南京路 137 号 1-17 号 1 层	陈明宝
青岛艾顿医疗美容科技有限公司市南艾顿医疗美容诊所	青岛市市南区燕儿岛路 5 号乙-2	王　昌
青岛菁氧医疗美容有限公司市南菁氧医疗美容诊所	青岛市市南区南京路 66 号中天恒大厦 201 室	张春光
青岛市南福山老年公寓诊所	青岛市市南区福州北路 87 号	孙志刚
青岛博尔视光科技有限公司市南诊所	青岛市市南区高雄路 16 号 102 户	刘　英
青岛恒雅口腔健康管理有限公司市南恒雅口腔诊所	青岛市市南区延吉路 181 甲-7 号 1 层户	徐　心
市南谭玉莉口腔诊所	青岛市市南区台西四路 2 号	谭玉莉
青岛爱博恩健康科技有限公司市南医疗美容诊所	青岛市市南区延安三路 234 号(海航万邦中心)2 层第 05 号	陈景华

（续表）

机构名称	地址	负责人
青岛安芮嘉医疗美容有限公司市南万象安芮嘉医疗美容	青岛市市南区山东路6号丁10-112户	苏圣虎
青岛市南汝颜医疗咨询管理有限公司市南汝颜医疗美容诊所	青岛市市南区澳门路98号108室	杨　柳
青岛泰仁堂医疗有限公司市南体医诊所	青岛市市南区海口路12号会所	曹　倩
青岛卓妍健康管理有限公司市南区卓妍医疗美容诊所	青岛市市南区漳州二路123号甲3号楼1层	刘禹杉
青岛川和医疗美容有限公司市南川和医疗美容诊所	青岛市市南区澳门路86号百丽广场西区246、257、258	王　辉
青岛市南锦程老年公寓德立心诊所	青岛市市南区四川路70号	刘文荣
青岛利维妍医疗美容有限公司市南利维妍医疗美容诊所	青岛市市南区东海西路48号5号楼3单元102户	王殿栋
青岛花梨家美业科技有限公司市南花梨家医疗美容诊所	青岛市市南区山东路6号丁3号楼521	常彦青
天安立泰新能源技术（山东）有限公司市南立泰诊所	青岛市市南区福州南路19号泛海名人广场小区换热站附属楼	董春玲
海之恋（青岛）医疗管理有限公司市南口腔诊所	青岛市市南区香港中路10号207户南侧	刘婷婷
青岛海顾医疗服务有限公司市南海顾诊所	青岛市市南区福州南路30号	张　鑫
青岛骏逸菲妮医疗美容有限公司市南骏逸菲妮医疗美容诊所	青岛市市南区江西路93号	薛志强
青岛玥相医疗美容有限公司市南玥相医疗美容诊所	青岛市市南区山东路2号甲华仁国际大厦二期附楼北侧1、2层网点	简媛媛
青岛福家康医疗科技有限公司市南区福家康医疗美容诊所	青岛市市南区彰化路9号	杨　林
青岛千诚清颜美容有限公司市南医疗美容诊所	青岛市市南区东海西路51号16栋网H户1、2层	金香兰
青岛葆康安医疗服务有限公司市南诊所	青岛市市南区滋阳路1号网点	张荣华
青岛贞观众合健康管理有限公司市南贞观众合口腔诊所	青岛市市南区上杭路22号网点	李玉成
青岛腋秀医院有限公司市南医疗美容诊所	青岛市市南区山东路39号西附属楼	李述杰
青岛博士医疗美容医院有限公司市南蜜柚医疗美容诊所	青岛市市南区南京路11号联合大厦北侧1、2层网点	陈昇广
青岛佳德丽医疗管理有限公司市南佳德口腔诊所	青岛市市南区银川西路7-42号	陈昇广
青岛视美尔眼科诊所有限公司市南眼科诊所	青岛市市南区福州南路50号	徐尧南

市南区2023年注销社会办医疗机构

机构名称	地址	负责人
青岛市市南区八大湖街道镇江路社区卫生服务站	青岛市市南区镇江路58号	杨　涛
青岛丰硕堂医疗管理有限公司市南康丰堂诊所	青岛市市南区河北路16号	张洪义
青岛市南李医生医疗美容诊所	青岛市市南区东海西路35号1栋4单元101户	李　义
青岛美年健康科技健康管理有限公司市南银海明珠门诊部	青岛市市南区东海中路30号	李恒英
市南孙永显中医诊所	青岛市市南区宏大路28号2单元101户	孙永显

（续表）

机构名称	地址	负责人
青岛市市南区人民医院	青岛市市南区广州路 29 号；青岛市市南区观城路 49 号甲 6 号楼；青岛市市南区福清路 3 号（负 1 层、2 层）	马国欣
青岛维乐佳医疗管理有限公司市南澳门路口腔门诊部	青岛市市南区澳门路 63 号 2 号楼 E 户网点	王烁琳
青岛泽恩堂医疗管理有限公司市南泽恩堂中医诊所	山东省青岛市市南区漳州一路 19 号甲户网点	徐志荣
青岛市南佳和美诊所	青岛市市南区宁夏路 116 号 1 号楼 1 单元 102	林　丽
市南逢博中医诊所	山东省青岛市市南区宁夏路 156 号田家花园小区 22 号楼 1 单元 101	逄　博
青岛市南福山老年公寓中医诊所	青岛市市南区福州北路 87 号	孙志刚
青岛博尔视光科技有限公司市南眼科诊所	青岛市市南区香港花园 10 号楼翠圆 4 单元 102 室	孙逢适
青岛市南逢适外科诊所	青岛市市南区香港花园 10 号楼翠圆 4 单元 102 室	孙逢适
青岛国风大药房连锁有限公司宏仁堂南京路中医诊所	青岛市市南区南京路 129 号	汪　民
青岛水上伊人医疗美容有限公司市南医疗美容诊所	青岛市市南区澳门路 86 号百丽广场西区 257、246、258	王变彩
青岛市南张永宁中医诊所	青岛市市南区岳阳路 2 号 3 栋 3 单元 101 户	张永宁
山东增泰源医学科技有限公司市南青懿美医疗美容诊所	青岛市市南区东海西路 48 号 5 号楼 3 单元 102 户（2 楼）	李　晨
青岛市南韩丙朋中医诊所	青岛市市南区大尧二路 19 号 3 单元 101 户	韩丙朋
青岛置略马泷医疗管理有限公司市南康捷口腔门诊部	青岛市市南区山东路 6 号甲 CL206 商铺	邵宗宗
青岛市南泰康诊所	青岛市市南区江西路 28 号	张丽华
青岛雍禾既美医疗美容有限公司市南医疗美容诊所	青岛市市南区南京路 100 号金华公寓 1、2、3 层网点	吕　明
山东省青岛实验初级中学医务室	青岛市市南区太平路 2 号	翟毓惠
青岛全好健康管理有限公司市南江西路口腔门诊部	青岛市市南区江西路 177、179 号网点	鲁荣兵
青岛雍禾医疗美容诊所有限公司市南医疗美容诊所	青岛市市南区江西路 156 号甲	严其亮
青岛美染时光医疗美容医院有限公司市南美染时光医疗美容诊所	青岛市市南区南京路 66 号中天恒商务大厦 201 室	程华龙
青岛熙朵医疗美容有限公司市南熙朵医疗美容诊所	青岛市市南区江西路 93 号 107 户西区 207、208、209、210 户	荆琳琳

市北区社会办医疗机构

概况　2023 年，青岛市市北区有社会办医疗机构 940 家，从业人员 10101 人，新增社会办医疗机构 58 家，注销社会办医疗机构 35 家。

市北区2023年新增社会办医疗机构

机构名称	地址	负责人
青岛博佳瑞康医疗管理有限公司市北嘉业兴诊所	市北区姜沟路43号	樊富堂
青岛恒康瑞医疗管理有限公司市北恒康瑞口腔诊所	山东省青岛市市北区四方街道人民一路27号-4101室	王景清
青岛元真健康养生管理有限公司市北元真扶阳堂中医诊所	山东省青岛市市北区同和路569号4单元101户	李秀杰
青岛思迈尔健康管理有限公司市北皓言口腔诊所	山东省青岛市市北区人民路67号	林蒙蒙
青岛天一仁和医疗管理有限公司市北天一仁德口腔诊所	市北区镇江北路59号网点	王一博
青岛裕康诺医疗管理有限公司市北维雅诺口腔诊所	市北区长沙路47号-190 1楼	宋　涛
青岛云智科口腔医疗有限公司市北北岭口腔诊所	山东省青岛市市北区人民路369号-8	陆肇玮
青岛慧瑶花琪医疗美容科技有限公司市北慧瑶轻奢医疗美容诊所	山东省青岛市市北区山东路111号14号-1	孙锡武
青岛美吉美医疗服务有限责任公司市北医疗美容诊所	山东省青岛市市北区鞍山一路96号甲-3-1网点	陈　凯
青岛美邦美联医疗管理有限公司市北美邦美联医疗美容诊所	山东省青岛市市北区易州路49号	段占增
青岛美源医疗管理有限公司市北美康源口腔诊所	山东省青岛市市北区黑龙江南路177号-25 1层	李　慧
市北海麒诊所	山东省青岛市市北区常宁路9-壬乙号	王俊萍
青岛艾兰熙颜医疗美容医院有限公司市北艾兰熙颜医疗美容诊所	山东省青岛市市北区台柳路175号-69户-1室	张新美
市北本草堂中医诊所	市北区镇江路16-5号	周庆祥
青岛即美天玑医疗美容有限公司市北医疗美容诊所	山东省青岛市市北区劲松三路22-11号	吴国川
青岛欧雅医疗美容有限公司市北医疗美容诊所	山东省青岛市市北区长沙路45号甲4-14	程向华
青岛市北海琴诊所	市北区商丘路38-6号	丁秀芹
青岛皓善医疗服务有限公司市北弘昇元诊所	山东省青岛市市北区台东一路2号甲-1	薛瑞科
市北启新家口腔诊所	山东省青岛市市北区威海路8号	尚　书
青岛诗碧雅健康管理有限公司市北医疗美容诊所	山东省青岛市市北区山东路111号地下1层9号	韩希彬
青岛康联医疗管理有限公司市北康联诊所	山东省青岛市市北区芙蓉路107号	张晋都
青岛厚坤医疗管理有限公司市北和泰诊所	山东省青岛市市北区宜昌路33号-114/115	段成坤
青岛华厦眼科诊所有限公司市北华厦眼科诊所	山东省青岛市市北区辽源路绍兴路92号105户	胡平平
市北尚安中医诊所	山东省青岛市市北区人民一路40号-18、19	潘尚安
青岛加呗美医疗美容有限公司市北加呗美医疗美容诊所	青岛市市北区镇海路13-1号	秦晓耘
青岛蓝泽口腔诊所有限公司市北蓝泽口腔诊所	山东省青岛市市北区四流南路66号11号楼商业102号	梁金萍
青岛优致医疗有限公司市北口腔诊所	山东省青岛市市北区人民路369号44网点	杨　惠
青岛柏嘉杰瑞医疗管理有限公司市北杰瑞口腔诊所	山东省青岛市市北区瑞昌路152-14号网点	曲竹萍
青岛祥泰康医疗管理有限公司市北刘海朋口腔诊所	山东省青岛市市北区黑龙江南路286号S2-13、S2-29、S2-30、S2-31	申　莉
青岛瑞林医养产业有限公司市北瑞昌路诊所	山东省青岛市市北区瑞昌路51号甲	高　珉

（续表）

机构名称	地址	负责人
青岛裕德堂医疗管理有限公司市北裕德堂诊所	山东省青岛市市北区宜昌路33号-69	卢磊磊
市北新恒美口腔诊所	山东省青岛市市北区人民路369号-37、38	刘召丽
青岛幸福康医疗管理有限公司市北健和康诊所	山东省青岛市市北区兴隆路88号-26、27	徐彦芳
市北微致口腔诊所	山东省青岛市市北区汉口路60号	王　洋
青岛玖顺康医疗服务有限公司敦化路玖顺康诊所	山东省青岛市市北区敦化路街道敦化路129号1-2层	解伟华
青岛一鸣医疗管理有限公司市北台东诊所	山东省青岛市市北区台东街道昆明路80号丙	李　君
青岛嘉轩医疗服务有限公司市北洁尔口腔诊所	青岛市市北区金华路45号-17	刘新宇
青岛清河堂国医林医疗健康发展有限公司市北芙蓉山诊所	山东省青岛市市北区大港街道华阳路60号5栋-22号	李学凤
青岛合慕信医疗管理有限公司市北涌业绿谷中医诊所	山东省青岛市市北区台柳路218号-147	邢立才
青岛永康德仁医疗管理有限公司市北宜康和诊所	山东省青岛市市北区湖岛街道宜昌路33号乙-37、38	杨友兰
市北皓博瑞口腔诊所	山东省青岛市市北区市场一路3号	贾晓敏
青岛福临家居家养老服务有限公司市北第一诊所	山东省青岛市市北区海伦路街道顺昌路21号	仲崇毅
青岛晨昱医疗管理有限公司市北蔚为口腔诊所	山东省青岛市市北区同德路87-26号	于　强
青岛善慈医疗美容有限公司市北善慈医疗美容诊所	山东省青岛市市北区合肥路447号2层	徐国英
青岛市海王星辰健康药房连锁有限公司市北抚顺路诊所	山东省青岛市市北区阜新路街道抚顺路15号甲-14-1	杨红梅
市北小针刀诊所	山东省青岛市市北区大沙路10号7-105户	郭保昆
青岛馨畅然健康管理有限公司市北医疗美容诊所	山东省青岛市市北区镇海路23号网点101	陶伟铭
市北瞳行口腔诊所	山东省青岛市市北区湖清路17-甲13	孙　超
青岛天道中医有限公司市北天道中医诊所	山东省青岛市市北区标山路67号-35户	刘德锋
青岛博论国际健康科技有限公司市北方智信诊所	山东省青岛市市北区人民路369号-45	张卫海
青岛耐尔视医疗管理有限公司市北眼科诊所	山东省青岛市市北区黑龙江南路2号甲-51-1	孟　莉
青岛和爱慈医疗管理有限公司市北德标艾诺口腔门诊部	山东省青岛市市北区辽阳西路366-13、14、15、16、17	张莎莎
青岛耀益医疗管理有限公司市北雅歌口腔门诊部	市北区宣化路77-22号	张离军
青岛德瑞康医疗管理有限公司市北德瑞康中医医院	市北区金华路45号6号楼1-6层日间照料中心1-4层	王风娇
青岛同安昌瑞医院有限公司市北综合门诊部	市北区瑞昌路199号-28号、瑞昌路199号-29号、湖清路46号-39、湖清路46号-40、瑞昌路201号8号楼101户	王　瑾
青岛海棠中医医院有限责任公司市北海棠中医医院	青岛市市北区华阳路34号	鞠陆琪
青岛齿尚健康管理有限责任公司市北悦牙口腔门诊部	市北区河清路8-1号	田　青
青岛万视明医疗服务有限公司市北万视眼科诊所	市北区台东一路70号1层网点	刘培贞

市北区 2023 年注销社会办医疗机构

机构名称	地址	负责人
青岛裕德堂医疗管理有限公司市北裕德堂诊所	青岛市市北区宜昌路 33 号-69	卢磊磊
青岛市北海博医院	青岛市市北区华阳路 36 号甲	鞠陆琪
青岛朝晖健康管理咨询有限公司市北朝晖医疗美容诊所	青岛市市北区长沙路 47 号-79	贾　敏
青岛永康德仁医疗管理有限公司市北宜康和诊所	山东省青岛市市北区湖岛街道宜昌路 33 号乙-37、38	杨友兰
青岛颂济堂医疗管理有限公司市北颂济堂中医诊所	市北区开平路 22-13 号	孙丽平
市北仁济堂中医诊所	市北区四流南路 66 号甲网店 30-2-7	石学宙
青岛易泽健康科技管理有限公司市北骨仁堂中医诊所	市北区台柳路 229-32 号	赵　杰
青岛市百味本草生物科技有限公司市北百味本草中医诊所	市北区人民一路 52 号 3 单元 201 户	高红梅
新安方堂中医诊所(青岛)有限公司市北第一诊所	青岛市市北区龙城路 31 号 4 号楼 2309 户	周夏如
青岛英丽婍中医康养有限公司市北英丽婍中医诊所	青岛市市北区昌化路 17 号-10	周荣华
青岛广积德医疗管理有限公司市北中医诊所	青岛市市北区镇江北路 8 号-16 号甲-7 号网点-1	王新莲
市北秀峰诊所	青岛市市北区浮山后二小区富环路 15 号 1 单元 101 户	孙淑华
青岛市市北区四方街道社区卫生服务站	青岛市市北区开化路 18 号	牟雁飞
市北杨大夫诊所	青岛市市北区标山路 91 号 1 单元 103 户	杨爱萍
市北惠然口腔门诊部	青岛市市北区利津路 1-1 号	徐　辉
青岛市北爱乐齿口腔诊所	市北区鞍山路 68 号	王红红
市北道德中医门诊部	青岛市市北区大山宝城 3 号楼 2 单元 101 室	王正东
市北恒健牙科诊所	青岛市市北区延安路 175 号-12 户	李锡平
市北王新亭口腔诊所	青岛市市北区人民路 120 号	王新亭
青岛佳家康医疗管理有限公司市北第四十二诊所	山东省青岛市市北区长沙路 106 号甲 2 号楼 01-07	刘新陆
市北易录中医诊所	青岛市市北区富源二路 26 号 1 单元 002 户	李丰坤
青岛丰硕堂医疗管理有限公司市北泰康诊所	山东省青岛市市北区威海路 362 号 6-7 号	王凤华
市北传汉堂朗朗诊所	青岛市市北区同乐三路 3 号	孙永春
市北恒安西医内科诊所	青岛市市北区通榆路 37 号 101 户	王希全
青岛市市北区延安路街道丹东路社区卫生服务站	青岛市市北区丹东路 10 号	于　华
青岛丰硕堂医疗管理有限公司双丰堂诊所	青岛市市北区延安三路 3 号丙	王　力
青岛市市北区人民医院	青岛市市北区抚顺路 25 号	赵　红
市北德邻大夫诊所	青岛市市北区辽阳西路 10 号南门	朱亚莉
市北信德诊所	青岛市市北区兴元一路 9 号 19 号楼 1 单元 102＋103 户	黄禄显
青岛懿后唐美人美容管理有限公司市北唐美人医疗美容诊所	市北区黑龙江南路 2 号万科中心 2 楼 51-56	姚　方
青岛博厚医疗管理股份有限公司市北未来城诊所	青岛市市北区四流南路 66 号甲 11 号楼网点 11-3、11-4 号	朱　政

（续表）

机构名称	地址	负责人
市北区洛阳路街道世海社区卫生服务站	青岛市市北区洛阳路43号-5号	刘永庆
青岛美年健康科技健康管理有限公司市北新凯达门诊部	青岛市市北区龙城路33号	周玉燕
青岛金丝鸟健康管理有限公司市北金丝鸟诊所	市北区山东路111号10-13、15-16	史冬梅
青岛丰硕堂医疗管理有限公司第八诊所	青岛市市北区临邑路8号	王北上

李沧区社会办医疗机构

概况　2023年，青岛市李沧区有社会办医疗机构572家，从业人员4894人，其中10.1%为中专及以下学历、89.9%为大专及以上学历，全年业务总收入1148051万元。新增社会办医疗机构53家，注销社会办医疗机构52家。

李沧区2023年新增社会办医疗机构

机构名称	地址	负责人
青岛上流京源中医医院有限公司上流京源中医医院	青岛市李沧区柏水路17号1-6层	王来吉
青岛臻爱致诚管理咨询有限公司李沧康复医疗中心	山东省青岛市李沧区308国道路638号2层、638号甲2层	朱朝晖
青岛悦民万家健康管理有限公司李沧灼华之钥医疗美容诊所	李沧区黑龙江中路864号-1乙	王淑建
青岛佳家康养老管理有限公司李沧第五十五综合门诊部	李沧区东川路106号5号楼01-09网点	刘起云
青岛佳家康养老管理有限公司李沧第五十一综合门诊部	李沧区大同北路103-5.103-6.105-8.105-9	刘新陆
李沧区九水街道九水东路博海社区卫生服务站	李沧区九水东路191-27号	王松玲
青岛汇鑫诺医疗有限公司李沧海豚口腔诊所	李沧区临汾路67号	李春阳
李沧区兴华路街道永平路社区卫生服务站	李沧区永平路76号-1、-2、-3、-4、-5	张秋艳
青岛康诚倍德医疗管理有限公司李沧康诚健达诊所	李沧区晋中路21号一层	杨玉民
青岛清朗医疗管理有限公司李沧翡翠诊所	李沧区黑龙江中路3180号28号楼101户（复式）	栾明歧
青岛佳家康养老管理有限公司李沧青山路诊所	李沧区青山路618号35号楼	张永霞
青岛铭泰达口腔医院有限公司李沧铭泰达口腔诊所	李沧区九水路7号宝达大厦7-8	李治洲
青岛佳家康养老管理有限公司李沧毛公地诊所	李沧区九水东路369号-20	徐　宁
青岛柏大医疗管理有限公司李沧青山路诊所	李沧区青山路716号-39 1楼	顾晓伟
青岛泰合佳医疗管理有限公司李沧京峰口腔诊所	李沧区君峰路145号	于海娇
青岛康万民医疗科技有限公司李沧众民康诊所	李沧区兴山路93号	曹桂珍
青岛贝诺口腔医疗有限公司李沧贝诺口腔诊所	李沧区功德坊路22号-6	高珊珊
李沧如鑫诚口腔诊所	李沧区巨峰路175号1B-107	宋小如
李沧李墨口腔诊所	李沧区万年泉路21号社区大堂102户	李　墨
青岛泰尔格口腔健康管理有限公司李沧大象口腔诊所	李沧区永平路80号内55户	高福强
青岛星美毛豆医疗健康发展有限公司李沧柏薇医疗美容诊所	李沧区京口路28号1号楼2803户	董学武

（续表）

机构名称	地址	负责人
李沧天悦安顺堂中医诊所	李沧区汾阳路78号-6	赵学鹏
青岛佳家康养老管理有限公司李沧第五十三诊所	李沧区东山四路36-32号	周鲁恒
李沧和润口腔诊所	李沧区文昌路155号甲-1户	李明茹
青岛佳家康养老管理有限公司李沧第五十六诊所	李沧区永平路76号-6	范致清
青岛康仁医疗管理有限公司李沧百通诊所	李沧区万年泉路58号网点	崔胜荣
青岛正一口腔医疗有限公司李沧正一口腔诊所	李沧区黑龙江中路315-24号	于恒洋
青岛卓融医疗管理有限公司李沧康泰诊所	李沧汉川路777-22号	曹继明
青岛德润隆医疗管理有限公司李沧信嘉一口腔诊所	李沧区青山路267-21号	张　坤
李沧顺华诊所	李沧区永平路3号甲-5 1楼	王爱华
青岛华盛康泽医疗管理有限公司李沧华盛海棠诊所	李沧区铜川路223号-10	朱久效
青岛馨优禾医疗有限公司李沧优禾口腔诊所	李沧区延川路18号-6户	李辨辨
青岛蓝琪康复医疗有限责任公司李沧蓝琪中医诊所	李沧区九水路7-1号1-2层会所	吕建新
青岛乐芽医疗健康科技有限公司李沧乐芽口腔诊所	李沧区虎山路27-47、27-48号	高百鑫
美次方（青岛）医药有限公司李沧美途医疗美容诊所	李沧区金水路670号2号楼201户	隋安静
李沧斯迈优口腔诊所	李沧区虎山路27-34号	王　娜
青岛春慈新都口腔医院有限公司李沧绿城口腔诊所	李沧区铜川路216号3号楼101户、铜川路216号3号楼102户	陈宏林
青岛东晟佳医疗服务有限公司李沧东晟口腔诊所	李沧区延川路20号-24、25、26户	徐嘉娜
青岛遇真草堂医疗有限公司李沧遇真草堂中医诊所	李沧区金水路1068号4号楼506户	方　斌
青岛恒星健康管理有限公司李沧恒星中医诊所	李沧区九水东路588号B1号楼2-1	郭志强
广珍元国医馆（山东）有限公司李沧广珍元中医诊所	山东省青岛市李沧区九水东路130-145号3号楼101-1、101-2、101-3室	周　莎
李沧明和堂中医诊所	李沧区虎山路27-141号网点	黄祖明
李沧曲新元中医诊所	李沧区黑龙江中路639号3号楼4单元601户	曲新元
李沧赵敦全中医诊所	山东省青岛市李沧区万年泉路237-173号	赵敦全
青岛推本正元健康产业发展有限公司李沧推元堂诊所	山东省青岛市李沧区东李村1211号	王艺霏
青岛海富达中药材有限公司李沧本草惠中医诊所	李沧区黑龙江中路629-76户	盖玉琳
李沧西山见中医诊所	山东省青岛市李沧区京口路106-12户	毛　娟
青岛慧元堂健康管理有限公司李沧慧元堂中医诊所	李沧区青峰路60号-21号	史随随
青岛诺文健康产业管理有限公司李沧诺文诊所	李沧区东川路59号南王商业街区33号楼1层59-62室	王志峰
青岛乐仁馨医疗管理有限公司李沧荣德安康诊所	李沧区重庆中路690号16-8、16-9	张艺倩
青岛静辉硕医疗管理有限公司李沧王春辉口腔诊所	李沧区巨峰路173-81号	王春辉
青岛鸿瑞医疗服务有限公司李沧籍考明诊所	李沧区玉清宫路4号楼4单元102户	刘群群

李沧区 2023 年注销社会办医疗机构

机构名称	地址	负责人
青岛友倍亲益本阁中医诊所有限公司李沧友倍亲益本阁中医诊所	李沧区金水路 762-2 号	黄荣伟
李沧广博诊所	李沧区峰山路 32-3 号	袁素玲
青岛达福康医疗管理有限公司李沧达福康口腔诊所	李沧区金岭路 35 号 105 室	杨丁肖
青岛李沧青康润禾中医医院	李沧区大同北路 26-2 至 26-10	匡立田
青岛优诺叁号口腔门诊部有限公司李沧优诺叁号京口路口腔门诊部	李沧区京口路 60 号 2-6 楼	韦少锋
青岛优德天佑生命健康管理有限公司李沧四季无疾中医诊所	青岛市李沧区延川路 10-8 号	宋楠欣
李沧百草养元中医诊所	李沧区沧安路 12 号楼 1 单元 102 户	朱培桢
青岛仁心百草医疗管理有限公司李沧百草养元中医诊所	李沧区沧安路 12 号 1 单元 102 户	朱培训
青岛汇海医养管理有限公司李沧永安护理中心	青岛市李沧区永宁路 18 号 2-5 层	周晓娜
李沧康健诊所	李沧区京口路 133 号	鲍新莉
青岛美熙美茜医疗美容有限公司李沧沁美整形医疗美容诊所	李沧区京口路 28 号 1 号楼 706 户	刘春晓
李沧友好鑫诊所	李沧区兴山路 93 号	于淑娟
李沧吉尔康口腔诊所	李沧区虎山路 7-14 号网点	姚正志
青岛航韦医疗咨询有限公司李沧航韦口腔诊所	李沧区万年泉路 112 号、112 号甲、114 号、114 号甲	甄英伟
青岛晶睿口腔医疗有限公司李沧铂睿口腔门诊部	李沧区虎山路 27-122 号	韩永昌
青岛与卓健康管理有限公司李沧与齿同行口腔诊所	李沧区虎山路 27-35、36 号	崔海龙
青岛盛欣养老服务管理有限公司李沧盛欣护理院	李沧区文昌路 459 号-1	林自先
青岛铭妍艺美医疗美容有限公司李沧铭妍医疗美容诊所	李沧区夏庄路 159-丙	郭 强
青岛华杉健康管理有限公司李沧成德堂中医诊所	李沧区青山路 267 号 5 号楼 2 单元 101 户	张志平
青岛李沧阳光佳苑诊所	李沧区兴华路 38 号一层	王鸿业
李沧区夏庄路幼儿园卫生保健所	李沧区夏庄路 97 号	张凤英
青岛铭星丽姿医疗美容有限公司李沧医疗美容诊所	李沧区合川路 10 号 D4D5 西 1-9 号	杨传岩
青岛嘉轩医疗服务有限公司李沧洁尔口腔诊所	李沧区惠水路 620-5 号	朱兆伟
李沧久康诊所	李沧区金水路 583 号 1 号楼 4、9 号网点	谢瑞承
李沧天德蓝诊所	李沧区滨河路 1095 号	蓝孝筑
李沧铜川护理中心	李沧区铜川路 48 号	张美华
李沧升平护理中心	李沧区升平路 34 号 1 号楼	赵淑民
青岛华医健康管理有限责任公司海陪康诊所	李沧区虎山路 27-106 号、27-107 号	宋青华
李沧公安分局医务室	李沧区金水路 1307 号	李嘉源
青岛颐生康悦医疗有限公司李沧王家下河诊所	李沧区九水东路王家下河社区 377 号 17、18、19、20	胡魁君
李沧海延诊所	李沧区黑龙江中路 629-135 号、138 号网点	屈 波

（续表）

机构名称	地址	负责人
青岛市李沧区中心医院	青岛市李沧区兴城路 49 号	胡蕾蕾
青岛丰硕堂医疗管理有限公司李沧泰丰康门诊部	李沧区振华路 156-65 号-78 号网点	隋知新
青岛贝诺口腔医疗有限公司李沧贝诺口腔诊所	李沧区功德坊路 22 号-6	高珊珊
李沧泰合佳口腔诊所	青岛市李沧区君峰路 145 号	刘文艳
青岛惠慈安医疗服务有限公司李沧惠万家中医诊所	李沧区秀峰路 12 号青岛广通农贸市场门头房外 8 号	陈颖颖
李沧海泽园诊所	李沧区唐山路 87-13 号甲、乙 1 层	陈登科
李沧司迈尔口腔诊所	李沧区九水路 39-20 号网点	王　丽
李沧铭泰达口腔门诊部	李沧区九水路 7-8 号网点	李万笙
李沧宜星海诊所	青岛市李沧区永安路 42 号	曲米沙
青岛潘达医疗管理有限公司李沧合一口腔诊所	李沧区临汾路 67 号	纪文婷
青岛九州福卓邦健康管理有限公司李沧重庆中路护理院	李沧区重庆中路 943 号	井美香
李沧中南世纪城护理中心	李沧区重庆中路 905 号	王甜甜
李沧南王社区护理中心	李沧区东川路 59 号南王社区 38 号楼 1 层	李玉梅
青岛至阳中医诊所有限公司李沧至阳中医诊所	青岛市李沧区金水路 759-4 号 201 室	宋秀娥
李沧于海平中医诊所	李沧区金川路 2-6 一层	于海平
李沧康泰佳园诊所	李沧区九水东路 37-9 号	徐志国
青岛丰硕堂医疗管理有限公司李沧福多堂诊所	李沧区虎山路 66 号-22-23	韩淑君
青岛泰尔格口腔健康管理有限公司李沧大象口腔诊所	李沧区永平路 80 号内 55 户	万　蔚
李沧崔洁诊所	李沧区河南庄小区 14 号楼西单元负一楼西	崔　洁
李沧裴医堂中医门诊部	李沧区青山路 628-4 号网点	崔建民
李沧英君口腔诊所	李沧区金水路 817-17 号	黄明明

崂山区社会办医疗机构

概况　2023 年，崂山区有社会办医疗机构 482 家，从业人员总数为 3967 人。新增社会办医疗机构 39 家，其中，门诊部 4 家，互联网医院 6 家，诊所 29 家。注销社会办医疗机构 25 家，其中，门诊部 1 家，护理中心 1 家，诊所 23 家。

崂山区 2023 年新增社会办医疗机构

机构名称	机构地址	负责人
青岛青颜初美医疗美容门诊有限公司崂山医疗美容诊所	青岛市崂山区东海东路 58 号 3 号楼 101	李　超
青岛鲁医堂健康管理有限公司崂山美康诊所	青岛市崂山区海尔路 61 号天宝国际 1 号楼 101 户金街 04 号	王淑华
通标标准技术服务（青岛）有限公司医疗美容诊所	山东省青岛市崂山区高科园株洲路 143 号石老人基地内 2 号楼 1 楼	刁婕滢

（续表）

机构名称	机构地址	负责人
青岛致美时空医疗美容科技有限公司崂山致美时空医疗美容诊所	青岛市崂山区同安路 906 号	王钦芳
青岛颐生家庭医生服务有限公司崂山颐诺诊所	青岛市崂山区东海东路 5 号-18 户-2	滕静静
童心（山东）健康产业发展有限公司第一诊所	山东省青岛市崂山区辽阳东路 260-12	何怡峰
崂山蜜珠儿医疗美容诊所	青岛市崂山区东海东路 5 号-5 号网点	高昆翠
青岛瑞和康泰医疗管理有限公司崂山瑞鑫诊所	青岛市崂山区王哥庄街道海景苑网点 10 号	霍　红
青岛医护百家生态康养有限公司崂山埠东佳苑诊所	青岛市崂山区海尔路 35 号 12 号、13 号网点 2 楼	杨洪岩
崂山区济坤慧众诊所	青岛市崂山区沙子口街道沙子口商业街 7 号网点	曲连宝
青岛美悦汇生物科技有限公司昕锐医疗美容诊所	山东省青岛市崂山区深圳路 88 号 23-1-2	张新美
青岛星美丽格医疗美容连锁管理有限公司崂山星美丽格医疗美容诊所	青岛市崂山区辽阳东路 23 号 1 号楼 118	王素青
青岛泰富安康医疗管理有限公司崂山安康诊所	山东省青岛市崂山区崂山路 31-52	张星亮
青岛亮美佳口腔医疗有限公司崂山亮美佳口腔诊所	山东省青岛市崂山区同兴路 677-39 号户	丛永生
崂山新顺诊所	青岛市崂山区新宏路依山伴城二期 11-48 号 1 层	张雁南
青岛青蔚口腔门诊有限公司崂山青蔚口腔诊所	山东省青岛市崂山区同兴路 669-05	孙盛腾
崂山博康达诊所	山东省青岛市崂山区海尔路 69 号 5 号楼 1 单元网点	吴滨华
青岛院后急救转运健康管理服务有限公司崂山薇薇诊所	青岛市崂山区深圳路 88 号车宋社区 107 号 2 楼	邹桂芳
青岛万林到家健康管理服务有限公司崂山万林牟家诊所	山东省青岛市崂山区中韩街道海大路 16 号	于永忠
崂山松高依云口腔诊所	山东省青岛市崂山区崂山路 25 号-28	李松高
崂山群冠口腔诊所	青岛市崂山区九水东路 648 号便民农贸市场内 5 号房门面房	李　靖
青岛华浒瑞康中西医结合医院有限公司崂山松岭路诊所	山东省青岛市崂山区松岭路 129 号-11 号 201 甲	卢立法
青岛爱韵伊人医疗管理有限公司崂山爱韵伊人医疗美容诊所	山东省青岛市崂山区辽阳东路 12 号鹏利南华商业广场 4 号楼 4 层	韩继美
青岛崂山秀颜康美诊所	山东省青岛市崂山区香港东路 128 号 2 号楼 1 单元 101 户	于淑敏
崂山唯老汇诊所	山东省青岛市崂山区海口路 33 号麦岛家园 7 栋一楼网点房	宋　禹
青岛新世纪妇儿医院崂山诊所	山东省青岛市崂山区香港东路 316 号弄海园 81 号楼一单元 101 户 201 房间	左伟斌
青岛悦尔湾互联网医院	青岛市崂山区科苑纬一路 1 号国际创新园一期 B 座 11 层 B1-2-2	初培军
青岛紫滕花互联网医院	青岛市崂山区科苑纬一路 1 号国际创新园一期 B 座 11 层 B2-2-1	张怀信

（续表）

机构名称	机构地址	负责人
青岛颖逸佳美健康管理咨询有限公司崂山医疗美容门诊部	青岛市崂山区中韩街道深圳路 101 号青铁华润城 48 号	张　颖
青岛恩典嘉美口腔门诊部	山东省青岛市崂山区香港东路 88 号海信玺悦汇 L1-1、L1-2、L1-3 号	郑建金
青岛雅瑟医疗有限公司崂山益歌口腔门诊部	青岛市崂山区香港东路 238 号永盛蔚蓝海岸 5 号	柳红光
青岛优致云医互联网医院	青岛市崂山区科苑纬一路 1 号国际创新园一期 B 座 11 层 B2-1	曹艳芳
青岛山水居中医医院	青岛市崂山区香港东路 395 号 32 号楼	吴文刚
青岛崂山北宅街道北涧社区卫生室	青岛市崂山区北宅街道青云台社区居委会旁	苏　朋
青岛一盏灯互联网医院	青岛市崂山区科苑纬一路 1 号国际创新园一期 B 座 11 层 B2-1	柳向颖
青岛妙医在线互联网医院	青岛市崂山区科苑纬一路 1 号国际创新园一期 B 座 11 层 B2-1	郭霞波
青岛市崂山区沙子口街道观海社区卫生服务站	青岛市崂山区沙子口街道西姜景苑网点房	王文孟
青岛星美丽格医疗美容连锁管理有限公司崂山星美丽格医疗美容门诊部	山东省青岛市崂山区辽阳东路 23 号 1 号楼 118	王素青
青岛慈铭健康科技有限公司崂山门诊部	山东省青岛市崂山区松岭路 38 号甲 2 号楼 201 室至 206 室	肖　黎

崂山区 2023 年注销社会办医疗机构

机构名称	机构地址	负责人
青岛嘉宝医疗服务有限公司崂山诊所	青岛市崂山区香港东路 397 号山水名园内二期网点	何怡峰
北宅街道北涧社区卫生室	青岛市崂山区北宅街道北涧社区	苏　朋
崂山秀尔医疗美容诊所	青岛市崂山区麦岛路 1 号 9 号楼 3-4 网点	于惠青
青岛崂山颖逸医学美容诊所	青岛市崂山区海口路 33-8 号	张　颖
青岛未来诊所有限公司崂山未来诊所	青岛市崂山区东海东路 58 号 3 号楼 101	欧阳奇琦
西韩诊所	崂山区劲松七路西韩新苑 62 号楼底商 1 层 2 号网点	陈雪萍
崂山梧峰综合诊所	青岛市崂山区金家岭街道松岭路 88 号鲁商蓝岸丽舍 16E 网点 7-31/7-32 号	张雪梅
山东弗罗达医疗科技有限公司崂山约丽荟医疗美容诊所	青岛市崂山区同安路 866 号金地悦峰小区 128 号商铺	马学娟
崂山安美医疗美容诊所	青岛市崂山区东海东路 5 号-5 号网点	李世忠
朱娇诊所	青岛市崂山区董家下庄 375 号	郭顺桢
青岛百果山医疗管理有限公司崂山和悦诊所	青岛市崂山区青大一路 17 号 3 层	包满都拉
崂山由克举中医诊所	青岛市崂山区崂山路 101 号京沪山庄 C6 号 3-4 网点	由克举

（续表）

机构名称	机构地址	负责人
东海医院社区诊所	青岛市崂山区海尔路 69 号 5 号楼 1 单元网点	吴滨华
为民健诊所	青岛市崂山区中韩街道山东头社区	林德馨
崂山唯老汇诊所	青岛市崂山区海口路 33 号麦岛家园 7 栋 1 楼网点房	王爱杰
青岛六味堂诊所有限公司崂山六味堂中医诊所	崂山区银川东路 33 号 25 号楼东 3 号网点	毕兆春
安顺堂中医诊所	青岛市崂山区金家岭街道王家村社区	赵学鹏
荣安诊所	青岛市崂山区北宅街道沟崖社区 113 号	范钦东
青岛嘉沐口腔医疗有限公司崂山嘉沐齿科诊所	青岛市崂山区同兴路 677 号印象畔网点 39 号	杨　超
崂山本沐医疗美容诊所	崂山区香港东路 316 号弄海园 A16 户	李兴唐
青岛崂山北宅街道锦云村居家社区养老服务中心护理站	崂山区北宅街道五龙社区青岛五龙养殖有限公司内	孙月娟
崂山可恩口腔门诊部	青岛市崂山区麦岛路 8-9 号	邢尚涛
青岛慧雨医疗管理有限公司崂山行道中诊所	青岛市崂山区王哥庄街道晓望商住楼 C 楼南 20 号 1 层、2 层	周治富
青岛崂山贝琪中医诊所	青岛市崂山区海尔路西高科园居民一小区 17 号楼 1 单元 101 户	金勇成
青岛星美丽格医疗美容连锁管理有限公司崂山星美丽格医疗美容诊所	青岛市崂山区辽阳东路 23 号 1 号楼 118	王素青

城阳区社会办医疗机构

概况　2023 年，全区有社会办医疗机构 737 家，其中，三级医院 1 家，二级医院 17 家，一级医院 10 家，社区卫生服务机构 16 家，门诊部 73 家，诊所 389 家，卫生室 206 家，医务室 16 家，医学检验中心 5 家，康复中心 2 家，护理院 1 家，血透中心 1 家。新增社会办医疗机构 88 家，注销社会办医疗机构 65 家。

城阳区 2023 年新增社会办医疗机构

机构名称	机构地址	负责人
青岛康海医疗有限公司康海综合门诊部	青岛市城阳区双元路 10 号	毕文媛
青岛佳家康医疗管理有限公司城阳第四十一综合门诊部	青岛市城阳区平阳路南、康城路东	冯真真
青岛皓贝德皓佳口腔医疗有限公司口腔门诊部	青岛市城阳区中城路 220 号博观一品 QCL-2-01 至 2-05，QCL-1-03 至 1-04	周艳龙
河套街道尚家沟社区卫生室	青岛市城阳区河套街道尚家沟社区	纪军峰
青岛广济天元中医医院有限公司高新广济天元中医医院	青岛市高新区乐融路 18 号 1 号楼 1-4 层	周　斐
棘洪滩街道河南头社区卫生室	棘洪滩街道河南头社区	申翠霞
流亭街道高家台社区卫生室	流亭街道高家台社区	王彩艳
青岛沪康中医医院	山东省青岛市城阳区 204 国道 131 号	刘飞宇

（续表）

机构名称	机构地址	负责人
青岛增益安生物科技有限公司增益安医务室	青岛市高新区泰鸿路 67 号中欧科创园 4 号楼 B 座 3 楼	郭嘉琪
青岛康魅仁医疗有限公司华医洁综合门诊部	青岛市城阳区城阳街道长城路 89 号 32 号楼商业单元 1 层 107 户	刘少峰
盛壹中医医院（青岛）有限公司盛壹中医医院	青岛市城阳区明阳路 158# 1 层、158# 1 层-1、158# 2 层-2、160# 2 层	付伟波
青岛和润堂健康科技有限公司天泰综合门诊部	青岛市城阳区 308 国道 28 号天泰镇长官邸综合楼 1-2 层	窦桂荣
夏庄街道玉霞路社区卫生服务站	青岛市城阳区黑龙江中路 789 号鑫江桂花园小区 52-1、2、3、4 号	张　进
棘洪滩街道下崖社区卫生室	青岛市城阳区棘洪滩街道下崖社区 B2# 楼 01 号网点东侧	纪　宁
青岛宏世锦企业管理有限公司美恩口腔诊所	青岛市城阳区文阳路 360-12 号 1-2 层	闫　辉
青岛鑫盛泽康口腔医疗有限公司泽康口腔诊所	青岛市城阳区双元路 172 号楼 07-08 号网点	贾东梅
青岛和协雅美口腔医疗有限公司城阳和协雅美口腔诊所	青岛市城阳区王沙路 2 号楼 12 号楼 12 号网点	关雨晴
青岛盛科医疗管理有限公司盛科口腔诊所	青岛市城阳区瑞阳路 107 号 23 号楼 50 号网点	管崇盛
青岛益良德康医疗服务有限公司益良德康口腔诊所	青岛市城阳区正阳路 150 号春阳花苑东区 3 号网点	李春伟
城阳杨鸿玉外科诊所	青岛市城阳区河套街道河套社区网点 1 号	杨鸿玉
青岛易宁医疗管理有限公司易宁堂诊所	青岛市城阳区春城路 231 号	辛玉兰
青岛航韦医疗咨询有限公司航韦口腔诊所	城阳区湘潭路 16 号 12 号楼 02 号网点 1 层	邹庆成
青岛新医合健康产业有限公司城阳鑫都诊所	城阳区夏庄街道崔家沟社区网点房 14 号（黑龙江中路 557 号）	姜伟清
青岛国鸥塞恩医疗管理有限公司高新塞恩口腔诊所	山东省青岛市高新区宝源路 1 号青岛金茂览秀城 L4-417	杨　志
青岛东哲医疗管理有限公司惠民第二口腔诊所	山东省青岛市城阳区流亭街道峄阳路 40 号楼东 13 号网点	李东哲
青岛兴卓和越医疗有限公司兴和诊所	青岛市城阳区国城路 82 号 1-2 层	冷兴东
青岛郝宗武医疗服务有限公司润元诊所	山东省青岛市城阳区夏庄街道郝家营社区友谊街 2 号网点 2-1 户	郝宗武
青岛森德瑞医疗管理有限公司城阳怡海诊所	青岛市城阳区双元路 16 号 557 号楼网点 331 层	岳　巍
青眼医学科技（青岛）有限公司城阳青眼眼科诊所	青岛市城阳区正阳路 187-1、187-1-201	刘晓春
青岛信仁爱医疗服务有限公司城阳信仁爱口腔诊所	山东省青岛市城阳区民城路 395 号-42、43 号网点	李　冰
青岛汉洲健康管理有限公司德福诊所	青岛市城阳区城阳街道文阳路 207，209 号网点	王　辉
青岛宗艳平医疗服务有限公司慕凝中西医结合诊所	青岛市高新区同顺路 17 号-9 户	宗艳平
青岛润安堂医疗管理有限公司岐济堂诊所	青岛市高新区宝源路 2 号-16 户 1 层	宋述恩

（续表）

机构名称	机构地址	负责人
青岛广和玖华贸易有限公司城阳惠康内科诊所	青岛市城阳区夏庄街道南坡村 263 号	辛华喜
青岛君圣康医疗管理有限公司君圣康诊所	山东省青岛市宝源路 66 号-8、66 号-9	孙成君
青岛东哲医疗管理有限公司惠民第三口腔诊所	青岛市城阳区流亭街道赵哥庄社区夏塔路 13 号网点	李东哲
青岛昊睿健康管理有限公司昊睿口腔诊所	城阳区王沙路 66-21 号	贾英松
青岛圣杰健康管理有限公司路路通中医(综合)诊所	青岛市城阳区流亭街道仙家寨社区南流路 6 号仙家寨馨苑 A 区 A-52 网点	周义琪
城阳李建君爱牙口腔诊所	城阳区惜福镇街道正阳东路 67 号 19 号楼 4 号网点 1 层	李建君
城阳奉京浩达新西中医(综合)诊所	城阳区圣富花苑 14 号楼 2 号网点	奉京浩
青岛家福喜医疗服务有限公司城阳中西医结合诊所	山东省青岛市城阳区文阳路 241 号	付金花
城阳王强口腔诊所	城阳区夏庄街道王沙路 358 号 1 号楼 36 号网点	王　强
青岛鑫保元医疗投资管理有限公司春阳路关大夫诊所	青岛市城阳区春阳路 121 号 9 号、10 号网点	关保元
华丽美汇医学科技(山东)有限公司城阳华丽美汇医疗美容诊所	城阳区和阳路 156-18 号 1 层	韩乔生
青岛玖顺康医疗服务有限公司文阳路玖顺康诊所	青岛市城阳区文阳路 269 号 4 号楼商业 1026	金　鑫
青岛二十八颗医疗管理有限公司二十八颗口腔诊所	青岛市高新区华东路 99 号-2 户、3 户	鲁萌萌
青岛福仁康医疗管理有限公司万怡堂诊所	青岛市城阳区春城路 173 号	王克灿
青岛博观口腔医疗有限公司城阳博观口腔诊所	青岛市城阳区兴阳路 311 号	万立波
青岛威奕康医疗管理有限公司青岛嘉益口腔诊所	青岛市城阳区夏庄街道安乐社区 22 号网点	杨光昊
青岛金和昌医疗管理有限公司富春堂诊所	青岛市城阳区银河路 666 号 41 号楼 05 网点	孙　艳
青岛鹏华医疗管理有限公司城阳孙显福诊所	青岛市城阳区和阳路 615 号盛奥五金机电市场 D 区 20 号	孙宝华
青岛嘉圆益真健康管理有限公司城阳区嘉圆益真诊所	青岛市城阳区流亭街道重庆北路 361-14 号楼网点房	刘大伟
青岛怡德诊所有限公司怡德诊所	青岛市城阳区红岛街道韩家进村路 7 号 1 号楼网点 131	徐　娟
青岛晟润康美容健康管理有限公司城阳晟润康诊所	青岛市城阳区白沙河路 784-17 号 1-2 层	孙　艳
青岛崇柏医疗管理有限公司臻意口腔诊所	青岛市城阳区王沙路 60 号 35 号楼 06 号网点 1-2 层	胡希刚
青岛驰鹏塞恩医疗管理有限公司上马口腔诊所	山东省青岛市城阳区上马街道盐业小区 4 号楼商业 1-202	冯景龙
海方堂(青岛)医疗管理有限公司海上方诊所	青岛市城阳区惜福镇王沙路 1616 号	张天衡
青岛盛颜医疗美容有限公司盛颜医疗美容诊所	山东省青岛市城阳区正阳中路 19 号 1-2 层	邓颖新
青岛龄因生物科技有限公司城阳龄因诊所	青岛市城阳区靖城路 1066 号 2 层	王　飞
青岛睿盛康健康管理有限公司润泽康诊所	青岛市高新区和源路 208 号-6 户	宋晓林
青岛红景天中医门诊有限公司丰沛路诊所	青岛市高新区和源路 208 号-38 户	张全兵
青岛金诚健康管理有限公司城阳金诚诊所	城阳区上马街道李仙庄社区仙居花苑对面门头房西 30 号	刘欢欢

（续表）

机构名称	机构地址	负责人
青岛瑞海菲医疗管理有限公司中欧口腔诊所	青岛市高新区和源路 44 号-14 户	高祥飞
泰康之家琴园（青岛）养老服务有限公司泰康之家琴园诊所	青岛市城阳区学城路 609 号 6 号楼 101-106 房间	朱晓晨
青岛国辰医疗管理有限公司国辰中医诊所	山东省青岛市城阳区春阳路 28-8 号户	刘少峰
城阳郝瑞丽宜伢口腔诊所	青岛市城阳区和阳路盈福祥小区 9 号楼 14 号网点一楼	郝瑞丽
青岛品质医疗管理有限公司海绵口腔诊所	青岛市城阳区上马街道北岭社区凤秀路北岭新村小区 7 号楼 8 号网点房	王福新
青岛兴合医疗管理有限公司兴合诊所	青岛市城阳区城阳街道平阳路与锦城路东北 38 号网点	刘少峰
青岛鑫启美口腔健康管理有限公司城阳鑫启美口腔诊所	青岛市城阳区夏庄街道黑龙江中路 2111 号青岛东方城购物中心内第一层第 1171-7 号	姜　昊
青岛芊贝晶白净医疗美容有限公司芊贝晶白净医疗美容诊所	青岛市城阳区春城路 535 号 1-2 层	马　勇
青岛顺德益民医疗管理有限公司城阳和益德诊所	青岛市城阳区夏庄街道郝家营社区 1-11 号	于凡惠
青岛铂丽医疗美容有限公司铂丽第一医疗美容诊所	青岛市城阳区德阳路 23 号商铺 2 层、25 号商铺 1-2 层	孔灵凤
青岛邦齿医疗管理有限公司邦齿口腔诊所	青岛市高新区宝源路 36 号-4 商铺	许大朋
青岛百善堂健康管理有限公司百善堂（综合）中医诊所	青岛市城阳区城阳街道崇阳路 199-11 号	纪文君
青岛丹佛鸿运生物科技有限公司西苑诊所	青岛市高新区新业路 31 号远创国际蓝湾创意园 A8-1 西南	王　敏
青岛瑞珑医疗管理有限公司瑞珑第一口腔诊所	青岛市城阳区城阳街道兴阳路 247-27、28 号 1-3 层	宋丽玲
青岛国荣堂大药房有限公司国荣堂中医（综合）诊所	青岛市城阳区红岛街道高家社区居委会西南侧	韩泸德
青岛童颜树医疗美容有限公司城阳童颜树医疗美容诊所	青岛市城阳区春阳路 111 号 9 号楼 04 号网点 1-2 层	姜程凯
青岛铭泰恒业健康管理有限公司城阳仁合诊所	青岛市城阳区城阳街道前旺疃北小区 8# 楼 18 号网点房	刘少峰
青岛嵘和医疗管理有限公司嵘和第一诊所	青岛市城阳区青威路 689 号 135 号楼 122 户	郑翠莲
城阳李涌睿口腔诊所	青岛市城阳区中城路 122-37 号 1-2 层	赵　莹
青岛萌博医疗管理有限公司萌博口腔诊所	青岛市高新区宝源路 624 号-19 户 1-2 层	李鑫杨
青岛华信康医疗管理有限公司优美康口腔诊所	青岛市城阳区长城南路 62 号	付潇萍
青岛三垣口腔医疗有限公司雷彦茹口腔诊所	青岛市城阳区夏庄街道景安路 2-5-1 号	雷彦茹
青岛广谊医疗管理有限公司城阳广谊诊所	青岛市城阳区流亭街道赵哥庄村 835 号	刘少峰
青岛山宁口腔医疗有限公司思麦迩家庭口腔诊所	青岛市城阳区双元路 18 号 89 号楼网点 111-2 层	邹　叶
青岛康之缘医疗服务有限公司泰城路诊所	青岛市城阳区泰城路 312 号 1-2 层、314 号 1 层、316 号 1-2 层、318 号 1-2 层	满成祥
青岛辰丰健康产业管理有限公司明悦经方中医（综合）诊所	青岛市城阳区春阳路 43 号 1 号楼 108 户	李学涛

城阳区 2023 年注销社会办医疗机构

机构名称	机构地址	负责人
青岛旭德堂医疗管理有限公司城阳旭德堂中医诊所	青岛市城阳区中城路 122-12 号	曹喜凯
城阳区上马街道上马村卫生室 6	青岛市城阳区上马街道上马村社区	赵同爱
城阳苟文杰综合门诊部	青岛市城阳区泰城路 312、314、316、318 号	苟文杰
城阳区城阳街道西城汇卫生室 3	青岛市城阳区城阳街道西城汇社区	田守荣
青岛东林华脉医疗有限公司东林中医诊所	青岛市城阳区王沙路 771-9 号	苏笑宁
城阳孙书旺中医诊所	青岛市城阳区靖城路青特赫府六号楼 5 号网点	孙书旺
城阳王鑫睿口腔诊所	青岛市城阳区中城路 122-37 号	王　鑫
青岛海蔚医疗管理有限公司海蔚水榭花都口腔门诊部	青岛市城阳区兴阳路 247-27 号、28 号	宋丽玲
青岛丹佛鸿运生物科技有限公司西苑中医诊所	青岛市高新区新业路 31 号远创国际蓝湾创意园 A8-1 西南	王亚茜
青岛玉青医疗管理有限公司玉青中医诊所	青岛市城阳区流亭街道洼里社区 7 号楼西首 2 号网点	臧　慧
青岛海蔚医疗管理有限公司海蔚口腔第一门诊部	城阳区阜成路 557 号	李孝元
城阳袁昆仑内科诊所	青岛市城阳区夏庄街道郝家营社区	袁昆伦
棘洪滩街道毛家社区卫生室	青岛市城阳区棘洪滩街道毛家社区	魏文纲
城阳陶先丽福瑞堂中医诊所	青岛市高新区和源路 4 号 16 户	陶先丽
青岛嘉圆益真健康管理有限公司城阳区嘉圆益真诊所	青岛市城阳区流亭街道重庆北路 361-14 号楼网点房	马伟刚
青岛红景天中医门诊有限公司第二中医诊所	青岛市城阳区流亭街道双元路 16 号 556 号楼网点 191 层	闫红梅
流亭街道高家台社区卫生室	青岛市城阳区流亭街道高家台社区	王云东
青岛国鸥塞恩医疗管理有限公司上马塞恩口腔诊所	青岛市城阳区上马街道盐业小区 4 号楼商业 1-201、1-202	张朋梅
青岛城阳惜福老年公寓医务室	青岛市城阳区惜福镇街道科埠社区老年公寓内	于凤英
城阳杨琳安康内科诊所	青岛市城阳区惜福镇街道前金社区	杨　琳
城阳区惜福镇街道付家埠卫生室 7	青岛市城阳区惜福镇街道付家埠社区	付振海
城阳区惜福镇街道西葛卫生室 2	青岛市城阳区惜福镇街道西葛社区	吴永杰
城阳区惜福镇街道超然社区卫生室	青岛市城阳区惜福镇街道超然社区	孙玉芳
城阳张建翔志善堂中医诊所	青岛市城阳区流亭街道苇山社区	张建翔
城阳王云辉胜康内科诊所	青岛市城阳区双元路 18 号 157 号楼 05 号网点	王云辉
城阳丁钰中医诊所	青岛市城阳区流亭街道西流亭社区	丁　钰
城阳区棘洪滩街道下崖卫生室 2	青岛市城阳区棘洪滩街道下崖社区	刘素香
城阳区棘洪滩街道南万卫生室 2	青岛市城阳区棘洪滩街道南万社区	江秀芬
城阳区棘洪滩街道前海西卫生室 2	青岛市城阳区棘洪滩街道前海西社区	矫淑庆
城阳孙高磊外科诊所	青岛市城阳区河套街道孟家社区	孙高磊
青岛爱美医院有限公司城阳综合医院	青岛市城阳区正阳中路 117 号	罗　莹

（续表）

机构名称	机构地址	负责人
城阳区城阳街道华城路卫生室 9	青岛市城阳区城阳街道华城路社区（4 小区）	刘德仁
青岛柏德康美口腔医疗有限公司城阳康美口腔诊所	青岛市城阳区春阳路 111 号	王安红
城阳区城阳街道小北曲卫生室 5	青岛市城阳区城阳街道小北曲社区	纪美双
城阳区城阳街道大北曲后卫生室 3	青岛市城阳区城阳街道大北曲后社区	兰淑英
城阳区城阳街道大北曲东卫生室 1	青岛市城阳区城阳街道大北曲东社区	纪家省
城阳区城阳街道德阳路卫生室 2	青岛市城阳区德阳路 235 号	纪云华
城阳彭胜林内科诊所	青岛市城阳区城阳街道新城花园	彭胜林
青岛嘉圆健康管理有限公司城阳嘉圆中医诊所	城阳区流亭街道重庆北路 361 幢 361-15 号	田振龙
夏庄街道兰山社区卫生室	青岛市城阳区夏庄街道兰山社区	孙俊功
城阳孙显福综合门诊部	青岛市城阳区和阳路 615 号	孙显福
城阳白华宝昕晟美医疗美容诊所	城阳区青威路 625 号青特赫府 11 号楼	白华宝
城阳刘祥德澳园综合门诊部	青岛市城阳区夏庄街道天泰城 92 号楼	刘祥德
青岛福仁康医疗管理有限公司万怡堂诊所	青岛市城阳区春城路 173 号	王淑珍
青岛市城阳区第三人民医院青岛铁路看守所卫生所	青岛市城阳区流亭街道铁路新村	纪玉奎
青岛皇佳翼美医疗美容有限公司皇佳翼美医疗美容诊所	青岛市城阳区春阳路 111 号 9 号楼 06 号网点	严智颖
城阳王明泽东峨中医诊所	城阳区长城路网点一层 80	王明泽
青岛龙翔天润中医药科技开发有限公司杜兆东中医诊所	青岛市城阳区夏庄街道银河路 552 号 1 层	杜兆东
城阳奉京浩达新西中医诊所	城阳区圣富花苑 14 号楼东 2 网点	奉京浩
城阳纪家勤中西医结合诊所	青岛市城阳区民城路 449 号	纪家勤
青岛爱牙健齿口腔医疗有限公司爱牙口腔诊所	青岛市城阳区惜福镇街道正阳东路 67 号 19 号楼 4 号网点 1 层	曲竹萍
青岛圣杰健康管理有限公司三合中医诊所	青岛市城阳区南流路 286 号 19 号楼 33 号网点	吕　玮
青岛康美牙医疗管理有限公司城阳瑞德口腔诊所	青岛市城阳区正阳路 151 号银发大厦 4 号楼 319-322	王宏利
城阳矫立峰泽康口腔诊所	青岛市城阳区双元路 18 号 189 号楼 04 号网点 1 层	矫立峰
城阳区红岛街道宁家卫生室 1	青岛市城阳区红岛街道宁家社区	宁昭志
青岛城阳瑞泰中医诊所	青岛市城阳区万科魅力之城 17 号楼耳房	陈瑞敏
青岛汉洲健康管理有限公司德福中医诊所	青岛市城阳区文阳路 209 号网点	冯珠光
青岛航空股份有限公司医务室	青岛市城阳区长城南路 6 号 6 栋	史美东
城阳袁显文儿科诊所	青岛市城阳区国城路 82 号	袁显文
城阳区流亭街道高家台卫生室 3	青岛市城阳区流亭街道高家台社区	于秀萍
青岛国鸥塞恩医疗管理有限公司城阳塞恩口腔门诊部	青岛市城阳区棘洪滩街道锦宏东路 92 号	杨晓琳
山东航空股份有限公司青岛分公司医务室	青岛流亭国际机场民航路中段山东航空青岛分公司	乔　军
城阳区棘洪滩街道后海西卫生室 6	青岛市城阳区棘洪滩街道后海西社区	矫立沼
城阳马珍先宝珍堂中医诊所	青岛市城阳区中城路 562-1 号	马珍先
青岛丽尔医疗美容有限公司丽尔医疗美容诊所	青岛市城阳区正阳路 162 号	李冈栉

青岛西海岸新区有社会办医疗机构

概况　2023 年，青岛西海岸新区有社会办医疗机构 743 家，从业人员总数 4247 人。新增社会办医疗机构 119 家，注销社会办医疗机构 54 家。

青岛西海岸新区 2023 年新增社会办医疗机构

机构名称	机构地址	负责人
黄岛爱博口腔诊所	山东省青岛市黄岛区灵山卫街道灵海路 1333 号	赵天宫/刘　惠
黄岛爱康家诊所	山东省青岛市黄岛区吴江路 309 号 202-204 户	单丙成/王美彩
黄岛爱笑口腔诊所	山东省青岛市黄岛区(原开发区黄河中路 107-55 号户)	程木薪/刘高健
黄岛安之源诊所	山东省青岛市黄岛区隐珠街道(原胶南市泰山东路凭海临风 1 层 00 户)	王　虹/吕丽娜
黄岛百草珍方诊所	山东省青岛市黄岛区海景路 788 号	王志权
黄岛佰草厅中医诊所	山东省青岛市黄岛区灵山卫街道灵海路 578 号	苏建伟/邱小英
黄岛卞义秀内科诊所	黄岛区灵山湾路 611 号	卞义秀
黄岛博仁诊所	山东省青岛市黄岛区烟台路 215 号 1 层 00 户	孙　燕/张坤鹏
黄岛博生中医诊所	黄岛区灵山湾路 1697 号	王　强/郑　轩
黄岛陈海林中医诊所	山东省青岛市黄岛区长江中路 72 号	陈海林
黄岛陈乃森中医诊所	山东省青岛市黄岛区创业路 242 号	陈乃森/安光伟
黄岛城康诊所	山东省青岛市黄岛区王台镇台中路 18-3 号户	刘秀英
黄岛大时医疗美容诊所	井冈山路 515 号	张英英/何　井
黄岛大学城宸熙康口腔诊所	山东省青岛市黄岛区三沙路 2645 号	宋　冰
黄岛德济堂诊所	山东省青岛市黄岛区广城路 246 号//隐珠街道	赵传超/刘喜梅
黄岛灯火中医诊所	山东省青岛市黄岛区(原胶南市泰山路 759-15 号 1-2 层)	丁　帅/方军委
黄岛丁孝玉中医诊所	山东省青岛市黄岛区大村镇韩家庄村 30 号	丁孝玉
黄岛东泽口腔诊所	山东省青岛市黄岛区(原开发区长江东路 327-07 号 1-2 层)//长江路街道	王　强/高　慧
黄岛樊春元堂诊所	山东省青岛市黄岛区(原开发区五台山路 1689-19 号户)	王云逸/李世和
黄岛樊珂中医诊所	黄岛区吴江路 227 号	樊　珂
黄岛福乾堂中医诊所	青岛市黄岛区辛安街道开拓路 277-51 号	黄聪聪/向慧芳
黄岛桂田诊所	山东省青岛市黄岛区隐珠街道海王路 2399 号	王春玲/安百运
黄岛郭宝军口腔诊所	长江东路 268 号 4 号网点	郭宝军
黄岛国文口腔诊所	山东省青岛市黄岛区嘉陵江西路 511 号户	柳大海
黄岛国烨互联网医院	青岛市黄岛区临港工业园陡楼山路 377 号	秦鑫铭/李长国
黄岛汉唐本草中医诊所	山东省青岛市黄岛区珠海街道郝家石桥 351 号	郝世旭/张　寅
黄岛恒仁堂中医诊所	山东省青岛市黄岛区(原开发区阿里山路 187 号 189 号户)	景禄华/张青密

（续表）

机构名称	机构地址	负责人
黄岛衡山泉云口腔门诊部	青岛市黄岛区衡山路	刘泉云/丰延红
黄岛鸿屹诊所	青岛市黄岛区烟台路 603 号商业	王　强
黄岛厚德诊所	山东省青岛市黄岛区灵海路 127 号 26 栋灵海路 117 号	赵燕飞
黄岛汇泽泓聚诊所	青岛市黄岛区隐珠街道牌坊街 39 号、41 号、东楼路 515 号	臧金玉/徐洪波
黄岛济世源诊所	青岛市黄岛区爱客汇福城商业街 6 幢 1515-10 商铺	韩明林/崔钦鹏
黄岛佳音口腔诊所	山东省青岛市黄岛区长江路街道峨眉山路 1063-9 号户	苏　晶/杜圣伦
黄岛嘉钰口腔诊所	黄岛区玉泉路 167 号 9 号楼 8 号网点户	马苏娥/陈万武
黄岛金燕中医诊所	青岛市黄岛区薛家岛街道北屯社区 12 号楼 B-16 号网点	季燕平/蔡云辉
黄岛金御杨林诊所	山东省青岛市黄岛区灵山湾路 4031 号	杨　林/张兴武
黄岛槿漾欧妍医疗美容诊所	珠江路 1576 号网点	宋姝宇/武　展
黄岛君安康诊所	山东省青岛市黄岛区玉泉路 177 号 3 栋 11 号网点 111 户	张　娜/闫长忠
黄岛君良方诊所	青岛市黄岛区嘉富路 78 号	崔锡华/李祥文
黄岛康之盾诊所	黄岛区世纪大道碧桂园美筑 1662 号	高　宁/刘东华
黄岛坤昊新都会口腔诊所	黄岛区五台山路 1446 号 224 户	韩　坤/唐　伟
黄岛乐佳诊所	山东省青岛市黄岛区玉泉路 177 号 1 栋 2 号网点 102 户	刘玉洁
黄岛李胜恩中医诊所	青岛市黄岛区烟台路 427 号户 3 楼	李胜恩
黄岛李士新中医诊所	山东省青岛市黄岛区滨海街道六合社区映山红路 1036 号	李士新
黄岛里氏口腔诊所	山东省青岛市黄岛区斋堂岛街 30-29 网点	里俊鹏/于晓汝
黄岛立达诊所	青岛市黄岛区隐珠街道墨香路剑桥小镇项目商铺 697 号	赵仕磊
黄岛良玉诊所	黄岛区泊里镇泊里二路 97 号	连晓天/韩秀莲
黄岛霖福堂中医诊所	青岛市黄岛区东岳东路 2067 号 8 栋 A2-102	张玉环/王　群
黄岛刘贞仁口腔诊所	山东自由贸易试验区青岛片区朝阳河路 71 号	刘贞仁
黄岛鲁德津馨合诊所	青岛市黄岛区奋进路 619 号辛安街道港头李陈家庄社区馨合佳苑小区 627 号网点	张焕平/谭玉华
黄岛欧普顺昌诊所	山东省青岛市黄岛区东岳东路 2067 号内 6 栋 B2-101-2 室//灵山卫	王继永/邹　涓
黄岛菩芸诊所	青岛市黄岛区凤凰山路 1777 号	孟庆花
黄岛朴德中医诊所	山东省青岛市黄岛区灵海路 5403 号(原胶南市灵海路 127 号 25 栋灵海路 139 号户)	李志金/郭德信
黄岛千荟口腔门诊部	青岛市黄岛区长江路街道香江路 125 号 2 层商业 103 号	苏恺琦/苏大川
黄岛强源综合门诊部	青岛市黄岛区大连路 94-10、94-11 号	侯　强/赵新瑞
黄岛青青源语健康诊所	山东省青岛市黄岛区珠海街道牌坊街 154 号	严心琼/任秀美
黄岛青眼视光眼科诊所	山东省青岛市黄岛区长江路街道香江路 3-3 号 1 层、3-4 号 1-2 层	谢立信/张　莹
黄岛青眼眼科诊所	青岛市西海岸新区长江路街道峨眉山路 396 号 7-1 栋 201、202、203	谢立信/孙　玎

（续表）

机构名称	机构地址	负责人
黄岛仁德口腔诊所	山东省青岛市黄岛区东岳东路 3767-19、20 号	牛振国
黄岛瑞民诊所	青岛市黄岛区珠海街道西康路街 2-45 号	赵祥宗/杨忠玉
黄岛叁才诊所	山东省青岛市黄岛区(原胶南市向阳路商住 1 号 110 房)	李　琨/张平波
黄岛山王诊所	黄岛区滨海街道山王股份经济合作社山川路 888 号 B2-15 网点	高强兴
黄岛善恩诊所	青岛市黄岛区星海湾路 1023 号户	藏泰煜/刘　缘
黄岛顺福生诊所	青岛市黄岛区灵山卫街道东岳东路 1145 号	郝国喆/孙延昭
黄岛泰达康中医诊所	山东省青岛市黄岛区开发区峨眉山路 1063 号 08 号 18(复式)户	李洪亮
黄岛万林到家诊所	山东省青岛市黄岛区(原胶南市新华路 6-7 号 00 户)	李相东/潘瑞云
黄岛万众康利诊所	青岛市黄岛区滨海街道胡家小庄村 271 号	孟兆亮/于晓静
黄岛王海勇中医诊所	山东省青岛市黄岛区双珠路 2271 号	王海勇
黄岛维登口腔诊所	山东省青岛市黄岛区(原开发区汉江路 1 号内 32-21 号户)	邓锡兴/陆梅静
黄岛维湾泉云口腔诊所	山东省青岛市黄岛区(原开发区汉江路 3 号融创精彩天地 1F-A-B 布瑞斯克超市东侧外租区 2 号、3 号)	徐康泰/赵　洋
黄岛文平诊所	山东省青岛市黄岛区珠江路 97-6 号户、97-8 号户	邓文平
黄岛五行宜家诊所	黄岛区海西路 3902 号	杨红菲/杨改英
黄岛喜美医疗美容诊所	山东省青岛市黄岛区(原开发区江山南路 403-1 号 1 层)	刘海燕/徐　丽
黄岛小满诊所	山东省青岛市黄岛区(开发区富春江路 211 号内 1 号楼 11 号网点)	刘文军
黄岛皛白净医疗美容诊所	山东省青岛市黄岛区(原开发区珠江路 1556 号商业)	甘宗伟/韩德香
黄岛笑颜口腔诊所	山东省青岛市黄岛区前湾港路 213 号宝丰新港城 1 号楼 221、222	解腾飞/黄　巍
黄岛鑫华悦汇美医疗美容门诊部	青岛市黄岛区太行山路 513 号网点	张玉祥/王勇军
黄岛星野岛诊所	山东省青岛市黄岛区水灵山路 77 号隆泰国际家居	孙　焕/余　萍
黄岛兴悦华城诊所	山东省青岛市黄岛区辛安街道沂河路 4-2 号网点	孙贵钦/曹士庆
黄岛杏康诊所	青岛市黄岛区隐珠街道台兴一路 48 号网点	徐丽斐/焦志红
黄岛牙匠口腔诊所	山东省青岛市黄岛区圣元路 652 号	刘志龙/刘根成
黄岛颜喜医疗美容诊所	黄岛区海霞路 199-1 号	刘瑞贞/邓泽臣
黄岛阳济堂中医诊所	青岛市黄岛区(原开发区钱塘江路钱江花园 1 号楼 9 号网点)	杨子凡
黄岛杨玉峰口腔诊所	山东省青岛市黄岛区灵珠山街道黄河西路 39 号北泥公租房 1-6 号网点	杨玉峰
黄岛医本方中医诊所	黄岛区金晖路 167 号 1 栋	付　旭/李海兵
黄岛颐福康诊所	青岛市黄岛区山川路 1399 号 26 号楼 101-103	周孝兰/燕艳君
黄岛英丽婍中医诊所	山东省青岛市黄岛区海王路 1627 号 1 层 00 户	张蕾蕾/诸天府
黄岛永德堂诊所	黄岛区学院路 86 号	王英辉/黄一洪
黄岛永丽中医诊所	青岛市黄岛区灵山卫街道临海路 128 号网点	王永丽
黄岛永泰诊所	山东省青岛市黄岛区滨海街道王家村 606 号	于兆龙/贾国权

(续表)

机构名称	机构地址	负责人
黄岛誉颐堂中医诊所	山东省青岛市黄岛区滨海街道六合社区 70 号楼 101 号网点	王浩霖/胡亚芹
黄岛运程诊所	山东省青岛市黄岛区隐珠山路 877 号 1 楼 1 室	陈须强/张　勇
黄岛张新亮中医诊所	薛家岛三村悦海家园 3 号楼 8 号网点	张新亮
黄岛长林诊所	山东省青岛市黄岛区文瑞路 827-79 号户	项长林/赵艳艳
黄岛正立口腔诊所	黄岛区东岳东路 3782 号	王茂霖/穆建富
黄岛正兴堂中医诊所	黄岛区(原胶南市世纪新村 19-B,1 幢 1 层 101)	吴　华/龚玉燕
黄岛志善口腔诊所	青岛市黄岛区宝山镇双福山路 254 号	崔志善/陆　纯
黄岛智翔口腔诊所	山东省青岛市黄岛区峨眉山路薛辛庄高层网点 815-7	薛英淑/隋　杰
黄岛中济堂中医诊所	山东省青岛市黄岛区(原开发区长江西路 75 号户)//长江路街道	刘淑英/孟红岩
黄岛中京康宁综合门诊部	青岛市黄岛区西海岸新区新动能产业基地科创园 1 号楼	刘会春/王莉伟
黄岛中青大眼科诊所	山东省青岛市黄岛区(原开发区长江东路 327-06 号 1-2 层)	王淑敏/邵小芳
黄岛中星综合门诊部	黄岛区朝阳山路 177 号 2 栋	王善玉/张钦河
黄岛钟康诊所	山东省青岛市黄岛区(原胶南市灵山卫镇南街村 1 栋)	钟　涛/邓秀兰
黄岛左家娇女美容诊所	黄岛区车轮山路 68 号户	韩明月/孙玉双
青岛海华康复医疗中心	青岛市西海岸新区昆仑山南路 906 号	窦瑞波/王　青
青岛浩林齿健口腔健康管理有限公司黄岛团结口腔诊所	山东省青岛市黄岛区红石崖街道团结路 2879 号日月山路福莱大街 23 室	赵北成/于　强
青岛花际医疗美容诊所	山东省青岛市黄岛区(原开发区长江西路 159 号 10 楼)	贾训凯/李景茂
青岛黄岛九方泰康医院	青岛经济技术开发区辛安街道前湾港路 293 号	刘　豪
青岛玖顺康医疗服务有限公司珠江路玖顺康诊所	山东省青岛市黄岛区(原开发区珠江路 1517 号 6 栋商业 1-2 层)	解伟华/齐　真
青岛理工大学黄岛校区医务室	青岛经济技术开发区嘉陵江路 777 号	谭秀森/崔晓建
青岛市黄岛区启音聋儿语训中心医务室	青岛市黄岛区隐珠街道文化路 95 号	程林萍/杨振峰
青岛泰和仁康颐养有限公司医务室	青岛市黄岛区胶州湾西路 777 号	张洪震/魏福宪
青岛西岸华颜美医疗美容医院	山东省青岛市黄岛区(原开发区五台山路 1691 号商业全幢)	隋金良/刘　萌
青岛西海岸新区爱利智儿童康复训练中心医务室	山东省青岛市黄岛区东岳中路 0125 号 1 层	刘明辉/郭新华
青岛西海岸新区第一高级中学医务室	青岛市黄岛区长江路街道钱塘江路 366 号	张仁平/刘文旗
青岛西海岸新区职业中等专业学校医务室	青岛市西海岸新区海湾路 1118 号	王明刚/刘光好
青岛以琳星康复医疗中心(青岛以琳星康复医疗有限公司)	山东省青岛市黄岛区毛家山路 767 号 2 栋 1 层	方胜君/李　红
医本方中医互联网医院	青岛市黄岛区明月路 788 号配料 3# 厂房 2 层号	付　旭/陈晓丽
中国铁路济南局集团有限公司青岛车务段医务室	青岛市黄岛区茂山路 3 号	周雷升/于文晓

青岛西海岸新区 2023 年注销社会办医疗机构

机构名称	机构地址	负责人
九方泰康门诊部	青岛经济技术开发区辛安街道前湾港路 293 号	刘　豪
青岛中康爱邻里智慧医养服务有限公司琅琊镇将军台社区分公司护理站	青岛市黄岛区琅琊镇亮将台路综合楼	张彦琼/龚云英
黄岛徐洪波中西医结合诊所	青岛市黄岛区黄岛街道七星河社区十字路园合作社 388 号	徐洪波
黄岛孟庆花内科诊所	青岛市黄岛区凤凰山路天一锦城网点 1777 号	孟庆花
黄岛李福云内科诊所	青岛市黄岛区烟台路 226 号	李福云
青岛友爱医院	青岛经济技术开发区长江西路 1-2 楼 83 号(名嘉城)	王国荣/曲建新
黄岛李衍俊中医诊所	青岛市黄岛区灵海路 104 号	李衍俊
黄岛英丽婍中医诊所	青岛市黄岛区隐珠街道海王路 1627 号 1 层 00 户	张蕾蕾/诸天府
黄岛钟笃森内科诊所	青岛市黄岛区灵山卫街道南街村风和日丽西门路北第二排别墅	钟笃森
黄岛欧加妍肤医疗美容诊所	青岛市黄岛区薛家岛街道(原开发区珠江路 590 号 3 号网点 211)	宋姝宇/杨继凤
黄岛林乔香内科诊所	青岛市黄岛区灵山湾路 4031 号	林乔香
青岛市黄岛区灵山卫街道隆和大溪谷社区卫生服务站	青岛市黄岛区灵山卫街道高山路 1797 号	徐乐泉/赵启章
黄岛周瑞光中医诊所	青岛市黄岛区铁橛山路书香泮城 39 栋 2-45 号	周瑞光
黄岛焦志红内科诊所	青岛市黄岛区台兴一路 220 号	焦志红
黄岛张钦河内科诊所	黄岛区灵山湾路 4021 号 73 栋	张钦河
黄岛康健诊所	青岛市黄岛区长江路街道(原开发区江山南路 255 号楼 4#-1 商铺)	孙希娥/李洪英
黄岛明旭建波口腔诊所	青岛市黄岛区薛家岛街道长江东路 267-6 号	孙明旭/崔飞燕
航达中医诊所	青岛经济技术开发区阿里山路 189 号	景禄华/张青密
黄岛融创藏马山颐养诊所	青岛市黄岛区藏马镇藏马大道 3397 号 15 号楼	张增惠/孙吉云
青岛胶南康大外贸集团公司卫生室	青岛市黄岛区隐珠街道灵山湾路 525 号	卞义秀
青岛上海戏剧学院艺术学校医务室	青岛市黄岛区薛家岛街道银沙滩路 62 号	逄淑金/曲效荣
黄岛毕桂荣内科诊所	青岛市黄岛区牌坊街 154 号	毕桂荣
黄岛王振怀内科诊所	青岛市黄岛区海王路 2399 号	王振怀
西海岸供销集团慈康诊所	青岛市黄岛区大场镇吉利河路凤凰电子商务区 2 号楼	邱茂本/金西秀
西海岸供销集团慈安诊所	青岛市黄岛区王台镇环台北路 82 号	邱茂本/张曙光
黄岛聚善缘口腔诊所	青岛市黄岛区琅琊镇海城路 47 号乙	王　秋/池　旺
青岛德医堂医院	青岛市黄岛区灵山卫街道临海路 125 号 1 楼、2 楼、3 楼北侧	郭绍华/刘召平
黄岛李士新中医诊所	青岛市黄岛区滨海街道六和社区映山红路 1036 号	李士新

（续表）

机构名称	机构地址	负责人
中国石油大学(华东)古镇口校区医务室	山东省青岛市黄岛区滨海街道海军路6号	郝　芳/栾　珊
黄岛区薛家岛街道健联社区卫生服务站	青岛市黄岛区珠江路58号58-1	于　伟/邓文平
黄岛斗丽红口腔诊所	青岛市黄岛区峨眉山路1603号金岛新村9号网点	斗丽红
黄岛宏烁口腔诊所	青岛市黄岛区灵山卫街道北门外社区承恩路189号	王宏乐/韩　玉
黄岛任晓静口腔诊所	青岛市黄岛区辛安街道开拓路321号	任晓静
黄岛丛建英口腔诊所	青岛市黄岛区峨眉山路薛辛庄高层3号网点	丛建英
青岛丽健义齿制作有限公司黄岛丽健口腔诊所	青岛市黄岛区薛家岛街道同江路1号内32-21号	钟乐意/陆梅静
黄岛杰萌中医诊所	青岛市黄岛区长江路街道长江中路72号	陈海林
黄岛安培德内科诊所	青岛市黄岛区东岳中路5号	安培德
黄岛刘铁牛内科诊所	青岛市黄岛区灵山卫街道云坛西路西北街村10号	刘铁牛
黄岛邱少平内科诊所	青岛市黄岛区泊里镇海泊二路北97号	邱少平
黄岛郝延霞中医诊所	青岛市黄岛区泰山东路2717号23栋商业网点	郝延霞
青岛黄岛王戈庄医院驻黄岛看守所卫生所	青岛市黄岛区灵山湾路57号	吴文进/李　敏
青岛贵兴康复中心有限公司回春诊所	青岛市黄岛区灵山湾路308号	王绍惠/张　涛
青岛经济技术开发区职业中专卫生站	青岛经济技术开发区阿里山路219号	崔秀光/尚和玲
青岛中康爱邻里智慧医养服务有限公司滨海一居医务室	青岛市黄岛区隐珠街道双珠路217号	张彦琼/郑志瑞
黄岛优贝口腔门诊部	青岛市黄岛区长江中路228号1层7号	熊华光/战世元
青岛西海岸四和仁康门诊部	青岛市黄岛区榕江路178号	陆忠英/程立军
青岛黄岛宜仁康医院	黄岛区嘉富路28号	滕呢呢/李　惠
青岛碧海恩泽医疗管理有限公司医务室	青岛市黄岛区灵山卫街道东岳东路1607号青岛东方影都融创影视产业园2号摄影棚南附房1026、1027号	王华旭/袁雁琴
青岛丽人妇科医院	青岛黄岛区武当山路18号	降丽林/王照信
青岛理工大学黄岛校区医务室	青岛市黄岛区薛家岛街道嘉陵江路777号	谭秀森/崔晓建
青岛恒生堂医疗有限公司医务室	黄岛区中德生态园沃邦社区101号商铺	王明刚/王　琳
黄岛徐良森中医诊所	青岛市黄岛区峨眉山路863号	徐良森
黄岛萧山泉云口腔门诊部	青岛市黄岛区薛家岛街道萧山路286-4号	刘泉云/丰延红
黄岛安百运内科诊所	青岛市黄岛区隐珠街道嘉宁路1042号	安百运

即墨区社会办医疗机构

概况　2023年，即墨区有社会办医疗机构450家。新增社会办医疗机构77家，注销社会办医疗机构23家。

即墨区 2023 年新增社会办医疗机构

机构名称	地址	负责人
青岛高氏口腔医疗有限公司高氏口腔诊所	即墨区惠禾小区惠祥街 5-2 号	李度超
青岛康宁美肤医疗管理有限公司即墨即青诊所	即墨区墨城路 573 号	刘　莉
即墨李永纲中西医结合诊所	即墨区健民东街 31 号	李永纲
青岛德圣泰医疗管理有限公司同康诊所	即墨区通济街道店子山二路 299 号	逄焕秀
青岛升康医疗管理有限公司锐康中西医结合诊所	即墨区黄河二路 317 号	孙永阁
青岛云圣医疗管理有限公司云圣口腔诊所	即墨区鳌山卫街道泰安街 280 号网点房	于晓红
青岛佳牙医疗有限公司贝可口腔诊所	即墨区孟沙河二路 6 号 4 号楼 4 号	刘晓玲
青岛乐瞳眼科医疗有限公司乐瞳诊所	即墨区嵩山三路 268 号 104 号楼 30 号	赵　文
青岛广聚德医疗有限公司第八诊所	即墨区通济街道宫家庄村 100 号网点	刘　雪
即墨潘玉良诊所	即墨区环秀街道文峰村石泉村 255 号	潘玉良
青岛启辰医疗管理有限公司启辰第三诊所	即墨区段泊岚镇刘家庄社区中兴路 21 号	徐法江
青岛百家惠医疗管理有限公司第一诊所	即墨区嵩山三路 1 号 20 号楼网点 3 号、4 号	栾学伟
青岛鑫康源健康管理咨询服务有限公司鑫康源诊所	即墨区通济街道店子山二路 356 号园丁小区 4 号楼 10 户	崔元章
青岛建馨企业管理有限公司温泉内科诊所	即墨区温泉街道南行村 134-3 号	刘　磊
山东海润医药有限公司海润中医诊所	即墨区共和小区 13 号楼网点 4 户	史浩田
青岛初颜轻奢医疗有限公司即墨区初颜轻奢医疗美容诊所	即墨区华山一路 398 附 2020 号、2021 号、2022 号	方春红
青岛启辰医疗管理有限公司启辰第四诊所	即墨区金口镇即东路 36 号	李庆军
即墨王峰口腔诊所	即墨区通济街道黄河二路 50 号	王　峰
青岛裕鑫医疗管理有限责任公司田横诊所	即墨区田横岛省级旅游度假区洼里新村福田路 605 号	潘勤先
青岛源硕健康服务有限公司源硕诊所	即墨区蓝村街道古城村城七路 1072 号	沈维亭
青岛杏霖源医疗管理有限公司杏霖源中医诊所	即墨区通济街道刁家疃村 236 号	张庆合
青岛晟慈医院	即墨区潮海街道蓝鳌路 446 号	贾瑾璠
青岛百世安康医疗服务有限公司百安康诊所	即墨区通济街道张家西城北村 382 号	刘瑞兰
青岛居李赛奥医疗服务有限公司即墨内科诊所	即墨区田横镇丰祥路 28 号 2 层	孙秀卿
青岛正合杰医疗管理有限公司正合口腔诊所	即墨区移风店镇移康路后古城村农贸市场南十二户	黄明明
即墨刘双中西医结合诊所	即墨区潮海街道城东二路 266 号-13 户	刘　双
青岛亚泰中医养生保健有限公司中医诊所	即墨区店子山二路 689 号	王巢圣
青岛荣普生医疗健康发展有限公司中西医结合诊所	即墨区龙山街道刁家烟霞村北	贾　敏
青岛林源齿健口腔健康管理有限公司林源口腔诊所	即墨区青石路 476 号	刘　雷
青岛纪海霞医疗服务有限公司海霞诊所	即墨区通济街道华桥村 34 号楼 3 网点	曹广珍
青岛笑傲口腔健康管理有限公司洁诺德口腔门诊部	即墨区天井山一路 363 号	刘志晔
青岛兆泉医疗服务有限公司兆泉诊所	即墨区通济新区仇家沟岔村 565 号	赵秀兰
青岛宝业保康健康管理有限公司安居诊所	即墨区深化安居小区 32 号楼网点 102 户	解玲军

（续表）

机构名称	地址	负责人
青岛裕华祥医疗管理有限公司裕华祥诊所	即墨区通济街道文化路东端路南侧	庄新茹
即墨周燕诊所	即墨区通济街道大同街71号网点11户	周　燕
青岛蓝博医疗管理有限公司大范家诊所	即墨区大信街道信华街178号乙附6户	井　燕
信昌（青岛）医疗健康科技有限公司信昌中医诊所	即墨区蓝村街道六里村永安路170号	霍西武
青岛启辰医疗管理有限公司启辰第六中西医结合诊所	即墨区移风店镇七级驻地安定街2号	刘武斌
青岛元纪医疗管理有限公司元纪中西医结合诊所	即墨区通济街道天山一路21号-1号户	李庆军
青岛弘和医疗管理有限公司弘和诊所	即墨区嵩山三路268号22号楼61号	杨　凯
青岛于向东口腔医疗有限公司向东口腔诊所	即墨区新兴路187-2号	于　怡
青岛逸群口腔医疗有限公司逸群口腔诊所	即墨区鳌山卫街道滨海路81号28号楼11号户	杨德平
青岛新茂健康管理有限公司新茂口腔诊所	即墨区潮海街道流浩河三路98号	李光新
青岛江赫医疗管理有限公司江赫口腔诊所	即墨区田横岛省级旅游度假区政府街22号	徐　江
青岛金水口腔医疗有限公司金水口腔诊所	即墨区环秀街道营流路2306号户	陈梦梦
青岛瑞贝安医疗有限公司瑞贝安口腔门诊部	即墨区文星路243、241-202号	宋青山
即墨顺康一口腔门诊部	即墨区流浩河三路522号	刘海燕
青岛康亿德医疗有限公司德亿康中医诊所	即墨区金口镇东里村	栾学伟
青岛永合佰利方医疗管理有限公司永合第二诊所	即墨区通济街道石林一路137-47号、137-49号	朱本善
青岛百家惠医疗管理有限公司第二诊所	即墨区文化路636-2号南1、南2户	袁　璟
青岛丰苑康医疗管理有限公司即墨鹤山路诊所	即墨区鹤山路1号	俞纯环
青岛启容医疗管理有限公司清如诊所	即墨区环秀街道文峰路87号内宿舍楼网点2号户	单丽萍
青岛华医医疗有限公司华医中医诊所	即墨区学府路558号-13户	史国斌
青岛胜诗梵医疗美容管理有限公司通济街医疗美容诊所	即墨区通济街19号	李克伦
即墨兰彩孝中西医结合诊所	即墨区潮海街道东障村86号	兰彩孝
青岛润康医疗服务有限公司润康诊所	即墨区移风店镇中张院村东50米	单秋月
青岛华锐视力保健服务有限公司眼科诊所	即墨区嵩山二路225-17号	李坚恩
青岛道鑫医疗管理有限公司道鑫中医诊所	即墨区通济新经济区长江二路369号53号楼1号1-2层	赵　彩
青岛瑜翔口腔医疗有限公司瑜翔口腔诊所	即墨区青烟路西侧865号2户	臧正宙
青岛于永涛口腔医疗有限公司永涛口腔诊所	即墨区潮海街道建乐街2号1号楼栋1户	于　松
即墨邢正哲口腔诊所	即墨区大信街道大金家村锦绣花园小区对面62号门头房	邢正哲
青岛乾剂中药材有限公司中医诊所	即墨区蓝村街道南泉府前路1号附11户	朱志虹
青岛医乐医疗管理有限公司医乐中医诊所	即墨区城马路16号	张淑坤
青岛锦世泽医疗管理有限公司锦世泽中医诊所	即墨区潮海街道张家烟霞新村221号	李凤军

（续表）

机构名称	地址	负责人
即墨张涌政中医诊所	即墨区潮海街道蓝鳌路 317-343 号中障村 3 号楼 2 单元 102 户	张涌政
青岛一方本草医疗管理有限公司德馨堂中医诊所	即墨区环秀街道官庄社区王家官家村中盛工贸有限公司以东，规划路以南	杨朝彬
青岛顺健中医医疗管理有限公司顺健中医诊所	即墨区灵山镇东三泉村 296 号	李　建
青岛晋军中医养生保健有限公司晋军胜昌中医诊所	即墨区田横镇王村岛里街 54 号	李发兰
即墨刘翠传中医诊所	即墨区龙山街道东升花园二期 720 号	刘翠传
青岛海德堂葛氏医疗服务有限公司葛氏中医诊所	即墨区通济街道安居三期网点 48 号	刘长河
西安积善堂中医门诊有限公司青岛中医诊所	即墨区岭海西路 31 号 147 号	高方勇
即墨宋吉来中医诊所	即墨区通济街道公园一街 7 号惠禾小区 5 号楼网点 11 号	宋吉来
青岛锡安医疗管理有限公司锡安中医诊所	即墨区通济街道西环二路 326-22 号	林　浩
青岛市即墨区龙山卫生院见素堂中医诊所	即墨区龙山街道丽山社区裕东新府三期北门西一门头房	孙显钧
青岛春沣堂医疗管理有限公司春沣堂中医诊所	即墨区金口镇南阡一里村南阡街 18 号楼东一户	冯社安
青岛蔚丰堂医疗有限公司中医诊所	即墨区潮海街道黄河三路 196-1 号	王成军
青岛合德医疗服务有限公司合德中医诊所	即墨区移风店镇孙家村 99 号	宁博彪

即墨区 2023 年注销社会办医疗机构

机构名称	地址	负责人
青岛亚泰中医养生保健有限公司中医医院	即墨区店子山二路 689 号	王榆斐
青岛昊亿口腔健康管理有限公司昊亿口腔诊所	即墨区天井山一路 310 号附 6	邢雯雯
青岛康心毓口腔健康管理有限公司美牙牙口腔诊所	即墨区潮海街道天井山一路 366 号	刘方群
即墨刘庆国诊所	即墨区湘江一路新民小区 5 号楼 4 户正楼 1-2 层	刘庆国
青岛蓝博医疗管理有限公司第二蓝博诊所	即墨区北安街道龙源小区 2 号楼 7 户	赵成文
即墨同心牙科诊所	即墨市蓝村镇青沙路 62-6 号	孙立家
青岛医护百家利贞医疗有限公司即墨大同诊所	即墨区大同街 90 号户	陈建波
即墨初丽珍口腔诊所	即墨区新兴路 187-2 号	初丽珍
即墨陈美英诊所	即墨区鹤山路 1 号	陈美英
即墨顺康和平四区口腔门诊部	即墨区通济街道黄河三路 583 号	刘海燕
青岛蓝卡医疗管理有限公司蓝卡诊所	即墨区岭海西路 39 号西区 5 号楼一层	唐景云
青岛鑫保元医疗投资管理有限公司即墨儿科诊所	即墨区淮涉河一路 899 号店子社区 965 号网点	李天杰
青岛海和路医疗管理有限公司杏之林中医诊所	即墨区环秀街道西窑上村	栾学伟
青岛杏林百草医疗管理有限公司仁和堂中医诊所	即墨区即墨区嵩山三路 268 号 34 号楼 78 号	范楠楠
青岛亚泰中医养生保健有限公司中医诊所	即墨区店子山二路 689 号	王巢圣

（续表）

机构名称	地址	负责人
青岛晋军中医养生保健有限公司晋军中医诊所	即墨区田横镇王村岛里街 54 号	姜胜昌
青岛紫光药业有限公司鹊华堂中医诊所	即墨区振华街 170 号	张忠彬
妙合普济(青岛)中医医疗管理有限公司会康普济中医诊所	山东省青岛市即墨区环秀街道文峰村楼区 676 号	杨孝先
青岛静仁医疗有限公司中医诊所	即墨区龙山办事处东升花园二期配套服务用房 736 号	王敏波
青岛红景天中医门诊有限公司第一中医诊所	即墨区永合硕丰苑三期 18 号楼 2 号网点	吕建新
即墨兰彩孝中医诊所	即墨区潮海街道东障村 86 号	兰彩孝
京师蓝医(青岛)医疗服务有限公司第一中医诊所	即墨区通济街道蓝鳌路 1197 号	栾学伟
即墨王为民中医诊所	即墨区环秀街道学府路 372 号	王为民

胶州市社会办医疗机构

概况　2023 年，新增社会办医疗机构 47 家，注销 40 家。胶州市现有个体医疗机构 350 家，其中，门诊部 27 家，诊所 289 家，其他卫生室、卫生所 34 家。

胶州市 2023 年新增社会办医疗机构

机构名称	地址	负责人
胶州市宁世堂医疗技术有限公司胶州宁世堂中医诊所	山东省青岛市胶州市福州北路 48 号 1 楼	李　平
胶州益众堂中医诊所	胶州市阜安街道坊子街 25 号逄氏故居南两进	王　毅
青岛宏德堂中医药科技有限公司胶州宏德堂诊所	山东省青岛市胶州市铺集镇二中路 2 号澄月湖畔小区 24 号楼商业 103、104	王焕斌
青岛正德健康管理有限公司胶州歧正堂中医诊所	山东省青岛市胶州市新城区澳门路 167 号高家台子小区 1-3 号网点	张四红
青岛李墨堂中医药科技有限公司胶州李墨堂中医诊所	山东省青岛市胶州市阜安街道古城风貌小区 A 段网点楼 4 号网点	孙云光
青岛尚德诚益口腔健康管理有限公司胶州尚德诚益口腔诊所	山东省青岛市胶州市李哥庄镇黄家屯村南路东沽河大街东面第 70 号网点	宋建红
青岛康适美口腔健康管理有限公司胶州鑫康口腔诊所	山东省青岛市胶州市泰州路南端聚福源小区西门南侧 5 号网点	张　磊
青岛新天地扬帆健康管理有限公司胶州新天地扬帆第二口腔诊所	山东省青岛市胶州市北京东路 269 号 12 号楼商业 120	董　姗
青岛瑾睿口腔医疗科技有限公司胶州瑾睿口腔诊所	山东省青岛市胶州市九龙街道九赵路 316 号华东.九龙花园小区 2 号楼商业单元 1 层 104	赵冬冬
青岛维培健康管理有限公司胶州沁雅口腔诊所	山东省青岛市胶州市兰州西路 505 号东苑绿世界小区网点楼 487 户	周辉增

（续表）

机构名称	地址	负责人
青岛益牙健康管理有限公司胶州胶东益牙口腔诊所	山东省青岛市胶州市胶东街道小麻湾西村 46 号	赵轩一
青岛平成健康管理有限公司胶州平成诊所	山东省青岛市胶州市株洲路 159 号联谊·景尚名都 A 区小区 50 号楼商业 111 户	张美荣
青岛铭城医疗管理有限公司胶州铭城口腔诊所	山东省青岛市胶州市中云街道杭州路顺德花园小区 5-6 号楼中间 8 号网点	沈　红
青岛佰家康惠健康管理有限公司胶州佰家康惠诊所	山东省青岛市胶州市阜安街道福州南路 90 号中央公园 C 区 8 号楼商业单元 1 层 104 户	赵复江
青岛齿美健健康管理有限公司胶州齿美健口腔诊所	山东省青岛市胶州市九龙街道北辛庄村委办公楼以西 S219 省道以北商业网点房东区 1 号	徐　蕾
青岛志实医疗服务有限公司胶州冠军口腔诊所	山东省青岛市胶州市寺门首路 92 号一楼网点	任清华
青岛千美汇整形美容咨询有限公司胶州千美汇医疗美容诊所	山东省青岛市胶州市九龙街道车家河村九城路以东，规划一号路以南公共服务楼六楼	王浩然
青岛瑞霖中医健康管理有限公司胶州瑞霖诊所	山东省青岛市胶州市九龙街道九赵路 383 号 3 号网点西侧网点房	姚淑范
青岛新伟程健康咨询有限公司胶州伟程诊所	山东省青岛市胶州市莱州路花园小区 7 号楼 107 号 108 号	王学明
青岛战友智慧健康管理有限公司胶州第二战友口腔诊所	山东省青岛市胶州市九龙街道李家河花园 4-18	姜桂敏
青岛金鸿口腔门诊有限公司胶州金鸿口腔诊所	山东省青岛市胶州市李哥庄镇聚福路 1 号顺盛·水岸绿城小区 64 号楼商业 137	徐　扬
胶州一生口腔诊所	郑州西路 217 号楼商业 124 号	张　羽
青岛齿小宁医疗管理有限公司胶州嘉宁口腔诊所	山东省青岛市胶州市胶北街道莱州东路 66 号 18 号楼商业 1-2 层商业 41	李宁宁
青岛市胶州济圣堂医疗服务有限公司胶州济圣堂诊所	山东省青岛市胶州市胶东街道联谊大街路 82 号联谊小区网点号楼 7 号网点 1-2 楼	孟凡荣
青岛七里杏林健康管理有限公司胶州七里杏林诊所	山东省青岛市胶州市三里河街道北京东路 269 号御花园 12-132 商业网点	谢红珍
青岛友松健康管理有限公司胶州佳顺口腔诊所	山东省青岛市胶州市李哥庄镇政府驻地联谊大街 57 号一层	王　冲
青岛精致口腔医疗有限公司胶州精致口腔诊所	山东省青岛市胶州市兴隆商城小区 1 号网点楼 19、23 号网点一层	杨春丽
胶州王正湖中西医结合诊所	山东省青岛市胶州市李哥庄镇聚福大街 1 号顺盛·水岸绿城小区 86 号商业楼 104	王正湖
胶州杨淑丽内科诊所	山东省青岛市胶州市西宋路 32 号城投·宋城美域 3 号楼商业 104	杨淑丽

（续表）

机构名称	地址	负责人
青岛欢颜口腔医疗有限公司胶州北京路欢颜口腔诊所	山东省青岛市胶州市三里河街道北京东路 89 号 16 号楼 1-2 层商业 01020304	陈高生
青岛宣宸医疗管理有限公司胶州第二周斌口腔诊所	山东省青岛市胶州市三里河街道北京东路 197 号 2 号楼商业 1-2 层商业 05 户	刘　洁
青岛博曦健康管理有限公司胶州博曦口腔诊所	山东省青岛市胶州市三里河街道战太安村 555 号	张　冲
青岛中仁众康医疗管理有限公司胶州禾普诊所	山东省青岛市胶州市胶北街道王庸路东侧御苑怡景商业网点 11 号楼 103	张成金
青岛森沐森口腔医疗有限公司胶州森沐森口腔诊所	山东省青岛市胶州市李哥庄镇李哥庄村联谊大街 162 号	栾博航
青岛芙源医疗美容科技有限公司胶州芙源医疗美容诊所	山东省青岛市胶州市华鲁国际御龙广场小区 1 号网点楼 85 号网点	董　浩
青岛六合国医堂医药有限公司胶州六合中医诊所	山东省青岛市胶州市阜安街道扬州东路 197 号首尔小镇小区 14 号楼商业 111	郑雅凝
胶州赵炳坤中医诊所	山东省青岛市胶州市惠州路 49 号惠州路小区（金龙置业）网点楼 45 户	赵炳坤
青岛胶州市众平健康管理有限公司胶州众平诊所	山东省青岛市胶州市北京东路 197 号 31 号楼商业 1-2 层商业 06 户	周　扬
青岛星政医疗管理有限公司胶州霖远口腔诊所	山东省青岛市胶州市泰州路 210 号龙泉花园三期小区 22 号楼商业 108 户	杜　晓
青岛成欣医疗管理有限公司胶州乐乐口腔诊所	山东省青岛市胶州市胶莱街道王花路南纬 34 路 19 号东 2 号 1 层	王立成
青岛金友健康管理有限公司胶州第五金友口腔诊所	山东省青岛市胶州市九龙街道周家村 647 号	于爱欣
胶州邱桂英妇科诊所	山东省青岛市胶州市常州路 81 号水寨花园小区 9 号楼网点 7 户	邱桂英
青岛龅牙兔口腔医疗有限公司胶州龅牙兔口腔门诊部	山东省青岛市胶州市郑州东路 179 号 3 号楼商业 101 户、102 户、301 户、302 户	邱　尧
青岛航空股份有限公司医务室	胶州市金航十二路 8 号综合办公楼一楼东南侧	辛晓东
北京同仁堂威海连锁药店有限公司胶州北京东路中医诊所	山东省青岛市北京东路 177 号紫城御都（B 地块）小区 38 号楼商业 104	曹长礼
青岛璟谷洋生中医诊所有限公司胶州璟谷堂中医诊所	山东省青岛市胶州市三里河街道南辛置村扬州路北	李德成
青岛本草中医药科技有限公司胶州本草中医诊所	青岛市胶州市李哥庄镇周屯村	宋安然

胶州市 2023 年注销社会办医疗机构

机构名称	地址	负责人
胶州市胶北街道店子村卫生室	胶州市胶北街道店子村	徐晓燕
胶州市胶东街道爱国庄村第二卫生室	胶州市胶东街道爱国庄村	刘文洪
青岛青鸟世嘉照护管理有限公司胶州世嘉诊所	胶州市九龙街道关王庙村西 204 国道与 219 省道交叉口西 100 米路北	陈　茹
青岛友倍亲益民堂中医诊所有限公司胶州友倍亲益民堂中医诊所	胶州市三里河街道澳门路 333 号海湾天泰金融广场小区 4 号楼办公 705	孙炜桓
胶州市洋河镇窝洛子村卫生室	胶州市洋河镇窝洛子村	张　涛
青岛懿德康医疗管理有限公司胶州懿德康诊所	山东省青岛市胶州市胶西街道杜村花卉大世界西	房素慧
胶州邱桂英妇科诊所	胶州市水寨花园 9 号楼网点东 5 号	邱桂英
胶州秦建华中医诊所	胶州市李哥庄镇联谊大街 18 号	秦建华
胶州市胶北街道丰子屯村卫生室	胶州市胶北街道丰子屯村	杨淑丽
青岛塞恩博正口腔医疗有限公司胶州塞恩口腔门诊部	山东省青岛市胶州市福州南路 97 号宝龙城市广场 1 号楼商业 2 单元 103MALL 区 M1-L3-032-1	张爱丽
胶州庞博口腔门诊部	胶州市三里河街道福州南路 99 号新城渤海湾网点 1-107	庞洪君
青岛国鸥塞恩医疗管理有限公司胶州塞恩口腔诊所	山东省胶州市李哥庄镇李哥庄村	徐增强
胶州市铺集镇铺上三村卫生室	胶州市铺集镇铺上三村	付春燕
青岛海燕口腔健康管理有限公司胶州西路诊所	山东省青岛市胶州市中云街道胶州西路 377 号	李江波
胶州瑾睿口腔门诊部	胶州市九龙街道九龙花园 1-4 网点	张中辉
青岛荣财医疗有限公司胶州熠镁口腔诊所	山东省青岛市胶州市温州路金科御苑网点房 5-102	王洪云
胶州市胶东街道大麻湾三村第二卫生室	胶州市胶东街道大麻湾三村	王呈岩
青岛小白牙健康管理有限公司胶州小白牙口腔诊所	山东省青岛市胶州市胶东街道小麻湾西村 890 号	赵轩一
胶州王焕斌中医诊所	胶州市铺集镇政府驻地	王焕斌
青岛宇东食品集团公司卫生室	胶州市胶东街道驻地公司内	王正锡
胶州市胶西明山岭养老院卫生所	胶州市胶西街道寺后村明山岭养老院内	周兆勤
胶州市胶东街道葛戈庄村第二卫生室	胶州市胶东街道葛戈庄村	张意河
胶州沈红口腔诊所	胶州市杭州路 399 号	沈　红
胶州市洋河镇横沟村卫生室	胶州市洋河镇横沟村	杨晓庆
胶州市胶东街道荒庄村第二卫生室	胶州市胶东街道荒庄村	吕守芳
胶州市胶东街道南堤子村卫生室	胶州市胶东街道南堤子村	王秀美
胶州市九龙街道大后旺村第二卫生室	胶州市九龙街道大后旺村	苗长亭

（续表）

机构名称	地址	负责人
胶州市李哥庄镇矫戈庄村第四卫生室	胶州市李哥庄镇矫戈庄村	王子文
胶州市胶莱镇王疃庙西村卫生室	胶州市胶莱镇王疃庙西村	王贞仁
胶州市胶东街道前店口村第三卫生室	胶州市胶东街道圈子村	张守武
胶州市胶莱镇五里堠村卫生室	胶州市胶莱镇五里堠村	赵玉华
胶州市阜安街道大同社区第二卫生室	胶州市阜安街道大同新村 87 号	张玉英
胶州慈宁医院	胶州市东外环 80 号	徐　春
青岛康易安健康管理有限公司胶州立林内科诊所	胶州市中云街道忠观悦府 D 区 22 号楼 115 号网点	任现龙
胶州市三里河街道东店子村第二卫生室	胶州市三里河街道东店子村	孙立红
胶州孙发芹内科诊所	胶州市南坦街千禧苑小区网点 43 号	孙发芹
青岛港城医疗管理有限公司胶州港城综合门诊部	胶州市阜安街道福州北路 66 号-1	曹海涛
胶州兴华医院	胶州市兰州东路鑫汇新都网点房	王学孔
青岛瀚博医疗管理有限公司胶州在国口腔诊所	胶州市胶北街道香江迎宾大道 188 号北都现代城小区 19 号网点	王　靖
胶州苗增芝内科诊所	胶州市里岔镇大朱戈工业园	苗增芝

平度市社会办医疗机构

概况　2023 年，平度市有社会办医疗机构 321 家，其中 102 家口腔诊所、46 家中医医疗机构。新增社会办医疗机构 51 家，注销社会办医疗机构 41 家。

平度市 2023 年新增社会办医疗机构

机构名称	机构地址	负责人
平度优赫口腔诊所	平度市凤台街道红旗东路昌泰花苑北一门 11 号附房	闫　霞
平度万寿康中医诊所	平度市凤台街道郁江路 11-22 号 106 户	张士珍
青岛益柏年医疗管理有限公司平度中高诊所	平度市李园街道红旗路 662 号户	刘　芳
平度谭光辉口腔诊所	平度市兰州路 406 号 1-211	谭光辉
平度爱皓诊所	平度市李园街道桂林路 32 号	田仁和
平度安健仲达诊所	平度市李园街道兰州路 416 号 115 户	王玉芬
平度澜姝焕昕美容诊所	平度市东阁街道苏州路 35 号户	李　霞
平度晟德利口腔诊所	平度市蓼兰镇万家驻地车站南盛德街 10 号	刘　洋
青岛太一医疗管理有限公司第一口腔诊所	平度市李园街道门村村顺兴路 56 号	孙阳磊
平度三好口腔诊所	平度市常州路 109-2 号 1 层	宋文婷
平度谭平海诊所	平度市经济开发区福州路新家园 5 号楼	谭平海

(续表)

机构名称	机构地址	负责人
平度秦卫娜口腔诊所	平度市新河镇新安路 57-6 号	秦卫娜
青岛博雅口腔门诊有限公司南村口腔诊所	平度市南村镇三城村 340 号	王　瑀
平度郭氏口腔诊所	平度市东阁街道福州路 273 号户	郭宗勋
平度润新诊所	平度市仁兆镇南仁兆村 280-4 号	许晓周
平度王本丰口腔诊所	平度市李园街道唐田村 116 号	范力强
青岛国泰民康医疗管理有限公司第二诊所	平度市大泽山镇大孙家村	傅秀朋
平度仁泽堂诊所	平度市东阁街道南京路 10-4 号 112	王佩壮
平度华诺恩赫口腔诊所	平度市凤台街道重庆路 589 号 2 号楼 2-7 号	周修枝
平度视可明中医诊所	平度市同和街道文化广场西路 212 号 110	娄沃野
平度滕孝成诊所	平度市李园街道南京路 441 号	滕孝成
平度仁泽堂诊所	平度市东阁街道南京路 10-4 号 112	王佩壮
平度杨海波中医诊所	平度市南京路 21-8 号	杨海波
平度滕谦泽口腔诊所	平度市凤台街道曲坊村 98 号	郭星悦
平度众皓口腔诊所	平度市凤台街道泉州路 41 号	冯九群
平度盛康诊所	平度市凤台街道太原路 27 号 8 号楼 1 单元 127	冯卫平
平度王明贞诊所	平度市凤台街道红旗路 23 号	王公民
平度禾一美美容诊所	平度市东阁街道人民东路 275 号 106 户 1 楼	黄显翔
平度太上美容诊所	平度市东阁街道千汇花园 28 号楼门市房 7 号	秦梅英
平度润康堂诊所	平度市南京路 22-4 号 112	孙尚军
青岛玖顺康医疗服务有限公司昆明路玖顺康诊所	平度市凤台街道昆明路 26-50 号户	邱士英
平度红森口腔诊所	平度市同和街道华中路 125 号	赵　暖
平度国琳口腔诊所	平度市东阁街道文丰小区 1 号楼网点房天津路 97-10 号户	刘文贤
平度幸福口腔诊所	平度市东阁街道胜利路东段建材市场Ⅱ-7A 号楼 1 号房	王瑞军
平度祚宗堂中医诊所	平度市凤台街道长江路 2-7 号 1 层 101 户、2-8 号 1 层 101 户	李　城
平度于涛口腔诊所	平度市东阁街道福州路 20-5 号	于　涛
平度睿康口腔诊所	平度市东阁街道福州路 56 号	李伟波
平度仲门同和堂中医诊所	平度市东阁街道泉州路 379 号徐福村委办公用房 3 号第 1-2 层	于惠欣
青岛戴家医疗有限公司平度第一口腔诊所	平度市东阁街道南京路 21-7 号 108 户	刘　莹

平度市 2023 年注销社会办医疗机构

机构名称	机构地址	负责人
平度市新河镇郭家埠村卫生室	平度市新河镇郭家埠村	李云堂
平度市明村镇前楼社区卫生室	平度市明村镇前楼社区	魏玉非
平度市明村镇兰科村卫生室	平度市明村镇兰科村 373 号	卢晓琼
青岛国康泰药业有限公司平度诊所	平度市李园街道人民路 168-11 号	郭立琪
平度市凤台街道黄家道口村卫生室	平度市凤台街道黄家道口村委大院	孙进娣
青岛交运平度联通运输有限公司卫生室	平度市三城路 669 号	栾成霞
平度市田庄镇幸福庄村卫生室	平度市田庄镇幸福庄村	潘相光
平度市店子镇二甲村卫生室	平度市店子镇二甲村	李永华
平度谭平海诊所	平度市福州路 2-24 号	谭平海
平度市李园街道代家庄村卫生室	平度市李园街道代家庄	代淑芳
平度任召锁口腔诊所	平度市李园街道李家市社区门市房	任召锁
平度王新杰口腔诊所	平度市开发区曲坊村 98 号	王新杰
平度黄清友诊所	平度市北后巷子路 17 号万科嘉园	黄清友
平度市云山镇石柱洼村卫生室	平度市云山镇石柱洼村	苗登云
平度市南村镇王家柳林村卫生室	平度市南村镇郭庄王家柳林村	王吉叶
平度百众康口腔诊所	平度市同和街道同和路 102 号	刘　泉
平度仁泽堂诊所	平度市东阁街道南京路 10-4 号 112	王佩壮
平度康馨诊所	平度市白沙河街道店后路 90 号	冯卫平
平度兴医堂诊所	平度市南村镇西北街村 52-11 号	张　英
平度峰山康中医诊所	平度市凤台街道红旗路 23 号	王公民
旧店镇祝沟山头村卫生室	祝沟镇山头村	郭京朋
平度孙尚军诊所	平度市南京路 22-4 号	孙尚军
平度张坤口腔诊所	平度市经济开发区胜利东路 191 号	张　坤
平度市白沙河街道张戈庄高戈庄村卫生室	平度市张戈庄镇高戈庄村 91 号	黄庆君
平度王明贞诊所	平度市凤台街道红旗路 23 号	王公民
平度于涛口腔诊所	平度市福州路翰林学府 20-5 号	于　涛
青岛益柏年医疗管理有限公司平度中高诊所	平度市李园街道红旗路 662 号户	刘　芳
平度市云山镇张家庄村卫生室	平度市云山镇张家庄	姜元庆
平度市云山镇院西村卫生室	平度市云山镇院西村	吴秀启
平度市店子镇上洄村卫生室	平度市店子镇上洄村	盛志刚
平度李伟波口腔诊所	平度市福州路 56 号	李伟波
青岛惠仁堂药房有限公司明村诊所	平度市明村镇政府驻地蓝莓大道 137 号供销社院内 10 号	周小惠
平度市云山中心卫生院洪山门诊部	平度市云山镇铁岭庄村	杨生龙

（续表）

机构名称	机构地址	负责人
平度市南村镇亭兰村卫生室	南村镇亭兰村 212 号	陈金明
平度王洪举口腔诊所	平度市崔召镇驻地	王洪举
平度市旧店镇马疃村卫生室	平度市旧店镇马疃村委	王珍玉
平度市蓼兰镇肖戈庄村卫生室	平度市蓼兰镇肖戈庄村	张维生
平度市仁兆镇于家泊村卫生室	山东省青岛平度市仁兆镇于家泊村	于敦国
平度市旧店镇赤土岘村卫生室	旧店镇赤土岘村委	张忠军
平度市凤台街道星光华府卫生室	平度市凤台星光华府 1 号楼二单元 101 室	刘忠宝
平度经济开发区冢子村卫生室	经济开发区冢子村	刘淑爱

莱西市社会办医疗机构概况

概况　2023 年，莱西市社会办医疗机构 27 家，从业人员 1105 人，占全市医疗卫生从业人员 17.78%，其中，中专学历者占 17.19%，大专以上学历者占 82.81%。业务收入约 13215 万元。新增社会办医疗机构 1 家，注销社会办医疗机构 0 家。

莱西市 2023 年新增社会办医疗机构

机构名称	地址	负责人
莱西隆德医院	莱西市上海西路 88 号	丁子云

2023 年中等医学教育情况一览表

	青岛卫生学校	青岛第二卫生学校
在校生数	2618	3122
招生数	495	429
毕业生数	605	986
教职工数	152	108
专职教师数	127	94
高级讲师人数	38	17
中级讲师人数	75	42

2023 年国家级媒体稿件发布汇总表

稿件名称	发布媒体	日期
山东青岛出台新冠病毒感染“乙类乙管”阶段中医药治疗方案	中国民生新闻网	2023.1.2
青岛市卫生健康委员会 青岛市中医药管理局 关于印发《青岛市新冠病毒感染“乙类乙管”阶段中医药治疗方案》的通知	中国民生新闻网	2023.1.2
山东青岛出台新冠病毒感染“乙类乙管”阶段中医药治疗方案	中国报道	2023.1.3
互认共享 132 万次，节约市民就医费用 35 万余元！青岛打造就医场景“全市一家医院”	凤凰网	2023.1.10
青岛市创新建设“全市一家医院”智慧就医场景多维度健康服务成为省内首家共享城市	中国民生新闻网	2023.1.10
5000 个岗位！2023 年“胶东五市”卫生健康招才引智双选会(校园招聘)2 月 26 日举行	中国山东网	2023.2.10
邀请你来！2023“胶东五市”卫生健康招才引智双选会(校园招聘)暨人才发展环境推介会	凤凰网	2023.2.13
树立标杆 青岛市卫生健康委赴西海岸新区疾控中心调研	中国网	2023.2.14
青岛市卫生健康委指导崂山区疾控中心标准化建设	中国网	2023.2.14
青岛市中心医院来莱西市院上镇考察“医养康护”养老模式	中国网	2023.2.15
青岛市抽取 18 家医疗机构督导调研 严抓信息报告质量发挥哨点监测作用	中国报道	2023.2.15
青岛：推进市级示教基地升级改建 提升预防接种规范化水平	中国报道	2023.2.15
青岛：严抓信息报告质量发挥哨点监测作用	中国网	2023.2.15
青岛：推进市级示教基地升级改建 提升预防接种规范化水平	中国网	2023.2.15
信用＋智慧监管！青岛市卫生健康信用体系建设成效显著	凤凰网	2023.2.24
“胶东五市”联合招聘卫生健康人才 提供岗位约 9000 个	网易新闻	2023.2.27
健康青岛科普资源库上线一周年，总浏览量超过 2000 万人次！	凤凰网	2023.2.28
胶东半岛首家！山东大学齐鲁医院(青岛)疑难罕见病门诊正式开诊	中国山东网	2023.3.1
全国无偿献血奉献奖名单公布，青岛市第 13 次获评全国无偿献血先进市	学习强国	2023.3.6
国家疾控局来青岛调研传染病防控工作	中国网	2023.3.7
小女孩突发晕厥抽搐 路过医生飞奔救治	央视新闻	2023.3.10
山东大学齐鲁医院(青岛)开展“弘扬雷锋精神 守护群众健康”义诊活动	凤凰网	2023.3.11
2023 年青岛市严重精神障碍患者管理服务培训班顺利举办	中国报道	2023.3.30
青岛市营养健康建设试点顺利通过省级评估验收	中国报道	2023.3.30
青岛市营养健康建设试点顺利通过省级评估验收	中国网	2023.3.30
送给青岛千万市民的一份健康礼物！《青岛市居民健康知识指南》出版发行	凤凰网	2023.3.30
宜居靓家园 健康新生活！青岛市开展第 35 个爱国卫生月活动	中国网	2023.4.3

（续表）

稿件名称	发布媒体	日期
你的样子丨来回车程7个小时，90后“候鸟”医生让村民有“医”靠	中国之声	2023.4.3
青岛市卫生健康系统召开“深化作风能力优化营商环境”专项行动动员会议	中国网	2023.4.6
【深化作风能力 优化营商环境】青岛市卫生健康委监督执法局作出第一个“首违不罚”决定	中国报道	2023.4.27
青岛市召开2023年全市卫生健康暨中医药工作会议	中国网	2023.5.12
5·12致敬青岛医护工作者：用专业护理技术和无私奉献护航生命	凤凰网	2023.5.12
青岛市首家VR线上科普云基地——无偿献血健康科普基地暨主题公园全景VR正式上线，“云端”感受健康科普的魅力	凤凰网	2023.5.26
【全环境立德树人】青岛市开展“5·25大学生心理健康日”健康宣传活动	凤凰网	2023.5.26
青岛市首家VR线上科普云基地——无偿献血健康科普基地暨主题公园全景VR正式上线“云端”感受健康科普的魅力	中国报道	2023.5.26
青岛市城阳区人民医院多措并举方便患者就医停车	人民周刊网	2023.5.29
群众零跑腿，业务指尖办——莱西市实现线上预约接种服务全覆盖	凤凰网	2023.5.30
青岛莱西市实现线上预约接种服务全覆盖	人民日报客户端	2023.5.30
空中急速救援 青岛建立联合保障机制 守护“红色生命线”	中国山东网	2023.6.3
身负20斤重铅衣，血管外科医生“救死扶伤”！记者走进市中心医院，体验“铅衣战士”的一天	学习强国	2023.6.27
专业化、数字化、舒适化！记者走进青岛市口腔医院参与沉浸式体验，见证全方位专业护航口腔健康	凤凰网	2023.6.27
沉浸式体验青岛市胶州中心医院脊柱外科护士的一天	凤凰网	2023.6.27
负“重”前行，不辜负患者期待，记者走进青岛市第六人民医院医学介入科，见证铅衣人的“肝癌介入手术”	学习强国	2023.6.28
山东大学齐鲁医院（青岛）举办沉浸式体验活动分享会	人民日报客户端	2023.6.28
“医路同行 守护健康” 社会各界代表走进山东大学齐鲁医院（青岛）沉浸式体验活动分享会成功举办	凤凰网	2023.6.29
青岛大学附属医院开展免费陪诊陪检助医特色服务	工人日报	2023.6.30
就医享陪伴！青大附院开展免费陪诊陪检助医特色服务	人民日报客户端	2023.7.5
家校医防协同干预，青岛市引领传染病综合防控示范模式	人民日报客户端	2023.7.5
检查检验互认共享行“高速路”，让数据多跑群众少跑	人民日报客户端	2023.7.5
青岛市卫健委组织赴市场监管局综合行政执法支队学习	人民日报客户端	2023.7.5
青岛市建设妇幼健康服务联合体	中国人口报	2023.7.18
分秒必争！青岛男护士纵身跃上担架车，只为……	央视新闻客户端	2023.7.21
特色学科|青岛大学附属医院耳鼻咽喉头颈外科	人民日报客户端	2023.7.24
学科高地|青岛大学附属医院耳鼻咽喉头颈外科：省级临床重点专科、青岛市优势诊疗专科	学习强国	2023.7.24
特色学科|青岛市市立医院神经内科	人民日报客户端	2023.7.26
青岛市中医医院中医药文化服务进社区	中国人口报	2023.7.26

（续表）

稿件名称	发布媒体	日期
【聚焦山东医改】薄涛：让群众享受最优质高效的医疗服务	中国卫生杂志	2023.7.26
青岛城阳：用心用情用力破解婴幼儿托育难题	光明日报客户端	2023.7.25
医护人员变身“健康夜市”摊主！青岛市中心医院社区“健康夜市”开张现场火爆	凤凰网	2023.7.27
青岛一医院开展免费陪诊陪检服务	工人日报	2023.7.24
一册在手就医无忧！青大附院推出老年人就医手册	人民日报客户端	2023.7.28
特色学科｜青岛市胶州中心医院胃肠道肿瘤综合治疗专科	人民日报客户端	2023.8.1
医路同行 守护健康！青岛八医举办社会各界代表走进医院沉浸式体验活动分享会	凤凰网	2023.8.1
特色学科｜青岛市第三人民医院耳鼻咽喉头颈外科	人民日报客户端	2023.8.2
“青岛楷模”李桂美：新时代的“提灯女神”	凤凰网	2023.8.3
全方位零距离！青岛市北区建立党建引领医社共同体	人民日报客户端	2023.8.3
特色学科｜青岛市中心（肿瘤）医院肿瘤科	人民日报客户端	2023.8.3
搭平台优服务防风险 青西新区完善医疗健康服务新模式	人民日报客户端	2023.8.8
市北区持续开展“四送四进四提升”健康促进行动	人民日报客户端	2023.8.10
青岛市胶州中心医院全面提高服务能力	人民日报客户端	2023.8.10
“红马甲”助力提升群众看病就医满意度	人民日报客户端	2023.8.10
简流程、畅渠道、优服务！三项举措让群众看病更舒心	人民日报客户端	2023.8.10
12 位“健康守护人”分享奋战一线动人故事 青岛市举办医师行业典型代表媒体见面会	中国报道	2023.8.18
青岛市举办庆祝中国医师节大型义诊	人民日报·人民号	2023.8.16
各界代表走进青岛市妇女儿童医院沉浸式体验活动分享会暨体验活动总结会成功举办	新浪新闻	2023.8.31
12 名医者阐释大医精诚、杏林妙手、健康守门人三篇章	人民日报客户端	2023.8.18
青岛：用数字化撬动服务升级	健康报	2023.8.23
方便老年人看病就医！青岛探索老年友善医疗机构创建	人民日报客户端	2023.8.24
青岛市开展医养结合示范省创建，打造医养结合“青岛模式”	中广中文网	2023.8.29
青岛市开展老年健康素养提升行动	中广中文网	2023.8.29
青岛开展医养结合示范省创建，创医养结合“青岛模式”	人民日报客户端	2023.8.30
延长拓宽妇幼健康服务链 推动妇幼健康工作高质量发展	人民日报客户端	2023.9.1
信用引领 分级监管 青岛提升公共场所卫生管理水平	人民日报客户端	2023.9.1
蜂毒疗法你听过吗？走进山东青岛这个社区卫生服务中心体验一下	中国中医药报	2023.9.14
聚焦齐鲁，感受魅力中医药 ——国家中医药综合改革示范区建设山东调研行纪实	人民政协报	2023.9.13
走进国家中医药综合改革示范区山东：优质中医药服务来到百姓“家门口”	新华网	2023.9.12
推动中医药传承创新发展 山东走出“齐鲁路径”	中国新闻网	2023.9.11
青岛：守好医废“末端”防线，筑牢环境安全屏障	中国网	2023.9.19

(续表)

稿件名称	发布媒体	日期
青岛市举办2023年全民健康生活方式 宣传月现场活动!	凤凰网	2023.9.21
守好医废"末端"防线,筑牢环境安全屏障	人民日报客户端	2023.9.23
特色服务多了,就医负担轻了	工人日报	2023.10.9
青岛市成立首个实体化运行的紧密型城市医疗集团	凤凰网	2023.10.12
青岛市开展控烟条例实施十周年控烟集中联合执法检查	人民日报·人民号	2023.10.18
字体放大!健康青岛(敬老版)全新上线	人民日报·人民号	2023.10.18
青岛市"健康丝绸之路"走出精彩	人民日报·人民号	2023.10.22
青岛市启动省级消除结核病先行区创建工作	人民日报·人民号	2023.10.22
"一带一路"倡议十周年|青岛市积极参与"健康丝绸之路"国际新平台建设	中国网	2023.10.24
青岛市卫生健康委举办"走进市办实事 见证民生项目"活动	中国网	2023.10.26
青岛"共管病房"实现优质医疗资源共享	工人日报	2023.10.28
市立医院成功实施首例体外人工膜肺跨院实施+院际转运	人民日报·人民号	2023.11.9
"魔肺"让生命"重启" 青岛市市立医院成功实施首例体外人工膜肺ECMO跨院实施+院际转运	中国报道	2023.11.9
与死神角逐,为生命守门!她让ICU也能有别样的温暖	新浪网	2023.11.10
"感受身边变化 共享城市美好"	凤凰网	2023.11.16
青岛市打造"卒中识别与分级诊疗"样板	人民日报·人民号	2023.11.23
青岛市打造"卒中识别与分级诊疗"样板,助推居民健康素养提升	新浪新闻	2023.11.23
青岛市打造"卒中识别与分级诊疗"样板 助推居民健康素养提升	网易新闻	2023.11.26
塞尔维亚友人晒"在青岛瞧病"经历 吸引多国网友羡慕围观	信网	2023.12.8
新增36家已通过国家推荐标准省级评审!青岛基层"健康之路"全面提升	凤凰网	2023.12.18
青岛形成15分钟健康服务圈,基层医疗卫生服务能力全面提升,稳步推进基层中医药综合改革	中国民生新闻网	2023.12.19
青岛市急救中心智慧急救项目上线伊始,迎来首例听障人士自助语音报警呼救成功	中国网	2023.12.20
山东青岛提前达到吸烟率下降目标	健康报	2023.6.14
青岛大学附属医院开展陪诊服务	健康报	2023.7.4
青岛市创建传染病综合防控模式	健康报	2023.7.6
青岛市中心医院在社区开"健康夜市"	健康报	2023.8.4
青岛:用数字化撬动服务升级	健康报	2023.8.23
青岛市中心血站成立30周年	健康报	2023.9.4
热血青岛三十载 筑爱逐梦护健康	健康报	2023.9.8
以"小支点"撬动优质医疗资源下沉"大能量"	健康报	2023.9.20
青岛市精神卫生中心提供全流程贴心服务	健康报	2023.10.19
打造艾滋病综合防治"青岛模式"	健康报	2023.11.1
山东青岛:打造卫生健康"信用+智慧监管"模式	健康报	2023.11.16

索 引

图书在版编目(CIP)数据

青岛卫生健康年鉴. 2024 / 青岛市卫生健康委员会医院发展中心编. —青岛：中国海洋大学出版社，2024. 12. — ISBN 978-7-5670-4071-7

Ⅰ. R199.2-54

中国国家版本馆 CIP 数据核字第 2024QS9577 号

出版发行 中国海洋大学出版社
社　　址 青岛市香港东路 23 号　　**邮政编码** 266071
出 版 人 刘文菁
网　　址 http://pub.ouc.edu.cn
电子信箱 qdjndingyuxia@163.com
订购电话 0532—82032573(传真)
责任编辑 丁玉霞　　**电　　话** 0532—85901040
印　　制 青岛国彩印刷股份有限公司
版　　次 2024 年 12 月第 1 版
印　　次 2024 年 12 月第 1 次印刷
成品尺寸 210 mm×285 mm
印　　张 22.5
插　　页 56
字　　数 786 千
印　　数 1—1000
定　　价 198.00 元